W0413971

Farbkodierte Duplexsonographie

Interdisziplinärer vaskulärer Ultraschall

Reinhard Kubale
Hubert Stiegler

mit einem Geleitwort von Kurt A. Jäger

unter Mitarbeit von

Christian Arning
Peter Banholzer
Georg Becker
Stefan Delorme
Harry Derouet
Ernst Michael Jung
Thomas Karasch
Peter-Michael Klews
Joachim Siegert
Peter Urban
Gottfried Walker
Hans-Peter Weskott

977 Abbildungen
81 Tabellen

Thieme

Die Deutsche Bibliothek – CIP-Einheitsaufnahme

Farbkodierte Duplexsonographie:
interdisziplinärer vaskulärer Ultraschall ; 81 Tabellen/
hrsg. von Reinhard Kubale; Hubert Stiegler.
Unter Mitarb. von Christian Arning . . . –
Stuttgart ; New York : Thieme, 2002

Wichtiger Hinweis: Wie jede Wissenschaft ist die Medizin ständigen Entwicklungen unterworfen. Forschung und klinische Erfahrung erweitern unsere Erkenntnisse, insbesondere was Behandlung und medikamentöse Therapie anbelangt. Soweit in diesem Werk eine Dosierung oder eine Applikation erwähnt wird, darf der Leser zwar darauf vertrauen, dass Autoren, Herausgeber und Verlag große Sorgfalt darauf verwandt haben, dass diese Angabe **dem Wissensstand bei Fertigstellung des Werkes** entspricht.
Für Angaben über Dosierungsanweisungen und Applikationsformen kann vom Verlag jedoch keine Gewähr übernommen werden. **Jeder Benutzer ist angehalten,** durch sorgfältige Prüfung der Beipackzettel der verwendeten Präparate und gegebenenfalls nach Konsultation eines Spezialisten festzustellen, ob die dort gegebene Empfehlung für Dosierungen oder die Beachtung von Kontraindikationen gegenüber der Angabe in diesem Buch abweicht. Eine solche Prüfung ist besonders wichtig bei selten verwendeten Präparaten oder solchen, die neu auf den Markt gebracht worden sind. **Jede Dosierung oder Applikation erfolgt auf eigene Gefahr des Benutzers.** Autoren und Verlag appellieren an jeden Benutzer, ihm etwa auffallende Ungenauigkeiten dem Verlag mitzuteilen.

© 2002 Georg Thieme Verlag
Rüdigerstraße 14
D-70469 Stuttgart
Telefon: +49/07 11/89 31-0
Unsere Homepage: http://www.thieme.de

Printed in Germany

Zeichnungen: Barbara Gay, Stuttgart
Umschlaggestaltung: Thieme Verlagsgruppe
Umschlaggrafik: Renate Stockinger, Stuttgart
Redaktion: s/t/m Verlagsdienstleistungen GbR, Bad Waldsee
Satz: O.A.D.F., Altdorf/Böblingen
Druck: Staudigl Druck, Donauwörth

Geschützte Warennamen (Warenzeichen) werden **nicht** besonders kenntlich gemacht. Aus dem Fehlen eines solchen Hinweises kann also nicht geschlossen werden, dass es sich um einen freien Warennamen handele.
Das Werk, einschließlich aller seiner Teile, ist urheberrechtlich geschützt. Jede Verwertung außerhalb der engen Grenzen des Urheberrechtsgesetzes ist ohne Zustimmung des Verlages unzulässig und strafbar. Das gilt insbesondere für Vervielfältigungen, Übersetzungen, Mikroverfilmungen und die Einspeicherung und Verarbeitung in elektronischen Systemen.

ISBN 3-13-128651-2 1 2 3 4 5 6

Anschriften

Priv.-Doz. Dr. med. Christian Arning
Allgemeines Krankenhaus Barmbek
Abteilung Neurologie
Rübenkamp 148
22307 Hamburg

Dr. med. Peter Banholzer
Städtisches Krankenhaus München-Schwabing
Akademisches Lehrkrankenhaus
3. Medizinische Abteilung, Diabetologie,
Endokrinologie
Kölner Platz 1
80804 München

Professor Dr. med. Georg Becker
Universitätskliniken des Saarlandes
Universität Homburg
Nervenklinik und Poliklinik Neurologie
66421 Homburg/Saar

Priv.-Doz. Dr. med. Stefan Delorme
Deutsches Krebsforschungszentrum
Abteilung Onkologische Diagnostik und Therapie
Im Neuenheimer Feld 280
69120 Heidelberg

Professor Dr. med. Harry Derouet
Universitätskliniken des Saarlandes
Universität Homburg
Urologische Universitätsklinik
Kirberger Landstraße
66421 Homburg/Saar

Dr. med. Ernst Michael Jung
Klinikum Passau
Institut für Röntgendiagnostik
Bischof-Piligrim-Straße 1
94032 Passau

Dr. med. Thomas Karasch
Universität zu Köln
Klinik III für Innere Medizin
Joseph-Stelzmann-Straße 9
50924 Köln

Dr. rer. nat. Dipl.-Phys. Peter-Michael Klews
D & K Technologies GmbH
Kanalweg 7
21357 Barum

Priv.-Doz. Dr. med. Reinhard Kubale
Institut für Radiologie, Sonographie
und Nuklearmedizin
Ringstraße 60-64
66953 Pirmasens

Dr. med. Joachim Siegert
ABX advanced biochemical compounds
Biomedizinische Forschungsreagenzien GmbH
Blasewitzer Straße 78 - 80
01307 Dresden

Dr. med. Hubert Stiegler
Städtisches Krankenhaus München-Schwabing
7. Medizinische Abteilung
Internistische Angiologie
Kölner Platz 1
80804 München

Peter Urban
Oberarzt Laserklinik
Klinikum Neukölln
Abteilung für Lasermedizin
Rudower Straße 48
12313 Berlin

Dr. med. Gottfried Walker
Internistische
Gemeinschaftspraxis
Alleestraße 7-9
66953 Pirmasens

Dr. med. Hans-Peter Weskott
Krankenhaus Siloah
Medizinische Klinik II
Roesebeckstraße 15
30449 Hannover

Geleitwort

Die farbkodierte Duplexsonographie hat heute in der vaskulären Medizin einen festen Stellenwert. Eine angiologische Diagnostik ohne sie ist nicht mehr denkbar. Die diagnostische Treffsicherheit ist belegt, die Technik ist inzwischen leicht zugänglich und zusammen mit der minimalen Belastung einer nicht invasiven Methode weist sie ein äußerst günstiges Kosten-/Nutzenverhältnis auf.

Die farbkodierte Duplexsonographie ist in der Angiologie das wichtigste Instrumentarium. Jüngere Kolleginnen und Kollegen könnten sich ihre Tätigkeit ohne Duplex gar nicht mehr vorstellen. Und doch ist es nur wenig mehr als ein Jahrzehnt her, dass diese Technik noch in den Kinderschuhen steckte und erst noch das Laufen erlernen musste. Die ersten Schritte, in Form von Kongressberichten und Publikationen, wurden teils kritisch oder gar mit Kopfschütteln aufgenommen. Die Geräte waren überdimensioniert und teuer und konnten nur von wenigen Spezialisten, welche sich in ihre Geheimnisse mit Enthusiasmus eingearbeitet hatten, bedient werden. Die Bildqualität war schlecht, erinnerte an ein Schneegestöber, die Dopplerspektren waren dem mit der Kreislaufphysiologie nicht bestens vertrauten Beobachter unverständlich, sodass nur ein „blindes" Vertrauen dem Untersucher gegenüber die Resultate akzeptieren ließ. Die bildliche Dokumentation der erhobenen Befunde war ungenügend. Vielen war die Untersucherabhängigkeit der Technik besser bekannt als das diagnostische Potenzial. Mit der hergebrachten Technik der einfachen Continuous-wave-Dopplergeräte war man vertraut; man gab sich mit der kursorischen Ableitung von arteriellen und venösen Strömungssignalen sowie mit der peripheren Druckmessung der Knöchelgefäße zufrieden. Dies erlaubte einzig eine binäre Entscheidung zwischen normal und pathologisch und konnte natürlich auch nicht den pathologischen Befund entlang der Gefäßachse näher lokalisieren.

Im Vergleich zu der herkömmlichen Technik erlaubt die heutige farbkodierte Duplexsonographie eine Gradierung des Schweregrades (Prozent Durchmesserreduktion), welche teilweise sogar über den klinischen Bedarf, resp. die Therapiemöglichkeiten hinausgeht. Nicht nur die präzise Lokalisation, sondern gleichzeitig auch die detaillierte morphologische Beschreibung der Wandpathologie und der daraus resultierenden hämodynamischen Veränderungen ist möglich. Das pathophysiologische Verständnis der Kreislaufdynamik hat sich dadurch wesentlich erweitert und als Konsequenz daraus entwickeln sich allmählich bessere Behandlungsmöglichkeiten. Die medizinische Welt ist gegenüber Durchblutungsstörungen sensibilisiert worden. Arzt und Patient möchten vor Ausbildung schwerwiegender Konsequenzen die richtige Diagnose stellen und die entsprechende Behandlung resp. Prophylaxe einleiten.

Die Ultraschalltechnik hat rasante Fortschritte erzielt. Sicherlich haben die mit der Magnetresonanz und Computertomographie erzielten physikalisch-technischen Erkenntnisse auch die Duplexsonographie bereichert. In den Anfängen waren wir stolz darauf, als die Graustufen unseres B-Bildes von 16 auf 64 erhöht wurden, heute werden bis zu 520 feine Abstufungen angeboten. Ein dynamischer Bereich von 50 dB wurde noch vor kurzem als unübertrefflicher Fortschritt angesehen, heute stehen Geräte mit mehr als 150 dB zur Verfügung; angesichts der logarithmischen dB-Skala ist dies nicht ein Schritt, sondern eine Weltreise vorwärts. Die Digitalisierung und elektronische Anpassung resultiert in einer exzellenten räumlichen Auflösung, welche eine subtile Abgrenzung der Gewebestrukturen erlaubt und auch feinste Unterschiede in der Gefäßwandbeschaffenheit erkennen lässt.

Die Einführung der Farbkodierung hat der Duplexsonographie erst zum Durchbruch verholfen. Morphologie und Hämodynamik werden einander überlagert dargestellt, was die Untersuchung wesentlich vereinfacht. Spielformen der Technik, welche die verschiedenen Hersteller auszunutzen versuchen, mögen je nach Präferenz der Anwender gewisse Vorteile bringen. Dazu gehört auch der Einsatz des intensitätsgewichteten Farbdopplers. Die Abgrenzung des perfundierten Lumens gelingt gelegentlich besser als beim Farbdoppler und das Bild weist größere Ähnlichkeit mit der bis anhin besser vertrauten Arteriographie auf. Auch die neuere B-Flow-Technik, welche auf die Farbkodierung verzichtet, ist in diesem Zusammenhang zu erwähnen. Die große Akzeptanz der arteriographischen und phlebographischen Röntgenbilder ergab sich weitgehend aus der übersichtlichen Dokumentation eines längeren Gefäßsegmentes. Gemessen an diesen Übersichtsbildern ließen sich mit der Duplextechnik nur

sehr begrenzte Gefäßabschnitte auf einem Bild speichern. Dank der digitalen Datenverarbeitung werden mit der modernen Bildtechnik Panoramaübersichten erstellt, welche betreffend anatomischer Ausdehnung mit der digitalen Angiographie vergleichbar sind.
Schnittbilder stellen Körperstrukturen zweidimensional dar. Dem Geschick des Untersuchers ist es anheimgestellt, sich während des Untersuchungsablaufs die reale dreidimensionale Struktur vorzustellen und allfällige Veränderungen zu interpretieren. Schwierigkeiten ergeben sich vor allem bei der Weitergabe der Befunde an Drittpersonen, resp. an die Zuweiser. Verschiedene Techniken zur on- oder off-line 3-D-Rekonstruktion stehen bereits zur Verfügung. Die dabei anfallende große Datenmenge wird dank verbesserter Rechenkapazität der Systeme sicherlich in der Zukunft besser verwertet werden. Insgesamt stehen in der digitalen Datenverarbeitung noch viele Türen offen und die Zukunft wird von der Datenerfassung bis hin zur elektronischen Krankengeschichte uns noch jeglichen erdenklichen Spielraum offen halten.
Wie alle übrigen bildgebenden Verfahren nutzt auch die Ultraschalltechnik „Kontrastmittel" zur Echosignalverstärkung aus. Schwache Echosignale, bedingt z.B. durch niedrigen Fluss distal eines arteriellen Verschlusses oder in tiefliegenden und somit nicht leicht beschallbaren Gefäßen werden durch Echosignalverstärker um 20 – 25 dB verstärkt und erlangen somit eine für die adäquate Diagnostik ausreichende Intensität. Basierend auf den Erfahrungen mit den Echosignalverstärkern wurde die neue Technik des Harmonic Imaging entwickelt. Auch hier hat ein neuer Aspekt verschiedene andere Anwendungsbereiche mit sich gebracht. Die große Entfaltungsmöglichkeit und gleichzeitig auch die immense klinische Relevanz sei nur angedeutet, indem auf die Entwicklungsmöglichkeiten der sogenannten Perfusionsmessungen hingewiesen wird.
Die kleine technische Revolution, welche sicherlich noch nicht abgeschlossen ist, bringt es mit sich, dass der Untersucher – nolens volens – sich nicht nur mit den medizinischen, sondern auch mit den technischen Grundlagen auseinandersetzen muss. Dieses Buch bietet dazu eine ideale Grundlage. Die technischen und physiologischen Eigenheiten sind auch für die in der täglichen Routine beschäftigen Untersucher verständlich dargestellt ohne ungebührlich die Grundlagenwissenschaften zu simplifizieren. Der Leser wird wohl immer wieder gerne auf die verschiedenen Kapitel zurückgreifen und dabei mit wachsendem Verständnis die Fülle des angebotenen Wissens erfassen. Alle Gebiete und Disziplinen der arteriellen und venösen farbkodierten Duplexsonographie sind in den verschiedenen Kapiteln eingehend besprochen. Die diagnostische Aussage ersetzt bei vielen Indikationen die invasive und aufwendigere Arteriographie. Die technisch anspruchsvollere Magnetresonanz-Arteriographie ist noch im Aufbau begriffen, könnte aber in der Zukunft bei Problemfällen eine sinnvolle Ergänzung zur Duplexsonographie darstellen. Bei den meisten Patienten wird demgegenüber die farbkodierte Duplexsonographie die endgültige angiologische Diagnose liefern und somit auch die Grundlage für den Therapieplan legen.
Wir wünschen dem Leser eine erbauliche Lektüre.

Basel, im Frühjahr 2002

Kurt A. Jäger

Vorwort

Mit der Weiterentwicklung der konventionellen Duplexsonographie wurde durch die 1987 erstmals in Europa zur Verfügung stehende farbkodierte Duplexsonographie (FKDS) die diagnostische Lücke zwischen der morphologischen Beschreibung durch die B-Bildsonographie und der punktuellen Darstellung durchströmter Strukturen in der gepulsten Duplexsonographie geschlossen. Neben der seit Jahren erfolgreich praktizierten Darstellung der parenchymatösen Organe sowie der Arterien und Venen des Halses und der Extremitäten, ermöglicht die Weiterentwicklung der Geräte einen wertvollen Zugewinn an Informationen bei der Darstellung der intrazerebralen und abdominellen Gefäße und Parenchymstrukturen. Darüber hinaus gelingt die exakte Darstellung oberflächennaher Gefäße wie Fingerarterien und epifasziale Venen sowie die Beschreibung komplexer Gefäßmalformationen. Mit der Verfügbarkeit des Tissue harmonic imaging und der Kombination aus Harmonischen Verfahren und Ultraschallkontrastmitteln können parenchymatöse Perfusionsstörungen sichtbar gemacht werden, die sich bisher der Beurteilung entzogen haben.
Die neuen Möglichkeiten zur Fluss- und Gewebeperfusionsdarstellung wie der Power-Mode und die Subtraktionsverfahren (B-Flow) gehen über den ursprünglichen dopplersonographischen Ansatz hinaus. Die hohe Aussagekraft der FKDS bereitet den Weg zur gezielten Intervention, wie die Thrombektomie oder Katheterbehandlung von Gefäßstenosen ohne vorherige Angiographie und erweitert die postoperativen bzw. postinterventionellen Einsatzmöglichen wie die Kontrolle von Aortenstent und TIPPS. Diese rasante Weiterentwicklung der diagnostischen Verfahren sowie der ultraschallgesteuerten Therapieverfahren hat in der Tradition des von Fobbe und Wolf herausgegebenen gleichnamigen Werkes eine grundsätzliche Neukonzeption dieses Buches nötig gemacht. Jedes Kapitel ist interdisziplinär besetzt, um alle Facetten und Methoden der FKDS darzustellen. Es ermöglicht dem in einem speziellen Fachgebiet tätigen Kollegen über den diagnostisch/therapeutischen Rand seiner Fachrichtung zu blicken und Antworten auf differenzialdiagnostische Fragen im Grenzbereich der Indikationsstellung zu finden. Dabei sollen neben der FKDS auch die ursprünglichen dopplersonographischen Kriterien einbezogen und mit den radiologischen Verfahren wie CT- und MR-Angiographie verglichen werden. Das jeweils zu wählende diagnostische Verfahren ist abhängig von der Fragestellung, den therapeutischen Konsequenzen sowie den logistischen Gegebenheiten.
Die mit Bedacht gewählten Themenbereiche, die nicht alle Anwendungsgebiete in der Medizin abdecken können, sollen das interdisziplinäre Gespräch anregen und entsprechen hierin den Vorstellungen des Arbeitskreises „Vaskulärer Ultraschall" der DEGUM, dem die meisten der Autoren angehören.
Wir möchten uns bei allen Autoren sowie den zuweisenden Kollegen für das Einbringen ihrer Erfahrungen und Anregungen bedanken und hoffen, dass das Buch in dieser Form dem Anfänger zum Erlernen und dem Erfahrenen als Nachschlagewerk dienen möge.

Pirmasens/München, im Frühjahr 2002

Reinhard Kubale
Hubert Stiegler

Inhaltsverzeichnis

1 Die Physik und Technik der Ultraschalldiagnoseverfahren ... *1*

P.-M. Klews

2 Biologische Wirkung des Ultraschalls ... *71*

P.-M. Klews

3 Hämodynamische Grundlagen ... 78

H. Stiegler, P.-M. Klews

4 Grundlagen der Ultraschallkontrastmittel ... 95

J. Siegert

5 Geräteeinstellung, Untersuchungstechnik und Artefakte ... 108

R. Kubale, H.-P. Weskott

6 Extrakraniale hirnversorgende Arterien ... 123

C. Arning

7 Gehirn und Hirngefäße ... 153

G. Becker

8 Schilddrüse ... *187*

P. Banholzer

9 Aorta und symmetrische Äste (ohne Nierenarterien) ... *200*

R. Kubale, E. M. Jung

10 Nierenarterien einschließlich Tumoren und Transplantatnieren ... *223*

R. Kubale, H.-P. Weskott

11 Viszerale Arterien ... *253*

R. Kubale

12 Venen des Abdomens ... 274

R. Kubale, E. M. Jung

13 Leber und portalvenöses System ... 298

H.-P. Weskott, R. Kubale

14 Duplexsonographie des Penis ... *342*

H. Derouet, R. Kubale

15 Hämodialyseshunt ... *353*

R. Kubale, G. Walker

16 Arterien der oberen Extremität ... *371*

Th. Karasch

17 Arterien der unteren Extremität ... *394*

Th. Karasch

18 Venen des Halses und der oberen Extremität ... *444*

H. Stiegler

19 Oberflächliches und tiefes Venensystem der unteren Extremität ... *451*

H. Stiegler

20 Vaskuläre Malformationen ... *483*

P. Urban

21 Tumorvaskularisation ... *498*

S. Delorme

22 Glossar und Abkürzungen ... *509*

P.-M. Klews

1 Die Physik und Technik der Ultraschalldiagnoseverfahren

P.-M. Klews

Vorbemerkungen

Der Ultraschall ist heute in Klinik und Praxis das am meisten genutzte bildgebende diagnostische Verfahren. Im Rahmen der kassenärztlichen Versorgung in der Bundesrepublik Deutschland betrug der Anteil der Ausgaben für die Ultraschalldiagnoseverfahren 1995 rund 35,6 % (1,82 Milliarden DM) der Ausgaben aller bildgebenden Verfahren (5,11 Milliarden DM). Hierzu zählen

- konventionelle Röntgendiagnostik (30,61 %),
- Computertomographie (CT, 11,6 %),
- Magnetresonanztomographie (MRT, 8,4 %),
- die diagnostische Endoskopie (6,5 %),
- die Nuklearmedizin (7,8 %).

Betrachtet man die Untersuchungen im Einzelnen, fällt auf, dass 52,4% (61,8 Mio.) aller Leistungen (118 Mio.) dem Ultraschall als bildgebendem Verfahren zuzurechnen sind, 40 % der konventionellen Röntgendiagnostik und 0,9 % auf MRT sowie 2,1 % auf CT entfallen (46). Dennoch sind die diagnostischen Möglichkeiten und Grenzen sowie die physikalischen und technischen Grundlagen des Verfahrens den Anwendern häufig weniger bekannt als im Falle der anderen bildgebenden Verfahren, obwohl der Anwender hier der Arzt selbst ist. Die Qualität der gewonnenen Bilder und Doppler-Spektren sowie deren Interpretation hängt wie bei keinem anderen bildgebenden diagnostischen Verfahren von dem Kenntnisstand und der applikatorischen Erfahrung des Arztes ab.

Ein grundlegendes Verständnis für die physikalischen und technischen Vorgänge bei der Bildentstehung ist unverzichtbar, insbesondere, um die Grenzen und Fehlerquellen der Ultraschalldiagnostik zu kennen. In diesem Kapitel sollen auf möglichst einfache Weise dem Ultraschallanwender und -techniker die zum Verständnis der Ultraschallbilder und Doppler-Spektren notwendigen Grundlagen aufgezeichnet werden. Hierbei liegt die Betonung auf der allgemeinen Verständlichkeit, weniger auf der wissenschaftlichen Exaktheit.

Das Lesen der blau unterlegten Abschnitte ist zur Einführung in das Thema ausreichend. Die Abschnitte „Entstehung des Doppler-Spektrums – Fourier-Transformation" (S. 50ff), „Autokorrelationsverfahren" (S. 56ff) und „Kreuzkorrelationsverfahren" (S. 58ff) sind mathematisch anspruchsvoller und dem technisch besonders Interessierten zur Lektüre empfohlen. Die genaue Kenntnis der Doppler-Gleichung (Gl. 1.**11**) reicht zum Verständnis der meisten Doppler-Eigenschaften aus. Die einzelnen Rechnungen nachvollziehen zu können, ist zur Einführung in dieses faszinierende Arbeitsgebiet nicht notwendig.

Einleitung

Menschen und Tiere besitzen natürliche Rezeptoren für Licht und Schall. Die Augen können elektromagnetische Signale nur aus einem eng begrenzten Frequenzbereich verarbeiten. Dies gilt in Bezug auf den Schall im gleichen Maße für die Ohren. Erst durch die Entwicklung spezieller technischer Hilfsmittel sind die dem Menschen von der Natur aus nicht zugänglichen Frequenzbereiche erschlossen worden. Die so gewonnenen Bilder sind also „künstliche" Bilder. Die mithilfe der Röntgenstrahlung bzw. mit Ultraschall gewonnenen Bilder sind somit abhängig von der Art der Datenakquisition und der Bildverarbeitung. Ein Bild wird als gut angesehen, wenn eine hohe räumliche Auflösung nachgewiesen werden kann und gleichzeitig bei Grauwertbildern eine bestimmte, als subjektiv angenehm empfundene Grauwertverteilung vorliegt. Weiterhin wird noch eine hohe Kontrastauflösung erwartet. Die Kontrastauflösung ist gleichbedeutend mit der Erkennung geringfügiger benachbarter Grauwertunterschiede.

Im Bereich der Ultraschalldiagnostik interessiert man sich in zunehmendem Maße für die Detektion des Blutflusses. 1843 beschrieb C. Doppler den nach ihm benannten Effekt.

> Hierbei ist die Wellenlänge des Lichts (und die des Schalls), die von einem Beobachter gemessen wird, abhängig von den relativen Bewegungen von Sender und Empfänger.

Dieser Effekt wird in der Medizin seit ca. 1959 angewandt. Der Einführung des bidirektionalen Dopplers (1966) folgte der Puls-Doppler (1967). Die farbige Kodierung des Blutflusses im Grauwertbild wurde 1982 eingeführt. Die farbige Kodierung des Blutflusses im Grauwertbild in Echtzeit wird im Englischen als Color Flow Mapping (CFM) oder Color Duplex Sonography (CDS) bezeichnet. Im Folgenden wird die in Deutschland allgemein gebräuchliche Bezeichnung **Farbkodierte Duplexsonographie** (FKDS) benutzt.

Ultraschallverfahren in der Übersicht

Die moderne Ultraschalldiagnostik wird sowohl zur Bestimmung der (Organ-) Morphologie herangezogen als auch im Bereich der Funktionsdiagnostik angewandt.

Ein Ultraschallsystem besteht stets aus einem hinsichtlich Form und Sendefrequenz anwendungsspezifischen Schallkopf und einer Steuereinheit, dem eigentlichen Ultraschallgerät.

Den Doppler-Effekt macht man sich zunutze, um die Geschwindigkeit bewegter Objekte zu ermitteln: In der Medizin untersucht man in erster Linie das Blutflussverhalten. Neuerdings wird beim Gewebs-(Tissue-)Doppler auch die Bewegung von Gewebe analysiert.

Das Flussverhalten wird entweder als Doppler-Frequenz- oder Geschwindigkeitsspektrum als Funktion der Zeit dargestellt, oder Orte im B-Bild werden entsprechend der gemessenen Bewegungen (Doppler-Verschiebung) farbig kodiert.

Sämtliche hier betrachteten Ultraschallverfahren (Abb. 1.**1**) – bis auf den CW-Doppler (Continuous-Wave-Doppler) – beruhen auf der Auswertung multipler Puls-Echo-Zyklen. Die einzelnen Pulse werden zeitlich nacheinander längs ausgewählter Ultraschalllinien vom Schallkopf ausgesandt und die kontinuierlich empfangenen Echos nach ihren Amplituden, Phasen und Frequenzen (Bild-) Inkrement für Inkrement ausgewertet (Abb. 1.**2**). Man spricht hier auch von „Samples", die nacheinander ausgewertet werden. Diese Ultraschallverfahren mit Ausnahme des CW-Dopplers sind Laufzeitverfahren, d.h. die Tiefe, aus der die Echos kommen, berechnet sich bei Annahme einer konstanten Schallgeschwindigkeit aus der gesamten Puls-Echo-Laufzeit. Erst nach dem Empfang des aus größtmöglicher (oder speziell vorgegebener) Tiefe am Schallkopf angekommenen Echos wird zur Wahrung der Eindeutigkeit der nächste Puls ausgesandt. Eine Ausnahme von der letzten Regel besteht nur beim HPRF-Doppler (High Pulse Repetition Frequency).

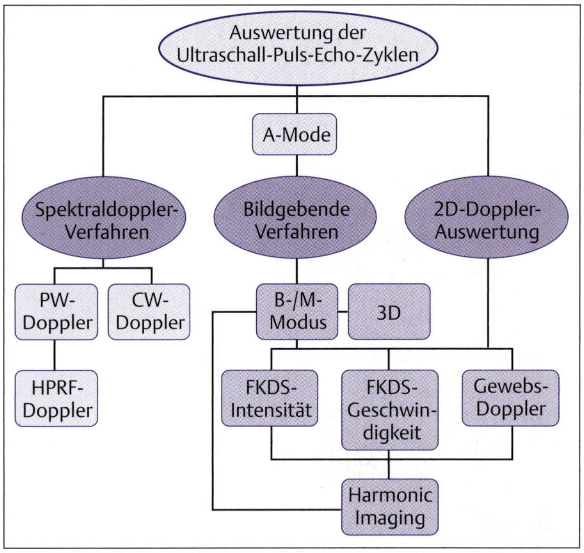

Abb. 1.**1** Bildgebende Verfahren und ihre Zusammenhänge (s. Text).

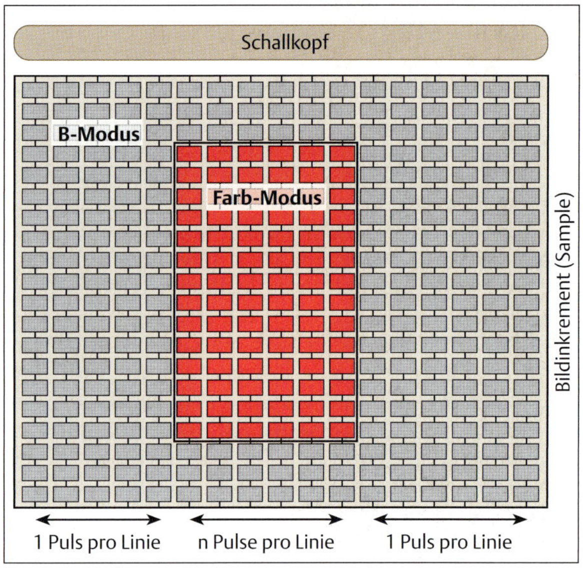

Abb. 1.**2** Ein FKDS-Modus-Bild besteht aus mehreren Ultraschalllinien, für deren Erzeugung mehrere Puls-Echo-Zyklen benötigt werden. Im reinen B-Bild ist bei der Wahl nur eines Sendefokuspunktes nur ein Puls-Echo-Zyklus notwendig. Die Breite des Farbfensters wird i.A. dem Anwender überlassen, um die Bildwiederholfrequenz für die jeweilige Aufgabe zu optimieren.

Ultraschalllinien. Ultraschall-Abbildungsverfahren sind Schnittbild-Verfahren, mit Ausnahme der M-Modus-Varianten. Zum zweidimensionalen Schnittbild kommt es, indem viele nebeneinander liegende Ultraschalllinien mit zahlreichen Inkrementen längs der Ultraschalllinien ausgewertet werden. Dies

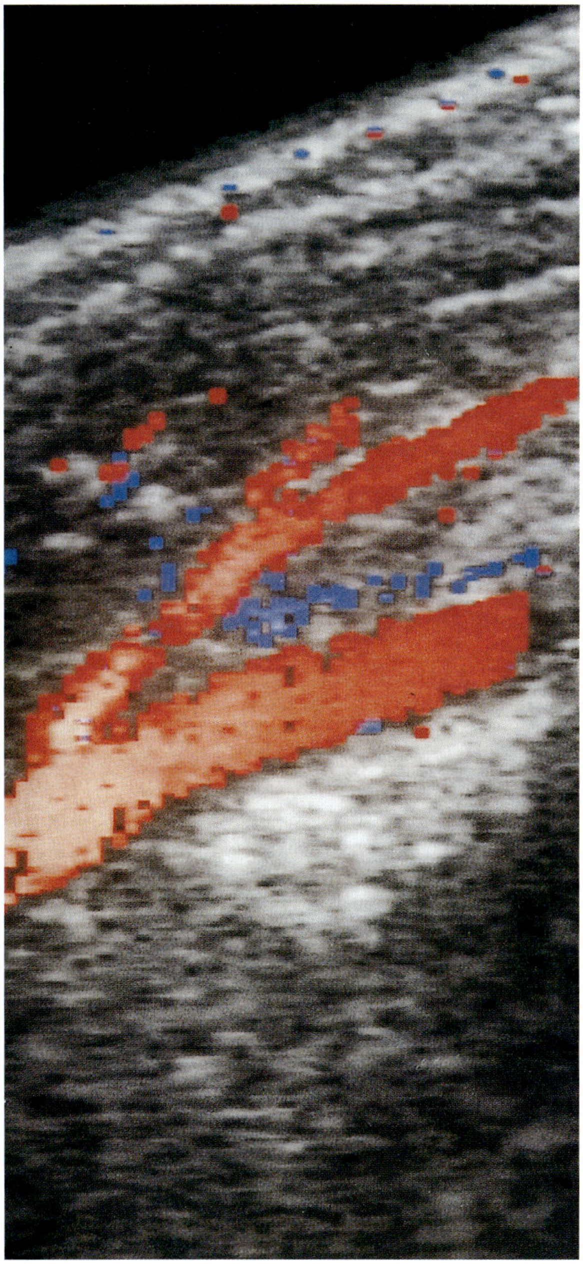

a

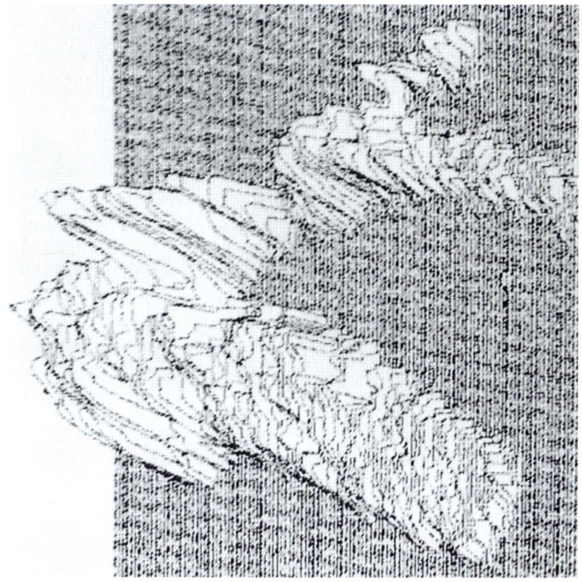

b

Abb. 1.**3** **a** u. **b** A. poplitea mit A. Surealis
a Die hellere Stelle links (kranial) im Gefäß deutet auf eine höhere Flussgeschwindigkeit hin als rechts (kaudal). Aufgrund des langsamen Bildaufbaus von rechts nach links ist links bereits die Systole und rechts noch die Diastole des vorherigen Herzzyklus zu erkennen.
b Noch deutlicher wird dieses Verhalten in der Pseudo-3-D-Darstellung. Die Auslenkung ist hier proportional zur Doppler-Verschiebung.

impliziert die jeweils verfahrensabhängige Interpolation.

> Eine Ultraschalllinie wird als senkrecht oder radial zum Schallkopf verlaufende Linie im Ultraschallbild definiert, längs deren der Ultraschallpuls verläuft.

Die Ultraschalllinien sind idealisierte Linien. Sie sind beliebig schmal und berücksichtigen nicht die tatsächliche Ausdehnung des Schallfeldes. In einigen Fällen – wie z.B. in der FKDS – werden mehrere nacheinander folgende Puls-Echo-Zyklen längs derselben Ultraschalllinie ausgesandt, um die benötigten Informationen zu sammeln. Viele einzelne Ultraschalllinien ergeben nebeneinander angeordnet ein zweidimensionales Ultraschallbild. Die Anzahl der Bildinkremente wächst durch die Verwendung mehrerer Puls-Echo-Zyklen pro Ultraschalllinie nicht. Nur bei einem Write-Zoom vergrößert sich die Menge (Dichte) der Inkremente pro betrachteter Fläche.

> Ein Ultraschallbild entsteht somit innerhalb eines Zeitraums, der durch die Bildtiefe, die Anzahl der Puls-Echo-Zyklen pro Linie und die Anzahl der Linien pro Bild definiert ist.

Im Gegensatz hierzu entstehen sämtliche Bildpunkte einer normalen Photographie zeitgleich. Die äußeren Linien eines Ultraschallbildes können durchaus zeitlich 0,2 s und mehr auseinander liegen. Dies darf insbesondere bei der farbkodierten Blutflussdarstellung nicht außer Acht gelassen werden. Während z.B. links im Bild der systolische Blutpuls erkennbar ist, kann auf der rechten Bildseite noch die diastolische Herzphase zu erkennen sein. S. hierzu Abbildung 1.**3**.

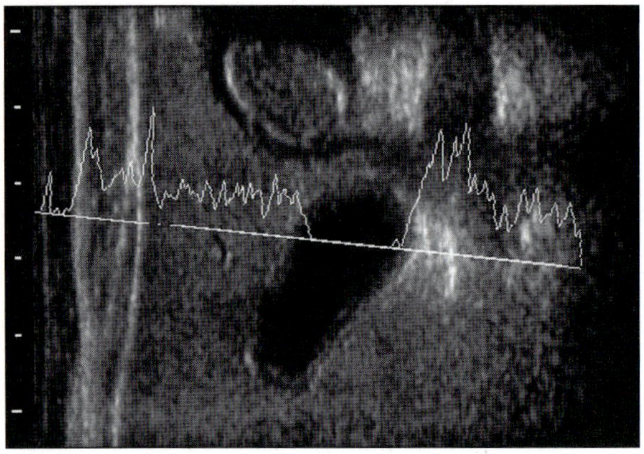

Abb. 1.4 Ultraschall-B-Bild eines Teils der Leber, des Magens und der Gallenblase mit eingezeichneter A-Modus-Linie.

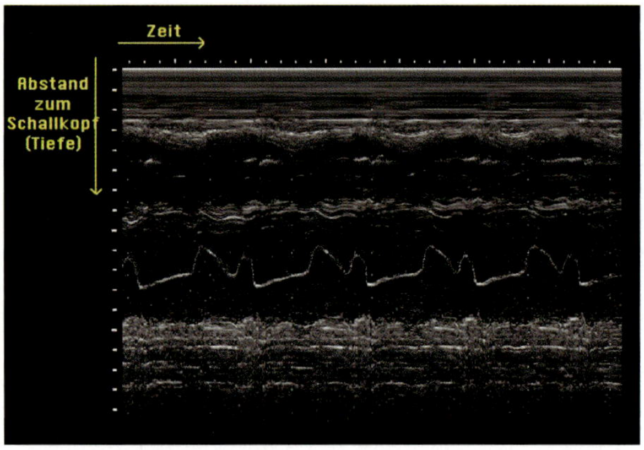

Abb. 1.5 M-Modus-Bild. Man sieht die Bewegung der Mitralklappe als Funktion der Zeit.

Bildlinien. Die Ultraschalllinien sind nicht zu verwechseln mit den Bildlinien in der Monitoranzeige. Bildlinienanzahl und -dichte richten sich nach der Videonorm und der Bildfläche des (Ultraschall-) Monitorbildes. Die Anzahl der Bildinkremente ist erheblich kleiner als die Anzahl der (Video-) Bildpunkte (Video-Pixel), da sonst der Bildaufbau entschieden zu langsam und somit die Bildwiederholfrequenz erheblich zu niedrig wäre.

A-Modus-Verfahren

Die heute nur noch selten benutzte A-Modus-Abbildung (= Amplituden-Modus) ist die Grundlage des B-Modus-Verfahrens (= Grauwert-Verfahrens). Sie trägt die Echoamplituden der einzelnen Ultraschalllinien (y-Achse) als Funktion der Zeit (x-Achse) graphisch auf. Die gemessene Laufzeit wird in einen Abstand vom Schallkopf umgerechnet. Die Auslenkung parallel zur y-Achse des Bildschirms ist dabei proportional zur Amplitude des empfangenen Echos (Abb. 1.**4**).

B-Modus-Verfahren

Die Basis der Ultraschalldiagnostik und gleichzeitig das bei weitem am häufigsten verwandte bildgebende Ultraschallschnittbildverfahren ist das B-Modus-Verfahren (Brightness-Mode, Helligkeits-Modus). Hierbei handelt es sich um ein reines Grauwertbild. Viele einzelne zeitlich aufeinander folgende und örtlich nebeneinander liegende Ultraschalllinien werden auf dem Monitor nebeneinander angeordnet und ergeben so ein zweidimensionales Bild. Die Grauwerte entsprechen den Amplituden der jeweiligen Ultraschallechos. Je größer die Amplitude, desto heller wird der entsprechende Punkt im Bild dargestellt. In der Abbildung 1.**4** ist das Grauwertbild eines Teils der Leber, des Magens und der Gallenblase zu sehen. Das B-Modus-Bild dient der Strukturdarstellung.

M-Modus-Verfahren

Ein weiteres Grauwert-Verfahren ist das M-Modus-(Motion, Bewegung) oder TM- (Time Motion) Modus-Verfahren (Abb. 1.**5**). Hierbei wird stets der gleiche Bereich im Körper beschallt. Die zeitlich nacheinander gewonnenen Ultraschalllinien werden aber örtlich nebeneinander auf dem Monitor angeordnet, obwohl sie zum selben Ort gehören. So lassen sich dynamische Prozesse darstellen. Dieses Verfahren wird v.a. in der Kardiologie bei der Auswertung der Herzklappenbewegung angewendet. Das M-Modus-Verfahren ist die Basis der FKDS-M-Modus-Verfahren. Alle M-Modus-Untersuchungen dienen der Funktionsdiagnostik. Zur Vertiefung in dieses Verfahren wird der interessierte Leser auf die Literaturliste verwiesen (16, 17).

FKDS-Verfahren

Die FKDS-Verfahren (außer dem Gewebs-Doppler-Verfahren) kodieren die Stellen im Bild farbig, an denen ein Blutfluss detektiert wird. Orte, die keinen Blutfluss aufweisen, werden in Grauwerten dargestellt. Der FKDS- oder CFM-Modus (Color Flow Mapping) ist also eine Kombination eines B-Bildes mit einer farbigen Bewegungsanzeige (s. Abb. 1.**3a**). Bezugspunkt für die Definition der Blutflussrichtung ist der Schallkopf (genau genommen die Verlaufsrichtung der Ultraschalllinie). Es werden nur Bewegungskomponenten vom Schallkopf weg und zum Schallkopf hin gemessen. Üblicherweise zeigt das konventionelle, auf die Blutflussgeschwindigkeit bezogene FKDS-Bild die unterschiedlichen Flussrichtungen in Rot- und Blauschattierungen an. Welche Flussrichtung blau und welche rot kodiert wird, bleibt häufig dem Anwender überlassen. Die von allen konventionellen FKDS-Verfahren angezeigte Blutflussgeschwindigkeit ist die intensitätsgewichtete mittlere Blutflussgeschwindigkeit bzw. *Doppler-Verschiebung.*

Je größer die Doppler-Verschiebung bzw. je höher die Blutflussgeschwindigkeit relativ zum Schallkopf, desto heller ist die angezeigte Farbschattierung.

Insbesondere primär auf kardiologische Zwecke ausgerichtete Geräte mischen den Rot- und Blauschattierungen zur Anzeige der Varianz noch grün bei. Die Varianz wird in der Medizin häufig als Maß für die Turbulenz angesehen. Tatsächlich stellt sie den lokalen Messfehler der Doppler-Frequenzverschiebung dar.

Intensitäts-Doppler-Verfahren

Beim (FKDS-) Intensitäts-Doppler-Bild wird die Intensität der lokalen Doppler-Signale farbig angezeigt, im Gegensatz zu Betrag und Vorzeichen der Doppler-Signale im B-Bild. Je höher die lokale Doppler-Signalintensität ist, desto heller wird die jeweilige Stelle im Bild kodiert. Man verwendet häufig rot-orange Farbtöne (Abb. 1.**6**). Es gibt hier auch Verfahren, um gleichzeitig noch die Flussrichtung anzeigen. Dadurch geht jedoch zwangsläufig die hohe Empfindlichkeit für sehr niedrige Flussgeschwindigkeiten bei gleichzeitiger Aliasing-freier Darstellung auch hoher Geschwindigkeiten in einem Bild verloren.

Gewebs- (Tissue-) Doppler-Verfahren

Beim (FKDS-) Gewebs- oder Tissue-Doppler wird die Bewegung des Gewebes, i.A. des Herzmuskels, relativ zu einem freien Bezugspunkt farbig kodiert. Signale, die vom Blut kommen, werden nicht angezeigt.

B-Flow-Verfahren

Beim sogenannten B-Flow-Verfahren wird der Blutfluss schwarz/weiß dargestellt. Nicht die einzelnen Erythrozyten sind zu erkennen, sondern es handelt sich um eine geschickte Vermischung des Intensitäts-Dopplers mit einer geringeren Eliminierung der normalerweise störenden B-Modus-Echos, d.h. der „Clutter Cancelor" wird nicht voll angewandt (S. 48ff).

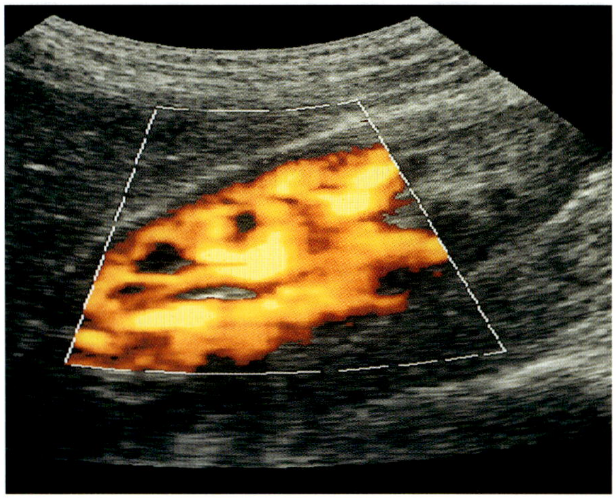

Abb. 1.**6** Intensitäts-Doppler-Bild des Gefäßsystems einer rechten Niere. Je heller ein Farbpunkt im Bild, desto höher ist an der jeweiligen Stelle die Intensität des Doppler-Signals.

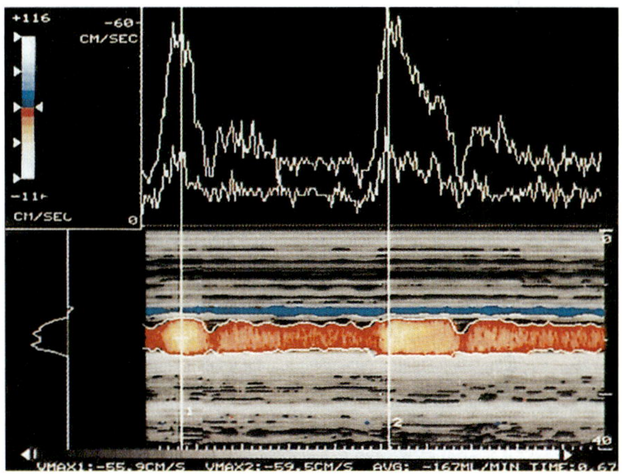

Abb. 1.**7** Farb-M-Modus-Aufzeichnung des Blutflusses in der A. carotis communis (rot) und der V. jugularis (blau). Oben ist das Blutflussverhalten graphisch aufgetragen worden. Die zum jeweiligen Zeitpunkt höchsten und niedrigsten Flussgeschwindigkeiten im Gefäß wurden in der Graphik berücksichtigt. Die angezeigten Flussgeschwindigkeiten müssen nicht zu allen Zeiten innerhalb des Pulszyklus am gleichen Ort innerhalb des Gefäßes sein. Links im Bild ist das Geschwindigkeitsprofil zu sehen.

Farb-M-Modus-Verfahren

Die Farb-M-Modus-Verfahren sind eine Kombination des Grauwert-M-Modus-Verfahrens mit einer farbigen Anzeige des Blutflussverhaltens längs der vom Anwender ausgewählten Ultraschalllinie. Aufgetragen wird längs der Abszisse als Zeitachse. Die Ordinate ist die Skala für die Bildtiefe. Die Farbkodierung auf der Basis einer der Farbmethoden stellt hier jedoch das

Blutflussverhalten oder die Gewebsbewegung nur auf der ausgewählten Ultraschalllinie als Funktion der Zeit dar. Der Farb-M-Modus wird hauptsächlich in der Kardiologie angewandt, aber auch in der Gefäßdiagnostik zur Bestimmung des Blutflussvolumens (Abb. 1.**7**; 13, 19).

Doppler-Spektralanalyse-Verfahren

Eine weitere grundsätzlich andere Art, Ultraschallechos auszuwerten, ist die (Doppler-)Spektralanalyse. Hierbei werden die Echos auf ihre Frequenzverteilung hin untersucht. Man interessiert sich für das Frequenzspektrum bewegter Reflektoren wie z.B. der Blutkörperchen. Die Echo-Mittenfrequenz und alle weiteren Echo-Frequenzen sind aufgrund der Bewegung des Blutes relativ zum Schallkopf Doppler-verschoben. Das Spektrum wird *Doppler-Frequenzspektrum* bzw. Doppler-Intensitätsspektrum genannt und beschreibt unter Angabe eines Doppler-Flusswinkels die Geschwindigkeitsverteilung des Blutes an einem vom Anwender gewählten Ort. Hierbei bildet die Ordinate die Frequenzachse. Längs der Abszisse, die der Zeitachse entspricht, werden die einzelnen Frequenzspektren aufgetragen. Die Helligkeit der einzelnen Punkte in der Graphik ist proportional zur Intensität der jeweiligen Frequenz- bzw. Geschwindigkeitskomponente (Abb. 1.**8** und 1.**9**). Umgangssprachlich wird das gesamte zeitliche Intensitäts-Frequenz-Spektrum als Doppler-Spektrum bezeichnet.

Man unterscheidet den *PW-Doppler* (Pulsed Wave, gepulster Doppler) und den *CW-Doppler* (Continuous Wave, kontinuierlicher Doppler).

PW-Doppler. Hier wird ein Doppler-Messfenster gesetzt. Nur Echos, die aus diesem vom Anwender definierten Bereich kommen, werden bezüglich ihrer spektralen (Frequenz- und Amplituden-) Zusammensetzung analysiert. Der Abstand des Messfensters vom Schallkopf definiert die maximale Pulswiederholfrequenz.

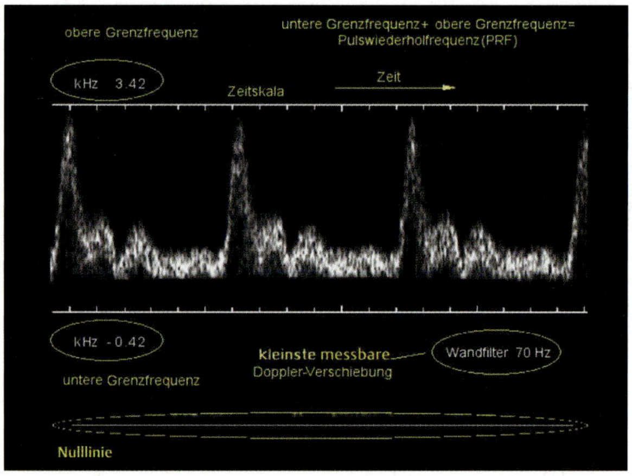

Abb. 1.**8** Doppler-Spektrum einer A. carotis communis. Man erkennt das Blutflussverhalten an einem Ort im Gefäß als Funktion der Zeit.

CW-Doppler. Beim CW-Doppler wird kontinuierlich gesendet. Gleichzeitig werden sämtliche kontinuierlich empfangenen Echos spektral zerlegt und auf ihre Doppler-Verschiebung relativ zur Mittenfrequenz des verwendeten Schallkopfes untersucht. Beim CW-Doppler existiert keine Tiefendiskriminierung.

HPRF-Doppler. Beim High-Pulse-Repetition-Frequency-Doppler handelt es sich um einen Sonderfall des Puls-Doppler-Verfahrens. Hier existieren mehrere äquidistante, gleich große Doppler-Messfenster. Die Anzahl der Messfenster richtet sich nach der gewählten Pulswiederholfrequenz. Je höher diese ist, desto mehr Messfenster liegen bei gegebener Bildtiefe auf der ausgewählten Ultraschalllinie. Das auszuwertende Signal kann aus jedem der Messfenster stammen.

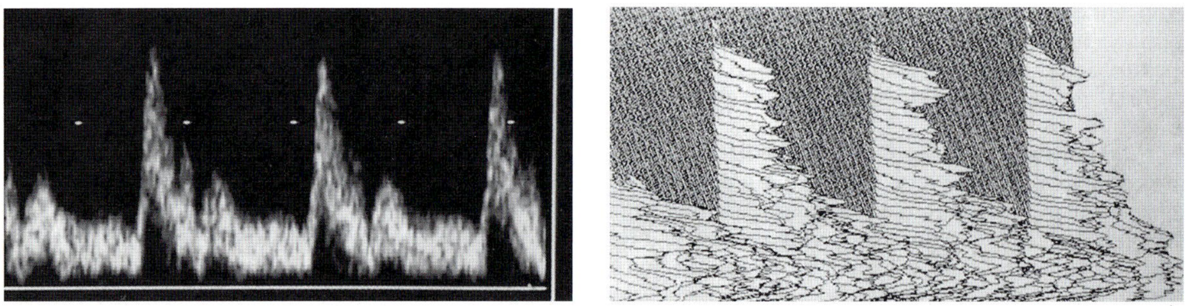

a b

Abb. 1.**9a** u. **b** Doppler-Spektrum einer gesunden A. carotis communis in der üblichen Grauwertdarstellung (**a**) und in einer Pseudo-3-D-Darstellung (**b**), bei der die Auslenkung proportional zur Intensität des Dopplersignals dargestellt wird. Man erkennt in der Pseudo-3-D-Darstellung die Auflösung des Spektrums in einzelne Zeitschritte und Einzelspektren.

Dreidimensionale Ultraschallverfahren

Die dreidimensionale Darstellung der Ultraschall-B- und -FKDS-Bilder soll nur erwähnt werden. Es handelt sich hier bei den heute üblichen Systemen um reine Rechnernachbearbeitungen der einzelnen Schnittbilder, gleich welcher Art. Diese Darstellung wird zunehmend in Zukunft und zum Teil bereits heute außerhalb des Ultraschallgerätes berechnet. Es ist keine grundsätzlich neue Auswertung der ursprünglichen Echosignale, sondern nur eine andere Art der Darstellung. Diese zeitaufwändige Art der Darstellung liefert keine neue Information und ist eigentlich nur angenehm anzusehen. Aus diesem Grund wird hier nicht detailliert darauf eingegangen. Die dreidimensionale Rekonstruktion entspricht in seiner grundsätzlichen Methodik der 3-D-Rekonstruktion bei der MRT oder CT.

Ein neuer Ansatz wurde 1997 auf dem AIUM-Treffen (American Institute of Ultrasound in Medicine) von O. v. Ramm präsentiert. Man sendet eine ebene unfokussierte Schallwelle in den Körper. Zum Empfang benötigt man nun zahlreiche parallel arbeitende Empfangselektronikeinheiten (sog. Empfangsstrahlformer). Man teilt beim Empfang das beschallte Volumen in einzelne Segmente auf. Die Auswertung der Signale erfolgt entsprechend der Signalauswertung längs der Ultraschalllinien im 2-D-Fall. Durch die Auswertung der empfangenen Signale innerhalb der einzelnen Segmente als Funktion der Zeit erhält man eine dreidimensionale Echtzeit-Abbildung des beschallten Volumens. Neben den hohen Kosten des Verfahrens stellt auch die Darstellung der Bilder hohe Ansprüche an die Forschung und Entwicklung. Wie ist ein Volumenbild auf einem zweidimensionalen Monitorbild darzustellen? Welche Strukturen sind wichtig, und welche werden unterdrückt? Was soll dargestellt werden? Letztlich erreicht man auch hierbei keine höhere Ortsauflösung als im 2-D-Verfahren.

Harmonic-Imaging-Verfahren (Tissue Harmonic)

Beim Harmonic-Imaging-Verfahren wird mit einer bestimmten Grundfrequenz transmittiert. Aus dem Frequenzband der zurückkommenden Echos werden nur die Frequenzen im Bereich der doppelten Grundfrequenz ausgewertet, also die 1. Harmonische der Grundfrequenz. Dies bedeutet, bei einem 2,0-MHz-Schallkopf benutzt man zur Bilddarstellung den Frequenzbereich um 4,0 MHz (im Amerikanischen spricht man von der „Second harmonic"). Die Signalintensität der Gewebeechos ist in diesem Bereich sehr gering und wurde bisher nicht beachtet. Bei der Auswertung der Signale, die vom Blut herrühren, lag die Intensität unterhalb der Auswertbarkeitsschwelle. Durch die Verwendung von Ultraschallkontrastmitteln kann man jedoch die Echosignalintensität insgesamt und somit auch im Bereich der 1. Harmonischen der Grundfrequenz soweit anheben, dass die Signale in diesem Frequenzbereich auswertbar sind.

Tissue Harmonic Imaging (THI). Im Bereich des Gewebes liegt die Intensität der 1. Harmonischen oberhalb der Detektionsschwelle der Geräte und kann somit verwandt werden. Dieses Verfahren wird zum Teil „Native" oder „Tissue Harmonic Imaging" genannt. Es handelt sich um eine S/W-B-Mode-Darstellung unter Verwendung der ersten Oberwelle.

Allgemeine physikalische Eigenschaften

Licht und Schall haben vieles gemeinsam. In beiden Fällen handelt es sich um die Fortpflanzung von Wellen und beide unterliegen grundsätzlich denselben Gesetzmäßigkeiten. Reflexion, Brechung, Interferenz, Beugung, Dämpfung und Absorption findet man im einen wie im anderen Fall.

Bei der elektromagnetischen Strahlung (z.B. Röntgenstrahlung und Licht) und der Schallstrahlung breiten sich jeweils Wellen aus. Während die Ausbreitung elektromagnetischer Strahlung nicht an Materie gebunden ist, bedarf es zur Schallausbreitung eines Trägermediums wie z.B. Luft oder Wasser.

Wellenbewegung. Die Teilchen, aus denen ein Objekt besteht, werden zu mechanischen Schwingungen um ihre Ruhelage herum angeregt. Diese Schwingungen pflanzen sich in einem Medium zeitlich periodisch fort. Dabei wird die Bewegungsenergie von einem Teilchen an das nächste übertragen. Das eine gibt seinen Impuls an das in Ausbreitungsrichtung benachbarte Teilchen weiter, ohne dabei – bei reversiblen Vorgängen – mitzuwandern. Es wird also nur ein Bewegungszustand von einem Teilchen an das nächste weitergeleitet. Man nennt die sich örtlich ausbreitende, zeitlich periodische Veränderung eines Zustandes eine Wellenbewegung.

> Eine Welle transportiert somit Energie und Impuls. Die Schallwelle ist eine Druckwelle (bzw. Dichtewelle) und beruht auf der Kompression und Dekompression des Trägermediums. Der Druck an einem bestimmten Ort ändert sich mit der Zeit. Je stärker die Bindung zwischen den Teilchen ist, desto höher ist die Fortpflanzungsgeschwindigkeit des Bewegungszustands, d.h. desto höher ist die Schallgeschwindigkeit in dem jeweiligen Medium.

Materialkonstante. Die Schallgeschwindigkeit hängt von der Kompressibilität sowie der Dichte des Mediums und somit ebenfalls von der Temperatur des jeweiligen

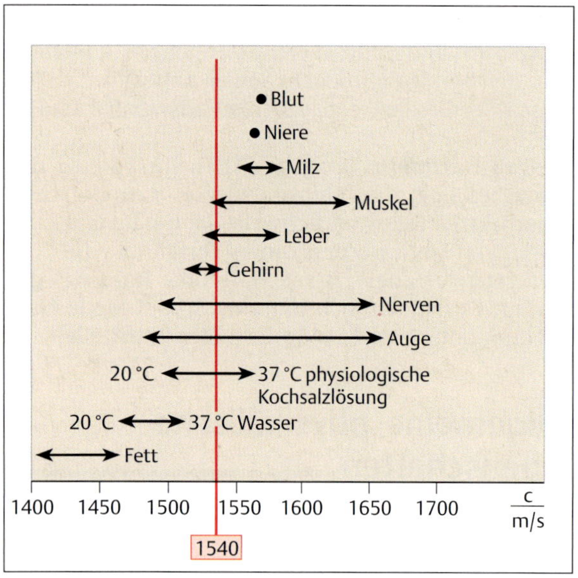

Abb. 1.**10** Schallgeschwindigkeitsbereiche einiger biologischer Materialien. Eine gute Übersicht findet man bei P.N.T. Wells (54).

Materials ab. In dem hier betrachteten Fall können die Temperatur und der äußere Druck in allen Fällen als konstant angenommen werden. Damit wird die Schallgeschwindigkeit zur Materialkonstante. In der Abbildung 1.**10** sind die Schallgeschwindigkeiten einiger Gewebearten und Flüssigkeiten aufgezeichnet (53, 54).

Wellenformen. Man unterscheidet Transversal- und Longitudinalwellen (Abb. 1.**11**). Bei der Transversalwelle oszillieren die schwingungsfähigen Gebilde um ihre Ruhelage senkrecht zur Ausbreitungsrichtung der Welle und des Energietransports. Bei der Longitudinalwelle verläuft die Schwingung zur Ausbreitungsrichtung parallel, und der Energietransport geht ebenfalls in diese Richtung. Der Energietransfer erfolgt, ohne dass die Teilchen mitwandern. Sofern keine bleibenden Deformationen entstehen (d.h. die Amplituden liegen innerhalb des Hooke-Bereichs), stellt die Druckwelle also nur eine vorübergehende Störung des Mediums dar.

Schallausbreitung. Die Schallausbreitung kann auf beide Arten erfolgen. Da Flüssigkeiten und Gase keine Scherkräfte übertragen, sind dort nur longitudinale Schallwellen möglich. Der Mensch besteht bis auf die Knochen zum größten Teil aus Wasser, somit basiert die Ultraschalldiagnostik auf der longitudinalen Wellenausbreitung.

Ultraschallfrequenz. Im Ultraschallfrequenzbereich schwingen die Teilchen 20.000–1 Mrd. Mal pro Sekunde um ihre Ruhelage herum. Die Maßeinheit der Frequenz f ist Hertz, Hz = 1/s (Ereignisse pro Sekunde). In der medizinischen Bildgebung werden i.A. Frequenzen von 2–10 MHz und neuerdings auch bis 30 MHz verwandt.

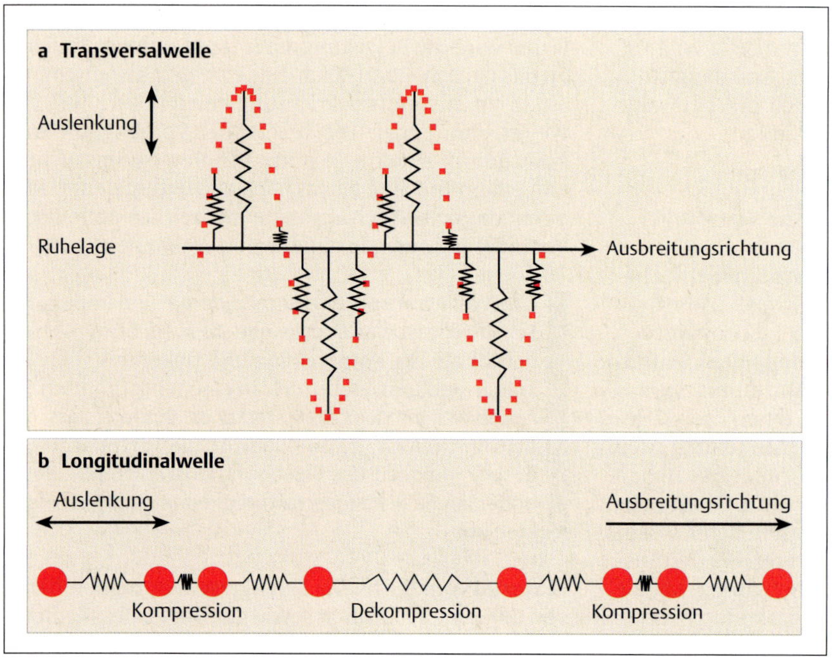

Abb. 1.**11a** u. **b** Die Schallausbreitung ist an Materie gebunden. In Festkörpern treten sowohl Transversal- (**a**) als auch Longitudinalwellen (**b**) auf, in Flüssigkeiten und Gasen existieren nur Longitudinalwellen. Im menschlichen Gewebe können Transversalwellen vernachlässigt werden.

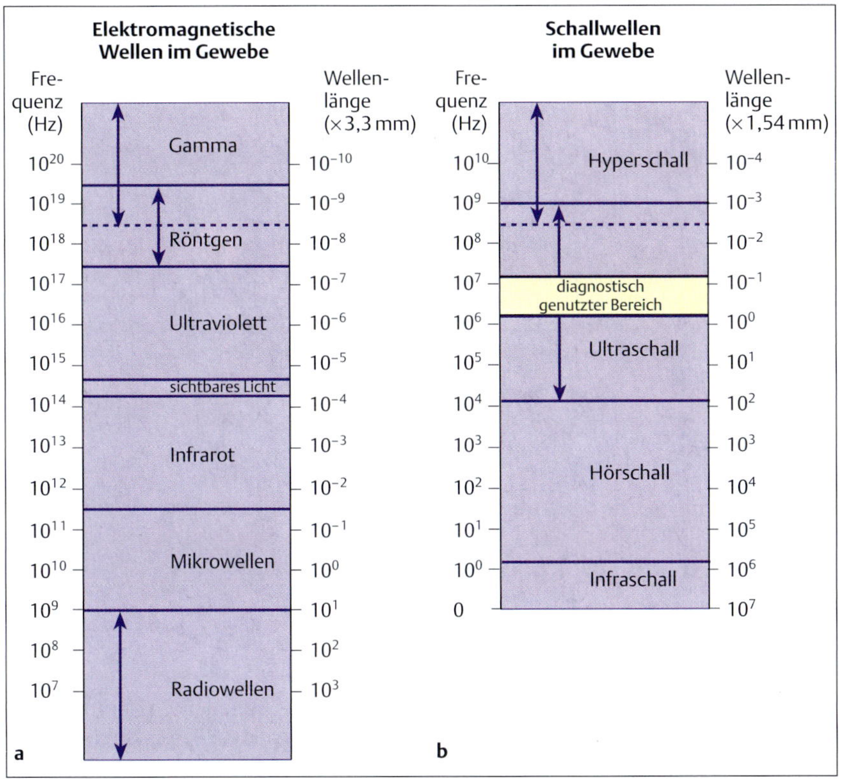

Abb. 1.**12a** u. **b** Vergleich der Frequenzbereiche der elektromagnetischen (EM-) Strahlung (**a**) und des Schalls (**b**). In beiden Fällen gilt c = λ x f. Da die Lichtgeschwindigkeit im Gewebe (3,3 x 10^7 m/s) um einen Faktor 2 x 10^4 höher ist als die Schallgeschwindigkeit im Gewebe (1540 m/s), ist bei gleicher Frequenz die Wellenlänge der EM-Strahlung um diesen Faktor größer als die des Schalls.

Die Wellenlänge ist definiert als der kürzeste Abstand zweier gleichartiger Bewegungszustände der schwingenden Teilchen. Für die Wellenausbreitung gilt ebenfalls das Weg-Zeit-Gesetz, d.h. der Quotient aus dem zurückgelegten Weg λ und der Zeit t ist gleich einer Konstanten c.

Mit anderen Worten, die Fortpflanzungsgeschwindigkeit c einer Welle ist gleich dem Produkt aus der Wellenlänge λ und der Frequenz f.

$$c = \lambda f \qquad \text{(Gl. 1.1)}$$

In der Tabelle 1.**1** sind verschiedene Wellenlängen- und Frequenz-Kombinationen aufgeführt. Während die mittlere Schallgeschwindigkeit im Gewebe mit 1540 m/s angenommen wird, ist die Lichtgeschwindigkeit im Gewebe mit 3,3 x 10^7 m/s um einen Faktor 2 x 10^4 höher. Dies bedeutet, dass bei gleicher Frequenz die Wellenlänge des Schalls um den eben aufgeführten Faktor kürzer ist als die einer elektromagnetischen Welle (Abb. 1.**12**). Die relativ niedrige Schallgeschwindigkeit im Gewebe ist eine der zentralen Größen zum Verständnis der Vorgänge bei der Ultraschallbildentstehung.

Tabelle 1.**1** Verhältnis zwischen Frequenzen und Wellenlängen bei einer Schallgeschwindigkeit von 1540 m/s.

Frequenz (MHz)	Wellenlänge (mm)
2,0	0,77
3,5	0,44
5,0	0,31
6,5	0,24
7,5	0,21
10,0	0,15

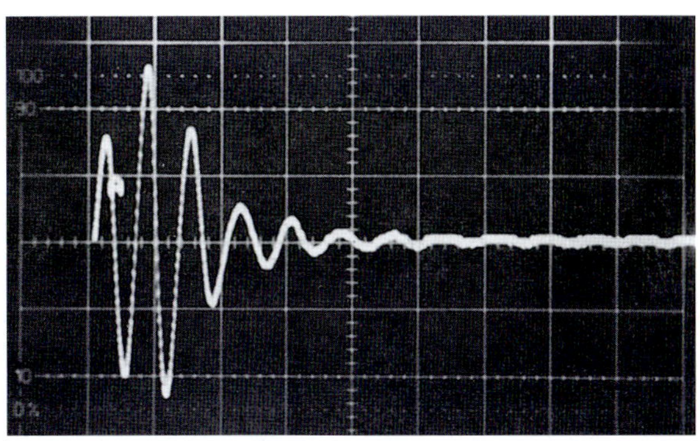

Abb. 1.**13** Oszillographenbild eines 3,17-MHz-Pulses – Druckamplitude als Funktion der Zeit.

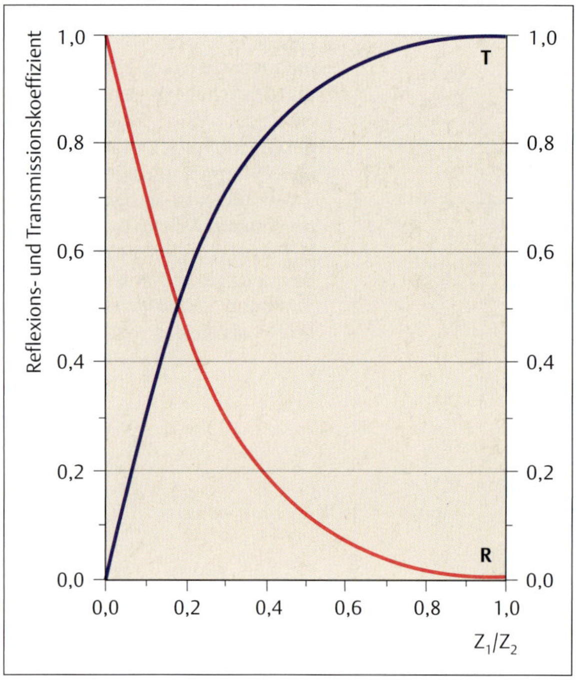

Abb. 1.**14** Reflexionskoeffizient R und Transmissionskoeffizient T im Falle eines senkrechten Einfalls als Funktion des Impedanzen-Verhältnisses.

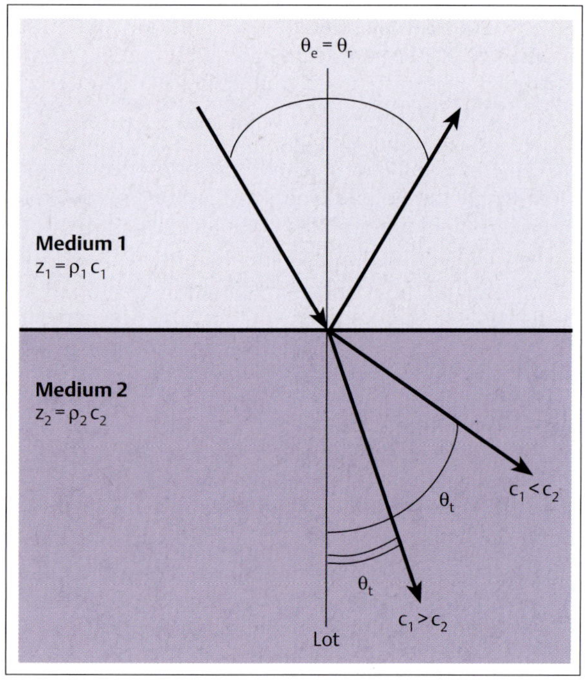

Abb. 1.**15** Ein Ultraschallpuls trifft unter dem Winkel Θ_e auf einen Grenzübergang zwischen einem Medium 1 und einem Medium 2. An dieser Stelle wird ein Teil der Pulsintensität unter dem Reflexionswinkel Θ_r reflektiert und ein weiterer Teil unter dem Brechungs- bzw. Transmissionswinkel Θ_t transmittiert. Ob der Transmissionswinkel größer oder kleiner als der Einfallswinkel ist, hängt von dem Verhältnis der Schallgeschwindigkeiten in den Medien ab.

Ultraschallbildgebung. Bei der Ultraschallbildgebung wird ein Ultraschallpuls vom Schallkopf ausgesandt, und die zeitlich nacheinander aus verschiedenen Tiefen kommenden Echos werden vom selben Schallkopf empfangen. Ein Ultraschallpuls ist nur wenige Wellenlängen lang (Abb. 1.**13**). Je größer der zeitliche Abstand zwischen dem Aussenden des Pulses und dem Empfang des Echos, desto größer ist die Laufzeit des Schalls und somit die Entfernung zwischen dem Schallkopf und dem Reflektor, von dem die Schallwelle reflektiert wurde.

Bedeutung des Echos. Ein Echo entsteht an einem Grenzübergang zweier Medien mit unterschiedlichen Schalleigenschaften. Entscheidend für die Stärke des Echos sind die Unterschiede in den Impedanzen benachbarter Medien. Die Impedanz kann als eine Art Übergangswiderstand betrachtet werden. Die Impedanz z ist gleich dem Produkt aus der Schallgeschwindigkeit c im Medium und der Dichte ρ des Mediums:

$$z = c\,\rho$$

Je größer der Impedanzsprung, desto stärker ist das zurückkommende Echo und desto geringer ist die Transmission in das benachbarte Medium.

Hieraus ergibt sich, dass jede Ultraschallabbildung (A-, B-, M-Modus-Bild) nur die Grenzübergänge im Bildfeld darstellt. Ohne Grenzübergänge gibt es keine Echos, und das auf dem Monitor dargestellte Bild ist eine schwarze Fläche.

In der Abbildung 1.**14** erkennt man, dass bei einem großen Impedanzsprung nur eine sehr geringe Transmission stattfindet und der überwiegende Teil der Intensität reflektiert wird. Die Impedanz der Luft liegt aufgrund der niedrigen Dichte und der niedrigen Schallgeschwindigkeit bei ca. $0{,}0004 \times 10^6$ kg/m^{2}s, wogegen die Impedanz von Gewebe ca. $1{,}62 \times 10^6$ kg/m^{2}s beträgt. Hieraus ergibt sich die Notwendigkeit, ein wasserhaltiges Kopplungsmittel bei der Ultraschalluntersuchung zu verwenden, da sonst nur eine sehr geringe Schallintensität in den Körper gelangt. Die Impedanzsprünge im Gewebe selbst sind gering, sodass hier nur schwache Echos auftreten. Dies ermöglicht eine hohe Eindringtiefe.

Reflexion und Streuung. Zwei weitere Eigenschaften der Wellenausbreitung sind Reflexion und Streuung. Die Reflexion tritt nur an Grenzübergängen auf, die größer als die Wellenlänge sind. Sind die Strukturen ähnlich groß oder kleiner als die Wellenlänge, so wird ein Teil der Intensität gestreut. Reflexion ist gerichtet, Streuung nicht.

Der Einfallswinkel zwischen der Ausbreitung der einfallenden Welle und einem Lot senkrecht zur Grenzfläche ist gleich dem Reflexionswinkel zwischen der Ausbreitungsrichtung der reflektierten Welle und dem Lot. Aus diesem Grund sind die senkrecht getroffenen Gefäßwände im B-Bild besonders hell, denn der wesentliche Teil der reflektierten Intensität kommt in diesem Fall zum Schallkopf zurück.

Puls-/Echointensität. Die Intensitäten I_t bzw. I_r der transmittierten und reflektierten Pulse bzw. Echos hängen von dem Verhältnis der Impedanzen und den jeweiligen Einfalls-, Reflexions- und Brechungswinkeln ab (Bezeichnungen gemäß Abbildung 1.**15**). Für den Reflexionskoeffizienten R und den Transmissionskoeffizienten T gilt jeweils für den Übergang vom Medium 1 zu Medium 2:

$$R = \frac{I_r}{I_e} = \frac{(z_2 \cos(\Theta_e) - z_1 \cos(\Theta_t))^2}{(z_2 \cos(\Theta_e) + z_1 \cos(\Theta_t))^2}$$

$$T = \frac{I_t}{I_e} = \frac{4 z_1 z_2 \cos(\Theta_e) \cos(\Theta_t)}{(z_2 \cos(\Theta_e) + z_1 \cos(\Theta_t))^2}$$

Für den Fall eines senkrechten Einfalls ($\Theta_r = \Theta_t = \Theta_e = 0$) auf die Grenzfläche gilt:

$$R = \frac{I_r}{I_e} = \frac{(z_2 - z_1)^2}{(z_2 + z_1)^2}$$

$$T = \frac{I_t}{I_e} = \frac{4 z_1 z_2}{(z_2 + z_1)^2}$$

Die schwache Streuung an den Erythrozyten erfolgt fast gleichmäßig in sämtliche Raumrichtungen (Abb. 1.**16**). Deshalb sind die vom Schallkopf empfangenen Echos des Blutes extrem schwach, und die Blutgefäße erscheinen im B-Bild relativ zum Gewebe, in dem sowohl Streuung als auch Reflexion stattfindet, in gleicher Tiefe bei gleicher Signalverstärkung fast schwarz. Die Streuintensität an den Erythrozyten ist proportional zur vierten Potenz der Schallfrequenz (14, 39).

Dämpfung. Die Dämpfung steigt mit der Schallfrequenz. Die Streuintensität eines 7,5-MHz-Signals ist um einen Faktor 21 größer als die eines 3,5-MHz-Signals. Bei einem 5-MHz-Schallkopf hat man immerhin gegenüber dem 3,5-MHz-Schallkopf noch eine Verbesserung um einen Faktor 4. Somit kann das günstigere Streuverhalten bei höheren Frequenzen die Dämpfung im Gewebe etwas ausgleichen.

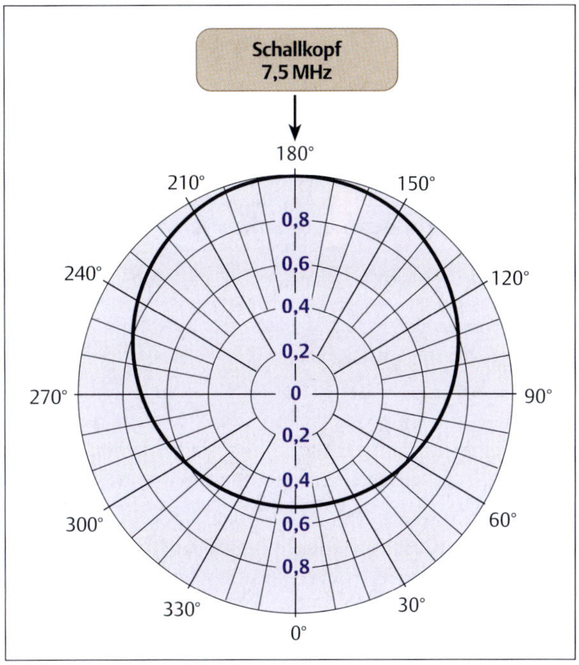

Abb. 1.**16** Normierte Streuung an Erythrozyten bei 7,5 MHz. Der Ultraschall streut an Erythrozyten in sämtliche Raumrichtungen; die Rückstreuung ist leicht betont.

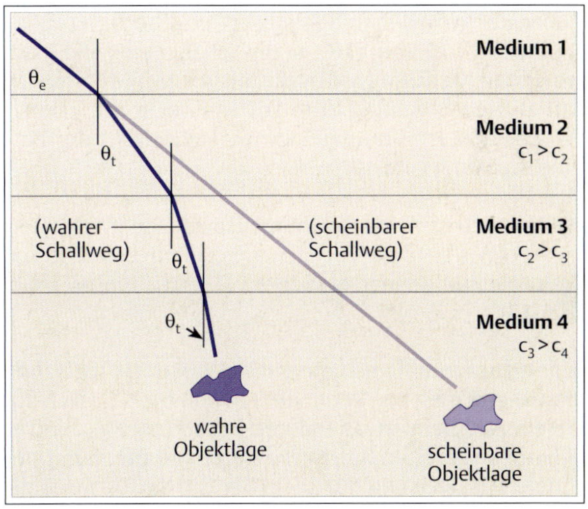

Abb. 1.**17** Beim Durchgang des Schalls durch unterschiedliche Medien kann es wegen der Brechung zu einer Missweisung kommen.

Streuung und Objektgröße. Die Streuung spielt bei der Ultraschallabbildung und beim Doppler eine zentrale Rolle. Kleine Strukturen unterschiedlicher Dichte wirken wie Streuzentren. Dies gilt insbesondere für die Erythrozyten, deren großer Durchmesser ca. 7 µm und deren kleiner Durchmesser ca. 2 µm beträgt. Für die Be-

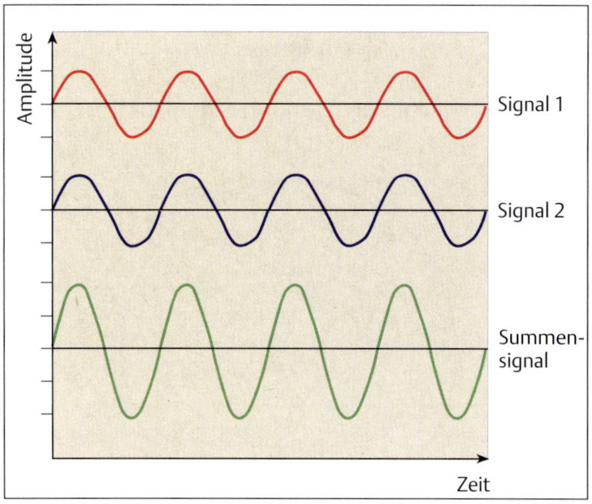

Abb. 1.**18** Durch die Interferenz zweier phasen- und frequenzgleicher Wellen kommt es zu einer Verdoppelung der Amplituden. Wären die Wellen um π (eine halbe Wellenlänge) phasenverschoben, käme es in diesem Fall zur vollständigen Auslöschung.

stimmung des Blutflusses sind die Streueigenschaften des Blutes von entscheidender Bedeutung. Leider sind sie in vivo nur sehr schlecht zu messen.

Brechung. Am Grenzübergang zweier Medien tritt neben der Reflexion und Streuung auch Brechung auf (s. Abbildung 1.**15** und 1.**16**). Ist die Schallgeschwindigkeit im ersten Medium größer als im zweiten Medium, so findet eine Brechung zum Lot senkrecht zur Grenzfläche hin statt. Im umgekehrten Fall erfährt der Puls eine Brechung vom Lot weg.

Das Auftreten von Brechung kann zu einer Fehlinterpretation bezüglich der genauen räumlichen Lage und Ausdehnung einer gesuchten Struktur führen (Abb. 1.**17**).

Jeder, der einmal nach einem im Wasser befindlichen Objekt gegriffen hat, kennt das Phänomen, dass sich das Objekt an einem etwas anderen Ort befindet als man es scheinbar gesehen hat. Diese durch die Brechung bedingte Missweisung dürfte im Bereich der Ultraschalldiagnostik nur gering sein, darf aber insbesondere bei der ultraschallgeführten Punktion nicht außer Acht gelassen werden.

Interferenz. Zwei sich überlagernde Wellen können miteinander in Wechselwirkung treten (Abb. 1.**18**). Dies wird als Interferenz bezeichnet. Hierbei kann es innerhalb der Wechselwirkungszone je nach Phasenlage der Wellen zu einer Verstärkung der Amplituden oder aber zu ihrer Verminderung kommen.

Schallfeld. Die Beugung oder Diffraktion beschreibt die nicht geradlinige Ausbreitung von Wellen. Mithilfe des Huygen-Prinzips, wonach jeder von einer Welle getroffene Ort Ausgangspunkt einer Kugelwelle wird, lässt sich das vom Schallkopf ausgehende Schallfeld qualitativ beschreiben. Ohne die Beugung wäre das Hören von Geräuschen hinter einem Hindernis nicht möglich. Durch Beugung und Interferenz ergibt sich die Form des Schallfeldes.

Wärmebildung. Die Eindringtiefe des Schallpulses ist durch die Dämpfung beschränkt. Durch die Dämpfung vermindert sich die Anfangsintensität I_0 des Ultraschalldruckpulses. Die Intensität I nimmt exponentiell mit dem Weg s ab, wobei der Dämpfungskoeffizient α eine Materialkonstante ist. Die Energie wird dabei in Wärme (Absorption) umgewandelt, abgesehen von der Intensitätsverminderung durch Reflexion und Streuung sowie weiterer geometrischer Verluste.

$$I = I_0 \, e^{-\alpha s} \qquad \text{(Gl. 1.2)}$$

Gewebe und Dämpfungskoeffizient. Der menschliche Körper ist sicherlich kein homogenes, sondern eher ein geschichtetes Medium. Die einzelnen Gewebearten wie Fett, Muskulatur, Blut, Sehnen sowie die einzelnen Organe besitzen jeweils ihre eigenen Dämpfungskoeffizienten (12, 44). Im Mittel geht man (23) trotz der unterschiedlichen Schichtung von einem Wert von 0,3–0,6 dB/(MHz cm) aus. Dies entspricht einem Wert von 0,6–1,2 dB/(MHz cm) für das Puls-Echo-System (Hin- und Rückweg).

Dämpfungsverhalten und Geräteeinstellung. Die Dämpfung muss durch die entsprechende tiefenabhängige Verstärkungseinstellung am Ultraschallgerät ausgeglichen werden (Abb. 1.**19**). Hiermit ist die kombinierte Einstellung der TGC-(Time Gain Compensation, auch „Swept Gain", DGC-Einstellung [Depth Gain Compensation] oder Tiefenausgleich genannt) und der Gesamtverstärkung (Gain) gemeint. Aufgrund des unterschiedlichen gewebeabhängigen Dämpfungsverhaltens von Ort zu Ort und Mensch zu Mensch muss die Verstärkung bei jeder Abbildung optimiert werden.

Weiterhin ist die Dämpfung wie gesagt frequenzabhängig.

Je höher die Frequenz, desto stärker die Dämpfung und somit – bei gegebener maximaler Verstärkung und Sendeenergie – desto geringer die Eindringtiefe, aus der noch ein interpretierbares Signal gewonnen werden kann. Außerdem verschiebt sich die Mittenfrequenz des Pulses durch die stärkere Dämpfung höherer Frequenzen gegenüber niedriger Frequenzen mit der Tiefe zu niedrigeren Werten hin, d.h. die Pulslänge vergrößert sich mit der Laufzeit. Die Frequenzverteilung im Puls wird deshalb schmalbandiger (geringer).

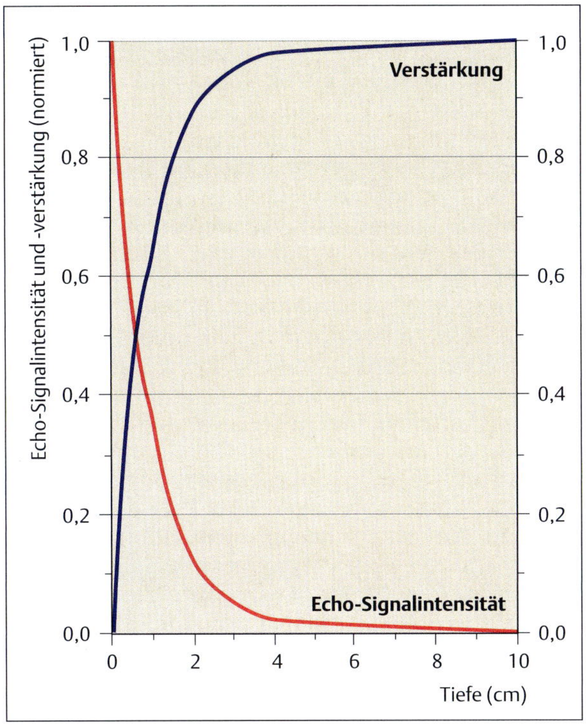

Abb. 1.**19** Die Dämpfung im Gewebe muss durch die tiefenabhängige Verstärkungseinstellung ausgeglichen werden.

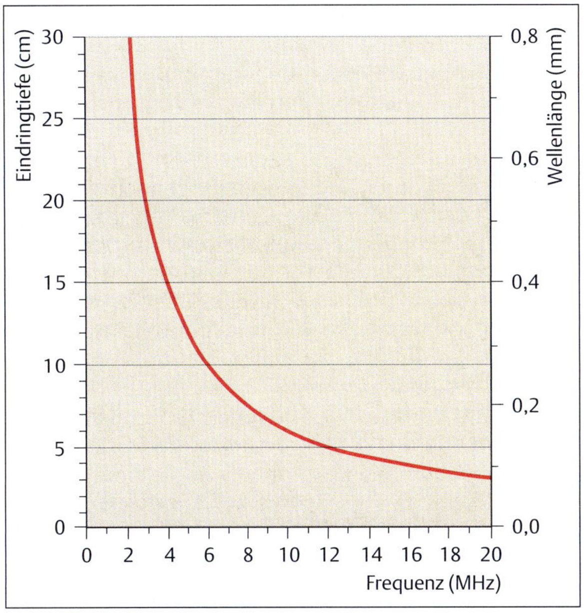

Abb. 1.**20** Wellenlänge und zu erzielende Eindringtiefe als Funktion der Mittenfrequenz bei einer angenommenen gesamten Dämpfung von 0,9 dB/MHz cm.

Ein Problem kann dies bei der Interpretation der Doppler-Spektren aus größeren Tiefen sein. Dies gilt insbesondere bei Verwendung kurzer breitbandiger Pulse, was gleichbedeutend mit einem kleinen Doppler-Messfenster ist. Je schmalbandiger die Pulse sind, desto unbedeutender ist dieser Effekt (zum Begriff Bandbreite s. S. 25ff). Er spielt somit beim CW-Doppler praktisch keine Rolle.

Signaldynamik und Eindringtiefe. Entscheidend für die Eindringtiefe ist die Signaldynamik. Damit ist der Unterschied zwischen der maximalen Echoamplitude und der minimalen Amplitude, die sich noch vom Rauschen abhebt, gemeint.

Die maximale Amplitude richtet sich nach der maximalen Ultraschallleistung, die dem Körper ohne Schädigung zugeführt werden kann.

In der Nähe des Schallkopfes ist ein Dynamikumfang von ca. 110 dB möglich. In der Tiefe nimmt der Dynamikumfang dämpfungsbedingt ab. Weiterhin wird das zuerst breitbandige Signal wie eben beschrieben schmalbandiger und niederfrequenter.

Wellenlänge und Auflösung. Die Ortsauflösung, insbesondere in axialer Richtung, ist an die Wellenlänge gekoppelt (s. S. 25ff). Je höher die Frequenz, desto kürzer ist nach Gleichung 1.**1** die Wellenlänge und desto besser ist auch die Ortsauflösung. Um bei sämtlichen Anwendungen vom Abdomen bis zur Schilddrüse mit optimaler Auflösung bei gegebener maximaler Eindringtiefe arbeiten zu können, benötigt man somit mehrere Schallköpfe mit unterschiedlicher Mittenfrequenz. Das Verhältnis von Eindringtiefe und Wellenlänge als Funktion der Sendefrequenz ist in der Abbildung 1.**20** skizziert worden. Es ist zu beachten, dass diese Kurve bezüglich der maximalen Eindringtiefe nur eine Schätzung darstellt, da die tatsächlich zu erzielende Eindringtiefe stark patientenabhängig ist. Hier spielen insbesondere die Dicke der Fettschicht, die zu einer verstärkten Streuung und Dämpfung führt, als auch die Totalreflexion an Luftüberlagerungen eine entscheidende Rolle.

Entstehung des Ultraschallbildes — Allgemeine Übersicht

Die Entstehung des Ultraschallbildes beruht auf der Auswertung multipler Puls-Echo-Zyklen längs der einzelnen Ultraschalllinien. Viele einzelne nebeneinander liegende Ultraschalllinien bilden ein zweidimensionales Ultraschallbild. Je nach Anordnung der Ultraschalllinien ergeben sich unterschiedliche Bildformen, die mit der Art und Geometrie des Schallkopfes korrelieren (Abb. 1.**21**).

Piezoelemente. Außer den mechanischen Sektorschallköpfen bestehen sämtliche gebräuchlichen Schallköpfe aus einer linearen Anordnung von Piezoelementen. Durch Anlegen einer elektrischen Wechselspannung werden diese Elemente zu mechanischen Schwingungen angeregt. Dadurch entsteht im umliegenden Raum eine Druckänderung, die zur Amplitude der Schwingungen proportional ist und sich vom Schallkopf ausgehend im Gewebe fortpflanzt.

Beim Empfang des Echos wirken die Piezoelemente als Drucksensoren. Mit den Druckänderungen, die auf sie einwirken, entsteht an den Elementen eine elektrische Spannung, die über eine geeignete elektrische Schaltung abgegriffen wird.

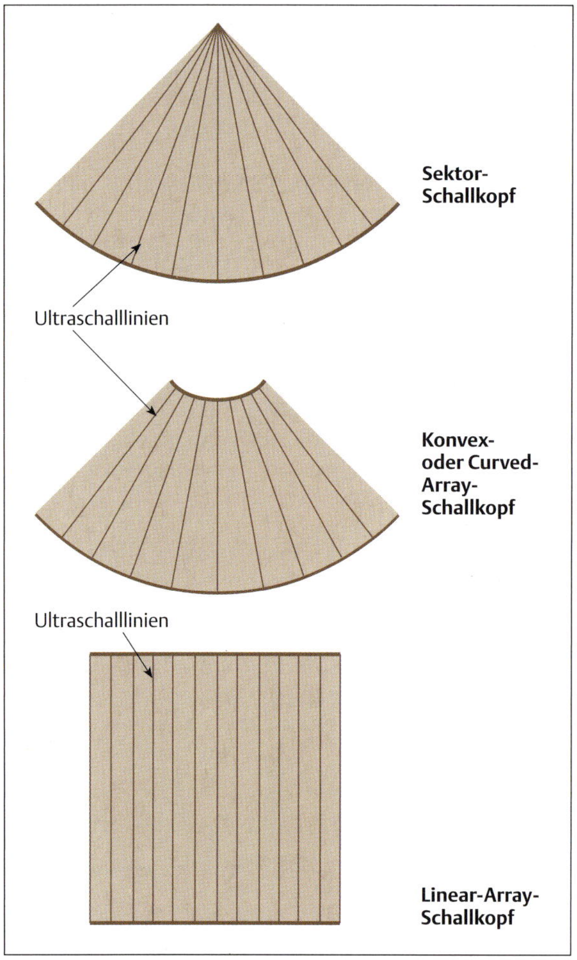

Abb. 1.**21** Unterschiedliche Bildfelder beim Sektor-, Konvex-(CA-) und Linear-(LA-)Schallkopf. Die Ultraschalllinien verlaufen im Allgemeinen radial oder senkrecht (LA) zum Schallkopf.

Schallkopfarten. Die Ultraschalllinien gehen – außer beim Phased-Array und beim „Beam Steering" – stets radial vom Schallkopf aus. Ein *Phased-Array-Schallkopf* besteht aus einer linearen, planen Anordnung von Piezoelementen. Diese Elemente werden zeitversetzt angeregt. Das Summensignal aller Elementarwellen sämtlicher Piezoelemente ist durch eine präzise Zeitsteuerung in unterschiedliche Richtungen ablenkbar. Dadurch entsteht ein sektorförmiges Bild (Abb. 1.**22** und 1.**23**).
Eine ähnliche Ansteuerung wie im eben beschriebenen Fall des Phased-Arrays bewirkt das Beam-Steering, zu deutsch Strahlablenkung. Beam-Steering wird bei *Linear-Array-Schallköpfen* angewandt. Man verwendet dieses Verfahren sowohl beim Spektral-Doppler wie auch bei der Farbkodierung, um einen günstigeren Einfallswinkel für die Doppler-Analyse zu erzeugen.

Ultraschalllinie und Sendepulsmodulation. Aufgrund der relativ niedrigen Schallgeschwindigkeit von 1540 m/s im Gewebe und des gleichzeitigen Wunsches nach einer Echtzeitfähigkeit des Verfahrens muss man sich auf eine geringe Anzahl von echten Ultraschalllinien beschränken. Bevor der Puls für die nächste Ultraschalllinie vom Schallkopf abgegeben werden kann, muss die Ankunft des aus der größtmöglichen Tiefe kommenden Echos des letzten Pulses abgewartet werden. Die Echos könnten sonst nicht eindeutig den jeweiligen Pulsen zugeordnet werden.
Bei der Farbkodierung sind mehrere Puls-Echo-Zyklen pro Ultraschalllinie notwendig. Deshalb wird es häufig dem Anwender überlassen, die Breite des farbkodierten Anteils des Bildes selbst zu bestimmen.

Je schmaler das Farbfenster, desto höher ist bei festgehaltener Bildtiefe die Bildwiederholfrequenz.

Pulsfokussierung. Ein weiteres Problem in dieser Hinsicht stellt auch die Verwendung mehrerer, auf unterschiedliche Tiefen fokussierter Sendepulse dar. Da jeder vom Schallkopf abgegebene Puls nur einen Sendefokus besitzt, besteht nur in einer bestimmten Tiefe eine optimale Ortsauflösung. Um dies zu kompensieren, verwendet man häufig mehrere Puls-Echo-Zyklen mit in unterschiedlichen Tiefen fokussierten Sendepulsen. Jede einzelne Ultraschalllinie ist somit gestückelt. Im einfachsten Fall vervielfacht sich die zur Bilderzeugung benötigte Zeit um die Anzahl der benutzten Sendefokusse.

Sende- und Empfangsfokussierung. Bei elektronischen Schallköpfen wird der gesendete bzw. empfangene Puls in Längsrichtung zum Schallkopf fokussiert. Dies ist in der Bild- oder Scan-Ebene durch eine präzise Zeitsteuerung bei

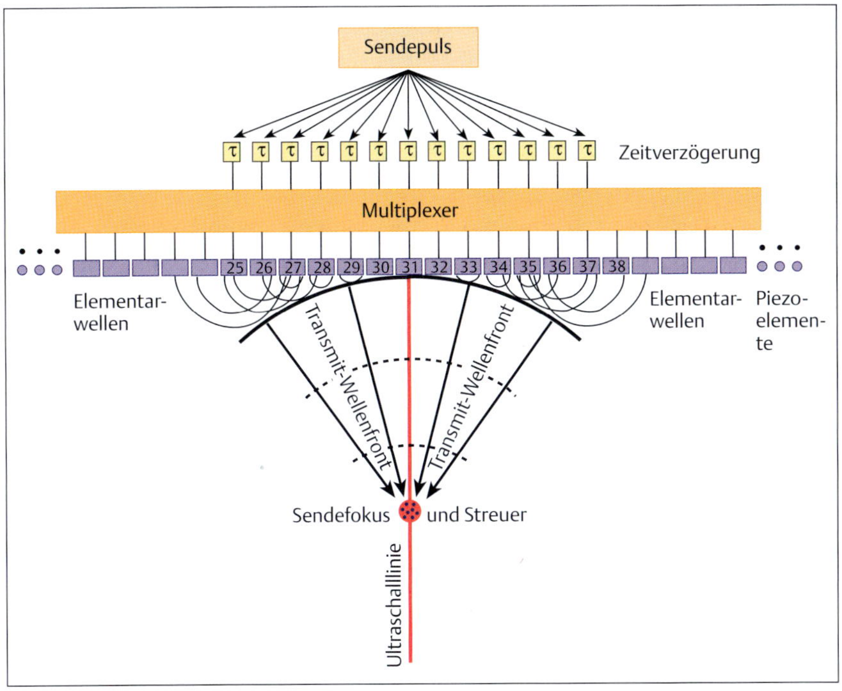

Abb. 1.**22** Durch das zeitverzögerte Ansprechen der Piezoelemente erfolgt die Fokussierung der Transmit-Wellenfront. Mithilfe des Huygen-Prinzips kann man die Wellenfront aus den Elementarwellen konstruieren und durch die Wahl der Zeitverzögerung τ die Lage des Sendefokuspunktes frei bestimmen. Mit dem Multiplexer wird die zum Senden und Empfangen benutzte Piezoelementgruppe ausgewählt. Beim Linear-Array ist die Zeitverzögerung symmetrisch zum Zentrum der Wellenfront.

- der Anregung der einzelnen Piezoelemente bzw.
- der Summation der an den einzelnen Elementen einer Sende- und Empfangsgruppe wiederum empfangenen Signale

möglich. Die Empfangsfokussierung in der Bildebene geschieht bei fast allen modernen Ultraschallgeräten dynamisch, d.h. sie optimiert sich in kleinen Schritten und somit fast kontinuierlich mit der Laufzeit des Pulses. Hierbei entstehen keine Zeitverluste.

In Richtung quer zum Schallkopf wird die Fokussierung im Sende- und Empfangsfall von einer akustischen Linse bewerkstelligt. Die Fokusposition ist in dieser Raumrichtung bei einreihigen Piezostrecken unveränderbar (s. S. 29ff).

Ortsauflösung. Die Ortsauflösung, d.h. die Größe der noch im Bild erkennbaren Strukturen, hängt u.a. von der Position des Objekts im Bildfeld ab. Wie in der Abbildung 1.**29** am Beispiel eines Linear-Array-Schallkopfes zu erkennen, ist die Auflösung in x-, y- und z-Richtung unterschiedlich. Die Ortsauflösung

- in z-Richtung hängt direkt von der Pulslänge ab,
- in y-Richtung hängt von der elektronischen Fokussierung und von der jeweiligen Position im Bildfeld ab,
- in x-Richtung (auch *Schichtdickenauflösung* genannt) hängt von der jeweiligen Position im Blickfeld ab.

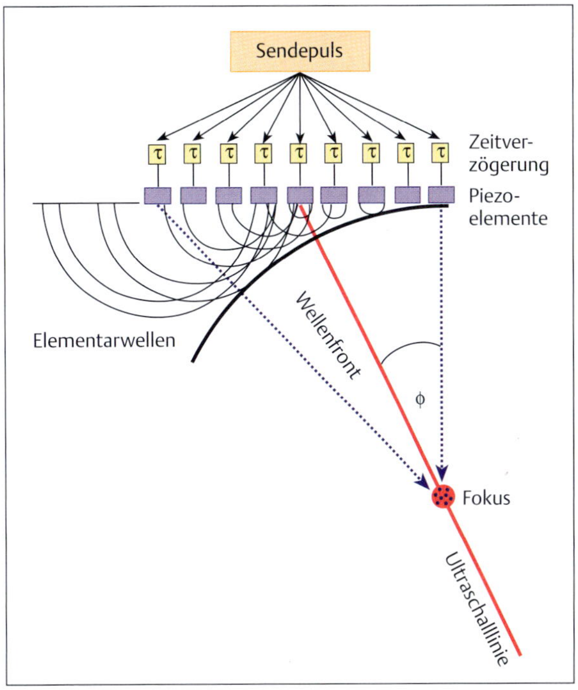

Abb. 1.**23** Beim Phased-Array wird der Ablenkungswinkel Φ der Wellenfront durch die Wahl der Zeitverzögerung τ bestimmt. Dieser Schallkopf verwendet stets sämtliche Elemente zur Erzeugung der Wellenfront.

Bild-/Pulswiederholfrequenz, Bildfeldtiefe, Linienanzahl (-dichte)

Tiefenbestimmung. Aus der Messung des Zeitraumes zwischen Aussenden eines kurzen Pulses und Empfang des Echos wird bei Annahme einer konstanten Schallgeschwindigkeit die Tiefe berechnet, in der ein bestimmtes Echo entsteht. Damit das Echo dem jeweiligen Entstehungsort eindeutig zuzuordnen ist, muss stets sichergestellt werden, dass vor dem Aussenden des zeitlich nächsten Pulses sämtliche möglichen Echos des vorherigen Pulses bereits am Schallkopf angekommen sind. Die maximale Tiefe, aus der noch Echos registriert werden können, wird bestimmt durch

- die Dämpfungs- (Gleichung 1.**2**) und Streueigenschaften des Mediums einerseits,
- die Empfangs- und Sendecharakteristika sowie das Signal-zu-Rausch-Verhältnis des Ultraschallgeräts andererseits.

Die Wegstrecke s, die der Schall in der Zeit t zurücklegt, beträgt:

$$s = ct \qquad \text{(Gl. 1.3)}$$

Schallweg. Als die mittlere Schallgeschwindigkeit in der Ultraschalldiagnostik wird ein Wert von c = 1540 m/s angenommen (s. Abb. 1.**10**). Diese Zahl ist für alle Ultraschallgeräte-Hersteller bindend. Da es sich um ein Puls-Echo-System handelt, ist der Schallweg s doppelt so lang wie die am Ultraschallgerät angezeigte Entfernung d zwischen dem Schallkopf und dem Reflektor. Erst muss der Puls bis zum jeweiligen Reflektor gelangen und dann das Echo den gleichen Weg wieder zurückkommen. Es gilt bei einer Laufzeit t:

$$d = ct/2 \qquad \text{(Gl. 1.4)}$$

Bildtiefe. Die maximal zugelassene Distanz d_{max} wird als Eindringtiefe oder Bildtiefe bezeichnet. Tatsächlich wird vor dem Aussenden des nächsten Pulses noch einige Mikrosekunden gewartet, die für Umschaltprozesse im Gerät benötigt werden. Es folgt bei einer vorgegebenen Bildtiefe d_{max} zur Wahrung der Eindeutigkeit sofort die maximal zulässige Pulswiederholfrequenz f_{PRFmax} zu:

$$f_{PRFmax} = \frac{c}{2d_{max}} \qquad \text{(Gl. 1.5)}$$

Benötigte Puls-Echo-Zyklen. Das *A-Modus*-Ultraschallbild besteht aus einer einzigen Ultraschalllinie. Hier wird die Echoamplitude als Funktion der Laufzeit aufgezeichnet (s. Abb. 1.**4**). Sämtliche weiteren Bildmodi benötigen mehr als einen Puls-Echo-Zyklus zur Erzeugung eines Bildes. Beim *B-Bild* bilden mehrere örtlich nebeneinander liegende Linien ein Bild. Ein Puls-Echo-Zyklus entspricht hier bei Wahl nur eines Sendefokus einer Ultraschalllinie. Im *FKDS-Modus* benötigt man, wie später ausführlich erklärt wird, zur Ermittlung der Flussinformation mehrere Puls-Echo-Zyklen pro Linie.

Bildwiederholfrequenz. Die Schallgeschwindigkeit bestimmt das Verhältnis der Bildwiederholfrequenz zur Linienanzahl und zur dargestellten Bildtiefe (Abb. 1.**24**).

Je mehr Ultraschalllinien L verwandt werden und je häufiger (H) diese Linien angesteuert werden (im Falle der Farbe) sowie je mehr Sendefokusse S herangezogen werden, desto niedriger ist die physikalisch höchstmögliche Bildwiederholfrequenz $f_{Bild\ max}$.

$$f_{Bild\ max} = \frac{c}{2\,L\,H\,S\,d_{max}}$$

Beispiel. Anhand eines FKDS-Modus-Bildes mit einem Sendefokus kann man dies am besten veranschaulichen: Es soll eine Bildwiederholfrequenz von 20 Bildern/s erreicht werden. Somit stehen 0,05 s zur Erzeugung eines Bildes zur Verfügung. Dies bedeutet, dass gemäß Gleichung 1.3 die gesamte Schalllaufstrecke s 77 m beträgt. Da die Ultraschallbilderzeugung auf multiplen Puls-Echo-Zyklen beruht, ist der dargestellte Weg d gemäß Gleichung 1.4 genau halb so groß, nämlich 38,5 m. Es soll nun die Bildtiefe auf z.B. 20 cm festgelegt werden. Hieraus ergibt sich sofort eine maximale Linienzahl pro Bild für das B-Bild von 192 Linien (38,5 m/0,2 m). Soll das Bild gleichzeitig noch farbig kodiert werden, so reduziert sich die Linienzahl um die Anzahl der Puls-Echo-Zyklen pro Linie. Bei z.B. 10 Puls-Echo-Zyklen pro Linie reduziert sich die Linienzahl in diesem Fall auf 19 Linien pro Bild. Bei der Wahl von mehr als einem Sendefokus reduziert sich die Linienzahl um die Anzahl der Sendefokusse, da pro Sendefokuspunkt ein Puls-Echo-Zyklus benötigt wird.

Handelsübliche Ultraschallgeräte arbeiten z.B. bei einer Bildfeldbreite (Linear-Schallkopf) von 10 cm im B-Modus mit ca. 64—192 echten Ultraschalllinien. Der Lateralabstand der Ultraschalllinien im B-Bild sollte sinnvollerweise etwa 3—4 Wellenlängen nicht überschreiten. Bei einem 3,5-MHz-Linear-Schallkopf entspricht dies einem Linienabstand von 3 x 0,44 mm = 1,32 mm entsprechend einer Liniendichte von 7,58 Linien pro cm. Ist eine höhere Liniendichte erwünscht, so reduziert sich sofort die Bildwiederholfrequenz. Alternativ kann man ohne Qualitätsverluste die Breite des Bildfeldes reduzieren, wie es im Allgemeinen im FKDS-Modus gemacht wird. Hier überlässt man die Wahl der Farbfensterbreite bei konstanter Breite des Grauwertbildes dem Anwender (s. Abb. 1.**2**). Eine Veränderung der Länge oder der Position des Farbfensters hat keinen Einfluss auf die Bildwiederholfrequenz, da in diesen Fällen keine zusätzlichen Linien benötigt werden. Dies gilt nur, sofern

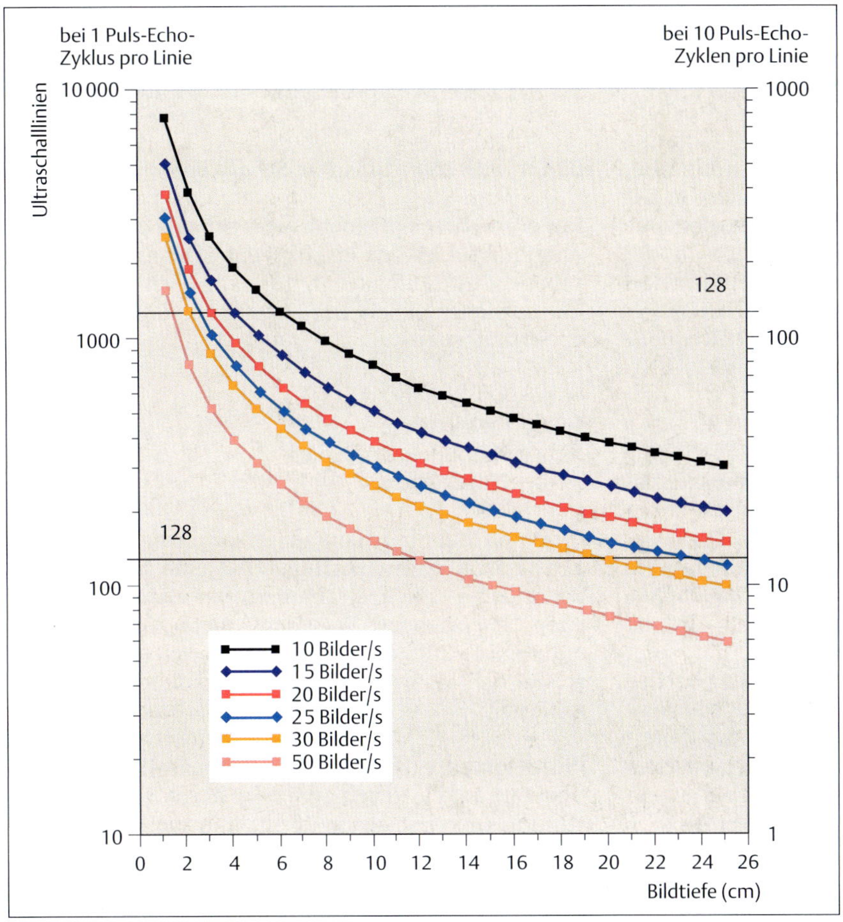

Abb. 1.**24** Bei Wahl einer bestimmten Bildwiederholfrequenz und Eindringtiefe lässt sich die maximal mögliche Anzahl der Puls-Echo-Zyklen berechnen. Im FKDS-Modus oder bei der Wahl mehrerer Sendefokusse müssen mehrere Puls-Echo-Zyklen zur Erzeugung einer Ultraschalllinie zusammengefasst werden. Hier wurden jeweils 1 (links) und 10 (rechts) Puls-Echo-Zyklen pro Ultraschalllinie zugrunde gelegt.

die Pulswiederholfrequenz nicht auf die Tiefe des Farbfensters optimiert wird. Dies ist jedoch i.A. nicht der Fall.

Schallgeschwindigkeit und Doppler-Verschiebung. Die niedrige Schallgeschwindigkeit im Gewebe begrenzt auch den Geschwindigkeitsbereich für die Doppler-Spektralanalyse. Da die örtliche Eindeutigkeit bei der Puls-Doppler-Spektralanalyse erhalten bleiben soll, muss auch hier die Ankunft des Echos aus der zu untersuchenden Tiefe vor Aussenden des nächsten Pulses abgewartet werden. Die Eindeutigkeitsgrenze (Nyquist-Grenze) bei der Bestimmung der Doppler-Verschiebung liegt bei der halben Pulswiederholfrequenz (s. S. 43ff). Doppler-Verschiebungen oberhalb dieser Grenze sind ohne zusätzliche Annahmen nicht eindeutig bestimmbar. Die Pulswiederholfrequenz richtet sich aber nach der Bildtiefe und ist somit an die Schallgeschwindigkeit gekoppelt.

Schallkopf

Ein Ultraschallsystem besteht stets aus einem Schallkopf und einer Steuereinheit. Seine Qualität wird zu einem wesentlichen Teil vom Schallkopf bestimmt. Dies klingt selbstverständlich, wird in der Praxis aber leider häufig vergessen.

Schallkopfarten

Man unterscheidet

- elektronische Linear-Array- (LA-),
- elektronische Curved-Array- (CA-),
- elektronische Phased-Array- (Sektor-) und
- mechanische Schallköpfe.

Mechanische Schallköpfe. Diese Schallköpfe können sowohl ein einziges (Fixfokus) als auch mehrere Piezoelemente (Annular-Array) besitzen. Werden mehrere verwendet (i.A. bis 12), handelt es sich um eine konzentrische Anordnung ringförmiger Piezoelemente. Das Bildfeld ist sektorförmig.

LA- und Phased-Array-Schallköpfe. Die LA-Schallköpfe liefern ein rechteckiges Bild. Die Bildfeldbreite wird durch die Breite des Schallkopfes bestimmt. Der Phased-Array hat ein sektorförmiges Bildfeld. In LA- und Phased-Array-Schallköpfen sind die Piezoelemente linear angeordnet. Sie unterscheiden sich in der zeitlichen Ansteuerung der Elemente. Weiterhin darf die Elementbreite bei Phased-Arrays nicht breiter als die halbe Wellenlänge der jeweiligen Mittenfrequenz des Schallkopfes sein. Diese Einschränkung gilt für LA-Schallköpfe nicht.

Curved-Array-Schallkopf. Ein Curved-Array ist eine gebogene, lineare Anordnung von Piezoelementen. Das Bildfeld der CA-Schallköpfe entspricht in etwa der Kombination eines LA- und eines Sektorbilds. In der Nähe des Schallkopfes besitzen die CA-Schallköpfe ein breites Bildfeld und ähneln darin den LA-Schallköpfen. Das Bildfeld verbreitert sich mit wachsendem Abstand zum Schallkopf sektorförmig.

Während die Richtung der Schallabstrahlung bei den elektronischen Schallköpfen durch die zeitliche Reihenfolge, in der die einzelnen Piezoelemente angesteuert werden, definiert wird, muss bei den mechanischen Schallköpfen die akustische Gruppe (s.u.) in die jeweils gewünschte Abstrahlungsrichtung bewegt werden.

Schallemission

Piezoelektrischer Effekt. Die Schallemission entsteht unter Ausnutzung des reziproken piezoelektrischen Effekts. Hierbei kontrahiert oder elongiert sich ein Festkörper proportional zu einer angelegten äußeren Spannung. Umgekehrt treten beim Piezoeffekt durch einen äußeren Druck elektrische Ladungen an der Oberfläche eines Festkörpers auf. Dabei wird das Kristallgitter verzerrt, und somit werden die positiven und negativen Ladungsträger gegeneinander verschoben. Die so resultierende, dem ausgeübten Druck proportionale Spannung ist messbar.

Stoffe mit piezoelektrischen Eigenschaften. Kristalle mit polaren Achsen ohne Symmetriezentren weisen piezoelektrische Eigenschaften auf. Hierzu zählt z.B. Quarz. In bildgebenden Schallköpfen wird z.Zt. im Wesentlichen eine Blei-Zirkonat-Titanat-Oxid-Keramik verwandt ($PbZiTiO_2$, PZT genannt). Diese Keramik wird in einem starken elektrischen Feld polarisiert und erhält so seine piezoelektrischen Eigenschaften (27). In jedem Schallkopf befinden sich ein oder mehrere Piezoelemente. Neuerdings experimentiert man mit piezoelektrischen Kunststofffolien aus Polyvinylidenfluorid (PVDF). Diese Folien weisen hervorragende Empfängereigenschaften auf, z.B. eine große Breitbandigkeit und eine hohe Empfindlichkeit, sind aber als Emitter ungeeignet (11).

Bauprinzip elektronischer Schallköpfe

Der grundsätzliche Aufbau eines Schallkopfes ist in der Abbildung 1.**25** am Beispiel eines Linear-Arrays zu sehen. Der Aufbau ist für alle Schallköpfe im Wesentlichen gleich. Der akustischen Linse folgt von oben nach unten

- die λ/4-Schicht,
- die Piezostrecke,
- das Dämpfungsmaterial,
- die Trägerplatte.

Form und Materialzusammensetzungen bestimmen die akustischen Eigenschaften. Um eine elektromagnetische Ein- und Abstrahlung zu verhindern, wird der eben beschriebene akustische Block mit einer geerdeten Metallfolie abgeschirmt. Außen befindet sich schließlich das hermetisch verschlossene Kunststoffgehäuse.

Piezoelemente. Die Resonanz- bzw. natürliche Mittenfrequenz der Piezoelemente wird durch ihre Dicke bestimmt. Diese ist gleich der halben Wellenlänge der Resonanzfrequenz im Piezomaterial (und nicht im zu untersuchenden Gewebe). Zur besseren Ladungsverteilung und Kontaktierung sind die Piezoelemente oben und unten mit Silber oder Aluminium beschichtet. Auf diesen Metallelektroden befindet sich pro Element ein Draht zur Signalübertragung *(Bonding)*. Entweder wird auf der Vorderseite insbesondere bei Einelementsystemen ein Massedraht angebracht, oder die Dämpfungsschicht wird leitfähig ausgebildet und insgesamt als Massekontakt verwandt.

Dämpfungsschicht. Die Eigenschaften der Dämpfungsschicht müssen der Aufgabe des Schallkopfes angepasst werden. Das Dämpfungsmaterial besteht in vielen Fällen aus einem Epoxidharz mit Beigabe von Wolfram- oder Aluminium-Teilchen (22). Bei reinen CW-Doppler-Stiftsonden soll die Schicht möglichst wenig dämpfen, um so für eine schmale Bandbreite der emittierten Ultraschallsignale zu sorgen. Bei Schallköpfen, die nur zur Abbildung verwandt werden, versucht man, eine hohe Dämpfung einzustellen, damit die Pulslänge möglichst kurz ist.

Je kürzer der Puls ist, desto breitbandiger ist der Schallkopf. Je höher die Dämpfung, desto geringer ist jedoch die Empfindlichkeit der Elemente.

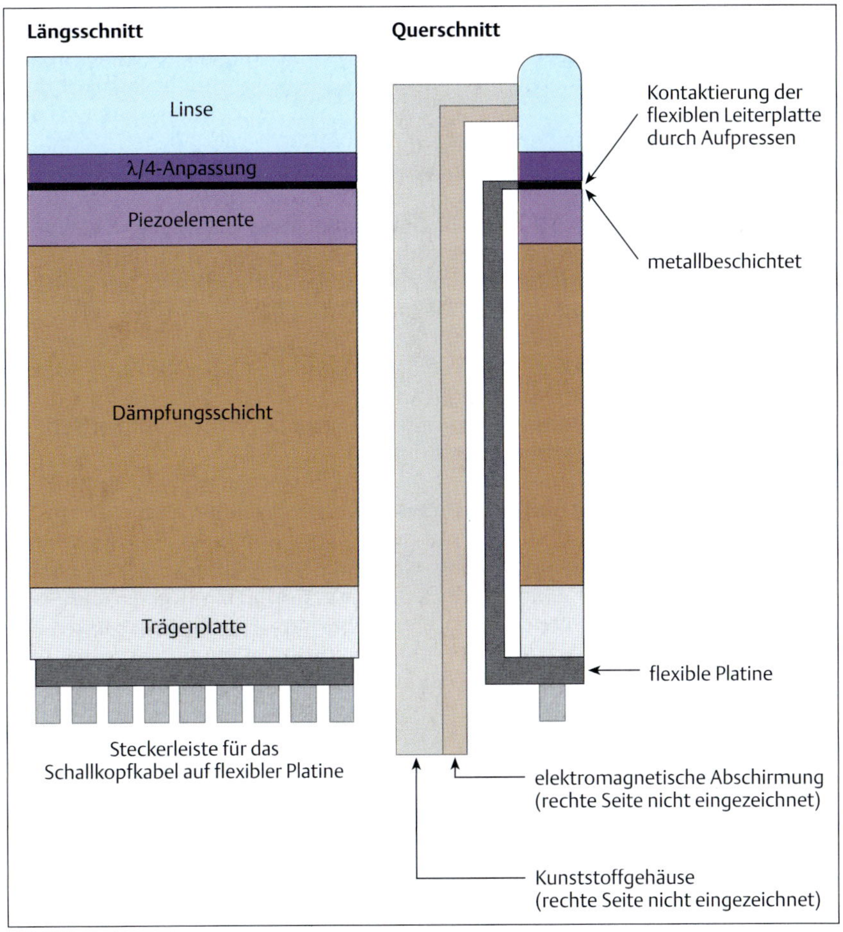

Abb. 1.**25** Alle Schallköpfe sind prinzipiell ähnlich aufgebaut. Die Abbildung zeigt den schematischen Aufbau eines Linear-Array-Schallkopfes im Längs- und Querschnitt.

Duplex-Schallköpfe, die gleichzeitig zur Abbildung und zur Doppler-Analyse verwandt werden, sollten gleichzeitig breitbandig und schmalbandig sein. Dies ist ein Widerspruch in sich. Man muss somit eine Kompromisslösung finden und eine der Anwendungen favorisieren.

λ/4-Schicht. Die Piezoelemente werden in Schallabstrahlrichtung noch mit einer Antireflexschicht beschichtet. Sie hat die gleiche Funktion wie die Entspiegelung bei einer Brille: Sie vermindert die Reflexionsverluste beim Übergang vom Schallkopf zum Gewebe. Die Schicht besitzt eine Dicke von einer viertel Wellenlänge (λ/4), und die Impedanz soll $Z_{Schicht} = \sqrt{Z_{Piezo} Z_{Gewebe}}$ betragen.

Trägerplatte. Array-Schallköpfe bestehen aus einer linearen Anordnung einzelner mechanisch getrennter Piezoelemente. Eine für die Anwendung passend geformte Platte wird i.A. mit einer Diamantsäge geschnitten.

Anzahl und Breite der Streifen richten sich nach der gewünschten Anwendung und der Anzahl der vom Ultraschallgerät elektronisch ansteuerbaren Elemente. Bei Phased-Array-Schallköpfen werden 32–96 unabhängige Elemente verwandt. Bei Linear- und Konvex-Schallköpfen liegt die Anzahl der Elemente zwischen ca. 64–192. Hiermit ist nicht die Anzahl der Kanäle gemeint, die die Sende- oder Empfangsapertur bilden. Dies ist i.A. eine Untermenge der zur Verfügung stehenden unabhängigen Elemente. Die Anzahl der im Schallkopf tatsächlich vorhandenen Piezoelemente kann dabei doppelt oder 4-mal so hoch wie oben angegeben sein. Durch eine mechanische Unterteilung der Elemente, die elektrisch verbunden bleiben, kann man die Schallnebenkeulen vermindern. Dieses Verfahren wird als „Subdicing" bezeichnet. Die Anzahl der Elemente, die tatsächlich in einem Schallkopf vorhanden sind, richtet sich auch nach der Geometrie des Schallkopfes.

Akustische Linse. Array-Schallköpfe besitzen als oberste Schicht eine Linse, die direkt auf die λ/4-Schicht geklebt wird. Als Material wird häufig Silikonkautschuk mit Additiven verwandt. Die Linse fokussiert das Schallbündel in Richtung quer zum Schallkopf (Schichtdickenauflösung oder „Slice Thickness"), da in dieser Richtung eine *elektronische* Fokussierung z.Zt. nicht oder nur in geringem Maße möglich ist. Da die Piezoelemente bei fast allen elektronischen Schallköpfen nur einreihig und flach sind, kann in Querrichtung nur brechungsbedingt fokussiert werden. Die Lage des Fokus wird vom Hersteller festgelegt. Der Ort des Fokus wird durch die Form der Linse und durch den Brechungsindex des gewählten Materials bestimmt. In Längsrichtung erfolgt die Fokussierung elektronisch.

Die ersten mehrreihigen Piezoelemente kommen jetzt auf den Markt, z.Zt. werden nur die so genannten 1,5-D-Arrays schon angeboten (Abb. 1.**26**). Hier ist oberhalb und unterhalb der bisherigen Piezoanordnung noch jeweils ein weiteres Element von der halben Länge des mittleren Elements angebracht. Hierdurch kann die Apertur im Fernfeld auch in Schichtdickenrichtung (x-Richtung nach Abbildung 1.**26**) vergrößert bzw. im Nahbereich verkleinert werden. Diese zusätzlichen Elemente werden im Nahbereich abgeschaltet bzw. im Fernfeld zugeschaltet. Eine geringfügige Verbesserung der Schichtdickenauflösung wird auf diesem Wege nur in unmittelbarer Nähe des Schallkopfes erreicht. Zwei „halbe" Elemente reichen nicht aus, um die Ortsauflösung signifikant zu verbessern oder gar eine elektronische Fokussierung zu ermöglichen.

Elektronische Fokussierung. Damit eine laterale elektronische Fokussierung auch senkrecht zur Bildebene möglich ist, benötigt man einen echten 2-D-Array mit z.B. 64 x 64 getrennt ansteuerbaren Piezoelementen.

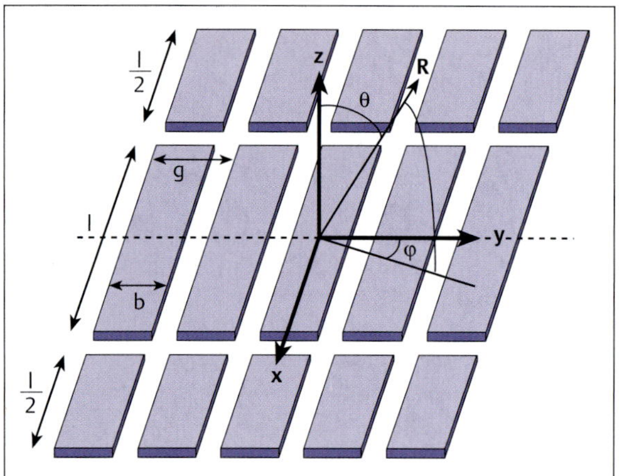

Abb. 1.**26** Bezugssystem für einen Linear-Array-Schallkopf: l = Länge und b = Breite eines Piezoelements, g = Abstandskonstante (Pitch) der Piezoelemente, θ = Polarwinkel, φ = Azimutwinkel, R = Abstand zu einem beliebigen Aufpunkt im Schallfeld. Es ist ein 1,5-D-Array dargestellt. Bei den meisten kommerziell erhältlichen Schallköpfen existiert nur die mittlere horizontal verlaufende Piezoreihe.

Die Anzahl der benötigten Einzelelemente erhöht sich noch um einen Faktor, der der Anzahl der zusätzlichen Piezoreihen entspricht. Die elektronische Fokussierung kann dann auch in Schichtdickenrichtung analog zu den in den folgenden Abschnitten beschriebenen Methoden für die einreihigen Piezostrecken durchgeführt werden. Somit benötigt man für den Empfangsfall mindestens 2 parallel arbeitende Empfangsschaltungen (Empfangsstrahlformer für die Empfangsfokussierung): eine für die Längs- und eine für die Querrichtung. Noch besser wäre es, 64 Empfangsstrahlformer gleichzeitig zu betreiben, damit stets alle Piezoelemente erfasst werden können. Es bleibt abzuwarten, ob der deutlich höhere technische Aufwand und somit die höheren Kosten die damit in der Anwendungspraxis zu erzielenden Verbesserungen rechtfertigen.

Komposit-Piezoelemente. Weitere Verbesserungen können hier in der Zukunft Komposit-Piezoelemente bringen. Hier werden dünne, einzeln ansteuerbare Piezofäden in eine Epoxid-Matrix eingebunden, was eine elektronische Steuerung der Schallemission in alle Richtungen ermöglicht (48). Mit der industriellen Verwirklichung ist leider jedoch nicht in näherer Zukunft zu rechnen.

Bauprinzip mechanischer Schallköpfe

Schichten. Der Aufbau der mechanischen Schallköpfe ist durch die Notwendigkeit einer exakten mechanischen Lagesteuerung der akustischen Gruppe anders als bei rein elektronischen Schallköpfen. Die akustische Gruppe selbst besteht ebenfalls aus der λ/4-Antireflexschicht, gefolgt von einem oder mehreren Piezoelementen mit einer an die Aufgabe angepassten Dämpfungsschicht.

Bewegung. Die akustische Gruppe wird von einem Motor über unterschiedliche Kraftübertragungselemente angetrieben. Die Bewegungsgeschwindigkeit der Piezoelemente richtet sich dabei nach der gewünschten Abbildungstiefe und -richtung. Je größer die Abbildungstiefe, desto langsamer muss das Piezoelement bewegt werden. Die Piezoelemente werden in einem akustisch wenig dämpfenden Öl bewegt. Damit die Bewegung des Piezoelements nicht gestört wird, muss die äußere Kappe hinreichend stabil sein, um einem vom Anwender ausgeübten Druck zu widerstehen.

Fokussierung. Bei der Fokussierung mechanischer Schallköpfe muss zwischen dem *Annular-Array* und dem *Fixfokus-Schallkopf* unterschieden werden:

- Beim Annular-Array ist eine elektronische Fokussierung in alle Richtungen möglich, im Gegensatz zum Linear-Array (nur eine Richtung).

- Beim Fixfokus-Piezoelement wird vom Hersteller durch Hohlschliff ein mechanischer Fokus festgelegt.

„Frequenz" des Schallkopfes

Der Begriff Frequenz wird ab Seite 39 in seinem physikalischen Zusammenhang ausführlich erklärt. Da jeder Schallkopfname mit einer „Frequenz" beginnt wie z.B. bei einem „7,5-MHz-Linearschallkopf", sollen bereits hier die unterschiedlichen, im Zusammenhang mit dem medizinischen Ultraschall benutzten Frequenzbegriffe erläutert werden.

Nennfrequenz

Im Rahmen der Ultraschall-Vereinbarung der Kassenärztlichen Bundesvereinigung von 1993 fällt der Begriff *„Nennfrequenz"* (52). Sie wird dort als die Frequenz definiert, die der Hersteller angibt. Diese auf den ersten Blick unsinnig erscheinende Definition ist darin begründet, dass in der Vereinbarung die Frequenz des Schallkopfes die entscheidende Rolle für die Zulassung eines Schallkopfes zur kommerziellen Abrechnung und Nutzung innerhalb der kassenärztlichen Versorgung spielt. Die für die einzelnen Abrechnungsklassen zugelassenen Schallköpfe müssen u.a. Schallwellen (Pulspakete) mit genau definierten Frequenzen emittieren. So müssen für die Darstellung der Gesichtsweichteile z.B. Schallköpfe mit einer Frequenz zwischen 5,0 und 7,5 MHz verwandt werden, damit der Arzt für seine Untersuchung auch von den Kassen honoriert wird. Schon aufgrund von Fertigungstoleranzen kann ein Schallkopf mit einer „Nennfrequenz" von 5,0 MHz eine tatsächliche Mittenfrequenz von 4,9 MHz oder 5,1 MHz aufweisen. Um einen fertigungsabhängigen Toleranzbereich zuzulassen, wurde also dieser Begriff eingeführt, sonst wäre auch ein Schallkopf mit z.B. einer Mittenfrequenz von 4,999 MHz nicht für die Abrechnung in diesem Falle zugelassen.

Resonanzfrequenz

Die höchste Ortsauflösung besitzt ein Schallkopf bei einer hohen Dämpfung und gleichzeitiger Einzelpulsanregung der Piezoelemente. Letztere werden also mit einem kurzen einzelnen elektrischen Puls zum Schwingen gebracht. Die Elemente schwingen dann mit ihrer *Resonanzfrequenz.* Die Resonanzfrequenz wird durch die Elementdicke und durch die elektrische Anpassung des Schwingkreises mit den Piezoelementen definiert.

Mitten- und Grenzfrequenz

Aufgrund ihrer Dämpfung kommen die Piezoelemente nach wenigen Schwingungen zur Ruhe (s. Abb. 1.**13**). Die Anzahl und somit die Zeitdauer der Schwingungen definiert die Länge des Pulspaketes und ist ein Maß für die Ortsauflösung (insbesondere die Axialauflösung), die mit dem Schallkopf erzielt werden kann. Je kürzer das Pulspaket, desto besser ist die Auflösung. Eine Frequenzanalyse (Fourieranalyse, s. S. 50ff) des emittierten Pulspaketes liefert die *Mittenfrequenz* des Schallkopfes, d.h. die Frequenz aus dem Pulspaket, die in der Mitte zwischen der oberen und unteren *Grenzfrequenz* liegt. Als Grenzfrequenzen werden i.A. die Frequenzen herangezogen, deren Amplituden nur

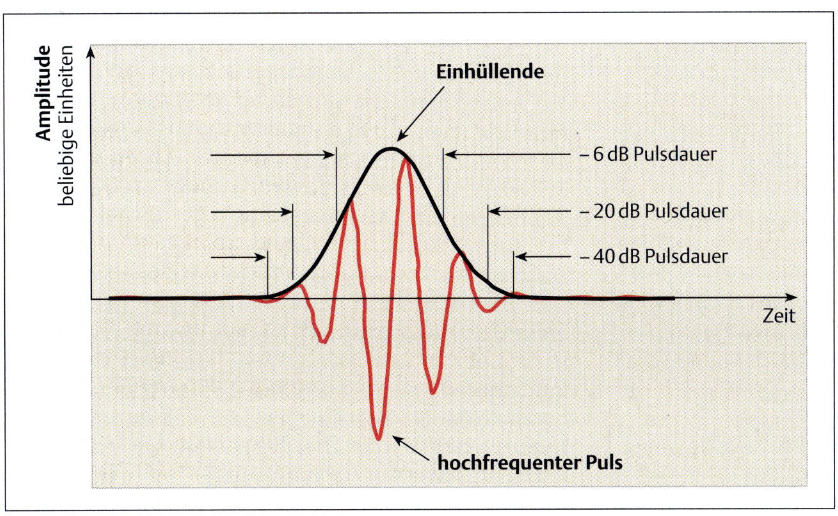

Abb. 1.**27** Die scheinbare Länge des Ultraschallpulses ist von der Intensität abhängig.

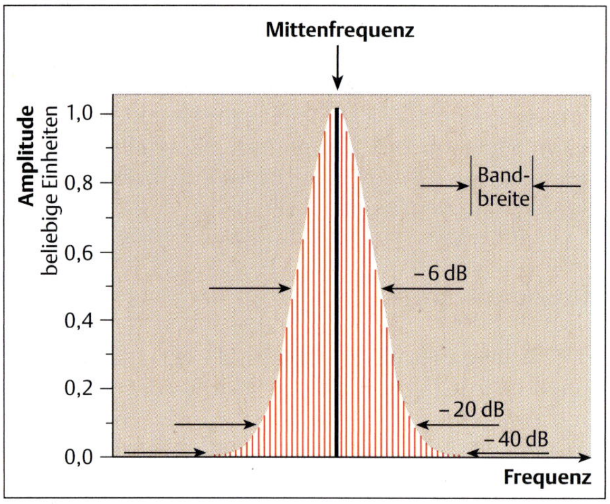

Abb. 1.**28** Die Bandbreite eines Ultraschallpulses kennzeichnet den Frequenzbereich, der eine gewählte Signalhöhe überschreitet. Im Allgemeinen bestimmt man die Halbwertsbreite (-6 dB). Die Bandbreite wird häufig in Prozent der Mittenfrequenz angegeben.

halb so groß sind wie die Frequenz mit der höchsten Amplitude im Pulspaket. (Abb. 1.**27** und 1.**28**).

Die Mittenfrequenz bei Einzelpulsanregung liegt in der Nähe der Resonanzfrequenz (= natürliche Mittenfrequenz) des Schallkopfes. Hier besitzt der Schallkopf die beste Ortsauflösung.

Verschiebung der Mittenfrequenz. Es spricht nichts dagegen, die Mittenfrequenz des Schallkopfes durch multiple Anregung beliebig zu verschieben. Hierdurch wird die Pulspaketlänge stets länger als im optimalen Fall der Einzelpulsanregung, und somit verschlechtert sich auch die Ortsauflösung. Auf diese Weise wird z.B. aus einem 5-MHz-Schallkopf ein 3,5-MHz- oder 7,5-MHz-Schallkopf. Im Grunde ist jede beliebige Frequenz als Mittenfrequenz einstellbar. Dies hat auch nichts mit so genannten „Breitbandschallköpfen" zu tun. Dies ist ein Begriff aus dem Marketing und hat nichts mit der technischen Wirklichkeit zu tun. Es gibt technisch gesehen keine „Breitbandtechnologie" (zum Zusammenhang zwischen (Frequenz-)Bandbreite und Pulslänge s. a. S. 25ff).

Je kürzer der Puls, desto höher ist die Bandbreite des Pulses. Ein durch Einzelanregung erzeugter Puls besitzt stets eine erheblich höhere Bandbreite als ein durch multiple Anregungen erzeugter Puls. Die Ortsauflösung im Einzelpulsfall ist stets besser als im Multipulsfall, gleichgültig, wie die Mittenfrequenz im Multipulsfall lautet.

Die Bandbreite des Schallpulses hat also nur sehr wenig mit der Bauart des Schallkopfes zu tun. Eine 2. Möglichkeit einer Mittenfrequenzverschiebung besteht darin, die elektrische Anpassung des Schwingkreises zu verstimmen und dadurch die Frequenz nach oben oder unten zu „ziehen". Dieses Verfahren ist erheblich aufwändiger und wird nur bei Geräten der gehobenen Preisklasse angewandt. Trotzdem ist auch hier die Empfindlichkeit des Schallkopfes bei der „natürlichen" Resonanzfrequenz optimal. Bei jeder anderen Frequenz arbeitet er suboptimal. Ein von 5 MHz auf 7,5 MHz gezogener Schallkopf erreicht niemals die Leistungsfähigkeit eines echten 7,5-MHz-Schallkopfes mit der gleichen Geometrie am selben Gerät.

Frequenzbezeichnungen. Teilweise erhalten Schallköpfe eine Frequenzbezeichnung, die niedriger ist als ihre tatsächliche natürliche Resonanzfrequenz bei Einzelpulsanregung.
Ein 5,0-MHz-Schallkopf wird teilweise als 3,5-MHz-Schallkopf bezeichnet. Hierdurch erreicht man tatsächlich eine Verbesserung der Ortsauflösung bei der „Umschaltung" auf 5,0 MHz. Die Auflösung bei 3,5 MHz ist jedoch schlechter als bei Verwendung eines echten 3,5-MHz-Schallkopfes gleicher Geometrie am gleichen Grundgerät. Die Eindringtiefe des echten 3,5-MHz-Schallkopfes wäre dann auch höher als bei dem mit 3,5 MHz durch multiple Pulse angeregten 5,0-MHz-Schallkopf.

Multipulsanregung bei Doppler-Anwendungen

Es gibt eine Applikation, die ohne Multipulsanregungen nicht auskommt. Es handelt sich in der Medizin um die Doppler-Anwendungen in Form der *Doppler-Spektralanalyse* und der *FKDS*. Hier werden längere und somit schmalbandige Pulse benötigt, da sonst der Fehler bei der Bestimmung der Doppler-Frequenzverschiebung zu groß wäre.

Hier gilt: Je länger der Puls, desto besser die Frequenzauflösung (s. S. 53ff).

Bei den Doppler-Anwendungen verwendet man zur Steigerung der Eindringtiefe i.A. Pulse mit niedrigeren Mittenfrequenzen als im Einzelpulsfall. Üblicherweise werden 7,5-MHz-Schallköpfe für das B-Bild bei 7,5 MHz und im Falle des Dopplers bei Mittenfrequenzen um 5 MHz betrieben.
Die Umschaltung der Frequenzen dient neben der Doppler-Anwendung auch einer erhöhten Eindringtiefe im B-Bild durch Verwendung einer niedrigeren Frequenz. Durch Multipulsanregung wird zusätzlich mehr Energie dem Körper zugeführt und somit die Eindringtiefe weiter erhöht. Die Umschaltung auf höhere Frequenzen hat neben der Änderung des „Aussehens" des Bildes (bei stets gleichzeitiger Verschlechterung der Ortsauflösung) in erster Linie Marketingfunktion.

Empfangsfrequenz

In diesem Abschnitt wurde bisher im Wesentlichen der *Sendefall* behandelt. Natürlich kann man im *Empfangsfall* durch einen geeigneten Bandpassfilter auch nur einen frei wählbaren Frequenzbereich aus dem Gesamtfrequenzgemisch der zurückkommenden Echosignalfrequenzen verwenden. Der in der jeweiligen Tiefe verwandte Empfangsfrequenzbereich liegt nur in den seltensten Fällen symmetrisch um die Mittenfrequenz der Sendefrequenz herum. Im *Nahbereich,* also in Nähe des Schallkopfes, wird i.A. breitbandig der Hochfrequenzanteil des Signals ausgefiltert und zur Abbildung benutzt. Im *Fernfeld* wird i.A. schmalbandig der Niederfrequenzbereich der Echos benutzt (s.a. S. 25ff und S. 29ff).

Fazit

Es zeigt sich somit, dass der Begriff Nennfrequenz, der im Rahmen der Ultraschallvereinbarung (KBV) herangezogen wurde, in diesem Zusammenhang sehr sinnvoll ist. Leider wird durch die Verwendung der so genannten „Multifrequenzschallköpfe", die bei vielen Mittenfrequenzen betrieben werden können und somit zur kommerziellen Nutzung in der Medizin zugelassen sind, dem Sinn der Vereinbarung entgegengewirkt. Die Frequenz ist nicht mehr sinnvoll als Abrechnungskriterium zu verwenden, statt dessen jedoch die laterale Ortsauflösung an einem geeigneten Phantom (z.B. das Satrapa 3-D-Zysten-Phantom). Hieran kann man die Tiefenschärfe und die maximale laterale Ortsauflösung (außer für die Kardiologie) einer Schallkopf-Geräte-Kombination bestimmen.

Schallfeld

Einer der am häufigsten verwandten Schallkopftypen ist der Linear-Array-Schallkopf (s. Abb. **1.26**). Das im Folgenden über diesen Schallkopf Gesagte gilt so oder zumindest sehr ähnlich auch für den Phased-Array und den Curved- Array. In all diesen Fällen handelt es sich um eine lineare Anordnung von Piezoelementen, die in Gruppen zusammengefasst werden und somit gemeinsam Schall aussenden und empfangen.

Schallfeld im Schema. In der Abbildung **1.29** ist das gesamte Schallfeld eines LA-Schallkopfes schematisch dargestellt: Die Piezostrecke befindet sich in der x,y-Ebene, der Schall breitet sich in z-Richtung aus. Ein Ultraschall-B- oder -FKDS-Bild besteht aus vielen einzelnen, in y-Richtung nebeneinander liegenden Ultraschalllinien. Das entstehende Schnittbild ist nicht die

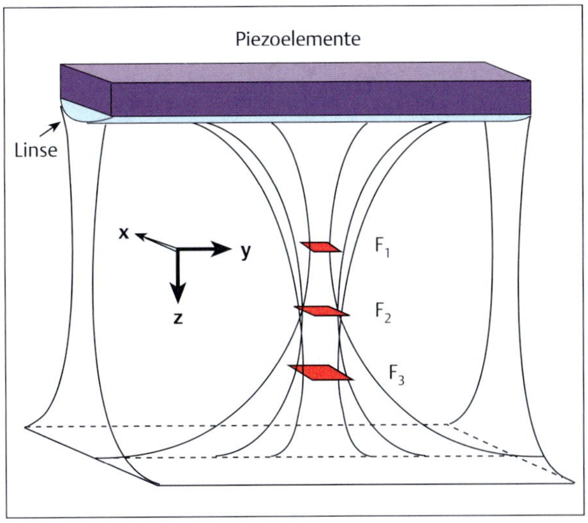

Abb. 1.**29** Schallfeld eines Linear-Array-Schallkopfs. F1, F2 und F3 sind Sendefokuszonen.

Abbildung der unendlich dünnen y,z-Ebene, sondern die zweidimensionale Darstellung eines in verschiedenen Tiefen unterschiedlich breiten Ultraschallfeldes. Die Qualität eines Ultraschallbildes ist gleichmäßig abhängig von der Sendefokussierung und der Empfangsfokussierung. Weiterhin spielt die gesamte analoge und digitale Bildverarbeitung eine entscheidende Rolle.

Durch ihre Form und ihre akustischen Eigenschaften bestimmt die Linse die Breite des Schallfeldes in x-Richtung (s. S. 19ff). Die Form wird in dieser Richtung somit vom Hersteller festgelegt und kann elektronisch nicht beeinflusst werden. Man versucht, ein über große Strecken möglichst schmales Schallbündel zu erzeugen und somit für eine hohe Tiefenschärfe zu sorgen.

Die Fokussierung in y-Richtung erfolgt durch die Art, mit der die einzelnen Elemente angesteuert werden. Es soll zunächst der Sendefall betrachtet werden. Der Sendefall ist zum Empfangsfall bis auf wenige Ausnahmen völlig analog. Die Piezoelemente werden bei elektronischen Schallköpfen stets in Gruppen zusammengefasst.

Sendefall

Die Größe der zum Senden verwandten Piezogruppe richtet sich nach

- dem Abstand des gewünschten Fokus vom Schallkopf,
- der Elektronik des Ultraschallsystems, d.h. wie viele Einzelkanäle zu einer Sendegruppe zusammengefasst werden.

Die Zahl der Kanäle kann maximal so groß wie die der Piezoelemente sein. Es ist zu beachten, dass pro Sendepuls auch nur ein Sendefokus angesteuert werden kann (der Fall der axikonalen Fokussierung wird hier nicht behandelt). Sind mehrere Sendefokusse erwünscht, so bewirkt dies zwangsläufig eine Reduktion der Bildwiederholfrequenz. Bei Verwendung mehrerer Sendefokusse pro Ultraschalllinie wird i.A. der am weitesten vom Schallkopf entfernt liegende Fokus zuerst angesteuert. Danach folgen die anderen in der umgekehrten Reihenfolge ihres Abstands zum Schallkopf. Zu dem Zeitpunkt, an dem das letzte Echo aus der jeweiligen Fokuszone den Schallkopf erreicht, wird der nächste Puls abgeschickt. Da die Echos aus dem Nahfeld wesentlich stärker als die Echos aus dem Fernfeld sind, spielt der Signaluntergrund – erzeugt durch die aus großer Tiefe kommenden Echos – keine Rolle. Hierdurch verhindert man bei Verwendung mehrerer Sendefokusse ein zu starkes Abfallen der Bildwiederholfrequenz. Die empfangenen und ausgewerteten Echos werden den jeweiligen Fokuszonen zugeordnet und ergeben so eine gesamte Ultraschalllinie.

In der Abbildung 1.**29** sind 3 Sendefokuszonen mit den Bezeichnungen F1, F2 und F3 eingezeichnet worden. Man erkennt, dass umso weniger Elemente bei der Pulserzeugung zusammengefasst werden, je näher eine Fokuszone am Schallkopf liegt.

Man verwendet in diesem Zusammenhang einige Begriffe aus der Fotografie, die dort eine ähnliche Bedeutung haben. Mit der Apertur A ist hier die Gesamtlänge der zum Senden verwandten Piezogruppe gemeint und keinesfalls die Länge der gesamten Piezostrecke. Die „F-Zahl" (in der Optik Öffnungsverhältnis genannt) ist gleich dem Quotienten aus der Tiefe z_t, in der die Apertur A verwandt wird, und der Apertur selbst.

$$F = \frac{z_t}{A}$$

Bei einer Apertur von 10 cm und einer Tiefe von 20 cm ist die F-Zahl gleich 2. Je kleiner die Zahl ist, desto besser ist in einem homogenen Medium die Auflösung. Nun ist der Mensch kein homogenes Medium, und somit gilt diese Aussage nur bedingt (25). Eine kleine F-Zahl ist z.B. bei einer Schwangerschaft mit Hinterwandplazenta sinnvoll. Im Abdomen mit vielen unterschiedlichen Gewebsschichtungen und Luftüberlagerungen kann man dies anzweifeln.

Gewebebedingte Veränderungen des Schallfeldes. Aufgrund der unterschiedlichen Schallgeschwindigkeiten in den einzelnen Gewebearten und dadurch bedingte unterschiedliche Schalllaufzeiten verändert sich das gesamte Schallfeld. Die Laufzeit des Schalls von den rechten und linken äußeren Piezoelementen zum Objekt und zurück kann sehr unterschiedlich sein, sodass aus einem Punktfokus evtl. ein Ellipsoid wird. Die gewebeabhängige Dämpfung wurde hierbei noch nicht berücksichtigt. Weiterhin stören Streuung und Beugung die Bildqualität. Viele Ultraschallgeräte verwenden in größeren Tiefen eine F-Zahl um 6.

Fokussierung. Die Fokussierung wird, wie in Abbildung 1.**22** gezeigt, technisch durch ein zeitlich verzögertes Ansprechen der einzelnen Gruppenelemente realisiert. Die äußeren Elemente werden dabei zuerst angesprochen, die anderen der Lage des gewählten Fokus entsprechend mit einer nach innen wachsenden Zeitverzögerung. Die phasen- bzw. laufzeitkorrigierte Summation der Elementarwellen ergibt die resultierende Wellenfront. Beim Linear- und Curved-Array ist die Zeitverzögerung – außer am Rand – zum Mittelelement symmetrisch. Beim Phased-Array wird die Ablenkung über die Verzögerung gesteuert (s. Abb. 1.**23**). Das Verfahren wird „Beam Steering" genannt. Hier herrscht keine Symmetrie, was den Schaltungsaufwand unwesentlich erhöht. Der Aufwand für die wesentlich größeren Verzögerungszeiten bei großen Ablenkwinkeln gegenüber einem Linear-Array ist jedoch beträchtlich: Bei farbkodierten Systemen wird für einen günstigeren Doppler-Winkel der Strahl oft um 7–15° seitlich abgelenkt (Kleinwinkelablenkung). Dies geschieht bei Linear-Array-Schallköpfen auf dieselbe Art und Weise wie beim Phased-Array.

Auswahl und Ansprechen der Piezoelemente. Mithilfe eines Multiplexers werden die Piezoelemente ausgewählt, z.B. die Elemente 25–56 (32 Einzelelemente), und dann zeitverzögert angesprochen. Eine fokussierte Wellenfront pflanzt sich dann im Gewebe fort. Nach Empfang des aus der größtmöglichen Tiefe kommenden Echos wird die Gruppe um ein Element auf die Elemente 26–57 weitergeschaltet. Hieraus resultiert dann die nächste Ultraschalllinie.

Erhöhung der Liniendichte. Der Multiplexer ermöglicht es, die Liniendichte sehr schnell und ohne zusätzlichen elektronischen Aufwand um einen Faktor 2 zu erhöhen. Durch abwechselndes Anwählen einer ungeraden (= N) und bei der nächsten Linie einer geraden Anzahl Piezoelemente (N – 1) kann man die Ultraschalllinien um ein halbes Piezoelement verschieben. Durch eine erhöhte Liniendichte verringert sich sofort die Bildwiederholfrequenz um den gleichen Faktor. Man kann also sehr leicht bei z.B. 128 Piezoelementen die Anzahl der Ultraschalllinien von 128 auf 256 erhöhen. Die Anzahl der Ultraschalllinien pro Bild hat somit nur bedingt etwas mit der Anzahl der elektronischen Kanäle oder der Piezoelemente zu tun.

Die Anzahl der Kanäle zusammen mit der Abstandskonstanten der Piezoelemente bestimmt die Größe der Apertur und somit die F-Zahl. Die Anzahl der Kanäle kann niemals größer sein als die Anzahl der direkt ansteuerbaren Piezoelemente.

Schallkopfspezifische Besonderheiten. Ein Problem tritt bei LA- und CA-Schallköpfen an den Enden der Piezostrecke auf. Hier ist eine symmetrische Fokussierung nicht immer möglich. Teilweise werden noch zusätzliche Piezoelemente der Piezostrecke hinzugegeben, sodass Letztere größer wird als die Abbildungsbreite. Ansonsten müssen die Schallintensitäten an den Endelementen anders gewichtet werden als im symmetrischen Fall.

Häufig ist das Bild am Rande etwas unschärfer als in der Mitte. Dies gilt aus anderen Gründen, die weiter unten erläutert werden, besonders für den Phased-Array-Schallkopf.

Frequenz- und Ortsauflösung in der Bildebene im Sendefall

Ortsauflösung. Ortsauflösung bezeichnet die Fähigkeit, 2 benachbarte punktförmige Objekte als getrennte Objekte zu erkennen. Ein punktförmiges Objekt wird im B-Bild als eine Scheibe erscheinen, dessen Helligkeit zum Rand hin abnimmt.

Je geringer der wahrnehmbare Abstand dieser Objekte ist, desto besser ist die Ortsauflösung. Neben der Sendecharakteristik sind auch die Empfangscharakteristik und insbesondere der Dynamikbereich des Ultraschallgeräts sowie die Schichtdickenfokussierung des Schallkopfes über die aufgebrachte akustische Linse wichtig. Hinzu kommt noch die Fähigkeit des Auges, Helligkeitsunterschiede zu erkennen.

Das Auge kann einen Dynamikumfang von ca. 30 dB und ca. 40 verschiedene Grauwerte wahrnehmen (38). Vielfach wird angenommen, dass ein relativer Intensitätsabfall von −6 dB (Halbwertsbreite) zwischen den Objektbildern und somit den jeweiligen Echos vorliegen muss, um die Objekte getrennt wahrzunehmen. Das wahrgenommene Summensignal aus den Sende- und Empfangseigenschaften weist dann ein Minimum von nur ca. 0,7 dB zwischen den Bildern der Objekte auf (Abb. 1.**30**). Weiterhin nimmt die Signaldynamik ab, da sich die Intensität dämpfungsbedingt vermindert und die Mittenfrequenz mit der Tiefe zu niedrigeren Frequenzen verschiebt (s. S. 12ff). Dies führt ebenfalls zu einer tiefenabhängigen Ortsauflösung.

Axiale Auflösung. Die axiale Auflösung Δz wird von der zeitlichen Länge des Pulses τ und der Pulsform bestimmt. Es gilt (24):

$$\Delta z = \frac{\tau c}{2} \qquad \text{(Gl. 1.6)}$$

Die zeitliche Länge des Pulses muss zur Bestimmung der axialen Auflösung definiert werden. Er hängt u.a. von der Mittenfrequenz und der Bandbreite des Pulses ab.

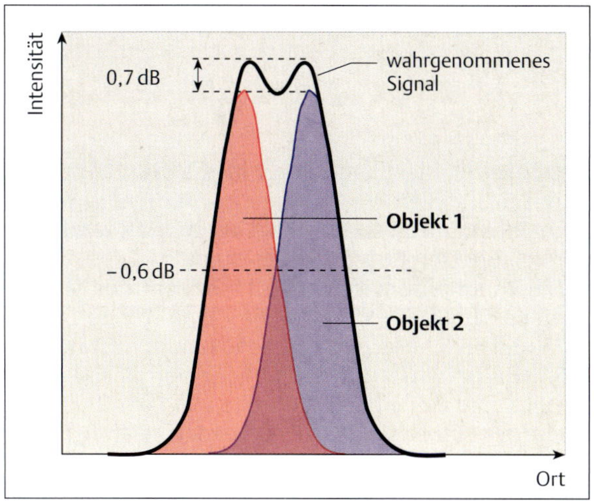

Abb. 1.**30** Zwei Objekte werden getrennt wahrgenommen, wenn das Maximum des einen in das Minimum des anderen fällt. Üblicherweise betrachtet man die Halbwertsbreite der Einhüllenden. Das Summensignal besitzt zwischen den Objekten nur noch ein Intensitätsminimum von ca. 0,7 dB.

Je höher die Frequenz und je größer die Bandbreite, d.h. desto kürzer die zeitliche Länge des Pulses, desto besser ist die axiale Auflösung.

In der Abbildung 1.**27** ist ein Ultraschallpuls schematisch dargestellt. Die angenommene Länge des Pulses richtet sich nach dem Intensitätsunterschied, der vom Betrachter noch erkannt werden kann. Wird ein Abfall der Signalintensität auf −6 dB (Halbwertsbreite) beachtet, so ist die scheinbare Ortsauflösung in axialer Richtung relativ gesehen sehr gut. Muss aber der Intensitätsabfall bis −40 dB beachtet werden, so ist die Pulslänge wesentlich größer und damit die Ortsauflösung scheinbar schlechter. Häufig werden vom Hersteller die −6 dB, −20 dB und −40 dB-Werte angegeben. Welche Auflösung tatsächlich erreicht werden kann, hängt jedoch vom Einzelfall während der Untersuchung ab. Die scheinbare Änderung der axialen Auflösung kann sehr leicht am Drahtphantom durch Änderung der Signalverstärkung beobachtet werden. Bei der Verwendung der Halbwertsbreite sind axiale Auflösungen von einer Wellenlänge zu beobachten.

Direkt verbunden mit der zeitlichen Pulslänge τ ist die Bandbreite B des Pulses (s. Abb. 1.**28**), die auch für die Doppler-Frequenzauflösung wichtig ist (s. S. 53ff). $\tau_{-6\,dB}$ bzw. $B_{-6\,dB}$ bezeichnet die Halbwertsbreite respektive die Bandbreite des Pulses. Es gilt:

$$B_{-6\,dB} = \frac{1}{\tau_{-6\,dB}} \qquad \text{(Gl. 1.7)}$$

Gleichung 1.**7** in 1.**6** eingesetzt ergibt:

$$\Delta z_{-6\,dB} = \frac{c}{2B_{-6\,dB}} \qquad \text{(Gl. 1.8)}$$

Bandbreite. Die Bandbreite eines Ultraschallpulses kennzeichnet den Frequenzbereich, der eine gewählte Signalhöhe überschreitet. Im Allgemeinen wird dazu die Halbwertsbreite (−6 dB) bestimmt.

Die Bandbreite wird häufig in Prozent der Mittenfrequenz angegeben. Liegen die −6 dB-Werte z.B. bei 3,75 und 6,25 MHz, entsprechend einem Abstand von 2,5 MHz bei einer Mittenfrequenz von 5,0 MHz, so spricht man von einer Bandbreite von 50%. Die Bandbreite des Pulses ist ebenfalls besonders wichtig für die Doppler-Spektralanalyse. Bei der Bildgebung sollte sie besonders groß und somit der Puls besonders kurz sein, wogegen bei der Doppler-Spektralanalyse und bei der Farbauswertung der Puls besonders lang und somit die Bandbreite klein sein sollte.

> Um eine gute Frequenzanalyse zur Bestimmung der Doppler-Verschiebung zu messen, benötigt man einen möglichst schmalbandigen Puls, d.h. eine kleine Bandbreite. Je länger die Messzeit, desto besser ist die Frequenzauflösung.

Nach Gleichung 1.**7** bedeutet es, dass die Pulslänge τ groß sein muss. Im Idealfall sollte die Pulslänge unendlich sein, was einem CW-Doppler entspräche. Beim Pulsdoppler-Verfahren bestimmen die Pulslänge und die Zeitdauer, für die das Gerät auf Empfang gestellt wird, die axiale Größe des Doppler-Tores. Dies ist ein Parameter, der vom Anwender eingestellt werden kann. Um sicherzustellen, dass der Streuer das Messfenster während der Messung nicht verlässt, sollte das Ultraschallfeld ebenfalls sehr breit sein. Dies bedingt eine schlechte laterale Auflösung. Kleine Doppler-Messfenster führen zu einer verschlechterten Frequenzauflösung. Die relative Frequenzauflösung $\Delta f_d/f_d$ ist umgekehrt proportional zur Anzahl der Wellenzüge im Messfenster, die mit dem Streuer wechselwirken. Man spricht hier von der intrinsischen spektralen Verbreiterung (Intrinsic Spectral Broadening, s. S. 53ff).

> Hieraus ergibt sich nach Gleichung 1.**8** eine gegenüber dem B-Bild schlechte axiale Ortsauflösung für alle Doppler-Verfahren, sofern eine hohe Frequenzauflösung erwünscht ist. Für eine hohe Ortsauflösung des B-Bildes benötigt man einen zeitlich kurzen und somit breitbandigen Puls, der gleichzeitig eine geringe laterale Ausdehnung besitzt.

Um eine gute Frequenzauflösung zu erzielen, muss das gesamte Doppler-Messvolumen möglichst groß sein. Eine Fokussierung ist entgegen der landläufigen Meinung gerade ungünstig außer zur Erhöhung der Signalintensität. Wie so oft beim Ultraschall muss der Hersteller insbesondere bei der FKDS eine Kompromisslösung finden.

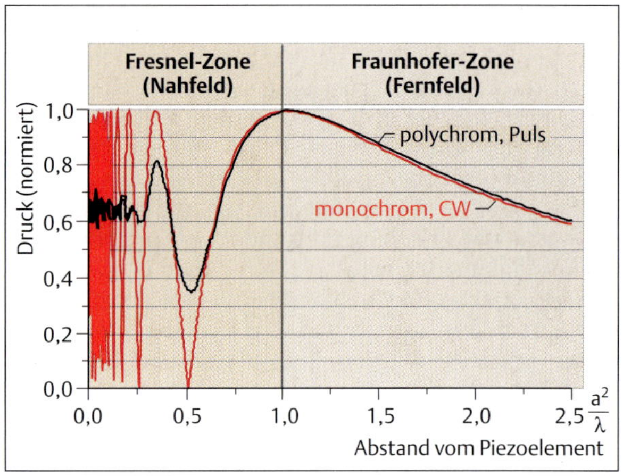

Abb. 1.**31** Verlauf der Schallintensität längs der akustischen Achse für einen Kolbenschwinger gemäß Gleichung 1.**9**. Es wird der monochromatische und polychromatische Fall betrachtet (50%-Bandbreite, Gauß-Verteilung). Im polychromatischen Fall ist die Mittenfrequenz gleich der Frequenz im monochromatischen Fall.

Schallintensität. Eine nähere Betrachtung des Ultraschallfeldes zeigt, dass die Schallintensität stark ortsabhängig und wesentlich komplexer ist, als zunächst angenommen wird. Durch Beugungs- und Interferenzphänomene bedingt, verändert sich der Druck ständig. Eine geschlossene Lösung liegt für die akustische Achse des Kolbenschwingers vor (37). Es gilt:

$$\left|\frac{p}{p_0}\right| = 2\left|\sin\left(\frac{\pi}{\lambda}\left(\sqrt{a^2+z^2}-z\right)\right)\right| \qquad \text{(Gl.1.9)}$$

mit

- $\frac{p}{p_0}$ = normierter Druck,
- a = äußerer Radius des Piezoelements,
- λ = Wellenlänge des Signals,
- z = Abstand vom Piezoelement auf der z-Achse.

Diese Funktion ist in der Abbildung 1.**31** dargestellt. Weiterhin wurde hier neben dem monochromatischen auch der polychromatische Fall berechnet.

Der monochromatische Fall liegt beim CW-Doppler vor.

Der polychromatische Fall gilt für gepulste Abbildungsarten, d.h. für den PW-Doppler, das B-Bild und die Farbkodierung.

Hierbei wurde eine 50%ige Bandbreite unter Berücksichtigung einer Gauß-Verteilung der Intensitäten angenommen.

Tabelle 1.**2** Nah- und Fernfeld-Übergänge für unterschiedliche Mittenfrequenzen und Piezoelementdurchmesser

Frequenz (MHz)	Piezodurchmesser (mm)	Nah-Fernfeld-Übergang (mm)
3,0	10	49
	15	110
	20	195
5,0	5	20
	10	81
	15	183
7,5	5	30
	7,5	69
	10	122

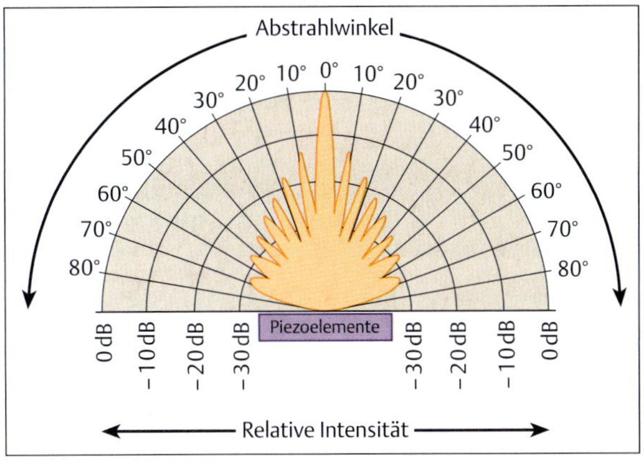

Abb. 1.**32** Strahlungscharakteristik mit Schallnebenkeulen in der Polardarstellung.

Das Nahfeld, auch *Fresnel*-Zone genannt, reicht vom Piezoelement bis zum letzten Maximum der Funktion an der Stelle a^2/λ (Annahme: $a \gg \lambda$). Hiernach nimmt im Fernfeld, der sog. *Fraunhofer-Zone*, die Intensität gleichmäßig ab. Es ist zu beachten, dass im Nahfeld im CW-Fall sehr viele Druckmaxima und -minima auftreten. Es gibt also Bereiche, aus denen nur ein geringes Doppler-Signal kommt. Im polychromatischen Fall beim Pulsdoppler oder beim B-Bild ist das Nahfeld wesentlich gleichförmiger. Das Nahfeld geht jedoch in beiden Fällen an der gleichen Position in das Fernfeld über. Die Lage des letzten Maximums auf der akustischen Achse ist in der Tabelle 1.**2** für einige spezielle Fälle aufgeführt. Man sieht sofort, dass der wesentliche Teil sämtlicher Ultraschallabbildungen im Bereich des Nahfeldes liegt.

Laterale Auflösung. Aufgrund der Form des Ultraschallfeldes ist die Lateralauflösung in x- und y-Richtung nicht so gut wie die Axialauflösung. Sie hängt davon ab, wie groß der Abstand des Beobachtungsortes vom Schallkopf ist. Zur Konstruktion und Berechnung des Schallfeldes kann man das Huygen-Prinzip heranziehen, wonach jeder von einer Lichtwelle (Schallwelle) getroffene Punkt als Quelle einer sekundären Kugelwelle angesehen werden kann (6; genauer gesagt, rechnet man mit einer Zylinderwelle, die hier nicht erläutert werden soll). Damit kann man sehr anschaulich das Schallfeld und die Fokussierung bei sämtlichen Schallkopfarten darstellen. Dieses Prinzip wurde in den Abbildungen 1.**22** und 1.**23** angewandt. Das Fernfeld eines Array-Schallkopfes entspricht dem Fall des optischen Gitters. Das Beugungsbild des Einzel-

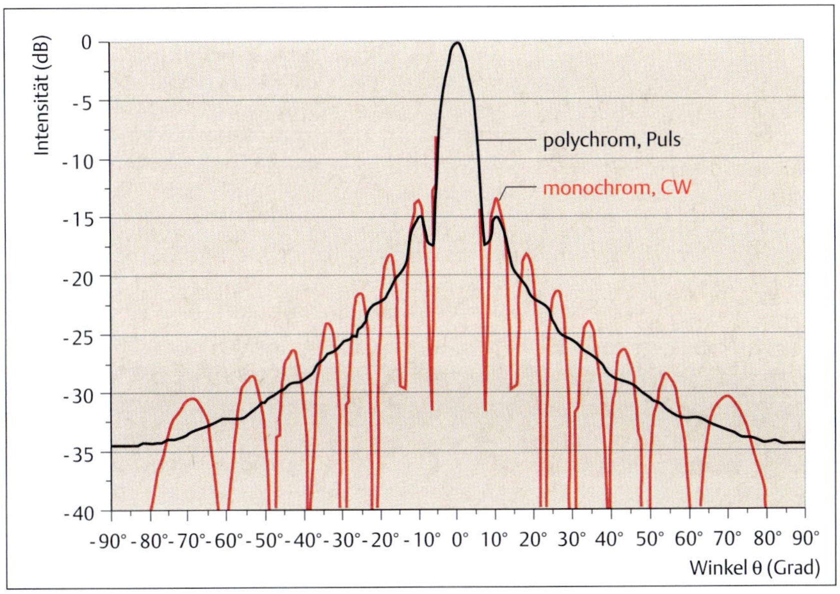

Abb. 1.**33** Strahlungscharakteristik eines 5-MHz-Linear-Arrays mit m = 16 Elementen und b = 0,15 mm, g = 0,154 mm sowie l = 10 mm im monochromatischen und im Gauß-gewichteten polychromatischen Fall.

spalts (Einzelpiezoelement) überlagert das Interferenzbild aller Spalten (Piezoelemente). Danach ergibt sich die Schallintensität I im Fernfeld in der y,z-Ebene (φ = 0, s. Abb. 1.**26**) zu (7):

$$I = \frac{b^2 l}{\lambda} = \left[\frac{\sin(q)}{q}\right]^2 \times \left[\frac{\sin(mp)}{\sin(p)}\right]^2$$

mit

- $p = \frac{\pi}{\lambda} g \sin(\theta)$,
- $q = \frac{\pi}{\lambda} b \sin(\theta)$,
- m = Anzahl der benutzten Piezoelemente.

Im Falle des Phased-Arrays wird sin (θ) durch [sin(θ) — sin(Φ)] ersetzt. Φ ist dabei der Ablenkungswinkel des Strahls.

Die Angabe der Schallintensität als Funktion des Winkels θ wird als *Richtstrahlcharakteristik* bezeichnet. In der Abbildung 1.**32** ist dieser Zusammenhang in der Polardarstellung schematisch zu erkennen. In Abbildung 1.**33** wurde die Schallstrahlungscharakteristik für einen Linear-Array-Schallkopf aufgezeichnet.

Man erkennt, dass man es nicht mit einem einfachen Schallkegel zu tun hat, sondern dass das Schallfeld aus einem zentralen Hauptmaximum besteht, der so genannten *Hauptkeule*, und aus vielen Nebenmaxima, den *Nebenkeulen*. Die Nebenkeulen besitzen eine geringere Intensität. Sie zeigen in unterschiedliche Richtungen vom Schallkopf weg. Der Bezugspunkt ist hier jeweils das zentrale Piezoelement der angeregten Gruppen. Etwas anders liegt der Fall beim Phased-Array. Die gewünschte Ablenkung des Strahls um einen Winkel Φ ≠ 0 führt zu einer verschlechterten Richtstrahlcharakteristik. Hierbei wird die Hauptkeule erheblich verbreitert. Im Fall der Abbildungen 1.**33** und 1.**34** verbreitert sich bei einer Strahlablenkung um 40° der —6 dB-Wert der Hauptkeule um ca. 2°, und das erste Minimum wandert um insgesamt ca. 6° nach außen.

Je größer der Ablenkungswinkel, desto ungünstiger wird auch das Haupt- zu Nebenkeulenverhältnis und somit auch die laterale Auflösung.

Dies gilt auch für das Beam Steering beim LA-Schallkopf. Weiterhin verringert sich die effektive Größe der gesamten Piezofläche um den Kosinus des Ablenkungswinkels. Die Piezofläche ist hier ortsfest, und nur die Projektion der Fläche in Ablenkungsrichtung kann zum Empfang benutzt werden. Dadurch verringert sich die Signalintensität und damit die Dynamik, was nur bedingt elektronisch ausgeglichen werden kann.

Apodization. Die Nebenkeulenhöhe lässt sich verringern. Dazu legt man Spannungspulse unterschiedlicher Amplituden an die einzelnen Piezoelemente der gemeinsam emittierenden Gruppe an. Diese Methode nennt man *Apodization.* Man führt eine Gauß- oder Hamming-Wichtung der angelegten Spannungsamplituden durch. Dies führt zwar einerseits zu einer signifikanten Verringerung der Nebenkeulen, aber andererseits verbreitert sich die Hauptkeule. Weiterhin kann man die Piezoelemente mechanisch unterteilen, sie aber elektrisch verbinden. Auch dies führt zu einer Verminderung der Nebenkeulen (51).

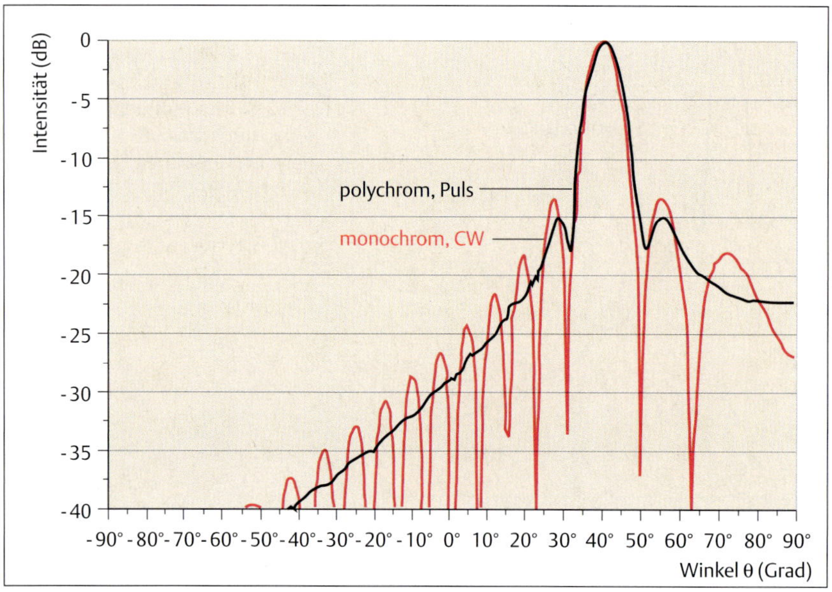

Abb. 1.**34** Strahlungscharakteristik eines 5-MHz-Phased-Arrays mit m = 16 Elementen und b = 0,15 mm, g = 0,154 mm sowie l = 10 mm im monchromatischen und im Gauß-gewichteten polychromatischen Fall. Der Ablenkungswinkel Φ beträgt 40°.

Schallwellenfokussierung und Auflösung. Auch wenn bei den Überlegungen zur Ortsauflösung die Fokussierung der resultierenden Schallwelle nicht mit betrachtet wurde, sind die Grundlagen der Bildentstehung ausreichend dargestellt. Für die Fokussierung kann man keinerlei geschlossene Lösungen angeben, sondern muss eine nummerische Lösung für den Einzelfall finden (45). Durch die Fokussierung verschiebt sich der Übergang zum Fernfeld, und auch die Breite des Schallschlauchs verändert sich. Dadurch kann man einerseits die Ortsauflösung im Fokusbereich erhöhen, andererseits kann sich auch die Tiefenschärfe verringern. Auch hier ist wieder eine Kompromisslösung gefragt. Der elektronische sowie der zeitliche Aufwand vergrößern sich bei Multifokussystemen im Sendefall, da sich die Bildwiederholfrequenz verringert. Die Fokussierung wird umso besser, je genauer die zeitlichen Verzögerungen im Sende- und Empfangsfall eingestellt werden können. Als Schätzwert nimmt man eine Genauigkeit vom 0,1fachen der Wellenlänge an. Beispielsweise sollten die einstellbaren Verzögerungsschritte bei einem 5,0-MHz-Schallkopf von Element zu Element etwa 20 ns (20×10^{-9} = 20 Milliardstel Sekunden) betragen.

Bedeutung des Schallkopf-Fokus-Abstands für die Auflösung. Die Auflösung lässt sich weiter verbessern, wenn man abhängig vom gewählten Fokusabstand eine unterschiedliche Anzahl von Elementen wählt: Je näher man den Fokus zum Schallkopf positioniert, desto weniger Elemente werden benutzt. Bei einem zu großen Abstand der äußeren Elemente von der Transmitgruppe zum Fokuspunkt ist der Schallweg so lang, dass man die zurückkommenden Echos nicht mehr eindeutig einem bestimmten Ort im Bild zuordnen kann. Im Fernfeld kann man sich eine große Apertur erlauben. Hier ist der Wegunterschied zwischen einem Ort auf der Ultraschalllinie und dem Zentralelement der Piezogruppe sowie zwischen einem äußeren Element und dem Ort auf der Ultraschalllinie bei konstanter Apertur geringer als im Nahfeld. Man verwendet eine möglichst konstante F-Zahl in allen Fokuspositionen durch eine entsprechende Anpassung der Aperturgröße.

Die Aperturgröße und somit die Wahl der Anzahl der verwendeten Piezoelemente ist eine Funktion des Fokusabstands vom Schallkopf.

Empfangsfall

Nachdem ein Ultraschallpuls vom Schallkopf ausgesandt wurde, schaltet das Gerät sofort auf Empfang. Man empfängt einen kontinuierlichen Strom von Echos mit unterschiedlichen Amplituden. Teilweise sind sie auch phasen- und frequenzverschoben.

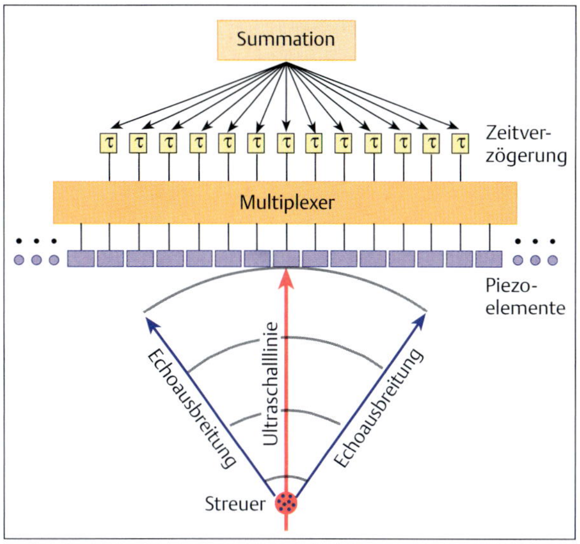

Abb. 1.**35** Beim Empfang der Echos werden die inneren Piezoelemente von der Kugelwelle zuerst erreicht. Damit die Echos, die nur von einer Echoquelle stammen, summiert werden können, müssen die Signale an den einzelnen Piezoelementen verzögert werden. Je weiter das Piezoelement am Rande der Gruppe liegt, desto geringer ist die Zeitverzögerung.

Modell des Echoempfangs. Die von einem Ort im Bildfeld gestreuten Ultraschallsignale erreichen die Array-Strecken entsprechend dem Abstand der einzelnen Piezoelemente vom Streuer zu unterschiedlichen Zeitpunkten. Man geht davon aus, dass die Schallgeschwindigkeit längs sämtlicher Wege vom Streuer zum jeweiligen Piezoelement konstant ist. Bildlich stellt man sich eine Kugelwelle vor, die vom Streuer zur Piezostrecke wandert. Diese Annahme ist z.B. im Abdomen nicht unbedingt richtig, da die Schallgeschwindigkeit von der Gewebeart abhängig ist. Eine große Apertur kann somit im Abdomen von Nachteil sein. Die inneren Elemente der Gruppe werden zuerst von der Welle erreicht, die äußeren Elemente zuletzt.

Beim Phased-Array oder bei der Kleinwinkelablenkung sind die Verhältnisse ein wenig komplexer. Das Modell der Kugelwelle ist jedoch gleich. Um die richtigen Echos, die zu einem Ort im Bildfeld gehören, zu summieren, müssen die ankommenden Signale zeitverzögert werden. Je weiter das äußere Element der Gruppe vom zentralen Element entfernt ist, desto größer ist die Zeitverzögerung (Abb. 1.**35**). Die so ausgewählten Echos werden zeitrichtig summiert und dann zur weiteren Auswertung weitergeleitet.

Dynamische Empfangsfokussierung. Im Empfangsfall hat man gegenüber dem Sendefall einen entscheidenden Vorteil: Man kann dynamisch fokussieren, ohne die Bildwiederholfrequenz zu verringern. Durch eine entsprechende Änderung der zeitlichen Signalverzögerung mit der Tiefe, aus der die Echos kommen, befinden sich die Streuer immer im Fokus. Das Analogon in der Optik ist die Zoomlinse, deren Brennweite sich mit dem Entfernen des Objekts von der Linse verändert.

Die Empfangsfokussierung ändert sich nicht kontinuierlich, sondern in Sprüngen. Die Umschaltung der Verzögerungszeiten kann dabei Störungen verursachen, die sich u.U. im Bild bemerkbar machen. Sie werden auf unterschiedliche Arten unterdrückt. In der dynamischen Empfangsfokussierung liegt auch ein Vorteil der Array-Schallköpfe gegenüber den mechanischen Ein-Element-Schallköpfen.

Probleme des Echoempfangs. Die Piezoelemente registrieren nur Druckkomponenten senkrecht zur Piezooberfläche (von Scherwellen soll hier abgesehen werden). Dies führt zwangsläufig dazu, dass die registrierte Amplitude der ankommenden Kugelwelle nach außen hin geringer wird. Im Falle des Phased-Arrays ist dies ein ernstes Problem.

Ein weiteres Problem großer Aperturen, insbesondere mit nur wenigen Piezoelementen, ist die schlechte Bildqualität in unmittelbarer Schallkopfnähe. Die weiter vom Zentrum entfernten Elemente empfangen eine größere Schallnebenkeulenintensität als die zentralen Elemente. Die Nebenkeulen werden wie oben beschrieben seitlich von der Hauptkeule erzeugt. Beim Empfang muss die gleiche Nebenkeulenbetrachtung durchgeführt werden wie im Sendefall (wird hier aber nicht explizit gemacht). Man behilft sich, indem man auch hier die Signale mittels Apodization wichtet. Echos, die von den äußeren Elementen empfangen werden, tragen dadurch weniger zum Summensignal bei als die inneren Elemente. Außerdem lässt man die Apertur mit der Entfernung des betrachteten Streuers vom Schallkopf wachsen, d.h. man empfängt zuerst mit wenigen Elementen, um dann mit wachsender Laufzeit die Anzahl der benutzten Piezoelemente zu vergrößern. Die Apertur wächst also dynamisch mit der Laufzeit des Pulses. Die Nebenkeulen stellen insbesondere bei Phased-Arrays ein großes Problem dar.

> Mithilfe einer Wasservorlaufstrecke erreicht man einen größeren Abstand zwischen Schallkopf und Haut. Diese ermöglicht, mit größeren Aperturen unter Umgehung der Nebenkeulenproblematik zu arbeiten. Ist die Wasservorlaufstrecke keilförmig ausgebildet, kann dadurch zusätzlich ein günstigerer Doppler-Winkel vorgegeben werden.

Funktion des Bandpassfilters. Im Empfangsfall hat man gegenüber dem Sendefall einen weiteren entscheidenden Vorteil: Die Signaldynamik der Ultraschallechos ändert sich mit der Tiefe, aus der die Echos kommen. In der Tiefe nimmt der Dynamikumfang dämpfungsbedingt ab. Weiterhin wird das zuerst breitbandige Signal schmalbandiger und niederfrequenter. Man kann beim Empfang durch die Verwendung eines in seiner Frequenzbandbreite und Mittenfrequenz variablen *Bandpassfilters* denjenigen Teil des Empfangsfrequenzspektrums herausfiltern, der in der jeweiligen Bildtiefe optimale Ergebnisse liefert.

> Frequenzbandbreite und Mittenfrequenz des Filters ändern sich dynamisch als Funktion der Laufzeit des Pulses bzw. der Echolaufzeit.

In Schallkopfnähe werden breitbandig die hochfrequenten Anteile des Echosignals vom Filter durchgelassen und die niederfrequenten Anteile aus dem Signal entfernt. Im Fernfeld werden schmalbandig nur die niederfrequenten Echosignalanteile zur Bildgebung verwandt. Die hochfrequenten Signalanteile aus diesem Bereich können nur akustisches oder elektronisches Rauschen sein. So einen Filter nennt man auch „Tracking Filter". Er wird bei hochwertigen Geräten eingesetzt.

Paralleler Empfang („multi beam focussing")

Auf den Seiten 7ff und 20ff wurde im Bereich der 3-D-Verfahren die Möglichkeit eines parallelen Empfangs mehrerer Ultraschalllinien erwähnt. Im Gegensatz zum Sendefall spricht grundsätzlich nichts dagegen, zurückkommende Ultraschallsignale längs mehrerer Ultraschalllinien zu empfangen. Ein zeitgleiches Aussenden von Ultraschallpulsen, die auf unterschiedliche Orte im Bildfeld fokussiert sind, ist nur schwer vorstellbar, da die Schallfelder sich überlagern würden und man beim Empfang nicht mehr entscheiden könnte, welches Echo zu welchem Puls gehört.

Funktion des Empfangsstrahlformers. Die Empfangsfokussierung, wie ab S. 29 beschrieben, wird elektronisch von einem sog. Empfangsstrahlformer durchgeführt. Hierbei werden die zurückkommenden Echosignale entsprechend der Tiefe, aus der sie kommen, und proportional zur relativen Wegdifferenz vom Fokuspunkt zum jeweiligen Piezoelement im Schallkopf verzögert und anschließend addiert. Ein solcher Empfangsstrahlformer besteht daher aus vielen einzelnen Verzögerungselementen (analoger Strahlformer) oder Speichern (digitaler Strahlformer) und muss mindestens einmal in jedem Gerät mit elektronischen Schallköpfen vorhanden sein.

Durch die zeitparallele Verwendung mehrerer Empfangsstrahlformer in einem Gerät kann man jederzeit – ihrer Anzahl entsprechend – zeitgleich auf unterschiedliche Punkte im gesamten Bildfeld fokussieren. Vereinfachend kann man sagen, dass der Empfangsteil in einem solchen Gerät mehrfach vorhanden ist.

Verzichtet man auf eine extrem starke Fokussierung im Sendefall (dies ist i.A. auch der Fall), so ist das gesendete Schallfeld ausreichend weit verteilt, dass eine parallele Empfangsfokussierung längs benachbarter Ultraschalllinien durchführbar ist. Dies liefert z.B. bei einer Verdoppelung oder Vervierfachung der „Empfangs-Ultraschalllinien" ein etwas besser ortsaufgelöstes Ultraschallbild als bei einem einfachen Strahlformer.

Diese Verdoppelung oder Vervierfachung der „Empfangsliniendichte" führt aber nicht zu einer Halbierung oder Viertelung der Bildwiederholfrequenz, da ja nicht die Anzahl der „Sende-Ultraschalllinien" verdoppelt oder vervierfacht wird. Die Ortsauflösung verbessert sich also nicht um einen Faktor proportional der Liniendichte, sondern nur wenig, da die Sendefokussierung nicht verbessert wird und auch nur längs der Sende-Ultraschalllinien erfolgt.

Besondere Vorteile hat das Verfahren aber umgekehrt bei einer erhöhten Bildwiederholfrequenz, da man mithilfe der parallel arbeitenden Empfangsstrahlformer nur längs (oder zwischen) jeder 2., 3. oder 4. Ultraschalllinie relativ zum einfachen Strahlformer einen Ultraschallpuls aussenden kann. Behält man die einfache Liniendichte im Empfang bei, so erhöht sich die Bildwiederholfrequenz entsprechend um einen Faktor 2, 3 oder 4. Natürlich arbeitet dieses Verfahren nur auf eng benachbarten und nicht bei weit entfernt liegenden Linien. Besonders günstig wirkt sich diese Zeitersparnis natürlich bei der Farbkodierung in der Kardiologie aus.

Bildverarbeitung

Wie ganz am Anfang erwähnt, besitzt der Mensch für den Empfang und die Verarbeitung von Signalen im Ultraschallbereich keine Sinnesorgane. Ultraschallbilder sind somit keine dem Menschen von Natur aus zugänglichen Bilder. Zusätzlich beschränkt die Laufzeit des Schalls die Anzahl der zulässigen Puls-Echo-Zyklen, sofern eine Echtzeit- Bildwiedergabe gewünscht wird. Die Qualität der Bilder ist auch abhängig von der Art der Bildverarbeitung. Leider können hier nur einige wenige interessante Punkte aufgegriffen werden. Es wird auf die spezielle Literatur zur Bildverarbeitung verwiesen (z.B. 21 und 43).

Man nehme an, dass der Anwender das physikalisch Notwendige zur Optimierung des Bildes getan hat:

- die für den Zweck korrekte Schallkopfwahl,
- die optimale Einstellung der tiefenabhängigen Verstärkung und der Gesamtverstärkung,
- die der Aufgabe entsprechende Wahl von Sendefokus/-fokussen,
- die Applikation einer ausreichenden Menge Ultraschall-Kontaktgel.

Grau- und Farbwertbild. Das *Grauwertbild* ist eine zweidimensionale Anordnung von Bildpunkten, Pixel (Picture Element) genannt. Jedem Bildpunkt wird proportional zur Echointensität ein Grauwert zugewiesen. Nach dem Empfang der Echos am Schallkopf werden die Signale verstärkt, gleichgerichtet und analog/digital gewandelt. Hiernach werden sie in einem digitalen Speicher abgelegt. Dies erfolgt auch bei den so genannten „digitalen" Systemen, die sich letztendlich nur in einer einzigen Platine – der Empfangsfokusplatine – von den so genannten „analogen" Systemen unterscheiden (s. S. 67ff).

Farbwerte werden je nach Verfahren berechnet und ebenfalls in einem häufig getrennten digitalen Speicher abgelegt.

Wandlung. Grauwerte und Farbwerte werden gemeinsam ausgelesen und digital/analog gewandelt. Beim Farbsystem benötigt man 3 getrennte D/A-Wandler für die Farben Rot, Grün und Blau. Liegt ein Grauwert vor, so werden alle 3 Wandler mit demselben Wert angesteuert. Gemäß des Zahlwertes erscheint das Pixel dunkler oder heller auf dem Bildschirm, wobei die Zahl Null Schwarz und die höchste mögliche Zahl Weiß bedeuten. Bei den Farb-Pixeln werden unterschiedliche Zahlen an die D/A-Wandler übergeben.

Ortsrichtige Übertragung. Ein grundlegendes Problem ist die ortsrichtige Übertragung der gemessenen Rohdaten des 2-D-Bildes auf das Monitor-Endbild. Das Koordinatensystem des Monitors ist das *kartesische Koordinatensystem* (x, y, z), das jedem aus der Schule bekannt sein dürfte. Längs der Monitor-Oberkante verläuft die y-Achse und parallel zum linken Bildrand die z-Achse. Jedes Pixel auf dem Bildschirm besitzt ein Koordinatenpaar (y_i, z_k). Hierbei kennzeichnet i die Spalte und k die Zeile, in der der Bildpunkt zu finden ist. Bei einem Linear-Array wird zunächst ein Puls längs der Spalte i = 0 ausgesandt, und die zurückkommenden Echos werden nacheinander den Koordinaten (y_0, z_0), (y_0, z_1), (y_0, z_2),..., (y_0, z_n) zugeordnet. Je nach Digitalisierungsfrequenz existieren z.B. n = 256 oder 512 Werte (Zeilen) je Spalte. Nachdem der erste Puls-Echo-Zyklus abgearbeitet wurde, folgt der nächste. Die Daten werden den Koordinaten (y_1, z_0), (y_1, z_1), (y_1, z_2),..., (y_1, z_n) zugeordnet. Dies geschieht für alle m Puls-Echo-Zyklen eines Bildes. Die letzte Spalte eines Bildes besitzt die Koordinaten (y_m, z_0), (y_m, z_1), (y_m, z_2),..., (y_m, z_n).

Die Pulse und Echos werden stets radial oder senkrecht (Linear-Array) vom Schallkopf emittiert und empfangen. Die Laufzeit ist ein Maß für den Abstand r des Reflektors vom Schallkopf.

Beim Linear-Array-Schallkopf sind die Laufrichtungen des Schalls parallel zueinander. Bei anderen Schall-

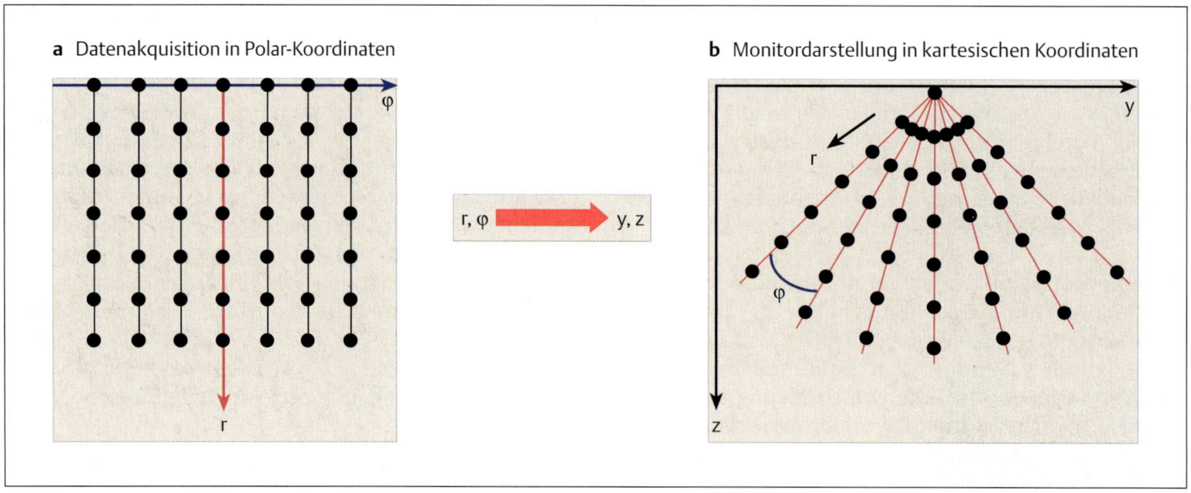

Abb. 1.**36** **a** u. **b** Transformation der Polar-Koordinaten der Rohdaten (**a**) in die kartesischen Koordinaten der Ausgabedaten (**b**).

köpfen werden die Pulse stets in unterschiedliche Richtungen unter einem Winkel φ ausgesandt. Die Koordinaten der Bildpunkte lauten jetzt (r_i,φ_k). Hierbei ist r_i eine Länge und φ_k ein Winkel. Dieses Koordinatensystem ist das *Polar-Koordinatensystem.*

Vom polaren zum kartesischen Koordinatensystem. Die Adressen der Rohdaten müssen jetzt in das kartesische Koordinatensystem des Datenspeichers für die Darstellung am Monitor umgerechnet und die Werte entsprechend übertragen werden. Dieser Prozess der Koordinatentransformation (Abb. 1.**36**) läuft im Scankonverter in Echtzeit ab. Leider trifft ein ganzzahliger Wert von (r_i, φ_k) nicht immer auf einen ganzzahligen Wert von (y_i, z_k). Es wird der am nächsten liegende ganzzahlige Wert genommen werden. Es liegen am Ende der Transformation insbesondere im Nahbereich einige (r_i, φ_k)-Werte auf denselben (y_i, z_k)-Werten, und im Fernfeld sind einige (y_i, z_k)-Werte nicht besetzt. Nun folgt eine Interpolation zwischen den vorhandenen Werten.

Bei einer inkorrekten Interpolation und Umrechnung erhält man überlagerte Linienstrukturen (Moiré).

Vektortransformationsverfahren. Eine beliebte und einfache Interpolation beim Vektortransformationsverfahren besteht in dem Auffüllen der nichtbesetzten Werte durch den letzten echten Wert rechts oder links der unbesetzten Koordinaten. Sobald die Werte etwa ±45° deutlich übersteigen, führt diese Art der Interpolation in zunehmendem Maße zu schwarzen bzw. weißen Linien, die durch eine Glättung überdeckt werden müssen, und somit zu einem unklaren Bild in den Randbereichen. Dieses eben beschriebene einfache und in den meisten Geräten angewandte Verfahren ist zwangsläufig nicht 360°-fähig.

Rücktransformationsverfahren. Bei hochwertigen Geräten wird ein anderes Verfahren verwendet, das Rücktransformationsverfahren. Hierbei ruft ein (y_i, z_k)-Wert im Endspeicher (dargestelltes Bild) den passenden (r_i, φ_k)-Wert im Rohdatenspeicher (Linienspeicher) auf. Der Abstand r wird mit dem Pythagoras berechnet ($r = \sqrt{y^2 + z^2}$). Der Winkel φ ergibt sich aus $\varphi = \text{arctg}\,(\frac{y}{z})$.

Näherungsverfahren bei nichtganzzahligen Werten. Da die mathematische Operation „Wurzelziehen“ und die Berechnung des arcus tangens auch bei ganzzahligen Ausgangswerten (y_i, z_k) zwangsläufig nicht immer ganzzahlige Ergebnisse liefern, muss ein Näherungsverfahren angewandt werden, da sämtliche Adressen stets ganzzahlig sind. Im einfachsten Falle wird nur der Pixelwert der gerundeten Adresse im Linienspeicher in den Endspeicher übertragen. Besser ist es, die Pixelwerte aus den die exakte Adresse im Linienspeicher umgebenden Adressen zu entnehmen und mittels einer gewichteten bilinearen Interpolation einen neuen Grauwert zu errechnen. Dabei wird dann jeder Pixelwert entsprechend seines Abstands zur berechneten Adresse berücksichtigt. Dieses Echtzeitverfahren ist voll 360°-fähig. Gleichzeitig kann man so leicht einen Read-Zoom des eingefrorenen Bildes realisieren. Die Auswahl einer beliebigen ROI (Region of Interest) ist möglich. Dieses Verfahren ist allerdings sehr aufwändig und somit teuer.

Problematik der Dateninterpolation. Bedingt durch den Wunsch, ein Echtzeitbildverfahren zu haben, können die Ultraschallbilder nur aus wenigen echten Ultraschalllinien bestehen. Übliche Linienzahlen sind 64, 96, 128, 192 und 256. Die Axialauflösung eines Ultraschallbildes ist durch die Wellenlänge und die endliche Digitalisierungsfrequenz begrenzt. Üblicherweise werden nur 128, 256 oder 512 Punkte je Spalte ausa c

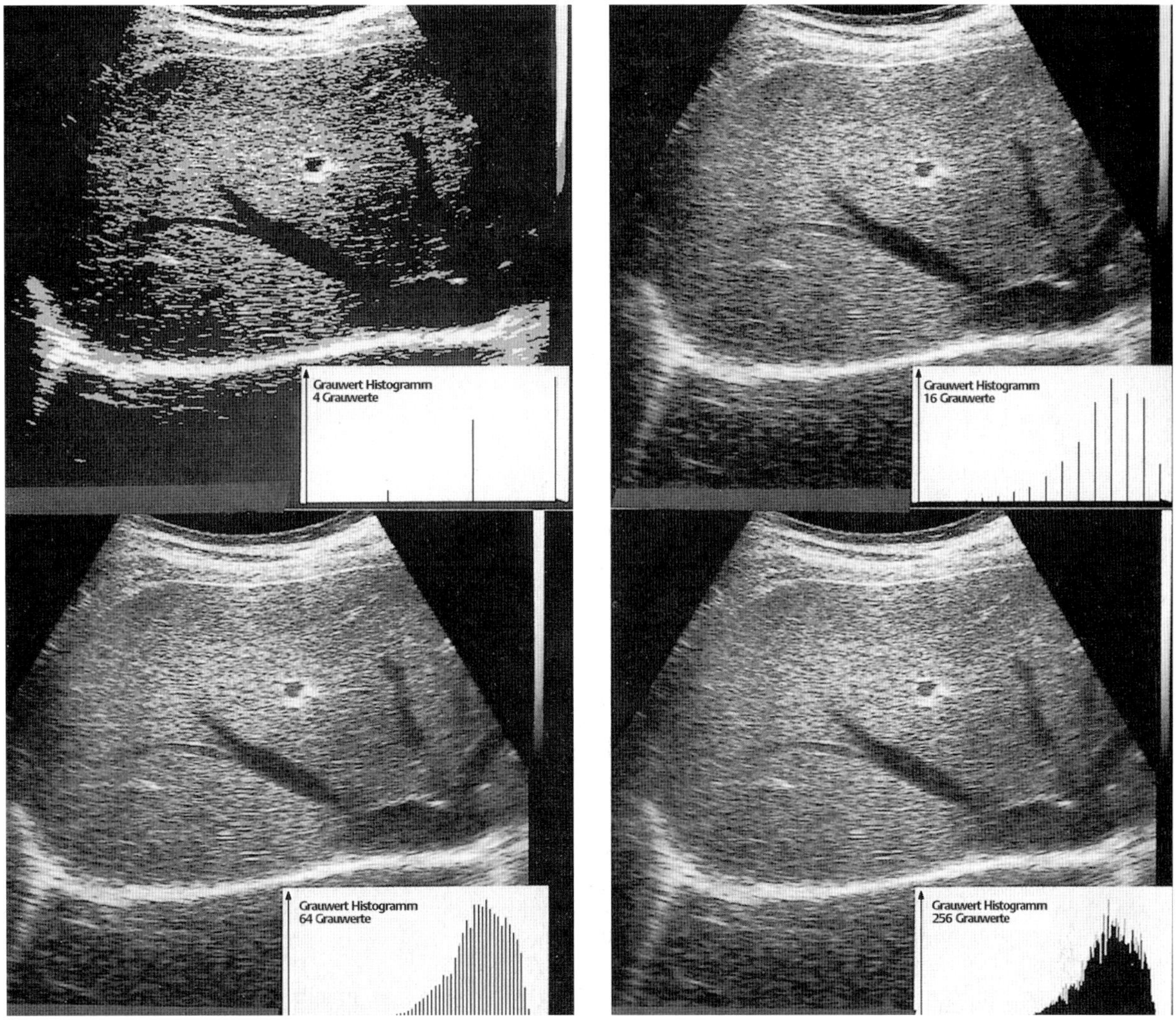

b d

Abb. 1.**37 a-d** Die gleiche Darstellung der Leber mit jeweils 4 (**a**), 16 (**b**), 64 (**c**) und 256 (**d**) Grauwerten aufgenommen. Das jeweilige Histogramm ist unten links im zugehörigen Bild zu sehen.

gewertet (Abtastrate). Ein Videobild besitzt aber im VHS-System 625 Zeilen. Die Spaltenzahl beträgt etwa 240 Linien. Im S-VHS-System können etwa 400 Linien aufgelöst werden (2). Die Anzahl der Zeilen und Spalten, die auf dem Monitor dargestellt werden, übersteigt also deutlich die Menge der zur Verfügung stehenden echten Ultraschall-Bildpunkte. Hiermit gelangt man sofort zu dem Problem der Dateninterpolation. Man kann z.B. eine bilineare gewichtete Interpolation durchführen. Es werden also ausgehend von 2 benachbarten echten ermittelten Bildpunkten die dazwischenliegenden Werte berechnet. Durch eine erhöhte Abtastrate vermeidet man bei hochwertigen Geräten eine Interpolation in Schallausbreitungsrichtung. Man muss also nur noch senkrecht zur Schallausbreitungsrichtung interpolieren. Noch einfacher ist es, den echten Wert auf die benachbarten, nicht besetzten Koordinaten nach rechts und sofern notwendig nach unten solange zu übertragen, bis man zu einem besetzten Bildpunkt kommt. Im Falle eines reinen *Read-Zooms* wird diese Interpolation immer schwieriger. Bei einem Read-Zoom werden keine zusätzlichen Daten gesammelt, sondern nur das Bild neu skaliert. Beim *Write-Zoom* erhöht man die Ultraschall-Liniendichte.

Auslesen der Grauwerte. Es gibt Ultraschallgeräte mit 16, 32, 64, 128 und 256 digital quantisierten Grauwerten. Das Auge selbst kann in einem kontrastreichen Bild etwa 40 Grauwerte unterscheiden (38, Abb. 1.**37**). Aus diesem Grund sollte ein Ultraschallgerät über mindestens 64 digitale Grauwerte verfügen. Die digitalen Werte werden beim Auslesen aus dem Speicher über einen D/A-Wandler auf einen Video-Monitor übertragen. Die Kennlinie (Grauwert-Tabelle) des D/A-

Wandlers ist dem Sehempfinden des Auges angepasst (γ-Korrektur). Auf dem Monitor wird das Bild vom Auge wahrgenommen. Die Bildröhre selbst ist mit einem Leuchtstoff (Phosphor) beschichtet. Die Lichtemission des Leuchtstoffs nimmt langsam ab. Dies allein führt bereits zu einer Bildglättung.

Bildglättung. Fast jedes Ultraschallgerät gestattet es dem Anwender, das Bild zu glätten. Man nennt diesen Vorgang auch häufig Scancorrelation (SCC). Ziel ist es, das unvermeidliche Rauschen zu unterdrücken. Hierzu werden z.B. 2 oder mehrere Rohdatenbilder Pixel für Pixel addiert und die resultierenden Pixel-Werte durch die Anzahl der Bilder geteilt. Dies ist die einfachste Form der digitalen Bildglättung. In einigen Fällen werden die Bilder noch gewichtet, um den Nachzieheffekt der Bildmittelung zu reduzieren.

Kantenanhebung. Bei den meisten Ultraschallgeräten besteht eine Möglichkeit zur Kantenanhebung. Dies kann durch Beimischung der Ableitung des empfangenen Echosignals zum selben Signal erreicht werden. Bei Änderung der empfangenen Signalintensität verstärken sich hierdurch die Grauwertunterschiede. Diese Funktion wird auf den Ultraschallgeräten häufig als „Enhance“ bezeichnet.

Farbverarbeitung. Bei der Farbverarbeitung werden ebenfalls Bildverarbeitungsalgorithmen angewandt. Zur Ermittlung der Flussinformation müssen je nach Verfahren ca. 5–17 Puls-Echo-Zyklen pro Ultraschalllinie ausgewertet werden. Würde dies für die gleiche Anzahl von Ultraschalllinien wie im Grauwertfall geschehen, käme man de facto zum Standbild. Man ist also gezwungen, zwischen den echten Pixeln zu interpolieren. Dies kann auf die gleiche Art geschehen wie beim Grauwertbild.

Weiterhin bietet sich noch bei der Farbe die Verwendung eines *Medianfilters* an. Hierbei ersetzt der Filter die Farbwerte des Pixels durch den Medianwert der Farbwerte in der Umgebung und nicht durch den Mittelwert. Hierdurch bleibt die gewünschte Kantenschärfe erhalten bei gleichzeitiger Glättung der Spitzen.

Als Beispiel soll ein 3 x 3-Medianfilter genommen werden. Die 9 Pixelwerte sollen betragen:

$$\begin{Bmatrix} 25 & 30 & 10 \\ 30 & 100 & 35 \\ 25 & 40 & 25 \end{Bmatrix}$$

Der mittlere Wert (hier 100) soll ersetzt werden. Die Auflistung der Pixel nach ihren Werten ergibt: 10, 25, 25, 25, **30**, 30, 35, 40, 100. Der Mittelwert beträgt 320/9 = 35,56, gerundet also 36, der Medianwert beträgt hingegen 30. Der Wert 100 wird dann durch 30 ersetzt.

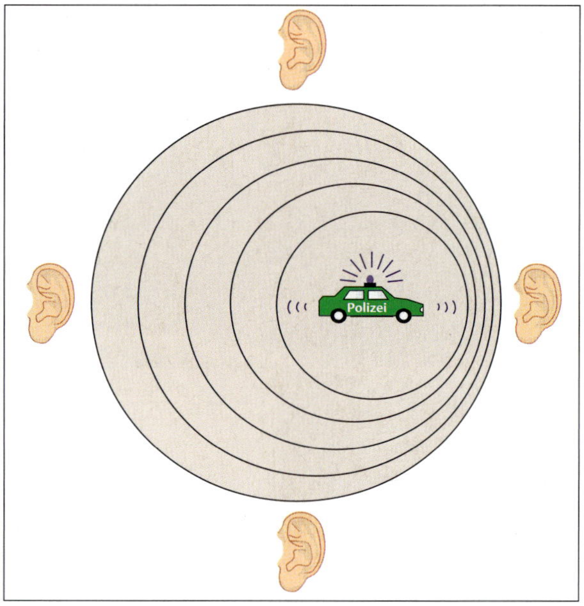

Abb. 1.**38** Aufgrund der Relativbewegung zwischen Schallquelle und Beobachter misst der Beobachter eine andere als die tatsächlich emittierte Frequenz.

Viele weitere Filter sind möglich, solange sie echtzeitfähig sind. Zur weiteren Vertiefung wird die Lektüre der Spezialliteratur empfohlen.

Doppler-Effekt

Phänomen. Bewegen sich ein Beobachter und eine Schallquelle relativ aufeinander zu oder voneinander weg, so wird die vom Beobachter gemessene Frequenz je nach Bewegungsrichtung höher oder niedriger sein als die Frequenz, die von einem stationären Beobachter gemessen wird. Dieser Effekt wurde 1842 von Christian Doppler beobachtet und nach ihm benannt. In der Medizin wendet man ihn an, um die Blutflussgeschwindigkeit zu ermitteln.

Jeder kennt den Doppler-Effekt aus dem täglichen Leben (Abb. 1.**38**): Das Sirenengeräusch des Peterwagens, der sich dem Beobachter nähert, ist höherfrequent als das Sirenengeräusch des sich vom Beobachter entfernenden Wagens. Beim Vorbeifahren hört man einen deutlichen Frequenzsprung. Exakt das Gleiche wäre im umgekehrten Fall zu beobachten, wenn sich nämlich der Beobachter einer stationären Sirene nähert, an ihr vorbeifährt und sich dann weiter von ihr entfernt. Bewegen sich Sender und Empfänger aufeinander zu, so kommt es zu einer Verkürzung der wahrgenommenen Wellenlänge und somit zu einer Erhöhung der Frequenz. Entfernen sie sich voneinander, so vermindert sich die gemessene Frequenz und somit verlängert sich die Wellenlänge.

Doppler-Effekt im Ultraschall. Dieses Beispiel soll auf die Analyse der Blutflussgeschwindigkeit erweitert werden: Der Schallkopf sendet einen Schallpuls aus, der auf bewegte Streukörper im Blut trifft. Annahme: Die Blutkörperchen bewegen sich mit konstanter Geschwindigkeit auf den Schallkopf zu. Damit die Schallwelle sich um eine Strecke entsprechend ihrer Wellenlänge ausbreitet, benötigt sie eine gewisse Zeit. Die Streukörper bewegen sich aber in entgegengesetzter Richtung zur Wellenausbreitung. Die Zeit, in der die Streukörper eine der Wellenlänge entsprechende Strecke zurücklegen, ist geringer als die Zeit, die ein stationäres Objekt misst, bis sich die Welle um eine Wellenlänge an ihm vorbeibewegt hat. Nach dem Weg-Zeit-Gesetz ist aber das Produkt aus Zeit und Geschwindigkeit gleich dem zurückgelegten Weg. Der bewegte Körper misst also eine kürzere Wellenlänge als das stationäre Objekt. Anders ausgedrückt: Die Frequenz, die das bewegte Objekt feststellt, ist höher als die Frequenz, die das ruhende Objekt misst. Die Frequenz ist also in diesem Fall zu einer höheren Frequenz hin verschoben.

Entfernen sich Blutkörperchen und Schallkopf voneinander, so ist die Frequenz zu niedrigeren Frequenzen hin verschoben. Man kann also bei bekannter Sendefrequenz von der gemessenen Frequenz auf die Bewegungsgeschwindigkeit der Objekte relativ zueinander schließen. Bei der Ultraschallanwendung tritt nun dieser Effekt quasi „2-mal" auf:

- Der Schallkopf sendet eine bestimmte Schallfrequenz aus.
- Die bewegten Blutkörperchen „messen" eine andere Frequenz und senden diese zurück.
- Der Schallkopf empfängt nun ein Signal (Echo) von einem bewegten Streuer (Sender) und misst wiederum eine je nach Bewegungsrichtung noch niedrigere oder höhere Frequenz.

Es gilt allgemein:

$$f_B = f_0 \frac{c + v_{Beobachter}}{c - v_{Quelle}}$$

mit

- ➤ f_B = beobachtete Frequenz,
- ➤ f_0 = wahre abgegebene Frequenz (hier Mittenfrequenz des Schallkopfes),
- ➤ $v_{Beobachter}$ = Bewegungsgeschwindigkeit des Beobachters,
- ➤ v_{Quelle} = Bewegungsgeschwindigkeit der Quelle,
- ➤ c = Schallgeschwindigkeit.

In unserem Fall sind die Geschwindigkeiten gleich ($v_{Beobachter} = v_{Quelle} = v$) und die obige Gleichung wird zu:

$$f_B = f_0 \frac{c + v}{c - v}$$

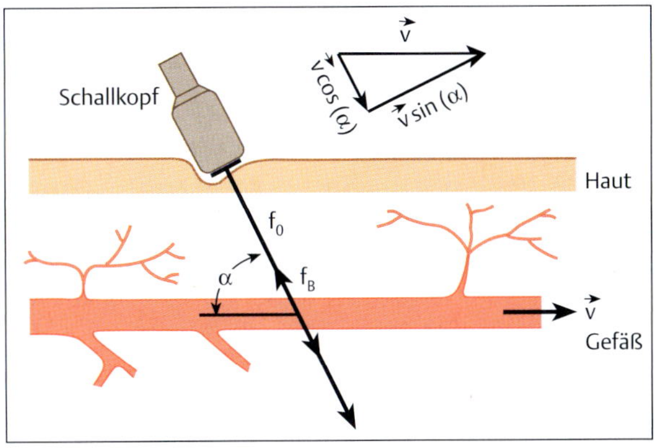

Abb. 1.**39** Winkelverhältnisse bei der Bestimmung der Doppler-Verschiebung.

Man führt jetzt eine Taylor-Entwicklung durch und nimmt an, dass $v \ll c$, womit man Terme höherer Ordnung vernachlässigen kann. Das ergibt:

$$f_B = f_0 \left(1 + \frac{2v}{c}\right) \text{ oder } f_B - f_0 = 2 f_0 \frac{v}{c}$$

Die Differenz $f_B - f_0$ ist gleich der Doppler-Frequenzverschiebung f_d. Bewegen sich Quelle und Beobachter nicht direkt aufeinander zu, sondern in einem Winkel α zueinander, so ergibt sich:

$$f_d = 2 f_0 \frac{v}{c} \cos(\alpha) \qquad \text{(Gl. 1.10)}$$

Doppler-Winkel und Doppler-Verschiebung. Es wird also nur die Komponente senkrecht zum Schallkopf (ein möglicherweise eingestelltes Beam Steering wird jetzt nicht beachtet) und somit parallel zu der Aussenderichtung des Schalls gemessen (Abb. 1.**39**). Der Winkel α wird im Folgenden kurz *Doppler-Winkel* genannt. Die Doppler-Frequenzverschiebung – kurz *Doppler-Verschiebung* genannt – kann positiv oder negativ sein. Dies entspricht einer Bewegung zum Schallkopf hin oder vom Schallkopf weg. Die Bezugsfrequenz kann beim PW-Doppler eine beliebig gewählte Frequenz sein (s. S. 21ff). Man wählt in diesem Fall i.A. eine Frequenz unterhalb der Resonanzfrequenz des Schallkopfes als Mitten-, d.h. Doppler-Referenzfrequenz aus. Bei einem 7,5-MHz-Schallkopf wird häufig eine Doppler-Referenzfrequenz von ca. 5,5 MHz genommen. Dadurch erzielt man eine höhere Eindringtiefe. Vielfach kann der Anwender beim PW-Doppler die Doppler-Referenzfrequenz aus einer Reihe von vom Hersteller angebotenen Frequenzen pro Schallkopf auswählen. Auch beim extrem schmalbandigen CW-Doppler ist die Wahl der Mittenfrequenz frei.

Gleichung 1.**10** nach der Geschwindigkeit v aufgelöst ergibt:

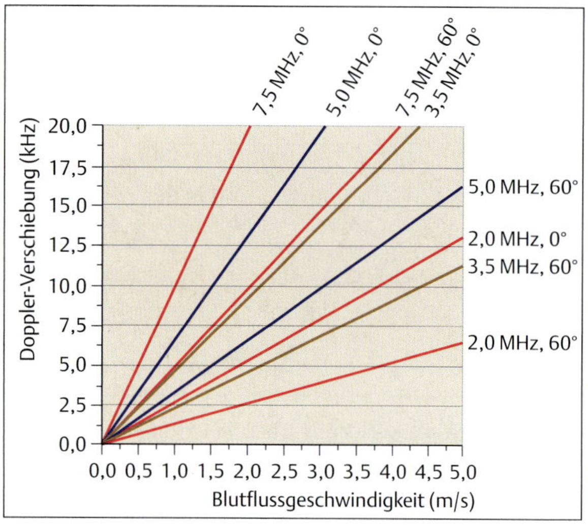

Abb. 1.**40** Eine bestimmte Blutflussgeschwindigkeit liefert unterschiedliche Doppler-Verschiebungen in Abhängigkeit von der Mittenfrequenz und dem Doppler-Winkel.

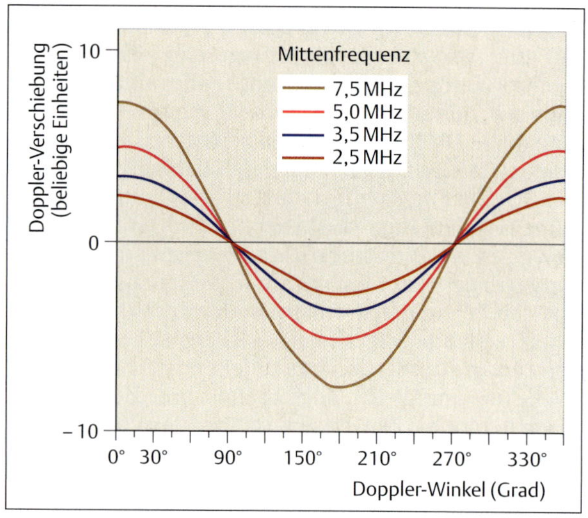

Abb. 1.**41** Winkelabhängigkeit der Doppler-Verschiebung bei unterschiedlichen Mittenfrequenzen.

$$v = \frac{f_d}{2 f_0} \quad \frac{c}{\cos \alpha} \qquad \text{(Gl. 1.11)}$$

Die Gleichung 1.**10** und die daraus abgeleitete Gleichung 1.**11** sind die beiden wichtigsten Gleichungen in der medizinischen Anwendung des Doppler-Effekts. Zur Interpretation der Doppler-Spektren und der FKDS-Bilder ist die Kenntnis dieser Gleichungen unerlässlich.

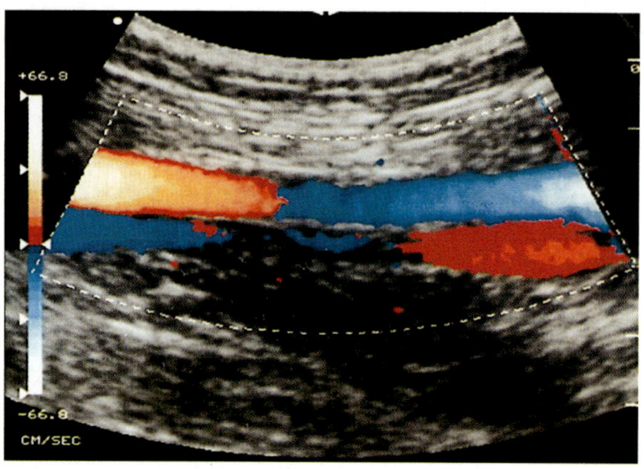

Abb. 1.**42** FKDS-Aufnahme zweier blutdurchflossener Gefäße. In dem oberen Gefäß fließt das Blut von links nach rechts, in dem unteren von rechts nach links. Die Flussgeschwindigkeit ist in beiden konstant, in dem oberen aber etwa 10-mal höher als in dem unteren. Da ein CA-Schallkopf verwandt wurde, ändert sich der Flusswinkel relativ zum Schallstrahl kontinuierlich und somit auch die hier nicht winkelkorrigierte angezeigte scheinbare Flussgeschwindigkeit. Rot kennzeichnet einen Fluss zum Schallkopf hin und Blau vom Schallkopf weg.

In der medizinischen Ultraschalldiagnostik ist der Schallkopf bzw. die Einstrahlrichtung des Schalls stets der Bezugspunkt für sämtliche Aussagen zur Blutflussrichtung und -geschwindigkeit.

Bei der Interpretation der gemessenen Doppler-Verschiebung darf die Winkel- und Mittenfrequenzabhängigkeit des Effekts niemals außer Acht gelassen werden. Die bloße Angabe einer gemessenen Doppler-Verschiebung ist für sich genommen bedeutungslos. Erst durch die Angabe der Doppler-Referenzfrequenz des Schallkopfes und des Doppler-Winkels kann man die Blutflussgeschwindigkeit ermitteln und dadurch zu allgemein interpretierbaren Aussagen gelangen (Abb. 1.**40**).

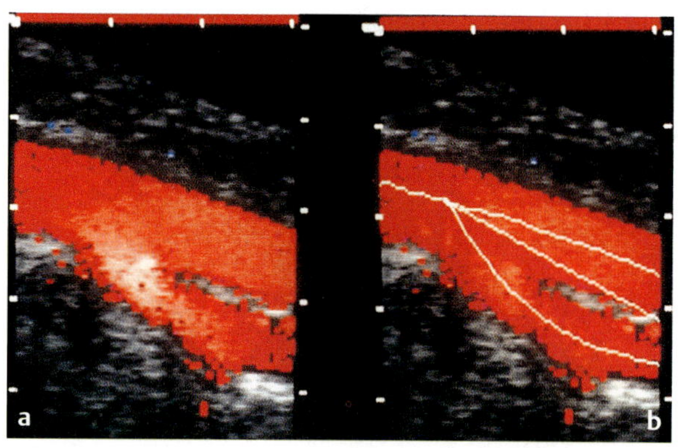

Abb. 1.**43 a** u. **b** Bifurkation der A. femoralis superficialis und der A. profunda. Die scheinbare Flussbeschleunigung, die an der hellen Stelle im Gefäß zu erkennen ist (**a**), verschwindet sofort nach einer Winkelkorrektur (**b**). Leider ist diese Funktion in den meisten Geräten nicht mehr enthalten.

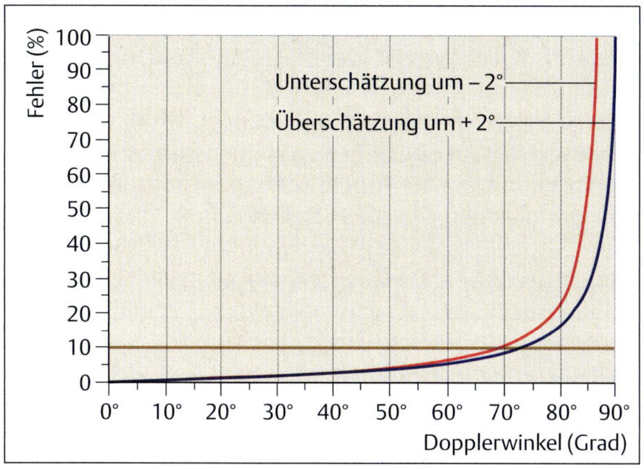

Abb. 1.**44** Fehler bei der Flussgeschwindigkeitsberechnung bei einem Winkeleinstellfehler von ±2°.

Bei Verwendung unterschiedlicher Doppler-Referenzfrequenzen kommt man zu völlig unterschiedlichen Doppler-Verschiebungen trotz einer konstanten Blutflussgeschwindigkeit. Bei gleicher Geschwindigkeit ist die Doppler-Verschiebung bei einer höheren Mittenfrequenz höher als bei einer niedrigeren Mittenfrequenz. Andererseits kann man bei Verwendung niedrigerer Mittenfrequenzen bei gleicher Doppler-Verschiebung höhere Flussgeschwindigkeiten messen. Ähnliches geschieht bei Variation des Doppler-Winkels (Abb. 1.**41** und 1.**42**). Man erkennt sofort, dass bei konstanter Geschwindigkeit die Doppler-Verschiebung umso größer wird, je kleiner der Doppler-Winkel ist.

Eine Nichtbeachtung der Winkelabhängigkeit kann insbesondere bei der farbkodierten Duplexsonographie zu entscheidenden diagnostischen Fehlern führen.

Winkelabhängigkeit. Die Winkelabhängigkeit des Effekts ist besonders eindrucksvoll in der FKDS sichtbar. An Bifurkationen oder bei nicht geradlinig verlaufenden Gefäßen kann dies leicht zu einer Fehlinterpretation führen. In der Abbildung 1.**43** ist die Bifurkation der A. femoralis superficialis mit der A. profunda gezeigt. Die scheinbare Flussbeschleunigung, die an der hellen Stelle im Gefäß zu erkennen ist, verschwindet sofort nach Durchführung einer Winkelkorrektur. Relative Größen wie der Pulsatilitäts-Index (PI) und der Widerstands-Index (RI) (s. Kap. 3) sind zumindest theoretisch winkelunabhängig. Da die Doppler-Verschiebung vom Kosinus des Doppler-Winkels abhängig ist, kann unter einem Winkel von 90° niemals eine Doppler-Verschiebung gemessen werden, da der Kosinus an dieser Stelle den Wert Null besitzt, unabhängig davon, ob ein Blutfluss vorliegt oder nicht. Da der Kosinus sich im Bereich von 90° am schnellsten ändert, kommt es hier bei der Bestimmung der Flussgeschwindigkeit auf eine möglichst exakte Winkelbestimmung an. Bei 90° wäre die scheinbare Flussgeschwindigkeit unendlich. Es dürfte, sofern ein Flussverlauf überhaupt erkennbar ist, möglich sein, den Doppler-Winkel auf ±2° einzustellen.

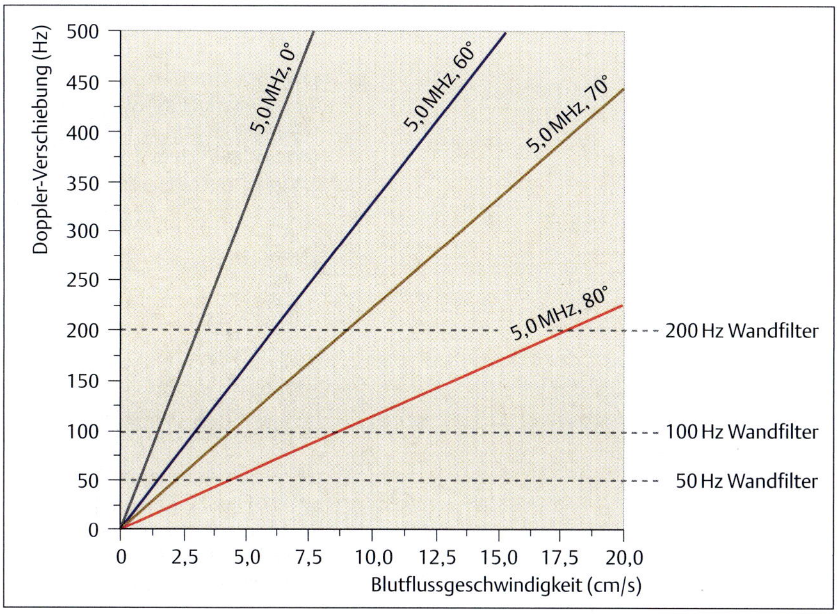

Abb. 1.**45** Erkennung niedriger Doppler-Verschiebungen bei unterschiedlichen Doppler-Winkeln und Wandfiltern im Falle eines 5,0-MHz-Schallkopfs. Der Wandfilter schneidet alle Doppler-Verschiebungen unterhalb des gewählten Wertes ab.

Ab einem Doppler-Winkel von ca. 70° führt eine Fehlmessung des Doppler-Winkels von 2° zu einem Fehler bei der Geschwindigkeitsberechnung von größer 10%. Man sollte versuchen, den Doppler-Winkel so klein wie möglich zu wählen (Abb. 1.**44**).

Dies ist aus anatomischen Gründen leider nur bedingt möglich.

Einstellung des Wandfilters. Jedes Gerät kann nur bestimmte Frequenzen auflösen. Mithilfe eines vom Anwender einstellbaren Hochpassfilters, in der Medizin „Wandfilter" genannt, kann man die unterste noch darstellbare Doppler-Frequenz (gemessene Frequenzverschiebung) festlegen. In der Abbildung 1.**45** ist die Doppler-Verschiebung noch einmal gegen die Blutflussgeschwindigkeit aufgetragen worden, diesmal unter dem Aspekt der noch erkennbaren Flussgeschwindigkeit bei unterschiedlichen Einstellungen des Wandfilters. Je niedriger der Wandfilter gewählt wird, desto niedriger sind die noch messbaren Flussgeschwindigkeiten. Je direkter der Blutfluss zum Schallkopf hin oder von ihm weg fließt, desto besser ist bei gegebenem Wandfilter die Erkennung niedriger Flussgeschwindigkeiten.

Das Doppler-Frequenzspektrum

In diesem Abschnitt soll das Doppler-Frequenzspektrum global beschrieben werden. Die verschiedenen technischen Begriffe werden später noch eingehend beschrieben.

Beschreibung. Die erste Frage, die bei diesem Thema aufkommt, ist: Was ist eigentlich ein Spektrum?

Hierzu betrachte man die Abbildung 1.**46**. Es wird eine Handvoll Kugeln über einen Fußboden gerollt. Es sei angenommen, dass die Kugeln zuerst zum Zeitpunkt t_0 alle mit der gleichen Geschwindigkeit rollen. Etwas später, zum Zeitpunkt t_1, wird die Geschwindigkeitsverteilung der Kugeln gemessen. Die Geschwindigkeiten der Kugeln sind reibungsbedingt jetzt nicht mehr gleich. Der mögliche Geschwindigkeitsbereich wird in gleich große Geschwindigkeitsinkremente aufgeteilt. Man zählt, wie viele Kugeln gemäß ihren jeweiligen Geschwindigkeiten in die einzelnen Geschwindigkeitsinkremente fallen. Die Verteilung der Kugeln auf die einzelnen Geschwindigkeitsinkremente liefert das *Geschwindigkeits-Intensitäts-Spektrum* der Kugeln zum Zeitpunkt t_1. Zum Zeitpunkt t_2 wird die Messung wiederholt. Man erhält wieder ein anderes Spektrum.

Würde man die Geschwindigkeit der Kugeln mit Ultraschall messen, so könnte man die Doppler-Verschiebungen messen, die von den Kugeln verursacht werden. Die Doppler-Frequenzverteilungen zu den jeweiligen Zeitpunkten sind die Doppler-(Frequenz-) Spektren der Geschwindigkeitsverteilung der rollenden Kugeln. Dieses Modell gilt völlig analog im Falle der Geschwindigkeitsverteilung von Erythrozyten im Blut.
Die gemessene Geschwindigkeit ist gemäß der Doppler-Gleichung von der Frequenzverschiebung des ausgesandten Signals abhängig. Diese kann je nach Blutflussrichtung positiv oder negativ sein. Die Verschiebungen liegen in der Größenordnung Hertz bis einige Kilohertz und damit also im Hörbereich des

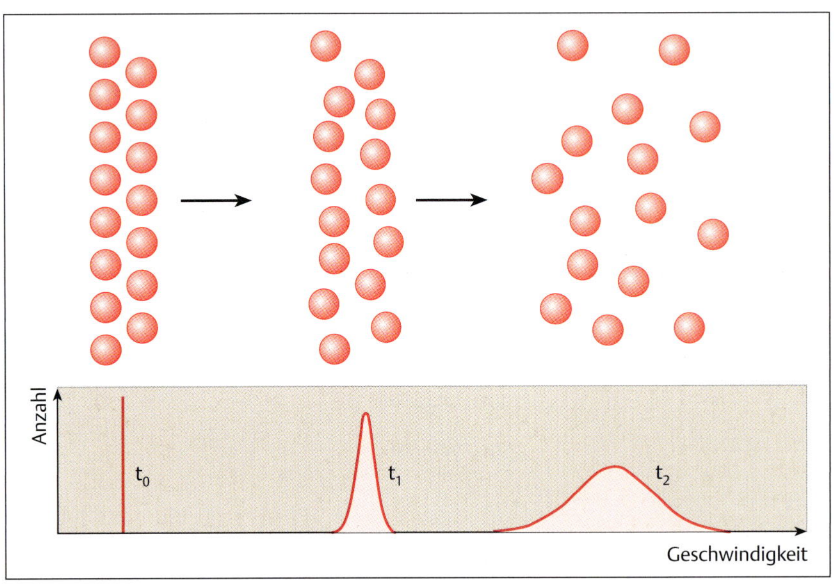

Abb. 1.**46** Erklärung des Begriffs Spektrum am Beispiel der Geschwindigkeitsverteilung rollender Kugeln zu unterschiedlichen Zeitpunkten t_0, t_1 und t_2.

menschlichen Ohrs. Die gewählte Mittenfrequenz liegt aber im Bereich von Megahertz. Aufgabe der Technik ist es nun, die Frequenzverschiebungen in Bezug auf die Mittenfrequenz zu bestimmen und in irgendeiner Form darzustellen oder hörbar zu machen. Wie dies technisch bewerkstelligt wird, ist ab S. 46 zu lesen.

Verarbeitung des Doppler-Signals. Nachdem die Trägerwelle entfernt und einige weitere Manipulationen durchgeführt wurden, liegt das Doppler-Signal vor. Man kann es direkt auf einen Lautsprecher geben. Das Ohr kann Frequenzen über 4 Zehnerpotenzen hören. Es ist also, wovon jeder sich durch Hören eines Musikkonzerts überzeugen kann, ein hervorragender Spektralanalysator. Im Allgemeinen möchte man jedoch das Doppler-Frequenzspektrum dokumentieren und vielleicht noch in der einen oder anderen Weise graphisch oder mathematisch auswerten. Das Spektrum muss also auf den Monitor gebracht oder im Falle der farbkodierten Duplexsonographie ein farbig kodierter Wert für die Blutflussgeschwindigkeit/Doppler-Verschiebung angegeben werden.

Das gewonnene Doppler-Signal muss dafür auf seine spektrale (Frequenz-) Zusammensetzung hin untersucht werden.

Es wird angenommen, dass die Zusammensetzung des Doppler-Signals aus einzelnen Frequenzen mit unterschiedlichen Amplituden der Geschwindigkeitsverteilung des Blutflusses entspricht.

Frequenzanalyse. Als Methode der Wahl für die Frequenzanalyse wird ein Rechenalgorithmus mit dem Namen „Fast-Fourier-Transformation", kurz FFT genannt, verwandt (s. S. 50ff). Hierzu muss das Doppler-Signal digitalisiert vorliegen. Für diskrete Frequenzwerte werden mit dieser Methode die zugehörigen Amplituden berechnet und diese dann als Grauwerte im graphisch aufgetragenen Doppler-Spektrum auf dem Monitor dargestellt. Bei der FKDS geht man andere Wege (s. S. 54ff).

„Medizinisches" Doppler-Spektrum. In der Medizin besitzt das Doppler-Spektrum „umgangssprachlich" eine etwas andere Bedeutung als in der Physik und Technik. Die Aneinanderreihung vieler einzelner „physikalischer" Spektren, jeweils um ein Zeitinkrement versetzt, stellt das medizinische Doppler-Spektrum dar. In der Abbildung **1.47** ist ein solches Spektrum zum besseren Verständnis in einer ungewöhnlichen Art und Weise dargestellt worden. Die Zeitinkremente entsprechen der Zeit, die zum Sammeln der Information für ein Spektrum benötigt wird. Beim gepulsten Doppler werden im Allgemeinen 32, 64 oder 128 Puls-Echo-Zyklen verwandt.

Die Größe der *Zeitinkremente* ist also abhängig von der Bildtiefe, aus der das Spektrum gewonnen wird. Die Größe der *Frequenzinkremente* ist gleich der Pulswiederholfrequenz geteilt durch die Anzahl der Puls-Echo-Zyklen pro Spektrum (s. S. 50ff).

Die einzelnen Kästchen sind die Amplituden der jeweiligen Doppler-Frequenzen des jeweiligen Spektrums. Üblicherweise werden die Amplituden in unterschiedlichen Helligkeitsstufen angezeigt. Je heller, desto größer ist die Amplitude der jeweiligen Doppler-Frequenz.

Man kann aus dem eben Gesagten für das medizinische Doppler-Spektrum folgern (der genaue Nachweis folgt in den nächsten Abschnitten):

- Die *Frequenzauflösung* des Doppler-Spektrums ist gleich der Pulswiederholfrequenz geteilt durch die Anzahl der verwandten Puls-Echo-Zyklen.
- Die *zeitliche Auflösung* ist abhängig von der Anzahl der Puls-Echo-Zyklen, die für ein physikalisches Spektrum verwandt werden, und außerdem von der Bildtiefe.
- Eine Verbesserung der Frequenzauflösung verursacht automatisch eine Verschlechterung der zeitlichen Auflösung und umgekehrt.
- Durch eine Reduktion der Pulswiederholfrequenz kann man die Frequenzauflösung im Bereich niedriger Doppler-Frequenzen verbessern.

Die gern gestellte Frage nach der Rechnergeschwindigkeit ist bei gepulsten Systemen für den Anwender sinnlos, da die Rechnergeschwindigkeit bei modernen Systemen nicht in die Zeit- oder Frequenzauflösung eingeht. Ob der Rechner nun 90% oder nur 10% der Zeit auf Messdaten wartet, ist unerheblich.

Amplitude, Phase, Frequenz

Um die verschiedenen Doppler-Auswerteverfahren zu verstehen, muss man zumindest eine bildliche Vorstellung der Begriffe Phase, Frequenz und Amplitude haben. Zum besseren Verständnis betrachte man die Abbildung 1.**48**.

Die gleichmäßige Drehbewegung eines achsenfernen Punktes a eines einspeichigen Rades wird auf eine lineare Zeitachse t übertragen. Der Winkel zwischen der Speiche S und der positiven t-Achse wird als Phasenwinkel oder kurz Phase bezeichnet. Die Phase $\varphi(t)$ ändert sich kontinuierlich mit der Zeit. Sie bezeichnet den momentanen (Bewegungs-) Zustand eines Objekts. Hat die Speiche eine vollständige Umdrehung von 360° zurückgelegt, so liegt sie wieder parallel zur t-Achse, und eine neue Umdrehung kann beginnen. In der zeitlichen Darstellung schneidet die Kurve bei 0°, 180° und 360° ebenfalls die t-

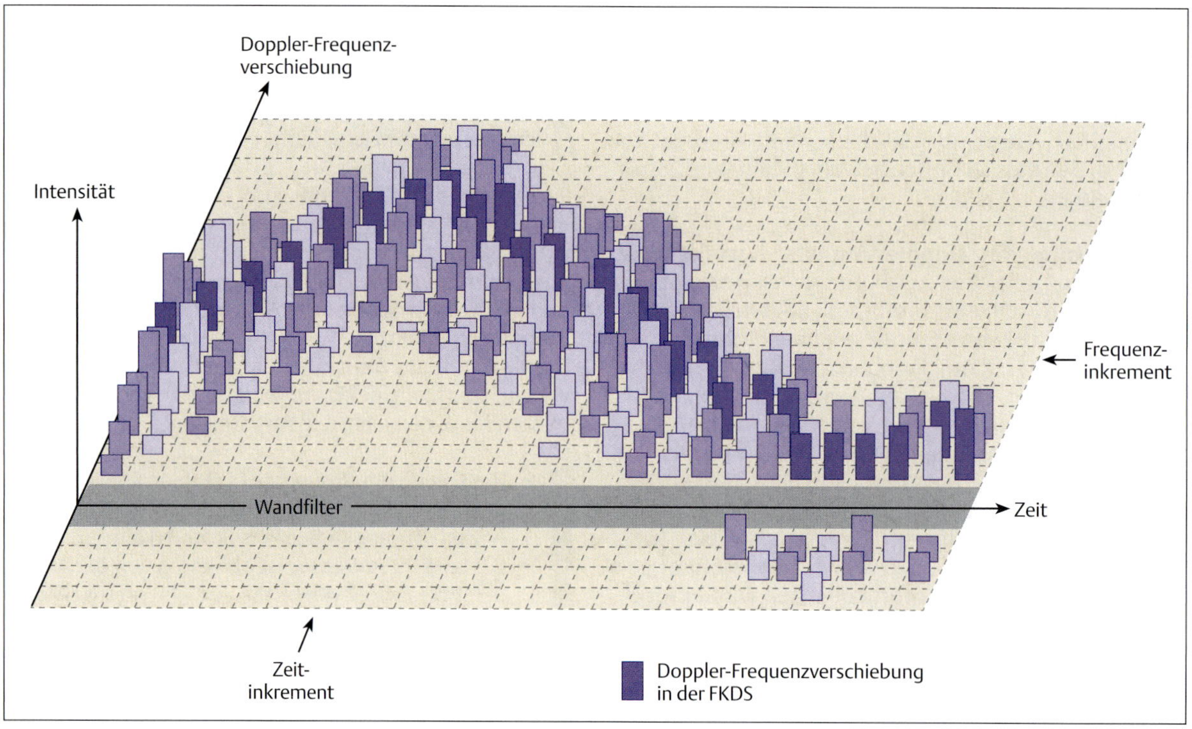

Abb. 1.**47** Ein medizinisches Doppler-Spektrum entspricht vielen einzelnen nacheinander aufgetragenen Spektren. Die Kästchen entsprechen in ihrer Höhe den Amplituden der jeweiligen Doppler-Frequenz. Üblicherweise werden die Amplituden in unterschiedlichen Helligkeitsstufen angezeigt. Die schraffierten Kästchen entsprechen dann den Farbwerten des FKDS-Bildes, wenn die gleiche Anzahl von Puls-Echo-Zyklen bei der Ermittlung der Farbkodierung wie auch des Doppler-Spektrums verwandt wird.

Achse. Die Drehgeschwindigkeit der Speiche A bestimmt die Anzahl der Radumdrehungen pro Sekunde. Die Anzahl der (Rad-)Umdrehungen pro Sekunde wird als Frequenz bezeichnet. Der senkrechte Abstand A des Punktes a von der Achse t verändert sich mit der Zeit. Dies entspricht der Auslenkung A(t) des Punktes a in der Zeitdarstellung. Der maximale Abstand von der Achse t entspricht der Länge der Speiche A. Der Punkt a beschreibt eine wellenförmige Bewegung. Die Auslenkung A(t) wird als die Amplitude der Welle bezeichnet und ist

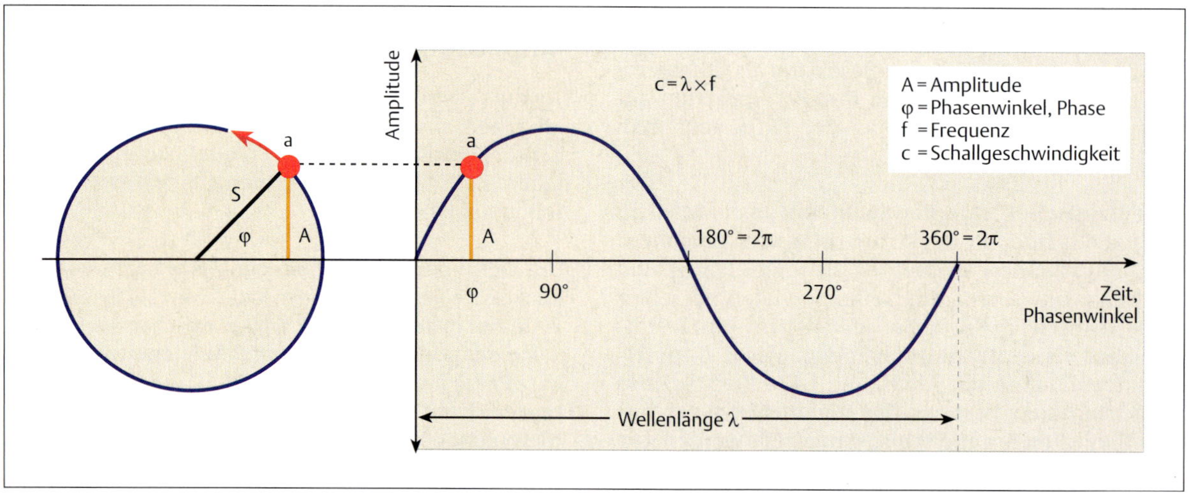

Abb. 1.**48** Definition der Größen Amplitude A, Frequenz f, Phase φ und Wellenlänge λ. Es gilt allgemein: die Schallgeschwindigkeit $c = \lambda \cdot f$.

eine Funktion der Zeit. Die Projektion des Weges auf die t-Achse, den der Punkt a innerhalb der Zeitdauer einer Radumdrehung zurückgelegt hat, wird als Wellenlänge bezeichnet.

Ganz allgemein gilt, dass die Geschwindigkeit c gleich dem zurückgelegten Weg pro Zeiteinheit ist. Hier legt der Punkt a den geradlinigen Weg λ in der Zeit t zurück. In dieser Zeit hat das Rad eine Umdrehung ausgeführt. Die Drehfrequenz ist $f = 1/t$.

Daraus folgt Gleichung 1.**1**. Die Schallgeschwindigkeit ist gleich dem Produkt aus Wellenlänge λ und Frequenz f.

$$c = \lambda\ f$$

Als nächstes sollen 2 Wellen unterschiedlicher Frequenz miteinander verglichen werden (Abb. 1.**49**). Es wird angenommen, dass beide Wellen zum gleichen Zeitpunkt angeregt werden. Zum Zeitpunkt t = 0 sind beide im gleichen Phasenzustand ($\varphi_1(t{=}0) = \varphi_2(t{=}0) = 0$). Die Welle 1 läuft aber der Welle 2 voraus. Die Phasenwinkel $\varphi_1(t_1)$ und $\varphi_2(t_2)$ seien gleich. Die Welle 1 durchläuft den Phasenwinkel $\varphi_1(t_1)$ früher als die Welle 2 den gleichen Winkel $\varphi_2(t_2)$. Mit anderen Worten, die Welle 1 mit der kürzeren Wellenlänge durchläuft einen bestimmten Phasenzustand früher als die Welle 2 mit der längeren Wellenlänge.

Es ist also möglich, durch einen Phasenvergleich den Wert der Phasenverschiebung und somit die Frequenzverschiebung bzw. Wellenlängenänderung zu ermitteln. Allgemein gilt für die Beziehung zwischen Phase und Frequenz:

$$\varphi(t) = 2\pi f t \qquad \text{(Gl. 1.12)}$$

Ermittlung der Doppler-Frequenz. Es soll nun gezeigt werden, wie aus der Phasendifferenz die Doppler-Frequenz ermittelt werden kann. Die Phase selbst wird über die Quadraturdemodulation gewonnen. S. hierzu S. 46ff.

Die Entfernung d zwischen dem Schallkopf und dem Reflektor wurde in Gleichung 1.**4** definiert als:

$$d = \frac{ct}{2}$$

Hierbei ist c die Schallgeschwindigkeit und t die Puls-Echo-Laufzeit. Die Wegstrecke d_0 des 1. Pulses zum bewegten Objekt wird in der Zeit t_0 zurückgelegt. Die Wegstrecke d_n des n-ten Pulses zum bewegten Objekt wird in der Zeit t_n zurückgelegt.

$$d_0 = \frac{ct_0}{2} \text{ und } d_n = \frac{ct_n}{2} \qquad \text{(Gl. 1.13)}$$

Die Wegstrecke, die das Blut zwischen dem ersten und dem n-ten Puls zurückgelegt hat, ist Δd, wobei Δd gleich dem Produkt aus der Blutflussgeschwindigkeit v_{Blut} und dem zeitlichen Pulsabstand ist. Der Zeitabstand der Messungen ist nt_{PRF}, also n-mal der zeitliche Pulsabstand zweier nacheinander folgender Pulse.

$$\Delta d = v_{Blut}\ nt_{PRF} \qquad \text{(Gl. 1.14)}$$

Gemäß der Abbildung 1.**50** ist bei einer Bewegung *zum Schallkopf hin:*

$$d_0 = d_n + \Delta d$$

Bei einer Bewegung *vom Schallkopf weg* gilt:

$$d_0 = d_n - \Delta d \qquad \text{(Gl. 1.15)}$$

Der Unterschied besteht also nur in dem Vorzeichen von Δd. Es soll hier vorerst nur die Bewegung vom Schallkopf weg betrachtet werden. Der zweite Fall folgt

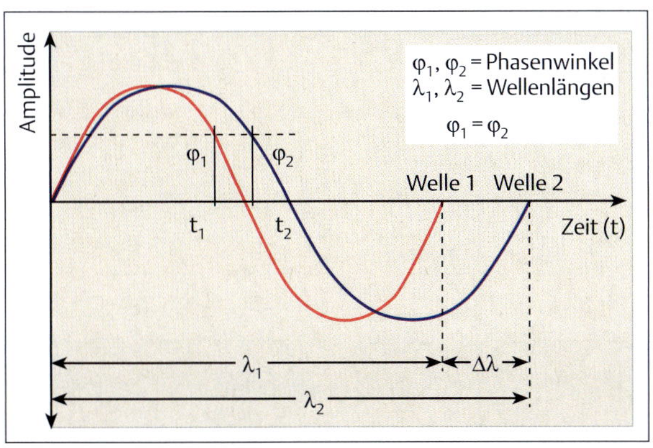

Abb. 1.**49** Zwei Wellen 1 und 2 unterschiedlicher Frequenz durchlaufen die gleiche Phase $\varphi_1(t_1) = \varphi_2(t_2)$ zu unterschiedlichen Zeitpunkten.

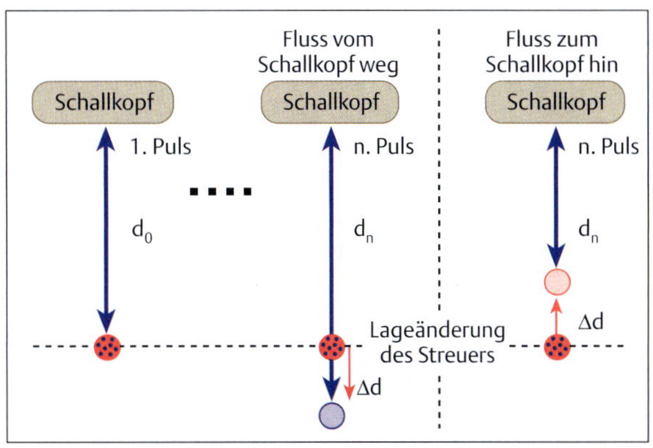

Abb. 1.**50** Es wird die Bewegung bestimmt, die ein Streuer vom Schallkopf weg bzw. zum Schallkopf hin ausführt. d_0 und d_n sind die Abstände von Streuer und Schallkopf zu unterschiedlichen Zeitpunkten, Δd ist die Differenz dieser Abstände.

durch Vorzeichenänderung. Der Winkel zum Schallstrahl (Doppler-Winkel) sei 0°. Es sollen Gleichungen 1.**13** und 1.**14** in 1.**15** eingesetzt und gleichzeitig nach t_n aufgelöst werden:

$$t_n = \frac{2}{c}\,(d_0 + v_{Blut}\ nt_{PRF})$$

Dies wiederum in Gleichung 1.**12** eingesetzt ergibt:

$$\varphi_n = 2\pi f_0 \frac{2}{c}\,(d_0 + v_{Blut}\ nt_{PRF})$$

Hierbei ist f_0 die Referenzfrequenz des Schallkopfes. Es gilt:

$$\varphi_0 = 2\pi f_0\ t_0 = 2\pi f_0 \frac{2d_0}{c}$$

Dies eingesetzt in die vorhergehende Gleichung liefert:

$$\varphi_n = \varphi_0 + 2\pi f_0 \frac{2}{c}\, v_{Blut}\ nt_{PRF}$$

Für die Doppler-Verschiebung gilt die Gleichung 1.**10**. Das Einsetzen dieser Gleichung mit einem Doppler-Winkel von 0° in die letzte Gleichung ergibt:

$$\varphi_n = \varphi_0 + 2\pi f_d\ nt_{PRF}$$

Es ist t_{PRF} gemäß Gleichung 1.**22** gleich dem Kehrwert der Pulswiederholfrequenz f_{PRF}. Dies eingesetzt wird zu:

$$\varphi_n = \varphi_0 \pm 2\pi n \frac{f_d}{f_{PRF}}$$

Hierbei gilt das obere (Plus-) Zeichen für Bewegungen vom Schallkopf weg und das untere (Minus-) Zeichen für Bewegungen zum Schallkopf hin.

Zieht man die Phase φ_n von der Phase φ_{n+1} ab, so erhält man:

$$\Delta\varphi = \varphi_{n+1} - \varphi_n = \pm\ 2\pi \frac{f_d}{f_{PRF}}$$

Dies nach der Doppler-Verschiebung f_d aufgelöst ergibt:

$$f_d = \mp\ \Delta\varphi \frac{f_{PRF}}{2\pi} \qquad \text{(Gl. 1.16)}$$

Somit kann man aus der Differenz zweier Phasenmessungen die Doppler-Frequenzverschiebung bestimmen. Der letzten Gleichung lässt sich entnehmen, dass die Doppler-Verschiebung maximal $f_{PRF}/2$ betragen kann, da eine Phasenverschiebung größer π nicht mehr eindeutig ist (s. S. 43ff). Aus dem Vorzeichen der obigen Gleichung kann man sofort die Flussrichtung bestimmen.

Bestimmung der Phase. Leider ist es nicht ganz einfach, die Phase zu bestimmen. Andererseits wird bei vielen Doppler-Verfahren die Doppler-Verschiebung über die Phasenverschiebung bestimmt. Dies gilt insbesondere im Falle der farbkodierten Duplexsonographie. Zum besseren Verständnis der Doppler-Verfahren muss das Modell in der Abbildung 1.**48** erweitert werden. Hierzu sollte die Abbildung 1.**51** betrachtet werden.

Die gleiche Konstruktion, die in der Abbildung 1.**48** zur Wellenbewegung führte, wird nun ebenfalls auf einer weiteren Achse senkrecht zur t-Achse durchgeführt. Auf der neuen Achse nimmt die Amplitude B(t) zum Zeitpunkt t = 0 ihren maximalen Wert an. Der Verlauf beider Kurven ist bis auf eine 90°-Phasenverschiebung gleich.

Die t-Achse der Abbildung 1.**48** wird jetzt als imaginäre Achse (Im) bezeichnet. Die Gleichung, die die Kurve beschreibt, ist eine Sinus-Funktion, $A(t)\sin(\omega t + \varphi)$. Es ist $\omega = 2\pi f$. Die neue Achse wird als die reale Achse (Re) bezeichnet. Die Gleichung, die diese Kurve beschreibt, ist eine Kosinus-Funktion, $B(t)\cos(\omega t + \varphi)$. Kombiniert man Realteil und Imaginärteil mit der imaginären Einheit $i = \sqrt{-1}$, so erhält man die komplexe Gleichung:

$$Y(t) = Re + Im = B(t)\cos(2\pi f_0 t + \varphi) + iA(t)\sin(2\pi f_0 t + \varphi), \qquad \text{(Gl. 1.17)}$$

wobei f_0 die Mittenfrequenz des Schallkopfes ist, mit

$$f_0 = \frac{\omega_0}{2\pi}$$

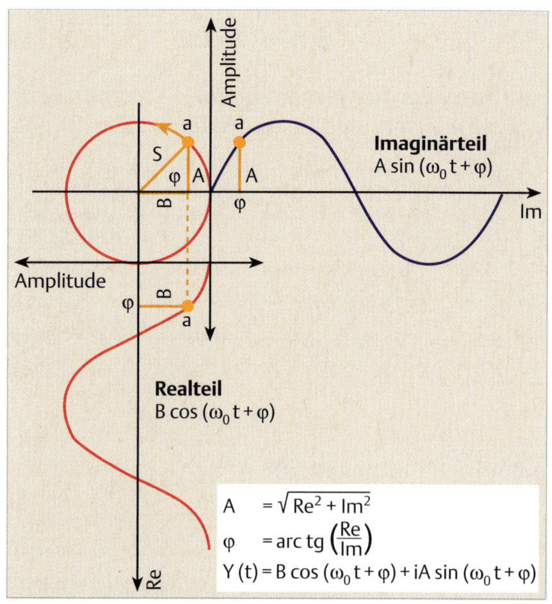

Abb. 1.**51** Veranschaulichung der komplexen Wellenbeschreibung durch Real- und Imaginärteile.

Es gilt für die Amplitude A:

$$A = \sqrt{Re^2 + Im^2} \qquad \text{(Gl. 1.18)}$$

und für die Phase φ:

$$\varphi = \text{arc tg} \frac{Re}{Im} \qquad \text{(Gl. 1.19)}$$

Durch diese Umformung kann man nun sowohl die Phase als auch die Amplitude bestimmen.

Problem der gepulsten Abtastung – Aliasing

Definition. Aliasing bezeichnet ein Phänomen, bei dem die angezeigte Doppler-Frequenzverschiebung falsch dargestellt wird. Dieser Effekt ist aus Kinofilmen bekannt. Ein Film ist eine Folge von Einzelbildern, die in einer bestimmten Frequenz aufgenommen werden (Abb. 1.**52**): Die Räder eines beschleunigenden Wagens drehen sich zuerst im Uhrzeigersinn, dann scheinbar im Gegenuhrzeigersinn und dann wieder im Uhrzeigersinn usw. Die Umkehrpunkte sind Vielfache der halben Abtastfrequenz, die in diesem Fall der Filmbildfolgefrequenz entspricht. Wird kontinuierlich gemessen, tritt Aliasing nicht auf. Es gibt 2 unterschiedliche Doppler-Methoden: CW- (Continuous Wave) -Doppler und PW- (Pulse Wave) - Doppler.

- Beim CW-Verfahren werden kontinuierlich Schallwellen mit einer bestimmten Frequenz vom Schallkopf emittiert und empfangen. Hierbei ist es nicht möglich, die Tiefe zu bestimmen, aus der die Echos kommen.
- Beim PW-Verfahren werden nur kurze Ultraschallpulse abgegeben. Aufgrund der bekannten Laufzeit des Schalls können die empfangenen Echos einer bestimmten Bildtiefe zugeordnet werden.

Alle FKDS-Verfahren basieren somit zwangsläufig auf dem PW-Verfahren. Beim CW-Doppler tritt Aliasing also prinzipiell nicht auf. Beim PW-Verfahren kann man dies nicht verhindern. Tab. 1.**3** beinhaltet eine Zusammenfassung der Eigenschaften der einzelnen Doppler-Verfahren.

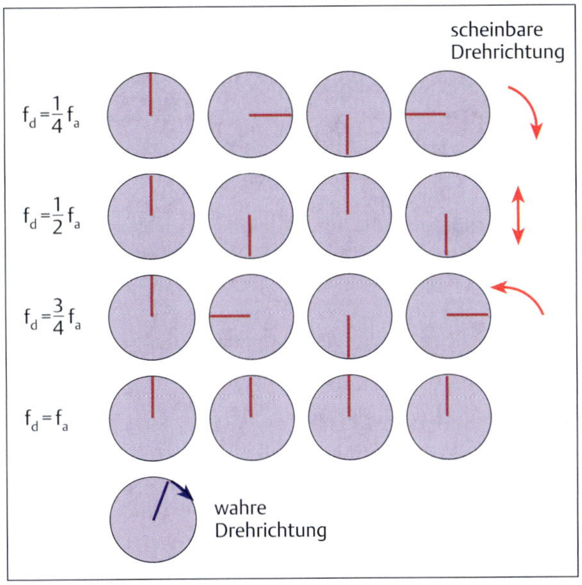

Abb. 1.**52** Während der Drehung eines einspeichigen Rades werden in unterschiedlicher Häufigkeit f_a Momentaufnahmen gemacht. Die wahre Drehfrequenz f_d und -richtung des Rades seien konstant. Beim Betrachten der Momentaufnahmen scheint sich die Drehrichtung zu ändern: Ist $f_d = 1/2\ f_a$, so scheint das Rad die Drehrichtung zu wechseln. Im Falle $f_a = f_d$ scheint das Rad stillzustehen.

Ermittlung des Doppler-Signals. Am Beispiel der Abbildung 1.**52** wird deutlich, dass eine Fehlmessung möglich ist. Wie gesagt, werden beim PW-Verfahren nur kurze Pulse vom Schallkopf abgeschickt. Das Ultraschallgerät wird beim Spektral-Doppler nur für Echos aus einer vom Anwender definierten Tiefe (Doppler-Tor, Doppler-Gate, Doppler-Messvolumen) auf Empfang geschaltet, bzw. nur Echos aus dem gewählten Bereich werden in der FFT-Analyse berücksichtigt. Diese kurzen empfangenen Echos nennt man Samples. Man nimmt also quasi nur „Proben", aus denen das Doppler-Signal rekonstruiert wird.

Bei der farbkodierten Duplexsonographie werden vom Gerät selbst viele getrennte Tore aufgemacht und

	FDKS Geschwindigkeit	FDKS Intensität	FDKS Tissue-Doppler	PW Doppler	CW Doppler
Aliasing	ja	nein	ja	ja	nein
Tiefenauflösung	ja	ja	ja	ja	nein
Lateralauflösung	ja	ja	ja	ja	ja
Winkelabhängigkeit	ja	ja	ja	ja	ja

Tabelle 1.**3** Vergleich der Doppler-Verfahren. Bei Intensitäts-Doppler-Verfahren sind durch die fehlende Richtungsdarstellung Aliasing und die Winkelabhängigkeit nur schlecht oder nicht zu erkennen

die jeweiligen Samples den Toren zugeordnet. Gesucht wird die Doppler-Frequenzverschiebung f_d, die nur wenige Promille der Mittenfrequenz beträgt. Man registriert also nur die niederfrequente Doppler-Verschiebung. Leider kann man aus einem einzigen kurzen Puls keine Doppler-Kurve gewinnen.

Man erhält pro Puls nur einen diskreten Wert, den man allgemein als *Stützstelle* bezeichnet. Um das gesamte Doppler-Signal zu erhalten, benötigt man viele Stützstellen, je mehr, desto besser. Die Pulswiederholfrequenz bzw. Sampling-Frequenz f_{PRF} kennzeichnet den zeitlichen Abstand der Stützstellen.

In der Abbildung 1.**53** sind in regelmäßigen Abständen Messwerte aufgenommen worden. Durch Verbinden der Messwerte entsteht die resultierende Kurve. Da f_{PRF} in diesem Beispiel kleiner ist als die Frequenz der Ist-Kurve, entsteht eine niederfrequente resultierende Kurve. Die Ist-Kurve wird nicht korrekt wiedergegeben. Damit aber die Ist-Kurve korrekt reproduziert werden kann, muss die Bedingung

$$|f_d| < \frac{1}{2} f_{PRF} \text{ bzw. } f_{PRF} > 2\,|f_d| \quad \text{(Gl. 1.20)}$$

eingehalten werden.

Die Frequenz $f_{PRF}/2$ wird als Nyquist-Frequenz oder Nyquist-Grenze bezeichnet. Bei Doppler-Verschiebungen oberhalb der Nyquist-Grenze verliert man die Eindeutigkeit des Ergebnisses.

Um zu verstehen, was passiert, wenn die Doppler-Verschiebung etwas oberhalb von $f_{PRF}/2$ ist, soll das Analogon des Rades in der Abbildung 1.**52** wieder herangezogen werden. Es darf nicht vergessen werden, dass dem uneingeweihten Beobachter a priori die Drehrichtung des Rades unbekannt ist. Im ersten Fall soll das Rad zwischen dem 1. und dem 2. Sample (Messung) bis auf einen geringen Betrag Δ eine halbe Umdrehung im Uhrzeigersinn vollführen. Es dreht sich somit fast mit seiner maximal eindeutig detektierbaren Geschwindigkeit. Im zweiten Fall soll das Rad zwischen dem 1. und dem 2. Sample eine halbe Umdrehung im Uhrzeigersinn plus dem Betrag Δ vollführen. Dem Beobachter erscheint das Rad im 2. Fall eine Umdrehung im Gegenuhrzeigersinn mit fast der maximal eindeutig detektierbaren Geschwindigkeit vollführt zu haben.

Mit anderen Worten: Wird die Nyquist-Frequenz überschritten, so springt die angezeigte Doppler-Verschiebung von der maximal messbaren positiven Verschiebung zur maximal messbaren negativen Doppler-Verschiebung und umgekehrt (Abb. 1.**54** und 1.**55**).

Steigt die Geschwindigkeit des zu messenden Objekts weiter an, so sinkt die angezeigte Doppler-Verschiebung bis zum Erreichen der vollen f_{PRF} (2x die Nyquist-Frequenz). Danach steigt die angezeigte Doppler-Verschiebung in umgekehrter Richtung wieder an. Jeweils bei einem Erreichen eines ganzzahligen Vielfachen der halben Nyquist-Frequenz kommt es zu einer scheinbaren Richtungsumkehr.

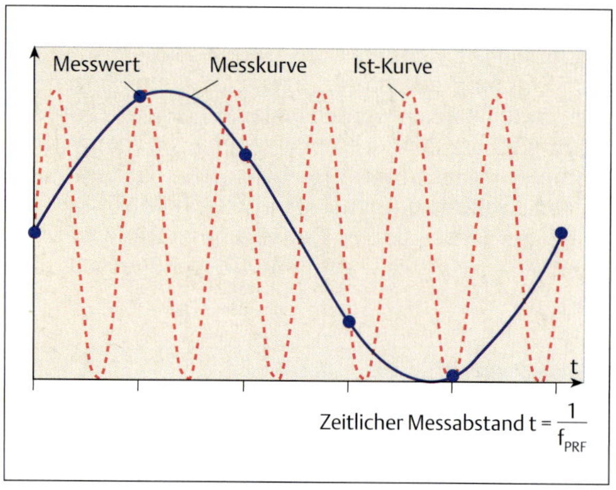

Abb. 1.**53** Ist die Sample-Frequenz f_{PRF} kleiner als die doppelte Frequenz des zu messenden Signals, kann aus den Messwerten keine Ist-Kurve rekonstruiert werden.

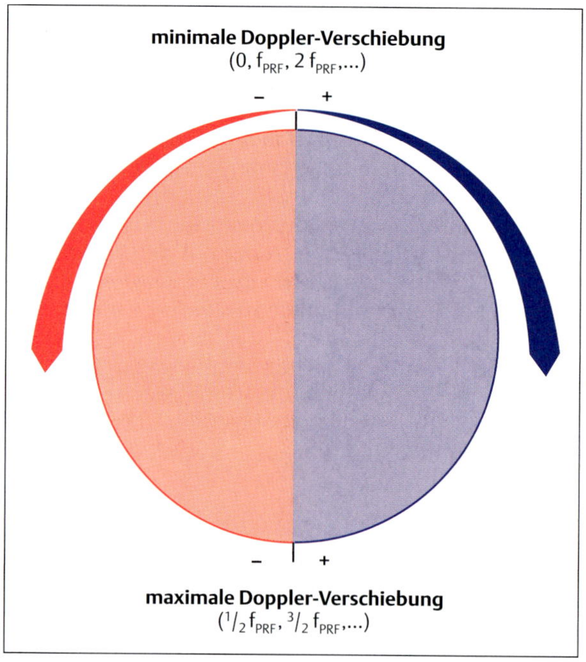

Abb. 1.**54** Wird die Nyquist-Frequenz überschritten, so springt die angezeigte Doppler-Verschiebung von der maximal messbaren positiven zur maximal messbaren negativen Verschiebung und umgekehrt.

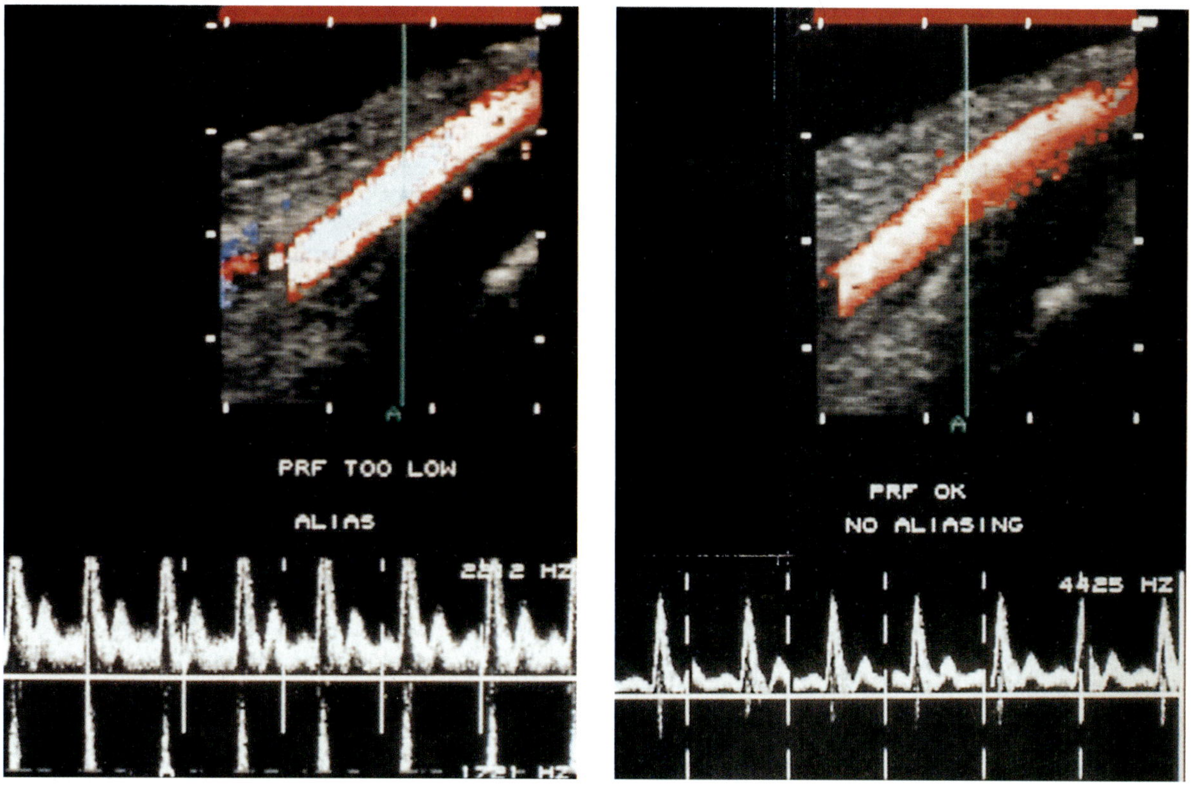

Abb. 1.**55** **a** u. **b** FKDS-Aufnahme der ACC mit Doppler-Spektrum einmal mit (**a**) und einmal ohne (**b**) Aliasing durch Verdopplung respektive Halbierung von f_{PRF}.

Flussbereich. Bei den obigen Erläuterungen zum Aliasing wurde implizit nur von dem Betrag der Doppler-Verschiebung ausgegangen. Tatsächlich sind Verschiebungen von $-f_{PRF}/2$ bis $+f_{PRF}/2$ eindeutig zulässig. Der Eindeutigkeitsbereich beträgt somit $2 \times f_{PRF}/2 = f_{PRF}$. Durch einen manuellen Eingriff kann man nun den gesamten Eindeutigkeitsbereich durch eine Art Nullpunktverschiebung frei in einen Vorwärts- und einen Rückwärtsflussbereich einteilen. Es sei betont, dass sich die Größe des gesamten Eindeutigkeitsbereichs dadurch nicht ändert (Abb. 1.**56**). Dadurch ist es möglich, z.B. die Vorwärtsflusskomponente bis auf die volle f_{PRF} zu erweitern, aber auf Kosten der Rückwärtsflusskomponente, die in diesem Fall nicht mehr voll oder gar nicht darstellbar ist. Um diese Einstellung vorzunehmen, muss der Anwender aber bereits ein Vorwissen haben, nämlich dass in diesem Fall nicht mit Rückwärtsfluss zu rechnen ist.

Die Pulswiederholfrequenz ist nicht beliebig steigerbar. Auf S. 14 wurde erläutert, dass vor dem Aussenden des 2. Pulses die Ankunft der Echos des vorherigen Pulses abgewartet werden muss. Dadurch ist die Pulswiederholfrequenz an die vom Anwender gewünschte Doppler-Torposition gebunden. Je tiefer sie liegt, desto niedriger ist f_{PRF}.

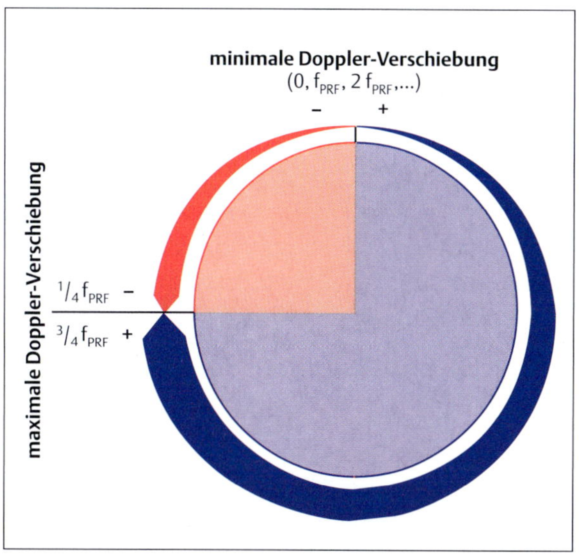

Abb. 1.**56** Der Aliasing-freie Bereich ist insgesamt innerhalb der Pulswiederholfrequenz veränderbar. Die Einteilung in den Vorwärts- und Rückwärtsflussbereich kann jedoch der Anwender vornehmen. Vergleiche Abb. 1.**54**.

Durch Multiplikation der Gleichungen 1.**11** und 1.**4** erhält man:

$$vd = \frac{f_d}{2f_0} \frac{c}{\cos(\alpha)} \frac{ct}{2} \qquad \text{(Gl. 1.21)}$$

mit

- d = Doppler-Torposition,
- t = Pulslaufzeit Schallkopf – Doppler-Tor – Schallkopf.

Es gilt:

$$t = \frac{1}{f_{PRF}} \qquad \text{(Gl. 1.22)}$$

Weiterhin gilt nach Gleichung 1.**20** für die maximale, ohne Aliasing messbare Doppler-Verschiebung: $f_d < f_{PRF}/2$. Dies eingesetzt in Gleichung 1.**21** liefert:

$$v_{max}\, d < \frac{c^2}{8 f_0} \frac{1}{\cos(\alpha)}$$

Nach v_{max} aufgelöst folgt für die maximale eindeutig messbare Flussgeschwindigkeit:

$$v_{max} < \frac{c^2}{8 d f_0} \frac{1}{\cos(\alpha)}$$

In der Abbildung 1.**57** ist v_{max} für mehrere gebräuchliche Mittenfrequenzen im Falle eines 0°-Winkels aufgetragen worden.

Im Falle der FKDS ist d gleich der maximalen Bildtiefe oder, falls das System die Grauwert- und Farbinformationen getrennt sammelt, entspricht d der maximalen Tiefe des Farbbereichs.

HPRF-Doppler. Als letzte Doppler-Ausführung soll noch kurz auf den HPRF-Doppler (High Puls Repetition Frequency) eingegangen werden. Es handelt sich hier um einen Sonderfall des Puls-Doppler-Verfahrens. Die Pulswiederholfrequenz ist höher als maximal nach Gleichung 1.**5** erlaubt. Das bedeutet, dass der Ort des Doppler-Tores nicht mehr eindeutig ist. Ist f_{PRF} z.B. doppelt so hoch wie nach Gleichung 1.**5** zulässig, so findet man in dem halben Abstand zwischen dem Doppler-Tor und dem Schallkopf noch ein zweites Tor. Man kann jetzt nicht unterscheiden, ob die Doppler-Daten aus dem 1. oder dem 2. Tor stammen, da die Signale gleichzeitig am Schallkopf ankommen. Wird f_{PRF} noch weiter erhöht, so findet man noch weitere Tore. Der Vorteil dieses Verfahrens liegt in der Erweiterung des Aliasing-freien Frequenzbereichs. Der Nachteil ist der Verlust der Eindeutigkeit bezüglich des Ursprungs der Doppler-Daten.

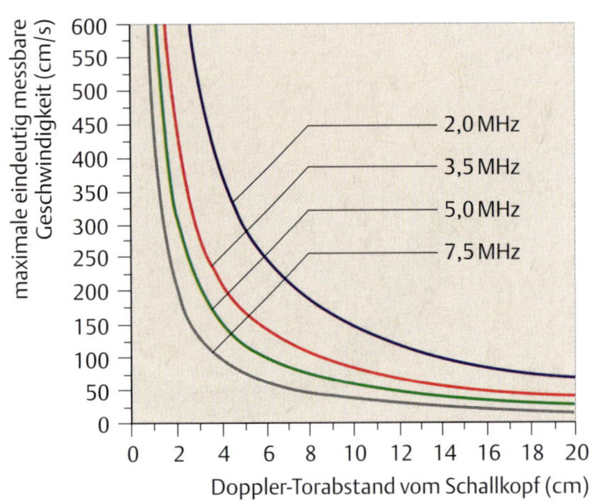

Abb. 1.**57** Maximale eindeutig messbare Geschwindigkeit als Funktion der Doppler-Torposition für einen Doppler-Winkel von 0°.

Gewinnung des Doppler-Signals für das Doppler-Spektrum

Demodulation. Doppler-Verschiebungen sind niederfrequente Änderungen des ausgesandten Ultraschallsignals. Man kann sagen, dass das niederfrequente Doppler-Signal (Hz bis kHz) dem hochfrequenten Ultraschallsignal (MHz) aufgeprägt ist. Man nennt dies eine Modulation (Abb. 1.**58**). Das Gleiche geschieht beim Radio. Am Radioempfänger wird die Frequenz der hochfrequenten Trägerwelle (MHz) angezeigt. Die Musik oder Sprache ist die niederfrequente Modulation (kHz) der Trägerwelle. Im Radioempfänger folgt jetzt eine Demodulation, d.h. die Trägerwelle wird vom gesamten Signal abgezogen. Übrig bleibt die Modulation. Eine ähnliche Demodulation wird im Ultraschallgerät auch durchgeführt. Beim CW-Doppler geschieht dies kontinuierlich. Beim PW-Doppler und beim FKDS erhält man nur einzelne Stützstellen des Doppler-Signals. Die Demodulation kann dabei ebenfalls kontinuierlich erfolgen. Es werden jedoch nur diejenigen Teile des demodulierten Signals gespeichert, die aus dem vom Anwender gesetzten Doppler-Messvolumen stammen, bzw. die Signale werden den einzelnen Samples längs der jeweiligen Ultraschalllinie zugeordnet. Nach der Demodulation kommt die eigentliche Doppler-Spektralanalyse.

Doppler-Spektralanalyse. Um die Trägerwelle zu entfernen, benutzt man das Verfahren der *kohärenten Demodulation* (Abb. 1.**59**). Hierbei wird das empfangene Echo mit der nicht modulierten Trägerwelle multipliziert. Anschließend folgt eine Tiefpassfilterung, die nur noch Frequenzen in der Größenordnung der Doppler-Verschiebung übrig lässt.

Führt man die Demodulation nach der oben beschriebenen Art durch, so geht dabei die Richtungsinformation verloren. Man behilft sich, indem man diese Demodulation 2-mal parallel durchführt: Einmal

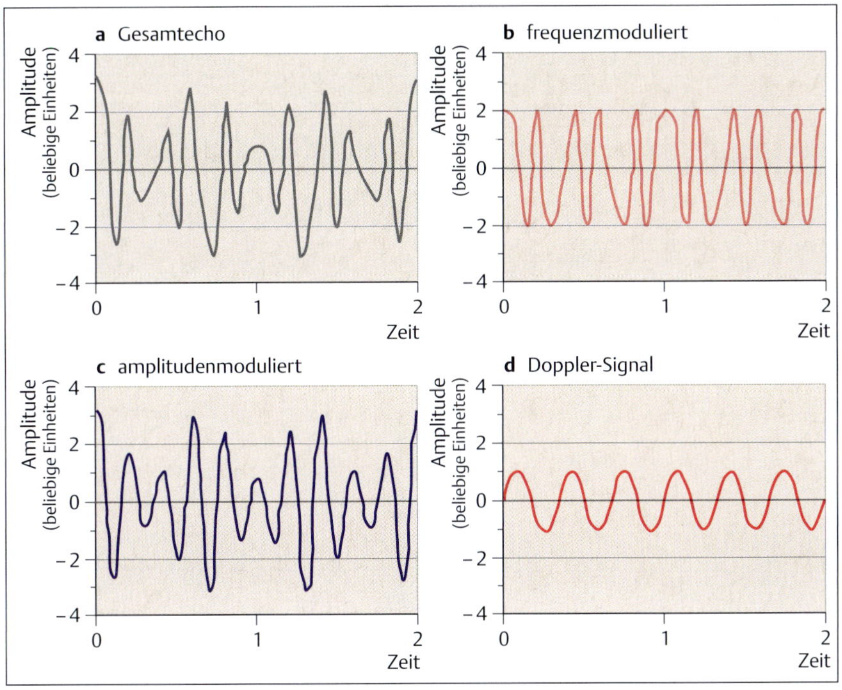

Abb. 1.**58 a-d** Die Trägerwelle ist sowohl amplituden- (**c**) als auch frequenzmoduliert (**b**). Aus dem empfangenen Echo (**a**) muss das Doppler-Signal (**d**) extrahiert werden.

wird mit $\cos(\omega_t\, t)$ und parallel dazu mit $\sin(\omega_t\, t)$ demoduliert. ω_t ist die gewählte Mittenfrequenz. Die Ergebnisse sind bis auf eine Phasenverschiebung um 90° gleich. Man erhält die so genannten I- (Direkt-, Kosinus-) und Q- (Quadratur-, Sinus-) Komponenten. Je nach Flussrichtung eilt nun eine Komponente der anderen voraus. Diese doppelte kohärente Demodulation wird als *Quadraturdemodulation* bezeichnet. Bei der Ermittlung des Doppler-Spektrums, des Doppler-Tonsignals und der Farbkodierung geht man von hier an teilweise unterschiedliche Wege. S. hierzu die Abbildung 1.**60**, in der ein Beispiel eines möglichen Signalverlaufs dargestellt ist.

Als nächstes werden für die Doppler-Spektralanalyse die I- und Q-Signale durch ein Zeittor geführt. Dieses Tor wird nur für Signale geöffnet, die aus dem vom Anwender festgelegten Doppler-Messfenster stammen. Danach laufen die Signale durch einen Inverter, der vom Anwender aktiviert wird, sofern er das Doppler-Spektrum invertieren möchte, um z.B. arterielle Flüsse positiv und venöse Flüsse negativ darzustellen. Der Inverter wird allerdings häufig an dieser Stelle weggelassen und statt dessen die digital gespeicherten Endergebnisse erst beim Auslesen aus dem Speicher invertiert. Der Inverter ist hier nur der Vollständigkeit halber mit aufgenommen.

Im anschließenden *Bandpassfilter* werden mit dem *Tiefpassfilter* die Frequenzen oberhalb der halben Pulswiederholfrequenz entfernt. Diese Frequenzen würden sonst zwangsläufig als Aliasing interpretiert. Mit dem *Hochpassfilter* werden Frequenzen unterhalb einer vom Anwender festgelegten Schwelle entfernt. Dieser „Wandfilter" schneidet je nach Wahl des Anwenders i.A. Frequenzen unterhalb von 50 Hz, 100 Hz, 200 Hz, 400 Hz und 800 Hz ab. Für die FFT-Spektralanalyse und die Stereo-Tonausgabe müssen die Vorwärts- und Rückwärtsflusskomponenten jedoch noch deutlicher getrennt werden. Das jeweilige Signal muss frei von der jeweils anderen Flusskomponente sein.

Durch eine Phasenverschiebung um $\pi/2$ mit abschließender kreuzweisen Addition erhält man eine klare Trennung der Vorwärts- und Rückwärtsflüsse. Hierbei ist das Signal der jeweils nicht vorliegenden Flussrichtung gleich Null. Diese letzte Form der Signalverarbeitung wird als „Phase Domain Processing" bezeichnet.

Hiernach werden die Signale entweder analog/digital gewandelt (A/D) und dann einem FFT-Spektralanalysator zugeführt oder für die Doppler-Stereo-Tonausgabe vorbereitet. Bei modernen Systemen kann die A/D-Wandlung auch vor der Filterung stattfinden. Die gesamte Filterung und Analyse geschieht dann digital.

Mirror-Artefakt. Die Kanaltrennung dieser Verfahren beträgt etwa 40 dB. Aus diesem Grunde erhält man bei hoher Signalverstärkung und bei starken Echos insbesondere aus dem Nahfeld gelegentlich gleichzeitig ein zum wahren Spektrum (invertiertes) spiegelbildliches Spektrum. Dieser Artefakt wird in der Literatur auch als *Mirror-Artefakt* bezeichnet. Durch Verminderung der Sendeleistung oder der Empfangsverstärkung kann der Anwender dieses „Schatten-Spektrum" unterdrücken.

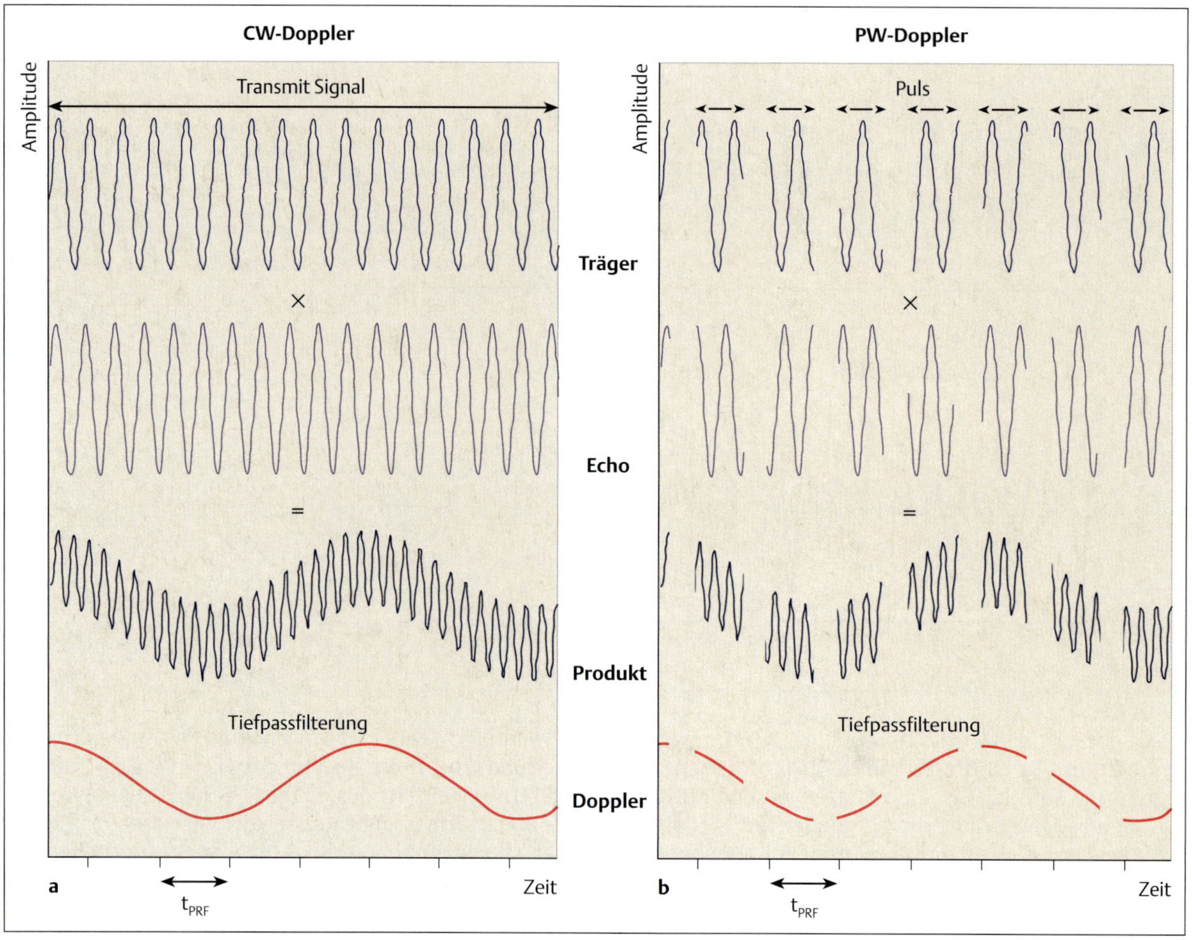

Abb. 1.**59 a** u. **b** Kohärente Demodulation des Echos zur Gewinnung des Doppler-Signals (s. Text) im Falle des CW-Dopplers (**a**) und beim PW-Doppler (**b**). Die Modulationsfrequenz und die Abtastfrequenz ($\frac{1}{t_{PRF}} = f_{PRF}$) sind i.A. um 3 Zehnerpotenzen kleiner als die Frequenz der Trägerwelle. Dieses Verhältnis kann graphisch nicht richtig wiedergegeben werden. Im Fall des PW-Dopplers wird somit die Modulation nur punktweise erfasst und nicht als kurze Wellenzüge, wie hier dargestellt.

Gewinnung des Doppler-Signals für die FKDS

Bei der Farbdarstellung kann die Demodulation nach der oberen in Abbildung 1.**60** dargestellten Methode durchgeführt werden: Auf die Quadraturdemodulation folgt wiederum ein vom Anwender zu aktivierender Fluss-Inverter. Dadurch wird es dem Anwender überlassen, welche Flussrichtung blau und welche rot kodiert wird.

Leider ist das empfangene Signal nicht nur mit dem sehr schwachen Doppler-Signal frequenzmoduliert, sondern auch

- mit Signalanteilen von stationären Streuern *amplitudenmoduliert* und
- von z.B. langsamen Gefäßwandbewegungen frequenzmoduliert.

Ausfiltern fremder Signalanteile. Der Signalanteil, der von den „fremden“ Streuern herrührt, ist wesentlich stärker als das gesuchte Doppler-Signal, das vom Blutfluss stammt, und muss neben der Trägerwelle entfernt werden, bevor es zur FKDS-Auswertung kommt. Nach der Quadraturdemodulation setzt man die *„clutter cancelor“* ein, wozu auch der häufig genannte MTI-Filter (Moving Target Indicator) zählt. Dieser Filter wird auch Delay Line Filter oder *Wandfilter* genannt. In der Medizin ist er mehr unter dem zuletzt genannten Namen bekannt. Man geht im einfachsten Fall nach der Methode der Abbildung 1.**61** vor: Die Echos zweier aufeinander folgender Puls-Echo-Zyklen längs derselben Ultraschalllinie werden zeitrichtig (d.h. sie stammen von derselben Stelle) voneinander abgezogen. Das Ergebnis der Subtraktion ist bei Echos stationärer Objekte gleich Null, da sie identisch sind. Echos bewegter Objekte sind zueinander phasenverschoben, und somit

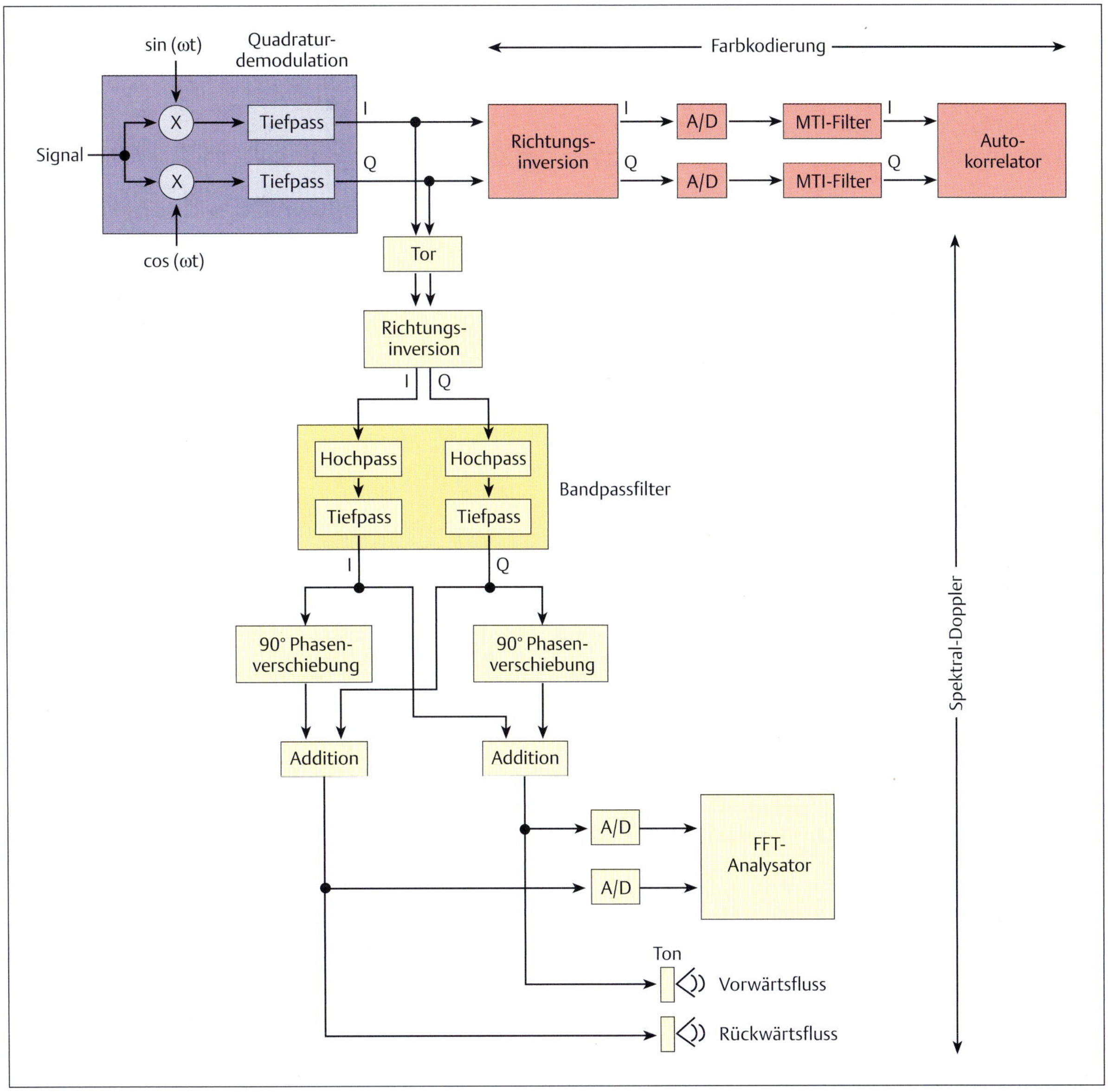

Abb. 1.60 Aufbereitung des Echosignals für die Farbkodierung (Autokorrelator), die Frequenzanalyse mit der FFT-Analyse und die Ausgabe des Doppler-Tons (s. Text).

ist das Ergebnis der Subtraktion ungleich Null. Um störende Wandechos geringfügig bewegter Objekte zu beseitigen, muss eine komplizierte Version des Filters gewählt werden (41). Bei Verwendung dieser Methode verliert man leider einen Puls-Echo-Zyklus bei der Initialisierung der Rechnung. Neuere Methoden umgehen dieses Problem und erzielen damit eine etwas höhere Bildwiederholfrequenz.

Phasenanalyse. Nach dem Bewegungsfilter folgt bei Verwendung der Autokorrelationsmethode der Autokorrelator, der die eigentliche Doppler-Frequenzaus-

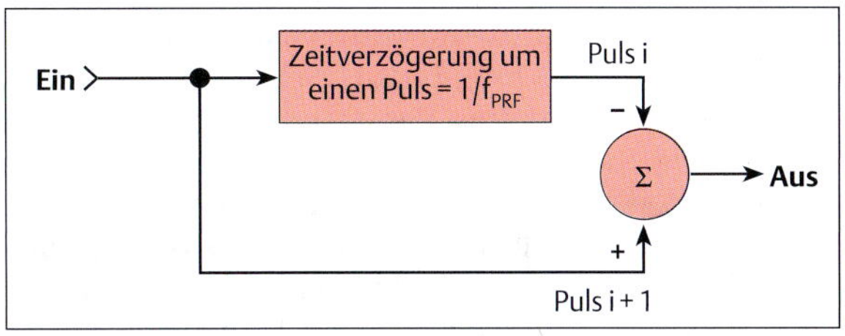

Abb. 1.61 Wandfilter oder MTI-Filter bei der Farbkodierung. Durch zeitrichtige Subtraktion zweier nacheinander empfangener Echos verschwinden die Signale stationärer Objekte.

wertung durchführt. Dies erfolgt über die Phasenanalyse. Es sei an dieser Stelle auf die Abbildung 1.**51** verwiesen. Dort wird die Kosinus-Darstellung einer Welle als Realteil und die Sinus-Darstellung als Imaginärteil der Wellenfunktion beschrieben. Dort wird auch erklärt, dass man die Phase φ einer Funktion aus dem Realteil Re und dem Imaginärteil Im ermitteln kann. Durch ein entsprechendes Einsetzen der I- und Q-Komponenten aus der Quadraturdemodulation kann man somit die Phase der Doppler-Verschiebung berechnen.

$$\varphi = \text{arc tg}\,\frac{\text{Re}}{\text{Im}} = \text{arc tg}\,\frac{\text{I}}{\text{Q}}$$

Aus der Phasendifferenz berechnet man, wie ab S. 42 erklärt, die Doppler-Frequenzverschiebung. Bei der Farbkodierung ermittelt man die intensitätsgewichtete mittlere Doppler-Verschiebung aus der Phasenverschiebung. Die *Autokorrelations-Technik* ist die älteste der Doppler-bezogenen FKDS-Techniken. Das tatsächlich verwandte Verfahren verläuft etwas anders als oben beschrieben, wird aber im nächsten Abschnitt ausführlich erklärt.

Weitere Verfahren zur Signalauswertung. Statt des Autokorrelationsverfahrens wird zur Auswertung der Flusssignale auch das Verfahren der *Diskreten Fourier-Analyse* angewendet (42). Eine neueres Verfahren wird *„Time Domain Processing"* (4) genannt und darf nicht mit dem Richtungstrennungsverfahren gleichen Namens verwechselt werden (1). Weitere Verfahren werden laufend entwickelt. Ziel ist stets eine Reduktion der benötigten Anzahl von Puls-Echo-Zyklen pro Ultraschalllinie bei einer gleichzeitigen Steigerung der Frequenzauflösung.

Entstehung des Doppler-Spektrums — Fourier-Transformation

Jeder, der bereits mit einem Doppler-Spektrum gearbeitet hat, kennt wohl den Begriff FFT. Die FFT (Fast Fourier Transformation) ist eine Rechenvorschrift zur schnellen Durchführung einer Fourier-Transformation. Es soll hier nicht detailliert auf die Methode der FFT eingegangen werden, aber ein allgemeines Verständnis für den Begriff Fourier-Transformation ist wichtig. Es ergeben sich einige interessante Schlussfolgerungen, die für das Verständnis der Doppler-Spektren von Nutzen sind. Es existieren spezielle integrierte Schaltkreise (ICs), die eine FFT schnell durchführen können. Zum Thema FFT und der Fourier-Transformation gibt es eine Vielzahl von Büchern (z.B. 8, 18, 50). Hier kann das Thema nur gestreift werden.

Definition des Doppler-Spektrums. Als Erstes muss der Begriff Spektrum etwas genauer erläutert werden. Denn hier ist nicht das auf dem Bildschirm des Ultraschallgeräts gezeigte Geschwindigkeitsverhalten des Blutes über die Zeit gemeint, sondern die spektrale Zerlegung des Doppler-Signals und die anschließende Auftragung der Intensität als Funktion der Frequenz.

> Die zeitliche Auftragung des Blutflussverhaltens, das gewöhnlich in der „medizinischen Umgangssprache" als Doppler-Spektrum bezeichnet wird, setzt sich aus vielen einzelnen Spektralzerlegungen des demodulierten Doppler-Signals zusammen — dem eigentlichen Intensitätsspektrum, das in diesem Abschnitt gemeint ist.

Bei einer 128-Punkte-FFT wird das zeitlich innerhalb der Gesamtmesszeit als konstant angenommene Doppler-Signal in 128 Frequenzen innerhalb einer Bandbreite von der Größe der Pulswiederholfrequenz zerlegt und mit dem Rechenalgorithmus die einzelnen Amplituden als Funktion der Frequenz berechnet. Es soll jetzt die Fourier-Transformation kurz erläutert werden. Daraus wird deutlich, warum sie eine so zentrale Bedeutung besitzt.

Fourier-Transformation. Durch Addition einer Anzahl von Sinus- oder Kosinus-Funktionen kann man jede beliebige periodische Funktion erzeugen (Abb. 1.**62**). Wichtig ist, dass

- die einzelnen Funktionen unterschiedliche Amplituden besitzen können und
- die Frequenzen stets ganzzahlige Vielfache einer Grundfrequenz $\omega = 2\pi f$ sind (die eigentliche Ursache hierfür ist die endliche Messzeit).

$n\omega$ sind die harmonischen Oberschwingungen, auch harmonische Obertöne genannt. Bei der Doppler-Spektralanalyse ist, bedingt durch die Nyquist-Grenze, die höchste auftretende Kreisfrequenz $n\omega$ durch die Pulswiederholfrequenz f_{PRF} bestimmt. Genau genommen findet die Berechnung der Doppler-Verschiebungen in 2 Schritten statt: für die Bereiche $-\frac{f_{PRF}}{2}$ bis 0 und 0 bis $+\frac{f_{PRF}}{2}$. Alternativ kann man aus Symmetriegründen auch den Bereich von 0 bis f_{PRF} auswerten. Die höchste eindeutig messbare Doppler-Verschiebung ist nach Gleichung 1.**20** $f_{PRF}/2$. Die Fourier-Reihe lautet:

$$f(t) = \frac{a_0}{2} + a_1\cos(\omega t) + b_1\sin(\omega t) + a_2\cos(2\omega t) + b_2\sin(2\omega t) + \ldots + a_n\cos(n\omega t) + b_n\sin(n\omega t) + \ldots$$

$$f(t) = \frac{a_0}{2} + \sum_{n=1}^{\infty} [a_n\cos(n\omega t) + b_n\sin(n\omega t)]$$

Man benötigt die Fourier-Reihe nicht in der reellen, sondern in der komplexen Form. Es gilt allgemein die Euler-Relation:

$$e^{i(n\omega t)} = \cos(n\omega t) + i\,\sin(n\omega t)$$

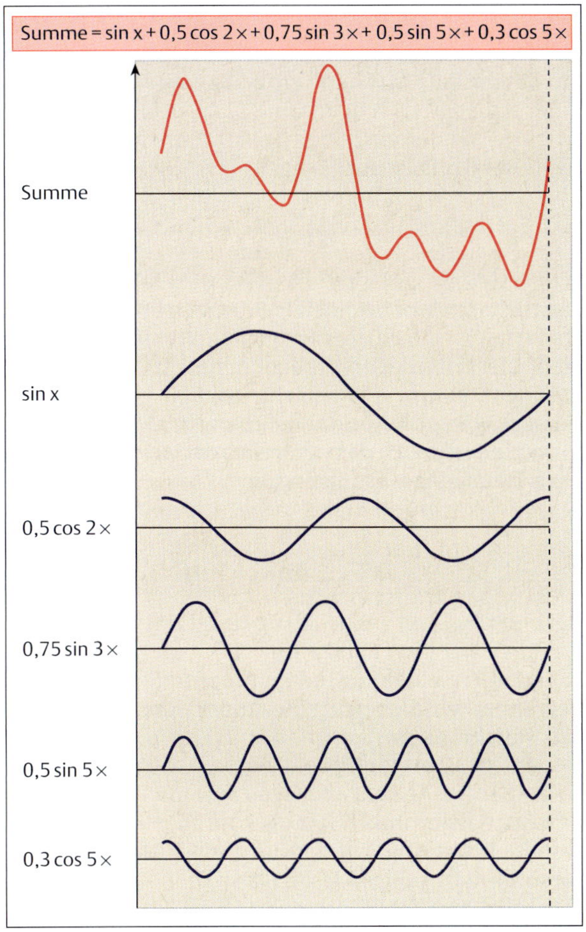

Abb. 1.**62** Durch die Addition mehrerer Sinus- und Kosinus-Funktionen mit unterschiedlichen Frequenzen und Amplituden kann man jede beliebige periodische Funktion erzeugen.

Daraus berechnen sich die Sinus- und Kosinus-Funktionen zu:

$$\cos(n\omega t) = \frac{e^{i(n\omega t)} + e^{-i(n\omega t)}}{2}$$

$$\text{und } \sin(n\omega t) = \frac{e^{i(n\omega t)} - e^{-i(n\omega t)}}{2i}$$

Dies eingesetzt in f(t) liefert:

$$f(t) = \frac{a_0}{2} + \sum_{n=1}^{\infty} \left[a_n \frac{e^{i(n\omega t)} + e^{-i(n\omega t)}}{2} + b_n \frac{e^{i(n\omega t)} - e^{-i(n\omega t)}}{2i} \right]$$

Eine Umformung ergibt (34):

$$f(t) = \sum_{n=1}^{\infty} A_n e^{i(n\omega t)}$$

$$\text{mit } |A_n| = \frac{1}{2}\sqrt{a_n^2 + b_n^2}$$

$$\text{und } \varphi_n = n\omega t = \text{arc tg } \frac{b_n}{a_n}$$

Diese Aussage wurde bereits ab S. 43 erläutert, und die obigen Gleichungen entsprechen den Gleichungen 1.**18** und 1.**19**.

Bei der letzten Gleichung für f(t) kann man die Summation in ein Integral übergehen lassen. Integriert (summiert) wird über alle Frequenzen. Waren oben nur diskrete Frequenzen nω vorhanden, so werden jetzt alle Frequenzen im Kontinuum von $-\infty$ bis $+\infty$ berücksichtigt. Die Amplituden A_n zu den Frequenzen der einzelnen Schwingungen gehen entsprechend über in die Funktion F(ω). F(ω) wird die *Spektralfunktion* oder *Spektraldichte* oder *Frequenzfunktion* genannt. Der Betrag |F(ω)| wird Amplitudendichte und dessen Quadrat $|F(\omega)|^2$ wird das *Intensitätsspektrum* von f(t) genannt. Das Integral lautet:

$$f(t) = \int_{-\infty}^{\infty} F(\omega) e^{i\omega t}\, d\omega$$

Dieses Integral ist aber gerade die inverse Fourier-Transformation.

Übertragung auf die Spektralanalyse. Bei der Spektralanalyse liegt der zu dem obigen Beispiel umgekehrte Fall vor: Eine bestimmte Wellenform, bedingt durch die empfangenen Doppler-verschobenen Echos, ist auszuwerten (um genau zu sein, betrifft dies das reine niederfrequente Doppler-Signal nach der Demodulation: s. S. 46ff). Die auszuwertende Welle ist durch ihr zeitliches Amplitudenverhalten f(t) bestimmt. Es muss das Amplitudenverhalten als Funktion der Frequenz, also F(ω), bestimmt werden. In der diskreten Form ausgedrückt, müssen die Amplituden A_n zu den diskreten Frequenzen nω der einzelnen Sinus- und Kosinus-Funktionen bestimmt werden, die zusammengesetzt diese Wellenform ergeben. Genau dies wird von der Fourier-Transformation bewirkt.

Man spricht von einer Transformation aus dem Amplituden-Zeit-Raum in den Amplituden-Frequenz-Raum (Abb. 1.**63**). Die graphische Darstellung der Intensitäten (Quadrate der Amplitudenbeträge) als Funktion der Frequenz ist gerade das Doppler-Spektrum. Bei der üblichen Kodierung entsprechen die am hellsten dargestellten Frequenzwerte den höchsten Intensitäten innerhalb eines Spektrums.

Mathematisch lautet die Fourier-Transformation:

$$F(\omega) = \frac{1}{2\pi} \int_{-\infty}^{\infty} f(t) e^{-i\omega t}\, dt$$

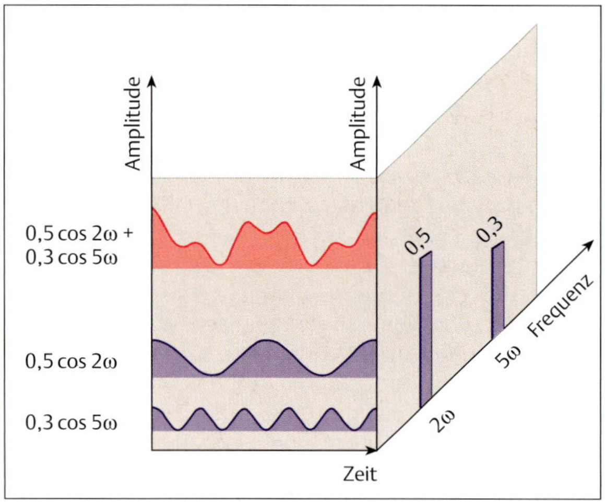

Abb. 1.**63** Transformation vom Amplituden-Zeit-Raum in den Amplituden-Frequenz-Raum.

wobei f(t) das Doppler-Signal ist, dessen Intensitätsspektrum $|F(\omega)|^2$ letztendlich gesucht wird.

Übertragung auf den PW-Doppler. Die Fourier-Transformation beinhaltet eine Integration über einen unendlich langen Zeitraum. Dies ist beim Ultraschall und insbesondere beim Puls-Doppler nicht gegeben. Daraus folgt, dass die Spektralauflösung des Doppler-Spektrums beschränkt ist. Die Auflösung ist umgekehrt proportional zur Gesamtmesszeit $1/Nt_{PRF}$.

Man hat es beim PW-Doppler mit einem zeitlich begrenzten und gepulsten Signal zu tun. Statt der obigen Gleichungen verwendet man die Diskrete Fourier-Transformation (DFT), die auf zeitlich diskrete Werte anwendbar ist. Jeder Puls liefert gemäß Abbildung 1.**64** eine Stützstelle für das Doppler-Signal.

Die DFT bzw. die inverse DFT mit $f = \frac{\omega}{2\pi}$ lauten:

$$F(nf) = \sum_{k=0}^{N-1} f(kt)e^{-i\frac{2\pi kn}{N}} \text{ mit } n = 0, 1, 2,..., N-1$$

$$f(kt) = \frac{1}{N} \sum_{n=0}^{N-1} F(nf)e^{i\frac{2\pi kn}{N}} \text{ mit } k = 0, 1, 2,..., N-1$$

F(nf) wird nach seinen Real- und Imaginärteilen getrennt ausgewertet. Das Intensitätsspektrum $|F(nf)|^2$ ist gleich der Summe aus den Quadraten der Real- und Imaginärteile von F(nf). Dies sind die I- und Q-Komponenten des Doppler-Signals, die ab S. 46 beschrieben werden, multipliziert mit den Exponentialfunktionen in der DFT als Wichtung.

Die DFT arbeitet mit diskreten Signalabtastungen, im Englischen „samples" genannt. Es wird über alle N Pulse summiert. Der konstante zeitliche Abstand der Messungen ist der Kehrwert der Pulswiederholfrequenz f_{PRF}:

$$t = t_{PRF} = \frac{1}{f_{PRF}}$$

Ein kurzer Puls bzw. eine große Bandbreite führen zu einer schlechten Frequenzauflösung, da die Auflösung (Schärfe) Δf der einzelnen Spektrallinien gleich dem Kehrwert der Pulsdauer T_t ist.

$$\Delta f = \frac{1}{T_t}$$

Der Abstand der einzelnen Frequenzen im Intensitätsspektrum ist gleich dem Frequenzinkrement f. Dies ist gleich der Pulswiederholfrequenz geteilt durch die Anzahl der Messungen pro Spektrum. Eine gleichwertige Aussage wäre: Die Spektralauflösung der Fourier-Transformation ist gleich dem Kehrwert der Gesamtmesszeit T zur Erzeugung eines Spektrums:

$$f = \frac{1}{T} = \frac{1}{Nt_{PRF}} = \frac{f_{PRF}}{N}$$

Bei einer f_{PRF} von z.B. 15 kHz beträgt das zeitliche Inkrement t_{PRF} = 1/15.000 µs = 66,7 µs. Die kleinste Doppler-Verschiebung, deren Amplitude mit der DFT berechnet wird, beträgt bei einer Anzahl von z.B. 128 Messungen pro Spektrum $f = 1/128t_{PRF}$ = 117 Hz. Die Gesamtmesszeit für dieses 128-Punkte-Spektrum beträgt 128 x 66,7 µs entsprechend 8,54 ms. Der Kehrwert beträgt wiederum 117 Hz. Der im Allgemeinen verwandte Rechenalgorithmus ist die FFT. Man spricht in diesem Fall von einer 128-Punkte-FFT.

> Man sieht, dass durch Erhöhung der Anzahl an Einzelmessungen die Anzahl der Doppler-Frequenzen und die Auflösung des Spektrums erhöht wird. Ebenfalls wird durch Reduktion der Pulswiederholfrequenz die Spektralauflösung erhöht. Dies wiederum führt zu einem entsprechend früheren Auftreten von Aliasing. Somit wird eine bessere spektrale Auflösung entweder durch eine Verkleinerung des Eindeutigkeitsbereichs erkauft oder durch eine Reduktion der Anzahl der pro Sekunde berechneten Spektren.

Voraussetzung ist, dass die spektrale Verbreiterung z.B. durch die intrinsische spektrale Verbreiterung (s. S. 53ff) oder eine zu kurze Pulsdauer der Einzelpulse eine gewünschte spektrale Auflösung überhaupt zulässt. Weiterhin wird stets vorausgesetzt, dass der Blutfluss konstant ist, während das Spektrum ermittelt wird.

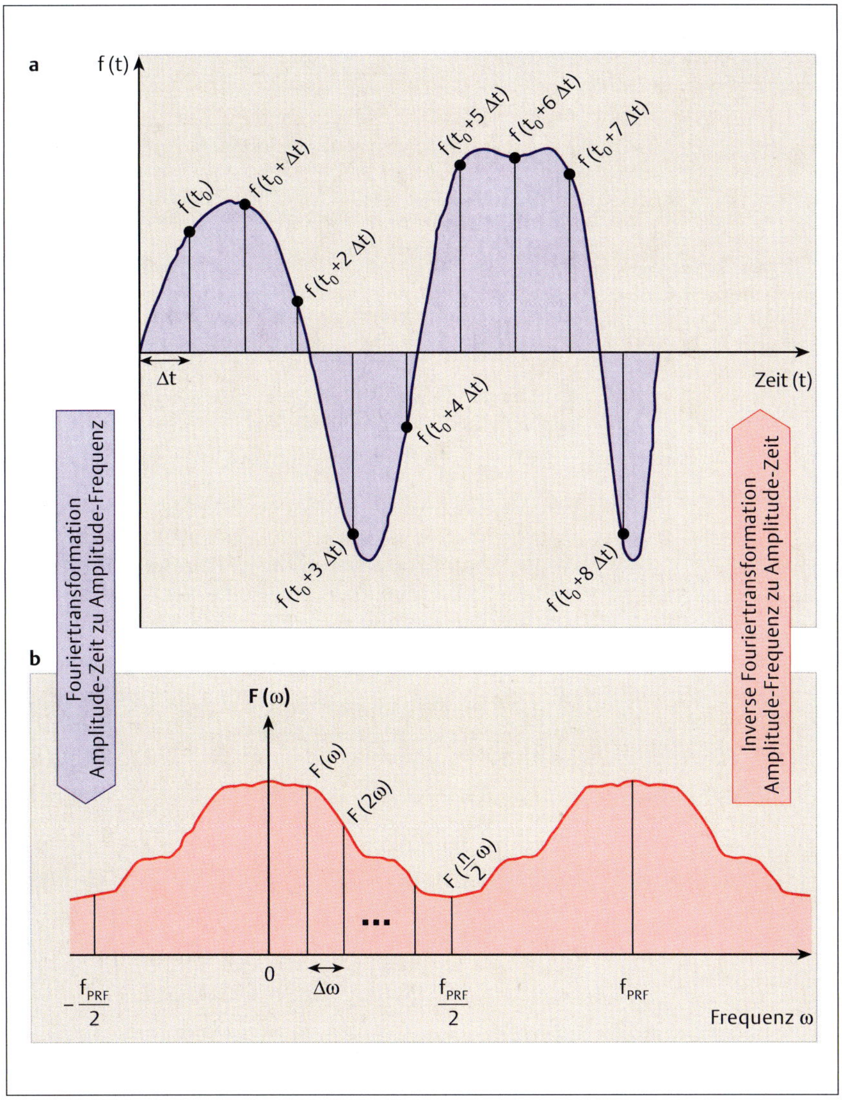

Abb. 1.**64 a** u. **b** Veranschaulichung der DFT. In **a** ist ein Doppler-Signal als Funktion der Zeit mit den Stützstellen dargestellt, in **b** schematisch die periodische, aus a berechnete Fouriertransformierte F(ω) mit der Periode f_{PRF}.

Bei einer 128-Punkte-FFT (obiges Beispiel) beträgt die gesamte Messzeit 8,5 ms. Bei einer Untersuchung eines in 15 cm Tiefe liegenden Gefäßes beträgt die maximale Pulswiederholfrequenz 5,13 kHz. Die gesamte Messzeit beträgt dann bereits 0,025 s. Die Voraussetzung eines konstanten Blutflusses während der Systole über diesen Zeitraum ist zumindest fraglich. Bei dieser Tiefe können also nur 40 Spektren/s berechnet werden. Es ist auch fraglich, ob dann die zeitliche Auflösung des Blutflusses für eine Diagnose noch ausreicht. Es kann sinnvoll sein, die spektrale Auflösung durch Wahl einer geringeren Anzahl von Stützpunkten zu verringern und dadurch die Anzahl der Spektren zu erhöhen. Eine Verringerung der in Betracht gezogenen Pulse um einen Faktor 2 auf 64 Punkte verbessert die zeitliche Auflösung um ebenfalls einen Faktor 2 auf 80 Spektren/s.

Intrinsische spektrale Verbreiterung

Die oben erwähnte intrinsische spektrale Verbreiterung soll noch etwas näher erläutert werden.

Die Streuer sollen möglichst lange im Messvolumen verweilen. Streuer, die während der Messung das Doppler-Tor verlassen oder in das Messfenster hineinwandern, verbreitern das Doppler-Spektrum. Ihre Aufenthaltsdauer im Messfenster ist kurz. Bildlich gesprochen kann nicht unterschieden werden, ob die Aufenthaltsdauer mit ihrer hohen Geschwindigkeit oder einem späteren Eintreten bzw. früheren Verlassen des Messfensters begründet wird. Diese Ursache der spektralen Verbreiterung wird „Transit Time“-Effekt genannt.

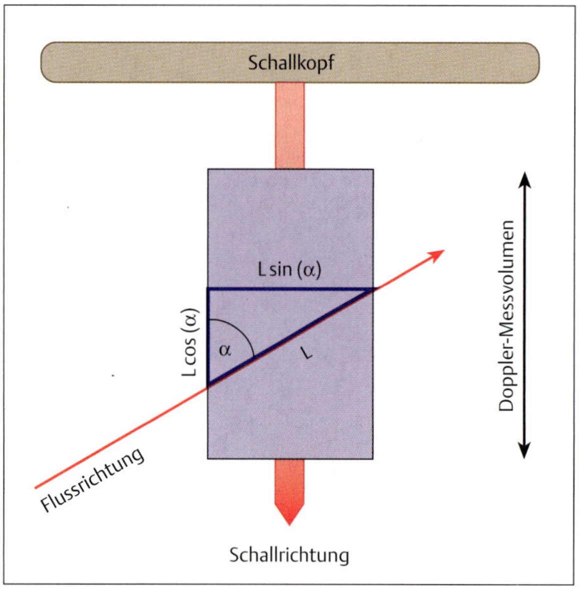

Abb. 1.**65** Ein Teilchen durchquert das Doppler-Messfenster und legt dabei den Weg L unter dem Winkel α relativ zur Richtung der Schallausbreitung zurück.

Dieser Effekt begrenzt die Frequenzauflösung. Man erhält eine Doppler-Verschiebung f_d mit einer Unsicherheit von Δf_d. Bei der folgenden Erläuterung wird der Diskussion von Angelsen gefolgt (26, 33). Δf_d entspricht der Bandbreite der Gleichung 1.**7**, und es gilt somit:

$$\Delta f_d = \frac{1}{T_t}$$

Weiterhin gilt nach Abbildung 1.**65**:

$$T_t = \frac{L}{v}$$

mit

- T_t = Transitzeit des Streuers durch das Doppler-Messfenster,
- L = Weglänge, die der Streuer durch das Messfenster zurücklegt,
- v = Geschwindigkeit des Streuers.

Daraus folgt:

$$v = \frac{L}{T_t} = L \; \Delta f_d \qquad \text{(Gl. 1.23)}$$

Nach Gleichung 1.**11** gilt für die Doppler-Verschiebung und die Mittenfrequenz f_0 unter dem Doppler-Winkel α:

$$v = \frac{f_d}{2 f_0} \; \frac{c}{\cos(\alpha)}$$

Gleichung 1.**23** hier eingesetzt und anschließend umgeformt liefert:

$$\frac{\Delta f_d}{f_d} = \frac{c}{f_0 2 L \cos(\alpha)}$$

Wird Gleichung 1.**1** nach der Wellenlänge λ aufgelöst und hier eingesetzt, folgt schließlich für die relative Auflösung der Doppler-Frequenz:

$$\frac{\Delta f_d}{f_d} = \frac{\lambda}{2 L \cos(\alpha)}$$

Je länger die Verweildauer des Streuers im Messfenster, d.h. je größer L und somit das Doppler-Fenster, desto besser ist die Doppler-Frequenzauflösung.

Eine Verkürzung der Pulslänge führt zu einer Verkürzung von L und somit zu einer verschlechterten Frequenzauflösung bei verbesserter Axialauflösung. Man sieht hieraus, dass auch eine Verbesserung der lateralen Ortsauflösung zu einer Verschlechterung der Doppler-Frequenzauflösung führt.

Je näher der Doppler-Winkel an 90° kommt, desto schlechter wird die Frequenzauflösung.

Natürlich hat man es beim Blut nicht mit einem einzigen Streuer zu tun, sondern mit sehr vielen. Die Streuungseigenschaften sind nicht konstant, sondern fluktuieren stark. Weiterhin wird das Doppler-Messvolumen nicht völlig homogen beschallt. Die Schallintensität variiert über das Messvolumen. Insgesamt führt dies zu einer Glättung des Spektrums und zu einer verschlechterten Frequenzauflösung.

Farbkodierte Duplexsonographie (FKDS/CFM)

Bei der farbkodierten Duplexsonographie (FKDS), auch Color Flow Mapping (CFM) genannt, wird jedem Ort im Farbfenster (Bildinkrement, s. Abb. 1.**2**) entweder ein Grauwert oder ein Farbwert zugewiesen.

Die Grauwerte (B-Bild) beschreiben die Morphologie und die Farbwerte den Blutfluss.

Die Farbe in der Frequenz- bzw. Geschwindigkeitsdarstellung repräsentiert die intensitätsgewichtete mittlere Doppler-Verschiebung, die nicht direkt aus dem vom Gerät u.U. angezeigten Doppler-Spektrum zu ermitteln ist, da die Daten über völlig unterschiedliche Zeitspannen und zusätzlich noch aus unterschiedlichen Messvolumina gewonnen werden. Das Blut fließt innerhalb eines Messvolumens nicht überall mit gleicher Geschwindigkeit, und die Geschwindigkeitsverteilung geht in den ermittelten Wert ein.

Bei der Angabe eines Doppler-Winkels entsprechen die Farbwerte der intensitätsgewichteten mittleren Blutflussgeschwindigkeit. Dies entspricht in etwa der Geschwindigkeit, mit der das meiste Blut am Messort fließt. In der Intensitätsdarstellung wird die lokale Intensität des Doppler-Signals farbig aufgezeichnet.

FKDS durch FFT-Analyse? Da das Bild annähernd in Echtzeit entstehen soll, ist die Verwendung der FFT-Analyse nicht möglich. Für ein Bildfeld, das aus zahlreichen Ultraschalllinien besteht, wäre das Verfahren bei weitem zu langsam.

Es soll z.B. angenommen werden, dass eine Bildwiederholfrequenz von 20 Bildern/s erreicht werden muss. Die Eindringtiefe soll 20 cm betragen. Die Anzahl der Ultraschalllinien sei 50. Zur Erzeugung eines Ultraschallbildes stehen 1/20 s = 0,05 s zur Verfügung. Für jede Ultraschalllinie bleiben nur 0,05/50 s = 1 ms. Bei der gewünschten Eindringtiefe können pro Ultraschalllinie nur 4 Puls-Echo-Zyklen verwandt werden, bei einer maximalen f_{PRF} von 4 kHz. Die Auflösung bei Verwendung der Fourier-Spektralanalyse entspricht dann 1 kHz.

Diese bestmögliche Frequenzauflösung des Verfahrens im beschriebenen Fall ist selbstredend nicht ausreichend. Es sei darauf aufmerksam gemacht, dass dies nichts mit der Rechnergeschwindigkeit zu tun hat.

Analyseverfahren bei der FKDS. Bei den FKDS-Verfahren muss nur ein einziger Wert pro Bildpunkt gefunden werden und nicht ein gesamtes Spektrum. Dadurch bieten sich andere mittelwertbildende Verfahren an, die eine mittlere Doppler-Verschiebung bzw. Flussgeschwindigkeit relativ schnell und genau ermitteln können. Sie kommen mit wenigen Puls-Echo-Zyklen pro Ultraschalllinie aus. Da die Signalintensität der zurückkommenden Echos wesentlich geringer ist als beim B-Bild (außer beim Tissue-Doppler), ist die Ortsauflösung aller FKDS-Verfahren schlechter als beim B-Bild. Man kann somit den lateralen Ultraschalllinienabstand vergrößern, auf diese Weise die Liniendichte verlustfrei erhöhen, dadurch wiederum die Linienanzahl pro Bild verringern und so die Bildwiederholfrequenz steigern.

Allen FKDS-Verfahren gemeinsam ist die Verwendung einer gegenüber dem B-Bild geringeren Zahl von Ultraschalllinien für die Farbkodierung.

Teilweise wird nur jede 4. B-Modus-Ultraschalllinie herangezogen, um die Farbkodierung zu ermitteln. Die dazwischen liegenden Werte werden durch Interpolation gewonnen. Eine weitere Gemeinsamkeit ist die pixelweise Ablage der Berechnungsergebnisse in einem Speicher mit kurzen Zugriffszeiten, einem so genannten RAM (= Random Access Memory). Dabei genießen Farbwerte eine höhere Priorität als die Grauwerte des zugrunde liegenden B-Bildes. Wird eine Bewegung gemessen, so wird dieser Ort im Bild farbig kodiert, obwohl ebenfalls der Wert des B-Bildes an diesem Ort ungleich Null sein kann.

Weiterhin sind alle FKDS-Verfahren im gleichen Maße winkelabhängig und unterliegen der oben beschriebenen Einschränkung durch Aliasing.

Dies gilt selbstverständlich auch für das Intensitäts-Doppler-Verfahren, obwohl dies nicht sofort evident ist. Alles bereits über Schallköpfe, Schallfeld, Empfangs- und Sendefokussierung Gesagte sowie die allgemeinen Ausführungen zur Physik sind ohne Abstriche im gleichen Maße für die farbkodierten Bilder wie für die Grauwertbilder gültig.

Bestimmung der mittleren Flussgeschwindigkeit in der FKDS

Es werden im Wesentlichen 2 Verfahren in der farbkodierten Doppler-Flussanalyse verwandt. Sie unterscheiden sich in ihren Berechnungsmethoden und in der Art der Signale, auf die die Rechnungsmethoden angewandt werden. Die Existenz einer 3. Methode, die so genannte „Maximum-Entropy"-Methode, soll hier der Vollständigkeit halber nur erwähnt werden. Sie ist noch in keinem Gerät kommerziell erhältlich. Das 4. Verfahren mittels diskreter Fourier-Transformation wurde bisher nicht explizit veröffentlicht und kann somit hier nicht beschrieben werden. Die Methode ist grundsätzlich aber bereits ab S. 50 beschrieben worden. Diese Methode ist bisher nur in einem einzigen kommerziell erhältlichen Gerät implementiert worden.

Die 2 gebräuchlichen Methoden sind die *Autokorrelationsmethode* (35, 36) oder „Frequency Domain Processing", die auf das demodulierte niederfrequente Doppler-Signal angewandt wird, und die *Kreuzkorrelationsmethode* (3, 4) oder „Time Domain Processing", die auf das nicht demodulierte Hochfrequenzsignal angewandt wird.

Die Methode, mit der das Doppler-Signal aus dem Gesamtsignal gewonnen wird, ist ab S. 48 beschrieben. Danach folgt eine komplexe Berechnung der intensitätsgewichteten mittleren Doppler-Verschiebung (Autokorrelation des demodulierten Doppler-Signals). Bei der Kreuzkorrelation zweier Echofolgen längs derselben Ultraschalllinie ist dies nicht notwendig.

Autokorrelationsverfahren. Das Autokorrelationsverfahren beruht auf dem Vergleich des demodulierten Doppler-Signals über verschiedene Zeitintervalle. Je konstanter der Blutfluss ist, desto genauer arbeitet das Verfahren. Ein Vorteil des Verfahrens, das zuerst in der Kardiologie angewandt wurde, besteht in der quasi automatischen Varianzermittlung. Die Varianz ist das Quadrat der Standardabweichung, also der Messfehler. Dies wird der roten und blauen Farbkodierung als Grün beigemischt. Je stärker der Grünanteil, desto größer ist der Messfehler. Dies wird häufig als Turbulenz gedeutet.

Kreuzkorrelationsverfahren. Das Kreuzkorrelations- oder Laufzeitanalyseverfahren beruht auf der Ermittlung der Laufzeitunterschiede zweier Puls-Echo-Zyklen. Durch die Bewegung des Blutes sind die Signallaufzeiten zweier Puls-Echo-Folgen im Bereich des Flusses unterschiedlich. Die Laufzeitdifferenz ist proportional zur Bewegungsgeschwindigkeit des Blutes. Der Vorteil dieses technisch aufwändigen Verfahrens liegt in der direkten Bearbeitung des Hochfrequenzsignals ohne Demodulation. Man erhält direkt die Blutflussgeschwindigkeit und nicht die Doppler-Frequenzverschiebung und kann dieses Verfahren deshalb grob als eine Art *Mustererkennungsverfahren* bezeichnen. Kein integraler Bestandteil des Verfahrens ist, die Standardabweichung zu berechnen.

Verfahrensvergleich. Die Kreuzkorrelationsmethode hat gegenüber den Autokorrelationsverfahren eine Reihe von Vorteilen:

- Bei 5 Puls-Echo-Zyklen pro Ultraschalllinie beträgt die Genauigkeit der Geschwindigkeitsaussage bereits ca. 80%. Es gestattet, die Flussgeschwindigkeit mit guter Genauigkeit direkt in Farbe durch eine Grünmarkierung anzuzeigen. Das Autokorrelationsverfahren ist bei Verwendung derselben Anzahl von Zyklen ungenauer und erlaubt nur eine qualitative Aussage bezüglich der Flussgeschwindigkeit.
- Sie benötigt weniger Puls-Echo-Zyklen pro Bild, was – je nach Wahl des Entwicklers – der Bildwiederholfrequenz, der lateralen Auflösung oder der Genauigkeit der Flussgeschwindigkeitsermittlung zugute kommt.
- Es existiert kein Widerspruch zwischen dem Ziel, gleichzeitig ein gutes Grauwertbild und eine hohe Geschwindigkeitsauflösung im Farbbild zu erzielen. Die Kreuzkorrelationsmethode verlangt – wie das B-Bild auch – einen breitbandigen Ultraschallpuls, während das konventionelle Autokorrelationsverfahren der Phasen- und Frequenzanalyse einen schmalbandigen Ultraschallpuls wegen der notwendigen Demodulation und Frequenzanalyse benötigt.

Mit einer Steigerung der Eindringtiefe ist leider durch keines der Verfahren gegenüber dem jeweils anderen zu rechnen.

Autokorrelationsverfahren

Hier soll das von der überwiegenden Mehrheit der Hersteller verwandte Autokorrelationsverfahren näher erläutert werden. Dieser Abschnitt ist mathematisch anspruchsvoller als die vorhergehenden Abschnitte. Es ist nicht notwendig, die Rechnungen nachzuvollziehen. Für den Anwender des Verfahrens ist es jedoch sinnvoll, die Voraussetzungen und Einschränkungen des Verfahrens zu kennen.

Kasai und Namekawa schlugen die Verwendung der Autokorrelationsfunktion vor. Das Verfahren wurde 1982 von ihnen entwickelt und 1985 publiziert (35 und 36).

Definition der Korrelation. Eine Korrelation R(t) ist allgemein:

$$R(t) = g(t) \cdot h(t) = \int_{-\infty}^{+\infty} g^*(\tau)\, h(\tau + t)\, d\tau \qquad \text{(Gl. 1.24)}$$

Hierbei sind g(t) und h(t) 2 stetige Funktionen, die miteinander korreliert werden, d.h. sie werden um die Schrittweite t übereinander verschoben, miteinander multipliziert, und anschließend wird das Produkt von $-\infty$ bis $+\infty$ integriert. Hierbei ist $g^*(t)$ das Konjugiert-Komplexe von g(t). Das Ergebnis ist der Wert der Korrelation zum Zeitpunkt t. Sind die Funktionen g(t) und h(t) gleich, so nennt man R(t) die *Autokorrelationsfunktion*, sind sie verschieden, so spricht man von der Kreuzkorrelationsfunktion. Die *Kreuzkorrelationsfunktion* wird im nächsten Abschnitt erklärt. Eine Einführung in das Problem findet man bei Brigham (9).

Autokorrelationsfunktion. Ganz allgemein gilt für die intensitätsgewichtete mittlere Kreisfrequenz $\overline{\omega}$ (mit $\omega = 2\pi f$) der Doppler-Verschiebung (wie für jeden beliebigen Mittelwert):

$$\overline{\omega} = \frac{\int_{-\infty}^{+\infty} \omega P(\omega)\, d\omega}{\int_{-\infty}^{+\infty} P(\omega)\, d\omega}$$

Hierbei ist $P(\omega)$ das Intensitätsspektrum des Doppler-Signals (s. S. 50ff). $\overline{\omega}$ wird kurz „die mittlere Doppler-Verschiebung" genannt. Wie im Falle der FFT-Analyse wird von einem konstanten Signal- (Geschwindigkeits-) Verhalten während der Gesamtmessung ausgegangen.

Weiterhin ist die Genauigkeit des Verfahrens von Interesse. Man berechnet hierfür den Mittelwert des Quadrats der Schwankung σ^2. Diese Größe wird auch als Quadrat der Standardabweichung bzw. als Varianz bezeichnet. Interessanterweise wird diese Größe bei der Farbkodierung als Grüneinfärbung den Rot- und Blautönen zugemischt und dann in der Medizin häufig als „Turbulenzindikator“ bezeichnet. Die Varianz einer beliebigen Größe ist gleich der Differenz zwischen dem Mittelwert des Quadrates ($\overline{\omega^2}$)und dem Quadrat des Mittelwertes $(\overline{\omega})^2$ der Größe. Die allgemeine Definition der Varianz σ^2 auf diesen Fall bezogen lautet:

$$\sigma^2 = \overline{(\omega^2)} - \overline{(\omega)}^2 = \frac{\int_{-\infty}^{+\infty} (\omega - \overline{\omega})^2 P(\omega) d\omega}{\int_{-\infty}^{+\infty} P(\omega) d\omega}$$

Zum Beweis der Gültigkeit s. (49).

Als letztes Hilfsmittel benötigt man noch die Beziehung:

$$R(t) = \int_{-\infty}^{+\infty} P(\omega) e^{i\omega t} d\omega$$

Dies bedeutet, dass die inverse Fourier-Transformation des Doppler-Intensitätsspektrums gleich der Autokorrelationsfunktion R(t) ist. Zum Beweis s. (10).

Kasai und Namekawa haben die obige Funktion 2-mal nach der Zeit abgeleitet:

$$\dot{R}(t) = i \int_{-\infty}^{+\infty} \omega P(\omega) e^{i\omega t} d\omega$$

$$\ddot{R}(t) = - \int_{-\infty}^{+\infty} \omega^2 P(\omega) e^{i\omega t} d\omega$$

Die Funktionen an der Stelle t = 0 betragen:

$$R(0) = \int_{-\infty}^{+\infty} P(\omega) d\omega$$

$$\dot{R}(0) = i \int_{-\infty}^{+\infty} \omega P(\omega) d\omega$$

$$\ddot{R}(0) = - \int_{-\infty}^{+\infty} \omega^2 P(\omega) d\omega$$

Somit ergibt sich $\overline{\omega}$ zu:

$$\overline{\omega} = -i \frac{\dot{R}(0)}{R(0)}$$

und σ^2 zu:

$$\sigma^2 = \left[\frac{\dot{R}(0)}{R(0)}\right]^2 - \frac{\ddot{R}(0)}{R(0)}$$

Somit kann mithilfe der Ableitungen der Autokorrelationsfunktion an der nicht verschobenen Stelle t = 0 die mittlere Doppler-Verschiebung $\overline{\omega}$ und die Varianz σ^2 berechnet werden. Das Verfahren kann technisch vereinfacht werden.

Eine andere allgemeine Schreibweise der komplexen Funktion R(t) (wie jeder anderen komplexen Größe auch) lautet unter Ausnutzung der exponentiellen Darstellung einer komplexen Zahl:

$$R(t) = |R(t)|\, e^{i\varphi(t)}$$

Hierbei ist |R(t)| der Betrag und φ(t) die Phase der Funktion. Die Autokorrelationsfunktion in dieser Schreibweise haben Kasai und Namekawa ebenfalls abgeleitet und an der Stelle t = 0 unter der Voraussetzung berechnet, dass |R(t)| eine gerade und φ(t) eine ungerade Funktion ist. Für eine gerade Funktion gilt f(-x) = f(x), und für eine ungerade Funktion f(-x) = -f(x). Die Ergebnisse haben sie in die obigen Gleichungen eingesetzt. Sie erhielten die einfacheren Ausdrücke:

$$\overline{\omega} \cong \frac{\varphi(T) - \varphi(0)}{T} = \frac{\varphi(T)}{T} \qquad \text{(Gl. 1.25)}$$

und

$$\sigma^2 \cong \frac{2}{T^2}\left[1 - \frac{|R(T)|}{R(0)}\right] \qquad \text{(Gl. 1.26)}$$

wobei $T = \frac{1}{f_{PRF}}$ der zeitliche Pulsabstand und |R(T)| der Betrag der Autokorrelationsfunktion bei einer Verschiebung um T ist.

Dass aus der Phasendifferenz die Doppler-Verschiebung berechnet werden kann, wurde bereits in dem Abschnitt „Amplitude, Frequenz, Phase“ beschrieben. Die Gleichungen 1.**16** und 1.**25** stimmen prinzipiell überein, werden aber auf unterschiedliche Funktionen angewandt. Die Bestimmungsgenauigkeit der Doppler-Verschiebung wird von der Varianz σ^2 angegeben. Die Varianz ist abhängig von dem Verhältnis |R(T)| zu R(0). Je ähnlicher R(T) und R(0) sind, desto kleiner wird die Varianz. Dies ist gleichbedeutend mit der Aussage:

> Je ähnlicher die Flüsse zu den beiden Zeitpunkten sind, desto genauer ist der Mittelwert der Doppler-Verschiebung. Man kann auch sagen, je turbulenter die Strömung, desto schlechter kann die mittlere Flussgeschwindigkeit berechnet werden. Je länger die Integrationszeit ist, d.h. je mehr Puls-Echo-Zyklen berücksichtigt werden, desto genauer ist das Ergebnis.

$\overline{\omega}$ und σ^2 werden über eine komplexe Multiplikation ermittelt. Hierfür verwendet man die allgemeine Kenntnis, dass eine komplexe Zahl gleich der Summe aus Realteil x(t) und Imaginärteil y(t) multipliziert mit der imaginären Einheit $i = \sqrt{-1}$ ist (s. Gleichung 1.**17**). Die Verschiebung der Funktion g(t) soll T betragen. Die Autokorrelation wird gemäß Gleichung 1.**24** ausgeführt.

$$g^*(\tau) = x(t) - iy(t) \text{ und } h(\tau+T) = x(t+T) + iy(t+T)$$

$$\begin{aligned} g^*(\tau)h(\tau+T) &= x(t)\,x(t+T) + y(t)y(t+T) + \\ &\quad i[x(t)\,y(t+T) - y(t)\,x(t+T)] \\ &= Re + Im \end{aligned}$$

Die Integration wird durch die Summe aller N Echos aus der jeweiligen Tiefe ersetzt. Die Integrationszeit beträgt somit NT.

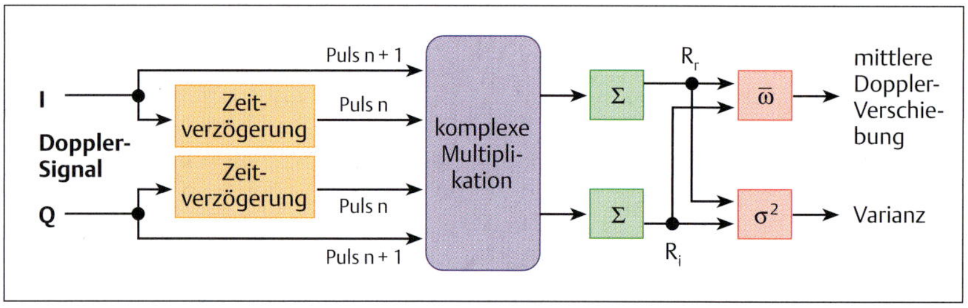

Abb. 1.**66** Prinzipschaltung zur Ermittlung von $\overline{\omega}$ und σ^2 (s. Text).

$$R(T,t) = R_r + R_i = \sum_{n=1}^{N} Re + \sum_{n=1}^{N} Im$$

Der Betrag einer komplexen Zahl ist nach Gleichung 1.**17**

$$|R(T,t)| = \sqrt{R_r^2 + R_i^2}$$

Die Phase φ (T) ergibt sich aus der Gleichung 1.**19** zu:

$$\varphi(T,t) = \text{arc tg}\,\frac{R_r}{R_i}$$

Den unverschobenen Fall R(0,t) erhält man durch Einsetzen in die obigen Gleichungen:

$$R(0,t) = \sum_{n=0}^{N} [x^2(t) + y^2(t)]$$

Jetzt muss nur noch in die Gleichungen 1.**25** und 1.**26** eingesetzt werden, und man erhält $\overline{\omega}$ und σ^2. Ab Seite 46 wurde die Demodulation des Doppler-Signals beschrieben. Das I-Signal entspricht x(t) und das Q-Signal entspricht dem iy(t). Somit ist das Schaltungsprinzip eindeutig definiert (Abb. 1.**66**).

Es darf nicht vergessen werden, dass dieser beträchtliche mathematische Aufwand für jeden Bildpunkt durchgeführt werden muss. Die Schaltung ist natürlich nur einmal vorhanden. Die einzelnen I- und Q-Werte müssen bis zur endgültigen Bearbeitung für jeden Bildpunkt einer Linie zwischengespeichert werden. Die Bildpunkte werden seriell abgearbeitet. Hiernach kommt die nächste Linie an die Reihe, bis sämtliche Linien eines Bildes bearbeitet wurden. Erst dann kann ein (!) gesamtes Bild am Monitor angezeigt werden.

Kreuzkorrelationsverfahren

Eine weitere Methode zur Bestimmung der intensitätsgewichteten mittleren Flussgeschwindigkeit ist das „Time Domain Processing“, auch Color Velocity Imaging (CVI) genannt. Es wurde im Wesentlichen von O. Bonnefous und P. Pasqué entwickelt und 1986 veröffentlicht (3, 4). Bei diesem Verfahren wird nicht die Doppler-Frequenz- oder -Phasen-Verschiebung der Echos gegenüber dem Sendepuls bestimmt. Es ist eine neue Formulierung des Doppler-Effekts im Ort-Zeit-Raum.

> Diese neue Formulierung beschreibt die Doppler-Verschiebung einander folgender Puls-Echo-Zyklen als eine durch die Bewegung der Streuer verursachte fortgesetzte Zeitverschiebung.

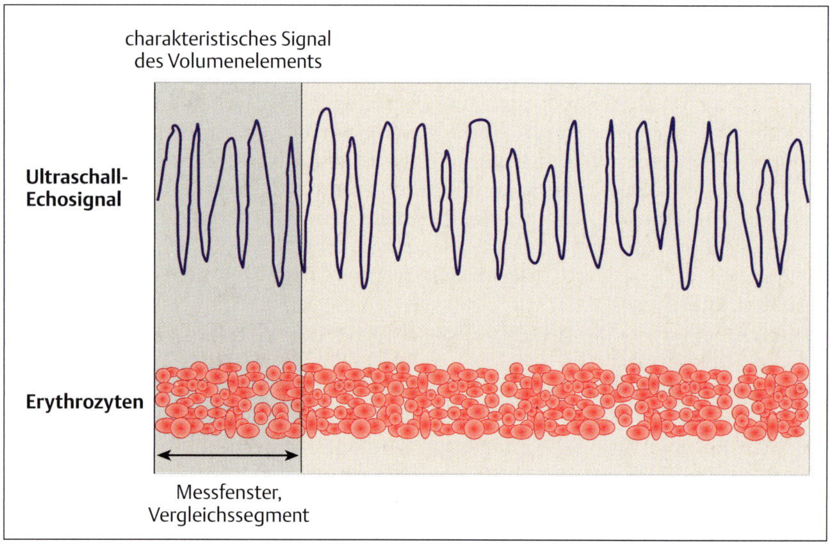

Abb. 1.**67** Ultraschall-Echosignal des Blutes.

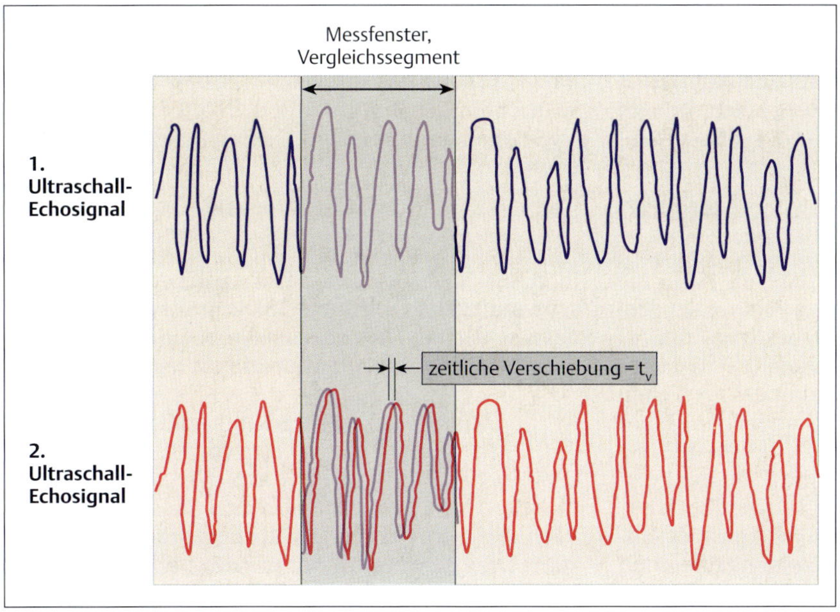

Abb. 1.**68** Vergleich zweier Ultraschall-Echosignalfolgen, um die Bewegung der Erythrozyten zu bestimmen.

Kreuzkorrelationsfunktion. Es wird die geschwindigkeitsbedingte Positionsänderung der charakteristischen Echos bestimmt, d.h. die Amplituden der A-Modus-Linien werden auf ihre Positionsänderung zwischen 2 Puls-Echo-Zyklen hin untersucht. Voraussetzung ist die Wiedererkennbarkeit der Echos, was gleichbedeutend mit einem guten Signal-zu-Rausch-Verhältnis (> 6 dB) ist (35, 36). Im Gegensatz zu den Verfahren, die die Doppler-Phasen- oder -Frequenz-Verschiebung auswerten, wird hier nicht demoduliert, sondern die empfangenen hochfrequenten Echofolgen werden in Echtzeit digitalisiert und verglichen.

Zur Veranschaulichung betrachte man die Abbildung 1.**67**. Hier ist ein hochfrequentes, nichtdemoduliertes Echo-Signal dargestellt, das von Erythrozytenansammlungen stammt. Aufgrund der Erythrozytenbewegung ist dieses Signal natürlich Doppler-verschoben. In der Abbildung 1.**68** sind die Echo-Signale zweier nacheinander aus gleicher Richtung empfangenen Puls-Echo-Zyklen aufgezeichnet. Bei der 2. Echofolge wurde das Signal der 1. Echofolge innerhalb des Messfensters überlagert eingezeichnet. Man erkennt, dass die Signale im Messfenster zwar den gleichen Verlauf aufweisen, jedoch zeitlich zueinander verschoben sind. Der Betrag der Zeitverschiebung ist ein Maß für die Geschwindigkeit der unter Beobachtung stehenden Erythrozytengruppe.

Zur Quantifizierung des Verfahrens betrachte man die Abbildung 1.**69**. Wie bereits beschrieben (s. S. 23ff), ist das Schallfeld nicht unendlich schmal, sondern besitzt eine endliche laterale Ausdehnung. Innerhalb des Pulsfeldes werden keine Lateralbewegungen gemessen, sondern nur Axialbewegungen. Ein Streuer legt zwischen 2 Pulsen in der Zeit t_{PRF} den Weg $s_{1,2}$ zurück. Gemessen wird die Strecke Δd. Winkelkorrigiert ergibt sich aus beiden Messungen die Geschwindigkeit v_{Blut} zu:

$$v_{Blut} = \frac{\Delta d}{t_{PRF} \cos\alpha} \qquad \text{(vorausgesetzt } v_{Blut} \ll c\text{)}$$

Das Echo des Streuers kommt aus unterschiedlichen Tiefen und wird um die Laufzeitendifferenz der beiden

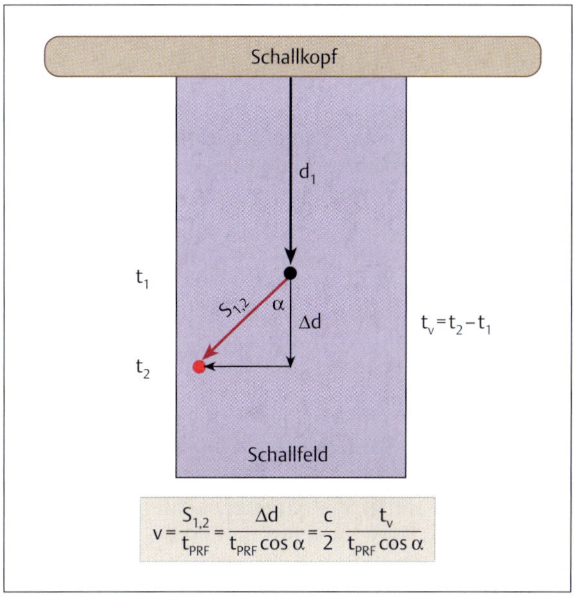

Abb. 1.**69** Bestimmung der Geschwindigkeit v eines Streuers mit 2 Pulsen (s. Text).

Puls-Echo-Zyklen $t_v = t_2 - t_1$ zeitverschoben empfangen, d.h. zu einem früheren oder späteren Zeitpunkt relativ zum Zeitpunkt der Pulsemission am Schallkopf. t_v ist bei einer Bewegung vom Schallkopf weg positiv und im umgekehrten Fall negativ. Gleichung 1.**4** oben eingesetzt ergibt:

$$v_{Blut} = \frac{c}{2}\,\frac{t_V}{t_{PRF}\cos\alpha} \qquad \text{(Gl. 1.27)}$$

Es wird im Folgenden angenommen, dass die Pulse, die zur Bestimmung der Zeitverschiebung benutzt werden, einen zeitlichen Abstand von t_{PRF} besitzen, d.h. es werden unmittelbar aufeinander folgende Puls-Echo-Zyklen ausgewertet. Zur Vergrößerung des zeitlichen Pulsabstands zwecks Messung langsamer Flüsse ist es sinnvoll, mehrere Linien parallel zu bearbeiten. So können z.B. parallel die Linien 1, 2 und 3 mit der Pulsfolge 1, 2, 3, 1, 2, 3,...1, 2, 3 ausgewertet werden. Hierdurch bleibt die Bildwiederholfrequenz konstant, obwohl sich der Messabstand der einzelnen Linien und damit die Geschwindigkeitsauflösung (s.u.) um den Faktor 3 verbessert. Mit dieser einfachen Methode erhält der Streuer Zeit zur Positionsänderung.

Das Problem besteht nun darin, ein bestimmtes Signalverhalten wiederzufinden. Man muss nacheinander 2 Echofolgen derselben Ultraschalllinie g(t) und h(t) vergleichen und den Ort der maximalen Übereinstimmung finden. Hierzu sucht man die maximale Korrelation der Signalechos g(t) und h(t), also das Maximum der Kreuzkorrelationsfunktion R(t) der Gleichung 1.**24**:

$$\max[R(t)] = \max[g(t) \cdot h(t)] = \max\left[\int_{+\infty}^{+\infty} g(\tau)h(\tau + t)d\tau\right]$$

Da wir es hier nur mit reellen Größen zu tun haben, wurde gleich $g^*(t)$ durch g(t) ersetzt. Rein mathematisch wird so vorgegangen wie im Fall der Autokorrelation: Die stetigen Funktionen werden um die Schrittweite t übereinander verschoben, miteinander multipliziert und anschließend das Produkt von $-\infty$ bis $+\infty$ integriert. Ergebnis ist der Wert der Korrelation zum Zeitpunkt t. Danach wird nach dem Maximum der Korrelationsfunktion max(R(t)) über alle Verschiebungen t gesucht. Das Maximum der Kreuzkorrelationsfunktion liegt an der Stelle $t = t_V$. Es muss noch einmal darauf aufmerksam gemacht werden, dass nicht demodulierte Signale verwandt werden, sondern die tatsächlichen hochfrequenten Echosignale.

Problematik multipler Streuer. Leider hat man es nicht mit einem einzigen Streuer zu tun, sondern mit vielen Streuern, nämlich im Wesentlichen mit den Erythrozyten. Die mit der Frequenz f_s digitalisierten Echosignalfolgen werden jetzt in gleich lange diskrete Segmente unterteilt (Abb. 1.**70**). In jedem Segment S_i befinden sich N diskrete zeitlich äquidistante digitale Werte. Die Segmentgröße ist ein Kompromiss zwischen einer hohen axialen Ortsauflösung und der gewünschten Genauigkeit, mit der die Geschwindigkeit im Segment ermittelt wird. Die Segmentlänge L beträgt dann

$$L = c\,\frac{N}{f_s} = cNt_s$$

Je kleiner das Segment, desto unsicherer ist die Geschwindigkeitsermittlung (28). Je größer das Segment, desto schlechter ist wiederum die axiale Auflösung. Die diskrete Kreuzkorrelationsfunktion lautet:

$$R(n,S_i) = \sum_{k=0}^{N-1} g(k + S_iN)h(k + S_iN + n)$$

Hierbei wird $g(\tau) \rightarrow g[(k+S_iN)t_s]$, und $h(\tau+t) \rightarrow h[(k+S_iN+n)t_s]$. Man zählt also jetzt die diskreten digitalen Werte ab. Der zeitliche Abstand der Werte ist konstant $1/f_s = t_s$. Dieser Faktor wurde oben weggelassen. Man fängt mit dem nullten Segment an und geht dann nacheinander alle i Segmente bis zum letzten Segment S_i durch. Verschoben wird $h(k+S_iN+n)$ in jeder der unten stehenden Summen jeweils um den Wert n. Sinnvoll erscheint es, $h(k+S_iN+n)$ im Bereich $-N \leq n \leq +N$

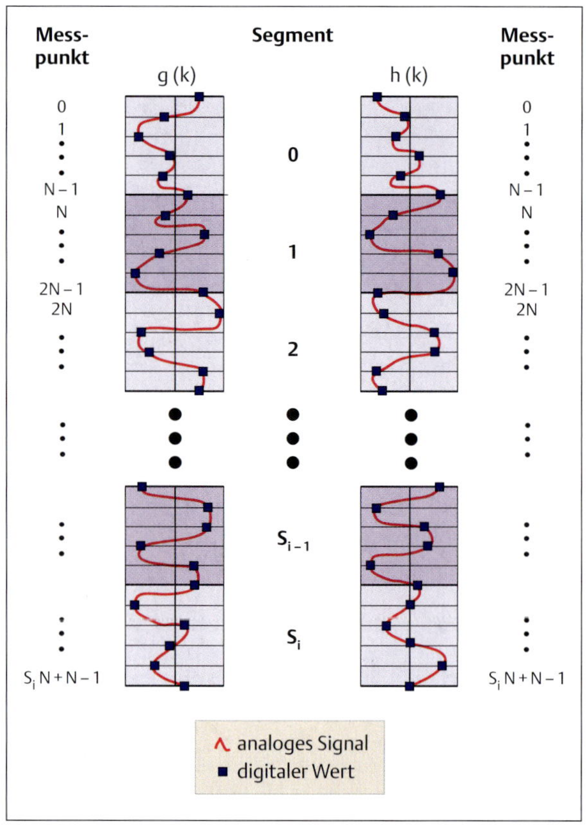

Abb. 1.**70** Zeitliche Segmentierung und Vergleich der A-Modus-Linien (s. Text).

zu variieren. Somit wird das jeweils mittlere Segment schrittweise über die beiden Nachbarsegmente geschoben. Das erste und letzte Segment stellen Sonderfälle dar.

Es müssen somit $f_s(2N + 1)$ Multiplikationen und Additionen pro Sekunde durchgeführt werden. Danach folgt die Suche nach dem maximalen Wert von $R(n, S_i)$ in jedem Segment. Der Ort maximaler Übereinstimmung der Funktionen liefert die Zeitverschiebung $t_v = n_v t_s$ und nach Gleichung **1.27** die Flussgeschwindigkeit in dem betrachteten Segment. n_v ist die Anzahl der digitalen Werte, um die die Signale relativ zueinander verschoben werden müssen, um zur Deckung zu gelangen.

$$R(n,0) = \sum_{k=0}^{N-1} g(k+0)h(k+0+n)$$

$$R(n,1) = \sum_{k=0}^{N-1} g(k+N)h(k+N+n)$$

$$\vdots$$

$$R(n,S_i) = \sum_{k=0}^{N-1} g(k+S_iN)h(k+S_iN+n)$$

In der Abbildung 1.**71** ist ein Blockschaltbild zur Ermittlung der Flussgeschwindigkeit über die Zeitverschiebung nach der hier beschriebenen Methode zu sehen.

Jensen (28) gibt an, dass die digitale Wertefolge die analogen Signale richtig beschreibt, wenn:

$$f_s > 4\ (f_0 + \frac{B}{2})$$

mit

- B = Bandbreite,
- f_0 = Mittenfrequenz des Signals.

Bei Wahl einer zu niedrigen Digitalisierungsfrequenz (Samplefrequenz) könnte sonst eine Uneindeutigkeit der Aussage die Folge sein (siehe Abschnitt Aliasing, S. 43).

Bei einem 5-MHz-Schallkopf mit 50% Bandbreite sollte hiernach f_s mindestens 25 MHz betragen. Auf jeden Fall sollte $f_s \geq 4f_0$ eingehalten werden, wobei dann auf die höchsten Frequenzkomponenten an der oberen Bandkante verzichtet wird. Bei einem 5-MHz-Schallkopf beträgt f_s dann mindestens 20 MHz.

Die axiale Ortsauflösung Δz des Verfahrens beträgt bei einem Puls-Echo-System die halbe Länge der Segmente.

$$\Delta z = \frac{c}{2}\frac{N}{f_s} = \frac{c}{2} N t_s$$

Die minimale v_{min} und maximale v_{max} detektierbare Geschwindigkeit betragen:

$$v_{min} = \frac{c}{2}\frac{f_{PRF}}{f_s} \text{ und } v_{max} = \frac{c}{2} N \frac{f_{PRF}}{f_s}$$

Foster et al. (19, 13) beschreiben ein System mit einem 5-MHz-Schallkopf, N = 40 und f_s = 50 MHz bei Verwendung eines 8-Bit-D/A-Wandlers. Bei diesem System müssten bei einem Echtzeitbetrieb 4 x 10^9 (4 Milliarden!) Rechenoperationen pro Sekunde durchgeführt werden. Die axiale Auflösung Δz beträgt somit 0,616 mm entsprechend 2 Wellenlängen. Bei diesem System beträgt die maximale Pulswiederholfrequenz f_{PRF} = 30 kHz. Die maximal auflösbare Geschwindigkeit beträgt 46,2 cm/s und die minimal detektierbare Geschwindigkeit 1,848 cm/s bei Wahl einer f_{PRF} von 2,5 kHz. Bei einer f_{PRF} von 30 kHz folgen für v_{min} 3,85 cm/s und für v_{max} 154 cm/s. Werden z.B. 3 Ultraschalllinien parallel bearbeitet, so verbessert sich die Auflösung niedriger Blutflussgeschwindigkeiten um einen Faktor 1/3 auf 1,3 cm/s.

Ermittlung der Flussgeschwindigkeit. Um zu einem sicheren Ergebnis zu gelangen, ist es sinnvoll, nicht nur 2 Puls-Echo-Zyklen miteinander zu vergleichen, sondern mehrere pro Ultraschalllinie zu verwenden und daraus den Mittelwert der Flussgeschwindigkeit zu gewinnen. Nur so lässt sich die tatsächliche Flussgeschwindigkeit pro Segment ermitteln. Es lassen sich nur diskrete Geschwindigkeitswerte gewinnen. Die wahre Geschwindigkeit kann dann auch zwischen den diskreten Werten liegen. Bei der Verwendung von 6 statt 3 Puls-Echo-Zyklen verbessert sich der Wert um etwa einen Faktor 2 (28).

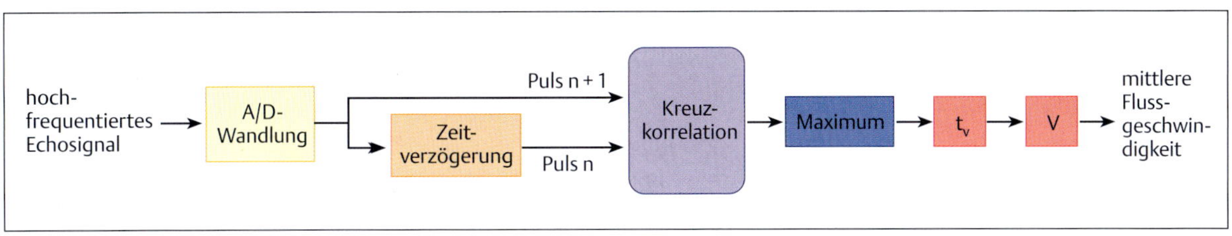

Abb. 1.**71** Prinzipschaltung zur Ermittlung der Flussgeschwindigkeit über die Zeitverschiebung (s. Text).

Kostenaspekt des Korrelationsverfahrens. Die Verwendung von 8 oder mehr Bit für die Korrelation ist teuer. Deshalb schlugen Bonnefous und Pasqué vor (4), nur das Vorzeichen der Amplitudenwerte zu verwenden. Somit muss zwar immer noch eine 8–12-Bit-A/D-Wandlung der Echos durchgeführt werden, die anschließende Rechnung ist aber mit einem einzigen Bit, d.h. mit dem Vorzeichen der Amplitude realisierbar. Dies verbilligt die gesamte Elektronik erheblich. Der Verlust an Genauigkeit ist dabei nur gering (28, 29).

Bewertung des Verfahrens. Jensen (28, 29, 30) hat das Verfahren ausführlich untersucht und kommt zu den folgenden Ergebnissen:

In die Zuverlässigkeit des Ergebnisses geht das Signal-zu-Rausch-Verhältnis am stärksten ein. Es sollte in jedem Fall größer als 6 dB sein. Dies führt sofort zu einer Begrenzung der Eindringtiefe, was bereits auf S. 7ff dargelegt wurde.

Je kürzer der Puls, d.h. je größer die Bandbreite, desto sicherer ist das Ergebnis. Die Bandbreite sollte hiernach mindestens 20% betragen. Interessant ist, dass die Zuverlässigkeit des Ergebnisses praktisch unabhängig von der Flussgeschwindigkeit ist. Je mehr Puls-Echo-Zyklen berücksichtigt werden, desto zuverlässiger ist die ermittelte Geschwindigkeit.

In den obigen Betrachtungen wurde der Transit-Time-Effekt und andere limitierende Effekte nicht berücksichtigt (s. S. 53ff). Die endliche Verweildauer der Erythrozyten im Messvolumen, das von der Segmentgröße und der Breite des Schallfeldes definiert wird, sowie die Tatsache, dass im Messvolumen in realen Blutgefäßen die Erythrozyten unterschiedliche Geschwindigkeiten haben können, wurde von Bonnefous (5) untersucht. Sie kommt zu dem Ergebnis, dass diese realen Eigenschaften des Blutflusses zwar das Maximum der Kreuzkorrelationsfunktion reduzieren, aber das Ergebnis dadurch nicht verschlechtern. Sie beschreibt weiterhin die Möglichkeit der Berechnung der Varianz. Dies wird an dieser Stelle nicht erläutert.

Vergleich mit den Dopplerverfahren. Das Kreuzkorrelationsverfahren hat gegenüber den Doppler-Verfahren eine Reihe von Vorteilen:

Es gibt keine physikalisch bedingte Ober- oder Untergrenze für die erlaubten Geschwindigkeitswerte. Das bei existierenden Geräten beobachtete Aliasing ist eine Folge der begrenzten technischen Möglichkeiten. Liegt das absolute Maximum der Kreuzkorrelationsfunktion außerhalb des durch n definierten Verschiebungsbereichs, so wird das relative Maximum durch den obigen Algorithmus gefunden. Dies führt zu Aliasing. Es hat aber nichts mit der Nyquist-Grenze zu tun. Eine Begrenzung durch die Pulswiederholfrequenz existiert tatsächlich und soll hier nicht vergessen werden. Die vom Anwender benötigte Eindringtiefe begrenzt leider die Pulswiederholfrequenz.

Mit der Kreuzkorrelationsmethode ist es möglich, gleichzeitig ein gutes Grauwertbild und eine hohe Geschwindigkeitsauflösung im Farbbild zu erzielen. Während die Doppler-Verfahren der Phasen- und Frequenzanalyse einen schmalbandigen Puls benötigen, braucht es genauso wie das Grauwertbild einen breitbandigen Puls.

Die Eindringtiefe lässt sich mit diesem Verfahren gegenüber den anderen Verfahren allerdings nicht steigern. Die frequenzabhängige Absorption im Gewebe, die zu verfälschten Ergebnissen bei den Phasen- und Frequenzanalyseverfahren führen können, spielt hier jedoch keine Rolle. Man kommt gegenüber diesen Verfahren mit weniger Puls-Echo-Zyklen aus, was der Bildwiederholfrequenz oder – je nach Wahl des Entwicklers – der lateralen oder Geschwindigkeits-Auflösung zugute kommt.

Duplex und Triplex

Die Begriffe Duplex und Triplex werden in Verbindung mit dem Doppler-Spektrum benutzt:

Bei der Duplex-Darstellung gewinnt man parallel Echtzeit-B-Bilder sowie das Doppler-Spektrum aus einem definierten Ort im B-Bild.

Bei der Triplex-Darstellung werden ständig FKDS-Bilder erneuert und angezeigt, während man gleichzeitig ein Doppler-Spektrum gewinnt.

Beide Verfahren können nur mit elektronischen Schallköpfen durchgeführt werden.

Duplex

Um die Eindeutigkeit zu wahren, ist es nicht möglich, gleichzeitig mehrere Ultraschallpulse längs verschiedener Ultraschalllinien auszusenden, da nicht bekannt ist, aus welcher Richtung und zu welchem Sendepuls die zurückkommenden Echos gehören. Somit kann man die beiden Verfahren nur durch eine sehr geschickte Ansteuerung der jeweiligen Ultraschalllinien realisieren. Bei einer 64-Punkte-FFT kann man z.B. erst 64 Puls-Echo-Zyklen längs der vom Anwender gewählten Doppler-Linie aussenden und empfangen und dann ein B-Bild erzeugen. Dies führt jeweils zu einem abgeschlossenen Doppler-Spektrum und zu einem sich erneuernden B-Bild. Auf diesem Wege kommt man insbesondere bei niedrigen Pulswiederholfrequenzen (PRF) bei der Auswertung niedriger Flussgeschwindigkeiten zu extrem niedrigen Bildwiederholfrequenzen. Eine „Scrolling-FFT" ist nicht möglich. Die Spektren wirken dann gestückelt.

„Interleave"-Verfahren. Sinnvoller ist es, das „Interleave"-Verfahren anzuwenden. Hierbei kommt es auf die Einhaltung einer exakten PRF an, da sonst das Doppler-Spektrum nach der FFT-Methode nicht auswertbar ist. Bei diesem Verfahren wird z.B. nach jedem Puls-Echo-Zyklus längs einer B-Bild-Linie ($B_{1...n}$) ein Puls-Echo-Zyklus längs der vom Anwender ausgesuchten Doppler-Linie (D) ausgewertet, bis alle B-Modus-Linien erfasst wurden. Danach fängt die Pulsfolge wieder von vorne an. Die Reihenfolge der Puls-Echo-Zyklen lautet dann B_1 – D – B_2 – D – B_3 – D ... B_n – D – B_1 ... Bei noch niedrigeren Blutflussgeschwindigkeiten und somit noch niedrigerer PRF kann nach jeder 2. oder 3. B-Modus-Linie ein Doppler-Puls-Echo-Zyklus ausgewertet werden. Hierdurch hält man auch bei niedrigen PRF die Bildwiederholfrequenz hoch. Die Pulsreihenfolge lautet dann B_1 – B_2 – B_3 – D – B_4 – B_5 – B_6 – D ... B_{n-2} – B_{n-1} – B_n – D – B_1 – B_2 – B_3 – D – ...

Triplex

Ähnlich verhält es sich, wenn ein Doppler-Spektrum bei gleichzeitiger Erzeugung von farbkodierten Bildern gewonnen wird. Man spricht jetzt von „Triplex", d.h. Gewinnung von farbkodierten B-Bildern und Doppler-Spektrum gleichzeitig. Hier kommt noch die Schwierigkeit hinzu, dass die PRF für die Farbauswertung zusätzlich zum Doppler-Spektrum exakt konstant gehalten werden muss. Dies schränkt natürlich die Menge an möglichen Anordnungen der Pulsfolgen erheblich ein. Häufig wird nur jede 2. oder 3. Bildlinie farbig ausgewertet. Reine B-Modus-Linien haben im folgenden Beispiel gerade Liniennummern ($B_{2,4,...2n}$). Eine Farblinie (z.B. $F_{1,3,...2n-1}$, nur ungerade Liniennummern) muss mehrmals abgetastet werden. Man nimmt hier an, dass für jede echte Farblinie 5 Puls-Echo-Zyklen benötigt werden, und für jede reine B-Modus-Linie ein Puls-Echo-Zyklus benutzt wird. Im Interleave-Fall kann die Pulsfolge lauten: F_1 – D – F_1 – D – F_1 – D – F_1 – D – F_1 – D – B_2 – D – F_3 – D – F_3 – D – F_3 – D – F_3 – D – F_3 – D – B_4 – D – F_5..., bis alle Linien aufgerufen wurden und mit dem nächsten FKDS-Bild begonnen werden kann.

Zwangsläufig ist die Bildwiederholfrequenz im Duplex- oder Triplex-Modus niedriger als ohne Parallelerzeugung eines Doppler-Spektrums. Die Anzahl möglicher PRF ist ebenfalls gegenüber der Erzeugung eines Doppler-Spektrums bei eingefrorenem B- oder FKDS-Bild stark eingeschränkt. Der Anwender gewinnt jedoch erheblich an Komfort und Sicherheit bei der Platzierung und Nachführung des Doppler-Messvolumens, v.a. in der Auswertung kleiner Gefäße.

Neuere bildgebende Verfahren

Neuere Farb- und B-Bildverfahren werden hier kurz gestreift. Sie sind nur Ergänzungen zu den bereits etablierten Verfahren und liefern wenig wirklich neue Informationen. Hierzu zählen

- das *Intensitäts-Doppler-Verfahren*, der *Tissue-Doppler* und das *Harmonic Imaging* im Farbbereich,
- das *„Compound-B-Bildverfahren"*.

Sämtliche Farbverfahren sind Aliasing-behaftet und winkelabhängig.

Harmonic Imaging

Das Harmonic-Imaging-Verfahren (im Amerikanischen auch Second (!) Harmonic Imaging genannt, obwohl die 1. harmonische Frequenz der Grundfrequenz verwandt wird) beruht auf der Auswertung der nichtlinearen harmonischen Teile der empfangenen Ultraschallechos. Beim Durchgang eines Ultraschallpulses durch ein Medium (z.B. Gewebe oder Wasser) kommt es zu einer Kompression des Mediums (s. S. 7ff). Der nachfolgende Teil der Schallwelle „sieht" eine höhere Dichte des Mediums als der Anfangsteil der Welle. Die Schallgeschwindigkeit ist jedoch in einem Medium höherer Dichte höher als in einem Medium niedrigerer Dichte. Dadurch kommt es zu einer Aufsteilung der Welle. Die hinteren Anteile des Schallpulses „holen" scheinbar die vorderen Teile des Pulses ein. Dadurch entstehen die höheren harmonischen Frequenzen.

Schallkeulen. Vergleicht man das Verhältnis der Nebenkeulen zur Schallhauptkeule bei der Grundfrequenz, sind bei der 1. harmonischen Frequenz die Nebenkeulen relativ zur Hauptkeule reduziert. Leider ist die Hauptkeulenbreite bei der 1. Harmonischen etwas größer als bei einem Schallkopf mit einer echten Grundfrequenz im Bereich der 1. Harmonischen (ca. 12% breiter bei –6 dB und 13% größer bei –20 dB bei einer Grundfrequenz von 2 MHz und einer 1. Harmonischen von 4 MHz). Somit ist die Kontrastauflösung bei der 1. Harmonischen gegenüber einem Schallkopf mit einer 2-mal so hohen Grundfrequenz besser bei gleichzeitig schlechterer Ortsauflösung (Kontrastauflösung = Ortsauflösung bei –20 dB, Ortsauflösung = Breite der Hauptkeule bei –6 dB).

Amplituden. Die Amplitude der 1. harmonischen Frequenz nimmt mit der Tiefe bis zum Fokus zu, um danach sich wie die Grundfrequenz zu verhalten. Im Nahfeld ist die Amplitude der 1. Harmonischen nur gering.

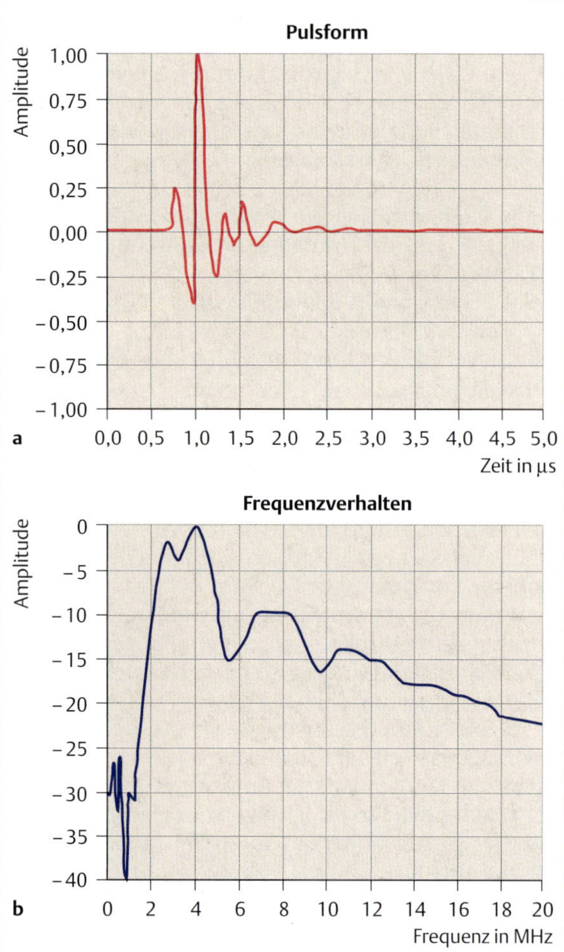

Abb. 1.**72** **a** u. **b** Gemessene Sendepulsform (**a**; Amplitude als Funktion der Zeit) und Frequenzverteilung (**b**). Man erkennt die (Grund-)Mittenfrequenz des Pulses bei ca. 3,5 MHz sowie die 1. Harmonische der Grundfrequenz bei ca. 7 MHz und die 2. Harmonische bei ca. 10,5 MHz. Die -6-dB-Bandbreite des Pulses beträgt 77%.

Intensität. Nach dem Fokus fällt die Intensität der 1. Harmonischen schneller ab als dies bei einem Schallkopf mit einer Grundfrequenz in diesem Bereich der Fall ist. Mit anderen Worten, ein echter 4-MHz-Schallkopf besitzt eine größere Eindringtiefe, eine bessere Orts- sowie eine schlechtere Kontrastauflösung bei Verwendung seiner Grundfrequenz, als wenn man die 1. Harmonische eines 2-MHz-Schallkopfes verwendet (11a).

Im Empfangsfall geschieht grundsätzlich das Gleiche wie im Sendefall. Da die Intensität des rückgestreuten Signals wesentlich kleiner ist als die Intensität des gesendeten, muss hier nur der lineare Fall betrachtet werden. Es kommt zu keiner signifikanten weiteren Aufsteilung.

Indikation. Für die Auswertung des Blutflussverhaltens sind nur die Doppler-Verfahren – z.B. bei der Farbkodierung – sinnvoll, und nicht z.B. das Kreuzkorrelationsverfahren. Das Harmonic-Imaging-Verfahren in der FKDS arbeitet völlig analog zu den oben beschriebenen Autokorrelationsverfahren. Die einzige Ausnahme besteht darin, dass die Referenzfrequenz nicht nahe der Resonanzfrequenz der Piezoelemente gewählt wird, sondern die 1. Oberwelle der Grundfrequenz als Bezugsfrequenz genommen wird, also das Doppelte der üblichen Doppler-Referenzfrequenz.

Es wird z.B. ein Puls mit einer Grundfrequenz von 3,5 MHz emittiert. Die verwendete Empfangsfrequenz bei diesem Verfahren beträgt dann 7,0 MHz. In jedem Puls sind ebenfalls zwangsläufig die harmonischen Frequenzen enthalten. Die Amplitude der 1. Harmonischen im Beispiel der Abbildung 1.**72** ist um ca. 10 dB (1/3) niedriger als die Amplitude der Grundfrequenz.

Ultraschallkontrastmittel

Indikation. Normalerweise ist der Signalanteil im Bereich der 1. Oberwelle beim Empfang so schwach, dass man es im Falle des Blutflusses ohne die Verwendung von Kontrastmitteln nicht mehr auflösen kann, es verschwindet im Hintergrundrauschen. Verwendet man Ultraschallkontrastmittel, steigt die gesamte Signalintensität aufgrund der günstigeren Streueigenschaften des Kontrastmittels gegenüber der Blut/Gewebe-Umgebung erheblich an. Daher ist auch die Signalintensität im Bereich der 1. Oberwelle hinreichend groß, um sich vom Rauschhintergrund abzuheben. Das stationäre Echo wird dabei weiterhin bei der Grundfrequenz entfernt, da die intensiveren Signale im Bereich der 1. Harmonischen nur vom Kontrastmittel stammen können. Hierdurch lassen sich zusätzliche Signalintensitätsverluste vermeiden.

Der Kontrastmittelfluss im Blut ist in der Farbkodierung oder bei der Doppler-Spektralanalyse verfolgbar. Natürlich steigt die Signalintensität im Bereich der Grundfrequenz ebenfalls erheblich an. Man kann diesen Effekt deshalb auch nutzen,

- um die noch auswertbare Bildtiefe für die Flussdiagnostik zu erweitern,
- um langsame Blutflüsse in kleinen Gefäßen, die bei den üblichen Verfahren vom Hintergrund nicht mehr zu unterscheiden sind, zu detektieren.

In der Abbildung 1.**73** ist ein Vergleich zwischen der Farbkodierung ohne und nach Kontrastmittelgabe zu sehen.

Zusammensetzung. Beim Ultraschallkontrastmittel handelt es sich um kleinste Luftbläschen, die an Zuckermoleküle gebunden sind und in die Blutbahn injiziert werden (40). Ihr Durchmesser liegt zwischen 1 und 7 µm. Das Blutplasma besitzt eine wesentlich höhere Dichte (ca. Faktor 1000) und eine um ca. 6 Zehnerpotenzen geringere Kompressibilität als die Luft. Daraus ergibt sich bei 3 MHz ein Streuwirkungsquerschnitt der Bläschen, der ca. um einen Faktor 10^9 größer ist als der der Erythrozyten (31). Dadurch wird die 1. Harmonische der Grundfrequenz oberhalb des Rauschhintergrundes detektierbar. Besitzt das Kontrastmittel noch nichtlineare Eigenschaften, so wird das Signal im Bereich der 1. Harmonischen u.U. noch weiter verstärkt (32).

Resonanzanregung. Häufig wird im Zusammenhang mit Kontrastmitteln von Resonanzanregung gesprochen (z.B. 20, 40). Aufgrund ihrer Eigenschaften – insbesondere der Luftbläschengröße – sollen die Bläschen zu Resonanzanregungen angeregt werden und damit die Intensität der zurückkommenden Echos im Bereich der doppelten Grundfrequenz des transmittierten Pulses erheblich erhöhen. Diese Signalerhöhung soll noch deutlich oberhalb der aufgrund der Streueigenschaften der Luftbläschen zu erwartenden Signalverstärkung liegen. Sollte dies der Fall sein, so müsste es auch veröffentlichte Kurven geben, die z.B. die Streuintensität als Funktion der Bläschengröße bei konstanter Frequenz oder die Streuintensität als Funktion der Frequenz bei konstanter Bläschengröße zeigen, die an bestimmten Stellen in den Kurven typisches Resonanzverhalten aufweisen. An diesen Stellen, an denen die Resonanz auftritt, müsste die Signalintensität erheblich höher sein als unmittelbar vor oder nach dieser Stelle. Leider liegt dem Autor nicht eine einzige solche Kurve bisher vor. In einer Arbeit (47) ist die Streusignalintensität bei einem 5-MHz-Schallkopf bei der Beschallung von Teilchen (Luftbläschen, Messing, Fett) als Funktion der Partikelgröße aufgezeichnet worden. Diese Kurve weist leider keine Resonanzmaxima auf.

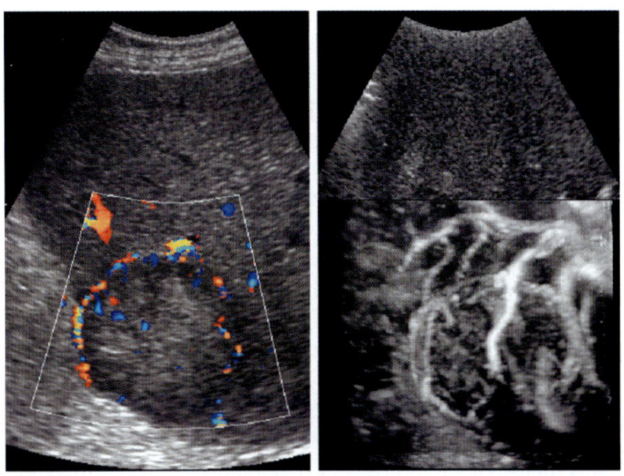

a b

Abb. 1.**73a** u. **b** Hypervaskularisierte Metastase eines Nierenzellkarzinoms. (**a**) 2-D-Gefäßdarstellung im FKDS-Modus, (**b**) 3-D-Darstellung nach US-Kontrastmittel im CHA-Modus.

Tissue Harmonic Imaging. Die Erhöhung der Signalintensität durch lufthaltige Kontrastmittel aufgrund der günstigeren Streueigenschaften gegenüber der Umgebung (Blut, Gewebe) – basierend auf dem hohen Impedanzsprung relativ zur Umgebung – ist unbestritten. Im Bereich des Gewebes kann dieser Signalanteil durchaus noch ausgewertet werden. Man kann also ein B-Bild mit den Signalen im Bereich der 1. Harmonischen der Grundfrequenz erzeugen. Man spricht dann von dem Native- oder *Tissue-Harmonic-Imaging-Verfahren.*

Gewebs-Doppler (Tissue-Doppler)

Beim Gewebs-Doppler wird nicht die Blutflussbewegung farbig kodiert, sondern die Bewegung des Gewebes, insbesondere des Herzmuskels. Hier werden nicht die schwachen Echos vom Blut auf ihre Doppler-Frequenzverschiebung hin untersucht, sondern die starken Echos aus dem Gewebe frequenzanalysiert. Die Signalauswertung erfolgt auf ähnliche Art wie bei den anderen FKDS-Verfahren. In der bildlichen Darstellung ist hier das bewegte Gewebe gemäß seiner Bewegungsrichtung und -geschwindigkeit farbig kodiert, und das Blut erscheint schwarz.

Intensitäts-Doppler

Das Intensitäts-Doppler-Verfahren (Power-Doppler) ist in den letzten Jahren recht populär geworden. In den 80er Jahren war es in den meisten Geräten implementiert. Kaum jemand wusste jedoch etwas damit anzufangen. Erst Anfang der 90er wurde dieses Verfahren durch die große Marketinginitiative einer Firma populär. Der besondere Trick bestand im Weglassen der bis dahin vorhandenen Flussrichtungsdiskriminierung, wodurch besonders niedrige Pulswiederholfrequenzen möglich sind und das dann extrem starke Aliasing bei höheren Flussgeschwindigkeiten nicht mehr sichtbar ist.

Vergleich zu anderen FKDS-Verfahren. Die Intensität des Doppler-Signals wird bei diesem Verfahren farbig kodiert (s. Abb. 1.**6**). Je größer die Doppler-Signalintensität, desto heller ist an diesem Ort die Färbung. Es werden dieselben Signale wie bei den erstgenannten FKDS-Verfahren zur Bestimmung der Flussgeschwindigkeit ausgewertet. Der Vorteil des Intensitäts-Dopplers besteht in der Verwendung extrem niedriger Pulswiederholfrequenzen in einer Größenordnung von wenigen 100 Hz. Dies ermöglicht, extrem niedrige Doppler-Verschiebungen bzw. Flussgeschwindigkeiten aufzulösen (s. S. 46ff).

Würde man bei diesem Verfahren eine (Geschwindigkeits- und) Richtungsdiskriminierung durchführen, so wäre das Bild so stark Aliasing-behaftet, dass man es kaum noch auswerten könnte (s. S. 43). Aus diesem Grund verzichtet man bei diesem Verfahren i.A. bewusst auf eine Richtungsanzeige. Ein weiterer Vorteil im Weglassen der Richtungs- und Geschwindigkeitsanzeige besteht darin, dass der Einfluss des Doppler-Winkels auf die Doppler-Verschiebung (und die Signalintensität) nicht sofort sichtbar wird. Nur bei Doppler-Winkeln um 90° ist dies noch leicht zu erkennen. Hierdurch scheint das Verfahren winkelunabhängig zu sein und die Arbeit mit dem Verfahren vereinfacht. Es zeigt jedoch nur qualitativ das Vorhandensein eines Flusses an. Eine Quantifizierung ist ohne eine Flussrichtungsangabe kaum möglich, nicht einmal relative Angaben. Man kann nur entscheiden, ob ein Fluss vorhanden ist oder nicht.

Compound-Echtzeit-B-Bildverfahren

Das ursprüngliche Compound-Bildverfahren wurde in den 70er und Anfang der 80er Jahre benutzt. Dabei wurde ein an einem x,y-Positionsaufnehmer hängender stiftförmiger Schallkopf manuell vom Anwender über den Körper des Probanden bewegt. Die Ultraschalllotungen in die Tiefe (z-Richtung) gingen vom Schallkopf aus. Jede Lotung nach einer manuellen Schallkopfbewegung entsprach einer Ultraschalllinie. Die einzelnen Ultraschalllinien wurden nebeneinander auf einen Monitor geschrieben. Die Breite des aus vielen Einzellinien zusammengesetzten Bildes entsprach dem Weg des Schallkopfes über die Oberfläche des Patienten. Dieses Verfahren kann als ein manuelles, aber statisches B-Bildverfahren bezeichnet werden.

In der neuesten Fassung dieses Verfahrens wird immer noch der Schallkopf über den Patienten bewegt. Im Gegensatz zu früher verwendet man jetzt aber einen elektronischen (Linear- oder Konvex-) Schallkopf, der ein gewöhnliches Ultraschall-B-Bild oder FKDS-Bild erzeugt. Ein schneller Rechner im Ultraschallgerät vergleicht ständig den aktuellen Echtzeit-Bildinhalt mit jeweils zeitlich davor liegenden Bildern. Wird nun der Schallkopf vom Anwender längs der Bildebene bewegt, stellt der Rechner fest, dass bestimmte Strukturen sich nun längs anderer Ultraschalllinien wiederfinden lassen als in einem früheren Bild.

Wird der Schallkopf z.B. nach rechts bewegt, so kommen auf der rechten Bildseite neue Strukturen hinzu, auf der linken Seite verschwinden im aktuellen Bild Strukturen, die davor noch vorhanden waren. Die anderen aus davor liegenden Bildern erfassten Strukturen, die noch im aktuellen Bildfeld wiederzufinden sind, sind nach links gewandert. Durch eine Erweiterung der Bildfläche auf dem Monitor werden die neuen Strukturen nun zum vorhandenen Bild rechts hinzugefügt, ohne dass die Strukturen, die nicht mehr innerhalb des aktuellen Scan-Bildfeldes liegen bzw. die vorher erkannt wurden und im aktuellen Bild an anderer Stelle liegen, überschrieben werden. Da sich die vorhandene Gesamtfläche des Monitors natürlich nicht ändern kann, ist dies nur solange möglich, bis der Rand des Monitors erreicht wird. Danach muss das Bild maßstabsgerecht verkleinert werden, um mehr Platz zu schaffen für die Aufnahme weiterer Strukturen. Auf diesem Wege ist es z.B. möglich, einen Schnitt über den gesamten Oberbauch oder längs eines Oberschenkels in einem ununterbrochenen Gesamtbild darzustellen.

Interpretation der FKDS-Bilder

Ein FKDS-Bild besitzt einen B- und einen Farbanteil. Das Grauwertbild ist das gewöhnliche B-Bild. Es dient der Untersuchung von strukturellen Eigenschaften des Gewebes.

Die hellen und dunklen Bereiche kennzeichnen die Organe und Blutgefäße sowie flüssigkeitsgefüllte Räume wie die Harn- oder die Gallenblase. Strukturelle Veränderungen wie Zysten und solide Raumforderungen können durch typische Grauwertverteilungen erkannt werden.

Die Farbkodierung kennzeichnet Bewegung im Bildfeld. Im Allgemeinen wird der Blutfluss untersucht. Die Farbe wird dabei über das Grauwertbild gelegt. Ein Bildpunkt kann entweder mit einem Farbwert oder einem Grauwert belegt werden. Wird an einem Ort im Bild eine Bewegung detektiert, so erscheint der dazugehörige Bildpunkt farbig kodiert. Der Grauwert an dieser Stelle wird dann nicht angezeigt.

Die Farbe in der Frequenz- bzw. Geschwindigkeitsdarstellung repräsentiert die intensitätsgewichtete mittlere Doppler-Verschiebung, die nicht direkt aus dem vom Gerät u.U. angezeigten Doppler-Spektrum zu ermitteln ist. Ist ein Doppler-Winkel angegeben, entspricht die Angabe der intensitätsgewichteten mittleren Blutflussgeschwindigkeit. Dies entspricht in etwa der Geschwindigkeit, mit der das meiste Blut am Messort fließt.

Die meisten Geräte verwenden in der Geschwindigkeitsdarstellung des Blutflusses eine rot-blaue Kodierung. Je heller der Farbwert, desto höher ist an dieser

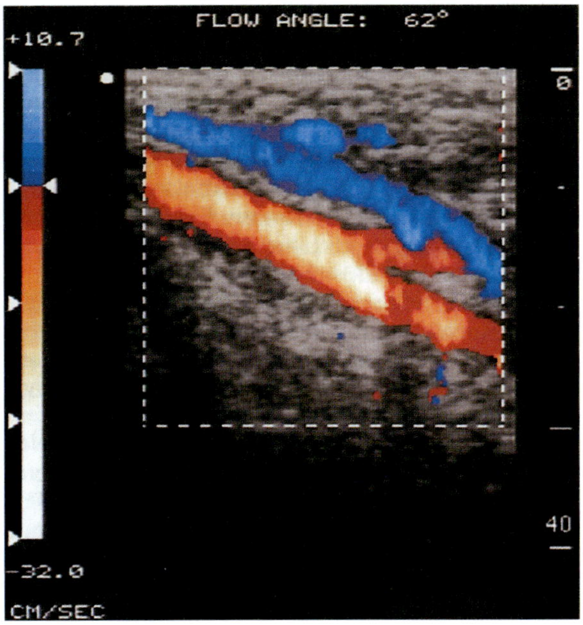

Abb. 1.**74** Distaler Abschnitt und Aufteilung einer normalen A. brachialis (rot-kodiert) mit Begleitvenen (blau) in der FKDS: Die Farben Rot und Blau geben jeweils eine Flussrichtung mit Bezug auf den Schallkopf an (auf diesen zu oder von ihm weg). Je höher die Frequenzverschiebung, desto heller (in Gefäßmitte), und je niedriger, desto dunkler ist der Farbton (am Gefäßrand).

Stelle im Bild die Doppler-Verschiebung oder nach einer Winkelkorrektur die Blutflussgeschwindigkeit. Die eine Farbe kennzeichnet einen Fluss zum Schallkopf hin und die andere einen Fluss vom Schallkopf weg. Dabei ist die Farbzuordnung meist dem Anwender überlassen. Wie in der Abbildung 1.**74** zu sehen, befindet sich an einer Seite des Ultraschallbildes ein farbiger Referenzbalken. Hier sind alle möglichen Farbwerte aufgeführt. Oberhalb und unterhalb des Farbbalkens sind die maximal messbaren Doppler-Verschiebungen oder – bei Angabe eines Flusswinkels – die höchste messbare Geschwindigkeit je Richtung aufgeführt. Addiert man die angezeigten Doppler-Frequenzwerte, erhält man die Pulswiederholfrequenz.

Teilweise wird den Rot- und Blautönen zur qualitativen Angabe der Varianz, d.h. des quadratischen Messfehlers, noch Grün beigemischt. Ein rein grüner Wert entspricht einem möglicherweise großen Messfehler. Man nimmt an, dass die Grüneinfärbung ein Maß für die Turbulenz ist.

Beim Intensitäts-Doppler wird die lokale Doppler-Signalintensität i.A. ohne Richtungsanzeige aufgezeichnet. Der Blutfluss erscheint hierbei i.A. in Rot-Orange-Tönen. Je heller der Farbwert, desto höher ist an dieser Stelle im Bild die Doppler-Signalintensität (s. Abb. 1.**6**).

Prinzipieller Aufbau eines Ultraschallgerätes

In Abbildung 1.**75** sieht man schematisch und stark vereinfacht den grundsätzlichen Aufbau eines modernen farbkodierten Ultraschallgerätes mit Doppler-Spektralanalyse. Als Schallgeber und -empfänger dient der über die Tastatur ausgewählte Schallkopf. Sämtliche Eingaben des Anwenders erfolgen über die Tastatur.

Zentrale Steuerung. Da die meisten Prozesse in einem Ultraschallgerät extrem schnell ablaufen müssen, ist eine vollständige und direkte Steuerung aller Vorgänge – auch bei Verwendung modernster Mikroprozessoren – von der CPU aus nicht möglich. Letztlich arbeitet jede Platine im Wesentlichen selbstständig. Nur bestimmte Tabellenwerte bzw. Start- und Stoppbefehle werden von der CPU an die einzelnen Platinen weitergegeben. Außerdem führt die CPU die trivialen Berechnungen auf der Monitoranzeige (Länge, Fläche, Volumen usw.) durch. Die Ansprüche an die CPU sind somit sehr gering. Praktischerweise kann man die einfachsten Prozessoren verwenden.

Einzelplatinen. Ganz anders verhält es sich bei den meisten anderen Platinen. Extrem hohe Ansprüche an Schnelligkeit und Genauigkeit werden insbesondere bei der Fokussierung, der Interpolation und Bildmittelung sowie der Doppler-Akquisition und den Steuerungen (Sende- und Empfangssteuerung und Bildpunkt-Koordinatenkalkulation) gestellt. Dies erfordert Spezialprozessoren, die nur wenige genau definierte Aufgaben erfüllen können, diese aber umso schneller und genauer als die gewöhnlichen universell einsetzbaren Prozessoren wie z.B. die Intel x86, Pentium-Prozessoren oder Motorola 68xxx.

Die Schallkopfstecker werden i.A. direkt an der Stecker-Platine angeschlossen. Hier findet die Umschaltung zwischen den Schallköpfen statt. Sämtliche Piezoelemente in den Schallköpfen sind hier mit Umschaltbausteinen verbunden. Hiernach folgt der Multiplexer.

Multiplexer. Der Multiplexer verbindet nach einer Vorverstärkung der Signale die Schallkopfelemente mit den Sende- und Empfangsfokussierungs-Platinen, die aufgrund der Position des Sende- bzw. Empfangsfokus jeweils benötigt werden. Bei Linear- und insbesondere Curved-Array-Schallköpfen werden niemals sämtliche Elemente gleichzeitig zur Fokussierung benötigt. Die Anzahl der Elemente, die bei maximaler Aperturgröße verwandt werden, definiert die aktive Kanalzahl des Systems und gleichzeitig die Anzahl der einzelnen Verzögerungskanäle auf den Fokussierungsplatinen.

A/D-Wandlung, TGC-Verstärkung. Nach der Fokussierung und Signalsummation sowie weiteren Pre-

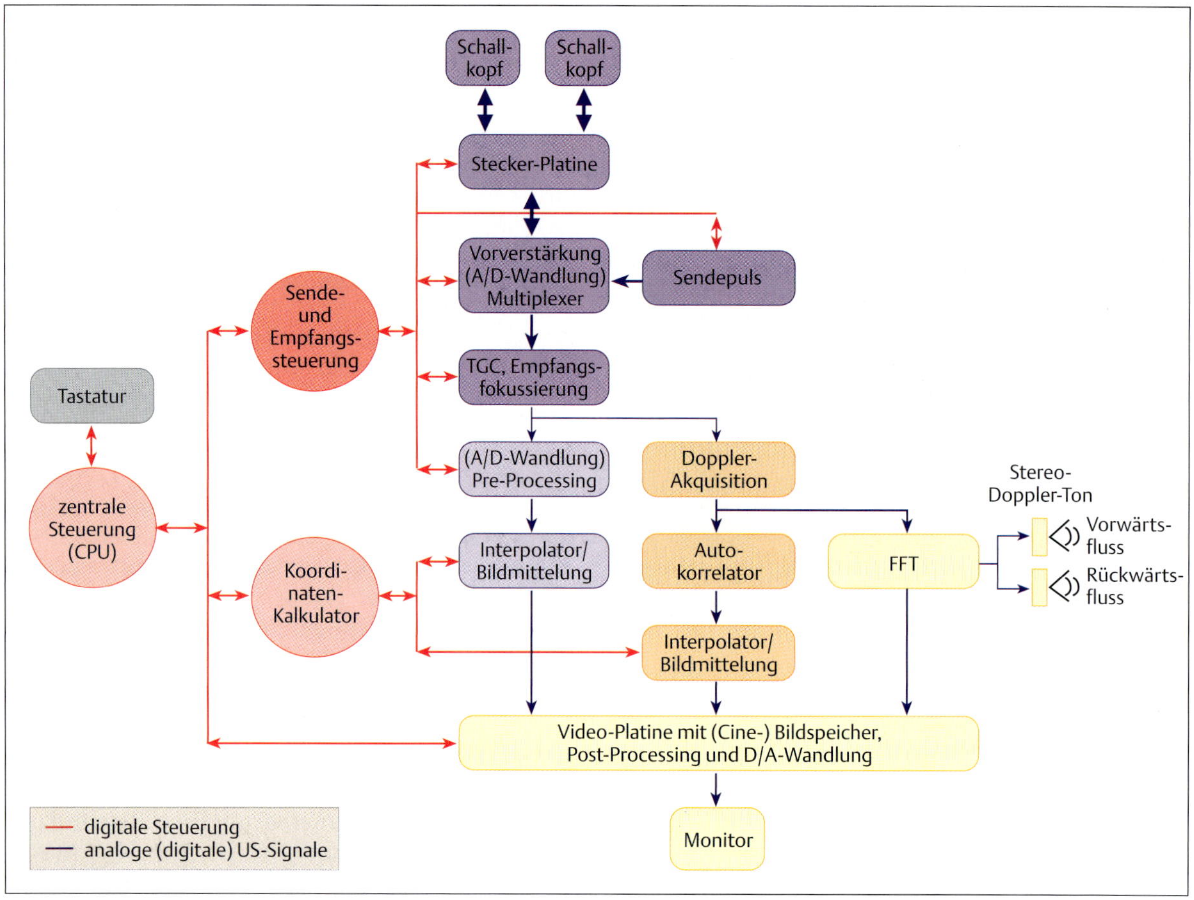

Abb. 1.**75** Stark vereinfachtes Blockschaltbild eines modernen FKDS-Ultraschallgerätes einschließlich Doppler-Spektralanalyse (s. Text).

Processing-Funktionen (vor der Bildspeicherung, z.B. Kantenanhebung und Frequenzfilterung) folgt – sofern das System nach der Vorverstärkung des Signals dies nicht bereits getan hat – die Analog-/Digitalwandlung (A/D-Wandlung). Zunehmend mehr Geräte digitalisieren bereits vor der Fokussierung. Physikalisch sowie von der „Bildqualität" her betrachtet ist es gleichgültig, zu welchem Zeitpunkt man digitalisiert. Die TGC-Verstärkung ist entweder nach einer Vorverstärkung und hinter dem Multiplexer vor der A/D-Wandlung untergebracht oder komplett nach dem Multiplexer aufgebaut. Bei der A/D-Wandlung wird die Dynamik des B- und M-Bildes definiert.

Koordinatentransformation. Die Genauigkeit der Pixelinterpolation sowie der Bildglättung bzw. Mittelung wird von dem Koordinatenkalkulator bestimmt. Außer bei Linear-Schallköpfen erfolgt eine Koordinatentransformation von den Polarkoordinaten (R, φ S. 23) der Ultraschalllinien zu den kartesischen Koordinaten (x, y) der Monitoranzeige. Die Bildmittelung ist eine zeitliche Wichtung der Grau- bzw. Farbwerte der einzelnen Pixel.

Doppler-Akquisition. Auf der Doppler-Akquisitions-Platine erfolgt die Demodulation, und das Doppler-Signal wird aus den hochfrequenten Echofolgen gewonnen. Diese Platine sowie die vom Signalverlauf her davor liegenden Bausteine müssen extrem rauscharm sein, damit die volle Signaldynamik für die Doppler-Auswertung zur Verfügung steht. Einige sog. „voll digitale" Geräte analogisieren das Signal nach der Fokussierung wieder, um die Doppler-Signale besser aufbereiten zu können.

Nach der A/D-Wandlung wird das Signal entweder

- an den Autokorrelator weitergeleitet (FKDS-Geschwindigkeitsdarstellung) oder
- direkt an den Interpolator übergeben (FKDS-Intensitätsdarstellung) oder
- zur Spektralanalyse an die FFT-Platine übergeben.

Das Ergebnis der Spektralanalyse wird entweder analogisiert an die Lautsprecher weitergeleitet oder in digitaler Form an die Video-Platine geschickt.

Video-Platine. Auf der Video-Platine vereinen sich sämtliche Bildmodalitäten wieder. Hier ist ein großer Speicher vorhanden, der sämtliche B- und FKDS-Bilder sowie die Spektren zwischenspeichert und zur Präsentation aufbereitet. Die Werte werden nach einer D/A-Wandlung analog auf den Monitor zur Anzeige geschickt. Auf der Video-Platine sind auch sämtliche Post-Processing-Funktionen (nach der Bildspeicherung) realisiert.

Literatur

1. Atkinson P, Woodcock JP. Doppler Ultrasound and its Use in Clinical Measurement. London: Academic Press; 1982: 69–70.
2. Bahr H. Alles über Video. Heidelberg: Hüthig; 1991: 169.
3. Bonnefous O, Pasqué P. Time Domain Formulation of Pulse-Doppler Ultrasound and Blood Velocity Estimation by Cross Correlation. Ultrasonic Imaging. 1986; 8: 73–85.
4. Bonnefous O, Pasqué P, Bernard X. A New Velocity Estimator for Color Flow Mapping. IEEE Ultrasonics Symp. 1986: 855–860.
5. Bonnefous O. Statistical Analysis and Time Correlation Processes Applied to Velocity Measurement. IEEE Ultrasonics Symp. 1989: 887–892.
6. Born M. Optik. Heidelberg: Springer; 1985: 142–147.
7. Born M. Optik. Heidelberg: Springer; 1985: 162–170.
8. Brigham EO. The Fast Fourier Transform. Prentice-Hall Inc.; 1974.
9. Brigham EO. The Fast Fourier Transform. Prentice-Hall Inc.; 1974: 50–75.
10. Brigham EO. The Fast Fourier Transform. Prentice-Hall Inc.; 1974: 66–68.
11. Chatigny JV. Piezofilm – ein Sensorik-Basismaterial. Elektroniker. 1988; 7.
    (11a) Chistopher T. Finite Amplitude Distortion-Based Inhomgeneous Pulse Echo Ultrsound Imaging, IEEE Transactions on Ultrasonics. Ferroelectrics and Frequency Control. 1997; 44/1: 125–139.
12. Chivers RC, Santosa F. Nummerical Considerations for Interface Reflections in Medical Ultrasound. Phys. Med. Bio. 1986; 31: 819–837.
13. Embree PM, O´Brien WD. Volumetric Blood Flow via Time-Domain Correlation: Experimental Verification, IEEE Transactions on Ultrasonics. Ferroelectrics and Frequency Control. 1990; 37: 176–189.
14. Evans DH, McDicken WN, Skidmore R, Woodcock JP. Doppler Ultrasound. John Wiley & Sons; 1991: 118–122.
15. Evans DH, McDicken WN, Skidmore R., Woodcock JP. Doppler Ultrasound. John Wiley & Sons; 1991: 127–130.
16. Fehske W. Praxis der konventionellen und farbkodierten Doppler-Echokardiographie. Bern: Hans Huber; 1988.
17. Feigenbaum H. Echokardiographie. Beiträge zur Kardiologie, Bd. 12, Erlangen: Perimed; 1986.
18. Föllinger O. Laplace- und Fourier-Transformation. AEG-Telefunken; 1982.
19. Foster S, Embree PM, O´Brien WD: Flow Velocity Profile via Time-Domain Correlation: Error Analysis and Computer Simulation. IEEE Transactions on Ultrasonics, Ferroelectrics and Frequency Control. 1990; 37: 164–175.
20. Goldberg BB, Liu J-B, Forsberg F. Ultrasound Contrast Agents: A Review. Ultrasound in Medicine and Biology. 1994; 22: 319–333.
21. Gonzalez RC, Wintz P. Digital Image Processing, 2nd Ed. Reading: Addison-Wesley Pub. Co.; 1987.
22. Grewe MG, Gururaja TR, Shrout TR, Newnham RE. Acoustic Properties of Particle/Polymer Composites for Ultrasonic Transducer Backing Applications. IEEE Trans. on Ultrasonics, Ferroelectrics and Frequency Control. 1990; 37: 506–514.
23. 510(k) Guide for Measuring and Reporting Acoustic Output of Diagnostic Ultrasound Medical Devices (FDA), Appendix D, S. D-4, Center for Devices and Radiological Health. 12; 1985.
24. Haerten R. Technische Kenngrößen von Ultraschalldiagnosegeräten und ihre Bestimmung. Ultraschall. 1980; 1: 1–11.
25. Harris RA, Follett DH, Halliwell H, Wells PNT: Ultimate Limits in Ultrasonic Imaging Resolution. Ultrasound in Medicine and Biology. 1991; 17: 547–558.
26. Hatle L, Angelsen B. Doppler Ultrasound in Cardiology. Philadelphia: Lea & Febiger; 1982: 194–199.
27. Jaffe B, Cook WR, Jaffe H. Piezoelectric Ceramics. London: Academic Press; 1971.
28. Jensen JA. Artefacts in Velocity Estimation using Ultrasound and Cross-Correlation. Med. Biol. Eng. Comp. 1994; 32/4 suppl.: s165-s170.
29. Jensen JA. Stationary Echo Canceling in Velocity Estimation by Time Domain Cross-Correlation. IEEE Transactions on Medical Imaging. 1993; 12: 471–477.
30. Jensen JA. Implementation of Ultrasound Time Domain Cross-Correlation Blood Velocity Estimators. IEEE Transactions on Biomedical Engineering. 1993; 40: 468–474.
31. Jensen JA. Estimation of Blood Velocities Using Ultrasound. Cambridge Univ. Press; 1996: 262–263.
32. Jensen JA. Estimation of Blood Velocities Using Ultrasound, Cambridge Univ. Press; 1996: 58–59.
33. Jones SA, Giddens DP. A Simulation of Transit Time Effects in Doppler Ultrasound Signals. Ultrasound in Medicine and Biology. 1990; 16: 607–619.
34. Kaplan W. Advanced Calculus, 2nd Ed. Reading: Addison-Wesley Pub. Co.; 1973; 509–511.
35. Kasai C, Namekawa K. Real-Time Two-Dimensional Blood Flow Imaging using an Autocorrelation Technique. IEEE Ultrasonics Symposium. 1985; 953–985.
36. Kasai C, Namekawa K, Koyano A, Omoto R. Real-Time Two-Dimensional Blood Flow Imaging using an Autocorrelation Technique. IEEE Transactions on Sonics and Ultrasonics. 1985; SU-32: 458–463.
37. Krautkrämer J, Krautkrämer H. Werkstoffprüfung mit Ultraschall. Heidelberg: Springer; 1961; 62.
38. Krestel E, eds. Bildgebende Systeme für die medizinische Diagnostik, 2. Auflage. Siemens A.G. 1988; 213.
39. Millner R, eds. Ultraschalltechnik. Physik Verlag. 1987; 41–46.
40. Needleman L, Forsberg F. Contrast Agents in Ultrasound. Ultrasound Quaterly. 1992; 13: 121–138.
41. Omoto R, (eds). Color Atlas of Real-Time Two-Dimensional Doppler Echocardiography, 2nd Ed. Philadelphia: Lea & Febiger; 1987; 14–15 u. 20–21.
42. Powis RL. A New Real-Time Look at the Vascular System. Applied Radiology. Jan 1986.
43. Pratt WK. Digital Image Processing. John Wiley & Sons; 1978.
44. Safety Standard for Diagnostic Ultrasound Equipment, AIUM(NEMA Standards Pub. No. UL1–1981, Supplement to Journal of Ultrasound in Medicine. 1983; 2: 21.

45. Schwarz HP, Gebhardt W. Optimierung des Fokusschlauches von Phased-Arrays für die Impulsechoprüfung an dickwandigen Komponenten. Fraunhofer-Gesellschaft, Inst. f. zerstörungsfreie Prüfverfahren, Berichts- Nr. 820219-TW, 1982.
46. Schwing K. Bildgebung & Telemedizin, 1/98. Stuttgart: Thieme; 1998: 1–2.
47. Siegert J. Color Duplex Sonography, Wolf K-J, Fobbe F. (Hrsg.). Stuttgart: Thieme; 1995: 228.
48. Smith WA, Auld BA. Modeling 1–3 Composite Piezoelectrics: Thickness-Modus Oscillations. IEEE Trans. on Ultrasonics, Ferroelectrics and Frequency Control. 1991; 38: 40–47.
49. Sommerfeld A. Vorlesungen über theoretische Physik, Band V, Thermodynamik und Statistik. Frankfurt/Main: Verlag Harri Deutsch; 1977; 240–241.
50. Spiegel MR. Fourier-Analysis, Schaum´s Outline. New York: McGraw-Hill; 1976.
51. Turnbull DH, Foster FS: Beam Steering with Two-Dimensional Transducer Arrays. IEEE Transactions on Ultrasonics, Ferroelectrics and Frequency Control. 1991; 38: 320–333.
52. Ultraschall-Vereinbarung. Verträge der Kassenärztlichen Bundesvereinigung (Auszüge) v. 10.2.1993, Fassung vom 10.6.1996, S.42.
53. Wassenaar D. Ultrasound Basic Training Course, S. 10, Philips Medical Systems, 1988, Drucksache 4522 984 14301/794 1988–08.
54. Wells PNT. Biomedical Ultrasonics. London: Academic Press; 1977; 124–125.

2 Biologische Wirkung des Ultraschalls

P.-M. Klews

Einleitung

In diesem Kapitel werden einige allgemeine Aspekte der Ultraschallwirkung auf biologische Materie erläutert und dazu ausschließlich Ultraschallleistungen in der Größenordnung gebräuchlicher Geräte für die *Diagnostik* betrachtet. *Therapeutische* Schallintensitäten liegen deutlich höher, z.B. bei der Stoßwellen-Lithotripsie.

Man vermutet, dass Ultraschall im Rahmen der diagnostisch verwandten Schallintensitäten und Drücke biologische Effekte erzeugen kann. Zu diesen Effekten zählen die *Kavitation* und die *Erwärmung*. Bisher wurde jedoch noch kein kausaler Zusammenhang zwischen einer diagnostischen Ultraschalluntersuchung und einer biologischen Schädigung festgestellt (13).

Beim diagnostischen Ultraschall sendet man Energie in Form eines Druckpulses in den Körper aus und bewertet die zurückkommenden Echos – ebenfalls Druckwellen – nach unterschiedlichen Kriterien. Der Energieanteil, der den Körper nicht als Echo wieder verlässt, wird dabei absorbiert. Nun kann man nicht einfach die gesamte applizierte Energie messen und daraus ein Maß für die biologische Wirksamkeit gewinnen. Einige ungewöhnliche Beispiele sollen verdeutlichen, dass sehr viele Einzelaspekte berücksichtigt werden müssen, bevor man eine Aussage über Schädlichkeit oder Unschädlichkeit eines Verfahrens machen kann:

> Wenn man z.B. ein Stunde lang mit der flachen Hand einen Hund streichelt, so führt die gesamte absorbierte Energie sicherlich nicht zu einer Schädigung des Tieres. Würde die gleiche Energie innerhalb einer Millisekunde über eine kleine Fläche absorbiert, könnte die „Wirkung" aber u.U. tödlich sein. Die Energie eines leichten Streichelns mit einer scharfen Klinge verabreicht ist ebenfalls traumatisierend.

Definitionen der Intensität

Der Begriff „Intensität" ist häufig. Um ihn hier bezüglich des Ultraschalls zu definieren, werden nur harmonische, longitudinale Schallwellen betrachtet. Zunächst jedoch ein kurzer Blick auf die Eigenschaften der Schallwelle an sich.

Eigenschaften der Schallwelle

Teilchenbewegung. Beim Schall werden Teilchen (Atome oder Moleküle) zu Schwingungen um ihre Ruhelage herum angeregt. Im zeitlichen Mittel bleiben sie jedoch in ihrer Ruhe- (Gleichgewichts-) Lage, solange die eingebrachte Energie keine bleibenden Deformationen hinterlässt. Sie wandern also nicht selbst in der Schallwelle mit, sondern darin pflanzt sich nur ein Bewegungszustand wellenförmig fort. Somit gelangen nur Energie und Impuls von einem Ort zum nächsten und nicht Materie. Schallwellen stellen durch die Teilchenbewegung eine mechanische Energie- und Impulsübertragung dar.

Schalldruck. Eine Druckänderung (der Druckgradient) führt zu einer Beschleunigung der Teilchen. Der Druck schwankt im Falle einer harmonischen Welle gleichmäßig um einen Mittelwert – dem statischen Druck am betrachteten Ort. Im Falle der Kompression herrscht an dem betreffenden Ort zur betreffenden Zeit ein Überdruck. Entsprechend umgekehrt herrscht im Falle der Dekompression an dem betreffenden Ort zur betreffenden Zeit ein Unterdruck (= „negativer" Druck). Dieser mit der Zeit wechselnde Druck wird als *Schallwechseldruck* P(t) oder *Schalldruck* bezeichnet. Er entspricht der Differenz des momentan herrschenden Drucks und dem normalerweise vorhandenen statischen Druck, und diese wiederum entspricht dem vom Schallkopf abgegebenen Druckpuls.

Amplitude. Im Kapitel 1 wurde die Auslenkung der schwingungsfähigen Teilchen aus ihrer Ruhelage als Amplitude bezeichnet. Diese Amplitude A(t) ändert sich mit der Zeit. Dabei kann die Auslenkung positiv oder negativ sein. Die größte Auslenkung wird als A_0 bezeichnet.

Schallschnelle. Die Teilchen bewegen sich relativ zu ihrer Ruhelage mit einer bestimmten Geschwindigkeit v in der Schallwelle. Die Geschwindigkeit v entspricht der zeitlichen Änderung der Amplitude ($v = \frac{dA}{dt}$) und wird als *Schallschnelle* bezeichnet. Die Schallschnelle selbst ändert sich ebenfalls mit der Zeit t, da die Teilchen um die Ruhelage hin und her schwingen und damit abwechselnd beschleunigt und anschließend abgebremst werden. Im Falle der harmonischen Welle beträgt die maximale Schallschnelle $v_0 = 2\,\pi f A_0$ (f = Frequenz).

Schallgeschwindigkeit. Mit Schallschnelle ist jedoch nicht die Schallgeschwindigkeit c gemeint, denn diese bezeichnet die Ausbreitungsgeschwindigkeit der Welle im Medium. Sie entspricht der Phasengeschwindigkeit der Welle und ist bei konstanter Temperatur eine Materialkonstante. Die Schallgeschwindigkeit c ist gleich dem Produkt aus der Wellenlänge λ und der Frequenz f. Auf die Gruppen- oder Signalgeschwindigkeit soll hier nicht eingegangen werden (2).

Schallintensität

Nun folgen einige Überlegungen zum Begriff der Schallintensität. Die genaue Berechnung findet man bei (1) und (7). Am Schallkopf wird ein Schall- (Druck-) Puls erzeugt, der eine Kraft auf ein Medium ausübt. Dies führt zur Auslenkung der Teilchen. Die Teilchen bewegen sich mit der Schallschnelle v(t). Die aufgebrachte momentane Energie pro Einheitsfläche, auch momentane *Energiestromdichte* genannt, ist das Produkt aus der Schallschnelle und dem ausgeübten Schalldruck P(t). Es soll angenommen werden, dass die Teilchenbewegung (Schallschnelle) und der ausgeübte Druck in Phase sind.

Die mittlere Schallintensität I_{ave} ist der zeitliche Mittelwert der momentanen Energiestromdichte. Die Mittelwertbildung über die Zeit führt zu der Gleichung:

$$I_{ave} = 2\rho c \pi^2 f^2 A_0^2 = \tfrac{1}{2}\rho c v_0^2 = \frac{P_0^2}{2\rho c} \qquad \text{(Gl. 2.1)}$$

mit:

- ρ = spezifische Dichte des Mediums,
- f = Mittenfrequenz des Schallkopfes,
- A_0 = Maximalauslenkung der Teilchen,
- v_0 = maximale Schallschnelle,
- P_0 = maximaler Schalldruck.

Häufig wird auch der Begriff „Leistung" verwandt.

Die Leistung (Power) ist definiert als Energie pro Zeiteinheit. Die Leistung pro Flächeneinheit wird als Intensität bezeichnet.

Es ist die gleiche Definition von Intensität wie oben erklärt; der Begriff wurde nur auf anderem Wege eingeführt.

Intensitätserhöhung. Die Schallintensität wächst also mit dem Quadrat der Schallpuls-Mittenfrequenz und dem Quadrat der maximalen Teilchenauslenkung. Die momentane maximale Schallintensität ist doppelt so groß wie die oben angegebene zeitlich gemittelte Schallintensität. Die Intensität wächst ebenfalls durch

- eine vermehrte Energieabgabe (z.B. durch eine Erhöhung der Druckamplitude),
- eine Verringerung der „Schallstrahl"-Querschnittsfläche (Fokussierung im Sendefall),
- eine Verlängerung des abgegebenen Pulspakets (FKDS, PW- und CW-Doppler),
- eine Erhöhung der Puls- (Doppler, FKDS) bzw. Bildwiederholfrequenz.

Somit ist bei gleichen Druckparametern die Schallintensität im B-Bild geringer als in allen anderen Modi, v.a. im Vergleich mit Doppler- und Farb-M-Modus.

Häufig verwandte Intensitätsbegriffe

Der interessierte Ultraschallanwender sollte zumindest oberflächlich über die unterschiedlichen Intensitätsbegriffe informiert sein. Da sie in den Bedienungsanweisungen der Gerätehersteller und -vertreiber zumindest teilweise zu finden sind, werden sie hier erwähnt. Die nun folgenden Begriffsdefinitionen orientieren sich an der FDA (amerikanische Food and Drug Administration; 8).

Es handelt sich um Begriffe, die für die Bestimmung der vom Schallkopf abgegebenen Ultraschalleistung bedeutsam sind. In der Abbildung 2.**1** sind einige aufgeführt. Zur besseren Veranschaulichung wurde in der Abbildung nicht das Intensitäts-, sondern das Amplitudenverhalten als Funktion der Zeit aufgetragen.

Die Intensität ist immer positiv und gemäß Gleichung 2.1 proportional zum Quadrat der Druckamplitude.

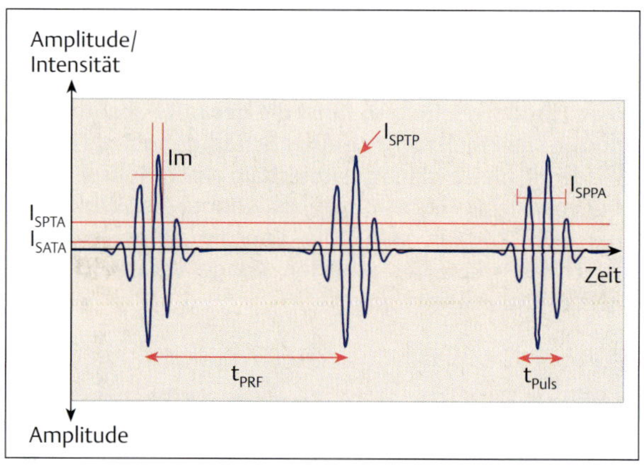

Abb. 2.**1** Zur Erklärung der unterschiedlichen Intensitätsbegriffe s. Text. Die Beträge der einzelnen Intensitäten sowie die Länge von t_{Puls} sind nur angedeutet und nicht maßstabsgetreu eingezeichnet worden.

Definitionen

Maximale Schallintensität. Die maximale Schallintensität I_m ist definiert als die Intensität des Schallpulses, zeitlich gemittelt über eine halbe Wellenlänge („pulse half-cycle"). Gemessen wird am Ort höchster Schallintensität. Dieser Ort dürfte i.A. im jeweiligen Sendefokus liegen.

I_{SPTP}. *Der räumliche Spitzenwert des zeitlichen Intensitätsmaximums* wird als I_{SPTP} („spatial peak – temporal peak") bezeichnet.

I_{SPTA}. *Der örtliche Spitzenwert der zeitlich gemittelten Intensität* wird als I_{SPTA} („spatial peak – temporal average") bezeichnet. Dieser Wert wird in der Literatur am häufigsten genannt.

I_{SATA}. *Der örtliche Mittelwert bezogen auf die Pulsquerschnittsfläche der zeitlich gemittelten Intensität* wird als I_{SATA} („spatial average – temporal average") bezeichnet. Er ist im Vergleich zu den Werten der anderen Leistungsdefinitionen am niedrigsten. Räumlich gemittelt wird stets über die Querschnittsfläche des Schallpulses. Hierbei wird die Fläche genommen, innerhalb derer die einzelnen lokalen Intensitäten noch 25% der Maximalintensität betragen.

I_{SPPA}. *Der räumliche Spitzenwert der zeitlich gemittelten Intensität der Pulse* wird als I_{SPPA} („spatial peak – pulse average") bezeichnet. Die Pulsdauer ist definiert als das 1,25fache der Zeitdauer, in der das zeitliche Integral über die Intensität zwischen 10% und 90% des Gesamtwerts beträgt.

Arbeitsfaktor. Als letzter Begriff soll noch der „Arbeitsfaktor" („duty factor") definiert werden. Er ist gleich dem Quotienten aus der Pulsdauer und dem zeitlichen Pulsabstand (t_{Puls}/t_{PRF}).

Die Pulswiederholfrequenz an einem betreffenden Ort kann bei reinen B-Bild-Geräten sehr niedrig sein, da teilweise nur ein Puls pro Ultraschallinie benötigt wird (1 Transmitfokus). Sie kann dann gleich der Bildwiederholfrequenz sein. Schon aus diesem Grund ist die SPTA-Leistung bei Doppler-Systemen im Falle gleicher Maximalamplitude wesentlich höher. Dort wird u.U. bei Wahrung der Eindeutigkeit am physikalischen Maximum der Pulswiederholfrequenz gearbeitet.

Intensitätsmessungen

Alle Messungen werden im Wasser mithilfe eines Hydrophons durchgeführt. Die Wasserwerte I_{Wasser} sind natürlich aufgrund der höheren Dämpfung im Gewebe wesentlich höher als die in-situ-Werte. Leider können Letztere nicht direkt gemessen werden. Die in-situ-Ultraschallleistungswerte $I_{in\ situ}$ sind aber die eigentlich relevanten Werte und werden mithilfe der

Tabelle 2.1 An 2 Geräten mit unterschiedlichen Schallköpfen gemessene Ultraschallintensitäten in Wasser. Zum Vergleich sind die berechneten in-situ-Werte mit angegeben.

Schallkopf Systeme (A) und (B)	Intensität	Einheit	B-Modus Wasser/in situ	M-Modus Wasser/in situ	PW-Doppler oder Farb-M-Modus Wasser/in situ	FKDS-Geschwindigkeits-Modus Wasser/in situ
LA 3,5 MHz (A)	I_{SPTA}	mW/cm^2	54/16	80/25	620/74	290/87
	I_{SPPA}	W/cm^2	200/60	200/60	64/7,7	350/110
LA 3,5 MHz (B)	I_{SPTA}	mW/cm^2	18/6	89/31	552/243	209/72
	I_{SPPA}	W/cm^2	226/91	226/91	76/34	270/92
CA 3,5 MHz (A)	I_{SPTA}	mW/cm^2	35/9	66/17	920/74	130/57
	I_{SPPA}	W/cm^2	130/32	130/32	91/9	200/57
CA 3,5 MHz (B)	I_{SPTA}	mW/cm^2	146/64	155/58	1237/446	149/74
	I_{SPPA}	W/cm^2	347/152	473/176	230/83	313/171
LA 5,0 MHz (A)	I_{SPTA}	mW/cm^2	140/62	200/87	840/81	210/85
	I_{SPPA}	W/cm^2	310/140	310/140	110/13	400/170
LA 5,0 MHz (B)	I_{SPTA}	mW/cm^2	10/4	35/10	351/206	117/30
	I_{SPPA}	W/cm^2	191/72	168/49	101/59	326/72
LA 7,5 MHz (A)	I_{SPTA}	mW/cm^2	110/51	150/69	280/84	78/35
	I_{SPPA}	W/cm^2	300/170	300/170	190/54	310/140
LA 7,5 MHz (B)	I_{SPTA}	mW/cm^2	26/13	81/31	1756/961	153/78
	I_{SPPA}	W/cm^2	570/213	491/188	419/230	384/197
EV 6,5 MHz (A)	I_{SPTA}	mW/cm^2	64/30	74/36	250/81	160/72
	I_{SPPA}	W/cm^2	130/61	130/61	100/34	200/92
EV 6,5 MHz (B)	I_{SPTA}	mW/cm^2	5/2	18/9	77/32	54/18
	I_{SPPA}	W/cm^2	69/25	90/42	22/9	197/66

folgenden Formel aus den gemessenen Wasserwerten berechnet:

$$I_{in\ situ} = I_{Wasser}\ e^{-0{,}23\,afz}$$

mit:

- a = Dämpfungskoeffizient bezogen auf eine Frequenz von 1 MHz (dB/MHz cm),
- f = Mittenfrequenz des Schallkopfes in MHz
- z = Abstand vom Schallkopf.

Als Dämpfungskoeffizienten in dB/MHz cm werden angenommen:

- Gehirn: 0,53 ± 0,3,
- Herz: 0,66 ± 0,26,
- Niere: 0,79 ± 0,15,
- Leber: 0,43,
- Muskeln: 0,55.

Angaben zu den Messmethoden und weitere Messdaten findet man bei Duck (6, 12).

In der Tab. 2.**1** sind gemessene Intensitätswerte in Wasser und die berechneten in-situ-Werte zweier Ultraschallgeräte mit mehreren Schallköpfen aufgeführt.

Kavitation und Temperaturerhöhung

Die beiden z.Zt. diskutierten Effekte einer biologischen Ultraschallwirkung sind

- die Kavitation,
- eine lokale Temperaturerhöhung.

Ohne Anspruch auf Vollständigkeit sollen hier einige physikalische Aspekte der beiden Effekte erläutert werden.

Kavitation

Mit Kavitation meint man allgemein das Entstehen oder Wachsen von Gasblasen in einer Flüssigkeit. Wie kann in einer Flüssigkeit ein gasgefüllter Raum entstehen? Die Antwort hierauf liefert die Thermodynamik (s. z.B. 9). Zum besseren Verständnis werden in den folgenden allgemeinen Ausführungen einige Analoga aus dem täglichen Erfahrungsbereich genommen, statt die thermodynamischen Größen exakt zu definieren.

Phasenübergang. Es handelt sich um den Phasenübergang von flüssig zu gasförmig. Man betrachte hierzu Abbildung 2.**2**. Darin ist das Druck-Temperatur-Phasendiagramm eines Stoffes zu sehen:

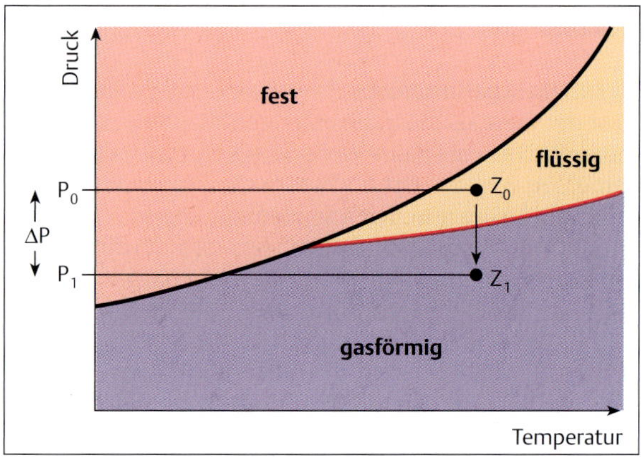

Abb. 2.**2** Druck-Temperatur-Phasendiagramm. Ein Phasenübergang von flüssig (Zustand Z_0) zu gasförmig (Zustand Z_1) ist ohne eine äußere Temperaturerhöhung möglich.

Eine Substanz befindet sich in einem bestimmten Aggregatzustand fest, flüssig oder gasförmig. Diese Substanz kann z.B. durch Erniedrigung des äußeren Drucks bei konstanter Temperatur vom flüssigen in den gasförmigen Zustand übergehen.

Ein Ultraschallpuls ist ein Druckpuls und stört das im Gewebe herrschende Gleichgewicht. In der Dekompressionsphase des Druckpulses entsteht ein beträchtlicher Unterdruck. Dieser kann ausreichen, um den Phasenübergang von flüssig zu gasförmig zu induzieren. Der Druckpuls fügt dem System Energie zu, und diese bewirkt den Phasenübergang. Hierbei kommt es noch zu keiner Temperaturänderung. Man spricht von einem isothermischen Wachstum.

Aus dem Phasendiagramm lässt sich auch ersehen, dass gefrorene Wäsche durchaus bei Minustemperaturen trocknen kann. Wenn Temperaturen herrschen, bei denen Wasser nicht als Flüssigkeit vorkommt, kann Wasser (Eis) direkt von der festen in die gasförmige Phase überwechseln.

Verhalten der Gasblase. Je nach Größe kann die Gasblase weiter wachsen oder wieder zerfallen. Dies hängt von verschiedenen Parametern ab. Hierzu zählen:

- die Einwirkdauer des Ultraschalls (gleichbedeutend mit der Länge des Ultraschallpulses),
- die Größe der entstehenden Oberfläche,
- das Volumen der Gasblase.

Es existiert eine kritische Größe, ab der die Blasen eher weiter wachsen als zerfallen. Entscheidend ist die freie Energie. Sie besitzt einen Volumenanteil und einen

Oberflächenanteil. Jedes Objekt strebt an, bei gegebenem Volumen seine Oberfläche und damit auch die freie Energie zu minimieren. Aus diesem Grund sind z.B. Seifenblasen rund. Ist der Oberflächenterm größer als der Volumenterm, kollabiert die Gasblase, im anderen Fall ist sie stabil.

Stabile Gasblasen sind unproblematisch. Kollabieren sie jedoch, so wird die gesamte Energie frei, und es kommt zu einer starken lokalen Temperaturerhöhung. Apfel et al. (4) haben für einen solchen Fall beträchtliche Werte errechnet. Sie geben die Gasblasengröße mit bis zu 3 µm an.

Temperaturerhöhung

Spricht man von einer Temperaturerhöhung durch Ultraschallapplikation, so meint man nicht eine durch die Kavitation erzeugte, sondern durch Absorption der vom Ultraschallpuls in den Körper gebrachten Energie induzierte Temperatursteigerung. Nur ein geringer Teil der eingebrachten Energie verlässt den Körper in Form eines Echos. Der größte Teil geht durch Absorption verloren. Die Druckwelle führt zu einer Teilchenbewegung um ihre Ruhelage. Nachdem die Druckwelle vorübergegangen ist, kehren die Teilchen wieder in ihre Ruhelage zurück. Die Bewegungsenergie wird dabei in Form von Wärme an die Umgebung abgegeben. Unter extremen Bedingungen konnten Carnes et al. (5) bei Mäusefeten Temperaturerhöhungen um 1°–4°C beobachten.

Eine gute Übersicht über biologische Effekte des Ultraschalls findet man bei Wells (14) und Rumack et al. (13).

Richtlinien zur biologischen Sicherheit in der Ultraschalldiagnostik

1992 wurden 2 neue Richtlinien zur Bestimmung und Anzeige der Ultraschall-Feldparameter und deren Einwirkung auf Gewebe veröffentlicht.

- Die Richtlinie „Standard for Real-Time Display of Thermal and Mechanical Acoustic Output Indices on Diagnostic Ultrasound Equipment“, kurz ODS, wurde von dem American Institute of Ultrasound in Medicine (AIUM) zusammen mit der National Electrical Manufacturers Association (NEMA) herausgegeben (3).
- Die zweite Richtlinie „IEC 1157“ stammt von der International Electrotechnical Commission (10).

Beide Standards weisen völlig unterschiedliche Ansätze auf.

Bedingungen der IEC 1157. Die IEC 1157 fordert die Angabe einer Reihe von Messparametern, wie sie tatsächlich im Wasserbad gemessen werden. Sie verlangt dabei nur die jeweils möglichen Maximalwerte. Hierzu zählen der negative Spitzendruck (= maximale Dekompression), der I_{SPTA}-Wert, die Schallstrahl-Intensität und andere.

Bedingungen des ODS. Der ODS verlangt die Berechnung und Anzeige am Ultraschallgerät von bis zu 4 Indizes. Es handelt sich um den dimensionslosen mechanischen Index MI (Mechanical Index) sowie 3 dimensionslose thermische Indizes: TIS (= Soft-Tissue Thermal Index), TIB (Bone Thermal Index) und TIC (Cranial Bone Thermal Index). Die Indexwerte müssen mindestens in den Stufen 0,6 – 0,8 – 1 – 2 – 3 – usw. am Monitor des Ultraschallgeräts angezeigt werden und richten sich nach der Wahl der Einstellparameter. Hierzu zählen

- die vom Anwender gewählte Sendeleistung,
- der Sendefokus,
- die Betriebsart (Pulswiederholfrequenz),
- die Mittenfrequenz des Pulses

und andere die Intensität bzw. den negativen Spitzendruck beeinflussende Parameter. Gemäß mehrerer biologischer Modelle je nach Gewebeart und Betriebsmodus (Scan-Modus oder stationärer Modus wie z.B. Spektral-Doppler) sowie abhängig von der verwendeten Apertur werden die thermischen Indizes bezüglich einer möglichen Erwärmung des Gewebes berechnet. Bei der Berechnung des MI werden nur die mögliche Dämpfung und ein Normierungsfaktor in der Rechnung berücksichtigt, jedoch kein biologisches Modell herangezogen.

Berechnung der Indizes. Die Ausgangswerte zur Indexberechnung werden zwangsläufig im Wasserbad gemessen. Bei der Berechnung der Intensitäten und des negativen Spitzendrucks, die in die Indizes einfließen, berücksichtigt man eine möglicherweise vorhandene Dämpfung von 0,3 dB/MHz cm direkt bei der Messung im Wasserbad.

Interpretation. Aus diesem Grund sind die angegebenen Intensitäten nach IEC 1157 und die so genannten „in-situ-“ (derated) Intensitäten nach dem ODS nicht miteinander vergleichbar oder ohne Kenntnis der direkten Messungen ineinander überführbar. Die höchsten Werte für die jeweiligen Intensitäten und Drücke sind bei ODS wesentlich näher im Nahfeld als bei der Messung nach IEC 1157. Die in-situ-Werte sind grundsätzlich bedeutend niedriger als die Wasserwerte (siehe hierzu Tab. 2.**1**).

Bei allen 4 Indizes nimmt man stets an, dass die Möglichkeit einer biologischen Schädigung mit der Höhe der angegebenen Werte steigt.
Der ODS beruht auf dem ALARA-Prinzip (As Low As Reasonably Achievable). Dies beinhaltet, bei der Untersuchung stets die niedrigste für die Diagnose noch ausreichende Ultraschallleistung zu verwenden und die Untersuchung so kurz wie irgend möglich zu halten. Eine sorgfältige Indikationsstellung ist deshalb auch für eine Ultraschalluntersuchung selbstverständlich. Dies gilt insbesondere für Doppler-Untersuchungen.

Die IEC 1157 hingegen verlangt nur die Angabe der maximalen gemessenen Werte und postuliert keine Aussagen zur biologischen Kompatibilität des Ultraschalls. Obwohl eine Anzeige am Monitor des Ultraschallgerätes nicht verlangt wird, sollte auch hier das ALARA-Prinzip nicht außer Acht gelassen werden.

Bedeutung der ODS-Indizes. Die thermischen Indizes sollen dem Anwender einen Hinweis auf eine mögliche Erwärmung im Gewebe des Patienten geben, wogegen der MI auf das Auftreten einer vielleicht möglichen vorhandenen Kavitation aufmerksam macht.

Der *MI* ist letztlich nur eine komplizierte Umrechnung des negativen Spitzendrucks und dessen Darstellung als dimensionslose Größe am Monitor.

Je höher der MI, desto größer ist das Potenzial zur Entstehung von Kavitationen.

Die *thermischen Indizes* geben keine tatsächliche Temperaturerhöhung an, sondern deuten nur auf eine mögliche Temperaturerhöhung hin.

Je höher der Wert, desto höher ist die Wahrscheinlichkeit einer Temperaturerhöhung.

Der thermische Index TI ist definiert als

$$TI = \frac{W_0}{W_{deg}}$$

mit

- W_0 = Ultraschall-Sendeleistung in Watt,
- W_{deg} = Ultraschall-Sendeleistung in Watt, die eine mögliche Temperaturerhöhung von 1° C erzeugen kann.

Die Schwierigkeit steckt in der Definition von W_{deg}. Hier gibt es unterschiedliche, sehr komplexe Modelle zur Berechnung dieser Größe (11). Die Modelle hängen u.a. von der Gewebeart ab. Ein TI = 1 ist nur eine Zahl und bedeutet keinesfalls, dass hier eine Temperaturerhöhung von 1° C im Gewebe bei der Untersuchung entsteht.

- Der *TIS-Index* kennzeichnet eine mögliche Temperaturerhöhung in weichem Gewebe. Er wird bei allen Untersuchungen angewandt, die nicht mit einer Beschallung von Knochen verbunden sind. Dies ist im Allgemeinen bei der Ultraschalldiagnostik der Fall.
- Der *Index TIB* wird dann angewandt, wenn der Schall zuerst eine kurze Strecke durch weiches Gewebe zurücklegt, um dann auf kalzifizierten Knochen im Transmitfokus zu treffen. Dies ist bei Untersuchungen des Fetus im 2. oder 3. Trimenon der Fall.
- Der *Index TIC* wird in dem Fall herangezogen, in dem ein kalzifizierter Knochen nahe der Körperoberfläche und somit nahe dem Schallkopf liegt. Dies ist der Fall bei transkraniellen Untersuchungen beim Erwachsenen.

Vergleicht man die IEC 1157 mit einer möglichen Anzeige des I_{SPTA} und des negativen Spitzendrucks am Monitor und den ODS mit seinen 4 Indizes, so kann man zu folgenden Analoga kommen: Die Anzeige gemäß IEC 1157 entspräche dem Drehzahlmesser im PKW und der ODS einem Geschwindigkeitsanzeiger ohne Skala, wobei die Geschwindigkeit nur sehr grob geschätzt wird. Aus diesem Grund schreibt die FDA zusätzlich vor, dass die abgegebene – mit 0,3 dB/(MHz cm) gedämpfte – SPTA-Schallintensität den Wert von 720 mW/cm nicht überschreiten darf. Außerhalb der USA gibt es eine solche Beschränkung nicht, und es wird mit teilweise höheren Leistungen gearbeitet.

Weltweit wurde noch keine biologische Schädigung des Menschen durch die Verwendung von Ultraschall in der Diagnostik registriert. Dennoch ist die Anwendung des ALARA-Prinzips für jeden Anwender verbindlich, da biologische Schädigungen durch Untersuchung mit Ultraschall *denkbar* sind.

Literatur

1. Alonso M, Finn E. Fundamental University Physics, Bd. 2. Reading: Addison-Wesley Pub. Co.; 1975: 694–697.
2. Alonso M, Finn E. Fundamental University Physics, Bd. 2. Reading: Addison-Wesley Pub. Co.; 1975: 704–706.
3. American Institute of Ultrasound in Medicine (AIUM)/National Electrical Manufacturers Association (NEMA). Standard for Real-Time Display of Thermal and Mechanical Acoustic Output Indices on Diagnostic Ultrasound Equipment. 1992.
4. Apfel RE, Holland CK. Gauging the Likelihood of Cavitation from Short-Pulse, Low-Duty Cycle Diagnostic Ultrasound. Ultrasound Med Biol. 1991; 17: 179–185.
5. Carnes KI, Drewniak JL, Dunn F. In Utero Measurement of Ultrasonically Induced Fetal Mouse Temperature Increases. Ultrasound Med Biol. 1991; 17: 373–382.
6. Duck FA. The Measurement of Exposure to Ultrasound and its Application to Estimates of Ultrasound „Dose". Phys. Med. Biol. 1987; 12: 303–325.
7. Gerthsen C, Kneser HO, Vogel H. Physik. Heidelberg: Springer; 1974: 187–188.
8. 510(k) Guide for Measuring and Reporting Acoustic Output of Diagnostic Ultrasound Medical Devices, Dec. 1985, Center for Devices and Radiological Health. 1995.

9. Huang K. Statistische Mechanik, Bd. 1. Mannheim: Bibliographisches Institut; 1964.
10. International Electrotechnical Commission, International Standard (IEC 1157), Requirements for the declaration of the acoustic output of medical diagnostic ultrasound equipment, 1st edition, 1992–07.
11. International Electrotechnical Commission, Committee Draft 87/133/CD, später IEC 61973, Ultrasonics – Field characterisation.
12. National Electrical Manufacturers Association (NEMA): Acoustic Output Measurement Standard for Diagnostic Ultrasound Equipment, Standard Pub. No. UD 2, 1992, 46 § 5.4.13 (MI), 47, §5.4.21 und 5.4.26 (ISPTA).
13. Rumack CM, Wilson SR, Charboneau JW. Diagnostic Ultrasound, Vol. 1. Mosby Year Book; 1998: 36–55.
14. Wells PNT. Biomedical Ultrasonics. London: Academic Press; 1977.

3 Hämodynamische Grundlagen

H. Stiegler, P.-M. Klews

Einführung

Das Strömungsverhalten von Flüssigkeiten wird durch die Gesetze der Hydrodynamik beschrieben: Die Hämodynamik beschäftigt sich dabei mit dem Fließverhalten von Blut. Blut ist ein Gemisch aus Plasma und zellulären Bestandteilen; die Erythrozyten machen dabei den größten Anteil aus. Die hydrodynamischen Gesetzmäßigkeiten sind im Bereich derjenigen Gefäße anwendbar, die üblicherweise einer Duplexsonographie zugänglich sind (Durchmesser bis 0,5 mm; 16).
Wie alle Flüssigkeiten, besitzt auch Blut eine bestimmte Zähigkeit. Diese Eigenschaft einer Flüssigkeit heißt auch *Koeffizient der inneren Reibung* oder *Viskosität* und bestimmt die Kraft, die aufgewendet werden muss, um benachbarte Flüssigkeitsschichten gegeneinander zu verschieben. Die Viskosität des Blutes wird v.a. vom Hämatokrit beeinflusst und bleibt bis zu einem Hämatokrit von 10 etwa konstant; oberhalb dieses Wertes steigt sie gemäß einer empirisch ermittelten Exponentialfunktion an (9). Die Viskosität des Blutes ist jedoch nicht nur vom Volumenanteil der hämoglobingefüllten Erythrozyten, sondern auch von der Plasmaviskosität und vom Gefäßdurchmesser abhängig. In der kapillaren Endstrombahn sinkt bei Umformung der Erythrozyten und der physiologischen Reduktion des Hämatokrits die Viskosität signifikant ab.

Kontinuierlicher Fluss

Die idealen Bedingungen kontinuierlichen, laminaren Flusses sind im Organismus nur ausnahmsweise zu finden. Die

- Elastizität der Gefäßwand,
- Pulsatilität des Flusses,
- Gefäßkrümmungen und -aufzweigungen

führen zu unterschiedlichen, über die Zeit wechselnden Flussprofilen, also zu wechselnden Geschwindigkeitsverteilungen der einzelnen Flüssigkeitsschichten. Die Analyse der physikalischen Gesetzmäßigkeiten kontinuierlichen Flusses ist jedoch hilfreich, um die Phänomene bei pulsatilem Fluss und bei stenosierenden Gefäßveränderungen sowie deren Darstellung mittels farbkodierter Duplexsonographie zu verstehen.

Physikalische Komponenten

Bei kontinuierlicher Strömung ändert sich die Flussgeschwindigkeit mit der Zeit nicht. Fluss kann nur dann zustande kommen, wenn eine Kraft auf die Flüssigkeit einwirkt. Die Gleichung

$$P_2 - P_1 = \frac{8 l \eta q}{\pi r^4}$$

(Hagen-Poiseuille-Gesetz) beschreibt den Zusammenhang zwischen

- dem Volumen pro Zeiteinheit (Stromzeitvolumen) q,
- der Viskosität η,
- der Länge eines Gefäßsegments l,
- dem Radius des Gefäßes r und
- der Druckdifferenz $P_2 - P_1$ entlang des betrachteten Gefäßabschnitts.

In Analogie zum Ohm-Gesetz der Elektrizitätslehre

$$U = R \cdot I$$

mit

- U = Spannung (entspricht $P_2 - P_1$),
- R = Widerstand und
- I = Stromstärke (entspricht q)

kann dann der dem Fluss entgegengebrachte Widerstand berechnet werden (Hagen-Poiseuille-Gesetz):

$$R = \frac{8 l \eta}{\pi r^4}$$

Dies bedeutet, dass der Widerstand z.B. auf das 16fache ansteigt, wenn der Radius des Gefäßes halbiert wird. Den größten Anteil am integralen Widerstand des Gefäßsystems haben die Arteriolen (4), d.h. derjenige Abschnitt des arteriellen Gefäßbaums, in dem die größte Regulationskapazität besteht (Abb. 3.**1**). Diese Tatsache muss man bei allen Doppler-Untersuchungen bedenken, weil sämtliche Strömungsphänomene, die durch die Registrierung von Doppler-Spektren oder die farbkodierte Flussdarstellung beobachtet werden, vom peripheren Gefäßwiderstand beeinflusst sind.

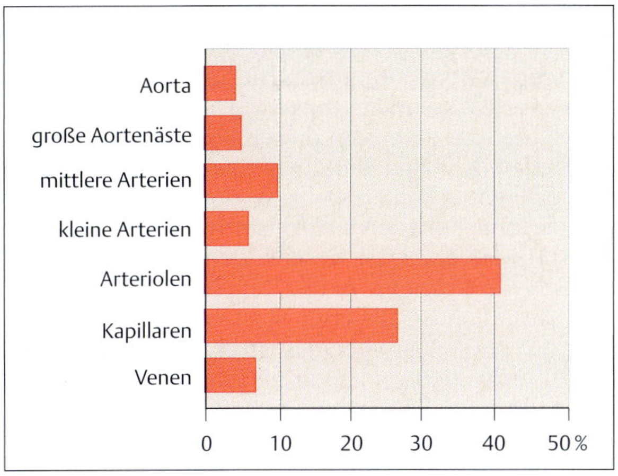

Abb. 3.**1** Relativer Gefäßwiderstand der verschiedenen Anteile des Gefäßsystems (nach 4).

Flussprofil im geradlinigen Gefäß mit konstantem Querschnitt

Bei in allen Abschnitten gleichem, kreisförmigem Gefäßquerschnitt bildet sich im Längsschnitt eines starken Gefäßes ein paraboloides Geschwindigkeitsprofil aus. Im Zentrum des Gefäßes werden die höchsten Strömungsgeschwindigkeiten beobachtet, während die Flüssigkeitsschicht, die mit der Gefäßwand in Kontakt steht, eine Geschwindigkeit von Null aufweist. Während der Schergrad (Ausmaß der Schichtverschiebung pro Zeiteinheit) bei einer newtonschen oder homogenen Flüssigkeit linear proportional der einwirkenden Schubspannung ist, liegen für nichtnewtonsche Flüssigkeiten (z. B. Blut) nichtlineare Beziehungen zur Schubspannung vor (Abb. 3.**2a**). Hierdurch erklärt sich auch das unterschiedliche Flussprofil bei newtonschen und nichtnewtonschen Flüssigkeiten in einem Gefäß (Abb. 3.**2b**).

Laminare Strömung. Der Strömungsgeschwindigkeitsgradient zwischen benachbarten Flüssigkeitsschichten (Laminae) hängt von der inneren Reibung ab (3). Die *Form* dieses Flussprofils wird von

- der inneren Reibung (Viskosität),
- der Kohäsion („Anziehungskräfte" zwischen benachbarten gleichartigen Molekülen) und
- der Adhäsion der Flüssigkeit an der Gefäßwand (äußere Reibung)

beeinflusst. Man spricht von laminarer Strömung, wenn die Flussrichtung aller Teilchen bzw. Hohlzylinder parallel zur Gefäßwand verläuft und kein Austausch von Teilchen quer zur Strömungsrichtung stattfindet. Bei der farbkodierten Flussdarstellung ist ein solches Flussprofil daran zu erkennen, dass im Gefäßzentrum die größte Farbhelligkeit vorliegt (d.h. die relativ höchste Flussgeschwindigkeit), während gefäßwandnah dunklere Farbtöne die niedrigeren Flussgeschwindigkeiten anzeigen (Abb. 3.**2c**).

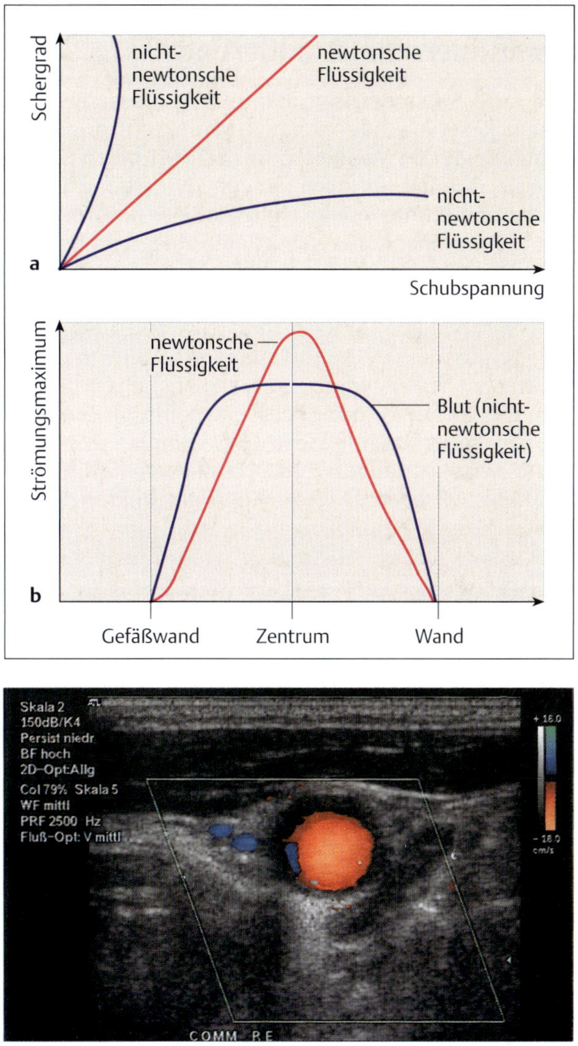

c

Abb.3.**2 a-c** Eigenschaften von newtonschen und nichtnewtonschen Flüssigkeiten.
a Nichtlineare bzw. lineare Beziehung zwischen Schubspannung und Schergrad nichtnewtonscher oder newtonscher Flüssigkeiten.
b Laminares Flussprofil newtonscher bzw. nichtnewtonscher Flüssigkeiten.
c Farbkodiertes Flussprofil einer A. carotis mit abgestufter Farbhelligkeit entsprechend den unterschiedlichen Flussgeschwindigkeiten (höchste Geschwindigkeit zentral).

Flussprofil bei Gefäßquerschnittsänderung

Ein- und Auslasseffekt. Stammt die Flüssigkeit aus einem Reservoir oder Gefäßabschnitt mit größerem Durchmesser im Vergleich zur nachfolgenden Gefäßstrecke, kommt es zwar wegen der Querschnittsflächenreduktion und der Gültigkeit des Kontinuitätsgesetzes zu einer höheren mittleren Flussgeschwindigkeit. Das Geschwindigkeitsprofil im Anfangsteil des dem Reservoir nachgeschalteten Gefäßabschnitts ist jedoch sehr flach (Einlasseffekt). Bis zur Ausbildung eines paraboloiden Geschwindigkeitsprofils muss die Flüssigkeit eine gewisse Strecke zurücklegen. Umgekehrt ist die Entwicklung des Flussprofils bei Zunahme des Gefäßquerdurchmessers (Auslasseffekt). Das Flussprofil wird verlängert, d.h. der Geschwindigkeitsgradient zwischen zentralen und peripheren wandnahen Laminae nimmt zu.

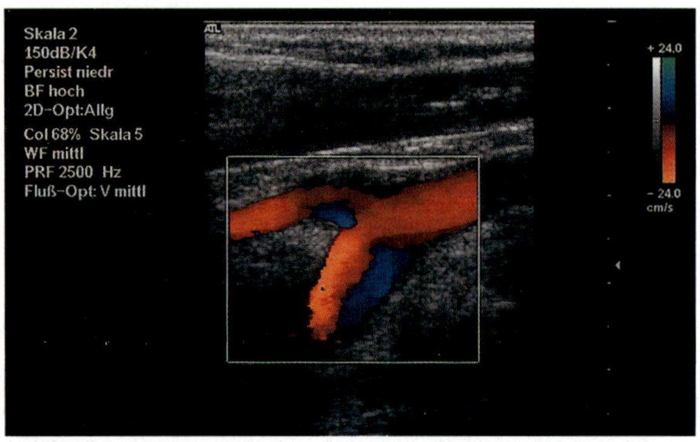

Abb. 3.**3** Rezirkulationszone (blau kodiert) sowohl am Abgang der A. carotis externa (sondennah) als auch am Abgang der A. carotis interna (sondenfern).

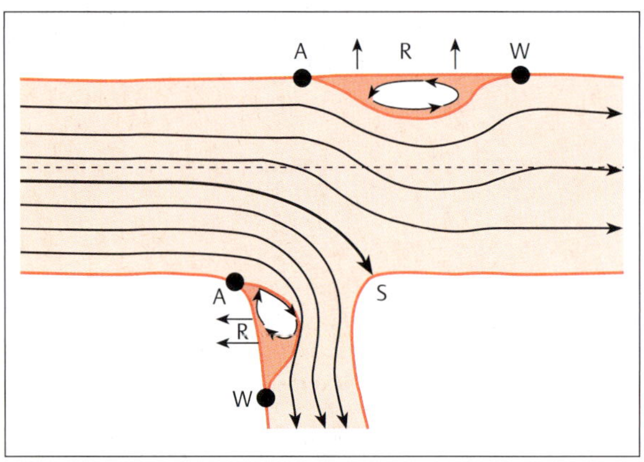

Abb. 3.**4** Sekundärströmung (Rezirkulationszone) im Bereich eines Gefäßabgangs mit Staupunkt (Pfeile = Zone senkrecht auf die Gefäßwand einwirkender kinetischer Energie). S = Staupunkt, A = Ablösungspunkt, R = Rezirkulationszone, W = Wiederanlagepunkt.

Flussseparationen. Je drastischer der Gefäßquerdurchmesser zunimmt, desto eher kann es zu randständigen Flussseparationen kommen. Hierunter versteht man lokalisierte Flussumkehrungen („Flow Reversals" oder Rezirkulationszonen). In diesen Rezirkulationszonen verweilen z.B. die Plättchen über längere Zeit an prädestinierten Stellen, wobei sie durch Scherkräfte zur Aggregation, Adhäsion und Freisetzung prokoagulativer Substanzen veranlasst werden. Damit werden lokale, atherogene Vorgänge in der Gefäßwand angestoßen. Eine Situation lokalisierter Flussseparationen findet man z.B. physiologischerweise im Bulbus der A. carotis an der Aufzweigung in A. carotis interna (Abb. 3.**3**) und externa bzw. an Gefäßabzweigungen (z.B. an der Aorta).

Diese auch als Sekundärströmung bezeichnete Strömungsseparation findet sich im Hauptgefäß kurz nach Abgang des Seitenastes und im Seitenast selbst unmittelbar nach dem Abgang (Abb. 3.**4**). Wesentliche Einflussgrößen sind hierfür u.a.

- das Verhältnis von Querschnitt und Flussvolumen zwischen Hauptgefäß und Seitenast,
- der Abzweigungswinkel,
- die Flussgeschwindigkeit,
- die Pulsatilität,
- der Druckgradient,
- die Viskosität.

Auch distal einer Gefäßstenose kommt es v.a. bei abrupter Zunahme des Gefäßquerdurchmessers zu derartigen Flussseparationen (s. Abb. 3.**3**). Diese umschriebene Flussumkehr ist in der FKDS an randständigen, in der Gegenfarbe der Hauptflussrichtung kodierten Pixeln erkennbar.

Gestörter Fluss und Turbulenzen

Destabilisierende Einflussfaktoren. Nach dem Hagen-Poiseuille-Gesetz nimmt das Stromzeitvolumen (bei konstantem Gefäßquerschnitt die Flussgeschwindigkeit) in einem von Viskosität und Flüssigkeitsdichte sowie vom Gefäßquerschnitt abhängigen Bereich durch Steigerung der dort herrschenden Druckdifferenz zu. Erhöht man die Strömungsgeschwindigkeit über einen bestimmten Wert hinaus, wird der ursprünglich laminare Fluss destabilisiert. Die Teilchen bewegen sich dann nicht mehr entlang der beschriebenen Hohlzylinder, sondern weichen unregelmäßig und dreidimensional davon ab. Steigert man die Geschwindigkeit weiter, kommt es zu gefäßwandnahen Wirbelbildungen. Da die Doppler-Winkel der einzelnen Flüssigkeitsteilchen nun nicht mehr gleich sind, kann sich im FKDS-Bild eine inhomogene Farbhelligkeits- bzw. Farbenverteilung einstellen. Das Geschwindigkeitsprofil im Bereich turbulenter Strömung ist sehr flach, sodass ein hoher gefäßwandnaher Geschwindigkeitsgradient entsteht.

Turbulenter Fluss ist in der FKDS an einem wechselnden Nebeneinander unterschiedlicher Farben der beiden gegenläufigen Flussrichtungen erkennbar.

Die Entstehung von turbulentem Fluss hängt von

- dem Gefäßdurchmesser d = 2 · r,
- der über den Gefäßquerschnitt gemittelten Strömungsgeschwindigkeit v,
- der Dichte der Flüssigkeit ρ und
- der Viskosität η

ab. Hieraus lässt sich nach dem Erstbeschreiber dieses Phänomens die sog. Reynolds-Zahl (Re) errechnen.

$$Re = \frac{2vr\rho}{\eta}$$

Die Reynolds-Zahl ist dimensionslos. Ein Wert von etwa 2000 wird als kritisch für das Auftreten turbulenten Blutflusses angesehen (15). Bei stenosierenden Gefäßveränderungen kann der kritische Wert jedoch deutlich niedriger liegen. Die Kenntnis dieser Einflussfaktoren für die Entstehung turbulenten Flusses hilft, manche hämodynamischen Phänomene zu verstehen (22).

Pulsatiler Fluss

Die Analyse diskontinuierlichen, pulsatilen Flusses ist erheblich komplexer als bei kontinuierlichen Flussverhältnissen. Der interessierte Leser sei auf die ausführliche Darstellung der Rahmenbedingungen pulsatilen Flusses im Buch von McDonald (14) verwiesen. Einige klinisch wichtige Aspekte sollen hier jedoch kurz angesprochen werden.

Entstehung pulsatiler Flusskurven

Rahmenbedingungen für das Flussverhalten. Im arteriellen Gefäßsystem ist Fluss durch abwechselnde Akzelerations- und Dezelerationsphasen gekennzeichnet. Diese sind durch die pulsatile Pumpleistung des Herzens bedingt, das damit sowohl Druck- als auch Volumenarbeit leistet. Anatomische und physikalische Bedingungen führen zur Modifikation der ursprünglichen, intraventrikulären Druck- bzw. Stromzeitvolumenkurven. Während im linken Ventrikel im Ablauf eines Herzzyklus eine große Druckamplitude entsteht, wird diese bei suffizienter Aortenklappe durch die Windkesselfunktion der Aorta und der großen Gefäße reduziert. Die großen Gefäße dienen dabei als Reservoir mit vorgegebener Dehnbarkeit (Compliance), speichern also einen Teil der pulsatilen Energie des Herzens und gewährleisten prinzipiell einen „kontinuierlicheren" Fluss, als dies vom linken Ventrikel vorgegeben wird. Das Ausmaß dieses kontinuierlichen Anteils am pulsatilen Fluss hängt vom peripheren Gefäßwiderstand, v.a. vom Zustand der Arteriolen ab, da durch diesen unterschiedlich starke Reflexionen die Puls- bzw. Geschwindigkeitswellenform beeinflussen.

Wellenformen pulsatilen Flusses. Grundsätzlich lassen sich als Resultate dieser unterschiedlichen Rahmenbedingungen 2 verschiedene Wellenformen pulsatilen Flusses unterscheiden:

- Hochwiderstandsfluss (High Resistance Flow) und
- Niedrigwiderstandsfluss (Low Resistance Flow).

Die *klassische Wellenform* bei hohem peripheren Widerstand liegt in den Extremitätenarterien unter Ruhebedingungen vor (Abb. 3.**5** und Abb. 3.**6**). Die Zeit-Geschwindigkeits-Kurve bzw. das Doppler-Spektrum ist durch einen steilen systolischen Anstieg und einen raschen Abfall der Strömungsgeschwindigkeit gekenn-

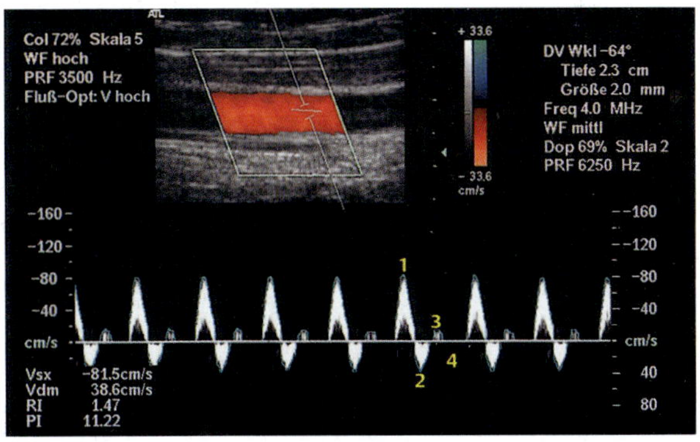

a

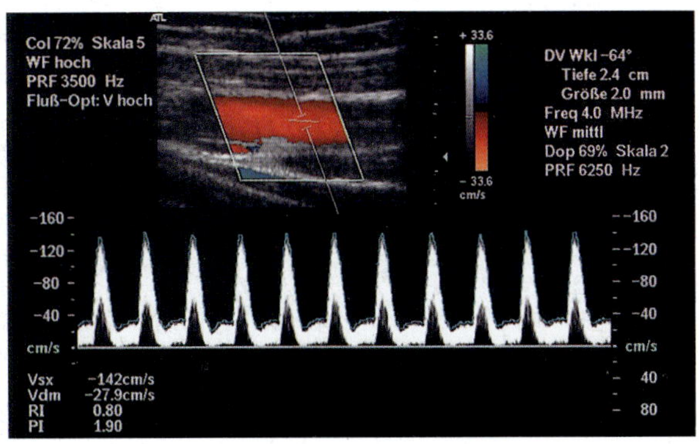

b

Abb. 3.**5 a** u. **b** Spektrum einer Extremitätenarterie.
a mit steilem systolischen Geschwindigkeitsanstieg (= 1), raschem Abfall und diastolischem Rückflussanteil (= 2), kurzem diastolischen Vorwärtsfluss (= 3) und spätdiastolischem „Nullfluss" (= 4).
b Zunahme des systolischen und v.a. des diastolischen Flussspektrums durch Senkung des peripheren Widerstandes nach 20 Kniebeugen. Als Ausdruck des erhöhten Flussvolumens sinkt der Widerstandsindex (= RI) bzw. der Pulsatilitätsindex (= PI) von 1,47 auf 0,8 bzw. von 11,2 auf 1,9.

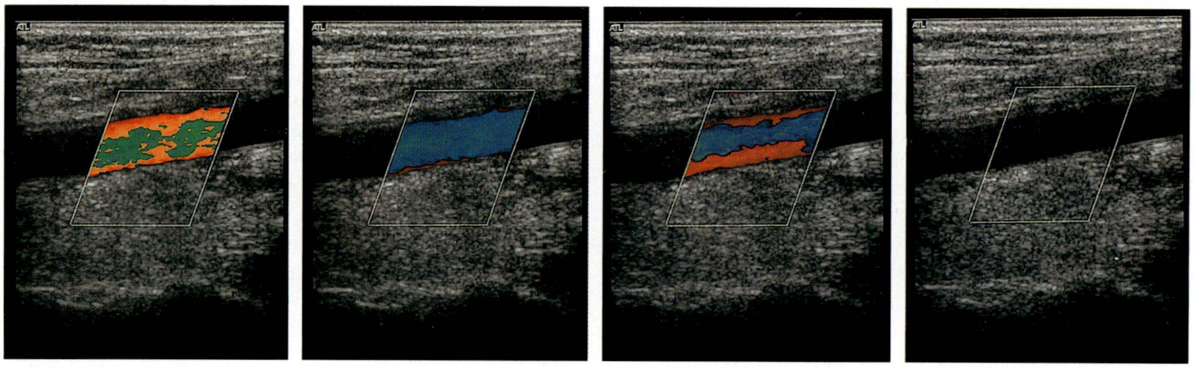

Abb. 3.**6a–d** Pulsatiler Fluss der A. femoralis. Darstellung mithilfe der farbigen Kodierung.
a Hohe systolische Geschwindigkeit mit Geschwindigkeitsmaximum im Gefäßzentrum (Grün-Blau-Kodierung durch Aliasing).
b Diastolischer Rückfluss mit nahezu vollständiger Blau-Kodierung (entspricht 2 in Abb. 3.**5a**).
c Überwiegende Rot-Kodierung des diastolischen Vorwärtsflusses.
d Spätdiastolischer Nullfluss.

zeichnet. In der frühen und mittleren Diastole kommt es zu einem signifikanten Rückfluss, während in der späten Diastole ein zweiter kleiner Vorwärtsflussanteil beobachtet werden kann (sog. triphasische Flusskurve). Die Entstehung dieses Kurvenverlaufs ist zumindest partiell so zu erklären, dass die in der Peripherie reflektierte primäre Pulswelle das Arteriensystem retrograd durchläuft, an der inzwischen geschlossenen Aortenklappe reflektiert wird, dann abermals peripherwärts wandert und dort den zweiten Vorwärtsgipfel hervorruft (Pingpong-Phänomen; 5). Nach distal verringert sich die Amplitudenhöhe, da die Strömungsgeschwindigkeit in mehreren gleichgeschalteten Röhren abnimmt.

> Zu diesem Flussmuster vom Typ „Extremitätenarterie" gehören unter physiologischen Ruhebedingungen alle Arterien, die nicht überwiegend organversorgend sind, sondern v.a. der Muskulatur und Haut Blut zuführen (z.B. Arm- und Beinarterien, A. carotis externa, Penisarterien, mit Einschränkungen auch die A. mesenterica beim nüchternen Menschen).

Bei steigender physiologischer Anforderung der Peripherie (z.B. Muskelarbeit, Tumeszenz, Verdauung), aber auch unter pathologischen Bedingungen (z.B. lokale Entzündungen, Sepsis) wird neben zentralen Regulationsmechanismen (Steigerung von Herzfrequenz, Schlagvolumen und Blutdruck) durch Vasodilatation insbesondere der Arteriolen der periphere Widerstand herabgesetzt. Dies führt neben dem gesteigerten systolischen Fluss v.a. durch Erhöhung des diastolischen Flussvolumens zu einer erheblichen Steigerung der integralen Flussrate (Abb. 3.**5b**).

In der Zeit-Geschwindigkeits-Kurve bzw. im Doppler-Spektrum wird dies daran erkennbar, dass v. a. in der Diastole ein relevanter Vorwärtsfluss vorliegt. Der zeitabhängige Geschwindigkeitsverlauf nähert sich demjenigen der parenchymversorgenden Arterien an.

> Dem Flussmuster vom Typ „Parenchymarterie" gehören diejenigen Arterien an, die parenchymatöse Organe oder Organsysteme versorgen (v.a. Nieren, Leber, Milz, Gehirn).

Zur Gewährleistung permanenter Perfusion liegt hier im Normalfall ein niedriger peripherer Widerstand des arteriellen Gefäßsystems vor (Abb. 3.**7**).

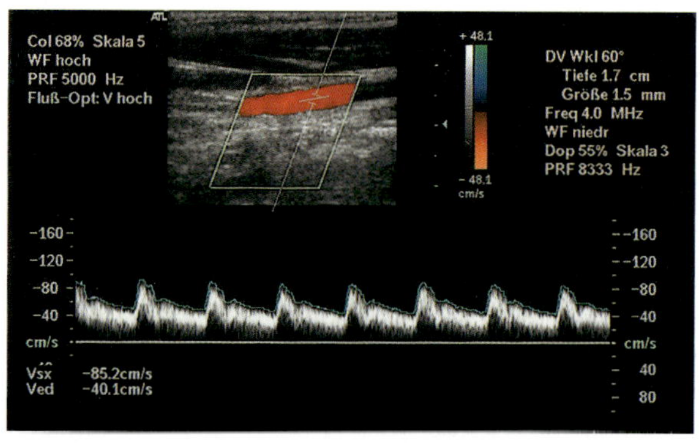

Abb. 3.**7** Normaler Fluss der A. carotis interna mit hohem diastolischen Vorwärtsfluss. Das freie systolische Fenster spricht für einen laminaren Fluss. Als Widerstandsindex errechnet sich ein RI-Wert von 0,53.

Indizes des peripheren Gefäßwiderstands

Beurteilungskriterien. Das Frequenzspektrum kann hinsichtlich qualitativer (morphologischer) und quantitativer Kriterien beurteilt werden. Bewertet werden:
- systolische Anstiegssteilheit,
- systolische Abfallzeit,
- retrograde Strömungsanteile,
- Form und Dauer der diastolisch antegraden Strömung.

Zur *quantitativen* Analyse können folgende Kriterien erfasst werden:
- maximale systolische Geschwindigkeit,
- maximale Rückströmungsgeschwindigkeit,
- maximale enddiastolische Geschwindigkeit,
- Pulsatilitätsindex,
- Widerstandsindex,
- Damping-Faktor.

Während sowohl Geschwindigkeitsmessungen als auch Flussvolumenangaben winkelabhängig sind, ist allen Indizes ihre Unabhängigkeit vom Winkel zwischen Schallstrahl und Gefäßachse gemeinsam, sodass zu ihrer Bestimmung lediglich ein Doppler-Spektrum guter Qualität vorliegen muss. Im Allgemeinen legt man zur Berechnung der Indizes die Wellenform der oberen Hüllkurve eines Doppler-Spektrums zugrunde.

Indizes. Die gebräuchlichsten Indizes sind:
Pulsatilitätsindex (PI) nach Gosling (7)

$$PI = \frac{V_{max} - V_{min}}{V_{avg}}$$

mit
- V_{max} = maximale systolische Geschwindigkeit,
- V_{min} = minimale, während eines Herzzyklus auftretende Geschwindigkeit,
- V_{avg} = über einen Herzzyklus gemittelte Geschwindigkeit.

Der Index für Widerstandsgefäße hat normalerweise einen Wert > 5 (Abb. 3.**5a**).
Widerstandsindex (Resistance-Index [RI], Pourcelot-Index; 19)

$$RI = \frac{V_{max} - V_{min}}{V_{max}}$$

Im Gegensatz zum Widerstandsindex geht die Form des Spektrums über die Mitteilung der Frequenzverschiebungen in den Pulsatilitätsindex ein. Dies bedeutet einerseits einen theoretischen Vorteil des Pulsatilitätsindex, in der praktischen Anwendung ist der Pourcelot-Index jedoch andererseits rascher zu berechnen. Ist der enddiastolische Fluss nur halb so groß wie die systolische Spitzengeschwindigkeit, so errechnet sich ein für die A. carotis interna normaler RI-Wert von 0,5 (Abb. 3.**7**).

Der *Damping-Faktor* (DF) errechnet sich aus dem Quotienten von proximalem zu distalem Pulsatilitätsindex und kann Hinweise auf zwischengeschaltete Strombahnhindernisse geben.

$$DF = \frac{PI_{proximal}}{PI_{distal}}$$

In der klinischen Anwendung ist es wichtig, bei intra- oder interindividuellen Vergleichen der Untersuchungsresultate immer denselben Index zu verwenden.

Flussprofil bei pulsatilem Fluss

Grundsätzlich ist auch pulsatiler Fluss laminar. Allerdings ist das Flussprofil bei pulsatiler Strömung ausgedehnten Schwankungen unterworfen, da die Flüssigkeit „Blut“ aufgrund ihrer Masseträgheit der pulsatilen Bewegung einen Widerstand entgegensetzt. In der Beschleunigungsphase ist das Profil flach und nähert sich nur dann einem paraboloiden Profil an, solange nach der Akzeleration noch ein Vorwärtsfluss herrscht. Kommt es (v.a. in Extremitätenarterien) zum vorübergehenden Rückwärtsfluss, so beginnt dieser häufig in den gefäßwandnahen Anteilen, d.h. in den Abschnitten, in denen vorher die geringsten Strömungsgeschwindigkeiten vorherrschten. Der retrograde Fluss setzt sich dann zunehmend bis ins Gefäßzentrum fort (17, 18; Abb. 3.**6**).

Turbulenz

Ebenso wie bei kontinuierlichem Fluss, ist der Übergang von laminarem zu turbulentem Fluss durch Übergangsphänomene gekennzeichnet. Im Gegensatz zu den Verhältnissen bei kontinuierlicher Strömung ändert sich die Reynolds-Zahl jedoch bei Pulsatilität bereits innerhalb des Herzzyklus, da sich Strömungsgeschwindigkeit und Gefäßweite verändern. Dies kann schon unter physiologischen Bedingungen zum Entstehen periodischer Turbulenzen in bestimmten Abschnitten des Zyklus führen. Zusätzlich wird die Entstehung turbulenten Flusses bei pulsatiler Strömung von der Form des Flussprofils und der Pulsfrequenz beeinflusst.

Hämodynamik an Stenosen

Das Verständnis der hämodynamischen Vorgänge an Stenosen ist für die korrekte Interpretation der meisten Phänomene in der Doppler-Sonographie des arteriellen Gefäßsystems unverzichtbar. Absolute und relative Änderungen der Strömungsgeschwindigkeit sowie stenosebedingte Änderungen des Flussmusters prä-, intra- und poststenotisch sind diejenigen Parameter, die – unabhängig von der verwendeten Doppler-Technologie – zur Diagnose führen und eine quantitative Einschätzung pathologischer Befunde erlauben.

Kontinuitätsgesetz und Stenosegradbestimmung

Das Stromzeitvolumen (Flussvolumen pro Zeiteinheit) in einem Gefäß ist prinzipiell in jedem beliebigen Gefäßabschnitt konstant (Abb. 3.**8**), es sei denn, im Bereich von Gefäßverzweigungen wird ein Teil der Flüssigkeit aus dem Ursprungsgefäß abgeführt. Es gilt:

$$q = Av$$

bzw. für ein Gefäß mit kreisförmigem Querschnitt

$$q = \pi r^2 v$$

mit:

- q = Stromzeitvolumen,
- A = Gefäßquerschnittsfläche,
- v = mittlere Flussgeschwindigkeit im jeweiligen Querschnitt,
- r = Gefäßradius.

Dabei gilt die Kontinuitätsgleichung

$$q_1 = q_2$$
$$q = A_1 v_1 = A_2 v_2$$

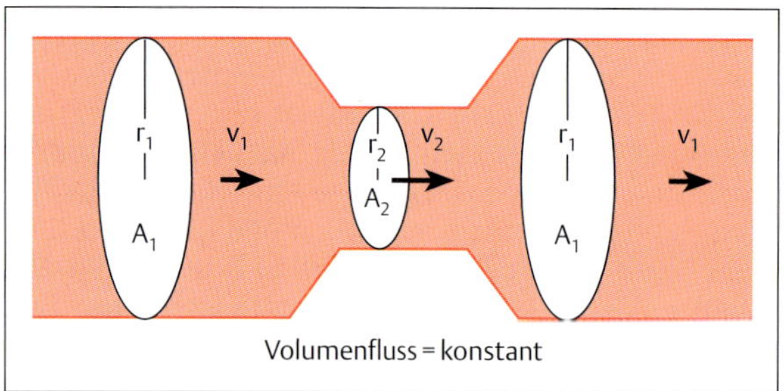

Abb. 3.**8** Prinzip des Kontinuitätsgesetzes. Durch Variation der Flussgeschwindigkeit (= v) bleibt bei Änderung der Querschnittsfläche (= A) der Volumenfluss an jedem Punkt des Gefäßes gleich (r = Radius). Man kann daher aus der Zunahme der Strömungsgeschwindigkeit auf das Ausmaß der Flächenreduktion schließen und einen Stenosegrad berechnen.

bzw.

$$\frac{A_1}{A_2} = \frac{v_2}{v_1}$$

Eine Reduktion des Gefäßdurchmessers muss also zwangsläufig zu einer erhöhten Strömungsgeschwindigkeit führen.

Beispielsweise ist bei einem um 50% reduzierten Durchmesser – was einer Flächenreduktion um 75% entspricht – die Flussgeschwindigkeit vervierfacht.

Aus der relativen Erhöhung der Strömungsgeschwindigkeit kann man daher bei gültiger Kontinuitätsgleichung den Stenosegrad errechnen, als

$$X = 100 \left[1 - \frac{100}{Y}\right]$$

mit:

- X = Stenosegrad in Prozent (relative Flächenreduktion),
- Y = relative Geschwindigkeitserhöhung in Prozent

bzw.

$$X = 100 \left[1 - \frac{v_1}{v_2}\right]$$

mit:

- v_1 = prästenotische Geschwindigkeit,
- v_2 = poststenotische Geschwindigkeit.

Gefäßstenosen mit der Doppler-Sonographie erkennen und quantifizieren zu können beruht somit darauf, die stenosebedingte relative Geschwindigkeitserhöhung bzw. Doppler-Frequenzverschiebung zu registrieren und korrekt zu interpretieren. Dabei ist es nicht ratsam, absolute Werte maximaler intrastenotischer Frequenzverschiebungen bzw. Flussgeschwindigkeiten eines Stenosegrades zugrunde zu legen, denn:

Die absoluten Geschwindigkeiten hängen nicht nur vom Stenosegrad, sondern auch von der prästenotischen Strömungsgeschwindigkeit ab. Diese kann bei sehr hochgradigen, stromzeitvolumenreduzierenden Stenosen schon so weit reduziert sein, dass die absolute intrastenotische Strömungsgeschwindigkeit niedriger ist als bei einer noch nicht flussreduzierenden, mittelgradigen Stenose.

Die Abhängigkeit der intrastenotischen Geschwindigkeitserhöhung vom Stenosegrad in einem Stenosemodell zeigt Abb. 3.**9**. Bei der Messung mit der Doppler-Frequenzanalyse werden die theoretisch zu erwartenden Werte mit zunehmendem Stenosegrad unterschätzt, da es intrastenotisch zu Energieverlusten durch Reibung kommt.

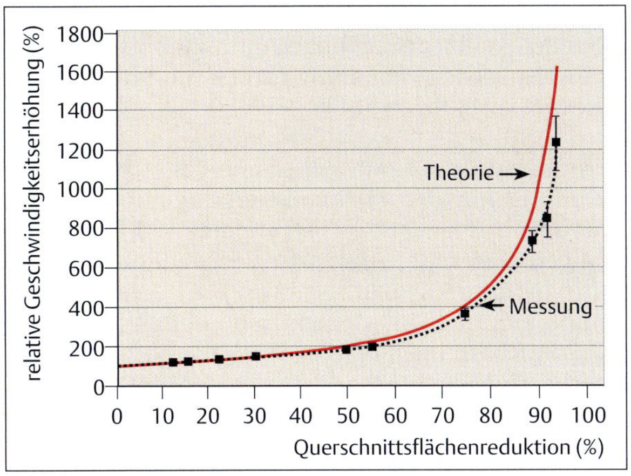

Abb. 3.9 Relative Erhöhung der Strömungsgeschwindigkeit in Abhängigkeit vom Stenosegrad. Theoretische Werte, errechnet nach dem Kontinuitätsgesetz. Duplexsonographische in-vitro-Messung an Modellstenosen unterschiedlichen Schweregrades (nach 8). Bei hochgradigen Stenosen liegt aufgrund der Umwandlung von Reibungsenergie in Wärme der gemessene unter dem erwarteten Wert.

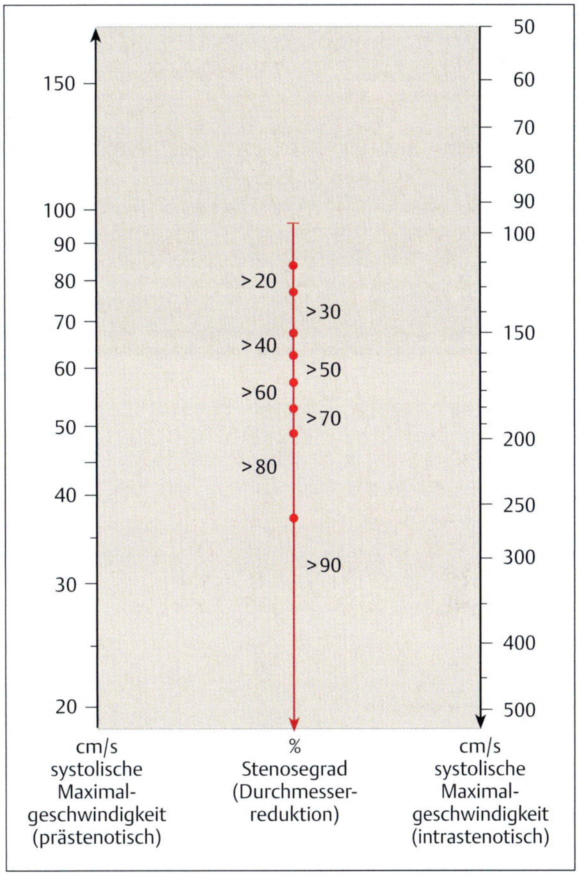

Abb. 3.10 Nomogramm zur einfachen Stenosegrad-Klassifikation anhand der prä- und intrastenotischen Maximalgeschwindigkeiten (minimale angiographische Durchmesserreduktion in Prozent; nach 20).

Stenosediagnostik mittels Duplexsonographie. Die Stenosegradbestimmung mittels Duplexsonographie setzt voraus, dass der stenosierte Gefäßabschnitt sonographisch im Längsschnitt dargestellt werden kann. Die sonographische Schnittebene muss dabei im Zentrum des prästenotischen und intrastenotischen Gefäßbereichs liegen, um der Berechnung die maximalen Strömungsgeschwindigkeiten zugrunde legen zu können. Ausgeprägte Gefäßverkalkungen, Gas- oder Knochenüberlagerungen sowie Adipositas stellen physikalische Hindernisse dar, die jedoch nur selten eine direkte Darstellung des Stenosebereichs verhindern. In diesen Fällen ist eine grobe Doppler-sonographische Abschätzung der Gefäßobstruktion aufgrund indirekter Kriterien möglich.

Quantifizierung einer Stenose. Zur Quantifizierung von Stenosen sollte die Strömungsgeschwindigkeit in Gefäßen ohne größere stenosenahe Aufzweigung direkt prästenotisch und intrastenotisch gemessen werden. Bei im Aufzweigungsbereich liegenden Stenosen (z.B. Abgang der A. carotis interna) gilt das Kontinuitätsgesetz zwar weiterhin, bei Abzweigung von Seitenästen (z.B. A. carotis externa) kommt es jedoch zu einer vom Ausmaß her nicht vorhersehbaren Aufteilung der Volumenflüsse auf die beiden Gefäße. Die Bestimmung des Stenosegrades aufgrund von Geschwindigkeitsmessungen ist in diesen Fällen nur dann möglich, wenn sich neben dem intrastenotischen Wert deutlich distal der Stenose – entfernt von Stenosejet oder Turbulenz – auch die Geschwindigkeit im normal weiten Lumen registrieren lässt. Alternativ erlauben es empirisch er-

Tabelle 3.1 Sensitivität und Spezifität des Quotienten aus intra- und prästenotischer Maximalgeschwindigkeit (Peak Velocity Ratio, PVR) nach Ranke et al. (20)

Stenosegrad (% Durchmesserreduktion)	PVR	Sensitivität (%)	Spezifität (%)
≥ 20	≥ 1,33	96	75
≥ 30	≥ 1,6	90	91
≥ 40	≥ 2,1	84	92
≥ 50	≥ 2,4	87	94
≥ 60	≥ 2,9	84	91
≥ 70	≥ 3,4	91	98
≥ 80	≥ 4,0	90	98
≥ 90	≥ 7,0	88	97

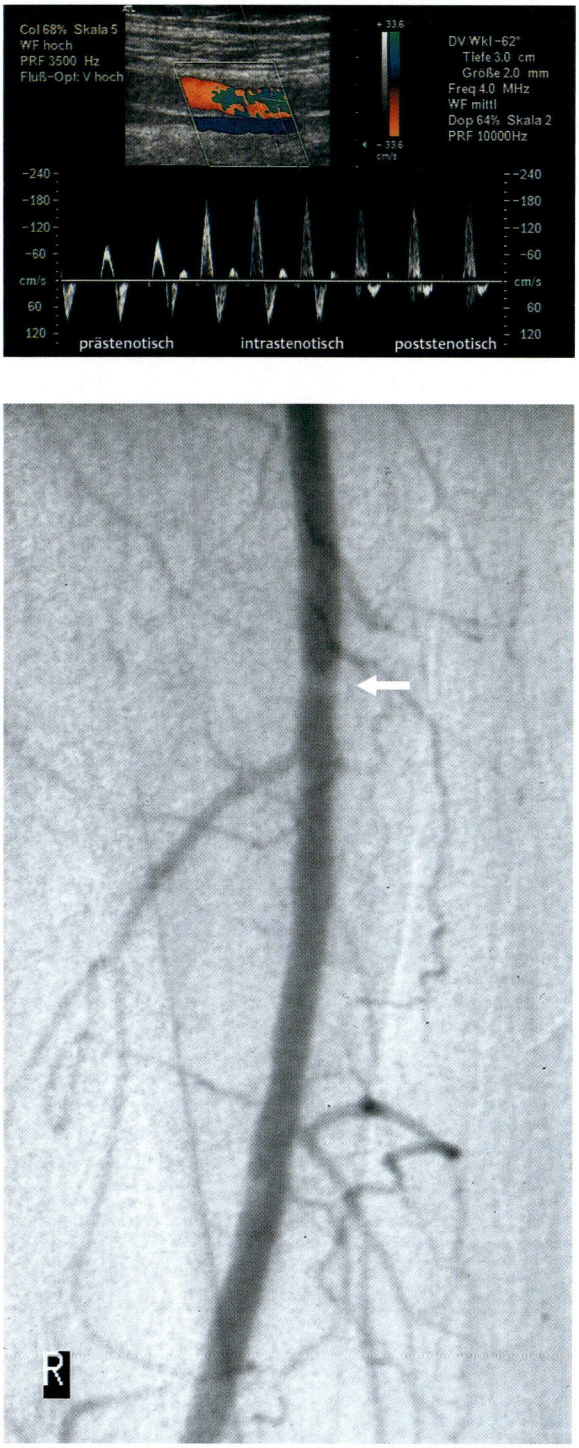

a

b

Abb. 3.**11** Angiographisch unterbewertete Stenose der A. femoralis superficialis. Nach Eintragen der Flusswerte in das Nomogramm ergibt sich eine 50%ige Durchmesserreduktion. (Angiographie mit freundlicher Genehmigung von Professor Dr. Harder, Radiologie, Krankenhaus München-Schwabing).

mittelte Quotienten der systolischen Maximalgeschwindigkeiten prästenotisch/intrastenotisch im Falle von Abgangsstenosen der A. carotis interna, den Stenosegrad abzuschätzen (13).

Messzeitpunkt. Grundsätzlich muss die Messung der jeweils maximalen Strömungsgeschwindigkeit zum Zeitpunkt des maximalen systolischen Vorwärtsflusses erfolgen. Die größte angezeigte Geschwindigkeit wird dabei aus dem Spektrum ermittelt oder unter Zuhilfenahme einer zusätzlichen Farbmarkierung aus dem FKDS-Bild bestimmt (13).

Für periphere Arterien lässt sich der Stenosegrad in % Durchmesserreduktion am genauesten mit dem Quotienten aus maximaler systolischer Geschwindigkeit intra-/prästenotisch bestimmen (Tab. 3.**1**, nach Ranke; 20). Hilfreich ist hier ein Nomogramm, das durch Auftragen der jeweiligen Geschwindigkeiten den Stenosegrad einfach und schnell erkennen lässt (Abb. 3.**10**, nach Ranke).

Bedeutung der Winkelkorrektur. Bei sorgfältiger Untersuchungstechnik lassen sich selbst im Angiogramm als Wandunregelmäßigkeit beschriebene Veränderungen durch Messung der prä- und intrastenotischen Maximalgeschwindigkeit als 50%ige Stenose demaskieren (Abb. 3.**11**). Wichtig ist es, an dieser Stelle nochmals auf die Notwendigkeit einer Winkelkorrektur hinzuweisen. Hierbei sollte ein Beschallungswinkel von 60° nicht überschritten werden, denn ein Winkel von z.B. 80° würde bei einer Fehleinstellung von 2° eine 16%ige und bei 5° eine 33%ige Abweichung von der tatsächlichen Geschwindigkeit mit sich bringen (1).

Intra- und poststenotische Flussveränderung

Intrastenotisch kommt es durch die Erhöhung der Strömungsgeschwindigkeit zu einem bei höhergradigen Stenosen z.T. drastischen Anstieg der Reynolds-Zahl. Poststenotisch bleibt die maximale Geschwindigkeit über eine bestimmte Distanz erhöht (poststenotischer Jet, Abb. 3.**12**), wobei „Auslasseffekte" eine wesentliche Rolle spielen. Distal einer Stenose kann es in gefäßwandnahen Regionen zu rückwärts gerichteten Strömungen kommen (Rezirkulationszonen). Diese konstanten, wandständigen Wirbel pflanzen sich in Abhängigkeit von der Flussgeschwindigkeit und dem Stenosegrad nach distal fort (2, 25). Die Reynolds-Zahl kann poststenotisch wegen der z.T. abrupten Erweiterung des Gefäßlumens bei zunächst fortbestehender, erhöhter Flussgeschwindigkeit weit über den intrastenotischen Wert ansteigen, sodass u.U. ausgeprägte Turbulenzen entstehen. Diese können sich über eine Strecke nach distal fortsetzen, die ein Mehrfaches des regulären Gefäßdurchmessers ausmacht (Abb. 3.**13**; 8).

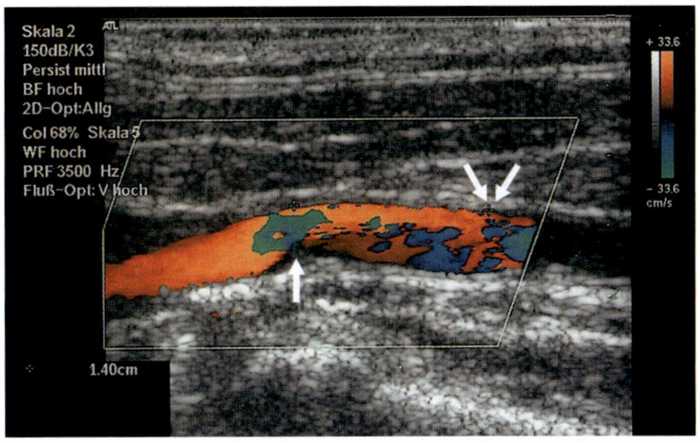

Abb. 3.**12** Stenosejet, markiert durch 2 Pfeile; retrograde Flussanteile (blau) unterhalb der Jetströmung. Der Pfeil unterhalb des Gefäßes markiert den Stenosebeginn.

Normalerweise entspricht der Energiebetrag vor einer Stenose dem hinter einer Stenose, wobei sich in der Stenose die Einzelkomponenten nach der Formel

$$E_{ges} = E_{statisch} + E_{kinetisch}$$

lediglich gegenläufig verändern. Bei Überschreiten der kritischen Reynolds-Zahl von 2000 führt die Zunahme der Turbulenzen zu Reibungsverlusten und erklärt die sich in Abhängigkeit von der Belastung oder dem Stenosegrad einstellende Druckminderung. In der

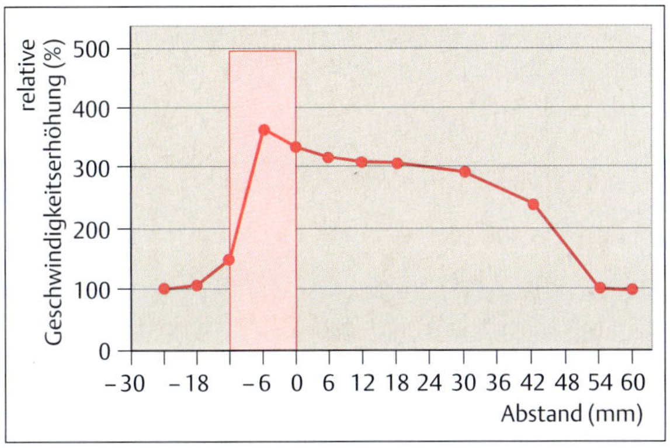

Abb. 3.**13** Messungen der Strömungsgeschwindigkeiten im Verlauf einer Stenose mit 75%iger konzentrischer Flächenverkleinerung (d.h. 50%iger Durchmesserreduktion) in einem Gefäßphantom. Gefäßweite vor und nach der Stenose 6 mm. Stenoselänge = 12 mm. Der Stenose-Messbereich ist durch den offenen Kasten (-12 bis 0 mm) markiert. Messung im Gefäßzentrum, Berechnung der Flussgeschwindigkeiten mittels Doppler-Spektrum (systolische Maximalgeschwindigkeit). Typischer Verlauf der Geschwindigkeitsänderung in der Stenose (bezogen auf den prästenotischen Wert). Die relative Geschwindigkeitserhöhung erreicht aufgrund von Reibungsverlusten nicht exakt den theoretisch zu erwartenden Wert von 400%. Der poststenotische Jet reicht mehrere Zentimeter nach distal über den stenosierten Abschnitt hinaus.

Stenose selbst sinkt mit zunehmender Strömungsgeschwindigkeit der tangentiale intravasale Druck und begünstigt durch den relativen Unterdruck die Entstehung von Traktionskräften. Diese wiederum sind verantwortlich für die Entwicklung intramuraler Hämatome, wie sie in komplexen, hochgradigen Stenosen häufig zu finden sind.

Flussveränderungen im Ultraschall. Turbulenzen und Flussumkehrungen sind in der FKDS einfach erkennbar. In der Doppler-Frequenzanalyse führt turbulente Strömung zu einem verbreiterten Doppler-Spektrum (Zunahme des Anteils niedriger Frequenzverschiebungen bis zum Verschwinden des freien, spektralen Fensters unter der systolischen Kurve) und zum synchronen Auftreten positiver und negativer Doppler-Frequenzverschiebungen (gleichzeitig Vor- und Rückflussanteile im Messvolumen, Abb. 3.**14**).

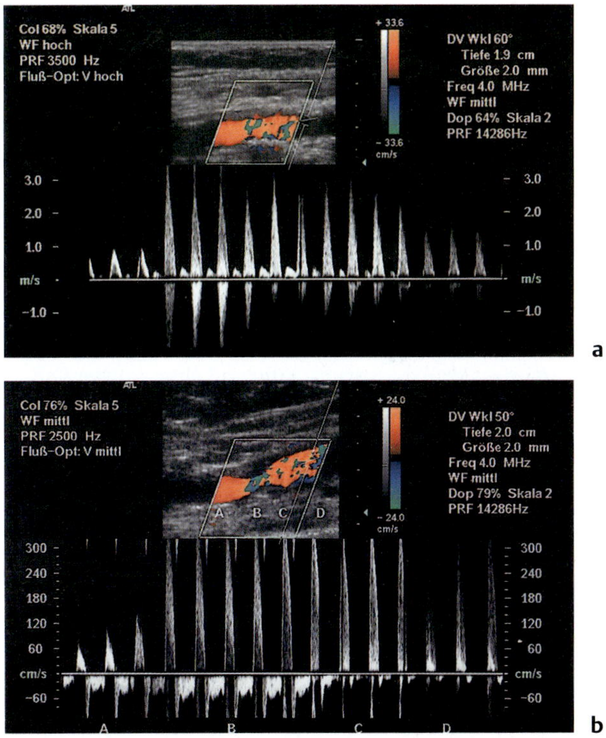

Abb. 3.**14 a** u. **b** Doppler-Frequenzspektrum prä-, intra- und poststenotisch zweier hochgradiger Femoralisstenosen mit unterschiedlichem diastolischen Flussverhalten.

a Prästenotisch zeigt sich eine reduzierte systolische und diastolische Amplitude bei nahezu unveränderter Anstiegssteilheit. Intrastenotische Amplitudenzunahme, Spektralverbreiterung mit Verschwinden des Fensters sowie synchron negativer und positiver Frequenzverschiebung.

b Sowohl prästenotisch (A) als auch im Stenosemaximum (B) zeigt sich ein bandförmiger diastolischer Rückfluss, der erst im poststenotischen Bereich (C und D) gegen Null geht.

Ort und Ausmaß von lokaler Flussumkehr und Turbulenz sind in komplexer Weise von

- der Stenosegeometrie,
- dem Stenosegrad,
- der Gefäßwandoberfläche,
- der prästenotischen Strömungsgeschwindigkeit,
- dem poststenotischen Gefäßlumen,
- der Viskosität des Blutes und
- der Pulsatiliät

abhängig. Der diagnostische Wert einer farbkodierten Darstellung dieser Flussphänomene liegt neben der schnellen Visualisierung v.a. darin, dass Gefäßstenosen auch dann identifizierbar sind, wenn der stenosierte Bereich selbst durch Gefäßwand- oder Plaqueverkalkungen sonographisch nicht eingesehen werden kann.

Hämodynamische Relevanz

Aus klinischer Sicht ist eine Stenose erst dann hämodynamisch relevant, wenn sie zu einem reduzierten Flussvolumen und damit zu einer peripheren Minderperfusion unter Ruhe- oder Belastungsbedingungen führt. Je höhergradig und je länger eine Stenose ist, desto größer ist der Druckabfall über den stenosierten Gefäßbereich. Oberhalb eines kritischen Stenosegrades ist das Flussvolumen im gesamten Gefäß reduziert; dieser kritische Wert hängt entscheidend von den Anforderungen der nachgeschalteten Gefäßperipherie ab, also vom peripheren Gefäßwiderstand. Bei Dilatation der Peripherie, z.B. bei Muskelarbeit, kann der Perfusionsdruck aufgrund einer vorliegenden Stenose so stark abfallen, dass eine relative oder absolute Ischämie eintritt.

Im Allgemeinen wird eine 50%ige Durchmesserreduktion (d.h. 75%ige Flächenreduktion) einer Extremitätenarterie als kritischer Wert angenommen. Dieser empirische Grenzwert stellt jedoch lediglich eine orientierende Schwelle dar, die im Einzelfall von der vor- und nachgeschalteten Gefäßstrecke, der Herz-Kreislauf-Leistung und dem Kollateralisierungsgrad abhängt.

Interpretation des Doppler-Spektrums

Ein wesentlicher Vorteil der FKDS gegenüber der konventionellen, einkanaligen Duplexsonographie ist, dass sie das Auffinden der Gefäße und ihrer pathologischen Veränderungen erheblich erleichtert. Stenosierende Plaques können an der Einengung des durchströmten Gefäßlumens und an den oben beschriebenen, stenosetypischen Flussveränderungen erkannt werden. Bei kompletten Gefäßverschlüssen fehlt das farbkodierte Flusssignal völlig. Eine qualitative Einschätzung der Stenosen erhält man

- einerseits aus dem farbkodierten Bild über die relative intrastenotische Geschwindigkeitserhöhung,
- andererseits durch die Bestimmung des lokalen Stenosegrades über Querschnittsberechnungen.

Die Querschnittsflächen werden dafür zueinander in Beziehung gesetzt und der Stenosegrad automatisch berechnet – vorausgesetzt, das Stenoseareal ist schallschattenfrei dargestellt (Abb. 3.**15**). Nach Steinke (21) beträgt die Treffsicherheit im Vergleich zur Angiographie 85%. Wie schon erwähnt, liegen jedoch nicht immer ideale Bedingungen vor, wie

- komplette Einsehbarkeit des Stenosebereichs,
- kein Aliasing,
- kein größerer Gefäßabgang direkt prästenotisch.

In jedem Fall muss deshalb mittels Doppler-Frequenzanalyse eine grobe Einschätzung des Läsionsausmaßes angestrebt werden. Hier sei auf die bereits 1985 von Jäger entwickelten Stenosekriterien peripherer Arterien hingewiesen (10; s. Kap. 16 und 17).

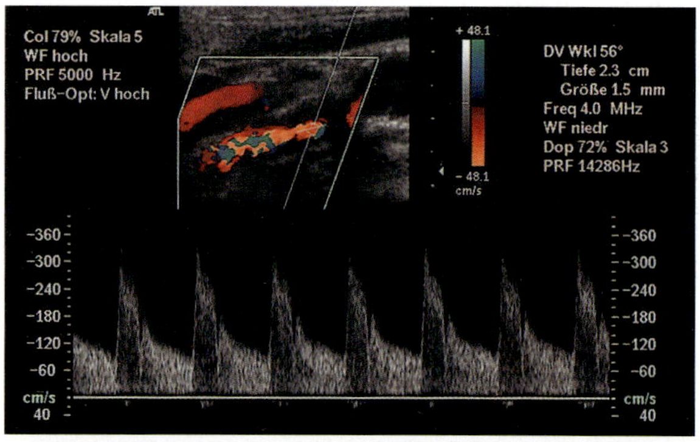

a

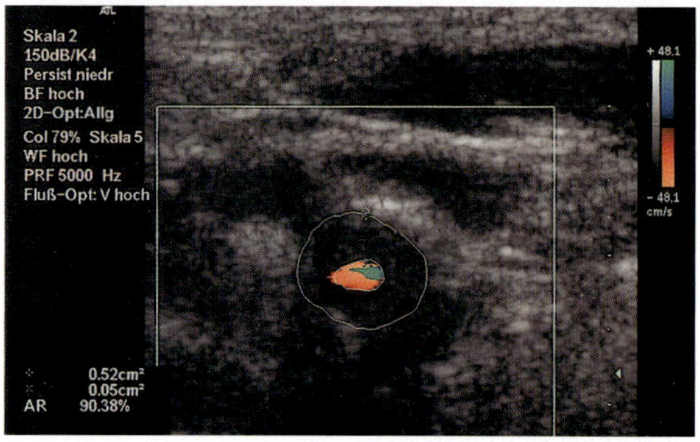

b

Abb. 3.**15 a** u. **b** Stenose der A. carotis interna (ca. 90%ig).
a Intrastenotische Geschwindigkeit.
b Planimetrisch bestimmte Flächenreduktion.

Geräteeinstellung

Bei der Ableitung des Doppler-Spektrums wie auch bei der Einstellung des farbkodierten Bildes müssen eine ausreichend hohe Pulsrepetitionsfrequenz (PRF) sowie eine korrekte Position der Nulllinie gewählt werden, um Aliasing-Phänomene zu vermeiden (s. Kap. 1 und 4). Da bei Einsatz des gepulsten Dopplers zur Spektralanalyse erheblich höhere Schallenergien auf das Gewebe einwirken (s. Kap. 2), muss die Ultraschallsendeleistung (Power) so niedrig eingestellt werden, wie es für ein aussagekräftiges Doppler-Spektrum ausreicht. Die Empfangsverstärkung (Gain) ist so zu wählen, dass das verstärkungsbedingte Rauschen minimiert wird. Am besten kann man dies durch Ableitung eines Spektrums in einem gesunden Gefäßabschnitt erreichen. Ziel muss es sein, ein klares Spektrum mit freiem, spektralem Fenster zu erhalten. Aus den Ausführungen über die Geschwindigkeitsprofile ergibt sich die Notwendigkeit, das Messvolumen für das Doppler-Spektrum möglichst in das Gefäßzentrum zu legen, es sei denn, im Rahmen exzentrischer Stenosen kommt es zur Ausbildung eines exzentrischen Jets, der dann auch in der FKDS erkennbar ist (Abb. 3.**12**).

Hüllkurven des Doppler-Spektrums

Zur vereinfachten Beschreibung der Flusskurvenform und zur Messung von Strömungsgeschwindigkeiten werden häufig so genannte *Hüllkurven* verwendet, die entweder vom Gerät selbst ermittelt oder manuell in das Spektrum eingezeichnet werden können. Man versteht darunter diejenigen Kurven, die sich ergeben, wenn man im Spektrum definierte Frequenzverschiebungen miteinander zu einer *Zeit-Frequenzverschiebungs-Kurve* verbindet. Am gebräuchlichsten sind Hüllkurven der maximalen und der mittleren Geschwindigkeit. Im Einzelnen gelten folgende Definitionen:

- *maximale Frequenzverschiebung* (F_{max}): größte Frequenzverschiebung zu jedem Zeitpunkt des Doppler-Spektrums; wegen der Anwesenheit eines gewissen Rauschens wird i.d.R. diejenige Frequenz angenommen, unterhalb derer ein fixer Prozentsatz (z.B. 95%) aller gemessenen Frequenzverschiebungen liegt,
- *mittlere Frequenzverschiebung* (F_{mean}): arithmetisch die mittlere aller am Spektrum pro Zeiteinheit beteiligten Frequenzverschiebungen,
- *modale Frequenzverschiebung* (F_{mod}): diejenige Frequenzverschiebung mit der jeweils größten Intensität im Spektrum,
- *minimale Frequenzverschiebung* (F_{min}): niedrigste Frequenzverschiebung zu jedem Zeitpunkt des Doppler-Spektrums.

Spektrales Fenster

Unter dem so genannten „Fenster" des Doppler-Spektrums versteht man den Frequenzbereich unterhalb der jeweils minimalen Doppler-Frequenzverschiebung.

Bei graphischer Darstellung des Doppler-Spektrums werden im Fensterbereich keine Frequenzverschiebungen markiert. In der üblichen Grauwertdarstellung bleibt dieser Bereich dann schwarz, und das Fenster bezeichnet man als offen. Die Fensterfläche ist bei kleinem Messvolumen ein Maß für die Laminarität des Flusses. Je größer die Bandbreite der gemessenen Frequenzverschiebung, desto kleiner ist das spektrale Fenster.

Ein zunehmend gestörter Fluss äußert sich charakteristischerweise als Verbreiterung des Frequenzbandes, da im Messvolumen vermehrt unterschiedliche Geschwindigkeitsvektoren auftreten.

Das Fenster kann v.a. im poststenotischen Gefäßabschnitt völlig durch niedrige Frequenzen ausgefüllt sein (Abb. 3.**14 a**). Die Fenstergröße kann entweder zum Zeitpunkt des maximalen systolischen Vorwärtsflusses oder (in Form einer Flächenberechnung) integral während der gesamten Systole quantitativ ausgedrückt werden als

$$\text{Fenster} = \frac{F_{min}}{F_{max}}\ 100(\%)$$

Eine Reduktion des spektralen Fensters (häufig als *„Spektralverbreiterung"* bzw. „Spectral Broadening" bezeichnet) ist – wie bereits gesagt – v.a. im poststenotischen Abschnitt zu erwarten. Aus diesem Grund wurden in der Literatur Versuche publiziert, über Indizes der Spektralverbreiterung den Stenosegrad zu berechnen (z.B. über den SBI = Spectral Broadening Index). Zwar lassen sich Korrelationen zwischen Stenosegrad und SBI darstellen, das Problem ist jedoch die Definition des optimalen poststenotischen Messpunktes, da die der Messung zugrunde liegenden Flussveränderungen eine sehr komplexe räumliche Verteilung aufweisen (11).

Form des Doppler-Frequenzspektrums

In diesem Abschnitt wird auf die wesentlichen obstruktionsbedingten Formänderungen des Doppler-Spektrums eingegangen. Dabei muss man berücksichtigen, dass zahlreiche Faktoren die Form der Spektren beeinflussen, die in Abhängigkeit vom Ableitungsort zu beachten sind. Solche Einflussfaktoren sind:

- Pumpfunktion des Herzens (z.B. Reduktion der systolischen Spektrumamplitude bei Herzinsuffizienz),
- Funktion der Aortenklappe (z.B. reduzierte systolische Anstiegssteilheit bei Aortenklappenstenose, vergrößerte systolisch-diastolische Amplitude mit kontinuierlich negativem diastolischen Fluss bei Aortenklappeninsuffizienz),
- Funktionstüchtigkeit der aortalen Windkesseleigenschaft,
- Verlauf des Gefäßes (z.B. Spektralverbreiterung bei ausgeprägter Gefäßschlängelung),
- Oberflächenbeschaffenheit der Intima (eine unregelmäßige Oberfläche verstärkt z.B. die Flussstörung im Stenosebereich),
- Ausmaß der Lumeneinengung,
- Ausprägung der Kollateralgefäße und
- peripherer Gefäßwiderstand.

Es ist daher nicht möglich, allgemein gültige Regeln zur Formanalyse des Doppler-Spektrums aufzustellen. Im Einzelfall müssen möglichst alle genannten Einflussgrößen auf ihre Relevanz überprüft werden. Dazu ist es erforderlich, vergleichend an mehreren proximalen und distalen Punkten des Gefäßsystems Doppler-Spektren abzuleiten.

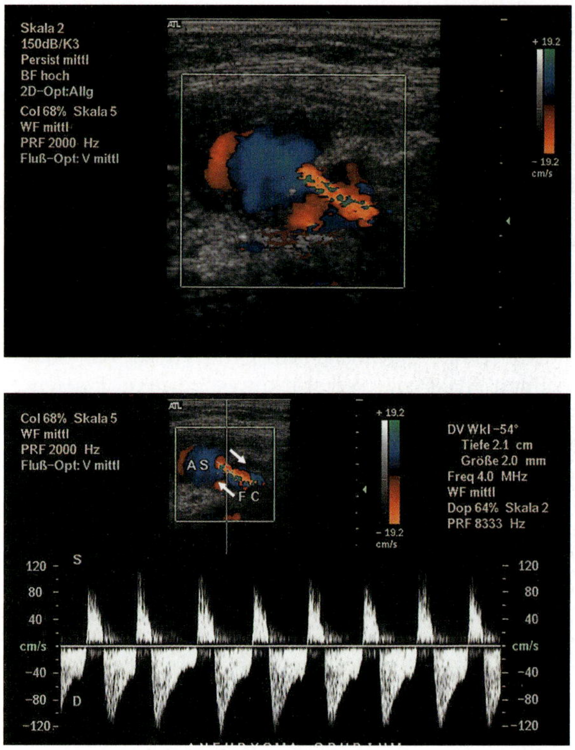

a

b

Abb. 3.**16** **a** u. **b** Pendelfluss im Stichkanal eines Aneurysma spurium (= AS). FC = A. femoralis communis, ↑ = Flussrichtung.

Prästenotische Veränderungen. Proximal einer Gefäßobstruktion sind spektrale Veränderungen morphologisch erst bei ausgeprägten Befunden erkennbar (hämodynamisch relevante Stenose oder Verschluss), und zwar umso mehr, je schlechter die Kollateralisation und je kürzer die Distanz zwischen Messort und Gefäßläsion ist. Die Reduktion des Stromzeitvolumens resultiert in einer reduzierten systolischen Amplitude, während die Anstiegssteilheit des systolischen Spektrumanteils i.d.R. unbeeinflusst bleibt. Nach Erreichen des systolischen Gipfels kommt es zum raschen Abfall auf die Nulllinie oder zum diastolischen Rückfluss (Abb. 3.**14**). Letzterer ist jedoch im Vergleich zu Gefäßen mit regelrechtem Abstrom meist reduziert.

Höhergradige Stenosen (70–90%) können als Ausdruck einer reduzierten peripheren Volumenkapazität einen erhöhten herzwärts gerichteten diastolischen Fluss aufweisen (Abb. 3.**14b**), der dem Flussverhalten im Stichkanal eines falschen Aneurysmas ähnelt (Abb. 3.**16**). Hier zeigt sich unmittelbar proximal der Stenose eine erhöhte diastolische Rückflusskomponente. Bei Gefäßverschlüssen kann die – frustrane – Pulsation des präokklusiven Gefäßabschnitts sich auf den Verschlussbereich fortsetzen, sodass hier gelegentlich sehr schmale, fast strichförmige Doppler-Signale mit sehr niedriger Amplitude abgeleitet werden können, die keinem echten Flusssignal entsprechen.

Intrastenotische Veränderungen. Zu den wichtigsten intrastenotischen Veränderungen des ursprünglich bi- oder triphasischen arteriellen Spektrums einer extremitätenversorgenden Arterie gehört – neben der hohen Amplitude bis hin zum Überschreiten der maximal eindeutig detektierbaren Frequenzverschiebung mit der Folge des Aliasing (Abb. 3.**14b**) – die reduzierte Pulsatilität des Flusses in und distal einer hämodynamisch wirksamen Stenose. Für diese Formänderung ist v.a. der hohe Druckgradient über die relativ kurze Distanz der Lumeneinengung verantwortlich. Wie schon beschrieben, kommt es zusätzlich zu einer Reduktion des systolischen Spektralfensters. Entstehen zusätzlich Turbulenzen, so werden auch unterhalb der Nulllinie Doppler-Frequenzen ohne freies Fenster nachgewiesen.

Poststenotische Veränderungen. Distal einer Gefäßobstruktion ist der systolische Druckaufbau verlangsamt, was zu einer verminderten Beschleunigung des Blutflusses in der Systole und im Spektrum zu einer verminderten systolischen Anstiegssteilheit führt (Abb. 3.**14**). Neben der Zeitregistrierung vom Beginn des systolischen Vorwärtsflusses bis zum systolischen Gipfel kann diese spektrale Formveränderung auch durch den Vergleich von proximalen und distalen Spektren herausgearbeitet werden. Ein weiterer Hinweis auf

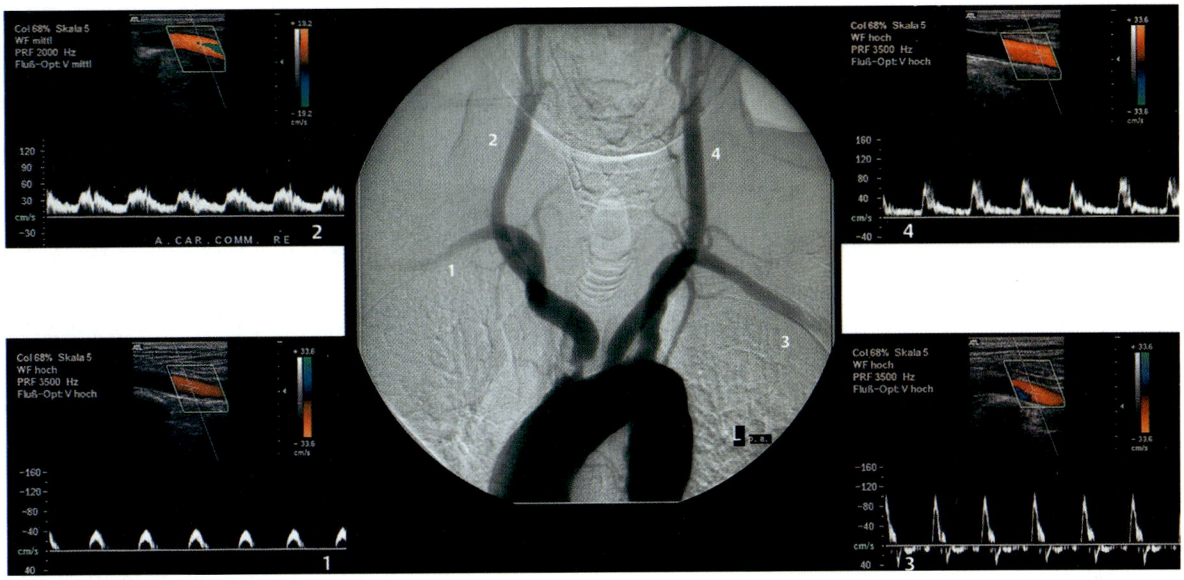

Abb. 3.**17** Indirekter Nachweis einer hochgradigen Stenose des Truncus brachiocephalicus: Sowohl die systolische Amplitude als auch die Anstiegssteilheit in den abhängigen Arterien (A. subclavia = 1 und A. carotis communis = 2) sind im Vergleich zur linken Seite A. subclavia = 3 und A. carotis communis = 4) reduziert. Außerdem fehlt rechts die diastolische Rückflusskomponente der A. subclavia.

eine relevante proximale Obstruktion ist die reduzierte Pulsatilität aufgrund eines verminderten peripheren Gefäßwiderstands (Abb. 3.**17**). Durch Anstieg des diastolischen Flusses versucht der Körper, den arteriellen Mittelfluss distal einer Stenose möglichst lange normnah zu halten.

Bei sehr schweren, vorgeschalteten Strombahnhindernissen kann man eine starke Abflachung der Spektralform mit abgerundetem systolischen Gipfel beobachten. Diese Form des Doppler-Spektrums wird durch die Kollateralversorgung der Gefäßperipherie geprägt und gilt bei einer Mediasklerose als semiquantitatives Maß für den arteriellen Kompensationsgrad einer Extremität (Abb. 3.**18**). Aufgrund der unterschiedlichen Längen und Lumina der einzelnen Kollateralen resultieren differente Laufstrecken der einzelnen Pulswellen.

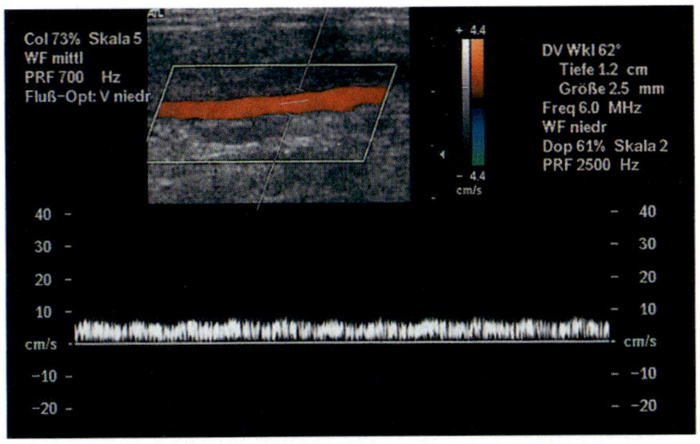

Abb. 3.**18** Kritische Ischämie bei vorgeschaltetem Mehretagenverschluss und ungenügender Kollateralisation. Nur mehr angedeutet ist ein pulsatiler Flusscharakter in der A. tibialis posterior in Knöchelhöhe ableitbar.

Aneurysma spurium. Eine völlig eigenständige hämodynamische Situation entsteht im Stichkanal eines Aneurysma spurium, das meist in der Leiste nach Katheterintervention entsteht. Da der blutgefüllte Hohlraum keinen Abfluss besitzt, entsteht im Stichkanal ein Pendelfluss (Abb. 3.**16**), in dem sich Ein- und Ausstrom die Waage halten.

Fazit. Obige Ausführungen kennzeichnen das Unvermögen, eine Gefäßläsion wegen der unterschiedlichen Einflussgrößen allein aufgrund proximaler und distaler Spektren zu quantifizieren. Diese ermöglichen lediglich eine qualitative Einschätzung.

Pauschal kann man sagen, dass die hämodynamische Relevanz einer Gefäßläsion umso wahrscheinlicher ist, je mehr der oben genannten pathologischen Formkriterien vorliegen und je ausgeprägter sie sind. Bleibt im Gefäßverlauf die Form des Spektrums in Ruhe völlig unverändert, so schließt dies eine hämodynamisch relevante Läsion unter Ruhebedingungen weitgehend aus.

Empfehlungen zur quantitativen Einschätzung arterieller Stenosen

Nur selten ist es erforderlich, eine periphere Gefäßstenose exakt zu quantifizieren. So genügt z.B. für die Indikationsstellung zu einer Angioplastie im Allgemeinen die Korrelation von Klinik, Doppler-Verschlussdruckquotient und der Nachweis einer lokalisierten, hämodynamisch relevanten Stenose. Ist die Stenose fraglich relevant (z.B. durch ungünstigen Winkel im Beckenbereich) kann durch Belastungstests (10–20 Kniebeugen) und Darstellung der Flussspektren über den Stenoseverlauf die qualitative Aussage über die Hämodynamik verbessert werden.

Grundsätzlich gilt, dass mit der FKDS der Stenosebereich direkt dargestellt werden muss, um eine Stenose quantifizieren zu können. Gemäß oben genannter Prinzipien sollte man zur Ermittlung des Stenosegrades den relativen Geschwindigkeitsanstieg von 2 cm prä- zu intrastenotisch registrieren. Damit wird die prozentuale Flächenreduktion errechnet. Kann man die prästenotische Geschwindigkeit gemäß des Kontinuitätsgesetzes nicht ermitteln, ist ersatzweise die poststenotische Messung (2 cm) möglich.

Prinzipiell besteht die Möglichkeit der planimetrischen Stenosebestimmung, wenn das Gefäßareal sicher darzustellen ist und Kalkplaques keine störenden Schallschatten erzeugen. Hierzu werden

- der Stenosebereich im Querschnitt eingestellt,
- die Fläche des durchströmten Lumens und die Fläche des Gesamtquerschnitts (Gefäßaußenkontur) planimetriert
- und Letztere zueinander ins Verhältnis gesetzt (Abb. 3.**15**).

Nachteile der FKDS. Prinzipiell stellt die FKDS für die planimetrische Stenosebestimmung eine ideale Basis dar. Das Problem dieses Verfahrens liegt in der nichtexakten Auflösung zwischen fließendem Blut und der Gefäßinnenwand, sodass die Farbe in Abhängigkeit vom Herzzyklus die Gefäßwandgrenzen unzureichend wiedergibt. Dennoch sollte man – wenn möglich – die Plausibilität der hämodynamischen Stenosegradbestimmung durch eine geometrische Abschätzung komplettieren.

Weitere Verfahren. Einen neuen Ansatz zur Quantifizierung des lokalen Stenosegrades stellt die Darstellung des durchströmten Lumens mit dem B-Modus-Verfahren dar (23, 24).

Neben der beschriebenen Stenosegradbestimmung werden für die Karotiden und Extremitätenarterien grobe Einteilungen des Stenosegrades empfohlen, die auf empirischen Studien basieren. Sie werden in den jeweiligen Kapiteln dargestellt.

Liegt die Stenose in einem abzweigfreien Gefäßabschnitt, so ist eine grobe Einteilung des Stenosegrades anhand des Indexes „maximal dargestellte systolische Geschwindigkeit prästenotisch zu intrastenotisch“ möglich (Tab. 3.**2**).

Stenosegrad		$V_{max\ (pre)}/V_{max\ (intra)}$	
%Flächenreduktion	% Durchmesserreduktion	Theorie	in vitro
≥ 50	≥ ca. 30	≥ 2	≥ ca. 1,8
≥ 75	≥ 50	≥ 4	≥ ca. 3,6
≥ 85	≥ ca. 60	≥ 6,66	≥ ca. 6,3
≥ 95	≥ ca. 80	≥ 20	≥ ca. 15

Tabelle 3.**2** Duplexsonographische Schweregradeinteilung arterieller Gefäßstenosen, basierend auf der Kontinuitätsgleichung und experimentellen Untersuchungen. Die Werte gelten für alle arteriellen Stenosen, die nicht in einem Aufzweigungsbereich liegen. Die Korrelation von Flächen und Durchmesserreduktion gilt unter der Annahme einer konzentrischen Stenose

Stenosegrad		$V_{max\ (ACC)}/V_{max\ (ACI)}$
% Flächenreduktion	% Durchmesserreduktion	
≥ 75	= 50	≥ 1,5
≥ 85	≥ ca. 60	≥ 1,8
≥ 90	≥ ca. 70	≥ ca. 2,5
≥ 95	≥ ca. 80	≥ 3,7

Tabelle 3.**3** Duplexsonographische Schweregradeinteilung abgangsnaher Stenosen der A. carotis interna. Die Werte gelten nur bei nichtstenosierter A. carotis externa

Berücksichtigt wird dabei einerseits der Sollwert (nach Kontinuitätsgleichung), andererseits die im Stenosemodell beobachteten Werte (8, 13), die den intrastenotischen Reibungsverlusten Rechnung tragen (Tab. 3.**3**). Gelingt die Gefäßdarstellung im Stenosebereich nicht, ist man auf die indirekten Stenosezeichen der Doppler-Frequenzanalyse angewiesen.

Integrale Strömungsgeschwindigkeit- und Flussvolumenmessung

Wegen der (dem Verfahren zugrunde liegenden) gleichzeitigen Messung von Flussgeschwindigkeiten erlaubt die FKDS in jedem Pixel eine Quantifizierung der integralen, d.h. über den Gefäßquerschnitt gemittelten Strömungsgeschwindigkeit. Die konventionelle Duplexsonographie, bei der nur in einem einzigen, größenvariablen Messvolumen Strömungsgeschwindigkeiten auf dem Wege der Doppler-Frequenzanalyse ermittelt werden können, wird dagegen dem vorliegenden Flussprofil nicht optimal gerecht.

Die integrale Strömungsgeschwindigkeit wird bei der FKDS nicht über die Spektralanalyse bestimmt, sondern über das farbkodierte Bild. Entlang einer vom Untersucher festzulegenden Messlinie werden alle Frequenzverschiebungen integriert, die in den von der Messlinie erfassten Pixeln farbkodiert dargestellt sind. So ergibt sich nach Winkelkorrektur eine – der Form nach an eine Spektrum-Hüllkurve erinnernde – Zeit-Geschwindigkeits-Kurve, aus der die über die Zeit gemittelte, integrale Geschwindigkeit (v_{avg}) berechnet werden kann. Wird zusätzlich der Gefäßradius (r) bestimmt, lässt sich über die Formel

$$q = v_{avg} \pi r^2$$

das über den Gefäßquerschnitt und die Zeit gemittelte Stromzeitvolumen (q_{avg}) berechnen.

Mittlerweile bieten die Hersteller in den High-End-Geräten Software zur Berechnung integraler Flussvolumina nach oben erwähntem Verfahren an. Steht eine solche Möglichkeit nicht zur Verfügung, kann die integrale Flussgeschwindigkeit näherungsweise mittels Doppler-Frequenzanalyse gemessen werden. Dies ist auf 2 verschiedenen Wegen möglich:

- *großes Doppler-Messvolumen* (Größe muss dem Gefäßquerdurchmesser entsprechen): Bestimmung der über die Zeit gemittelten F_{mean} (s. S. 89) bzw. (nach Winkelkorrektur) v_{mean}
- *kleines Doppler-Messvolumen* (Positionierung exakt in Gefäßmitte): Bestimmung der über die Zeit gemittelten F_{max} (s. S. 89) bzw. (nach Winkelkorrektur) v_{max}. Die integrale Strömungsgeschwindigkeit entspricht etwa der Hälfte der in Gefäßmitte gemessenen Geschwindigkeit.

Die Quantifizierung der integralen Strömungsgeschwindigkeit ist besonders störanfällig und setzt optimale Untersuchungsbedingungen voraus. Hierzu gehören:

- die Verwendung eines möglichst hochfrequenten Schallkopfes (5, besser 7–12 MHz), um so eine hohe räumliche Auflösung zu erzielen,
- die optimale Einstellung des Farbbilds ohne Aliasing sowie ohne Über- oder Untersteuerungsartefakte,
- ein relativ kleiner Doppler-Winkel (wenn möglich: < 60°) und ein geradliniger Gefäßverlauf, um die Auswirkungen fehlerhafter Winkelbestimmungen zu minimieren (1),
- ein geringer Aufsetzdruck des Schallkopfes, um das Gefäß nicht in Richtung eines ovalen Querschnitts zu deformieren (Flussvolumenformel gilt nur für runden Querschnitt),
- die optimale Schnittebene in der Längsachse des Gefäßes im maximalen Querdurchmesser (paraaxiale Schichtführung führt zur Unterschätzung),
- Turbulenz- bzw. wirbelfreier Fluss (Winkelkorrektur muss für alle Pixel auf der Messlinie zu jedem Zeitpunkt gelten),
- exakte Bestimmung des Querdurchmessers; ideal ist die zeitgemittelte Messung über M-Modus-Funktion. Wenn nicht vorhanden: elektronische Distanzmessung im Bereich der Geschwindigkeitsmesslinie. Bei grundsätzlicher Messung des systolischen Maximaldurchmessers ergibt sich zwar ein kleiner systematischer Fehler, die Messung ist jedoch am besten reproduzierbar,
- bei Verwendung der Doppler-Technik Messung in oberflächennahen Gefäßen: Die reflektierte Frequenz ist nicht nur von der Strömungsgeschwindigkeit und vom Winkel, sondern auch vom Abstand zwischen Schallkopf und rückstreuendem Teilchen abhängig (s. Kapitel 1).

Unter idealen Laborbedingungen sind die Ergebnisse der Flussmessungen sehr genau ($r > 0{,}99$; Regressionsgerade nahe der Identitätslinie; 12). Wegen der erforderlichen Optimierung der Untersuchungsbedingungen erfordert die integrale Volumenflussmessung eine besondere Sorgfalt des Untersuchers. Unter Beachtung der oben erwähnten Voraussetzungen ist die Flussmessung lediglich in oberflächennahen Gefäßen durchführbar. Klinische Relevanz hat dabei v.a. die Messung des Stromzeitvolumens in Hämodialyseshunts (s. Kapitel 7) erlangt. Auch die Quantifizierung des Shuntvolumens bei AV-Fisteln ist von klinischer Bedeutung.

Literatur

1. Arning C. Farbkodierte Duplexsonographie der hirnversorgenden Arterien, 2. Auflage. Stuttgart: Thieme; 1999.
2. Azuma T, Fukushima T. Flow patterns in stenotic blood vessel models. Biorheology. 1976; 13: 337–355.
3. Burns PN. Hemodynamics. In Taylor KJW, Burns PN, Wells PNT (eds). Clinical Applications of Doppler Ultrasound. New York: Raven Press; 1988: 46–75.
4. Burton AC. Physiology and Biophysics of the Circulation, 2nd ed. Chicago: Yearbook Medical Publishers; 1972.
5. Busse R, Wetterer E, Bauer R, Pasch Th, Summa Y. The genesis of pulse contours of the distal leg arteries in man. Pflüglers Arch. 1975; 360: 63–79.
6. Douville Y, Johnston KW, Kassam M. Determination of hemodynamic factors which influence the carotid Doppler spectral broadening. Ultrasound Med. Biol. 1985; 11: 417–423.
7. Gosling G, King D. Arterial assessment by Doppler-shift ultrasound. Proc. roy. Soc. Med. 1974; 67: 447–449.
8. Heinrich U. In vitro-Untersuchungen an Gefäßstenosen mit der farbkodierten Duplexsonographie unter besonderer Berücksichtigung der Stenosegradbestimmung. Dissertationsschrift, Würzburg: 1993.
9. Hutchison KJ, Karpinksi E. Stability of flow patterns in the in vivo poststenotic velocity field. Ultrasound Med.Biol. 1988; 14: 269–275.
10. Jäger KA, Phillips DJ, Martin RL, et al. Noninvasive mapping of lower limb arterial lesions. Ultrasound Med Biol. 1985; 11: 515–521.
11. Khalifa AMA, Gidden DP. Characterization and evolution of poststenotic flow disturbances. J. Biomech. 1981; 14: 279–296.
12. Landwehr P, Dölken W, Lackner K. In-vitro-Messung des intravasalen Blutflusses mit der Farb-Doppler-Sonographie. Fortschr. Röntgenstr. 1989; 150: 192–197.
13. Landwehr P, Schindler R, Heinrich U, Dölken W, Krahe T, Lackner K. Quantification of vascular stenoses with color Doppler flow imaging: in vitro investigations. Radiology. 1991; 178: 701–704.
14. McDonald DA. Blood Flow in Arteries, 2nd ed. London: Edward Arnold Publishers; 1974.
15. McDonald DA. Steady flow of a liquid in cylindrical tubes. In: McDonald DA. Blood Flow in Arteries, 2nd ed. London: Edward Arnold Publishers; 1974: 17–54.
16. McDonald DA. The viscous properties of blood. In: McDonald DA. Blood Flow in Arteries, 2nd ed. London: Edward Arnold Publishers; 1974: 55–70.
17. McDonald DA. Turbulence and disturbes flow patterns in the circulation. In: McDonald DA. Blood flow arteries, 2nd ed. London: Edward Arnold Publishers; 1974: 71–100.
18. McDonald DA. The velocity profile in pulsatile flow. In: McDonald DA. Blood Flow in Arteries, 2nd ed. London: Edward Arnold Publishers; 1974: 101–117.
19. Pourcelot L. Applications cliniques de l'examen Doppler transcutane. Les Colloques de l'Institut National de la Sante et de la Recherche medicale. INSERM. 1074; 34: 213–240.
20. Ranke C, Rieder M, Creutzig M, Alexander K. Ein Nomogramm zur duplexsonographischen Quantifizierung peripherer Arterienstenosen. Untersuchungen am Kreislaufmodell und bei angiographierten Patienten. Med. Klinik. 1995; 90: 72–77.
21. Steinke W, Ries S, Artemis N, Schwartz A, Hennerici M. Power Doppler imaging of carotid artery stenosis. Comparison with color Doppler flow imaging and angiography. Stroke. 1997; 28: 1981–1987.
22. Trattnig S, Schwaighofer B, Hübsch P, Kainberger F, Pötzleitner D. Velocity-Variance-Funktion: Zusatzinformation in der farbkodierten Doppler-Sonographie der Karotiden. Fortschr. Röntgenstr. 1990; 153: 663–668.
23. Umemura A, Yamada K. B-mode flow imaging of the carotid artery. Strohe. 2001; 32: 2055–2057.
24. Weskott MP. B-flow – a new method for detecting blood flow. Ultraschall Med. 2000; 21: 59–65.
25. Yongchareon W, Young DF. Initiation of turbulence in models of arterial stenoses. J. Biomech. 1979; 12: 185–196.

4 Grundlagen der Ultraschallkontrastmittel

J. Siegert

Einleitung

Seit der Erstbeschreibung signalverstärkender Substanzen durch Gramiak und Shah (1; Abb. 4.1) Ende der sechziger Jahre ist sowohl bei den Ultraschallkontrastmitteln (US-KM) wie bei der Ultraschalltechnik eine rasante Entwicklung abgelaufen. Während Ultraschallbilder seinerzeit im A- oder M-Modus dargestellt wurden, stehen heute Doppler-Verfahren zur Verfügung, die Fluss im zwei- und dreidimensionalen Ultraschallbild farbkodiert wiedergeben (2). Durch Verfahren, die entweder die Oberwellen der zurückgestreuten Signale analysieren (harmonic imaging) oder Frequenzverschiebungen auswerten, die durch die Wechselwirkungen zwischen ausgesandten Ultraschallwellen und „signalverstärkenden Substanzen" entstehen (3–5), entwickeln sich die Möglichkeiten der Darstellung von signalverstärkenden Substanzen weiter.

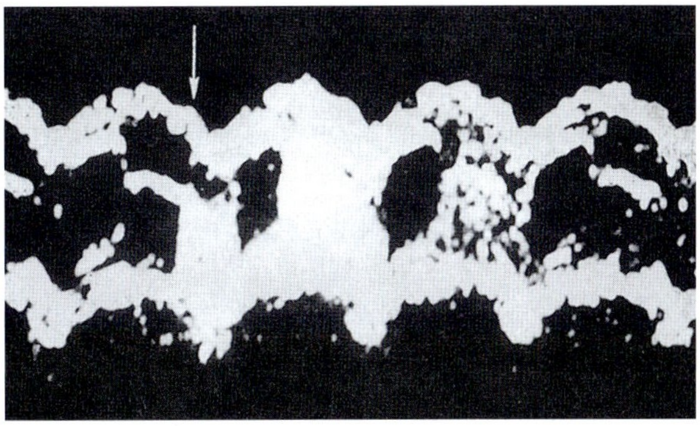

Abb. 4.1 M-Modus-Darstellung einer intraaortalen Injektion von physiologischer Kochsalzlösung bei einem Patienten mit normaler Aortenklappe. Erstveröffentlichung der Anwendung von Kontrast gebenden Substanzen in der Ultraschalltechnik aus (1) mit freundlicher Genehmigung des Verlags Lippincott, Philadelphia, USA. Der Pfeil markiert die Kontrastmittelgabe.

Tabelle 4.1 Ultraschallkontrastgebende Substanzen, „Handmethoden", Gas als Wirksubstanz

Substanz	Organ (Methode)*	Literatur
physiologische NaCl-Lösung, schnell injiziert	Aortenwurzel	1
Glukoselösung, schnell injiziert	Herz (rechter Ventrikel)	58
Indocyaningrün 1–5%,	Herz (rechter Ventrikel)	59
Vitaminlösungen (mit CO_2)	Herz (rechter Ventrikel)	60
Wasserstoffsuperoxid	Herz (rechter und linker Ventrikel)/Leber	61, 62
Ether, CO_2	A. femoralis (Hund), Herz (linker Ventrikel)	63
Gelatinekapseln, mit Stickstoff gefüllt	VX_2-Tumor (Kaninchen)/Myokard (Katheter)	64
Wasser, durch einen Strohhalm getrunken	Magen	65
Zuckerlösungen, beschallt	Myokard (Katheter)	66
Albumin, beschallt	Myokard (Aortenwurzelinjektion)	67, 68
Röntgenkontrastmittel, beschallt	Myokard (Katheterinjektion)	69
Plasmaexpander, gepumpt/geschüttelt	Herz	70
Fettemulsion/Plasmaexpander/ Eisen-(III)-Salz-Lösung, gepumpt	Myokard	71
Iodipamideethylester mit Gasblasen („bubbicles")	Leber	72
Liposomen, gasgefüllt („Aerosomes")	Herz (linker Ventrikel, Aorta)	73
Lipidmikrobläschen („filmix")	Gehirn	74, 75

* In der Literatur beschriebene Anwendungsgebiete (dargestellte Strukturen, verwendete Technik, experimentelle Methode)

Tabelle 4.**2** Ultraschallkontrastgebende Substanzen, „Handmethoden“, andere Substanzen

Substanz	Organ*	Literatur
Gelatine-Mikrosphären	Leber (Hund)	76
Kollagen-Mikrosphären	Leber (Hund)	77
Lösungen (Citrat-, Zucker-, Chelatbildner-, Aminosäure-)	Maus	78
Bariumsulfat	Darm	79
Iodipamideethylester-Partikel	Leber	80
Fettemulsion	Leber	81

* In der Literatur beschriebene Anwendungsgebiete (dargestellte Strukturen, verwendete Technik, experimentelle Methode)

Bei den Ultraschallsignalverstärkern (US-SV) verlief die Entwicklung von der Nutzung kleinster, auch physiologischerweise schon vorhandener Gasbläschen in Injektionslösungen über experimentelle „Handmethoden“ (Tabellen 4.**1** und 4.**2**) zu standardisierten Präparaten (Tabelle 4.**3**), die z.T. bereits als Diagnostika zugelassenen und als pharmazeutische Präparate verfügbar sind.

Wirkprinzip Gas. Bei den so genannten Handmethoden, die als Wirkprinzip Gas enthalten (Tabelle 4.**1**), finden sich Ansätze, bei denen durch Schütteln oder mechanische Behandlung Gasbläschen in Lösungen gebracht werden (z.B. „sonication“ = Behandlung mit einem Ultraschallstab oder das hin und her Pumpen zwischen 2 Spritzen über einen 3-Wege-Hahn; betroffen sind Kochsalzlösungen, Plasmaexpander, Röntgenkontrastmittel, Albuminlösung). Weiterhin verwendete man mikroverkapselte Gasbläschen sowie Substanzen, die durch Änderung der physikalischen Zustandsform (z.B. Ether, hochfluorierte Flüssigkeiten mit niedriger Siedetemperatur) oder durch chemische Reaktionen (z.B. Wasserstoffsuperoxid, enzymatische Gasabspaltung) Gasbläschen freisetzen.

Andere Wirkprinzipien. Die US-SV mit einem anderen Wirkprinzip als Gas (Tabelle 4.**2**) beinhalten Mikro-

Tabelle 4.**3** Ultraschallkontrastgebende Substanzen, Entwicklungspräparate

Substanz	Organ (Methode)*	Literatur
standardisierte Mikrobläschen	Eileiter (Fertilitätsdiagnostik) (SH U 454, Echovist) Gefäßdarstellung (venös oder Katheter) Myokard (Katheter) Farbdoppler Leber (intraoperativ) Magen	82, 83 84–86 87 88 13 89
stabilisierte, standardisierte Mikrobläschen (SH U 508, Levovist)	Herz (rechter und linker Ventrikel) Lebertumor (Organ-)Perfusion Myokardperfusion farbkodierte Duplexsonographie transkranieller Doppler, Gehirn	90 91, 92 93, 94 95 78 96, 97
Microbubbles with perfluorchemical vapor (AF0150, Imagent)	Leber, Milz, Perfusion	98
Air-filled microparticles (SH U 563, vorgesehener Handelsname: Sonovist)	Tumor	99
Optison	Herz Gehirn	100–102 103
Echogen	Herz	104, 105
Aqueous suspension of stabilized SF_6-microbubbles (vorgesehener Handelsnahme: Sonovue)	Niere Brust	106 107
Aqueous suspension of lipid stabilized perfluorobutane (NC 100100, vorgesehener Handelsname: Sonazoid)	Herz, Myokard Prostata	108 109
Lipid encapsulated perfluoro-pentane (DMP 115, vorgesehener Handelsname: Definity)	Herz	110, 111

* In der Literatur beschriebene Anwendungsgebiete (dargestellte Strukturen, verwendete Technik, experimentelle Methode)

partikelsysteme (Mikrosphären), Lösungen und Emulsionen und sind heute nur noch von historischem Interesse.

Neben den erwähnten Handmethoden werden Ultraschallsignalverstärker zielgerichtet als Diagnostika entwickelt, die zu neuen pharmazeutischen Präparaten führen. Kontrastmittel, die freie (standardisierte Mikrobläschen) oder stabilisierte Bläschen (stabilisierte/standardisierte Mikrobläschen) enthalten, sind bereits seit einiger Zeit für die Diagnostik einer Vielzahl von Organsystemen zugelassen; ebenso Systeme auf der Basis von perfluorierten Kohlenwasserstoffen. Letztere beinhalten mikroverkapseltes Gas und befinden sich noch in unterschiedlichen Entwicklungsstadien (Tabelle 4.**3**).

Physikalische Grundlagen

Zur Bewertung der US-KM-Ansätze ist eine Betrachtung der physikalischen Gesetze zur Schallreflexion und -streuung notwendig.

> Die Echogenität von Streukörpern hängt vom Verhältnis der Streukörpergröße zur Wellenlänge ab. Letztere wiederum ergibt sich durch die Frequenz der Schallwelle und ihre Ausbreitungsgeschwindigkeit im Medium: im Gewebe ca. 1540 m/s (außer Lunge und Knochen).

Streukörpergröße. Ein Streukörper im akustischen Feld kann deutlich kleiner, etwa gleich groß, oder deutlich größer als die Wellenlänge sein. Bei den im Ultraschall verwendeten Frequenzen von 1–10 MHz ergeben sich Wellenlängen im Bereich von 1540–154 µm. Für die intravasale Anwendung kommen nur Streukörper infrage, die kleiner als Erythrozyten sind. Damit können als US-SV also nur Substanzen verwendet werden, die deutlich kleiner sind als die Länge der Ultraschallwellen. Streukörper, deren Größe im Bereich der Wellenlänge oder darüber liegt, sind medizinisch allenfalls im Bereich des Gastrointestinaltraktes anwendbar und sollen hier deshalb nicht näher betrachtet werden. In diesem Bereich gibt es Ansätze, Präparate zu entwickeln, die nicht eine Signalverstärkung sondern eine Verminderung der Streusignale durch Gasbläschen (z.B. Darmgase) zum Ziel haben und damit die Beurteilbarkeit durch geringere „Störsignale" verbessern (6).

Streuintensität. Die Streuintensität der Partikel ist durch

- ihren Durchmesser,
- die verwendete Ultraschallfrequenz,
- die Eigenschaften der Grenzfläche zwischen Partikel und dem ihn umgebenden Medium (Impedanzdifferenz)

gegeben. Die Abbildung 4.**2** stellt die Abhängigkeit zwischen der Partikelgröße und der Streuintensität (dismensionslos) für verschiedene Substanzen gegenüber Gewebe dar. Die Grenzfläche Luft/Gewebe wurde als Beispiel gewählt, da hierbei die niedrige Dichte und die langsame Schallgeschwindigkeit von Luft eingeht. Die Grenzfläche Messing/Gewebe verdeutlicht die Verhältnisse für eine hohe Dichte mit relativ hoher Schallgeschwindigkeit, während die Grenzfläche Fettemulsion/Gewebe eine relativ geringe Schallgeschwindigkeits- und Dichtedifferenz zeigt. Die Daten wurden für eine Frequenz von 5 MHz berechtet und logarythmisch dargestellt.

Vorzüge gashaltiger US-SV. Aus den Daten in Abbildung 4.**2** ergibt sich, dass Gasbläschen unter den hier gewählten Voraussetzungen weitaus günstigere Streuverhältnisse bieten als Substanzen mit hoher Dichte und relativ hoher Schallgeschwindigkeit. Bei geringen Dichte- und Schallgeschwindigkeitsunterschieden ergeben sich auch nur relativ geringe Unterschiede in der Streuintensität und somit eine geringe Echogenität. Um diese Unterschiede auszugleichen, sind bei anderen Grenzflächen als Gas/Gewebe deutliche höhere Partikeldurchmesser (30–50 µm Partikel) notwendig, die für intravasale Anwendungen medizinisch nicht in Frage kommen. Andere Ausgleichsmöglichkeiten, z.B. über eine Konzentrationerhöhung oder die Veränderung der Schallkopffrequenz (höhere Frequenzen erhöhen, geringere verringern die Streuintensitäten), scheitern aber an technischen oder medizinischen Problemen.

Medizinisch verwertbare Echogenitätserhöhungen der intravasalen Strukturen durch US-SV können nach

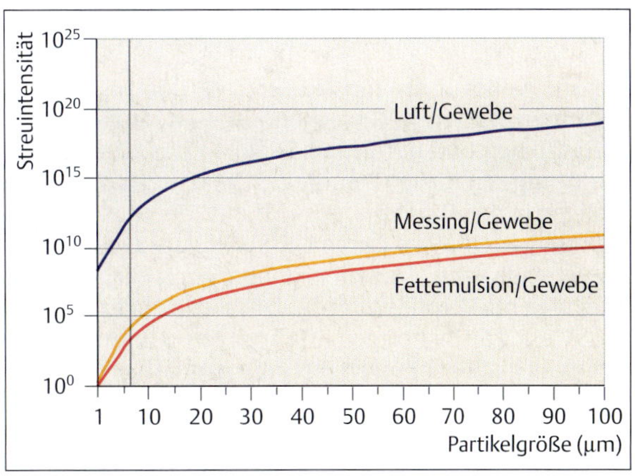

Abb. 4.**2** Verhältnis zwischen Partikelgröße und Streuintensität, berechnet für die Grenzflächen Luft/Gewebe, Messing/Gewebe und Fettemulsion/Gewebe (für eine Schallkopffrequenz von 5 MHz in einem parenchymatösen Organ). Die Grenzfläche Luft/Gewebe führt im Vergleich mit den anderen Grenzflächen zu einer um Größenordnungen höheren Streuintensität.

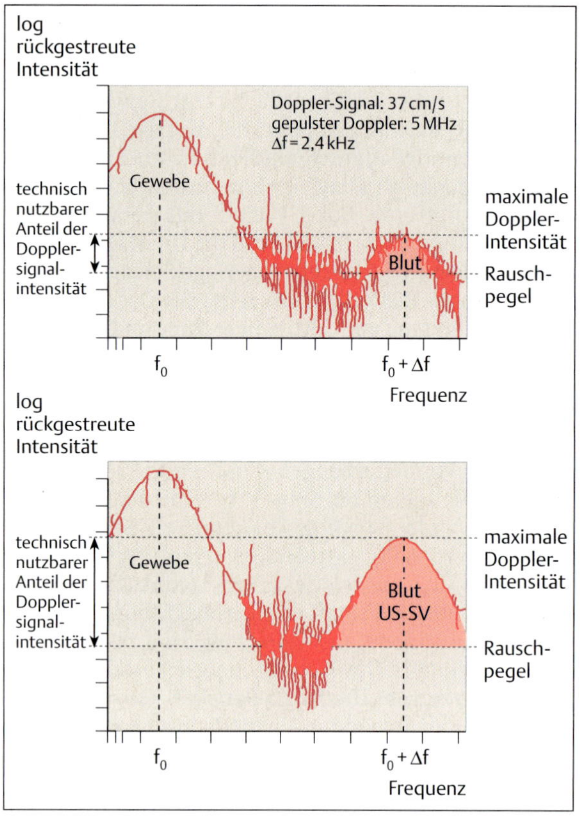

Abb. 4.**3** Schematische Darstellung eines Doppler-Signals für einen geringvolumigen Fluss (kleines Gefäß). Ohne das Ultraschallkontrastmittel (oben) lässt sich das Doppler-Signal nicht oder nur unzureichend vom Rauschen abgrenzen. Nach Kontrastmittelgabe (unten) ist das Signal besser zu erkennen. f_0 = Sendefrequenz, Δf = Frequenzshift („Doppler-Shift"),

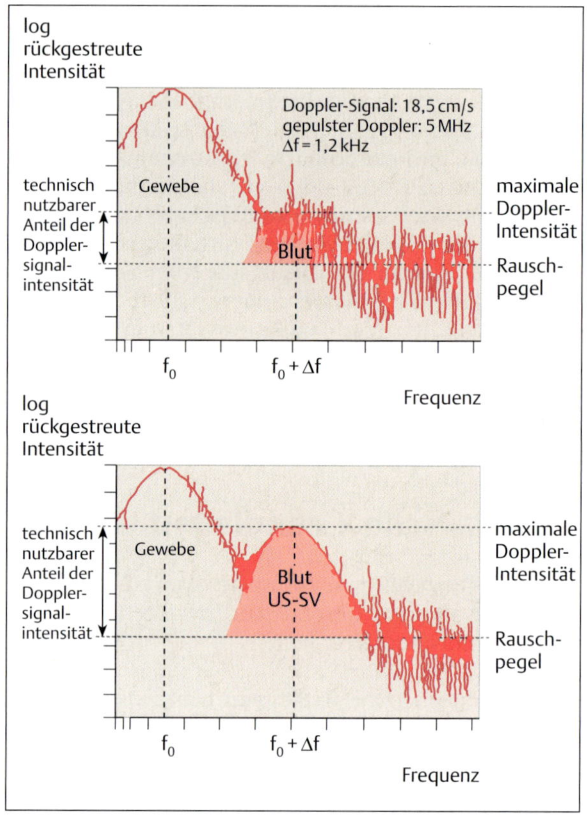

Abb. 4.**4** Wie Abb. 4.**3** für einen langsamen Fluss (geringe Frequenzverschiebung). Ohne Ultraschallkontrastmittel ist das Doppler-Signal nicht oder nur unzureichend vom Signal des unbewegten Gewebes abzugrenzen. Nach Kontrastmittelgabe ergibt sich eine erhöhte Intensität des Doppler-Signals, die Erkennung des frequenzverschobenen Anteils wird erleichtert.
f_0 = Sendefrequenz, Δf = Frequenzshift („Doppler-Shift"),

diesen Überlegungen nur auf der Basis von gashaltigen Systemen entwickelt werden. Alle in Entwicklung befindlichen und bereits als Diagnostika zugelassene US-SV nutzen diese Grundlage. Diese Betrachtungen erfolgen in der Annahme, dass für die Beeinflussung der Signaleigenschaften durch US-SV lineare Effekte verantwortlich sind. Daneben gehen auch nichtlineare Effekte in die Veränderung der Ultraschallsignale durch US-SV ein. Die bisherigen Erfahrungen deuten daraufhin, dass auch bei diesen Effekten gashaltige Systeme zu bevorzugen sind.

Bedeutung der Echogenitätserhöhung durch US-SV in farbkodierenden Ultraschallverfahren

Doppler-Verfahren. In Doppler-Verfahren wird die Frequenzverschiebung zwischen ausgesandten und von einem sich bewegenden Objekt (z.B. Erythrozyten) zurückgestreuten Signalen ausgewertet. Die Frequenzverschiebung ist proportional zur Geschwindigkeit des erfassten Objekts (s. Kapitel 1). Probleme, diese Frequenzverschiebung zu erfassen, und somit auch bei der Dopplerdarstellung ergeben sich

- bei der Untersuchung geringvolumiger und/oder langsamer Flüsse,
- bei der Erfassung von Blutflüssen in größerer Tiefe (zu großer Abstand zwischen Gefäß und Schallkopf)

aufgrund des in diesen Fällen geringen Signal-zu-Rausch-Verhältnisses. US-SV führen über eine verstärkte Rückstreuung des Signals zu einem verbesserten Signal-zu-Rausch-Abstand. Dadurch wird die Frequenzverschiebung vom Ultraschallgerät besser erkannt. Die Abbildungen 4.**3** und 4.**4** stellen diese Effekte schematisch dar.

Korrelationsultraschall. Im Korrelationsultraschall („Color Velocity Imaging, CVI") wird im Gegensatz zur farbkodierten Duplexsonographie keine Information der Frequenz- oder Phasenverschiebung verwendet. Dieses Verfahren korreliert Datensätze charakteristischer Signalanteile definierter Volumenelemente zu kurz aufeinander folgenden Zeitpunkten. Die Bewegung dieser Signalanteile in definierten Zeitabständen erlaubt es, Flussgeschwindigkeiten zu berechnen (s. Kapitel 1). Ähnlich wie beim Doppler-Verfahren wird die Blutbewegung bei einem zu geringen Signal-zu-Rausch-Verhältnis nur unzureichend dargestellt. Der Einsatz von US-SV kann auch bei dieser Methode das Signal-zu-Rausch-Verhältnis und damit die Erkennbarkeit bestimmter Signale verbessern oder überhaupt erst ermöglichen.

Bewegung in streukörperfreien Hohlorganen. Die farbkodierenden Ultraschallverfahren erlauben es nicht, Bewegungen in Hohlräumen darzustellen, die nicht von Streukörpern (z.B. Erythrozyten) durchflossen werden (z.B. Tuben, Ureteren, Urethra). Die Instillation von US-SV führt zu einem Streukörperfluss, der sich mit den farbkodierenden Ultraschallverfahren darstellen lässt.

Die Wirkung von Ultraschallkontrastmitteln in farbkodierenden Ultraschallverfahren beruht also auf einer Anhebung der Echogenität, indem ein größerer Anteil der Ultraschallenergie gestreut und damit das Signal-zu-Rauschverhältnis verbessert wird (Abb. 4.**5**).

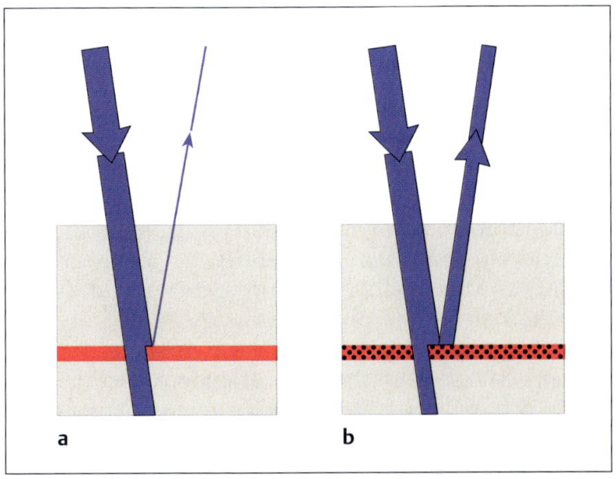

Abb. 4.**5 a** u. **b** Wirkung von Ultraschallkontrastmitteln auf die Signalintensität (Schema).
a Nativ wird nur ein geringer Teil der Energie der Ultraschallwelle beim Durchlaufen des Gefäßlumens zurück gestreut.
b Nach Zugabe von Ultraschallkontrastmittel erhöht sich die Amplitude der zum Schallkopf zurück gestreuten Welle.

Ultraschallkontrastmittel im Einzelnen

Problematik der „Handmethoden". Bei den in den Tabellen 4.**1** und 4.**2** aufgeführten Ansätzen zur Herstellung echogener Substanzen (sog. „Handmethoden") bestehen Probleme in der Reproduzierbarkeit und Homogenität der Ultraschallkontrasteffekte. Dies ist durch die mangelnde Standardisierbarkeit solcher Methoden (7) bedingt. Weiterhin ist die toxikologische Unbedenklichkeit solcher Präparationen nicht überprüft; Nebenwirkungen durch die mangelnde Standardisierung sind beschrieben (8). Zusätzlich führen die schlechten Streueigenschaften der in der Tabelle 4.**2** aufgeführten Substanzen unter praxisnahen physiologischen Bedingungen zu einer geringen Effektivität. Aus diesen Gründen verschiebt sich die Anwendung von US-SV hin zu optimierten pharmazeutischen Präparaten.

In der Tabelle 4.**3** sind solche Präparate zusammengefasst. Für Echovist, Levovist, Echogen und Optison bestehen europäische Zulassungen. Bei den „Gas-Mikropartikeln" und den „Mikrobläschen mit perfluorchemischem Dampf" handelt es sich um relativ neue Ansätze, die für die routinemäßige klinische Anwendungen derzeit noch nicht zur Verfügung stehen.

SH U 454 (Echovist)

Bestandteile und Zubereitung. Dieses Ultraschallkontrastmittel besteht aus einem 2-Vial-System.

- In einem Vial sind Mikropartikel enthalten (Durchmesser 3,5 µm [Median], 99% kleiner als 12 µm 9), die in trockenem Zustand zu kleinen Kügelchen (Granulen) zusammengelagert sind (Abb. 4.**6**).
- Im anderen Vial befindet sich ein Suspensionsmedium (Galaktoselösung).

Vor Anwendung der Substanz wird die benötigte Menge Suspensionsmedium in das Vial mit den Mikropartikeln überführt und dann geschüttelt. Es entsteht eine milchige Suspension, die gebrauchsfertig ist: Durch die Zugabe des Suspensionsmediums sind die Granulen in die einzelnen Mikropartikel zerfallen. Diese Suspension ist bei Raumtemperatur für einen Zeitraum von mindestens 5 min stabil (10).

Als pharmazeutische Präparate stehen 2 Formen zur Verfügung, die sich in der Konzentration des Mikropartikelgehalts in der gebrauchsfertigen Suspension unterscheiden (Echovist 200 und 300). Die Kontrasteffekte werden durch an die Galaktose-Mikropartikel angelagerte Mikrogasbläschen erzeugt. Die Größe dieser Gasbläschen beträgt ca. 3 µm (Median), 97% sind

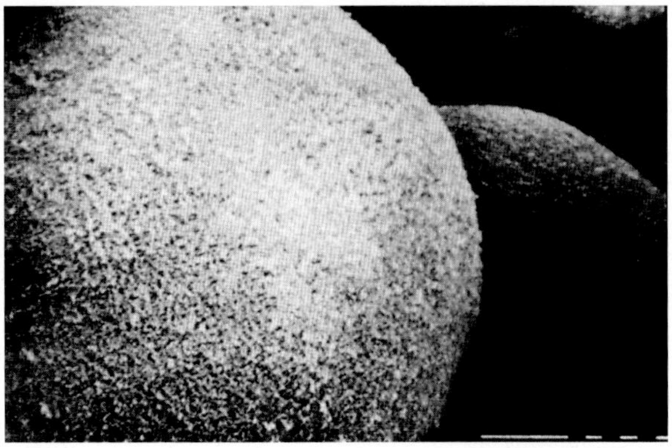

Abb. 4.6 Elektronenmikroskopische Aufnahme von SH U 454. Auf der Oberfläche der beiden abgebildeten Granula sind die Galaktose-Mikropartikel zu erkennen. In den Zwischenräumen befinden sich die Gasbläschen.

kleiner als Erythrozyten (11). Der Gasgehalt pro ml Suspension beträgt weniger als 40 µl (1 g ≤ 100 µl).

Indikationen und Verträglichkeit. In umfangreichen toxikologischen Studien ergab sich kein Hinweis auf eine Unverträglichkeit der Substanz (12). In tierexperimentellen Studien wurde die Effektivität der Substanz zur Darstellung des rechten Ventrikels (13), des Myokards (14–16), der Leber (17) sowie in gynäkologischen und urologischen Anwendungen belegt. Klinische Prüfungen an großen Patientenkollektiven erfolgten in einer Vielzahl von klinischen Fragestellungen in den Bereichen Kardiologie (18), Urologie (19), Gynäkologie (20–22) und der Leber (23). Die Substanz steht als zugelassenes Arzneimittel für die Bereiche Rechtsherzdarstellung, Gynäkologie und Phlebologie zur Verfügung

SH U 508 (Levovist)

Bestandteile und Zubereitung. SH U 508 besteht aus Galaktose-Mikropartikeln (Galaktosegehalt 99,9%, Median < 2 µm, 99% < 7 µm), an deren Oberfläche sich standardisierte Mikrogasbläschen befinden. Diese Mikrobläschen werden durch den Zusatz von 0,1% Palmitinsäure zu den Galaktose-Mikropartikeln stabilisiert. Der Median der Bläschengröße liegt unter 2 µm, 97% sind kleiner als 6 µm (24). In 1 ml Suspension mit einer Konzentration von 400 mg/ml befinden sich ca. 2 x 10^{10} Mikrogasbläschen mit einem Durchmesser > 1 µm.

Die Mikropartikel werden in Wasser für Injektionszwecke suspendiert. Dabei bestimmt die Wassermenge, die der vorgelegten Mikropartikelmenge zugefügt wird, die Konzentration der Suspension. Nach der Herstellung ist die Suspension für einen Zeitraum von mehr als 15 min stabil. Das Gasvolumen entspricht in etwa dem von SH U 454. Übliche Mikropartikelkonzentrationen liegen in einem Bereich von 50–400 mg/ml.

Indikationen und Verträglichkeit. Im Gegensatz zu SH U 454 ist dieser US-SV in der Lage, die Lungenkapillaren zu überwinden und bewirkt nach peripher-intravenöser Gabe eine Signalanhebung im linken Ventrikel und in großen arteriellen Gefäßen. Die diagnostische Effektivität von SH U 508 wurde sowohl im B-Bild wie auch in Doppler-Verfahren tierexperimentell und klinisch belegt (27–37, Zusammenfassungen in: 38).

Umfangreiche tierexperimentelle Untersuchungen zur Verträglichkeit – akute und subakute Toxizität mit umfangreicher histologischer Begutachtung, lokale Verträglichkeit, Embryo- und Genotoxizität, Messung hämodynamischer Parameter nach i.v, i.a. und intrakoronarer Gabe, direkte Beobachtung der Mikrozirkulation – zeigten keine medizinisch bedeutsamen substanzbedingten unerwünschten Effekte (25, 26).

Dodekafluoropentanemulsion (Echogen)

Bestandteile und Zubereitung. Es handelt sich um eine mit PEG Telomer B stabilisierte Dodekafluoropentanemulsion in 30% Sucroselösung, die vor der Anwendung durch eine Druckverminderung aktiviert werden muss. Die dazu benötigten Hilfsmittel werden als Set mit der Emulsion geliefert. Die Emulsionströpfchen haben eine mittlere Größe von 600 nm, 99% sind kleiner als 900 nm.

Indikationen und Verträglichkeit. Echogen ist wie SH U 508 ein lungenkapillargängiger US-SV. Es ist für kardiale Anwendungen vorgesehen und soll nur verwendet werden, wenn die Nativuntersuchungen eine ausreichende Diagnosestellung nicht zulassen.

Die Präparation wurde in Tierversuchen in der 2D-Echokardiographie und zur Darstellung der Leber- und Nierenperfusion von Murmeltieren, Hunden und Kaninchen verwendet (bei Murmeltieren und Kaninchen ließ sich auch eine deutliche Abgrenzung von Lebertumoren nachweisen). Nach Aussage der Europäischen Zulassungsbehörde erlauben die klinischen Untersuchungen zur Zeit jedoch nur eine Anwendung in der Kardiologie. Weitere Indikationen werden im Rahmen von klinischen Prüfungen untersucht (39–42).

Die Substanz verteilt sich schnell im Gefäßsystem und in die abgeatmete Luft. Die Halbwertszeit für Blut lag bei Dosierungen von 0,15–0,35 ml/kg bei 2–3 min bei einer deutlichen Streuung der AUC-Werte (Halbwertszeiten bis 219 min wurden beobachtet). In den klinischen Prüfungen wurden als Nebenwirkungen

Gefäßerweiterungen, Geschmacksstörungen, Kopfschmerzen und Übelkeit mit Häufigkeiten über 1% angegeben, die meisten Nebenwirkungen traten innerhalb von 30 min nach der Injektion der Substanz auf (43).

Octafluoropropan, stabilisiert mit wärmebehandeltem Humanalbumin (Optison)

Bestandteile und Zubereitung. Das Präparat stellt eine Weiterentwicklung von albuminstabilisierten Mikrobläschen (Albunex) dar. Das aktive Prinzip der Formulierung sind Octafluoropropan-Mikrogasbläschen, die durch wärmebehandeltes Humanalbumin stabilisiert werden. Die Mikrobläschen sind in einer 5%igen Albuminlösung mit Zusatz von 0,9% Kochsalz sowie N-Acetyltryptophan, Caprylsäure und Natriumhydroxid suspendiert.

Indikationen und Verträglichkeit. Auch bei Optison handelt es sich um einen lungenkapillargängigen US-SV. Es ist für kardiale Anwendungen vorgesehen und soll nur verwendet werden, wenn die Nativuntersuchungen eine ausreichende Diagnosestellung nicht zulassen. Auch für Optison werden weitere Indikationen im Rahmen von klinischen Prüfungen untersucht (44, 45).

Pharmakokinetische Untersuchungen mit ^{125}J markierten Optison-Microspheres an Ratten belegen, dass die Substanz innerhalb von Minuten aus dem Gefäßsystem eliminiert wird. Die größten Anreicherungen finden sich in der Leber, was die Vermutung nahe legt, dass die Albuminhülle in der Leber metabolisiert und ausgeschieden wird.

In Humanstudien konnte gezeigt werden, dass die Signalverstärkungseffekte in Abhängigkeit von der verwendeten Dosis für 4–12 min anhielten. Optison wurde in den klinischen Studien gut vertragen. Nebenwirkungen, die mit einer Häufigkeit zwischen 1 und 3% auftreten, sind Veränderungen der Geschmackswahrnehmung, Kopfschmerzen und Wärmegefühle (46).

Wässrige Suspension von stabilisierten Schwefelhexafluorid Mikrobläschen (Sonovue)

Bestandteile und Zubereitung. Die Bläschen dieses Präparats haben eine Größe zwischen 0,7 und 10 µm (Mittelwert 2,5 µm, 90% der Mikrobläschen unter 8µm; 47). Die Mikrobläschen in Sonovue enthalten als Gas Schwefelhexafluorid und werden durch Phospholipide stabilisiert. Je Milliliter sind 100–500 Millionen Mikrobläschen enthalten.

Indikationen und Verträglichkeit. Auch bei Sonovue handelt es sich um einen lungenkapillargängigen US-SV. Die Halbwertszeit im Blut wird mit ca. 1 Minute angegeben, die Ausscheidungshalbwertszeit soll ca. 6 min betragen. Mehr als 80% des zugeführten Gases soll innerhalb von 11 min über die Lunge abgeatmet werden.

Anwendungsmöglichkeiten für Sonovue sollen sich in der Darstellung der myokardialen Perfusion und der Mikrozirkulation ergeben (48). Nach Firmenangaben sind die kardialen Indikationen (49, 50) am weitesten entwickelt; als weitere Indikationen sind die Darstellung von Leberläsionen und der peripheren Perfusion vorgesehen. Für eine abschließende Beurteilung der Formulierung liegen bisher noch zu wenige Daten vor.

Experimentelle Untersuchungen zur Darstellung von Ultraschallkontrastmitteln in Duplex-/Doppler-Verfahren

Studien am Phantom

Simulation von Blutfluss. Zur Überprüfung der theoretischen Überlegungen zu Wirkungsweise und Anwendungsmöglichkeiten von US-SV wurden an Agar-Agar/Graphit-Phantomen mit in verschiedenen Tiefen eingebetteten PTFE-Schläuchen Messungen mit SH U 454 und SH U 508 durchgeführt. Um Perfusionsverhältnisse zu simulieren, wurden mit unterschiedlichen Pumpen sowohl kontinuierliche als auch pulsatile Blutflüsse (rekonstituierte Erythrozytenkonzentrate am Ablauftermin) erzeugt. Dabei zeigte sich, dass Geschwindigkeiten, die bei den vorgegebenen Parametern nicht zu nachweisbaren Signalen führten, nach Austausch eines Teils des Perfusionsvolumens gegen SH U 454 (200 mg/ml) nachweisbar waren. Die Nachweisgrenze für langsame Flüsse ließ sich somit um den Faktor 2–4 herabsetzen.

Simulation von Hohlräumen ohne natürliche Streuer. Um Hohlräume nachzubilden, die physiologischerweise nicht oder nur von sehr wenigen Streukörpern durchflossen werden (z.B. Ureteren, Urethra, Eileiter), wurden die Schläuche im Phantom mit physiologischer Kochsalzlösung und mit reinem Kontrastmittel perfundiert. Die Bewegung der Kochsalzlösung rief keine oder nur ganz vereinzelt Farbsignale hervor (Doppler-System und Korrelationsultraschall). Die Injektion von US-SV führte bereits bei geringen Konzentrationen (50 mg/ml) in beiden Verfahren zu deutlichen Flusssignalen in den durchströmten Schlauchabschnitten.

Fazit. Die In-vitro-Untersuchungen bestätigten also die Erwartungen, die sich aus den theoretischen Betrachtungen ergaben. Weiterhin konnte gezeigt werden, dass Ansätze, die nicht auf dem Wirkprinzip Gas basieren, auch nicht zu ausreichenden Effekten in den farbkodierenden Ultraschallverfahren führen (51).

Tierexperimentelle Untersuchungen

Zur Bestätigung der in vitro erhobenen Befunde wurden tierexperimentelle Untersuchungen an Beagle-Hunden durchgeführt. In diesen Studien wurden die Unterschiede zwischen Nativ- und „Kontrastbildern" (nach i.v. Gabe von SH U 508) in der Perfusionsdarstellung von Leber, Niere und Gefäßen in farbkodierenden Ultraschallverfahren erhoben.

Niere. In den Untersuchungen zur Nierenperfusion zeigte sich, dass die i.v. Gabe von SH U 508 in einer Konzentration von 300 mg/ml und einem Volumen von 2 ml in der FKDS zu einer deutlichen Anhebung der farbig kodiert dargestellten Areale der Niere führte. In dieser Konstellation kam es zu einer fast vollständigen Farbkodierung der perfundierten Nierenanteile, während in den nativ abgeleiteten Bildern nur der Blutfluss in den großen hilusnahen Gefäßen erkennbar war. Auch kleinere Perfusionsdefekte in der Niere waren nach der intravenösen US-SV-Gabe in der FKDS sicher nachzuweisen (Abb. 4.**7**).

Die im Ultraschall dargestellten Perfusionsausfälle korrelierten dabei gut mit der parallel durchgeführten Angiographie. Tendenziell war eine Perfusionsveränderung nach Wiedereröffnung der Gefäße in der Kontrast-FKDS über einen längeren Zeitraum nachzuverfolgen, als dies in der Angiographie möglich war. Dies ist möglicherweise ein Hinweis darauf, dass die farbkodierte Kontrastduplexsonographie das sensitivere Verfahren zur Erfassung von Perfusionsverminderungen ist.

Oberflächliche Gefäße. Wegen der starken Schallabsorption und -streuung in der Haut des Hundes sind auch oberflächlich liegende Gefäße im B-Bild nur

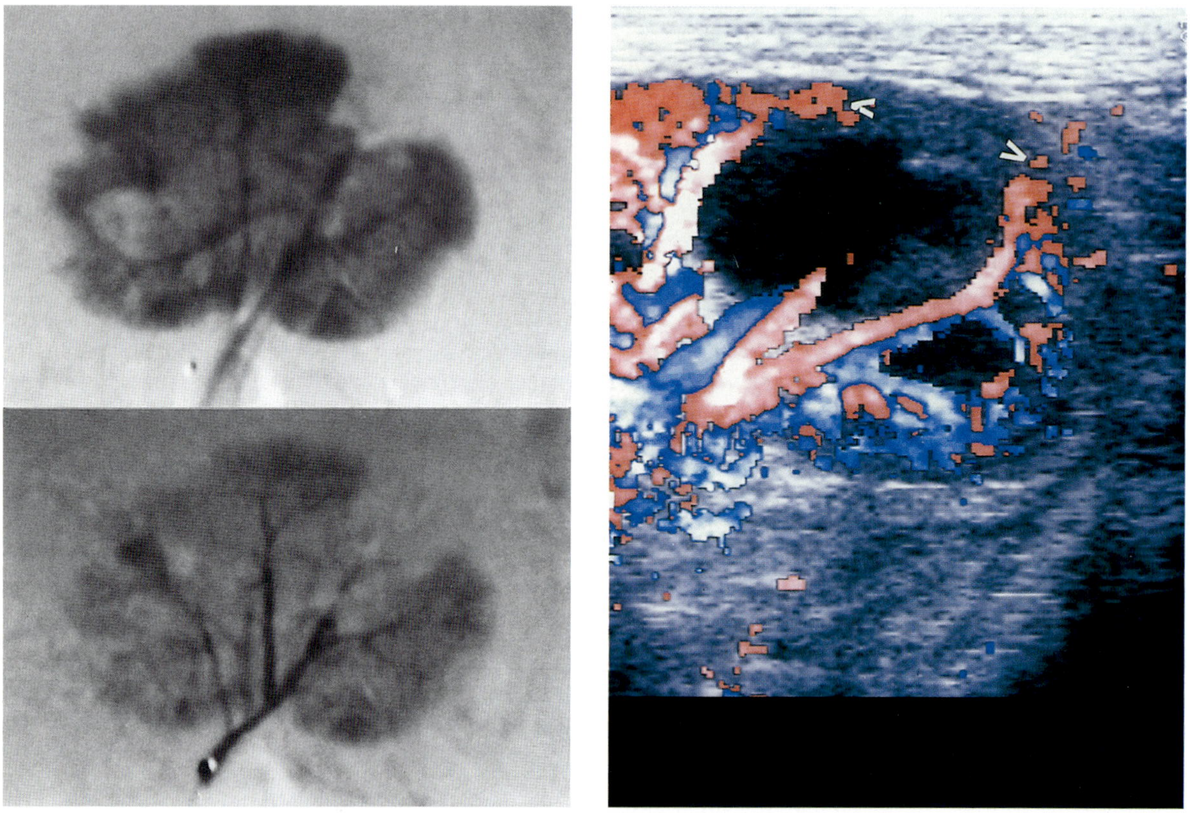

a b

Abb. 4.**7 a** u. **b** Segmentarterienverschluss beim Kaninchen
a Selektive Angiographie. Arterielle Phase der unteren Segmentarterie (unten). In der Parenchymphase keilförmiger peripherer Defekt (oben).
b In der FKDS nach Ultraschallkontrastmittelgabe (1,5 ml = 300 mg/ml Levovist) flächige Kontrastierung des Parenchyms. Verschluss der Segmentarterie und keilförmiger Parenchymdefekt.

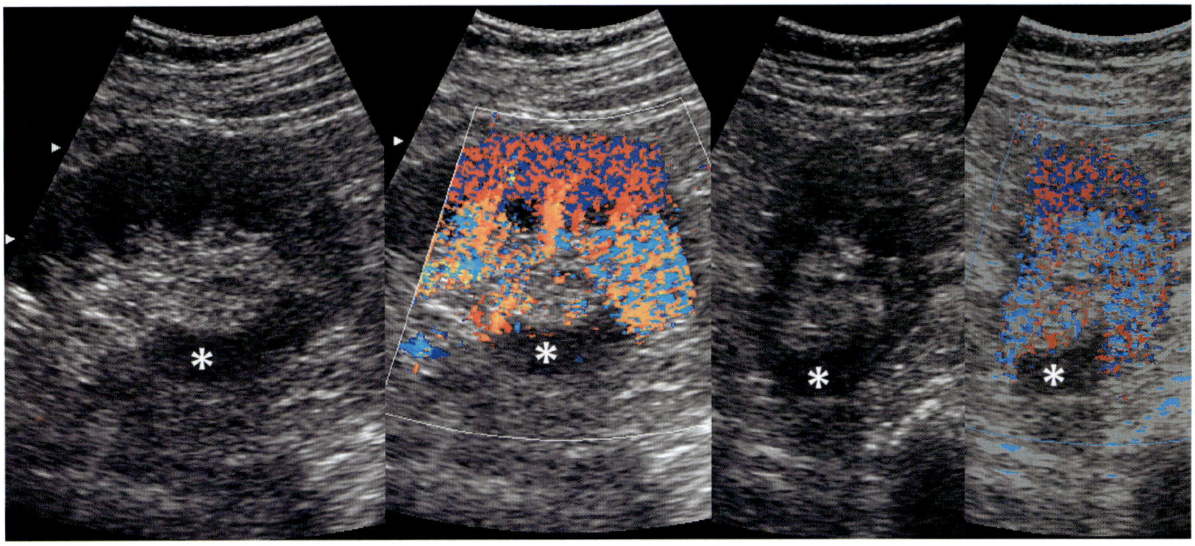

Abb. 4.**8** Linksseitiger Niereninfarkt im Längs- und Querschnitt (*). Das mosaikartige bunte Bild, das durch die schallinduzierte intravasale Zerstörung der Bläschen hervorgerufen wird, fehlt in der Infarktzone (Levovist, Second Harmonic Color Doppler Imaging).

schwer abzugrenzen. Nach i.v. Gabe von SH U 508 kam es im Vergleich zur Nativdarstellung auch hier zu einer dosisabhängigen deutlichen Verstärkung der Blutflusssignale. Bei einem Hund kam es nach der Applikation von 2 ml (300 mg/ml) SH U 508 zu einer optimalen Verstärkung der Dopplersignale, die für etwa 3 min anhielt. Die Farbkodierung füllte das Gefäßlumen in der Systole vollständig aus; Artefakte traten bei dieser Dosierung nicht auf. Auch nach der zweiten Kapillarpassage führte das US-SV noch in den Venen zu verstärkten Flusssignalen.

Wird die Dosis des US-SV erhöht, kommt es insbesondere zu Beginn der Kontrastmittelwirkung zu ausgeprägten Artefakten. Die Farbsignale überschreiten das Gefäßlumen, und es bildet sich eine „nebelartige" Mischung aus „Rot" und „Blau" um das Gefäß herum. Diese Artefakte gehen nach einer Initialphase zurück. Bei Hunden kam es bei proximal verschlossener A. femoralis (operative Unterbindung des Gefäßes im Rahmen von Voruntersuchungen) nach i.v. Gabe von SH U 508 zu einer – gegenüber den Nativbildern – deutlich verbesserten Darstellung der distalen Anschlussgefäße. Die Form und die Lokalisation der Anatomie stimmten gut mit der Angiographie (i.v. DSA) überein.

Leber. Nach i.v. Gabe von SH U 508 zeigte sich in einer Hundeleber eine zweigipfelige Zunahme der farbkodiert dargestellten Areale. Der erste schwächere Gipfel war auf den Zustrom von US-SV über die Arterie, und der zweite stärkere Gipfel auf den zusätzlichen Zustrom über das portale System zurückzuführen.

Intrakraniale Gefäße. Auch in den extrakranialen Anteilen der A. carotis kommt es nach i.v. Gabe von SH U 508 zu einer Verstärkung der Flusssignale. In diesem Gefäßbereich bestehen im Regelfall ausreichend großvolumige und schnelle Blutflüsse, deshalb dürfte hier nur selten eine Indikation zur Verwendung von US-SV gegeben sein. Intrakranial besteht jedoch ein ungünstiges Signal-zu-Rausch-Verhältnis (transkraniale Doppler-Sonographie), das durch die Anwendung von geeigneten US-SV positiv zu beeinflussen ist. Tierexperimentelle Untersuchungen in entsprechenden Bereichen (transvitriale Darstellung der retroorbitalen Perfusion beim Hund) zeigten, dass hier eine Zunahme der farbkodiert dargestellten Areale zu erreichen ist.

Weitere Indikationsgebiete. Insbesondere in der Diagnostik von Herzfehlern bietet der Einsatz von US-SV Vorteile. Kleinere Jets bei Klappen- oder bei kleinen Vorhof- oder Ventrikelseptumdefekten (ASD, VSD) sowie im kardialen Niederdrucksystem (vergleichsweise langsame Flüsse) sind nach der Kontrastmittelgabe besser zu erkennen.

Die im Rahmen der US-KM-Entwicklung in früheren Jahren erhobenen experimentellen Daten wurden in der Zwischenzeit in die klinischen Anwendung überführt und konnten im Wesentlichen an Patienten bestätigt werden (Abb. 4.**8**). Die Ergebnisse in der klinischen Routine sind in den jeweiligen Abschnitten dieses Buches abgehandelt.

Ausblick

Durch eine breite Anwendung von US-SV ergeben sich Ansätze für neue Indikationsbereiche. Ein Ansatz erlaubt über die Berechnung von „Organtransitzeiten" Rückschlüsse auf (patho-) physiologische Funktionen des untersuchten Organs und ermöglichen somit eine indirekte Diagnostik (52).

Die Kombination von US-SV mit der „Harmonischen Bildgebung" eröffnet interessante Bereiche (53), die gerade in der Leberdiagnostik klinische Relevanz gewinnen (s. Kapitel 13). So könnte es die Auswertung von subharmonischen Signalanteilen erlauben, nichtinvasiv Drücke und Druckänderungen in Gefäßen zu messen (54). Insgesamt ist die Kombination von US-SV mit neuen Techniken hochinteressant und vielversprechend (Auswertung von „akustischen Emissionen"; 55, 56) und wird auch in Zukunft neue Möglichkeiten eröffnen.

Da Ultraschallsignale heute nicht nur zu diagnostischen, sondern auch zu therapeutischen Zwecken verwendet werden, könnte dies auch auf die Anwendung von US-SV zutreffen. So ist die Optimierung von therapeutischen Strategien zu erwarten (57), und zwar i.S. einer verbesserten Wirkung, einer verbesserten Fokussierung der Ultraschallwellen auf das Zielgebiet und somit evtl. geringeren Nebenwirkungen der jeweiligen therapeutischen Maßnahme.

Literatur

1. Gramiak R, Shah P. Echocardiography of the Aortic Root. Invest Radiol. 1968; 3: 356–366.
2. Dabrowski W, Dunmore-Buyze J, Cardinal HN, Fenster A. A real vessel phantom for flow imaging: 3-d doppler ultrasound of steady flow. Ultrasound Med Biol. 2001; 27: 135–41.
3. Frinking PJ, Cespedes EI, Kirkhorn J, Torp HG, de Jong N. A new ultrasound contrast imaging approach based on the combination of multiple imaging pulses and a separate release burst. IEEE Trans Ultrason Ferroelectr Freq Control. 2001; 48: 643–51.
4. Chomas JE, Dayton P, May D, Ferrara K. Threshold of fragmentation for ultrasonic contrast agents. J Biomed Opt. 2001; 6: 141–50.
5. Allen JS, Kruse DE, Ferrara KW. Shell waves and acoustic scattering from ultrasound contrast agents. IEEE Trans Ultrason Ferroelectr Freq Control. 2001; 48: 409–18.
6. Muradali D, Burns PN, Pron G, Hope-Simpson D, Wilson S. Improved retroperitoneal and gastrointestinal sonography using oral contrast agents in a porcine model. AJR Am J Roentgenol. 1998 Aug; 171(2): 475–81.
7. Lange, L, Fritzsch T, Hillman J, Kubowicz G, Mützel W. Right-Heart Echocontrast in the Anesthetized Dog After I. V. Administration of a New Standardized Sonographic Contrast Agent. 3rd Communication: Comparison of various contrast agents employed in contrast echocardiography. Arzneiforsch. 1986; 36: 1037–1040.
8. Lee F, Ginzton L. A Central Nervous System Complication of Contrast Echocardiography. J Clin Ultrasound. 1983; 11: 292–294.
9. Fritzsch T, Schartl M, Siegert J. Preclinical and Clinical Results with an Ultrasonic Contrast Agent. Investigative Radiology. 1988; 23 (Suppl. 1): 302–305.
10. Lange L, Fritzsch T, Hilmann J, Kubowicz G, Mützel W. Right-Heart Echocontrast in the Anesthetized Dog After I. V. Administration of a New Standardized Sonographic Contrast Agent. 2nd Communication: Dependence of the Intensity of Contrast on the Interval between Preparation of the Suspension and its Injection. Arzneimittelforsch. 1986; 36: 1034–1036.
11. Siegert J, Fobbe F, Fritzsch T. Enhancement of Arterial Blood Flow Imaging in Color-Encoded Duplex Sonography (CEDS) After Intravenous Injection of a Lung-Crossing Ultrasound Contrast Agent. Journal of Ultrasound in Medicine. 1988; 7: S121.
12. Fritzsch T, Mützel W, Schartl M. First Experiences with a Standardized Contrast Medium for Sonography. In: Otto RC, Higgins CB, eds.: New Developments in Imaging. Stuttgart: Thieme; 1986: 141–149.
13. Smith, MD, Kwan OL, Reiser HJ, DeMaria A. Superior Intensity and Reproducibility of SH U 454 a New Right-Heart Contrast Agent. JACC. 1984; 3: 992–998.
14. Heidelmeyer CF, Brückner JB, Schartl M. Myocardial Contrast Echocardiography: Cardiovascular Effects of the Contrast Medium SH U 454 in Dogs. J of Cardiothoracic Anesthesia. 1990; 4: 60–67.
15. Schartl M, Fritzsch T, Friedmann W, Lange L. Quantifizierung myokardialer Perfusionsdefekte mittels zweidimensionaler Kontrastechokardiographie. Z Kardiol. 1984; 73: 560–567.
16. Schartl M, Fritzsch T, Miszalok V. Quantification of Myocardial Perfusion by Contrast Echocardiography. Can J Cardiol. 1986; 2 (Suppl.): 25A–31A.
17. El Mouaaouy A, Riemenschneider T. Erweiterung der intraoperativen Lebersonographie mittels Echokontrastmittel. Eine klinische und tierexperiementelle Studie. Ultraschall in Klinik und Praxis. 1987; Supp 1 92–93.
18. Tokgozoglu SL, Caner B, Kabakci G, Kes S. Measurement of right ventricular ejection fraction by contrast echocardiography. Int J Cardiol. 1997 Mar; 59(1): 71–4.
19. Bosio M. Cystosonography with echocontrast: a new imaging modality to detect vesicoureteric reflux in children. Pediatr Radiol. 1998 Apr; 28(4): 250–5.
20. Reis MM, Soares SR, Cancado ML, Camargos AF. Hysterosalpingo contrast sonography (HyCoSy) with SH U 454 (Echovist) for the assessment of tubal patency. Hum Reprod. 1998 Nov; 13(11): 3049–52.
21. Hamilton JA, Larson AJ, Lower AM, Hasnain S, Grudzinskas JG. Evaluation of the performance of hysterosalpingo contrast sonography in 500 consecutive, unselected, infertile women. Hum Reprod. 1998 Jun; 13(6): 1519–26.
22. Dietrich M, Suren A, Hinney B, Osmers R, Kuhn W. Evaluation of tubal patency by hysterocontrast sonography (HyCoSy, Echovist) and its correlation with laparoscopic findings. J Clin Ultrasound. 1996 Nov-Dec; 24(9): 523–7.
23. el Mouaaouy A, Naruhn M, Becker HD, Schlief R. Intraoperative echo-contrast ultrasound examination of malignant liver neoplasms – initial clinical experience. Surg Endosc. 1991; 5(4): 214–8.
24. Siegert J, Schmitt RM, Schmidt HJ, Fritzsch T. Application of a Resonance Method for Measuring the Size of Bubbles in an Echocontrast Agent. Proceedings of the IEEE Engineering in Medicine and Biology Society, Boston. 1987; 691–692.

25. Fritzsch T, Maaß B, Müller B, Schöbel C, Siegert J, Stevens K. Composition and tolerance of galactose-based echocontrast media. In: Katayama H, Brasch RC, eds.: New Dimensions in Contrast Media. Proceedings of the Second International Symposium on Contrast Media, Osaka, Japan, Excerpta Medica Ldt. 1991; 156–162.
26. Fritzsch T, Krause W, Weinmann HJ. Status of Contrast Media Research in MRI, Ultrasound and X-Ray. Eur Radiol. 1992; 2: 2–13.
27. Fobbe F, Siegert J, Fritzsch T, Koch H-C, Wolf K-J. Farbkodierte Duplexsonographie und Ultraschallkontrastmittel - Nachweis von renalen Perfusionsdefekten im Tierexperiment. Fortschr Röntgenstr. 1991; 154: 242–245.
28. Fritzsch T, Siegert J, Mützel W, Bothe W. Ein lungenkapillargängiges Echokontrastmittel. In: Otto RCH, Schnaars P, Hrsg., Stuttgart, Germany, Thieme. 1986; 727–728.
29. Fritzsch T, Schartl M, Siegert J. Kontrastkardiographie des rechten und linken Herzens nach intravenöser Injektion standardisierter Mikrobläschen. In: Grube E, Hrsg.: Farb-Doppler und Kontrast- Echokardiographie, Stuttgart, Germany, Thieme; 1989; 354–367.
30. Uggowitzer M, Kugler C, Groll R, et al. Sonographic evaluation of focal nodular hyperplasias (FNH) of the liver with a transpulmonary galactose-based contrast agent (Levovist). Br J Radiol. 1998 Oct; 71(850): 1026–32.
31. Nabavi DG, Droste DW, Schulte-Altedorneburg G, et al. Diagnostic benefit of echocontrast enhancement for the insufficient transtemporal bone window. J Neuroimaging. 1999 Apr; 9(2): 102–7.
32. Fritzsch T, Hilmann J, Kämpfe M, Müller N, Schöbel C, Siegert J. SH U 508, a Transpulmonary Echocontrast Agent, Initial Experience. Invest Radiol. 1990; 25 (Suppl.): 160–161.
33. Ferraresso M, Raiteri M, Bellapi A, Berardinelli L, Vegeto A. Use of a newly developed ultrasound contrast medium for color Doppler evaluation in kidney transplantation. Transplant Proc. 1999 Feb-Mar; 31(1-2): 1354–6.
34. Puls R, Hosten N, Bock JS, Oellinger JH, Lemke AJ, Gutberlet M, Holz K, Felix R. Signal-enhanced color Doppler sonography of deep venous thrombosis in the lower limbs and pelvis. J Ultrasound Med. 1999 Mar; 18(3): 185–90.
35. Hosten N, Puls R, Lemke AJ, Steger W, Zendel W, Zwicker C, Felix R. Contrast-enhanced power Doppler sonography: improved detection of characteristic flow patterns in focal liver lesions. J Clin Ultrasound. 1999 Mar-Apr; 27(3): 107–15.
36. Aarnink RG, Beerlage HP, de la Rosette JJ, Debruyne FM, Wijkstra H. Contrast angiosonography: a technology to improve Doppler ultrasound examinations of the prostate. Eur Urol. 1999 Jan; 35(1): 9–20.
37. Darge K, Troeger J, Duetting T, et al. Reflux in young patients: comparison of voiding US of the bladder and retrovesical space with echo enhancement versus voiding cystourethrography for diagnosis. Radiology. 1999 Jan; 210(1): 201–7.
38. Contrast media in ultrasonography. Radiol Med (Torino). 1998 May; 95(5 Suppl 1).
39. Lopez-Ben R, Robbin ML, Weber TM, Smith JK, Needleman L, Berland LL. Doppler sonographic enhancement of hepatic hemangiomas and hepatocellular carcinomas after perflenapent emulsion: preliminary study. J Ultrasound Med. 1999 Feb; 18(2): 109–16.
40. Sehgal CM, Arger PH, Pugh CR, Kirchofer JI, Kotlar EY, Bovee KC. Comparison of power Doppler and B-scan sonography for renal imaging using a sonographic contrast agent. J Ultrasound Med. 1998 Dec; 17(12): 751–6; quiz 757–8.
41. Robbin ML, Eisenfeld AJ. Perflenapent emulsion: a US contrast agent for diagnostic radiology–multicenter, double-blind comparison with a placebo. EchoGen Contrast Ultrasound Study Group. Radiology. 1998 Jun; 207(3): 717–22.
42. Correas JM, Menassa L, Helenon O, et al. Diagnostic improvement of renal ultrasonography inhumans after i.v. injection of perflenapent emulsion. Acad Radiol. 1998 Apr; 5 (Suppl 1): S185–8.
43. EMEA, European public assessment report, Echogen, CPMP/790/98.
44. Kono Y, Moriyasu F, Nada T, et al. Ultrasonographic arterial portography with second harmonic imaging: evaluation of hepatic parenchymal enhancement with portal venous flow. J Ultrasound Med. 1999 Jun; 18(6): 395–402.
45. Hancock J, Dittrich H, Jewitt DE, Monaghan MJ. Evaluation of myocardial, hepatic, and renal perfusion in a variety of clinical conditions using an intravenous ultrasound contrast agent (Optison) and second harmonic imaging. Heart. 1999 Jun; 81(6): 636–641.
46. EMEA, European public assessment report, Optison, CPMP/245/98.
47. Gorce JM, Arditi M, Schneider M. Influence of bubble size distribution on the echogenicity of ultrasound contrast agents: a study of SonoVue. Invest Radiol. 2000; 35: 661–71.
48. Schneider M. Characteristics of SonoVuetrade mark. Echocardiography. 1999; 16: 743–746.
49. Rovai D, Morales MA, Amyot R, L'Abbate A. Clinical experience with SonoVue in myocardial perfusion imaging. Echocardiography. 2000; 17: S17–23.
50. Schneider M. Design of an ultrasound contrast agent for myocardial perfusion. Echocardiography. 2000; 17: S11–6.
51. Siegert J, Fobbe F, Fritzsch T, Wolf K-J. Ultraschallkontrastmittel im Farbdoppler-Sonogramm. In: Flesch, U, Mosler, F, Witt, H. Qualitätssicherung in der Röntgendiagnostik, Farbdopplersonographie, Schnetztor-Verlag, Konstanz. 1990; 166–177.
52. Albrecht T, Blomley MJ, Cosgrove DO, et al. Non-invasive diagnosis of hepatic cirrhosis by transit-time analysis of an ultrasound contrast agent. Lancet. 1999 May 8; 353(9164): 1579–83.
53. Kasprzak JD, Paelinck B, Ten Cate FJ, et al. Comparison of native and contrast-enhanced harmonic echocardiography for visualization of left ventricular endocardial border. Am J Cardiol. 1999 Jan 15; 83(2): 211–7.
54. Shi WT, Forsberg F, Raichlen JS, Needleman L, Goldberg BB. Pressure dependence of subharmonic signals from contrast microbubbles. Ultrasound Med Biol. 1999 Feb; 25(2): 275–83.
55. Blomley MJ, Albrecht T, Cosgrove DO, et al. Improved imaging of liver metastases with stimulated acoustic emission in the late phase of enhancement with the US contrast agent SH U 508A: early experience. Radiology. 1999 Feb; 210(2): 409–16.
56. Bartel T, Muller S, Baumgart D, Mathew BT, Haude M, Erbel R. Improved high-frequency transthoracic flow velocity measurement in the left anterior descending coronary artery after intravenous peripheral injection of levovist. J Am Soc Echocardiogr. 1999 Apr; 12(4): 252–6.
57. Chang PP, Chen WS, Mourad PD, Poliachik SL, Crum LA. Thresholds for inertial cavitation in albunex suspensions under pulsed ultrasound conditions. IEEE Trans Ultrason Ferroelectr Freq Control. 2001; 48: 161–70.
58. Skjaerpe T, Hatle L. Diagnosis of Tricuspid Regurgitation. Sensitivity of Doppler Ultrasound Compard with Contrast Echocardiographiy. European Heart Journal. 1985; 6: 429–436.

59. Gramiak R, Shah PM, Cramer DH. Ultrasound Cardiography: Contrast Studies in Anatomy and Function. Radiology. 1969; 92: 939–948.
60. Chiang CW, Lin FC, Fu M, Fang BR, Hsu TS, Lee YS. Importance of Adequate Gas-Mixing in Contrast Echocardiography Chest. 1986; 89: 723–726.
61. Wang X, Wang J, Huang Y, Cai C. Contrast Echocardiography with Hydrogen Peroxide - I. Experimental Study. Chin Med J. 1979; 92: 595–599.
62. Wang XF, Huang YZ, Chen HR, Lu CF, Wang JE, Zhang JK. Hydrogen Peroxide Contrast Hepatosonography. Chin Med J. 1991; 104: 336–342.
63. Ziskin MC, Bonakdarpour A, Weinstein DP, Lynch PR. Contrast Agents for Diagnostic Ultrasound. Invest Radiol. 1972; 7: 500–505.
64. Carroll BA, Young SW, Rasor JS, Briller RB, Cessel DM. Ultrasonic Contrast Enhancement of Tissue by Encapsulated Microbubbles. Radiology. 1982; 143: 747–750.
65. Yeh HC, Wolf BS. Ultrasonic Contrast Study to Identify Stomach Tap Water Microbubbles. Journal of Clinical Ultrasound. 1977; 5: 170–174.
66. Feinstein SB, Ong K, Shah PM, et al. A New Standardized, Reproducible Method for Assessing Regional Myocardial Blood Flow with Sonoicated Echo Contrast Agents. Circulation. 1984; 70 (Suppl. II): 4.
67. Feinstein SB. Assessment of Myocardial Perfusion Using Contrast Echocardiography. Echocardiography. 1989; 6:17–25.
68. Keller MW, Glasheen W, Teja K, Gear A, Kaul S. Myocardial Contrast Echocardiography Without Significant Hemodynamic Effects or Reactive Hyperemia: A Major Advantage in the Imaging of Regional Myocardial Pefusion. JACC. 1988; 12: 1039–1047.
69. Mayer IV, Lazarov MP, Utzinger U, Freiburghaus AU, Hess OM. Sonicated X-ray contrast agents for quantitative myocardial contrast echocardiography–a critical approach. Heart Vessels. 1995; 10(2): 96–105.
70. Zotz R, Duwe L, Erbel R, Frank P, Brennecke R, Meyer J. Rechtsherzechoventrikulographie mittels Gelifundol. Zeitschrift für Kardiologie. 1989; 78: 95–100.
71. Berwing K, Schlepper M. Echocardiographic Imaging of the Left Ventricle by Peripheral Intravenous Injection of Echo Contrast Agent. American Heart J. 1988; 115: 399–408.
72. Parker KJ, Violante MR, Tuthill TA, Dentiger P. A Novel Echogenic Bubble-Particle Contrast Agent. Ultrasonic Imaging. 1991; 13: 194.
73. Unger EC, Lund P, Shen D, Fritz T, Fuller L. Aerosomes as Blood Pool and Cardiovascular Contrast Agent for US: In Vivo Studies. Radiology. 1991; 188 (Suppl.): 225.
74. Simon RH, Ho SY, D'Arrigo J, Wakefield A, Hamilton SG. Lipid-Coated Ultrastable Microbubbles as a Contrast Agent in Neurosonography. Invest Radiol. 1990; 25: 1300–1304.
75. D'Arrigo JS, Simon RH, Ho SY. Lipid-coated uniform microbubbles for earlier sonographic detection of brain tumors. J Neuroimaging. 1991 Aug; 1(3): 134–9.
76. Ophir J, Gobuty A, Maklad NF, Tyler T, Jaeger P, McWhirt RE. Quantitative Assessment of In Vivo Backscatter Enhancement from Gelatin Microspheres. Ultrasonic Imaging. 1985; 7: 293–299.
77. Ophir J, Gobuty A, McWhirt RE, Maklad NF. Ultrasonic Backscatter from Contrast Producing Collagen Microspheres. Ultrasonic Imaging. 1980; 2: 67–77.
78. Tyler TD, Ophir J, Maklad NF. In Vivo Enhancement of Ultrasonic Image Luminance by Aqueous Solutions with High Speed of Sound. Ultrasonic Imaging. 1981; 3: 323–329.
79. Leopold GR, Asher WM. Deletrious Effects of Gastrointestinal Contrast Material on Abdominal Echocardiography. Radiology. 1971; 98: 637–640.
80. Tuthill TA, Violante MR, Parker KJ. Liver Backscatter Enhancement with Particle Uptake. Ultrasonic Imaging. 1990; 12: 150–151.
81. Fink IJ, Miller DL, Shawker TH, Girton M, Morrish K. Lipid Emulsions as Contrast Agents for Hepatic Sonography: an Experimental Study in Rabbits. Ultrasonic Imaging. 1985; 7: 191–197.
82. Fobbe F, Siegert J, Fritzsch T, Wolf K-J. Ultraschall-Kontrastmittel in der farbkodierenden Duplexsonographie - Neue Möglichkeiten für die gynäkologische und urologische Diagnostik? Ultraschall in Klinik und Praxis. 1989; 4 (Suppl. 1): 133.
83. Schlief R, Deichert U. Hysterosalpingo-Contrast Sonography of the Uterus and Fallopian Tubes: Results of a Clinical Trial of a New Contrast Medium in 120 Patients. Radiology. 1991; 178: 213–215.
84. Vorwerk D, Gehl HB, Schlief R, Nelles A, Günther RW. Dynamische kontrastmittelgestützte Ultraschallkavographie bei Kavafilterpatienten. Ultraschall in Med. 1990; 11: 146–149.
85. Koester W, Kasper W, Meinertz T, Hofmann T, Geibel A, Billmann P, Just H. Echokontrastphlebographie. Ultraschall in Klinik und Praxis. 1986; 1 (Supp 1): 82.
86. Kubale R, Schmidt RM, Schmitt HJ, Irion A, Seelinger A. Kontrastmittelgestützte Darstellung von kleinen Gefäßen am Beispiel des Kaninchens. Ultraschall in Klinik und Praxis. 1990; 5: 235.
87. Rovai D, Lombardi M, Distante A, L'Abbate A. Myocardial Perfusion by Contrast Echocardiography. From Off-Line Processing to Radio Frequency Analysis. Circulation. 1991; 83: III 97–103.
88. Bibra H, Hartmann F, Petrik M, Schlief R, Renner U, Bloemer H. Kontrast-Farbdoppler-Echokardiographie verbesserte Rechtsherzdiagnostik nach intravenöser Injektion von Echovist. Z Kardiol. 1989; 78: 101–108.
89. Feßler B, Schlief R, Fiegler W, Felix R. Verbesserte sonographische Magendarstellung durch Anwendung eines neuen Ultraschallkontrastmittels. Ultraschall in Klinik und Praxis. 1986; 1 (Suppl. 1): 91.
90. Schlief R, Staks T, Mahler M, Rufer M, Fritzsch T, Seifert W. Successful Opacification of the Left Heart Chambers on Echocardiographic Examination After Intravenous Injection of a New Saccharide Based Contrast Agent. Echocardiography. 1990; 7: 61–64.
91. Numata K, Tanaka K, Kiba T, et al. Contrast-enhanced, wide-band harmonic gray scale imaging of hepatocellular carcinoma: correlation with helical computed tomographic findings. J Ultrasound Med. 2001; 20: 89–98.
92. Harvey CJ, Blomley MJ, Eckersley RJ et al. Hepatic malignancies: improved detection with pulse-inversion US in late phase of enhancement with SH U 508A-early experience. Radiology. 2000; 216: 903–8.
93. Siegert J, Fobbe F, Fritzsch T, Wolf K-J. Verstärkte Darstellung von arteriellen Blutflüssen in der farbkodierten Kontrastduplexsonographie (FKKDS) nach i. v. Gabe eines lungenkapillargängigen Ultraschallkontrastmittels. Ultraschall Klin und Prax. 1988; 3 (Supp 1): 68.
94. Verbeek XA, Willigers JM, Prinzen FW, Peschar M, Ledoux LA, Hoeks AP. Highresolution functional imaging with ultrasound contrast agents based on RF processing in an in vivo kidney experiment. Ultrasound Med Biol. 2001; 27: 223-33.
95. Hirooka K, Miyatake K, Hanatani A, et al. Enhanced methods for visualizing myocardial perfusion with peripheral venous injection of levovist: application of triggered harmonic imaging and triggered harmonic power Doppler imaging techniques. Int J Card Imaging. 2000; 16: 233–46.

96. Rohrberg M, Brodhun R. Measurement of Vasomotor Reserve in the Transcranial Doppler-CO_2 Test Using an Ultrasound Contrast Agent (Levovist). Stroke. 2001; 32: 1298–303.
97. Postert T, Federlein J, Rose J, Przuntek H, Weber S, Buttner T. Ultrasonic assessment of physiological echo-contrast agent distribution in brain parenchyma with transient response second harmonic imaging. J Neuroimaging. 2001; 11: 18–24.
98. Stein M, Heldmann D, Fritzsch T, Siegert J, Rössling G, Speck U. Ultraschallkontrastmittel, Verfahren zu deren Herstellung und deren Verwendung als Diagnostika und Therapeutika. Europäisches Patent EP 0327490. 1989.
99. Graubner T, Fritzsch T, Hauff P, Kaiser WA. Contrast medium supported imaging of tumorous vessels by color Doppler and power Doppler mode in animal experiments. Rofo Fortschr Geb Rontgenstr Neuen Bildgeb Verfahr. 1996 Dec; 165(6): 563–7.
100. Shaw LJ, Gillam L, Feinstein S, Dent J, Plotnick G. Use of an intravenous contrast agent (Optison) to enhance echocardiography: efficacy and cost implications. Optison Multicenter Study Group. Am J Manag Care. 1998 Sep 25; 4 Spec No: SP169–76.
101. Main ML, Escobar JF, Hall SA, Killam AL, Grayburn PA. Detection of myocardial perfusion defects by contrast echocardiography in the setting of acute myocardial ischemia with residual antegrade flow. J Am Soc Echocardiogr. 1998 Mar; 11(3): 228–35.
102. Clark LN, Dittrich HC. Cardiac imaging using Optison. Am J Cardiol. 2000; 86: 14G–18G.
103. Wiesmann M, Seidel G. Ultrasound perfusion imaging of the human brain. Stroke. 2000; 31: 2421–5.
104. Grayburn PA, Weiss JL, Hack TC, et al. Phase III multicenter trial comparing the efficacy of 2% dodecafluoropentane emulsion (EchoGen) and sonicated 5% human albumin (Albunex) as ultrasound contrast agents in patients with suboptimal echocardiograms. J Am Coll Cardiol. 1998 Jul; 32(1): 230–6.
105. Beppu S, Matsuda H, Shishido T, Matsumura M, Miyatake K. Prolonged myocardial contrast echocardiography via peripheral venous administration of QW3600 injection (EchoGen): its efficacy and side effects. J Am Soc Echocardiogr. 1997 Jan-Feb; 10(1): 11–24.
106. Wei K, Le E, Bin JP, Coggins M, Thorpe J, Kaul S. Quantification of renal blood flow with contrast-enhanced ultrasound. J Am Coll Cardiol. 2001; 37: 1135–40.
107. Madjar H, Prompeler HJ, Del Favero C, Hackeloer BJ, Llull JB. A new Doppler signal enhancing agent for flow assessment in breast lesions. Eur J Ultrasound. 2000; 12: 123–30.
108. Marelli C. Preliminary clinical experience in cardiology with sonazoid. Am J Cardiol. 2000; 86: 10G–13G.
109. Kruger Hagen E, Magnusson A, Aksnes AK, Norberg M. Enhanced visualisation of the normal prostate blood flow in young healthy volunteers using a new ultrasound contrast agent. Acta Radiol. 2001; 42: 225–9.
110. Kitzman DW, Goldman ME, Gillam LD, Cohen JL, Aurigemma GP, Gottdiener JS. Efficacy and safety of the novel ultrasound contrast agent perflutren (Definity) in patients with suboptimal baseline left ventricular echocardiographic images. Am J Cardiol. 2000; 86: 669–74.
111. Weissman NJ, Cohen MC, Hack TC, Gillam LD, Cohen JL, Kitzman DW. Infusion versus bolus contrast echocardiography: a multicenter, open-label, crossover trial. Am Heart J. 2000; 139: 399–404.

5 Geräteeinstellung, Untersuchungstechnik und Artefakte

R. Kubale, H.-P. Weskott

Die farbkodierte Duplexsonographie (FKDS) ist eine Methode, die das Impuls-Echo-Verfahren der B-Bild-Sonographie mit den Möglichkeiten der Dopplersonographischen Funktionsbeurteilung verbindet. Neue Verfahren wie der Amplituden-Doppler bzw. Power-Modus sowie B-Bild-Subtraktionstechniken wie das CVI-Verfahren und der B-Flow haben das Spektrum der diagnostischen Möglichkeiten erweitert. Jedes dieser Verfahren zeigt geräte- und untersuchungstechnische Besonderheiten, die an das zu untersuchende Organ bzw. Gefäßareal angepasst werden müssen.

Allgemeine Regeln. Generell sollte zunächst das B-Bild optimal eingestellt werden. Danach wird das jeweils gewünschte Verfahren zur Flussdarstellung gewählt:

- Im Allgemeinen empfiehlt es sich, mit der FKDS zu beginnen.
- Je nach Fragestellung und Befund sollten ergänzende Doppler-Spektren abgeleitet werden.
- Bei schwachen Signalen oder z.B. Untersuchungen der Nierenperfusion kann der Power-Modus hilfreich sein.
- Der B-Flow hilft ergänzend, hochgradige Stenosen oberflächlich gelegener Arterien oder pathologische Befunde z.B. an Dialyseshunts artefaktfrei und ortsgenau darzustellen.

Im Folgenden sollen die wichtigsten geräte- und untersuchungstechnischen Parameter dargestellt werden, die notwendig sind, um die jeweilige Methode optimal einzusetzen, die Flussinformation auszuwerten und Artefakte richtig einzuordnen.

Geräteeinstellung und Untersuchungstechnik

Voraussetzungen. Basis aller Verfahren ist die B-Bild-Sonographie, die durch zunehmend höhere Auflösung und schnellere Bildfrequenzen eine genaue morphologische Beschreibung der Gefäße ermöglicht. Die im Ultraschallbild dargestellten Echos beruhen auf Reflexionen, die entstehen, wenn die Schallwelle Gewebestrecken unterschiedlicher akustischer Impedanz durchläuft. Bei *kleinen* Impedanzsprüngen im Gewebe bleibt im durchdringenden Schallstrahl genügend Energie erhalten, um in tieferen Gewebeschichten weitere Reflexionen erzeugen zu können. Bei *großen* Impedanzsprüngen an Grenzflächen wie Gewebe/Luft oder Gewebe/Knochen wird die Schallenergie nahezu vollständig reflektiert, sodass dahinter liegende Objekte sonographisch nicht mehr erfasst werden.

Die Reflexion ist winkelabhängig. Wird z.B. eine Gefäßwand senkrecht getroffen, so kommt die reflektierte Welle in vollem Umfang zum Schallkopf zurück. Wird sie jedoch unter davon abweichenden Winkeln getroffen, so erreicht nur ein Teil der Wellenenergie den Schallkopf. Trifft der Schallstrahl auf eine raue Oberfläche oder auf reflektierende Körper, deren Durchmesser deutlich kleiner als die Wellenlänge der Untersuchungsfrequenz ist, so entsteht eine Vielzahl von ungerichteten Reflexionen, die als *Streuung* bezeichnet werden. Zusätzlich zum Verlust durch Reflexion und Streuung wird ein Teil der Schallenergie frequenzabhängig durch Kohäsions- und Relaxationskräfte im jeweiligen Medium absorbiert, sodass die Schalldruckamplitude exponentiell mit der Schichtdicke abnimmt. Das Ausmaß der *Dämpfung* ist vom zurückgelegten Weg, der Untersuchungsfrequenz und einer patiententypischen Konstante abhängig.

Wahl der Schallköpfe

Die Wahl des Schallkopfes richtet sich nach der Fragestellung und den anatomischen Gegebenheiten. Je nach Arbeitsweise unterscheidet man lineare, konvexe oder Phased-Array-Schallköpfe (Abb. 1.**21**). Entscheidungskriterien sind

- die benötigte Abbildungsbreite,
- die Eindringtiefe,
- die erforderliche Auflösung.

Die Frequenzwahl ist dabei ein Kompromiss zwischen der notwendigen örtlichen Auflösung und der tiefenabhängigen Absorption.

Schallköpfe. Wünscht man eine große Abbildungsbreite im schallkopfnahen Bereich, z.B. für die Untersuchung der A. carotis oder der Extremitätenarterien, so wird bevorzugt ein *Linear-Array-Schallkopf* eingesetzt

(s. Kapitel 6, 15 und 16). Bei gleichzeitig noch hoher Auflösung im Nahfeld bildet der *Convex-Array-Schallkopf* einen großen, diagnostisch nutzbaren Bereich v.a. in tiefer liegendem Gewebe ab. Er stellt daher für den Einsatz im Abdomen (Kapitel 9–12) sowie z.T. für die Untersuchung peripherer Venen im Oberschenkel einen optimalen Kompromiss dar. Neuere Geräte bieten für lineare Schallköpfe einen trapezförmigen Scan-Modus, der ähnlich wie der Konvex-Scan eine große Abbildungsbreite bei guter Nahfeldauflösung bietet.

Ein *Phased-Array-Schallkopf* wird wegen seiner kleinen Oberfläche v.a. bei kleinen Einschallfenstern genutzt, z.B. in der Echokardiographie, der transkranialen Doppler-Sonographie oder auch bei der Darstellung der Nierenarterien von lateral-interkostal.

Frequenz. Die Wahl der Schallkopffrequenz ist von der gewünschten Eindringtiefe abhängig. Hohe Frequenzen eignen sich gut für die hochauflösende Darstellung oberflächennaher Strukturen, wie Lymphknoten, Schilddrüse und Penis, sowie für die Untersuchung der supraaortalen Arterien (7–10 MHz). Im Abdomen wird je nach gewünschter Eindringtiefe und Abbildungsverfahren mit Frequenzen zwischen 2 und 6 MHz gearbeitet.

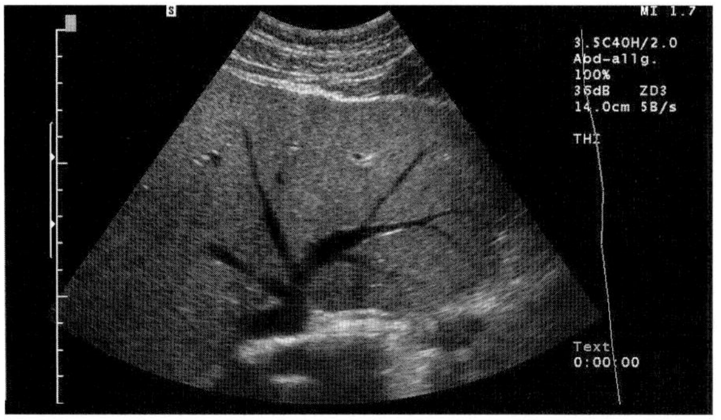

Abb. 5.**1** Optimiertes B-Bild (Leberparenchym mit Lebervenen). Im subkostalen Schrägschnitt wird das Parenchym homogen dargestellt. Die Lebervenen sind scharf abgrenzbar, die Äste zweiter Ordnung gut zu erkennen.

Einstellungsparameter zur Optimierung des B-Bildes

Je nach Fragestellung sucht man zunächst einen unauffälligen Abschnitt der gewünschten Untersuchungsregion auf. *Sendeleistung, Empfangsverstärkung („Gain"), Tiefenverstärkung (TGC-Kurve)* sowie *Fokuszahl und -lage* werden so eingestellt, dass der interessierende Bereich homogen abgebildet wird (Abb. 5.**1**). Die Sendeenergie sollte man dabei zunächst auf den niedrigst möglichen Wert einstellen. Danach wird das Bild über die tiefenabhängigen Verstärkungsregler (TGC) ausgeglichen. Kann damit keine ausreichende Darstellbarkeit aller Gewebeabschnitte erzielt werden, ist die Sendeenergie zu erhöhen.

Die Gefäßlumina sollten echoleer bzw. echoarm sein und im Falle von Untersuchungen der A. carotis sowie der Beinarterien die Intima-Media-Schicht erkennen lassen. Bei Artefakten können neue Optionen wie das Tissue Harmonic Imaging (THI) oder Rendering-Techniken nach Anschallen aus unterschiedlichen Winkeln (Synonyme: Sono-CT, Spatial Compounding, Sie-CT) hilfreich sein, die Bildqualität zu verbessern (Abb. 5.**2**). Weitere Parameter wie

- Dynamikeinstellung (Dynamic Range),
- Summation von Alt- und Neuinformation (Bildkorrelation oder Persistence),
- Nachverarbeitungsalgorithmen wie Flankenversteilerung (Edge-Enhancement) und Änderungen der Grauwertekurve

sollten als Standardeinstellungen festgelegt werden, um auch bei Verlaufsuntersuchungen z.B. von Tumoren, Änderungen des Lebermusters oder nach Chemotherapie vergleichbare Bilder zu erzielen. In der Gefäßdiagnostik bietet sich im Allgemeinen ein härteres Bild mit nur geringer Bildkorrelation und niedrigerem dynamischen Bereich an. Die wichtigsten Parameter sind in Tabelle 5.**1** zusammengestellt.

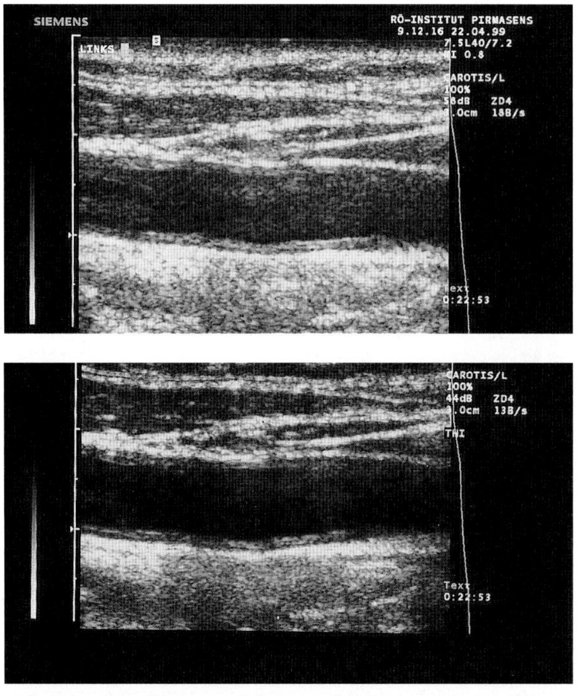

a

b

Abb.5.**2** Artefaktunterdrückung durch Tissue Harmonic Imaging (THI). Längsschnitt durch die A. carotis communis mit verdickter Intima-Media-Schicht.

a Im „Fundamental-Modus" zeigen sich erhebliche Streuartefakte sowie Reverberationen im Lumen.

b Im „THI-Modus" sind die Wandveränderungen scharf abgrenzbar. Man erkennt nur noch wenige störende Artefakte.

Tabelle 5.1 Geräteparameter für CW-/PW-Doppler (DS) und Farbkodierung (FKDS): Einstellungsempfehlungen. Jedes Gerät hat Stärken und Schwächen, sodass allgemein gültige Empfehlungen nicht gegeben werden können. Die Parameter müssen an Tiefe und Fragestellung sowie insbesondere an die zu erwartende Flussgeschwindigkeit angepasst werden

Einstellparameter	Einstelltechnik, Probleme und Optimierung	Duplex	FKDS
Sende-(Ausgangs-) Leistung	Die benötigte Sendeleistung hängt von den Untersuchungsbedingungen (Schallabsorption) und der Tiefe ab. In der Geburtshilfe ist sie möglichst niedrig zu halten.	+	+
Empfangsverstärkung	Die Empfangsverstärkung ("Gain") ist so zu wählen, dass ein rauscharmes überstrahlungsfreies Spektrum bzw. in einem normalen Gefäß segment eine komplette Farbfüllung des Gefäßes ohne Überschreibung oder überlagerndes Farbrauschen erzielbar ist.	+	+
Pulsrepetitionsfrequenz (PRF/Geschwindigkeitsbereich)	Sie ist so anzupassen, dass der Messbereich optimal ausgenutzt wird. Bei Venen empfiehlt sich eine PRF um 1000 Hz, bei Arterien liegt der optimale Bereich bei 1500–3000 Hz. Bei Aliasing ggf. Erhöhung der PRF oder im Abdomen bei zu großer Tiefe gezielte Vergrößerung des Doppler-Winkels. Ggf. kann auch die zur Messung verwendete Frequenz vermindert werden.	+	+ (niedriger als bei DS)
Nulllinienverschiebung	Sie ist so anzupassen, dass der Messbereich optimal ausgenutzt wird. Verschieben ist bei Aliasing hilfreich.	+	+
Wand- und Flashartefakt-Filter	Wandfilter reduzieren störende Wandpulsationen und Bewegungsartefakte. Niedrige Geschwindigkeiten können jedoch dadurch dem Nachweis entgehen (Empfehlung: Arterien 50–200 Hz, Venen < 100 Hz). Bei Zuschalten anderer Filter, wie Bewegungs- und Flashartefakt-Filter, kann sich die Sensitivität v.a. für die Erfassung langsamer Flüsse vermindern.		+
Farbbalance (Syn.: „Write Priority" oder „Color Balance")	Postprocessing-Parameter, der Farbüberzeichnungen zu reduzieren hilft. Bei einer zu geringen Gewichtung der Farbe gegenüber der B-Bild-Information kann Flussinformation unterdrückt werden. Bei der Suche nach einer Thrombose oder bei stärker verrauschten Aufnahmen sollte die Color Balance bzw. Write Priority auf minimale B-Bild-Wichtung eingestellt werden.	–	+
Zeilendichte B-Bild/ Farbkodierung (Syn.: örtliche Auflösung)	Verbessert die laterale Auflösung des B-Bildes bzw. der Farbdarstellung auf Kosten des Bildaufbaus. Nachteil: niedrigere Farbbildrate. Wenn schnelle Bewegungen (z.B. fetales Herz) bzw. hohe Geschwindigkeiten erfasst werden sollen, muss die Zeilendichte reduziert werden.	–	+
zeitliche Auflösung	Anzahl der für die Berechnung der Ultraschallfarbzeilen benutzten Sendepulse, bzw. bei Autokorrelationsverfahren die Anzahl der zur Berechnung benutzten akustischen Zeilen. Eine Erhöhung verbessert das Signal-Rausch-Verhältnis und die Sensitivität. Nachteil: Die Bildfrequenz wird reduziert.	–	+
Korrelation (Persistence)	Sie beeinflusst die Zusammensetzung der Farbinformation durch gewichtetete Addition von Alt- und Neuinformation. Je höher der Zahlenwert, desto mehr Altinformation wird aufaddiert. Die zeitliche Mittelung der Farbpixelwerte hilft, Fluss im Gefäßlumen lückenlos darzustellen, verlangsamt jedoch den Bildaufbau. Nachteil ist bei hohen Werten eine dadurch verminderte Erfassbarkeit der zeitlichen Dynamik.	–	+
räumliche Mittelung	Ein- oder zweidimensionale Filterung des Farbbildes durch Berücksichtigung der umgebenden Farbpixel bzw. der Farbinformation. Sie reduziert Farbrauschen. Sie hat keinen Einfluss auf die Bildaufbaugeschwindigkeit, kann jedoch zum Verlust der Darstellung sehr kleiner Gefäße führen.	–	+

Einstellparameter zur Optimierung der Flussdarstellung

Die Methoden zur Flussdarstellung lassen sich in *eindimensionale* Verfahren wie CW- und PW-Doppler-Sonographie mit Spektralanalyse sowie in *zweidimensionale* Verfahren einteilen, die gleichzeitig in einer Vielzahl von räumlich verteilten Volumenelementen Bewegung detektieren und in einem zweidimensionalen Schnittbild darstellen können. Während beim spektralen Doppler der zeitliche Verlauf der Geschwindigkeit an einem einzelnen Messort ermittelt wird (Abb. 5.**3a**), analysieren FKDS und Power-Doppler (-Modus) die jeweiligen Flussgeschwindigkeiten bzw. die Zahl der sich bewegenden Streukörper an einer Vielzahl von Messorten, die über das ganze Schnittbild oder einen Teil davon verteilt sind:

FKDS. In der FKDS wird die häufigkeitsgewichtete modale Frequenzverschiebung bzw. die mittlere Geschwindigkeit pro Volumenelement errechnet (Kapitel 1). Das Ergebnis wird dem B-Bild farbkodiert überlagert (Abb. 5.**3b**). Die Farben – zumeist Rot und Blau – geben die Richtung des Flusses relativ zum Schallkopf an. Die Helligkeiten zeigen jeweils die Höhe

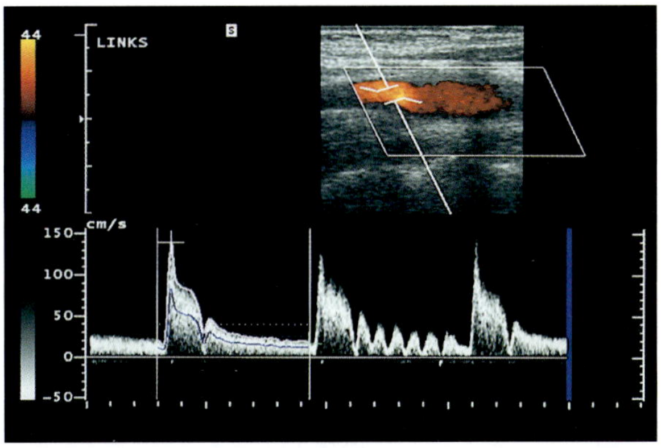

a

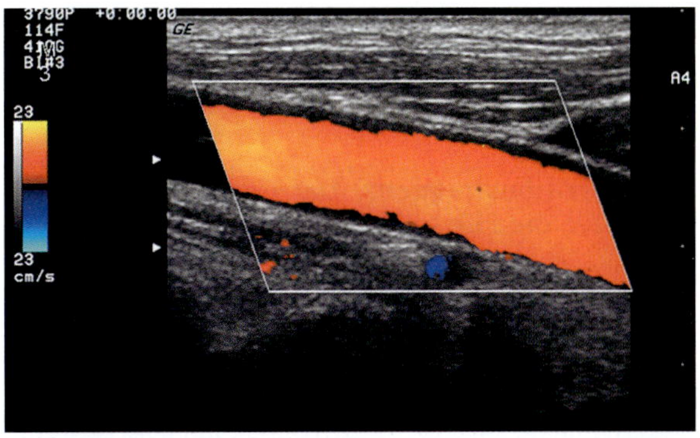

b

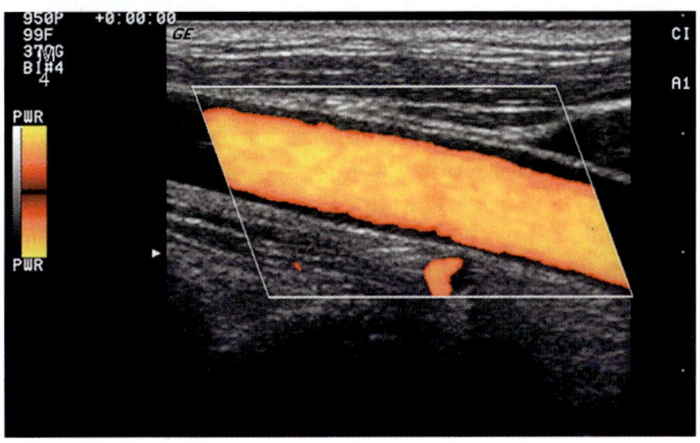

c

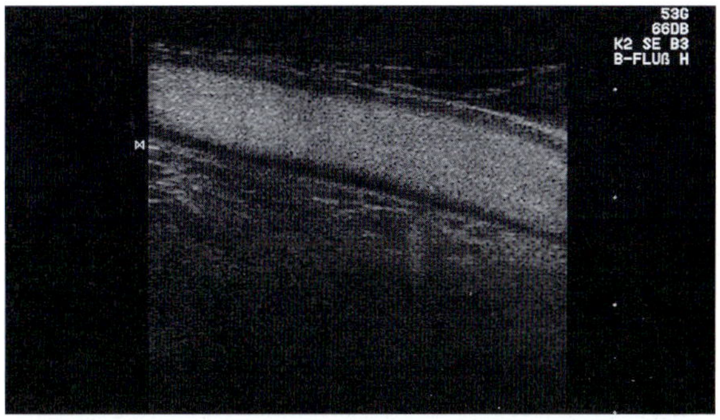

d

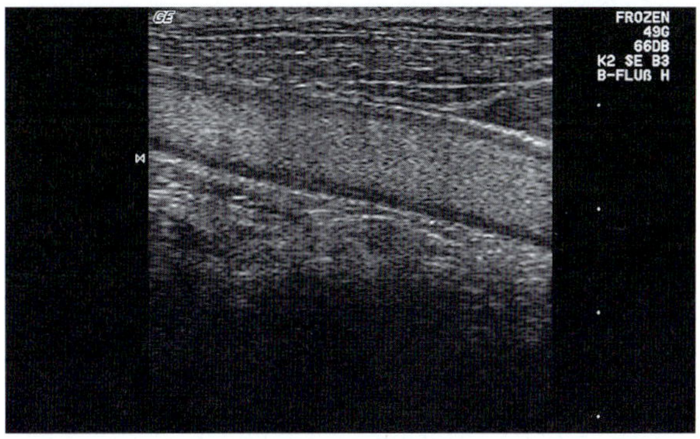

e

Abb.5.**3 a-e** Vergleichende Darstellung von FKDS, Power-Modus und B-Flow-Modus.
a Längsschnitt durch eine unauffällige A. carotis externa mit Doppler-Spektrum. Das gut eingestellte Doppler-Spektrum zeigt im Normalfall ein frequenzfreies Fenster (hier: „Tap-Phänomen" durch Kompression des M. temporalis, was die Ableitung der A. carotis externa beweist).
b Längsschnitt durch die A. carotis communis mit homogener Farbkodierung in der FKDS. Die zentral hellere Kodierung korrespondiert mit dem schnelleren Fluss.
c Gleicher Schnitt wie in b. Im Power-Modus reguläre, homogene Darstellung des Lumens. Die Farbschattierung entspricht der Dichte der sich bewegenden Erythrozyten.
d Im B-Flow-Modus werden bewegte Streukörper je nach Flussrichtung als punktförmige Reflexe oder als geschwindigkeitsabhängige Striche dargestellt (s.a. Abb. 5.**11**)
e Als Variante kann im B-Flow-Modus durch prozentuale Zumischung der Information stationärer Reflektoren ein anatomisches Hintergrundbild mit eingeblendet werden.

der Doppler-Shiftfrequenz bzw. bei bekanntem Winkel die Geschwindigkeit an. Zusätzlich ist es möglich, die Varianz der Frequenzverschiebung als Indiz für vorhandene Turbulenzen zu berechnen. Diese kann entweder direkt als einziger Parameter oder als zusätzliche, zumeist grün kodierte Farbschattierung der Flussinformation als sog. „Turbulenz-Modus" hinzugemischt werden.

Power-Modus. Im Amplituden- oder Power-Modus wird die Signalintensität der sich bewegenden Streukörper meist in nur einer Farbschattierung kodiert (Abb. 5.**3c**). Nur wenige Geräte bieten gleichzeitig eine farbkodierte Richtungsmarkierung an (bidirektionaler Power-Modus).

B-Flow-Modus. Im B-Flow-Modus, der im eigentlichen Sinne kein Doppler-Verfahren ist, wird aus 2 hintereinander ausgesandten kodierten Pulsen die Ortsveränderung von Blutkörperchen bestimmt. Die eintreffenden Echosignale werden dabei voneinander abgezogen: Die Helligkeit der Bildpunkte hängt von der Zahl und z.T. von der Geschwindigkeit der sich bewegenden Körperchen ab. Stationäre Gewebeechos können dabei ganz ausgeblendet bleiben oder zur besseren anatomischen Orientierung als anteiliger Rest im B-Flow-Bild mit dargestellt werden (Abb. 5.**3d** und **e**).

CW-/PW-Doppler mit Spektralanalyse und FKDS

Wichtigste Parameter zur Optimierung sind

- der Winkel zwischen Gefäß und Doppler-Strahl (Doppler-Winkel),
- die Sendeleistung und Empfangsverstärkung,
- der Wandfilter,
- die Pulsrepetitionsfrequenz (PRF; Tabelle 5.1).

Sie werden wegen der gleichartigen Wirkung hier gemeinsam für die FKDS und die eindimensionalen Doppler-Verfahren (CW- und PW-Doppler mit Spektralanalyse) besprochen:

Doppler-Winkel. Wenn das zu untersuchende Gefäß parallel zum Schallfächer verläuft, muss versucht werden, entweder durch Einkippen des Schallkopfes, durch eine mechanische Vorlaufstrecke oder durch einen elektronischen Schwenk der Farbbox (Beam Steering) bei linearen Schallköpfen einen Winkel von unter 60° zwischen Gefäß und Doppler-Strahl zu erzielen. Die geeignete Wahl von Schallkopfform und Farbbox kann helfen, hautparallele Gefäße optimal darzustellen. Bei einem Doppler-Winkel von 90° ist in der *FKDS* kein oder nur noch ein lückenhaftes Flusssignal detektierbar (Abb. 5.**4** und Abb. 5.**5**). Das Analoge gilt für das *Doppler-Spektrum*, das bei senkrechtem Anschallen teils aus auf den Schallkopf zu, teils aus vom Schallkopf weg gerichteten spektralen Anteilen unter der Nulllinie besteht (Abb. 5.**5**).

Sendeleistung und Empfangsverstärkung. Sendeleistung bzw. die Farbverstärkung im Empfangsfalle („Color-Gain") sollten so eingestellt werden, dass zunächst ein Farbrauschen entsteht. Danach ist die Farbverstärkung soweit zu reduzieren, dass in einem *unauffälligen* Gefäßsegment keine wandüberschreitenden Farbsignale mehr zu verzeichnen sind.

Ein zu *niedrig* eingestelltes Color-Gain führt zum Verlust von Farbsensitivität (Abb. 5.**4c**). Folge einer *zu hohen* Einstellung ist zunächst ein Überschreiben der Gefäßwand mit verschlechterter lateraler Auflösung und Schichtdicke. Dieses Phänomen führt zu einem Überschreiben von echoarmen Wandveränderungen.

Beispielsweise zeigen 1 mm dicke Schläuche je nach Leistung und Fokusposition noch bis zu 4–6 mm lateral der Schallkopflängsachse ein einstrahlendes Flusssignal.

Im Querschnitt werden die Gefäßdurchmesser überschätzt (Abb. 5.**6**). Echoarme Thromben und wandständige Veränderungen können überschrieben werden.

Das entsprechende Problem zeigt sich im Doppler-Spektrum.

Ist die Doppler-Verstärkung (Gain) *zu niedrig*, lässt sich kein Flusssignal nachweisen. Ein *zu hoch* eingestelltes Doppler-Gain führt zunächst zu einem Verlust des in der Karotisdiagnostik wichtigen Kriteriums des frequenzfreien Fenster. Dann kommt es zu einem Überschreiben mit Spiegelartefakten und bei weiterer Erhöhung zum Rauschen (Abb. 5.**7a**).

Pulsrepetitionsfrequenz. Der Geschwindigkeitsbereich bzw. die PRF sollte sich an der erwarteten Geschwindigkeit orientieren:

Ein *zu hoch* gewählter Geschwindigkeitsbereich bzw. eine zu hohe PRF führt bei langsamen Flüssen zu einer inkompletten Detektion. Eine *zu niedrig* eingestellte PRF lässt analog zum Kutschenradphänomen im Film eine richtungsgenaue Darstellung von Geschwindigkeiten nicht mehr zu.

Letztere führt zur Überfaltung (Aliasing), das sich im Doppler-Spektrum durch abgeschnittene und auf die andere Seite der Nulllinie versetzt dargestellte Spitzen (Abb. 5.**8**) bzw. analog in der FKDS als Fehlfarbe der entgegengesetzten Flussrichtung darstellt (Abb. 5.**9a**). Turbulenzen können am Nulldurchgang im Doppler-Spektrum bzw. in der FKDS durch die trennende dunkle Farbschattierung zur Gegenrichtung unterschieden werden (Abb. 5.**9b**).

Für *Arterien* empfiehlt sich ein Geschwindigkeitsbereich von 19–30 cm/s, damit in normalen Gefäßabschnitten der Blutfluss auch in der Systole ohne Aliasing kodiert ist. Ggf. kann die Nulllinie verschoben

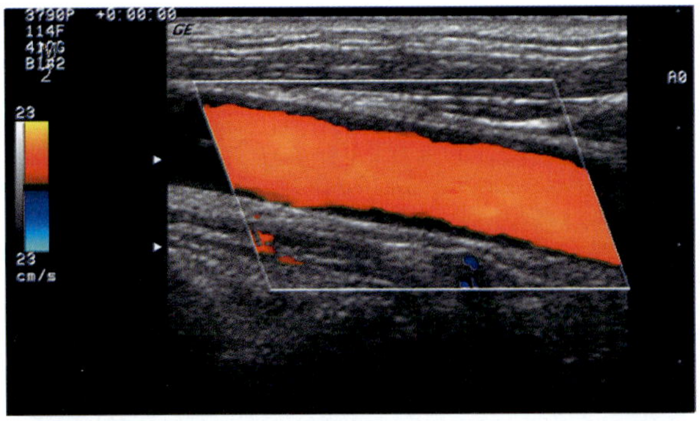
a

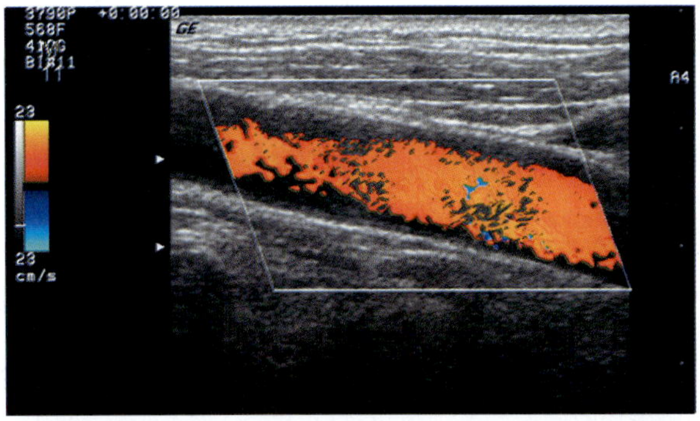
d

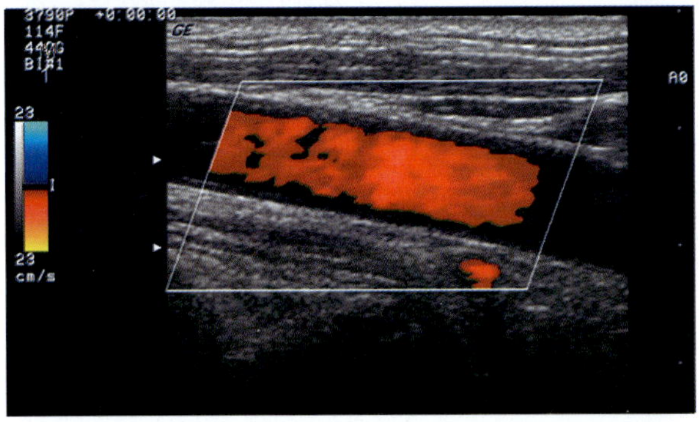
b

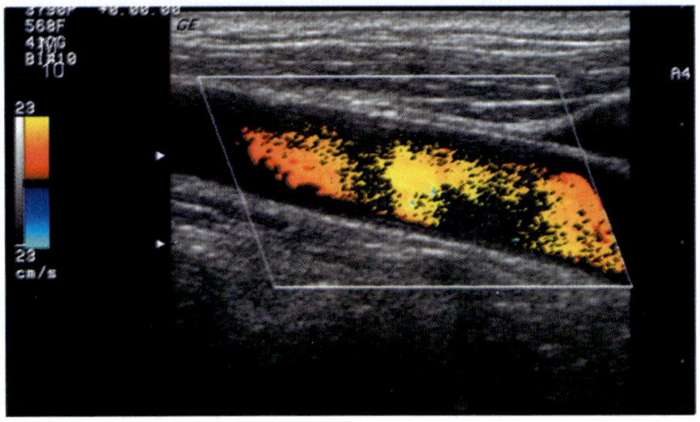
e

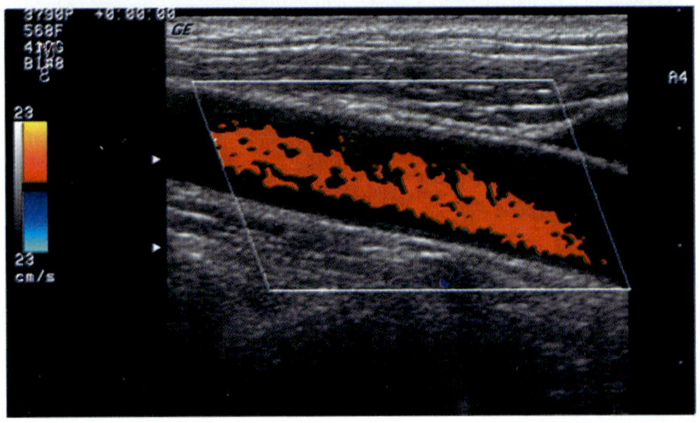
c

Abb.5.**4a-e** Einfluss von Winkel, Color-Gain und Farbpriorität auf die Farbkodierung.

a Normalbefund. Reguläre Farbfüllung des Gefäßlumens. Die dorsale Gefäßwand ist durch die Farbkodierung geringgradig überzeichnet.

b Zu großer Doppler-Winkel. Mit einem Doppler-Winkel von mehr als 70° ist bei den hier vorliegenden Geschwindigkeiten nur noch ein inkompletter Flussnachweis möglich (dunkelrot und lückenhaft kodiert). Zunehmend löchriges Farbmuster bei senkrecht angeschalltem Gefäß.

c Zu niedriger Color-Gain. Trotz korrekter Lage von Fokus und kleinem Winkel zwischen Farbbox und Gefäßachse ist nur noch ein unvollständiges Flusssignal im Gefäß erkennbar.

d Farbpriorität unter 60%. Bei herabgesetzter Farbbalance nimmt trotz der sonst optimal eingestellten Parameter die Flussinformation ab. Wenn gleichzeitig die B-Bild-Empfangsverstärkung zu hoch ist, sodass im B-Bild ein Rauschen entsteht, werden durch die Priorität dieser Bildinformationen weitere Farbpixel unterdrückt.

e Farbpriorität unter 10%. Bei maximaler Farbbalance ist nur noch eine inkomplette, löchrige Restkodierung im Lumen zu erkennen.

werden, sodass in Hauptflussrichtung ein größerer Frequenz- bzw. Geschwindigkeitsbereich zur Verfügung steht. Indem man diese Parameter an einem unauffälligen Gefäßsegment einstellt, lassen sich dann in Arterien beispielsweise Flussbeschleunigungen sofort als Alias-Effekt erkennen und durch eine ergänzende winkelkorrigierte Duplexmessung sichern und einschätzen (Kapitel 6). Scheinbare Flussbeschleunigungen sind auch durch Winkeländerungen im Gefäßverlauf möglich (Abb. 5.**9b** sowie Abb. 10.**13**) und können gerade im Abdomen Ursache falsch positiver Befunde sein.

Für die *Venen* muss die Geschwindigkeit bzw. die PRF entsprechend reduziert werden. Insbesondere bei der portalen Hypertension ist im Abdomen mit niedrigen Geschwindigkeiten zu rechnen, sodass Werte von unter 5 cm/s zu wählen sind.

Filter. Eine weitere Quelle von Fehldiagnosen sind falsch gewählte Filter. Am bekanntesten ist der *Wand- oder Tiefpassfilter*, der niederfrequente Störsignale, z.B. durch Wandbewegungen, eliminiert.

In der Kardiologie können Filterwerte von 300—500 Hz noch adäquat sein, im Abdomen sowie in der Peripherie werden dadurch jedoch langsame Geschwindigkeiten unterdrückt. Für die Baucharterien empfehlen sich Werte

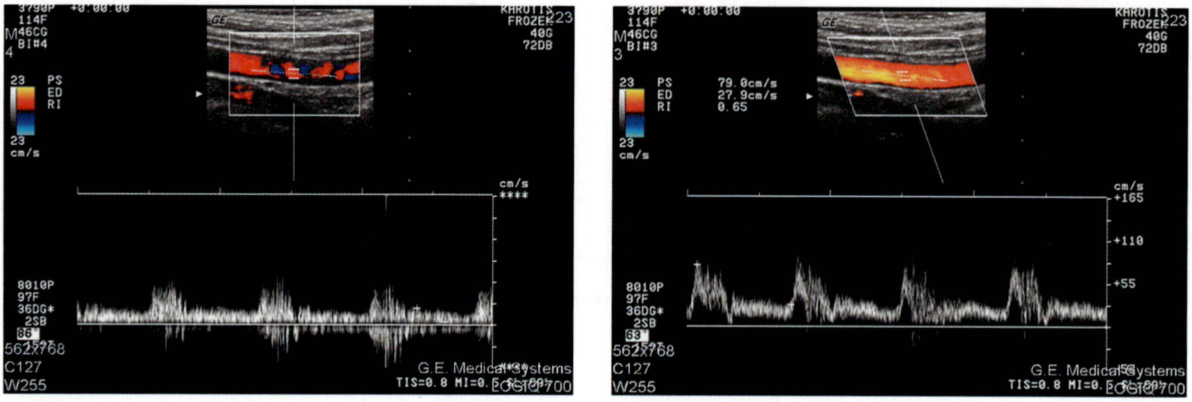

a b

Abb.5.**5a** u. **b** Einfluss des Winkels auf Doppler-Spektrum und FKDS.

a Farbfenster und Ableitungsrichtung des Doppler-Spektrums stehen senkrecht zur Gefäßachse. In der Farbkodierung stellt sich der Fluss teils in Rot teils in Blau dar. Entsprechend zeigen sich die Flussanteile im Doppler-Spektrum ober- und unterhalb der Nulllinie.

b Nach Winkelkorrektur ist das Gefäß in der FKDS homogen farbgefüllt. Die Spektralanalyse weist ein reguläres, nach kranial gerichtetes Spektrum auf.

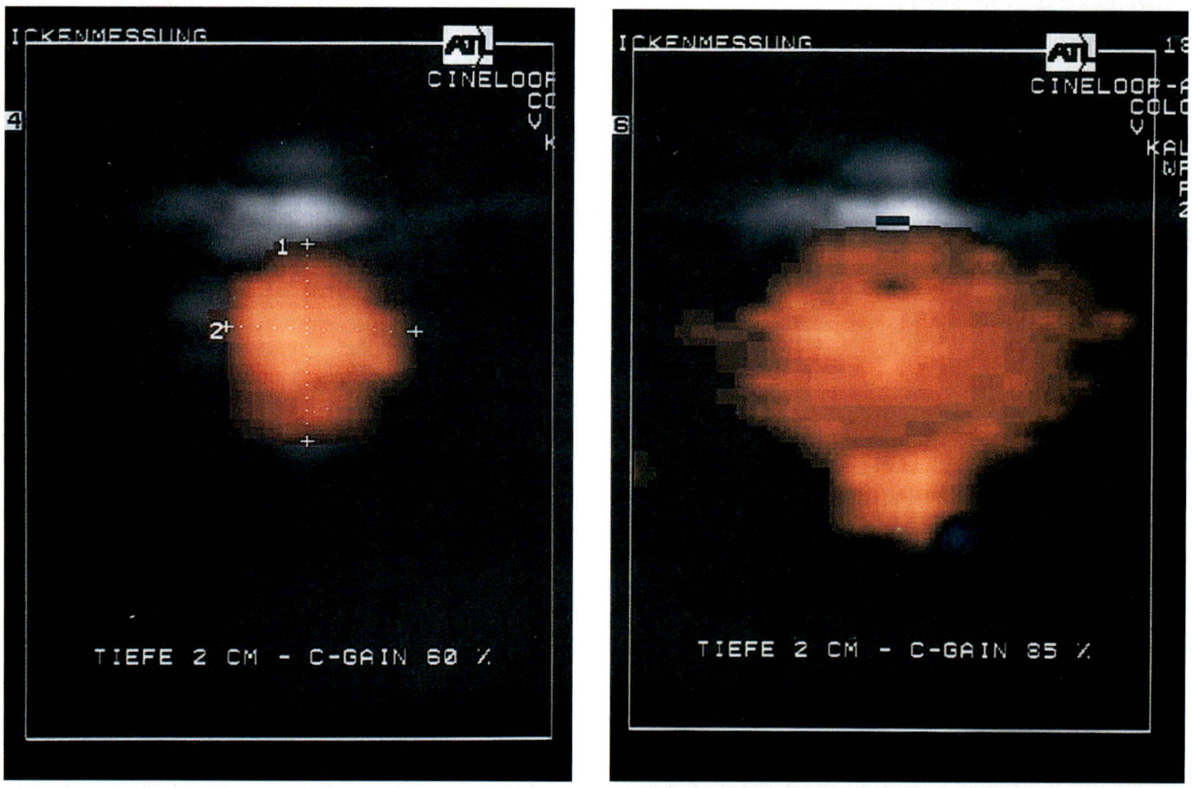

a b

Abb.5.**6** Einfluss der Farbverstärkung (Color-Gain) auf die Farbkodierung. In einem Schlauch von 1 mm Durchmesser zeigt sich bereits bei optimaler Einstellung nur eine geringe Überzeichnung der Gefäßwand (linke Bildhälfte). Obwohl noch kein Farbmosaik eine Übersteuerung erkennen lässt, verschlechtert sich die Farbauflösung bereits bei einem 30% höheren Color-Gain. Die Gefäßwand wird dabei überschrieben und das durchströmte Gefäßlumen erheblich überschätzt (rechte Bildhälfte).

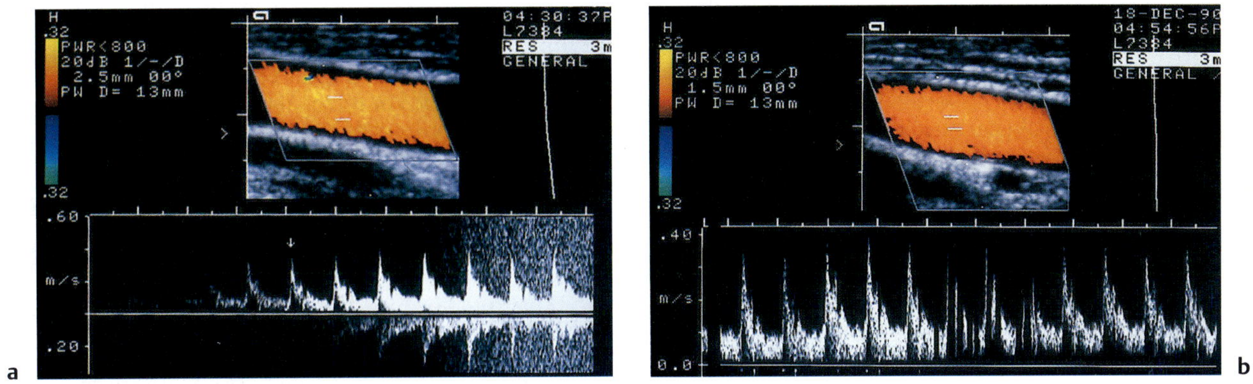

Abb. 5.7 **a** u. **b** Einfluss von Doppler-Gain und Wandfilter auf das Doppler-Spektrum.

a Bei zu geringem Doppler-Gain ist kein Fluss nachweisbar (links). Bei optimaler Einstellung zeigt sich ein klar erkennbares Spektrum mit frequenzfreiem Fenster. Mit zunehmendem Doppler-Gain schließt sich Letzteres. Bei weiterer Verstärkung kommt es zu einem Überschreiben mit an der Nulllinie gespiegelten Frequenzen und zu einem Rauschen.

b Mit zunehmender Erhöhung des Wandfilters werden niedrige Frequenzen bzw. Geschwindigkeiten unterdrückt. Bei langsamen venösen Flüssen kann dies zur Fehlannahme einer Thrombose führen.

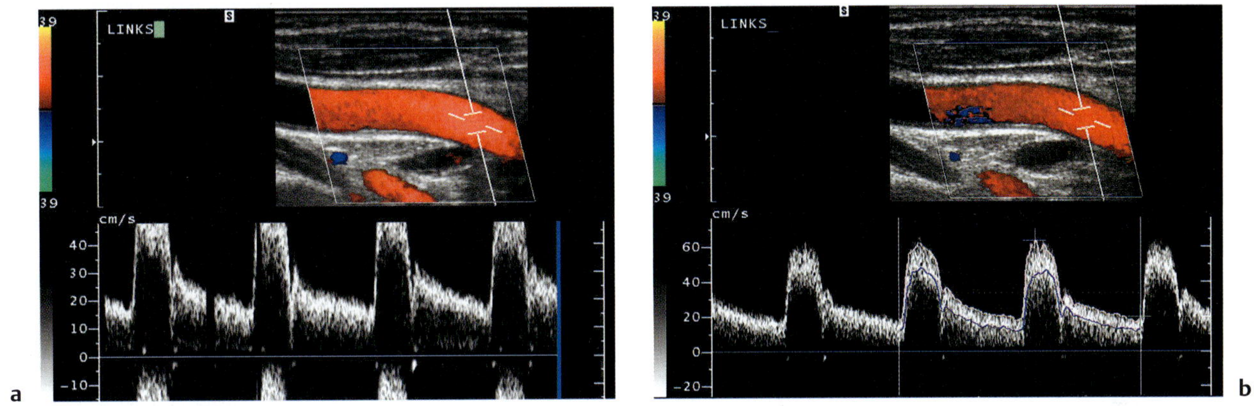

Abb. 5.8 **a** u. **b** Einfluss der Pulsrepetitionsgeschwindigkeit (PRF) auf das Doppler-Spektrum.

a Eine zu niedrige PRF (hier: 2500 Hz) führt im Spektrum bei hohen Doppler-Shiftfrequenzen bzw. Geschwindigkeiten zum Aliasing mit versetzter Spitze. Die PRF in der FKDS ist korrekt eingestellt.

b Die Ableitung mit höherer PRF (3989 Hz) lässt eine aliasingfreie Darstellung des Spektrums zu.

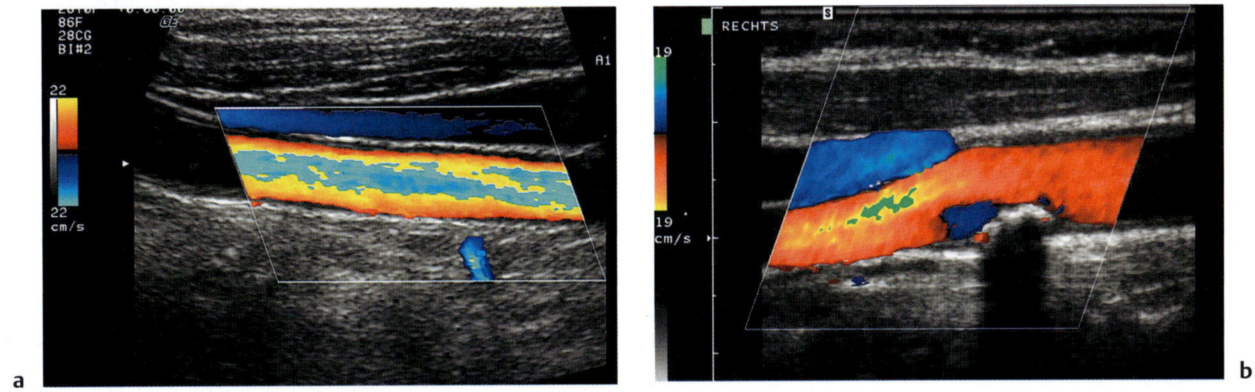

Abb. 5.9 **a** u. **b** Aliasing in der FKDS – Unterscheidungsmöglichkeiten zur Turbulenz.

a Bei zu niedriger PRF stellen sich zum Zeitpunkt der Systole die inneren, schnelleren Flussschichten in der Gegenfarbe hell kodiert dar.

b Gleichzeitiges Auftreten von Aliasing und Turbulenz. Im Unterschied zum Aliasing, das sich als Hellkodierung in einem Areal in der Gegenfarbe findet, zeigen Turbulenzen (hier: distal einer Plaque) einen Übergang durch die Null-Linie (dunkel bis schwarz kodiert).

von 100–200 Hz. Langsame venöse Flüsse können oft nur nach Reduktion des Filters unter 50 Hz erfasst werden.

Weitere Filter wie *„Flashartefakt-Filter"* oder *Bewegungsdetektoren*, die der Autokorrelationsberechnung vorgeschaltet sind, helfen Flussinformation und stationäre Echos zu trennen.

Allen Filtern ist jedoch gemeinsam, dass die Sensitivität für langsame Geschwindigkeit und schwache Reflektoren aus größerer Tiefe verloren gehen kann. Dies sollte Anlass sein, bei fehlendem Flussnachweis vor der Diagnose einer Thrombose oder eines Verschlusses vorhandene Filter auszuschalten oder zu reduzieren.

Balanceeinstellung. Ein weiterer, unterschätzter Parameter ist die bei den meisten Geräten programmierbare Balance zwischen der Farbkodierung und dem B-Bild (Synonyme: *Color Balance* bei Toshiba, GE Logic 500 und 700, *Write Priorität* bei ATL UM 9, HDI 3000 und 5000). Hauptaufgabe war ursprünglich die „Disziplinierung" der Farbe durch das B-Bild, das lange Zeit eine bessere axiale und laterale Auflösung aufwies: Es wird angenommen, dass Fluss nur dort detektierbar ist, wo ein (echofreies) Gefäßlumen nachweisbar ist. Dadurch konnte bereits mit ersten Geräten trotz der damals noch schlechten Auflösung eine scheinbar exakte Gefäßfüllung beispielsweise der A. carotis vorgespielt werden. Nachteilig ist, dass dieser Mechanismus nur echodichte Kalkplaques herausarbeitet und bei zu niedriger Farbpriorität zu einem Verlust an Farbinformation führt (Abb. 5.**4d** und **e**).

Um die Messgenauigkeit zu erhöhen, wird in der FKDS wie auch im Power-Modus für jede Farbzeile eine Vielzahl von wählbaren Sendeimpulsen an der gleichen Stelle platziert. Eine Erhöhung der Sendepuls- bzw. Paketzahl führt zu einer erhöhten Farbsensitivität mit verbessertem Signal-Rausch-Abstand. Aufgrund der größeren Sendepulszahl pro Farbzeile ergibt sich jedoch ein höherer Zeitbedarf, und die Bildfrequenz verringert sich. Je nach Gerät lässt sich ein Kompromiss zwischen Sensitivität und Ortsauflösung von Farbe und B-Bild einstellen.

Farbfenstereinstellung. Um die Farbbildraten in einem für den Anwender noch geeigneten Bereich zu halten, wird im Allgemeinen die Farbinformation nicht über der gesamten Bildfläche ermittelt, sondern nur in einem Farbfenster bestimmt („Color Window" oder „Color Box"). Durch elektronische Einkippung lässt sich der Abtastwinkel für die Farbe optimieren, sodass zwischen Doppler-Strahl und dem zu untersuchendem Gefäßsegment ein Winkel von unter 60° erzielt werden kann. Die Form des Farbfensters ist wählbar: Curved-Array-Schallköpfe weisen meist eine trapezförmige Form der Farbfensters auf, bei Linear-Array-Köpfen ist sie trapezförmig.

Bei manchen Geräten kann es durch die Schrägstellung des Farbfensters trotz optimalem Winkel bei tiefer liegenden Gefäßen (z.B. A. vertebralis) zu einem Sensitivitätsverlust kommen. Abbildung 5.**10** zeigt Vor- und Nachteile unterschiedlicher Formen der Farbfenster (Trapez- und Kurvenform) für die Darstellung in FKDS und Power-Doppler.

Power-Modus

Während in der FKDS der Fluss richtungsabhängig erfasst und dargestellt wird, gibt der Power-Modus über den gesamten Fluss Aufschluss. Die Beträge der durch den Autokorrelator erfassten Flussanteile werden richtungsunabhängig erfasst, quadriert und nach Integration über der Zeit ebenfalls farbkodiert dem B-Bild überlagert.

Mit dem Power-Modus wird eine deutlich bessere Sensitivität erreicht, die es ermöglicht, nicht nur größere Gefäßstämme, sondern auch die Perfusion von Geweben darzustellen (s. Abb. 10.**14**).

Obwohl er prinzipiell auch ein Doppler-Verfahren ist und somit winkelabhängig sein muss, gelingt es jedoch im Allgemeinen, auch bei senkrechter Ableitung noch ein Gefäßsignal zu erhalten. Die Farbintensität kann abgeschwächt sein, in aller Regel ist jedoch noch eine ausreichende Gefäßdarstellung möglich (Abb. 5.**10**). Ursache ist, dass immer Elemente des Schallkopfes vorhanden sind, um von Null abweichende Spektrumanteile zu erfassen. Im Gegensatz zur FKDS, die nur die mittlere Frequenzverschiebung darstellt, baut sich durch die Integration ein messbares Signal auf.

Relevante Parameter des Power-Modus sind, neben der Sendeleistung und der Empfangsverstärkung (Power-Gain) analog zur FKDS, die PRF sowie zuschaltbare Filter. Auch hier sollten die Parameter so gewählt werden, dass ein Überzeichnen der Gefäßwand vermieden wird.

B-Flow-Modus

Beim B-Flow-Modus hängen Helligkeit und Größe der Bildpunkte von der Zahl bzw. der Dichte der sich bewegenden Teilchen ab. Weitere Einflussparameter sind die jeweilige örtliche Flussgeschwindigkeit, die Ausleserichtung sowie die Verstärkung im Empfangsfall (identisch mit B-Bild-Gain). Stimmen Blutflussrichtung und Richtung des Linienaufbaus überein, so werden die Reflektoren als kleine Punkte, im entgegengesetzten Fall als Striche dargestellt (Abb. 5.**11**).

Ein weiterer Parameter ist der *Empfindlichkeitsbereich*, der für schnelle Flüsse mit „hoch", für langsame Flüsse mit „niedrig" gewählt werden sollte. Die Gewebeunterdrückung (GE: 0–6) muss bei stark pulsierenden arteriosklerotischen Gefäßen sowie beim Dialyseshunt hochgeregelt werden, um ein pulsations-

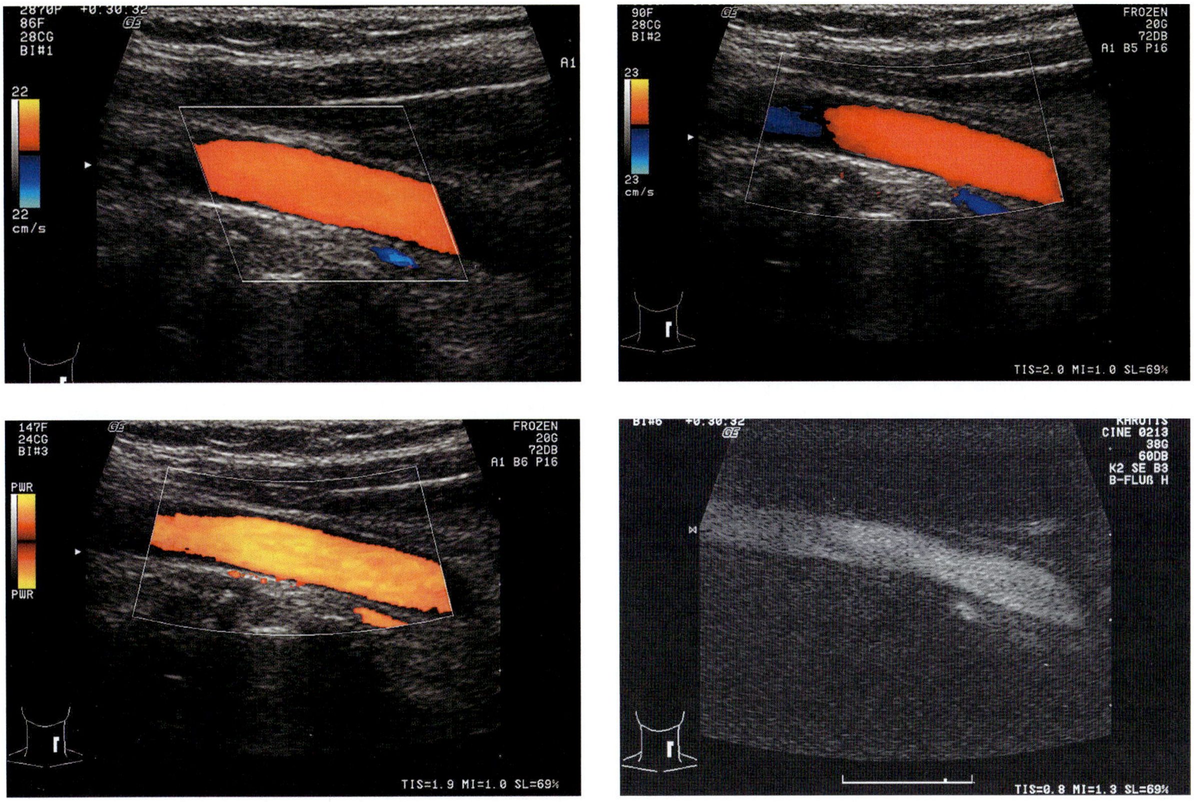

Abb. 5.**10 a-d** Einfluss des Farbfensters auf die Farbdarstellung.
a Gefäße, die parallel zur Haut verlaufen, lassen sich am Besten durch ein trapezförmiges Farbfenster beurteilen, da die Gefäßachse keine Richtungsänderung in Relation zum Doppler-Strahl zeigt. Flussänderungen, die z.B. Indiz für eine Stenose sind, lassen dadurch eine "Blickdiagnose" und schnelle Einschätzung zu.
b Wählt man ein sektorförmiges Farbfenster, ergeben sich richtungsbedingte Farbveränderungen und bei senkrechtem Verlauf des Gefäßes zum Schallfächer ein Sensitivitätsverlust in der Flussdetektion für die FKDS.
c Im Vergleich dazu zeigt der Power-Modus einen geringeren, jedoch noch nachweisbaren Sensitivitätsverlust (links im Bild).
d Im Vergleich dazu lässt sich im B-Flow-Modus das Gefäß komplett beurteilen, mit nur geringer Winkelabhängigkeit im gesamten B-Bild.

bedingtes Rauschen zu vermeiden. Wünscht man die Erfassung einer Flussdynamik z.B. in Aneurysmata, so sollte die Bildrate „hoch" gewählt werden.

Endgültige Empfehlungen für die Geräteparameter beim B-Flow-Modus lassen sich noch nicht geben. Sie sind von Gerät und Fragestellung abhängig. Vorschläge und erste Indikationen wie die Kontrolle von Dissekaten und Aneurysmata, von Dialyseshunts sowie hochgradigen Stenosen sind in den Abb. 5.**12**, 5.**18** sowie in Abb. 9.**13** zusammengestellt.

Vorteil der beiden letztgenannten Verfahren ist, dass durch die geringe bzw. fehlende Winkelabhängigkeit beim B-Flow auch schwer einsehbare Abschnitte übersichtlich dargestellt werden können. Nachteil des Power-Modus ist die Empfindlichkeit gegenüber Pulsationen und Bewegungen. Der B-Flow-Modus ist z.Z. noch auf oberflächliche Gefäße oder schlanke Patienten limitiert.

Untersuchungstechnik, Limitationen und Artefakte

Untersuchungstechnik und Wahl des Flussdetektionsverfahrens

B-Bild. Nach Wahl des Schallkopfes und optimaler Einstellung des B-Bildes werden
- die Gefäßwand,
- die Pulsationscharakteristik,
- das Gefäßlumen

untersucht.

FKDS, Power-Modus. Nach Zuschalten der FKDS oder des Power-Modus werden Farbfüllung und -dynamik analysiert. Im Normalfall stellt sich das Gefäßlumen

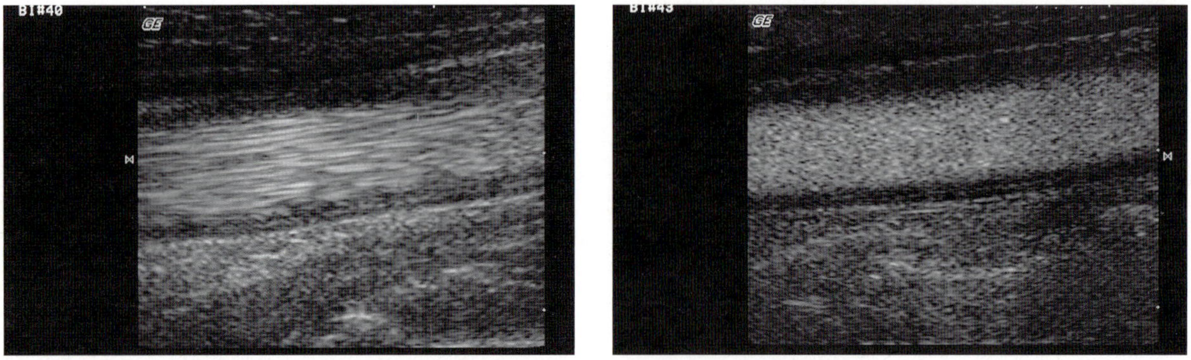

a b

Abb.5.**11 a** u. **b** Einfluss der Ausleserichtung des B-Flows auf die Flussdarstellung.
a Wird das Signal in der Flussrichtung abgetastet, stellen sich Flusssignale bei schnellen Geschwindigkeiten vorwiegend strichförmig dar. Die Länge der Strömungslanzetten ist der Geschwindigkeit proportional.
b Wird gegen die Flussrichtung ausgelesen, zeigt sich ein punktförmiges Flusssignal mit höherer Auflösung. Gegenläufig durchströmte Gefäße lassen sich dadurch anhand ihres „Flussmusters" unterscheiden.

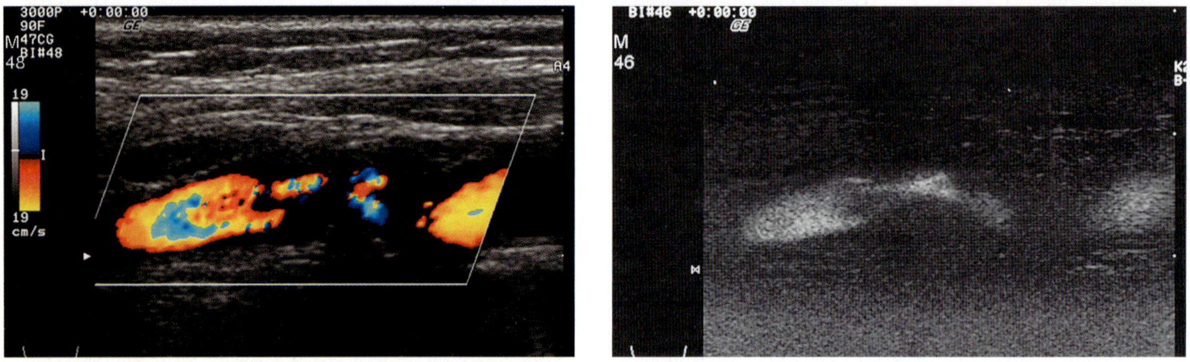

a b

Abb.5.**12 a** u. **b** Methodenvergleich FKDS versus B-Flow-Modus bei hochgradiger Stenose.
a FKDS einer hochgradigen Stenose der A. carotis interna. Das Lumen ist durch echoarmes Material eingeengt. Geschwindigkeitsmessungen zeigen eine Flussbeschleunigung auf über 420 cm/s.
b Im B-Flow-Modus zeigt sich eine 1cm lange, zipflig zulaufende, hochgradige Stenose, wie eine ergänzende Angiographie bestätigt.

homogen farbgefüllt dar. Der zeitliche Ablauf der Farbschattierung hängt vom Widerstand im nachgeschalteten Stromgebiet und von pathologischen Veränderungen vor Ort sowie im vor- oder nachgeschalteten Stromgebiet ab. Jede Farbauffälligkeit sollte durch ein ergänzendes Doppler-Spektrum festgehalten und weiter analysiert werden. Liegen grobe Vibrationsartefakte wie beim Dialyseshunt oder der filiformen Stenose vor, so kann der B-Flow hilfreich sein.

Je nach Fragestellung sind (patho-) physiologische Einflussfaktoren zu berücksichtigen: Beispielsweise sollte eine FKDS der Beinarterien nur nach einer vorherigen Ruhephase von mindestens 5–10 min durchgeführt werden, um eine persistierende Hyperämie durch Belastung auszuschließen, die die Flussgeschwindigkeit sowie die messbaren Widerstandsindizes verfälschen würde.

Analoges gilt für quantitative Messungen an den intestinalen Gefäßen, die wenn möglich am nüchternen Patienten durchgeführt werden sollten. Bei der Interpretation der Flussgeschwindigkeiten sind klinische Parameter wie z.B. eine Anämie, die Herzauswurfleistung sowie Mehrgefäßerkrankungen mit vorgeschalteten Stenosen zu berücksichtigen.

Limitationen und Artefakte

Neben vermeidbaren untersuchungstechnischen Artefakten wie einem zu großen Messwinkel oder Schatten gebenden Veränderungen oberhalb des zu messenden Gefäßes, ist mit einer Reihe von physikalischen und untersuchungstechnischen sowie hämodynamisch bedingten Artefakten und Problemen zu rechnen:

Die Entstehung des Ultraschallbildes beruht auf bestimmten idealisierten physikalischen Grundannahmen wie z.B. der Konstanz von Schallgeschwindigkeit und Dämpfung im Gewebe sowie der Annahme einer geradlinigen Schallausbreitung. Abweichungen von diesen Annahmen sowie Fehleinstellungen führen zu Artefakten, die z.T. diagnostisch nutzbar sind, häufig jedoch zu Fehlinterpretationen führen.

Artefakte im B-Bild

Neben störenden Phänomenen wie *Schallauslöschung* an Kalk, Knochen und Luft sowie *Reverberationen*, können Artefakte auch diagnostisch hilfreich sein. Hier ist die *dorsale Schallverstärkung* hinter Zysten zu nennen. Unter der Annahme einer konstanten Dämpfung versucht man über eine tiefenabhängige Verstärkung, eine homogene Darstellung der Echos bis in die Tiefe zu erzwingen. Durch die in Flüssigkeit niedrigere Absorption und fehlende Reflexion ergibt sich eine Übersteuerung des Signals, die sich als dorsale Schallverstärkung darstellt.

Weitere Artefakte sind *Abschattungsphänomene am Rand von kreisförmigen Objekten* sowie *Schichtdickenartefakte*. Durch sie können auch außerhalb der Scanebene liegende Reflektoren zur Abbildung gelangen.

Liegt ein Objekt vor einem starken Reflektor, wie z.B. ein Hämangiom in der Leber vor dem Zwerchfell oder die A. subclavia vor der Pleura der Lungenspitze, so wird durch mehrfaches Zurückwerfen des zurück gestreuten Echos durch die verlängerte Laufzeit ein virtuelles Bild hinter dem Reflektor erzeugt. Dieses Phänomen gilt nicht nur für das B-Bild, sondern auch für die Farbkodierung, und erweckt den Eindruck doppelt angelegter Gefäße (Abb. 5.**13a**).

Artefakte in der Farbkodierung

Wie im B-Bild, ergeben sich auch in der Farbe Artefakte durch unerwartete physikalische oder gerätetechnische Limitationen. Je nach ihrem Effekt kann man sie in Artefakte einteilen, die zu einem Verlust an Sensitivität führen, und in solche, die falsch positiv einen Fluss annehmen lassen bzw. z.B. einen Thrombus oder wandständige Veränderungen überdecken (s.a. Abb. 5.**3** bis Abb. 5.**6**).

Falsch negativer Flussnachweis (Unterschätzung). Da es sich bei der CW, der PW und der FKDS um Doppler-Verfahren handelt, ist die Farbinformation ebenso wie die Information des Doppler-Spektrums winkelabhängig. Ein Winkel von 90° macht die Darstellung von Fluss unmöglich. In diesen Fällen kommt es zur Unterschätzung; der Flussnachweis ist falsch negativ. Kalzifikationen und Plaque führen zu einer Schallauslöschung der Farbe (Abb. 5.**14a**). Die Bedeutung von Sendeleistung, Empfangsverstärkung, gerätespezifischer Filter sowie der Wichtung von Grau- und Farbinformation sind auf S. 110 bereits dargestellt.

Falsch positiver Flussnachweis (Überschätzung). Eine Überstrahlung entsteht durch zu hohe Verstärkung oder durch eine zu niedrig eingestellte PRF. Bewegungsartefakte sowie insbesondere bei harten Lebern die Herzpulsationen können beispielsweise auch an Zysten einen Fluss vortäuschen. Insbesondere ältere Geräte zeigen aufgrund der z.T. bis zu 10 mm weiten Schichtdicken ein Überstrahlen durch Flussinformation außerhalb der Schichtebene. Dieses kann Auslöser von Fehldiagnosen sein, da sich Flussinformationen aus benachbarten Gefäßen in ein verschlossenes bzw. thrombosiertes Gefäß hineinprojizieren können und den Eindruck einer Rekanalisation hervorrufen. Bei optimaler Einstellung ist es heute möglich und klinisch gewünscht, bereits geringgradige wandständige Veränderungen wie Thrombusauflagerungen nach der PTA oder beginnende mesenteriale und portale Thrombosen zu erkennen und im Verlauf zu kontrollieren.

Geister- oder Phantomgefäße (Abb. 5.**13**) entstehen an stark reflektierenden Oberflächen wie dem Zwerchfell oder der Pleura als so genanntes Spiegelartefakt. Reflexion und erneute Rückstreuung ergeben den Eindruck eines zweiten Gefäßes, das nicht nur Farbinformation zeigt, sondern aus dem auch Doppler-Spektren abgeleitet werden können. Ein weiteres, seltenes Phänomen findet sich bei Störungen auf der Ebene des Beam Formers (Platine zur Koordinierung der Aussendung der Schallkopfelemente). Hier können in Ausleserichtung aneinander gereihte Geistergefäße entstehen (Abb. 5.**15**).
Konfettiartige Artefakte an hochgradigen Stenosen und AV-Fisteln erklären sich durch Vibrationen perivaskulärer Weichgewebe beim Auftreffen schneller Jetströme (Abb. 11.**18**). Insbesondere Plaques können in Schwingungen geraten, die sich als grobes Farbmosaik (Abb. 5.**14b**) markieren. Vibrationen elastischer Gefäßwände im Bereich hochgradiger Stenosen (Abb. 5.**16**) lassen sich im PW-Doppler als „musikalische Bänder" und akustisch als hochfrequenter Ton neben dem eigentlich Stenosegeräusch darstellen (sog. Möwenschrei-Phänomen). Sie sind oftmals der erste Hinweis auf eine relevante Stenose. Gerade im Abdomen darf dieses Phänomen nicht mit der nur passager auftretenden Darmperistaltik, die ebenfalls zu einem mosaikartigem Artefakt führt, verwechselt werden.

Anhang: Prinzip, Einstelltechnik und Indikationen des B-Flow-Verfahrens

Die B-Flow-Technik (B steht für Brightness) ist ein neues, nicht auf dem Dopplerprinzip basierendes Blutflussdetektionsverfahren, das die Vorteile der gleichzeitigen Darstellung von hämodynamischen und morphologischen Gefäßwandeigenschaften mit hoher Ortsauf-

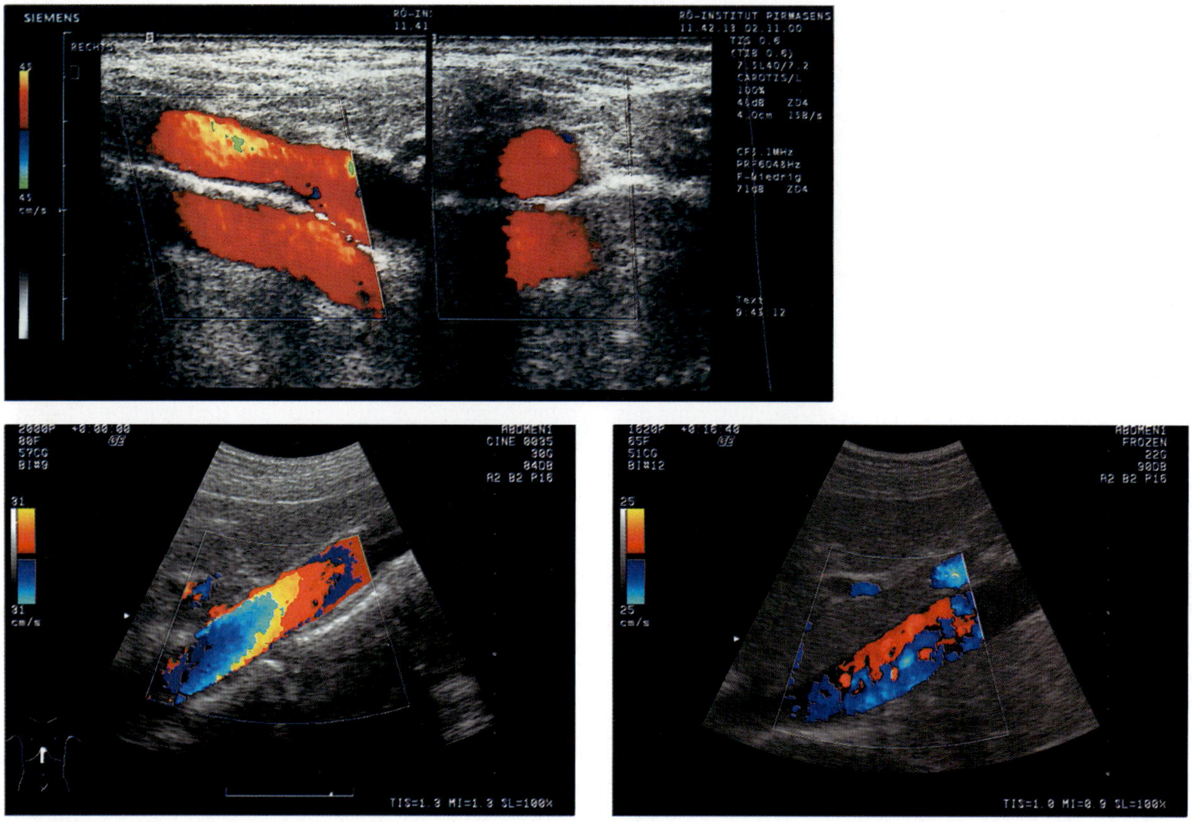

a b c

Abb.5.**13a-c** Physikalische und physiologische Artefakte.

a Spiegelartefakt der A. subclavia an der Pleura. Darstellt wird eine zweite, virtuelle V. subclavia im Längs- und Querschnitt.
b Arterielles Flussmusterartefakt. Proximal zeigt sich noch während der Systole ein Aliasing (hellgrün). Weiter distal befindet sich das Blut noch in der spätsystolischen bzw. enddiastolischen Phase mit blau kodierten Rückflusskomponenten.
c Venöses Flussmusterartefakt. Kardiale und respiratorische Modulation des Flusssignals in der V. cava inferior mit inhomogener teils roter, teils blauer Kodierung. Im Einmündungsbereich der Nierenvenen sind immer Turbulenzen vorhanden.

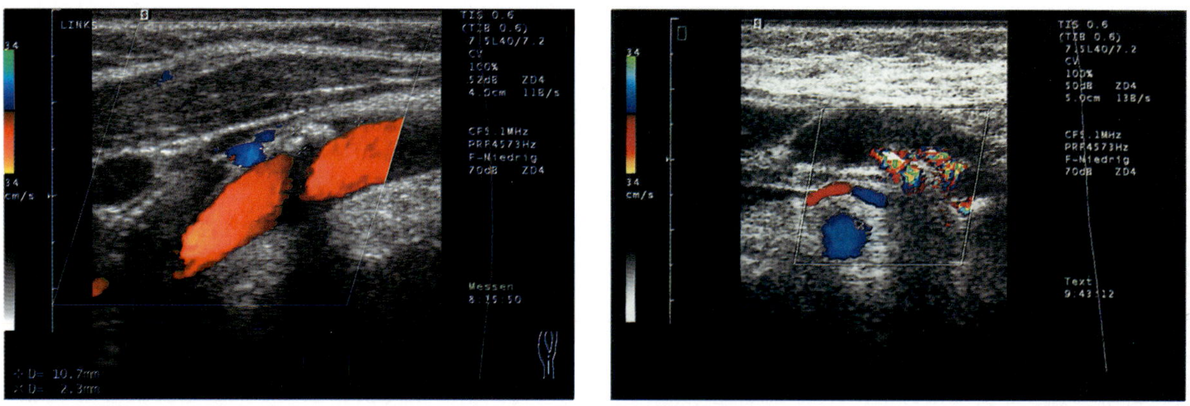

a b

Abb.**5.14a** u. **b** Hilfreiche pathophysiologische Artefakte und Sekundärphänomene.

a Längsschnitt durch die A. carotis communis und die Bifurkation. Im Abgang der A. carotis interna zeigt sich ein grober Kalkplaque mit Schallauslöschung im B-Bild sowie in der Farbe. (Beachte: Die Schallauslöschung im B-Bild verläuft senkrecht zur Schallkopfoberfläche, während die Auslöschungsrichtung in der Farbe sich an der Kippung des Farbfensters orientiert.)
b Vibrationsphänomen an verkalktem Plaquematerial. Die Mitbewegung des Plaques kann zu einem Vibrationsphänomen führen, das sich vor oder auch auf der lumenabgewandten Seite des Plaques manifestiert und eine Unterminierung bzw. eine Ulkusnische vortäuschen kann.

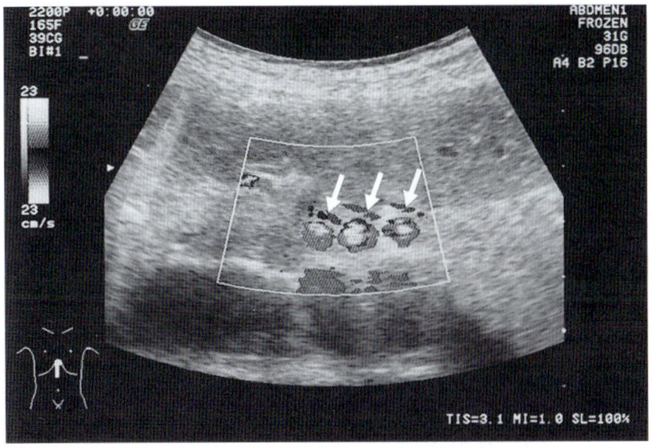

Abb. 5.**15** Ausleseartefakt bei Platinendefekt im Beam-Former-Modul. Im B-Bild zeigt sich eine verwaschene Struktur. Im Farbfeld findet sich eine Mehrfach-Abbildung der A. mesenterica superior (hier im schwarz-weiß dokumentierten Bild hell kodiert und durch Pfeile markiert).

lösung ermöglicht. Das Prinzip fußt auf einer Subtraktionstechnik: Entlang eines Vektors (Bildlinie) werden zwei digital verschlüsselte Pulse in einem definierten Zeitintervall abgegeben. Die digitale Verschlüsselung der abgegebenen Schallfrequenz hat den Vorteil, dass empfangsseitig nur die kodierten Echos ausgewertet werden, etwaige Störechos werden so eliminiert. Durch eine spezielle Pulskompressionstechnik gelingt es, die Signalstärke so weit anzuheben, dass die Echoenergie der Reflektoren im B-Bild dargestellt werden kann (1–3). Die beiden Echosignale einer Bildlinie werden voneinander subtrahiert, sodass nur das Amplitudensignal eines Reflektors im Zeitintervall zwischen zwei Pulsen dargestellt wird. Damit erhält man Angiographie-ähnliche Bilder (Abb. 5.**17**). Mit steigender Geschwindigkeit bzw. lokalem Volumenfluss nimmt auch die Signalstärke (Helligkeit der Echos) zu, sodass damit ein hoher poststenotischer Jet detektiert werden kann (Abb. 5.**18**).

Bei der Einstellung sind der Geschwindigkeitsbereich („High" und „Low"), eine ausreichende Leistung sowie die exakte Positionierung des Fokus in Höhe des zu untersuchenden Gefäßsegmentes zu berücksichtigen.

Im Vergleich mit anderen bildgebenden Verfahren ergeben sich methodische Vorteile für die B-Flow-Technik: Die *Angiographie* gestattet als Summationsbildverfahren nur eindimensionale Messungen. Die geometrische Form von Stenosen (kreis-, ovaläre oder sichelförmiges Restlumen) ist deshalb nur schwer zu ermitteln. Überlagerungen durch die A. carotis externa mit ihren Ästen können zudem die Darstellung des stenotischen Segments erschweren. *Dopplersonographische* Bestimmungen von Geschwindigkeiten hängen neben dem Alter und Geschlecht von der kardial vorgegebenen Hämodynamik sowie vom Zustand der anderen versorgenden Gefäße in der betroffenen Extremität oder des Karotisstromgebiets ab. Parameter wie die Stenoselänge, Messtiefe, Winkelfehler oder der spirale Flusscharakter können die dopplersonographischen Messungen erheblich beeinflussen. Aufgrund der hohen Streubreite werden daher bevorzugt Stenosebereiche anstelle definierter Stenosegrade angegeben. In der *FKDS* oder im *Power Mode* sind hochgradige Stenosen und Dialyseshunts oft durch Artefakte überlagert.

Die hohe Orts- und Zeitauflösung der B-Flow-Technik erlaubt Messungen der Querschnittsfläche des durchströmten Gefäßlumens in und distal der Stenose bzw. des poststenotischen Jets auch bei einem Einschallwinkel von 90°. Die planimetrische Messung des stenotischen Residuallumens und des distalen Referenzsegmentes gestattet eine zuverlässige morphologische Stenosequantifizierung (4, 5).

Zusammenfassend bietet die B-Flow-Technik eine annähernd artefaktfreie Darstellung des durchströmten

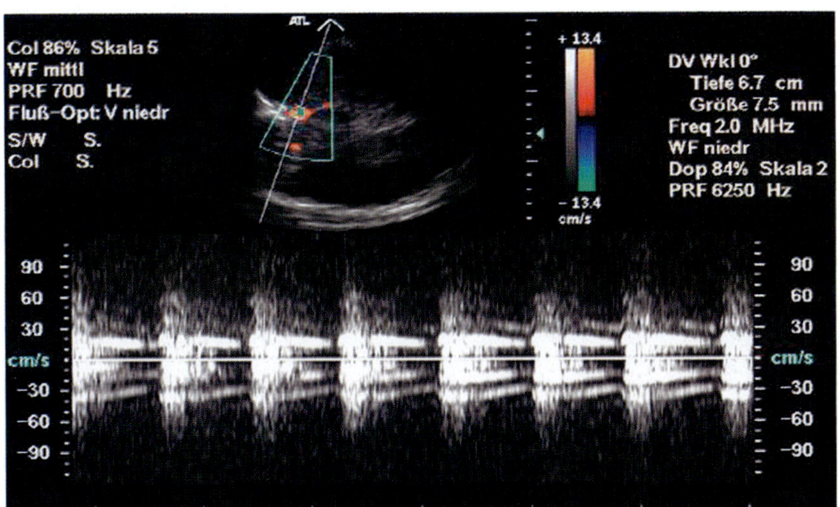

Abb. **5.16** Möwenschrei-Phänomen z.B. bei hochgradiger Stenose. Ableitung aus dem T-Stück der intrazerebralen A. carotis interna eines 14-jährigen Mädchens nach einem Unfall. Im PW-Doppler lässt sich eine Strömungsbeschleunigung mit Frequenzverbreiterung nachweisen.
Bandförmige Überlagerung des Spektrums durch einen hochfrequenten Sinuston (Musical Murmur).

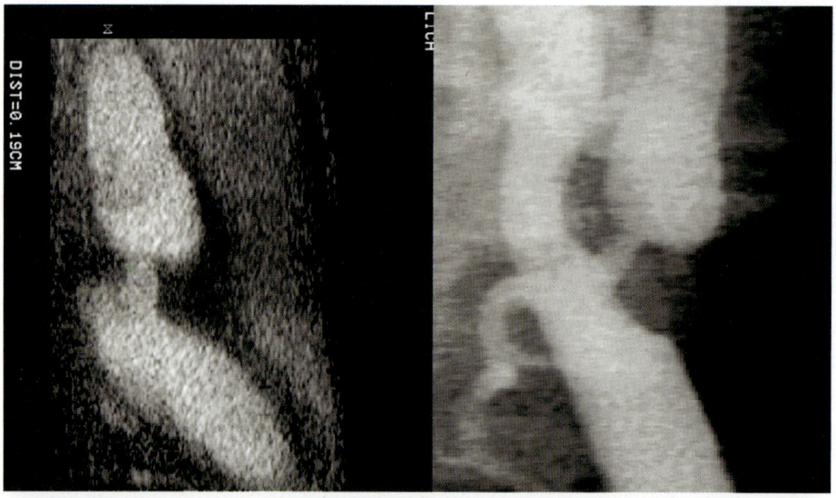

Abb. **5.17** Vergleich B-Flow und Angiographie: Stenose der A. carotis interna.

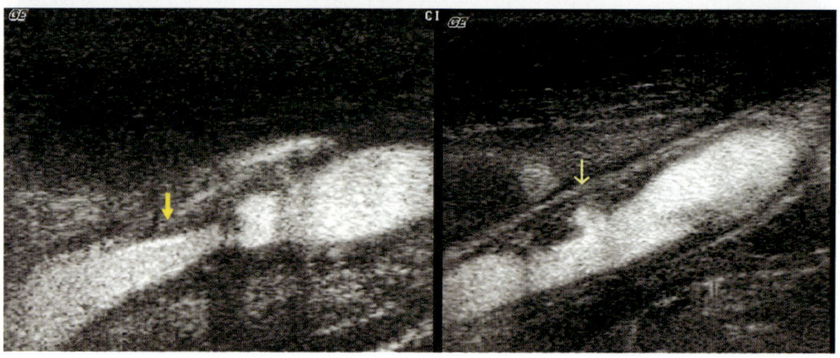

Abb. **5.18** Ortsgenaue Darstellung von Wandveränderungen durch B-Flow-Technik.
a Kugeliges weiches Plaquematerial mit hochgradiger Stenose und poststenotischem Hochgeschwindigkeitsjet (breiter Pfeil).
b Geringgradige Stenose mit scharf abgrenzbarer Ulzeration (schmaler Pfeil).

Gefäßlumens, der lumenseitigen Gefäßkontur und damit eine Hilfe bei der morphologischen und funktionellen Beurteilung arterieller Stenosen. Hierin liegen die diagnostischen Vorteile und damit die derzeitigen Hauptindikationen für den Einsatz des B-Flow-Verfahrens (Tab. 5.**2**).

Tabelle 5.**2** Indikationen der B-Flow-Technik als Ergänzung zur FKDS

- Artefaktfreie, simultane Darstellung hoher und niedriger Geschwindigkeiten
  - z.B. bei Dialyseshunts, AV-Fisteln und Aneurysmata (s.a. Abb. 9.**13**)
  - Detektion des Hochgeschwindigkeitsjets bei arteriellen Stenosen (Abb. 5.**18**)
- Morphologische Stenosequantifizierung durch axiale und transversale Darstellung des durchströmten Gefäßlumens (Flächenstenose)
- Hochauflösende Darstellung der lumenseitigen Gefäßkontur zur Detektion von Ulzerationen (Abb. 5.**18**)

Literatur

1. O'Donell M. Coded excitation systems for improving the penetration of real-time phased array imaging systems. IEEE Trans UFFC. 1992;39:341-351.
2. Welch LR, Fox MD. Practical spread spectrum pulse compression for ultrasonic tissue imaging. IEEE Trans UFFC. 1998;45:349-355
3. Weskott HP. B-Flow. Eine neue Methode zur Blutflussdetektion. Ultraschall Med. 2000;2:59-65.
4. Weskott HP, Andreesen H, Fürste T, von Leitner E. A new ultrasound gray scale time domain subtraction method helps in imaging perfused lumen in mid sized vessels. Radiology. 1999;213(P):191.
5. Weskott HP, Fürste T, Andreesen H. Detecting and grading of ICA stenosis by measuring area reduction using an US gray scale technique (B-Flow): A pilot study. B-Flow. Radiology. 2001: 221(P):592.

6 Extrakraniale hirnversorgende Arterien

C. Arning

Die farbkodierte Duplexsonographie (FKDS) hat sich als Standardverfahren für die Diagnostik der extrakranialen hirnversorgenden Arterien etabliert (38). Stenosen dieser Arterien können über 2 unterschiedliche Pathomechanismen zu zerebralen Ischämien führen:

- durch verminderten Perfusionsdruck hinter der Stenose („kritische Hämodynamik")
- über Embolien durch Plaqueteile und Thromben.

Die Diagnostik beschränkt sich deshalb nicht nur auf den Nachweis einer Gefäßstenose, sondern strebt Aussagen auch über die Stenosemorphologie an. Diese kann Bedeutung bei besonderen Pathologien erlangen wie z.B. eine Vaskulitis oder Dissektion, da sich hier spezifische Behandlungsmöglichkeiten ergeben können. Für die Therapieentscheidung ist der Stenosegrad insbesondere an der A. carotis interna von zentraler Bedeutung (31), sodass dieser möglichst differenziert bestimmt werden sollte.

A. carotis – Anatomie, Untersuchungstechnik, Normalbefund

Vorbemerkung

An der A. carotis manifestieren sich stenosierende Gefäßveränderungen vorwiegend in Gefäßabschnitten, die der Sonographie gut zugänglich sind: an der extrakranialen Bifurkation und im Anfangsabschnitt der A. carotis interna. Weniger häufig kommen Karotisstenosen in weiter kranial gelegenen extra- und intrakraniellen Abschnitten oder am Abgang der A. carotis communis vor. Diese Gefäßabschnitte sind der direkten Ultraschalldarstellung z.T. nicht zugänglich. Um dort lokalisierte Strömungsbehinderungen zu erfassen, müssen bei der Untersuchung immer auch indirekte hämodynamische Kriterien berücksichtigt werden.

Normale Anatomie

Die A. carotis communis entspringt rechts aus dem Truncus brachiocephalicus, links direkt aus dem Aortenbogen. Sie verläuft kranialwärts und teilt sich in variabler Höhe (meist im Niveau des Schildknorpeloberrandes) in die Aa. carotides interna und externa.

A. carotis interna. Die kaliberstärkere A. carotis interna gibt extrakranial keine Äste ab und zieht unter leichter oder stärkerer Schlängelung dorsolateral der A. carotis externa zur Schädelbasis. Nach Austritt aus dem Canalis caroticus bildet sie den gebogenen Karotissiphon und gibt hier als ersten nennenswerten Ast die A. oph-

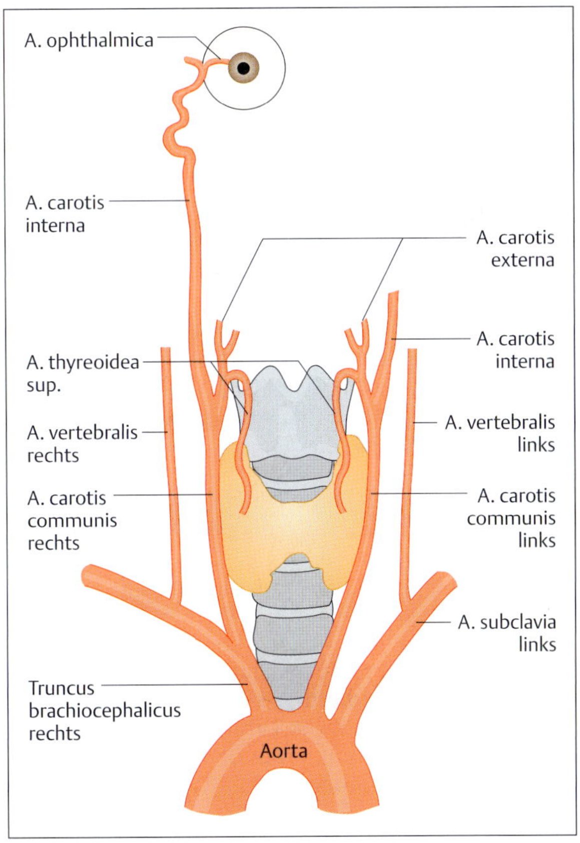

Abb. 6.1 Normale Anatomie der A. carotis.

thalmica ab. Sie teilt sich dann in ihre Endäste, die A. cerebri media und A. cerebri anterior. Eine individuell unterschiedlich ausgeprägte Erweiterung der proximalen A. carotis interna, gelegentlich auch der distalen A. carotis communis, wird als Karotisbulbus bezeichnet.

A. carotis externa. Die A. carotis externa teilt sich bald nach dem Abgang in mehrere Äste auf. Die A. thyroidea superior verlässt das Gefäß als erster Ast meist in Höhe der Bifurkation; sie entspringt manchmal noch aus der distalen A. carotis communis, aber immer auf der Seite des Externa-Abgangs. Weitere wichtige Äste sind die A. facialis, die A. occipitalis und die A. temporalis superficialis.

Anatomische Varianten

Abweichungen von der normalen Anatomie kommen an der A. carotis vor als
- Lage- und Verlaufsanomalie,
- Kalibervariante,
- Abgangsanomalie.

Lageanomalien. Lageanomalien sind die häufigsten Normvarianten und betreffen v.a. die Karotisbifurkation. Bezogen auf die A. carotis externa verläuft die A. carotis interna in etwa 70% der Fälle normal dorsolateral, in etwa 20% dorsomedial, in ca. 10% medial und in weniger als 1% vor der A. carotis externa.

Kalibervarianten. Geringe Seitendifferenzen des Gefäßkalibers sind an der A. carotis nicht ungewöhnlich, eine ausgeprägte Kaliberschwäche (Hypoplasie) kommt aber nur sehr selten vor. Kalibervarianten betreffen v.a. die Karotisbifurkation: Lokalisation und Ausprägung des Karotisbulbus können individuell sehr unterschiedlich sein. Demzufolge ist auch die Variationsbreite hämodynamischer Normalbefunde (z.B. das Vorhandensein oder Fehlen von Flussseparationen, s. Kapitel 3) sehr groß.

Abgangsanomalien. Eine wichtige, wenn auch seltene Abgangsanomalie (in 1–2% der Fälle) ist der Abgang der A. pharyngea ascendens aus der A. carotis interna. Die Anomalie kann die Unterscheidung zwischen A. carotis interna und A. carotis externa erschweren. Ist diese Normvariante vorhanden, kommen Segmentverschlüsse am Abgang der A. carotis interna vor, die operativ behandelt werden können. Häufigste proximale Normvariante der A. carotis ist der Abgang der linken A. carotis communis aus dem Truncus brachiocephalicus (Truncus bicaroticus).

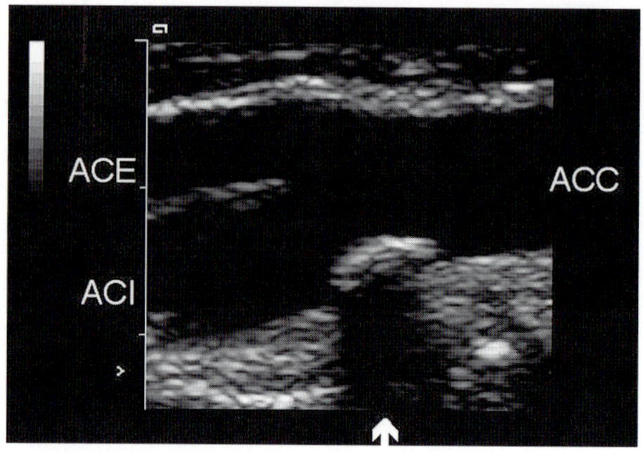

Abb. 6.2 Karotisbifurkation im B-Bild.
ACC = A. carotis communis, ACI = A. carotis interna, ACE = A. carotis externa, Pfeil = Schallauslöschung durch echoreiche Plaque am Abgang der A. carotis interna.

Untersuchungsgang und Normalbefund

Schallkopf. Optimal für die Untersuchung der proximalen Abschnitte der A. carotis interna und der mittleren und kranialen Abschnitte der A. carotis communis sind Linearschallköpfe mit einer Sendefrequenz von 5–8 MHz für das B-Bild sowie etwa 3–5 MHz im Doppler- und Farb-Doppler-Modus. Durch Anwinkeln des Schallkopfes ist es möglich, die Gefäße auch nach proximal und distal relativ weit zu verfolgen. Für diese Gefäßabschnitte können ergänzend Konvex- oder Sektorschallköpfe eingesetzt werden.

Schnittebenen. Die Untersuchung der A. carotis erfolgt in Longitudinalschnittebenen von anterolateral und dorsolateral sowie im Transversalschnitt; der Kopf des Patienten ist ein wenig zur Gegenseite gedreht. Bei weit medial gelegener, in den üblichen Ebenen schlecht einstellbarer A. carotis interna kann eine Beschallung von vorn bei rekliniertem Kopf versucht werden. Der Untersucher sitzt – wie bei der extrakranialen und transkraniellen Doppler-Sonographie – hinter dem Kopf des liegenden Patienten oder – wie bei der abdominellen Sonographie – neben seiner rechten Seite. Die Untersuchung ist auch am sitzenden Patienten möglich: der Untersucher steht dann hinter ihm.

B-Bild-Modus. Die vollständige Untersuchung soll im B-Modus, Farb-Doppler- und Spektral-Doppler-Modus erfolgen. Zweckmäßigerweise wird mit einer möglichst guten B-Bild-Einstellung begonnen, da sie Voraussetzung für die gesamte Untersuchung ist. Von der A. carotis communis ausgehend wird das Gefäß kontinuierlich nach kranial verfolgt. Die Bifurkation wird

Tabelle 6.1 Ultraschall-Bildkriterien für die Beschreibung der Plaque-Morphologie

Echodichte	• echoreich • echoarm
Echoverteilungsmuster	• homogen • inhomogen
Oberflächenstruktur	• regelmäßig • unregelmäßig
Besonderheiten	• Schallschatten • Nischenbildung • echoarme Einschlüsse • Plaquebewegungen

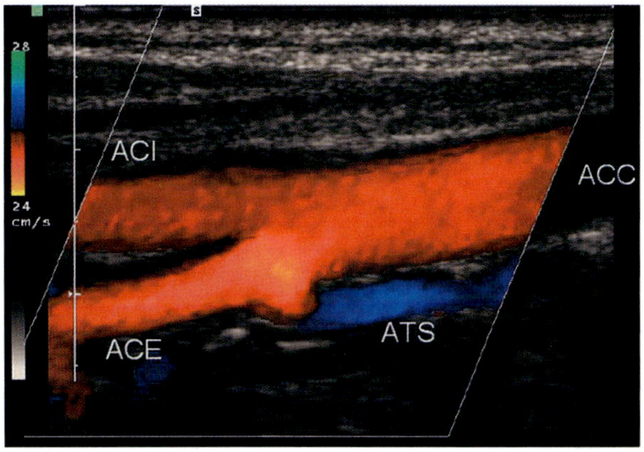

Abb. 6.3 Normale Karotisbifurkation im Farb-Doppler-Modus.
ACC = A. carotis communis, ACI = A. carotis interna, ACE = A. carotis externa, ATS = A. thyroidea superior.

mit beiden Ästen dargestellt. Im B-Bild beurteilt man Gefäßwände und Lumen in verschiedenen Ebenen. Eine Darstellung der Bifurkation mit der A. carotis communis und beiden Ästen in einer Ebene ist nur bei einem Teil der Fälle möglich (Abb. 6.**2**). Schon im B-Bild wird versucht, nach Lage der Gefäße zueinander und Nachweis von Gefäßabgängen A. carotis externa und A. carotis interna zu differenzieren. Die Beurteilung der Gefäßwand erfolgt nach den in Tabelle 6.**1** genannten Kriterien.

Farb-Doppler-Modus. Nun werden die gleichen Gefäßabschnitte im Farb-Doppler-Modus analysiert (Abb. 6.**3**). Man prüft, ob in allen Gefäßabschnitten Strömung nachweisbar ist und beurteilt diese nach Richtung und lokalen Veränderungen (lokal beschleunigte Strömung? Strömungsstörungen?). Wenn sich in einem Gefäßbezirk eine Aussparung im Strömungsbild erkennen lässt, wird dieser Bereich sorgfältig in verschiedenen Ebenen und unter verschiedenen Beschallungswinkeln dargestellt. Lässt sich der Befund reproduzieren, folgt hier noch einmal eine B-Bild-Kontrolle, um mögliche echoarme Strukturen direkt abzubilden. Die A. carotis interna sollte soweit wie möglich nach kranial verfolgt werden. Eine Darstellung des kaudalen Abschnitts der A. carotis communis ist nicht in jedem Fall erforderlich, sollte aber bei indirekten Hinweisen auf eine proximale Strömungsbehinderung durchgeführt werden.

Für die Geräteeinstellung im Farb-Doppler-Modus sind 3 Parameter besonders wichtig (9):

➤ Ultraschall-Verstärkung (Farb-Gain),
➤ Pulsrepetitionsfrequenz (PRF) zur Einstellung der oberen Grenzfrequenz der Farbskala,
➤ Farbfenster-Kippung.

Diese Funktionen müssen auch während des Untersuchungsgangs häufig verändert werden. Der Farb-Gain wird optimal so eingestellt, dass gerade keine artifiziellen Farbsignale außerhalb des Gefäßes erkennbar werden. Die Farbskala ist nach Möglichkeit so einzustellen, dass in dem zu untersuchenden Gefäßabschnitt gerade kein Alias-Effekt erkennbar wird; so kann eine lokale Zunahme der Strömungsgeschwindigkeit bei einer Stenose am besten erfasst werden. Das Farbfenster an der A. carotis muss man häufig kippen, damit ein Beschallungswinkel von deutlich unter 90 Grad erreicht wird. Eine nahezu rechtwinklige Beschallung kann bewirken, dass eine scheinbare Strömungsumkehr im Gefäß angezeigt wird oder dass vorhandene Strömung gar nicht dargestellt wird.

Spektral-Doppler-Untersuchung. In allen Gefäßabschnitten, die bei der Farb-Doppler-Untersuchung auffällig erscheinen, wird ergänzend eine Spektral-Doppler-Untersuchung mit Frequenzspektrumanalyse durchgeführt. Eine Spektral-Doppler-Ableitung erfolgt in allen Fällen aus A. carotis communis, A. carotis externa und A. carotis interna (mindestens 1 cm oberhalb des Karotisbulbus). Bei Nachweis normaler Strompulskurven können A. carotis interna und A. carotis externa schon allein danach eindeutig identifiziert werden. In unklaren Fällen ist ein Externaast-Kompressionstest erforderlich (Tabelle 6.**2**). Die Doppler-Ableitung der genannten Gefäße wird im Seitenvergleich durchgeführt, um so ggf. indirekt eine Strömungsbehinderung außerhalb des beschallbaren Bereichs zu erfassen. Auch auf Zeichen einer abnormen Mehrdurchströmung (Angiom; Kollaterale) ist zu achten.

Die eindeutige Unterscheidung von A. carotis interna und externa ist wichtig, damit Stenosebefunde richtig zugeordnet werden. Eine Differenzierung nach den unterschiedlichen Strompulskurven ist im pathologischen Fall nicht möglich. Der Nachweis mehrerer Gefäßabgänge oder des Abgangs der A. thyroidea superior identifiziert eindeutig die A. carotis externa.

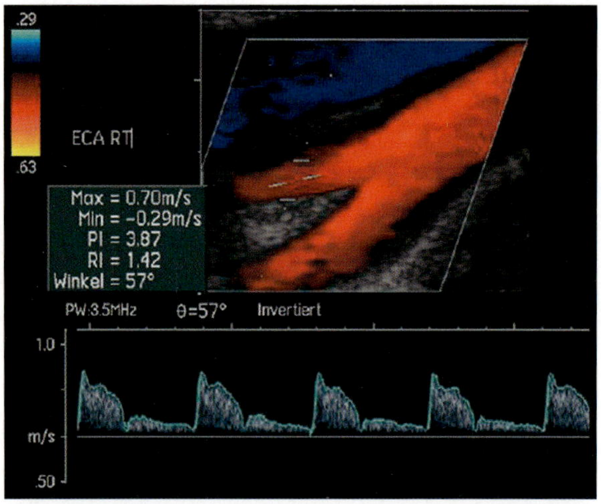

a

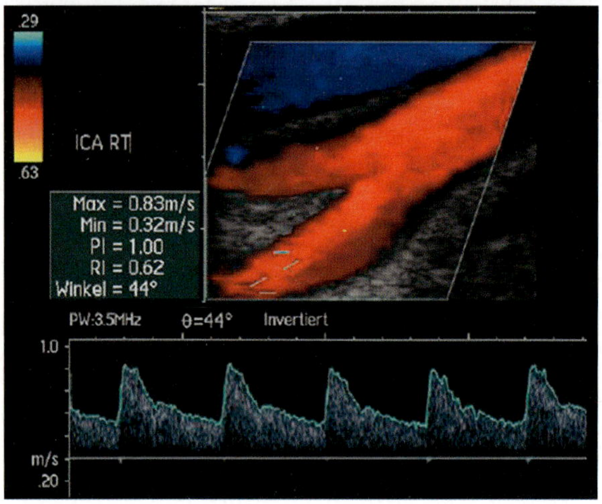

b

Abb. 6.**4 a** u. **b** Normalbefund im Spektral-Doppler-Modus bei Ableitung aus der A. carotis externa (**a**) und A. carotis interna (**b**).

Tabelle 6.**2** Differenzierung zwischen A. carotis interna und externa: Diagnostische Kriterien

B-Bild	• Lage der Gefäße: ACE meist medial • Kaliber: ACI meist kaliberstärker • Gefäßabgang der A. thyreoidea superior: eindeutig ACE
Farb-Doppler-Modus	• Gefäßabgang der A. thyreoidea superior: eindeutig ACE
Spektral-Doppler-Modus	• Strompulskurven: ACE mit höherer Pulsatilität (im pathologischen Fall unsicher) • Testung durch intermittierende Externaastkompression (z.B. A. temporalis superficialis)

A. carotis — Stenosen

Stenosegradabschätzung

Zum Nachweis und für die sonographische Quantifizierung von Stenosen werden verschiedene hämodynamische und morphologische Kriterien verwandt. Alle Stenosekriterien haben ihre Grenzen und können im Einzelfall zu Fehlbeurteilungen führen; deshalb sollten immer mehrere miteinander kombiniert werden.

Grundlage für die sonographische Stenosegradabschätzung ist der Vergleich mit der arteriellen Angiographie. Bei Vergleich von Sonographie und Angiographie sind an der A. carotis interna unterschiedliche angiographische Stenosegrad-Definitionen zu beachten: der lokale und der distale Stenosegrad (Abb. 6.**5**).

➤ Der *lokale* Stenosegrad (Kriterium der europäischen ECST-Studie) beschreibt das Verhältnis vom Restdurchmesser in der Stenose zum Durchmesser des ursprünglichen Lumens und gibt die beste Aussage über das tatsächliche Ausmaß der Stenosierung, ist aber angiographisch nicht immer leicht zu bestimmen.

➤ Der *distale* Stenosegrad (Kriterium der amerikanischen NASCET-Studie) bezieht sich auf den dista len, unstenosierten Gefäßdurchmesser und hat bezüglich der Hämodynamik einen größeren Aussagewert (38). Er ist angiographisch leichter bestimmbar, lässt aber gering- bis mittelgradige Stenosen in einem weiten Karotisbulbus unberücksichtigt.

Sonographische Stenosekriterien beziehen sich meist auf den lokalen Stenosegrad (Durchmesser-Reduktion gemäß ECST) oder auf eine Reduktion der Querschnittsfläche und sind durch Umrechnung vergleichbar (Tabelle 6.**3**).

Terminologie von Stenosen. Man unterscheidet Stenosen mit und ohne hämodynamische Relevanz sowie nichtstenosierende Plaques (Tabelle 6.**4**). Hämodynamisch wirksame Stenosen können mit direkten und indirekten hämodynamischen Kriterien (Tabel-

Tabelle 6.**3** Vergleich sonographischer Stenosegrad-Definitionen

Durchmesserreduktion (ECST)	Querschnittsreduktion
Anwendung: Doppler-/Duplexsonographie	Anwendung: bildgebende Sonographie
15%	35%
50%	75%
80%	96%

Tabelle 6.**4** Terminologie von Stenosen

Bezeichnung	Kriterien	Stenosegrad (ECST)
hämodynamisch wirksame Stenose	Abnahme der Stromstärke im stenosierten Gefäß	> 75%
Stenose ohne hämodynamische Relevanz	(lokale Beschleunigung, evtl. Strömungsstörungen)	zwischen ca. 50 und 75%
nichtstenosierende Plaque oder Wandverdickung	Lumeneinengung ohne lokale Strömungsbeschleunigung	< 50%

le 6.**5**) nachgewiesen werden, also auch bei Lokalisation in Gefäßabschnitten, die sonographisch nicht direkt dargestellt werden können. Nichtstenosierende Plaques sind nicht mit hämodynamischen Kriterien, sondern nur im Ultraschallbild nachweisbar.

Wie bei der CW-Doppler-Sonographie werden zur Stenosegradabschätzung direkte und indirekte hämodynamische Stenosekriterien kombiniert (Tabellen 6.**5** und 6.**7**); v.a. für geringe Grade werden zusätzlich Ultraschallbild-Kriterien berücksichtigt.

Direkte Stenosezeichen. Wichtigstes direktes Stenosezeichen ist der Nachweis einer lokalen Strömungsbeschleunigung. Der Farb-Doppler-Modus ist wichtig für die Unterscheidung von Stenose und nichtstenosierender Plaque: bei richtiger Einstellung der Farbskala (Pulsrepetitionsfrequenz) ist ein Farbumschlag (Alias-Effekt) im Stenosemaximum erkennbar (Abb. 6.**6**). Bei Ableitung des Frequenzspektrums aus dem Stenosemaximum kann das Kriterium der lokalen Strömungsbeschleunigung auch für die weitergehende Quantifizierung verwendet werden, denn die systolische Maximalgeschwindigkeit korreliert mit dem Stenosegrad (Abb. 6.**7**). Ein weiteres direktes Stenosezeichen ist der Nachweis von Strömungsstörungen, die abhängig vom Stenosegrad, aber auch von der Oberflächenstruktur der Stenose intra- und poststenotisch vorkommen (Tabellen 6.**5** und 6.**7**; Abb. 6.**8** und 6.**9**).

Indirekte Stenosezeichen. Indirekte Stenosezeichen, die ja nur bei hochgradiger, hämodynamisch relevanter Strömungsbehinderung zu erwarten sind, weisen die Abnahme der Stromstärke (Abb. 6.**13** und 6.**14**) und die Ausbildung von Kollateralen nach. Es handelt sich hier um die von der CW-Doppler-Sonographie bekannten Kriterien; die Untersuchung der Periorbitalarterien erfolgt auch am einfachsten mit der CW-Doppler-Sonde. Die Strömungsverlangsamung bei vor- oder nachgeschalteter Stenose ist meist mit einem veränderten Systole-Diastole-Verhältniss der Strompulskurve (Pulsatilität) verbunden. Diese kann durch den Pulsatility-Index (PI) oder Resistance-Index (RI) beschrieben werden (s. Kapitel 3, S. 83).

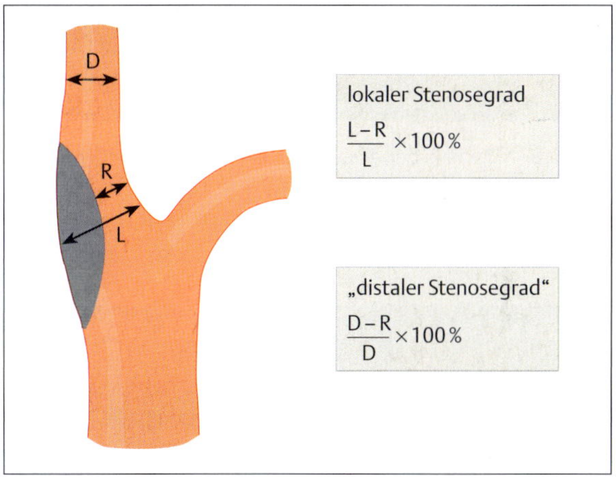

Abb. 6.**5** Angiographische Stenosegrad-Definitionen. Berechnung des lokalen Stenosegrades sowie des "distalen Stenosegrades", bezogen auf das distale Lumen (nach 37).

Tabelle 6.**5** Hämodynamische Stenosekriterien

direkte Stenosezeichen	• lokale Strömungsbeschleunigung • Strömungsstörungen in der Stenose (Turbulenzen) • Strömungsstörungen poststenotisch (Ablösungsphänomene)
indirekte Stenosezeichen	• Strömungsverlangsamung prä- oder poststenotisch mit Änderung der Pulsatilität • Nachweis von Kollateralen oder Verschiebung des Wasserscheidengleichgewichtes

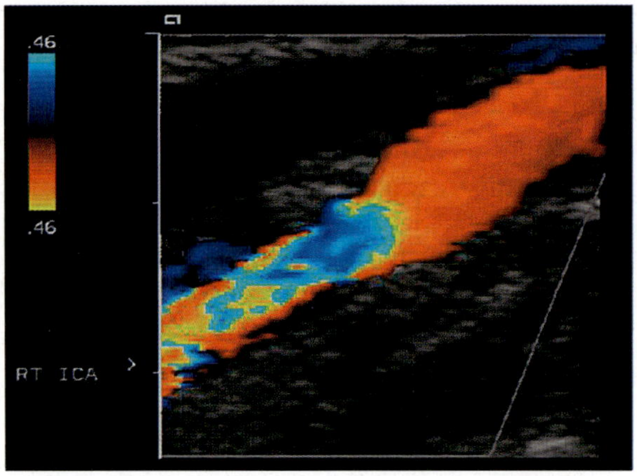

Abb. 6.**6** Stenose der A. carotis interna. Lokale Strömungsbeschleunigung im Farb-Doppler-Modus (Alias-Effekt).

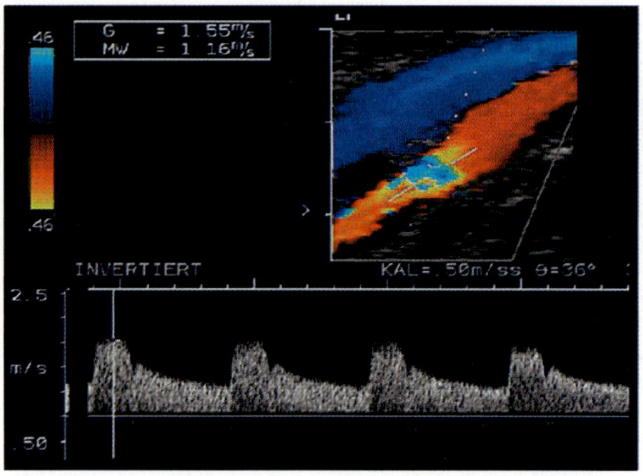

Abb. 6.**7** Stenose der A. carotis interna. Ableitung des Doppler-Frequenzspektrums aus dem Stenosemaximum (Bestimmung der systolischen Maximalgeschwindigkeit).

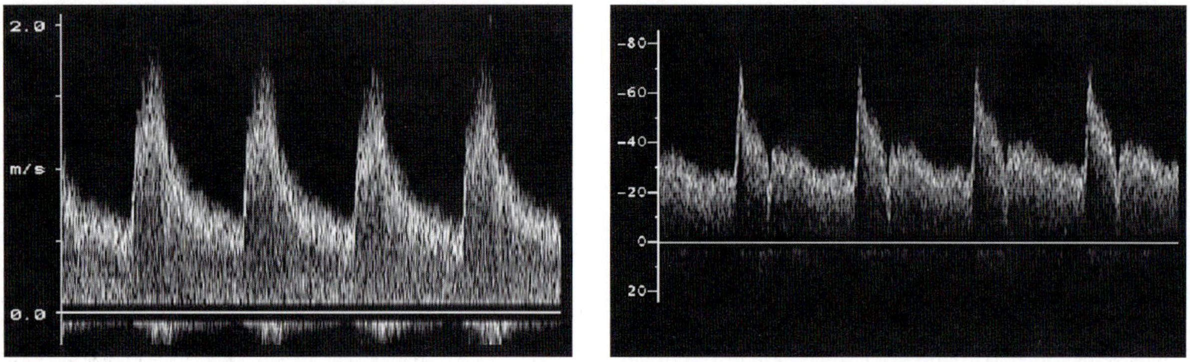

a b

Abb. 6.**8 a** u. **b** Pathologisches Frequenzspektrum mit Strömungsstörungen bei Ableitung aus einer Stenose (**a**). Normales Spektrum zum Vergleich (**b**).

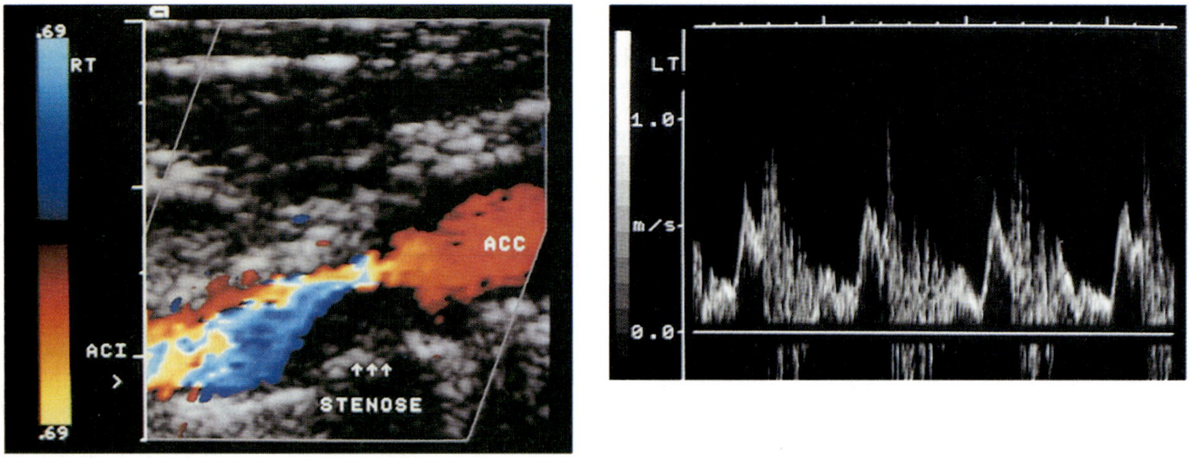

a b

Abb. 6.**9 a** u. **b** Poststenotische Strömungsstörungen mit ante- und retrograden Strömungsanteilen im Farb-Doppler- (**a**) und Spektral-Doppler-Modus (**b**).

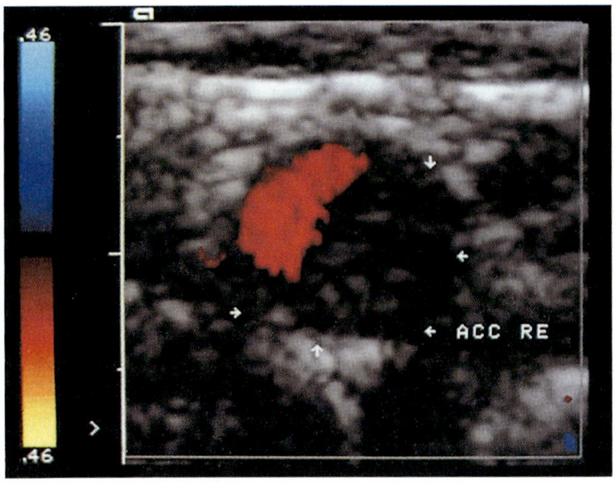

Abb. 6.**10** Quantifizierung einer geringgradigen Stenose mit dem Farb-Doppler-Bild (Transversalschnitt).

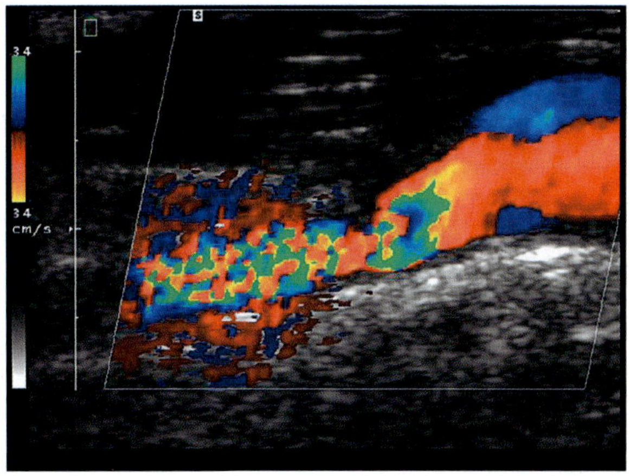

Abb. 6.**11** Perivaskuläre Gewebsvibrationen ("Konfetti-Zeichen") bei hochgradiger Stenose der A. carotis interna.).

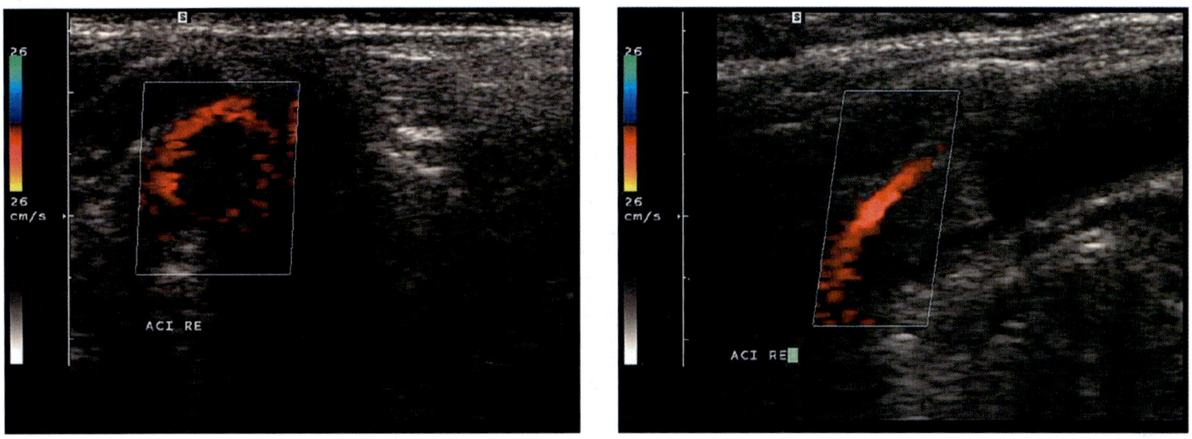

Abb. 6.**12a** u. **b** Flottierender Thrombus am Abgang der A. carotis interna. Die besondere Morphologie des Befundes (semizirkulär umflossene echoarme Struktur) ist nur im Transversalschnitt erkennbar (**a**). Derselbe Befund im Longitudinalschnitt (**b**).

Weitere Kriterien. Stenosen können auch aus dem Ultraschallbild im Transversalschnitt planimetrisch bestimmt werden (Abb. 6.**10**). Sonographie-Geräte enthalten hierzu meist ein Messprogramm. Bei Anwendung dieses Kriteriums ist die unterschiedliche Stenosegraddefinition im Vergleich zu den hämodynamischen Kriterien – die sich ja am Angiographie-Befund orientieren – zu beachten (s. Tabelle 6.**3**). Die planimetrische Bestimmung eignet sich nur für die Anwendung bei geringgradigen, nichtkalzifizierten Stenosen; hochgradige Stenosen werden regelmäßig unterschätzt (5).

Ein weiteres Ultraschallbild-Kriterium ist das „Konfetti"-Zeichen, das durch Vibration perivaskulärer Weichteile bei Auftreffen einer schnellen Jet-Strömung entsteht (Abb. 6.**11**). Dieses Zeichen kommt unmittelbar distal von hochgradigen Stenosen und bei AV-Fisteln vor und kann oft auch dann nachgewiesen werden, wenn die Stenose selbst (z.B. bei ausgeprägten Schallschatten) gar nicht darstellbar ist (11).

Stenosemorphologie

Bei der morphologischen Beurteilung von Plaques und Stenosen im Ultraschall-B-Bild sollten nur solche Parameter verwandt werden, die eine eindeutige und nachvollziehbare Befundbeschreibung erlauben. Auf die Verwendung des für die Sonographie nicht klar definierten Begriffes „ulzeriert" sollte man deshalb verzichten. In Tabelle 6.**1** sind die B-Bild-Kriterien aufgeführt, die zur morphologischen Beurteilung der Gefäßwand herangezogen werden können. Eine Unter-

Tabelle 6.**6** Spiegelartefakte an Stenosen und Plaques der A. carotis: Diagnostische Kriterien

- Stenose oder Plaque mit stark reflektierender Oberfläche
- Lokalisation der Plaque an der schallkopffernen Gefäßwand
- nichtrechtwinklige Anschallung der Grenzfläche
- echoarme/echofreie Gewebebezirke unter der Plaque (Farbsignale in Projektion auf B-Modus-Schallschatten müssen artifiziell sein!)

suchung im Rahmen der ECST-Studie konnte zeigen, dass das Kriterium „unregelmäßige Plaque-Oberfläche“ ein wichtiger prognostischer Faktor bei hochgradigen A.-carotis-interna-Stenosen ist (31).

Selten kommen auch gering stenosierende, potentiell emboliegefährdende Befunde vor, die mit Doppler-Methoden nicht erfasst werden, sondern nur im Ultraschallbild erkennbar sind (1). Die farbkodierte Duplexsonographie ermöglicht den Nachweis flottierender Thromben im Transversalschnitt als semizirkulär umflossene echoarme Struktur (Abb. 6.**12a**).

Bei dem Farb-Doppler-Befund einer Gefäßwandnische an echoreichen Plaques und Stenosen kann es sich um ein Spiegelartefakt handeln; Kriterien für die Erkennung des Spiegelartefakts wurden ausführlich beschrieben (4, 8) und sind in Tabelle 6.**6** zusammengefasst.

Stenosen der A. carotis communis

Gefäßstenosen kommen an der A. carotis communis wesentlich seltener vor als an der A. carotis interna. Prädilektionsstellen für die stenosierende Arteriosklerose sind

- der Abgang aus dem Truncus brachiocephalicus bzw. dem Aortenbogen,
- der Endabschnitt vor der Bifurkation.

Bei sehr hochgradigen Stenosen der A. carotis communis kann – wie bei Verschlüssen – ein extrakranialer Kollateralkreislauf über Externaäste zur A. carotis interna vorhanden sein. Stenosen am Abgang der A. carotis communis sind nur rechts an der Aufzweigung des Truncus brachiocephalicus direkt darstellbar – und auch hier nicht in allen Fällen. Deshalb sind indirekte hämodynamische Kriterien besonders wichtig (Abb. 6.**13**). Für Stenosen im Endabschnitt der A. carotis communis gelten ähnliche Kriterien wie für A.-carotis-interna-Stenosen (s.u.).

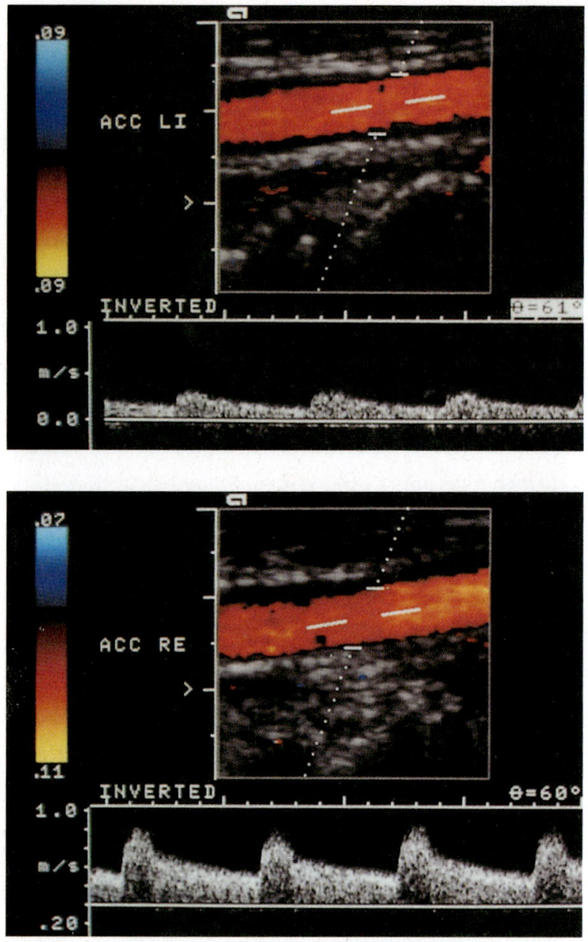

a

b

Abb. 6.**13 a** u. **b** Strömungsverlangsamung mit verminderter Pulsatilität in der A. carotis communis links (**a**) als indirektes Stenosezeichen (hochgradige Stenose am Abgang). Kontralateral ein Normalbefund (**b**).

Stenosen am Abgang der A. carotis interna

Der Abgang der A. carotis interna ist die bevorzugte Lokalisation für arteriosklerotisch bedingte Verengungen. Stenosen infolge einer besonderen Pathologie (z.B. Dissektion; Vaskulitis) kommen dort dagegen nur selten vor. Therapeutische Entscheidungen werden v.a. vom Stenosegrad abhängig gemacht, der nach den auf S. 126 – 129 beschriebenen Ultraschall-Kriterien abgeschätzt wird (s. Tabelle 6.**7**).

Quantifiziert man die Stenosen mit hämodynamischen Kriterien, sind einige Einschränkungen zu beachten, die insbesondere die Geschwindigkeitsmessung betreffen. Bei geringen Stenosegraden ist eine gewisse *Altersabhängigkeit der Normwerte* für die Strömungsgeschwindigkeit zu beachten: Eine systolische Maxi-

Tabelle 6.7 Kriterien für die Abschätzung des Stenosegrades an der A. carotis interna

lokaler Stenosegrad	50--60%	70%	80%	90%	95%
direkte Stenosezeichen					
lokale Strömungsbeschleunigung	nachweisbar	deutlich	ausgeprägt	ausgeprägt	verschieden ausgeprägt
systolische Maximalgeschwindigkeit (m/s)	1*	2	3	3,5–5	1–5
Strömungsstörungen poststenotisch	–	oft vorhanden	ausgeprägt	ausgeprägt	–
indirekte Stenosezeichen					
A. carotis communis: Strömungsgeschwindigkeit im Seitenvergleich	normal	normal	z.T. verlangsamt, v.a. diastolisch	verlangsamt, v.a. diastolisch	verlangsamt, v.a. diastolisch
A. supratrochlearis (CW-Doppler)	normal	normal	häufig pathologisch	meist pathologisch	meist pathologisch
Ultraschallbild-Kriterien					
perivaskuläre Gewebsvibration („Konfetti-Zeichen“)	–	–	oft vorhanden	oft vorhanden	–

* altersabhängig ergeben sich Abweichungen insbesondere bei niedrigen Stenosegraden

Tabelle 6.8 Die Hämodynamik beeinflussende Faktoren – unabhängig vom Stenosegrad

- Verschluss oder sehr hochgradige Stenose kontralateral
- hochgradige vor- oder nachgeschaltete Stenose
- Blutdruck oberhalb der Autoregulationsschwelle (MAP > 160 mm Hg)
- aufgehobene CO_2 -Reaktivität
- relevant reduzierte kardiale Auswurfleistung
- Aortenvitien

malgeschwindigkeit von 1–1,2 m/s kann bei jüngeren Patienten noch normal, eine von 0,7–0,8 m/s bei älteren Patienten schon pathologisch sein. Bei höhergradigen Stenosen ergeben sich hier nach unseren Erfahrungen keine gravierenden Abweichungen.

Eine Fehleinschätzung nach diesen Kriterien kann auftreten, wenn zusätzlich Faktoren vorliegen, die die Hämodynamik beeinflussen (Tabelle 6.**8**). Bei der üblichen Technik (Linearschallköpfe mit Beam-Steering-Funktion) können technisch bedingte Messprobleme auftreten, die zur Überschätzung des Stenosegrades führen (15). Diese werden minimiert, wenn immer mit dem kleinsten noch möglichen Beschallungswinkel untersucht wird.

Stenosen im mittleren und distalen Abschnitt der A. carotis interna

Karotisstenosen sind am zweithäufigsten im Siphonabschnitt lokalisiert und hier ganz überwiegend arteriosklerotischer Natur. Wie extrakraniale Stenosen können sie durch arterioarterielle Embolien oder hämodynamische Beeinträchtigung zerebrale Ischämien hervorrufen. Der Stenosenachweis hat hier sicherlich geringere Bedeutung als am Abgang der A. carotis interna, da operative Behandlungsmöglichkeiten nicht bestehen; in besonderen Fällen kann aber eine Antikoagulanzientherapie indiziert sein. Stenosen im distal-extrakranialen Abschnitt der A. carotis interna sind häufiger auf eine Dissektion, Knickstenose, Vaskulitis oder Fibromuskuläre Dysplasie zurückzuführen (s.u.).

Untersuchung. Befinden sich Stenosen kranial des direkt beschallbaren Bereichs, kommt es auf die Erkennung indirekter Stenosezeichen an: Bei Untersuchung im Spektral-Doppler-Modus der Duplexsographie wird bei der A. carotis communis und der A. carotis interna besonders auf Seitendifferenzen der Strömungsgeschwindigkeit und des Systole-Diastole-Verhältnisses der Strompulskurven geachtet (Abb. 6.**14**). Indirekte Stenosezeichen sind aber nur bei hochgradigen Stenosen zu erwarten (s.o.). Zum Nachweis von Stenosen im Endabschnitt der A. carotis interna mittels intrakranialer Duplexsonographie s. Kapitel 7 (S. 153 ff.).

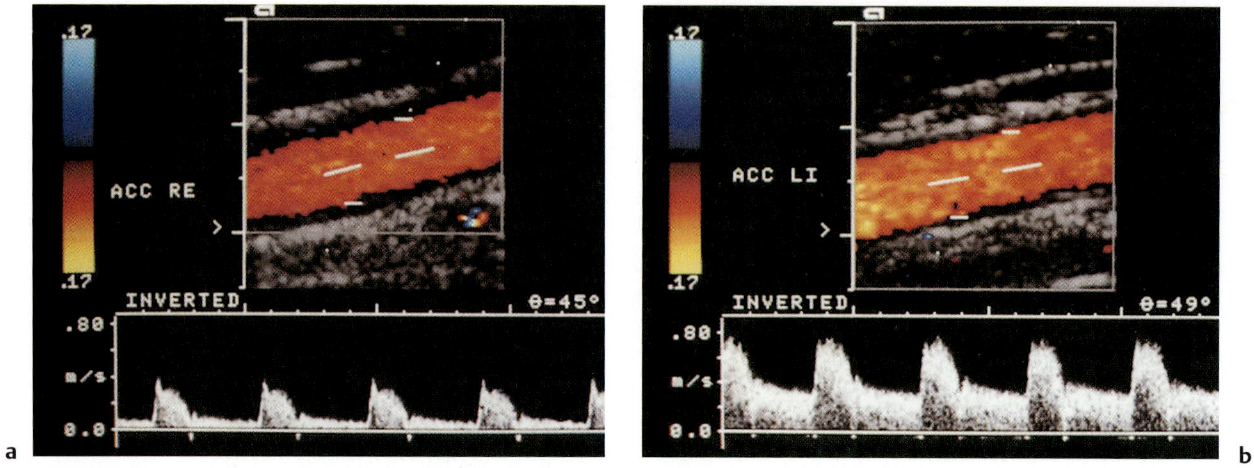

Abb. 6.**14** **a** u. **b** Strömungsverlangsamung mit erhöhter Pulsatilität in der A. carotis communis rechts (**a**) als indirektes Stenosezeichen (filiforme Stenose der A. carotis interna). Kontralateral ein Normalbefund (**b**).

Gefäßschleifen und Knickstenosen

Die mit dem Lebensalter zunehmende Arteriosklerose vom dilatativen Typ führt durch Elongation der Gefäße zur Entstehung von Gefäßschleifen. Weibel und Fields (35) unterscheiden

- Tortuosity (Gefäßschlängelung),
- Coiling (Schlingenbildung),
- Kinking (Knickbildung; Abb. 6.**15**).

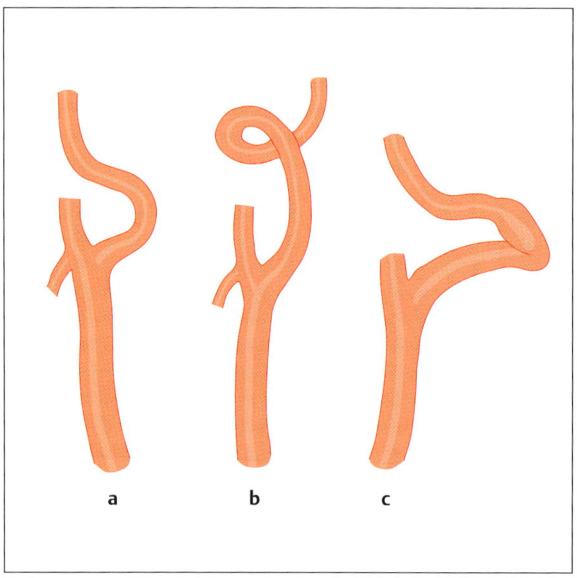

Abb. 6.**15** **a-c** Gefäßschleifen und Knickstenosen der A. carotis interna.
a Schlängelung (Tortuosity).
b Schlingenbildung (Coiling).
c Knickbildung (Kinking) (nach 35).

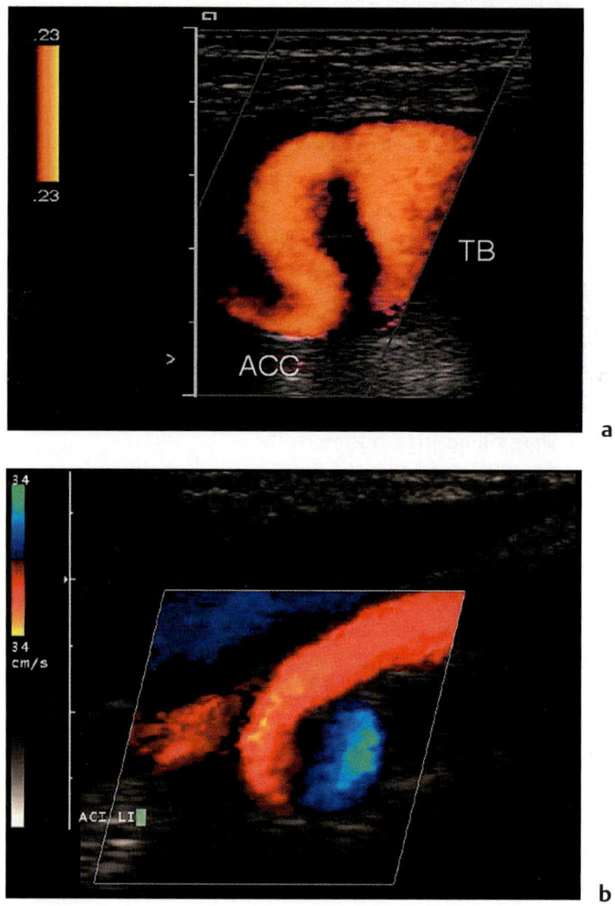

Abb. 6.**16** **a** u. **b** Gefäßschleifen der A. carotis.
a Elongation des Truncus brachiocephalicus (= TB) und Schlängelung (Tortuosity) der A. carotis communis (= ACC). Dokumentation im Power-Modus.
b 360°-Schleife (Coiling) der A. carotis interna.

a

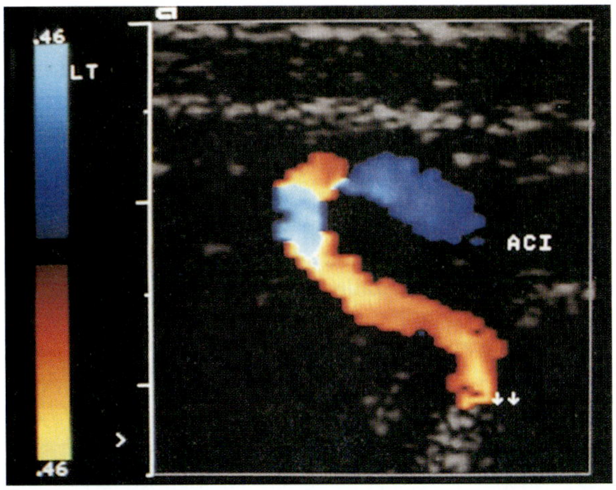

b

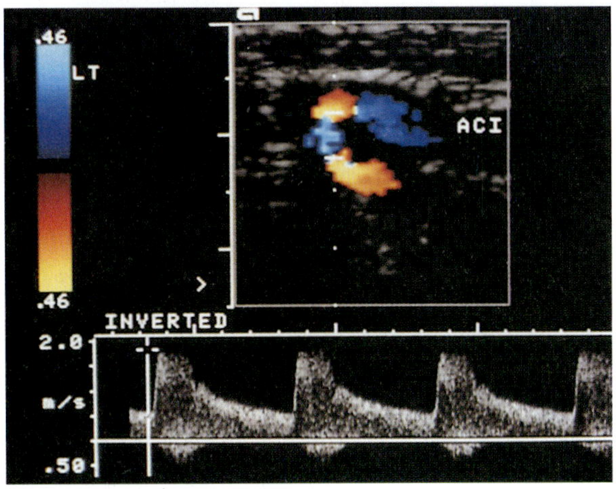

Abb. 6.**17** **a** u. **b** Knickstenose der A. carotis interna.
a Darstellung im Farb-Doppler-Bild.
b Ableitung des Doppler-Frequenzspektrums und Bestimmung der systolischen Maximalgeschwindigkeit, um den Stenosegrad abschätzen zu können.

Tabelle 6.**9** Knickstenosen der A. carotis interna: Diagnostische Kriterien

- Gefäßabknickung um 90° oder mehr
- signifikante Zunahme der Strömungsgeschwindigkeit im Bereich der Abknickung
- Strömungsstörungen distal der Abknickung
- evtl. Änderungen des Stenosegrades, abhängig von Funktionsstellungen der HWS

Alle 3 Formen kommen an der A. carotis interna, Tortuosity und Coiling auch an der A. carotis communis vor.

Gefäßschlängelung und Schlingenbildung können angeboren sein; an der A. carotis interna ist eine Schlängelung schon bei jüngeren Menschen häufig anzutreffen. Klinische Bedeutung haben wahrscheinlich nur Knickbildungen: Sie können die Hirndurchblutung drosseln und möglicherweise auch zur lokalen Thrombenbildung führen. Dabei variiert der Stenosegrad von Knickbildungen oft in Abhängigkeit von Kopfbewegungen. Elongationen der A. carotis interna mit Schlingenbildung oder Abknickung sollen das Risiko für die Entwicklung spontaner Dissektionen erhöhen.

Untersuchung. Ergänzend zur üblichen Technik werden Knick- und Schlingenbildungen immer auch in verschiedenen Funktionsstellungen der Halswirbelsäule untersucht, da sich hier der Stenosegrad ändern kann. Für die Befunddokumentation ist der Power-Modus vorteilhaft (Abb. 6.**16a**). Wesentliches Kriterium für die Unterscheidung von Knickstenose und nichtstenosierender Gefäßschleife ist die signifikant beschleunigte Strömung in der Abknickung, verglichen mit den vor- und nachgeschalteten Gefäßabschnitten (Abb. 6.**17**). Nur eine Knickstenose (Tabelle 6.**9**) wird ggf. invasiv behandelt.

A. carotis – Gefäßverschlüsse

Thrombotische Verschlüsse. Verschlüsse der hirnversorgenden Arterien betreffen mit Abstand am häufigsten die A. carotis interna. In der Mehrzahl der Fälle entstehen sie durch lokale Thrombusbildung auf dem Boden arteriosklerotischer Gefäßwandveränderungen. Die Thrombose geht meist von Stenosen oder Plaques im Anfangsabschnitt der Arterie aus und setzt sich dann meist bis zur nächsten Teilungsstelle im Felsenbein oder bis zur A. ophthalmica fort.

Gefäßverschlüsse der A. carotis communis sind erheblich seltener. Sie gehen vom Anfangs- oder Endabschnitt der Arterie aus, den Prädilektionsstellen für die stenosierende Arteriosklerose, und entstehen hier meist durch lokale Thrombose auf dem Boden arteriosklerotischer Wandveränderungen. In der Mehrzahl der Fälle setzt sich dieser Gefäßverschluss in die A. carotis interna fort, seltener ist die A. carotis interna aber offen. Sie wird dann über die im Anfangsteil retrograd perfundierte A. carotis externa gefüllt. Die A. carotis externa ist bei A.-carotis-communis-Verschluss regelmäßig offen: Sie steht

- über die A. thyroidea superior mit dem Truncus thyreocervicalis (einem Ast der A. subclavia),
- über die A. occipitalis mit der A. vertebralis

in Verbindung und erhält eine Kollateralversorgung aus einem oder beiden Gefäßen.

Andere Verschlussursachen. Verschlüsse der A. carotis communis oder A. carotis interna können auch embolisch entstehen, evtl. an einer vorbestehenden Stenose. Embolische Gefäßverschlüsse sind aber häufiger weiter kranial an der A. carotis interna lokalisiert; dabei kann der proximale Gefäßabschnitt zunächst offen bleiben, wobei sich hier ein Pendelfluss ausbildet. Durch retrograde Thrombose verschließt sich später auch dieser Abschnitt. Weitere mögliche Verschlussursachen der A. carotis interna und A. carotis communis sind Dissektionen, Vaskulitiden oder Strahlenangiopathien.

Isolierte Gefäßverschlüsse der A. carotis externa sind selten. Sie können durch Vaskulitis oder Arteriosklerose verursacht sein und betreffen bei letzterer nur den Anfangsabschnitt. Nach Abgang der retrograd perfundierten A. thyroidea superior oder A. occipitalis ist das Gefäß wieder offen.

Untersuchung. Bei der Sonographie kommt es zum einen auf die sichere Unterscheidung zwischen Verschluss und filiformer Stenose an (20), zum anderen auf die ätiologische Differenzierung des Verschlusses (Abb. 6.**18**). Wichtig sind außerdem Angaben zur genauen Lokalisation und zur Ausdehnung: Bei A.-carotis-interna-Verschluss muss an die Möglichkeit eines (operativ behandelbaren) Segmentverschlusses bei Abgangsanomalie der A. pharyngea ascendens aus

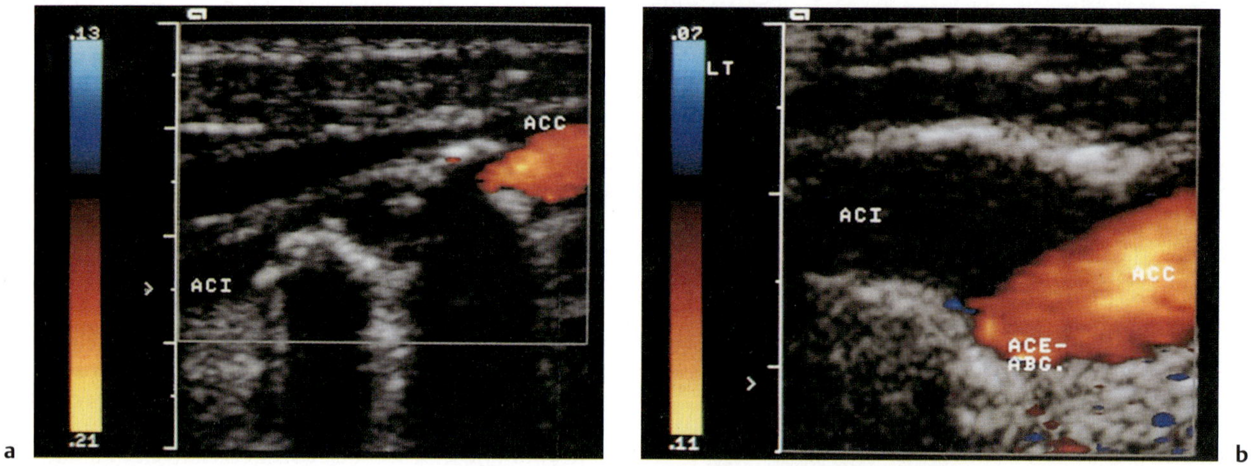

Abb. 6.**18** **a** u. **b** Verschlüsse der A. carotis interna.

a Lokale Thrombose bei Atheromatose. Vor dem Gefäßverschluss sind große Plaques zu erkennen.

b Embolie (oder retrograde Thrombose). Homogen echoarmes Material im Lumen der A. carotis interna, eine Atheromatose ist nicht nachweisbar.

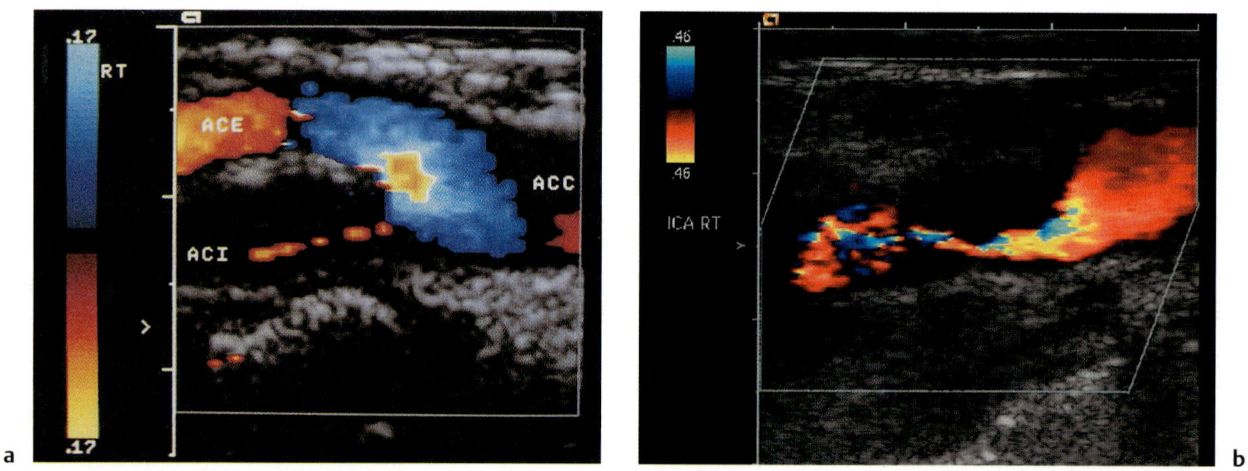

Abb. 6.**19** **a** u. **b** Differenzialdiagnose Gefäßverschluss – filiforme Stenose.

a Gefäßverschluss (durch Arteriographie gesichert); die orthograde Perfusion in einem durchgehend engen Lumen wird durch Gefäßeinsprossung hervorgerufen.

b Filiforme Stenose; das Lumen weitet sich distal der Stenose wieder auf.

der A. carotis interna gedacht werden. Bei A.-carotis-communis-Verschluss ist wichtig zu klären, ob die A. carotis interna offen ist, da auch diese Befundkonstellation chirurgisch behandelbar wäre.
Bei der Differenzierung zwischen Stenose und Verschluss der A. carotis interna können sich Probleme durch Gefäßeinsprossung in den bindegewebig organisierten Gefäßverschluss ergeben: Hier ist der Fehlbefund einer filiformen Stenose möglich (Abb. 6.**19a**). Eine filiforme Stenose soll nur dann diagnostiziert werden, wenn eine „distale Farbfüllung" hinter der Stenose nachweisbar ist (Abb. 6.**19b**). Dies erfordert neben einer optimalen Ausrichtung des Farbfensters die Einstellung einer möglichst niedrigen PRF.

Bei Verschlüssen mit offenem proximalem Stumpf findet sich im Stumpf ein Pendelfluss: der Nachweis eines typischen Stumpfsignals (sog. Anschlagpuls, Abb. 6.**20**) macht eine weiter kranial gelegene vollständige Okklusion wahrscheinlich.

A. carotis — besondere Pathologien

Zum Nachweis einer besonderen Pathologie der A. carotis — Entzündung, Dissektion oder AV-Fistel — hat die Sonographie im Vergleich mit angiographischen Methoden den Vorteil, dass sie nicht nur Aussagen über das Gefäßlumen und die Strömungsverhältnisse, sondern auch über die Morphologie der Gefäßwand erlaubt. Der stenosierende Prozess kann direkt abgebildet werden. Im Folgenden werden nur die wichtigsten nicht arteriosklerotische Gefäßerkrankungen beschrieben.

Dissektion

Charakteristika. Dissektionen entstehen durch Austritt von Blut in die Arterienwand, entweder nach vorausgegangenem Intimaeinriss oder aus einer Blutung der Vasa vasorum. Abhängig von der Ursache kann eine Verbindung zum Gefäßlumen vorhanden sein oder fehlen (an den zervikalen Arterien wird auch ein längerstreckiges intramurales Hämatom ohne Intimaruptur als Dissektion bezeichnet). Die Wandeinblutung führt zu einer Lumeneinengung bis hin zum Gefäßverschluss und/oder zu einer Raumforderung nach außen mit möglicher Ausbildung eines Pseudoaneurysmas. Dissektionen der A. carotis communis und A. carotis interna weisen Unterschiede in der Entstehung und in ihren sonographischen Befunden auf.

Dissektion der A. carotis interna

Ätiologie und Lokalisation. Sie entsteht traumatisch oder spontan, oft im Zusammenhang mit Bagatellverletzungen und betrifft regelmäßig den distalen extrakranialen Gefäßabschnitt. Sie kann sich von hier aus nach proximal fast bis zur Bifurkation ausdehnen. In bis zu 20% der Fälle ist sie bilateral oder mit einer A.-vertebralis-Dissektion assoziiert (21). Innerhalb von Wochen bis Monaten gehen dissektionsbedingte Stenosen in der Mehrzahl der Fälle weitgehend oder vollständig zurück. Bilden sich Verschlüsse oder Stenosen innerhalb von Stunden oder wenigen Tagen zurück, spricht das eher für Embolien (14) oder Vasospasmen (5).

Ultraschalldiagnostik. Der sonographische Nachweis von A.-carotis-interna-Dissektionen stützt sich auf direkte und indirekte Kriterien:

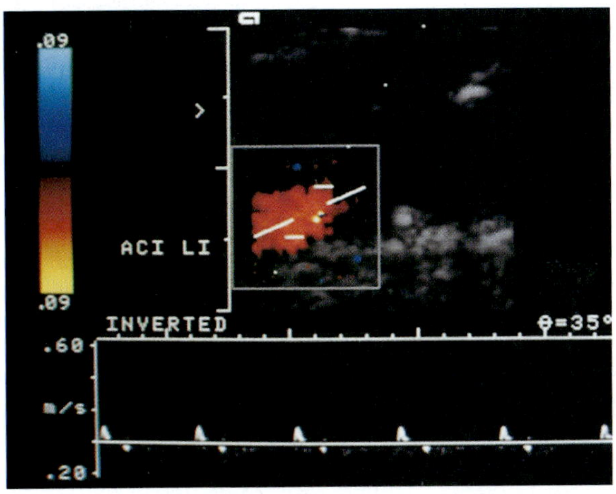

Abb. 6.**20** Distaler Verschluss der A. carotis interna mit langstreckig offenem proximalem Stumpf. Nachweis eines Pendelflusses ("Stumpfsignal").

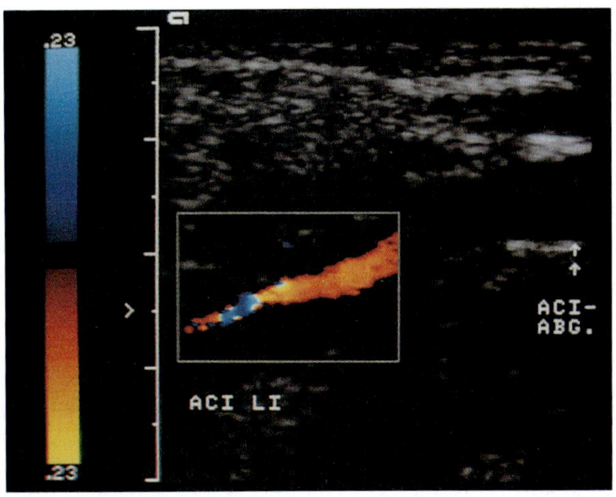

Abb. 6.**21** Spitz zulaufende (tapering) Stenose bei Dissektion der A. carotis interna (allmähliche Kaliberverminderung bis zur filiformen Stenose).

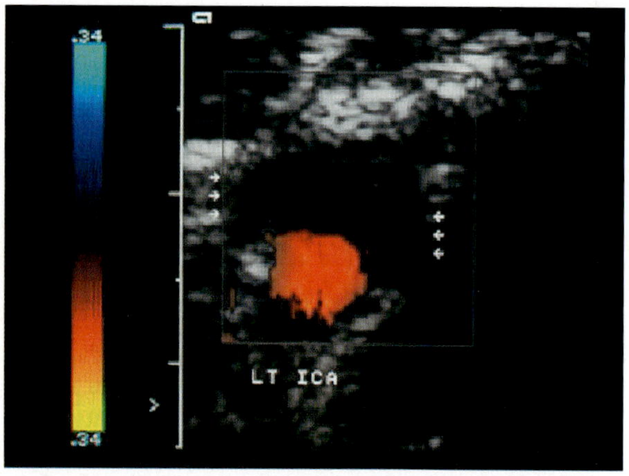

Abb. 6.**22** Intramurales Hämatom als asymmetrische echoarme Raumforderung in der Gefäßwand (Pfeile) bei Dissektion der A. carotis interna (Transversalschnitt).

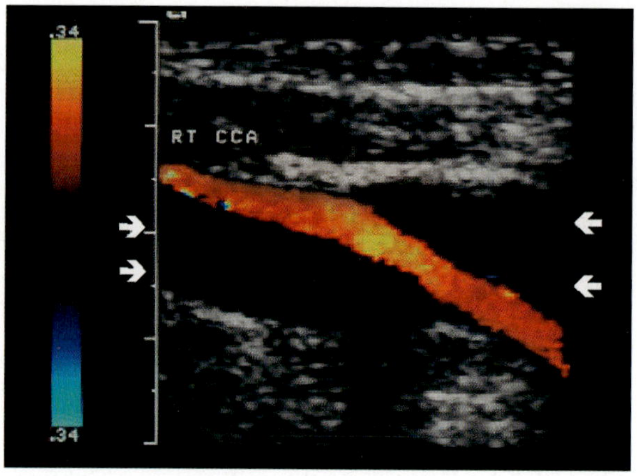

Abb. 6.**23** Traumatische Dissektion der A. carotis communis infolge Fehlpunktion beim Legen eines V.-jugularis-Katheters. Das falsche Lumen ist thrombotisch verschlossen (Pfeile). Diagnostisches Kriterium für die Unterscheidung von einer Vaskulitis ist die ausgeprägt asymmetrische (nicht konzentrische) Erweiterung des Gefäßes nach außen (hier bis 15 mm).

Direkte Zeichen sind eine spitz zulaufende Stenose (Abb. 6.**21**), ein intramurales Hämatom (Abb. 6.**22**), ein doppeltes Lumen oder der Nachweis einer Intimaruptur (33).

Indirekte hämodynamische Kriterien weisen die vor Abgang der A. ophthalmica lokalisierte Strömungsbehinderung nach (s. Abb. 6.**14**, S. 132).

Ergänzende diagnostische Kriterien sind die Stenoselokalisation (unterschiedlich zur Arteriosklerose) und der Verlauf: Die Rückbildung von dissektionsbedingten Stenosen lässt sich sonographisch durch Änderung der direkten und indirekten Kriterien verfolgen.

Dissektion der A. carotis communis

Ätiologie und Lokalisation. Diese Dissektionen können durch stumpfe Halsverletzung oder Hyperextension der Halswirbelsäule entstehen, aber auch iatrogen im Zusammenhang mit der Punktion von Halsvenen (28) oder mit Herzkatheteruntersuchungen. Spontane Dissektionen, die primär von der A. carotis communis ausgehen, kommen sehr selten vor. Häufiger ist dagegen ihre Mitbeteiligung – auch bilateral – bei einer Aortendissektion vom Typ I nach DeBakey (16), die sich vom Aortenbogen in die supraaortalen Gefäße fortsetzt und hier Stenosen und Gefäßverschlüsse hervorrufen kann (2). Bei derartigen Dissektionen ist das falsche Lumen meist langstreckig offen; eine Ausbreitung nach kranial über die Bifurkation hinaus bis in die A. carotis interna ist nicht ungewöhnlich. Abhängig von der Lokalisation einer möglichen Reentry-Verbindung zwischen den Lumina ist die Strömung im falschen Lumen orthograd oder alternierend, selten auch retrograd. Nach einer abgelaufenen Aortendissektion, auch nach deren erfolgreicher operativer Behandlung, können

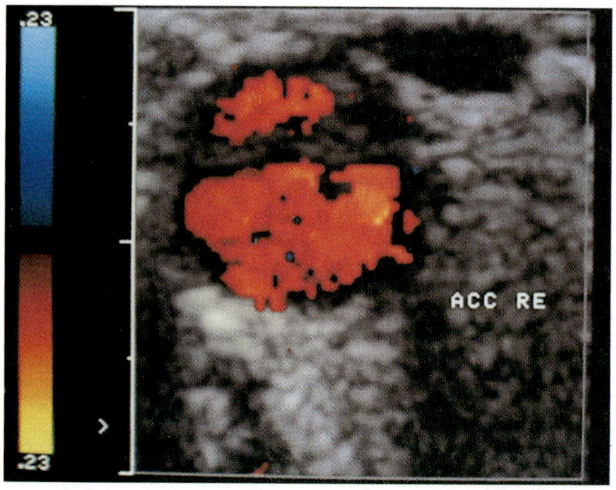

Abb. 6.**24** Akute Aortendissektion (Typ I nach DeBakey) mit Ausbreitung in die A. carotis communis. Man sieht zwei orthograd perfundierte Lumina (Transversalschnitt).

Dissektionen der A. carotis communis zurückbleiben und über Jahre unverändert fortbestehen (39).

Ultraschalldiagnostik. Diagnostische Kriterien für die A.-carotis-communis-Dissektion sind

- der Nachweis eines Gefäßwandhämatoms als asymmetrische echoarme Wandverdickung (Abb. 6.**23**),
- ein doppeltes Lumen (Abb. 6.**24** und 6.**25**).

Die Wandverdickung bei Vaskulitis ist dagegen symmetrisch (s.u.) und meist geringer ausgeprägt. Dis-

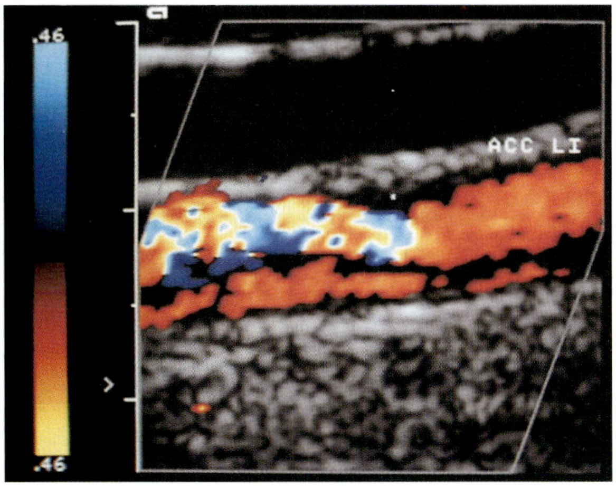

Abb. 6.**25** Dissektion der A. carotis communis als Residuum einer Aortendissektion. Man sieht ein doppeltes Lumen mit Stenose im Endabschnitt der A. carotis communis (das wahre Lumen ist durch Auftreibung des falschen Lumens stenosiert).

sektionen der A. carotis communis mit 2 offenen Lumina weisen regelmäßig hochgradig abnorme Strompulskurven auf, die durch Bewegungen der Dissektionsmembran hervorgerufen sind.

Takayasu- und Riesenzellarteriitis (Polymyalgia rheumatica, Morbus Horton)

Arteriitis und Ultraschalldiagnostik. Entzündliche Erkrankungen der Hirnarterien manifestieren sich vorwiegend an kleineren intrakranialen Arterien und können dann sonographisch nicht nachgewiesen werden. Vaskulitis-Befunde an den großen extrakranialen Gefäßen kommen bei der Riesenzellarteriitis (Polymyalgia rheumatica bzw. Morbus Horton) und bei der Takayasu-Arteriitis vor und sind dem sonographischen Nachweis gut zugänglich. Die Ultraschalldiagnostik hat aber für diese beiden Erkrankungen nicht den gleichen Stellenwert. Bei der Takayasu-Arteriitis und Polymyalgia rheumatica sind Sensitivität und Spezifität sehr hoch; im Nachweis der Erkrankung an der A. carotis communis ergeben sich sogar Vorteile gegenüber der Katheter-Angiographie (27). Beim Morbus Horton ist die Spezifität der Ultraschall-Befunde geringer; zusammen mit typischen klinischen Befunden ist die Sonographie aber auch hier von großer Bedeutung. Die Häufigkeit dieser Erkrankungen ist in Tabelle 6.**10** zusammengefasst.

Tabelle 6.**10** Häufigkeit der Arteriitiden großer Gefäße in Westeuropa/USA
(Erkrankungen auf 1 Million Einwohner pro Jahr [nach 24])

Takayasu-Arteriitis	1–3 *
Morbus Horton	30–90
Polymyalgia rheumatica	290–540

* in Asien 10 mal häufiger

Takayasu-Arteriitis

Manifestation und Klinik. Die Takayasu-Arteriitis ist eine chronisch-entzündliche Gefäßerkrankung unklarer Ätiologie, die sich an der Aorta und ihren Ästen sowie an den Pulmonalarterien manifestiert. Besonders häufig sind der Aortenbogen und die supraaortalen Gefäße betroffen. Die Erkrankung kommt in Europa wesentlich seltener als in Japan und ganz überwiegend bei jungen Frauen vor. Ein Beginn nach dem 40. Lebensjahr ist extrem ungewöhnlich. Zum Krankheitsbild gehören Allgemeinsymptome wie Myalgien, Abgeschlagenheit, Fieber und Gewichtsverlust sowie unspezifische Entzündungszeichen (BSG); diese Symptome gehen den Zeichen der peripheren oder zerebralen Perfusionsstörung um Monate bis Jahre voraus. Da die A. subclavia oft früher und stärker betroffen ist als die übrigen supraaortalen Gefäße, kann eine Minderperfusion der Arme das führende Symptom sein („pulseless disease"). Eine frühe Diagnosestellung ist notwendig, damit rechtzeitig eine Kortikosteroid-Therapie eingeleitet werden kann; bei später Diagnosestellung verschlechtert sich die Prognose erheblich (25).

Ultraschalldiagnostik. Die Sonographiebefunde der Takayasu-Arteriitis sind hochspezifisch (Abb. 6.**26**). An der A. carotis communis findet sich eine langstreckige diffuse, homogene zirkuläre Wandverdickung („Makkaroni-Zeichen") mit Lumeneinengung (13). Im Farb-Doppler-Bild erscheint die echoarme Wandverdickung als dunkler Halo um das Lumen herum. Zum Nachweis der Takayasu-Arteriitis an der A. carotis communis hat die Sonographie eine höhere Sensitivität als die Arteriographie (27); besonders geeignet ist sie für die Frühdiagnose (19) und zur Verlaufsbeobachtung (Raninen et al., 1996). Die A. subclavia ist schlechter beurteilbar als die A. carotis communis, sollte aber zusammen mit der A. axillaris regelmäßig mit untersucht werden, da sie besonders häufig betroffen sind (34).

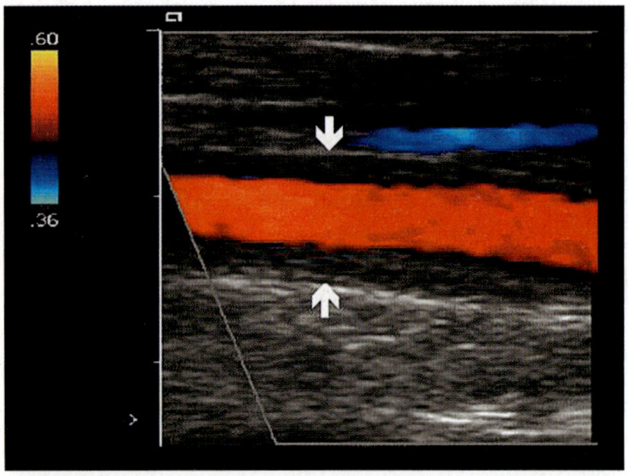

a

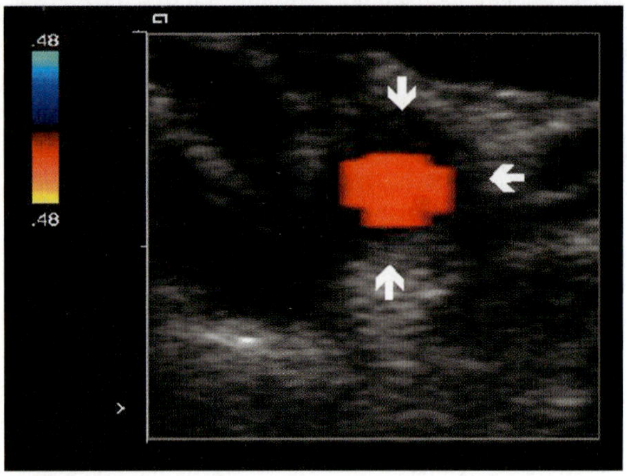

b

Abb. 6.**26 a** u. **b** Takayasu-Arteriitis an der A. carotis communis. Die homogen echoarme, konzentrische Wandverdickung stellt sich im Farb-Doppler-Bild als dunkler Halo dar (Pfeile).
a Longitudinalschnitt.
b Transversalschnitt.

Riesenzellarteriitis: Morbus Horton

Manifestation und Klinik. Der Morbus Horton (auch: Arteriitis temporalis) als weitere Form einer Immunvaskulitis manifestiert sich mit sehr vielgestaltigen klinischen Symptomen in mittleren und großen Arterien. Besonders häufig tritt er an den supraaortalen Arterien und ihren Ästen auf, aber auch an Abdominal- und Muskelgefäßen. Auch hier fehlen praktisch nie die genannten Allgemeinsymptome, und die unspezifischen Entzündungsparameter (BSG, CRP) sind erhöht. Die Riesenzellarteriitis Horton ist eine Erkrankung älterer Menschen; im Alter unter 60 Jahre kommt sie selten, unter 50 Jahren extrem selten vor.

Ultraschalldiagnostik. Sonographisch finden sich ähnliche Befunde wie bei der Takayasu-Arteriitis: eine langstreckige echoarme Wandverdickung, die im Farb-Doppler-Bild als dunkler Halo um das Lumen herum erscheint. Diese Befunde, die typischerweise an der A. temporalis superficialis bzw. occipitalis und ihren Ästen nachzuweisen sind (32), haben zwar eine relativ hohe Spezifität, können die Gefäßbiopsie in unklaren Fällen aber nicht ersetzen (23, 29). In Ergänzung zum klinischen Befund liefert die Sonographie aber wichtige Hinweise für die Diagnose. Bei V. a. M. Horton empfiehlt es sich auch, die A. subclavia und axillaris nach vaskulitis-typischen Veränderungen zu untersuchen.

Riesenzellarteriitis: Polymyalgia rheumatica

Eng mit der Arteriitis temporalis assoziiert (Koinzidenz 30–40%) ist das Krankheitsbild der Polymyalgia rheumatica mit stammnahen Muskelschmerzen, das in ca. 15% der Fälle mit einer Vaskulitis der A. subclavia bzw. axillaris, seltener der A. carotis communis einhergeht. Sonographisch entsprechen die Befunde denen des Morbus Horton bzw. des Takayasu-Syndroms.

Durale AV-Fistel

Die häufigsten Formen von AV-Fisteln im Territorium der Halsgefäße sind durale und vertebrale Fisteln (s. S. 150); seltener kommen zervikale AV-Fisteln an der V. jugularis vor (6).

Ätiologie und Klinik. Durafisteln sind arteriovenöse Kurzschlüsse im Bereich der Dura mater. In der Mehrzahl der Fälle handelt es sich wahrscheinlich um erworbene Gefäßläsionen. Die Pathogenese ist nicht ganz klar. Es wird vermutet, dass venöse Obstruktionen (z.B. Sinusthrombosen) durch Erhöhung des Venendrucks zu einer Erweiterung vorbestehender Mikroshunts führen. Mögliche Auswirkungen der Fistel sind zerebrale Stauungsödeme oder Hirnblutungen. Anlass für die Diagnostik ist meist ein pulssynchroner Tinnitus mit oder ohne fokale Defizite. Dieses Geräusch ist oft auskultatorisch am Mastoid, seltener am Augenbulbus objektivierbar.

Ultraschalldiagnostik. Durafisteln sind sonographisch meist nicht direkt darstellbar, lassen sich aber mittels indirekter hämodynamischer Kriterien, nämlich über die Mehrdurchströmung in zu- und abführenden Gefäßen, nachweisen (Abb. 6.**27**). Die Hyperperfusion muss allerdings ein gewisses Ausmaß erreicht haben (3). Der Befund kann mit einer Stenose verwechselt werden, wenn die Untersuchung nur kurzstreckig erfolgt: Die Frequenzspektren beider Befunde sind gleichartig, aber bei Stenosen nur in einem umschriebenen Gefäßabschnitt, bei der Fistel dagegen langstreckig – im gesamten Gefäß bzw. in vorgeschalteten Arterien – nachweisbar. Low-flow-Fisteln mit

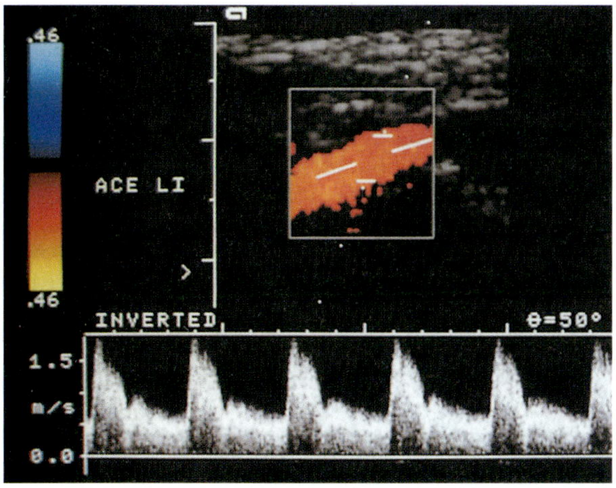

a

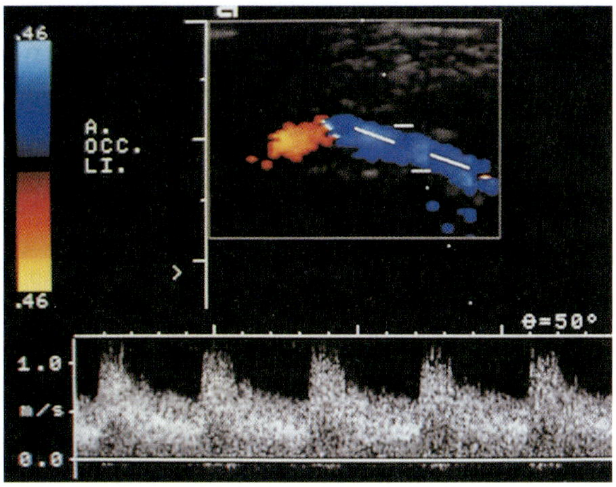

b

Abb. 6.**27** **a** u. **b** Kraniale Durafistel mit arteriellen Zuflüssen hauptsächlich über die A. occipitalis links. Mehrdurchströmung der A. carotis externa (**a**) und der A. occipitalis (**b**) mit erhöhter Strömungsgeschwindigkeit und verminderter Pulsatilität.

geringem Shuntvolumen werden mit diesen indirekten hämodynamischen Zeichen nicht erfasst.

Der sichere Nachweis arteriovenöser Fisteln und aller Fistelzuflüsse erfordert eine spezielle neuroradiologische Diagnostik mit selektiver und superselektiver Arteriographie, in deren Rahmen dann auch die endovaskuläre Therapie (Embolisation mit Ethibloc, absetzbaren Ballons oder Platincoils) durchgeführt werden kann.

A. vertebralis — Anatomie, Untersuchungstechnik, Normalbefund

Vorbemerkung

Die Befunderhebung an der A. vertebralis ist schwieriger als an der A. carotis. Stenosen kommen besonders häufig am Abgang der Arterie aus der A. subclavia und im Endabschnitt des Gefäßes vor, also vor dem Zusammenfluss zur A. basilaris. Diese Gefäßabschnitte lassen sich sonographisch weniger gut darstellen als der Anfangsabschnitt der A. carotis interna. Deshalb kommt dem Nachweis indirekter Stenosezeichen hier eine besondere Bedeutung zu.

Wesentlich häufiger als an der A. carotis kommen an der A. vertebralis anlagebedingte Kalibervarianten (Hypoplasien) vor, die mit erworbenen Strömungsbehinderungen verwechselt werden können. Schließlich hat die A. vertebralis (anders als die A. carotis interna) schon in ihrem zervikalen Abschnitt zahlreiche Verbindungen zu anderen Gefäßen (Ästen der A. carotis externa und A. subclavia), die bei proximalen Verschlussprozessen bereits eine extrakraniale Kollateralisierung ermöglichen. Befunde in kaudalen und kranialen Abschnitten der A. vertebralis können deshalb sehr unterschiedlich sein.

Normale Anatomie

Die A. vertebralis entspringt aus der A. subclavia, verläuft in einem meist s-förmigen Bogen nach kranial und tritt zumeist in das Foramen costotransversarium des 6. Halswirbels ein. Die Arterie verläuft mehr oder weniger geradlinig zwischen den Querfortsätzen der Halswirbel, bildet in Höhe des 1. und 2. Halswirbels eine Schleife nach lateral – den unteren Teil der Atlasschlinge – und oberhalb des 1. Halswirbels dann den oberen Teil der Atlasschlinge. Sie tritt durch das Foramen magnum in die Schädelhöhle ein und gibt hier als relativ kaliberstarken Ast die A. cerebelli inferior posterior (PICA) ab, ehe sie sich mit der Vertebralarterie der Gegenseite zur A. basilaris vereinigt. Die verschiedenen Gefäßabschnitte werden als Segmente V0 bis V4 bezeichnet (Abb. 6.**28**). Die Arterie hat Verbindungen:

- im Segment V2 zu Ästen des Truncus thyreocervicalis,
- im Segment V3 zur A. occipitalis, einem Ast der A. carotis externa.

Die Vertebralarterie weist nicht selten Abweichungen von der hier beschriebenen normalen Anatomie auf (s. S. 141).

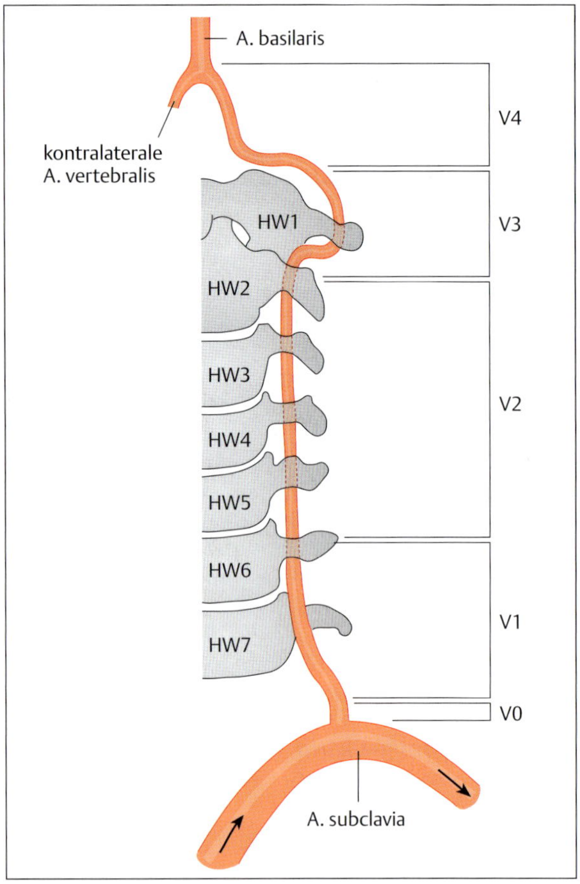

Abb. 6.**28** Normale Anatomie der A. vertebralis. Abschnittsbezeichnungen: V0 = Abgang; V1 = prävertebraler Abschnitt; V2 = intravertebraler Abschnitt; V3 = Atlasabschnitt; V4 = intrakranialer Abschnitt.

Untersuchungstechnik

Schallkopf und Schnittführung. Optimal für die Untersuchung der A. vertebralis (insbesondere im Segment V2) ist ein Linearschallkopf mit der Sendefrequenz von 5 MHz; die Sendefrequenz im Doppler- und Farb-Doppler-Modus beträgt meist 3–4 MHz. Sind Konvex- oder Sektorschallköpfe zusätzlich verfügbar, ist dies für die Darstellung der Gefäßabgänge von Vorteil. Bei großem Halsumfang kann auch die Verwendung eines Sektorschallkopfes mit Sendefrequenz von 2–3 MHz, wie für die Abdominalsonographie gebräuchlich, angebracht sein.

Die Untersuchung der A. vertebralis erfolgt im Longitudinalschnitt bei anterolateraler Sondenposition; der Kopf des Patienten ist ein wenig zur Gegenseite gedreht. Die Untersuchung beginnt im Segment V2, das besonders leicht darzustellen ist; von hier aus kann das Gefäß nach proximal – meist bis zum Abgang – sowie nach kranial bis in Höhe des 1. Halswirbels verfolgt werden.

Vorgehen. Zur Darstellung der Vertebralarterie im Segment V2 wird zunächst die A. carotis communis im Längsschnitt aufgesucht; man setzt die Sonde hierzu am Hals anterolateral auf. Nach Einstellung der A. carotis communis im B-Bild wird die Sonde ein wenig aufgerichtet und dadurch die Schallachse etwas nach lateral geschwenkt. Jetzt sind die Querfortsätze der Halswirbel und die dazwischen liegenden Abschnitte der Vertebralarterie erkennbar.

Nach Anwahl des Farb-Doppler-Modus muss die Geräteeinstellung für die A. vertebralis optimiert werden (9). Hierzu stellt man die Empfangsverstärkung (Farb-Gain) auf einen möglichst hohen Wert ein; bei schlechten Untersuchungsbedingungen wird eine leichte Übersteuerung, u.U. mit Auftreten von artifiziellen Farbsignalen, in Kauf genommen. Die Farbskala stellt man durch Verminderung der Pulsrepetitionsfrequenz auf möglichst niedrige Werte ein, um die Empfindlichkeit für niedrige Strömungsgeschwindigkeiten bzw. Doppler-Frequenzen anzuheben. Die Einstellung des Farbfensters soll möglichst der Abstrahlrichtung des Schalls entsprechen, also nicht seitlich gekippt werden, um die Untersuchungstiefe nicht noch zu vergrößern. Wenn die Vertebralarterie genau rechtwinklig zur Schallachse verläuft, wird die Sonde etwas angewinkelt, sodass auch dann auf eine Kippung des Farbfensters verzichtet werden kann.

Durch Verschieben des Schallkopfes nach kranial kann die Arterie i.d.R. bis zum Querfortsatz des 2. Halswirbels dargestellt werden; durch Verschiebung nach kaudal werden die Segmente V1 und meist auch V0 (Abgang aus der A. subclavia) abgebildet. Die Darstellung der proximalen Vertebralarterien-Abschnitte ist links schwieriger als rechts. Manchmal wird sie durch eine stärkere Kopfdrehung zur Gegenseite erleichtert, gelingt aber auch dann nicht in allen Fällen. Um das Segment V3 (proximaler Teil der Atlasschlinge) darzustellen, wird der Schallkopf im oberen Halsabschnitt lateral bis dorsolateral aufgesetzt.

Um indirekte Stenosezeichen zu erfassen, ist immer auch die Ableitung des Doppler-Frequenzspektrums erforderlich und wird in zumindest 2 Gefäßabschnitten durchgeführt. Die Beurteilung des Systole-Diastole-Verhältnisses der Strompulskurven erfolgt seitenvergleichend und zusätzlich (insbesondere bei Kaliberdifferenzen) im Vergleich mit dem Befund aus der A. carotis communis, um die im individuellen Fall normale Pulsatilität zu erfassen.

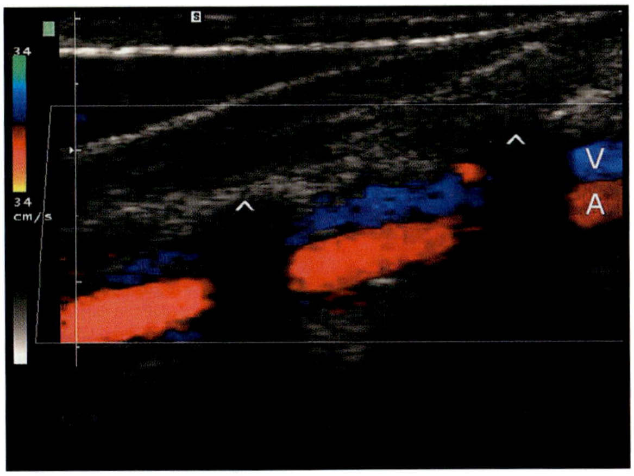

a

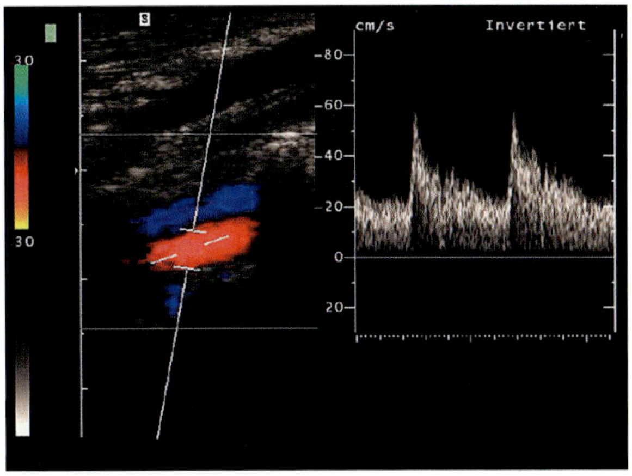

b

Abb. 6.**29 a** u. **b** A. vertebralis. Normalbefund im Segment V2 (zwischen 6. und 2. Halswirbel).
a Darstellung im Farb-Doppler-Modus mit Schallschatten durch Halswirbel-Querfortsätze (Pfeile); V = V. vertebralis; A = A. vertebralis.
b Darstellung im Spektral-Doppler-Modus. Die Strompulskurve ist ähnlich wie in der A. carotis interna (relativ hoher diastolischer Strömungsanteil).

Normalbefund

Segment V2. Im Segment V2 stellt sich die normale Vertebralarterie als geradlinig oder leicht geschlängelt verlaufendes Gefäß zwischen den Querfortsätzen der Halswirbel dar (Abb. 6.**29a**). Zusammen mit der Arterie lässt sich meist auch die Vene abbilden, die anterolateral (im Ultraschallbild über der Arterie) oder in Form eines Venenplexus beidseits der Arterie verläuft. Der Lumendurchmesser der Arterie nimmt mit dem Lebensalter zu, liegt meist bei etwa 3–3,5 mm und ist oft nicht seitengleich, wobei die linke Arterie häufig kaliberstärker als die rechte ist. Zwischen geringer und sehr ausgeprägter Seitendifferenz (Hypoplasie) kommen alle Übergänge vor.

Die Frequenzspektrum-Analyse zeigt die für hirnversorgende Arterien typische Form der Strompulskurve mit einem hohen diastolischen Strömungsanteil (Abb. 6.**29b**). Auch die Ableitung der V. vertebralis ist bei guten Untersuchungsbedingungen regelmäßig möglich. Die Strömungsgeschwindigkeit in der A. vertebralis ist individuell unterschiedlich und abhängig vom Lebensalter; ein Seitenvergleich ist nur bei annähernd gleichem Gefäßkaliber sinnvoll. Die Normalwerte der systolischen Maximalgeschwindigkeit zeigen eine große Streubreite. Deshalb kann nur eine Obergrenze angegeben werden: Die normale Geschwindigkeit sollte unter 0,8 – 1 m/s (systolisches Maximum) liegen.

Segment V3. Der untere (proximale) Teil der Atlasschlinge zwischen Atlas und Axis ist in der Mehrzahl der Fälle gut darstellbar (Abb. 6.**30**). Gefäßdurchmesser und Strömungsparameter unterscheiden sich nicht von den im Segment V2 erhobenen Befunden.

Segmente V1/V0. Kaudal des 6. Halswirbels ist die Vertebralarterie meist bis zum Abgang aus der A. subclavia zu verfolgen, rechts besser als links. Wie Abbildung 6.**31** zeigt, geht die A. vertebralis relativ weit dorsal aus der A. subclavia ab (im Ultraschallbild unten). Bei einem Gefäßabgang nach vorn (im Bild oben) handelt es sich meist um den Truncus thyreocervicalis.

Anatomische Varianten

Hypoplasie

Vorkommen und Bedeutung. Seitendifferenzen im Kaliber der Vertebralarterien sind häufig. Zwischen geringer und sehr ausgeprägter Kaliberschwäche kommen alle Übergänge vor, und insofern ist die Definition der Hypoplasie nach dem Lumendurchmesser willkürlich. Hypoplasien kommen links und rechts, statistisch rechts häufiger vor. Aplasien sind extrem selten. Die Hypoplasie ist nicht selten mit Verlaufsanomalien kombiniert. So kann die hypoplastische Vertebralarterie ohne Anschluss an die A. basilaris bleiben und sich allein in die A. cerebelli posterior inferior (PICA) fortsetzen. Klinische Bedeutung hat die Hypoplasie wahrscheinlich nur insofern, als das Gefäß nicht zum Ausgleich einer kontralateralen Minderperfusion zur Verfügung steht. Die Bedeutung für die Gefäßdiagnostik liegt in der erforderlichen Differenzierung zwischen harmloser Anomalie und potenziell gefährlicher Gefäßerkrankung; deshalb sollte die Hypoplasie mit großer Sorgfalt diagnostiziert werden. Der Nachweis einer langsamen Strömung in einem engen Gefäßkaliber erfordert eine besonders sorgfältige Geräteeinstellung (s.o.).

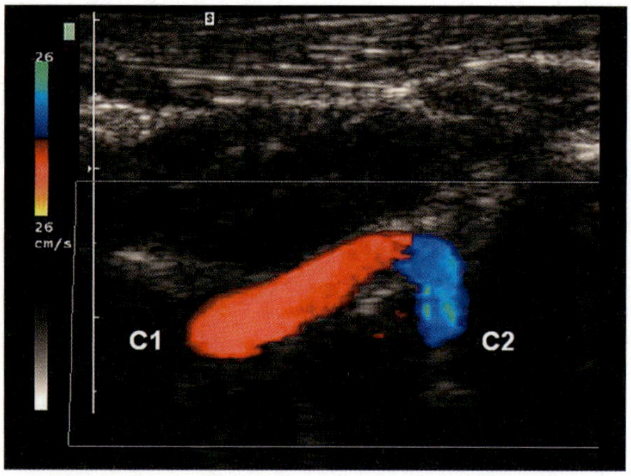

Abb. 6.**30** A. vertebralis. Normalbefund im Segment V3; proximaler Abschnitt zwischen dem 2. und 1. Halswirbel (C2 und C1).

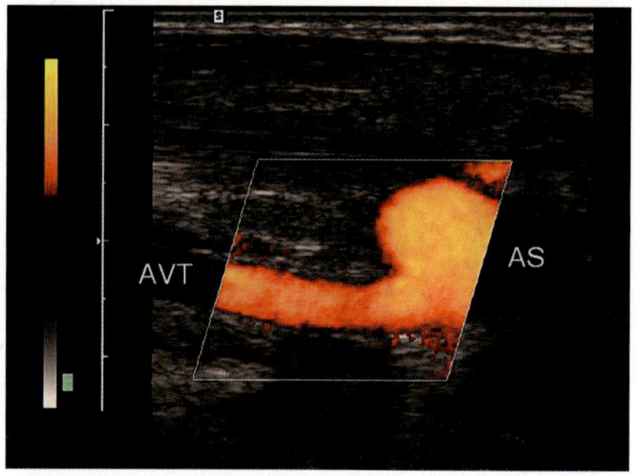

Abb. 6.**31** A. vertebralis. Normalbefund im Segment V0, am Abgang aus der A. subclavia. Die A. vertebralis (= AVT) stellt sich im Longitudinalschnitt, die A. subclavia (= AS) im Transversalschnitt dar.

a

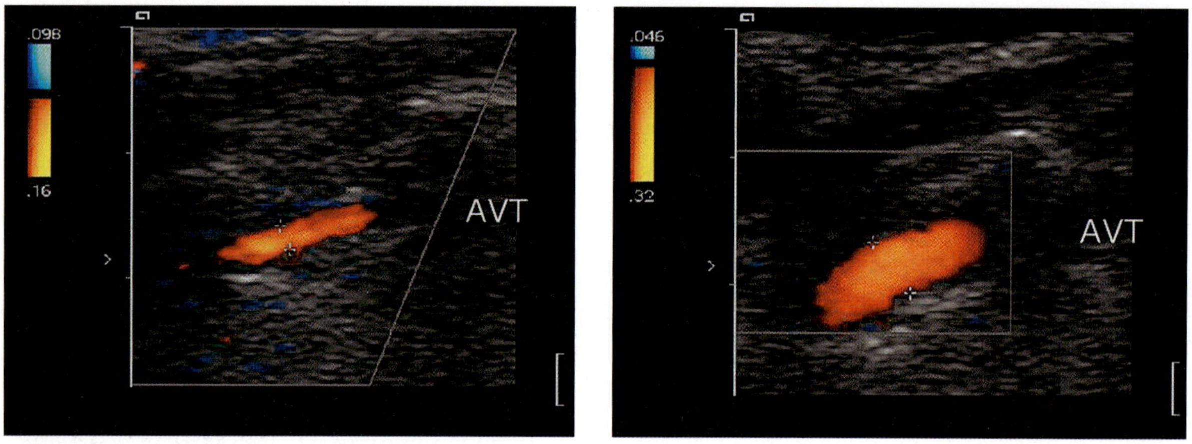

b

Abb. 6.**32 a** u. **b** Hypoplasie der A. vertebralis.
a Kaliberschwäche mit einem Lumendurchmesser von weniger als 2 mm (in mehreren Abschnitten gemessen).
b Kontralateral Hyperplasie mit 4,5 mm Lumendurchmesser.

a

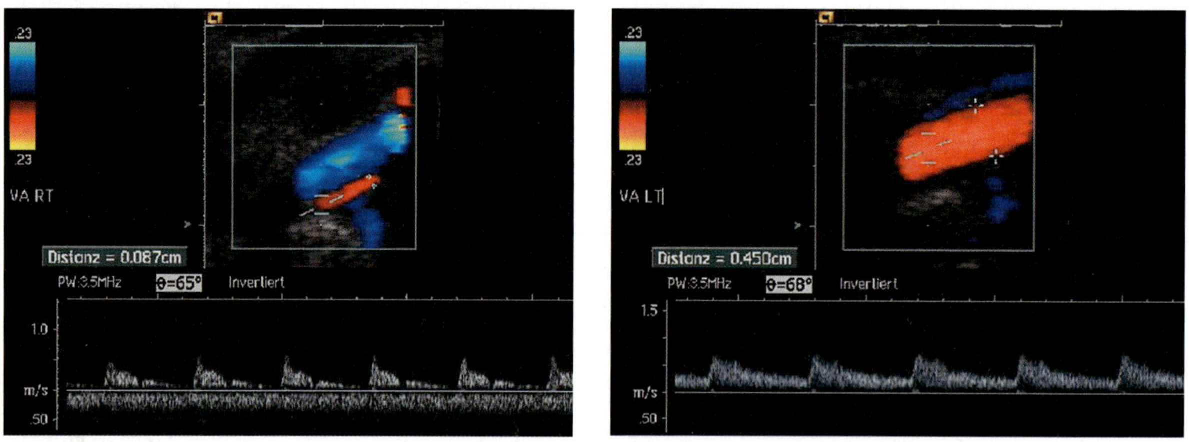

b

Abb. 6.**33 a** u. **b** Hypoplasie der A. vertebralis, Spektral-Doppler-Befund.
a Abnorme Strompulskurve mit Strömungsverlangsamung diastolisch. **b** Kontralateral Normalbefund.

Tabelle 6.**11** Hypoplasie der A. vertebralis: Diagnostische Kriterien (Diagnose ist gesichert, wenn alle 4 Kriterien erfüllt sind)

1. einseitige Kaliberschwäche in mehreren Segmenten (Lumendurchmesser maximal 2 mm)
2. kontralaterale Hyperplasie (Lumendurchmesser > 3,5 mm)
3. Strömungsgeschwindigkeit im Seitenvergleich niedrig
4. Systole-Diastole-Verhältnis normal oder diastolische Verlangsamung

Ultraschalldiagnostik. Diagnostische Kriterien für die A.-vertebralis-Hypoplasie sind in Tabelle 6.**11** angegeben und in den Abbildungen 6.**32** und 6.**33** veranschaulicht. Differenzialdiagnostisch ist immer an eine langstreckige pathologische Kaliberreduktion zu denken, etwa durch Dissektion (s.a. Abb. 6.**45a**). Eine Hypoplasie kann nur dann sicher diagnostiziert werden, wenn alle genannten Kriterien erfüllt sind (wichtig ist die kontralaterale Hyperplasie), denn die Diagnose beinhaltet die Feststellung eines letzlich normalen Befundes. Aus diesem Grund kann die sehr seltene beidseitige Hypoplasie der A. vertebralis, verbunden mit einer Hypoplasie der A. basilaris, sonographisch nicht sicher festgestellt, sondern allenfalls vermutet werden.

Abgangs- und Verlaufsanomalien

In 5% der Fälle entspringt die linke Vertebralarterie direkt aus dem Aortenbogen. Eine Stenose der A. subclavia kann dann nicht über die A. vertebralis kollateralisiert werden (kein Subclavian-Stealeffekt). Der Eintritt der Vertebralarterie in die Halswirbelsäule liegt nicht in allen Fällen bei C6 (nur in etwa 90%); in 5% der Fälle tritt die Arterie bei C5, in weiteren 5% darüber oder darunter in die Wirbelsäule ein.

Abgangs- und Verlaufsvarianten kommen häufig kombiniert vor: Wenn die Vertebralarterie aus der Aorta entspringt, tritt sie gewöhnlich in Höhe C5 oder C4 in die Halswirbelsäule ein. Bei hohem Eintritt verläuft sie dann oft über eine längere Strecke dicht neben der A. carotis communis und dieser parallel (Abb. 6.**34**).

A. vertebralis — Stenosen

Vorbemerkungen

Vertebralarterien-Stenosen und -verschlüsse sind nicht selten in Gefäßabschnitten lokalisiert, die sonographisch nicht direkt beurteilt werden können. Deshalb kommt es besonders auf den Nachweis indirekter Stenosezeichen an. Diese Kriterien sind bei segmentalen Verschlüssen und hochgradigen Stenosen prinzipiell gleich und erschweren u.U. die Differenzierung von außerhalb der direkt beschallbaren Gefäßabschnitte lokalisierten Stenosen und kollateralisierten Verschlüssen. Prädilektionsstellen für die Arteriosklerose sind der Abgang aus der A. subclavia (Segment V0) und der Endabschnitt intrakranial (V4).

Bei Strömungsbehinderungen der A. vertebralis sind prinzipiell die gleichen hämodynamischen Veränderungen zu erwarten wie an der A. carotis. Die Abbildung 6.**35** zeigt eine normale, die Abbildungen 6.**36** und 6.**37** dagegen typische Strompulskurven bei proximalen und distalen Strömungsbehinderungen der A. vertebralis, abgeleitet jeweils im Segment V2. Ein weiteres Kriterium proximaler Verschlüsse und hochgradiger Stenosen ist der Nachweis zervikaler Kollateralen (Abb. 6.**38**).

Stenosen am Abgang aus der A. subclavia

Bedeutung. Hier lokalisierte Stenosen können — wie Karotisstenosen — über 2 Pathomechanismen zu zerebralen Ischämien führen: hämodynamisch oder embolisch. Wegen eines anderen morphologischen Aufbaus sind Stenosen am A.-vertebralis-Abgang offenbar weniger emboliegefährdend als A.-carotis-interna-Stenosen. Insofern ist die Erkennung hier lokalisierter gering- und mittelgradiger Stenosen, die keine hämodynamischen Auswirkungen haben, wahrscheinlich klinisch nicht besonders relevant. Als Behandlungsmöglichkeit symptomatischer proximaler A.-vertebralis-Stenosen steht die Katheter-Dilatation (mit oder ohne Stenteinlage) zur Verfügung.

Ultraschalldiagnostik. In der Mehrzahl der Fälle lässt sich die Vertebralarterie — rechts besser als links — vom Segment V2 ausgehend ohne große Schwierigkeiten bis zum Abgang verfolgen. Wenn die Doppler-Analyse im Segment V2 eine Strompulskurve vom Typ der vorgeschalteten Strömungsbehinderung zeigt (Abb. 6.**36**), sollte selbst bei schlechten Untersuchungsbedingungen immer versucht werden, den Abgangsbereich im Farb-Doppler- und Spektral-Doppler-Modus darzustellen, auch wenn dies zeitaufwändig ist. Evtl. ist die zusätzliche Anwendung eines Sektor- oder Konvex-Schall-

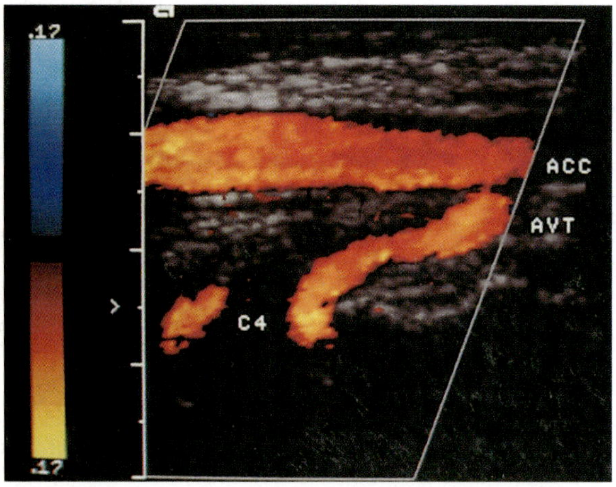

Abb. 6.**34** Verlaufsanomalie der A. vertebralis. Die Arterie tritt erst am Querfortsatz des 4. Halswirbels in die Halswirbelsäule ein („hoher Eintritt"); unterhalb von C4 verläuft sie langstreckig parallel zur A. carotis communis.

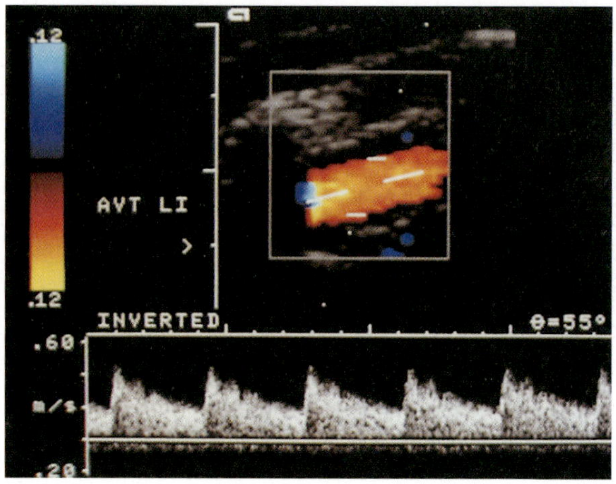

Abb. 6.**35** Normale Strompulskurve der A. vertebralis (Segment V2).

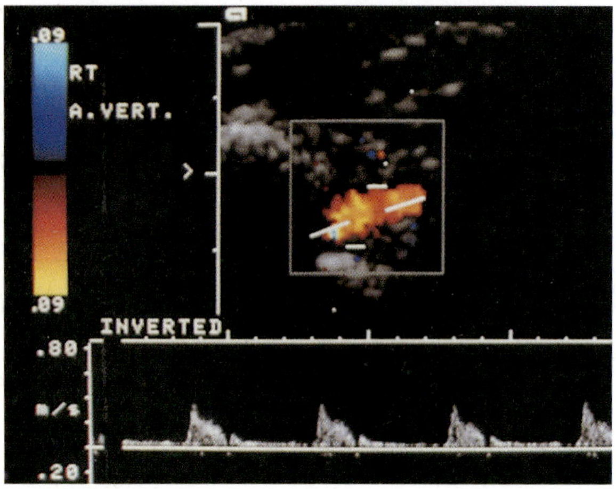

Abb. 6.**36** Strompulskurve der A. vertebralis im Segment V2 bei nachgeschalteter Strömungsbehinderung. Die Strömung ist insbesondere diastolisch verlangsamt.

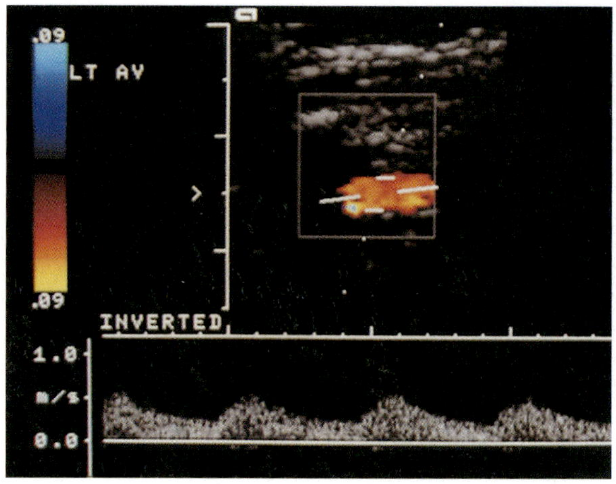

Abb. 6.**37** Strompulskurve der A. vertebralis im Segment V2 bei vorgeschalteter Strömungsbehinderung. Die Strömung ist insbesondere systolisch verlangsamt.

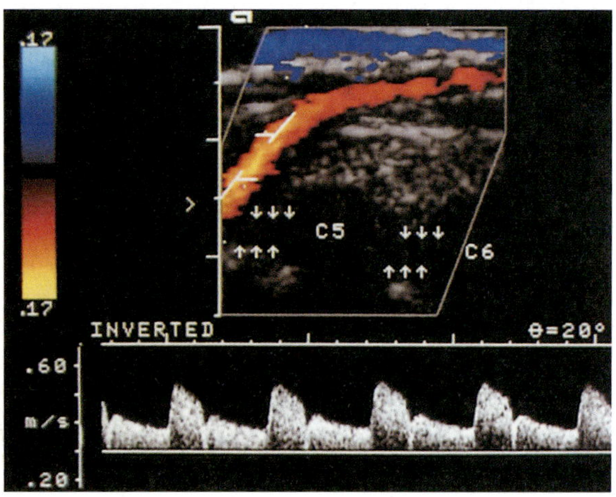

Abb. 6.**38** Proximaler Verschluss der A. vertebralis (Pfeile) mit Nachweis einer im Segment V2 einmündenden Kollaterale (zwischen dem 6. und 4. Halswirbel).

a 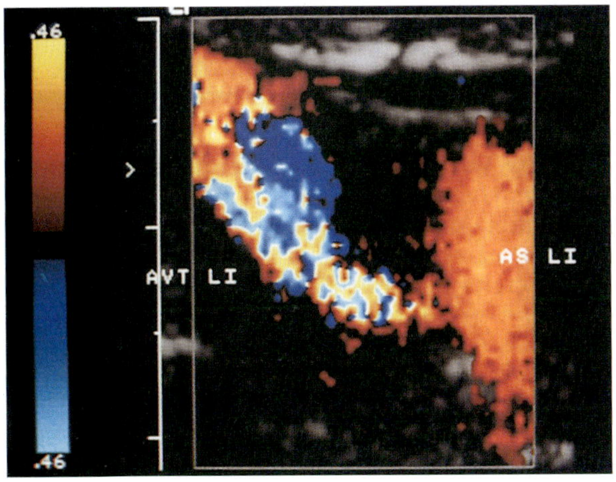

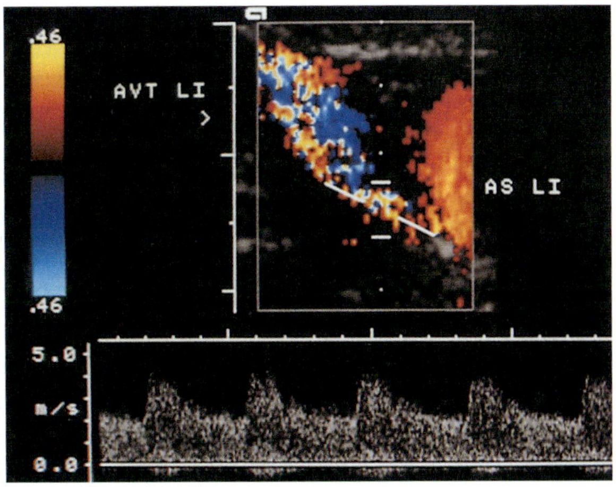 b

Abb. 6.**39 a** u. **b** Hochgradige Stenose am Abgang der A. vertebralis.
a Im Farb-Doppler-Bild ausgeprägte poststenotische Strömungsstörungen.
b Im Spektral-Doppler-Modus ausgeprägte lokale Strömungsbeschleunigung mit einer systolischen Maximalgeschwindigkeit von über 3 m/s.

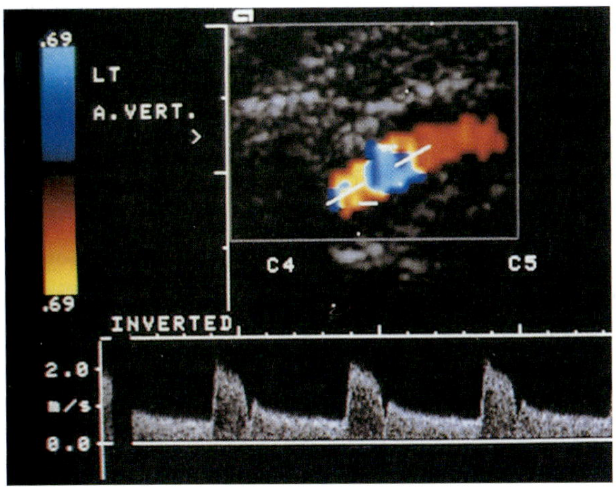

Abb. 6.**40** Stenose der A. vertebralis im Segment V2 (Höhe C4/C5). Stenosenachweis im Farb-Doppler-Bild (Alias-Effekt) und im Spektral-Doppler-Modus (2 m/s systolische Maximalgeschwindigkeit).

kopfes (Abdomenschallkopf) sinnvoll. Abbildung 6.**39** zeigt einen typischen Stenosebefund am Abgang der A. vertebralis. Durch große Fallzahlen abgesicherte Kriterien für die Stenose-Quantifizierung liegen bisher nicht vor; immer wenn indirekte Stenosezeichen gemäß den Abbildungen 6.**36**–6.**38** nachgewiesen werden, ist von einem hohem Stenosegrad auszugehen.

Verwechslungen von Stenosen der A. vertebralis mit einem Stenosebefund oder einer Mehrdurchströmung anderer A.-subclavia-Äste können vermieden werden, wenn die auf Seite 141 genannten Kriterien für die Identifizierung der A. vertebralis beachtet werden (kontinuierliche Verfolgung der Arterie vom Segment V2; Abgang der A. vertebralis aus der A. subclavia relativ weit dorsal).

Extrakraniale Stenosen oberhalb des Abgangs

Arteriosklerotische Stenosen in diesem Gefäßabschnitt kommen gelegentlich, verglichen mit den Segmenten V0 und V4 aber sehr selten vor. Ihre Diagnose setzt voraus, dass sich Arteriosklerosezeichen auch in anderen Gefäßen bzw. Gefäßabschnitten nachweisen lassen. In diesen Segmenten ist eher mit Stenosen durch Dissektion oder mit Knickstenosen zu rechnen. Bei abnorm hohen Strömungsgeschwindigkeiten muss man auch immer an die Möglichkeit denken, dass es sich nicht um einen Stenosebefund, sondern eine pathologische Mehrdurchströmung infolge AV-Kurzschluss oder Kollaterale handelt. In diesem Fall ist die Strömungsgeschwindigkeit in der Arterie langstreckig, also im gesamten darstellbaren Bereich, erhöht.

Gefäßschleifen und Knickstenosen

Ätiologie, Vorkommen und Bedeutung. Wie an der A. carotis, kommen auch an der A. vertebralis Schleifen und Schlingenbildungen (Tortuosity, Coiling und Kinking nach 35) vor. Diese Befunde entstehen zumeist durch Elongation bei einer Arteriosklerose vom dilatativen Typ; Schlängelung und Schlingenbildung können aber auch angeboren sein.

Gefäßschleifen treten in allen Abschnitten der Vertebralarterie auf, Knickbildungen sollen bevorzugt im distalen extrakranialen Drittel der Vertebralarterien vorkommen. Schleifenbildungen haben selten klinische Bedeutung. Selbst Knickstenosen bewirken im Allgemeinen nur dann klinische Symptome, wenn das Perfusionsdefizit nicht über die kontralaterale Vertebralarterie oder intrakranial ausgeglichen werden kann. Für Knickstenosen der A. carotis und A. vertebralis gilt, dass der Stenosegrad in Abhängigkeit von Funktionsstellungen der Halswirbelsäule variieren kann. Deshalb ist bei zerebralen Symptomen, die sich durch bestimmte Kopfbewegungen provozieren lassen, immer auch an die Möglichkeit einer Knickbildung der Vertebralarterie zu denken — vergleichsweise selten sind aber tatsächlich hämodynamisch wirksame Stenosen dieser Art nachweisbar.

Die Kenntnis von Schlingenbildungen der Vertebralarterie ist im Zusammenhang mit Operationen an der Halswirbelsäule wichtig, da ein abnorm verlaufendes Gefäß u.U. verletzt werden kann.

Ultraschalldiagnostik. Die Diagnostik von Knick- und Schlingenbildungen ist zeitaufwändig und erfordert eine Untersuchung in verschiedenen Funktionsstellungen der Halswirbelsäule. Sie ist z.B. indiziert, wenn typische klinische Symptome (Schwindel) in Abhängigkeit von bestimmten HWS-Bewegungen, aber unabhängig von der Körperlage auftreten. Abbildung 6.**41** zeigt eine gering- bis mittelgradige Knickstenose an der Atlasschleife. Die direkte Darstellung von Knickbildungen in den Segmenten V2 und V3 ist schwieriger als an der A. carotis, da das Gefäß wegen des Verlaufs durch die Querfortsätze der Halswirbel nicht kontinuierlich dargestellt werden kann.

Für die Beurteilung hämodynamischer Auswirkungen ist die Spektral-Doppler-Untersuchung in vor- oder nachgeschalteten Gefäßabschnitten ausreichend. Im positiven Fall lässt sich bei langsamer Kopfdrehung plötzlich eine deutliche Perfusionsminderung nachweisen. Um Artefakte auszuschließen, ist die richtige Platzierung des Messvolumens kontinuierlich im Ultraschallbild zu kontrollieren.

A. vertebralis — Gefäßverschlüsse

Ätiologie, Vorkommen und Bedeutung. Verschlüsse der A. vertebralis betreffen wegen der möglichen extra- und intrakranialen Kollateralisierung häufig nur einzelne Segmente. Bei Okklusion am Abgang kann das Gefäß bereits im Segment V2 (selten sogar V1) wieder offen sein, gefüllt durch Kollateralen aus der A. subclavia oder der A. carotis externa. Bei einem Verschluss im Endabschnitt (V4) ist die Arterie oft bis zur A. cerebelli posterior inferior (PICA) hin offen.

Extrakraniale Verschlüsse der A. vertebralis entstehen am häufigsten durch eine lokale Thrombose auf dem Boden arteriosklerotischer Wandveränderungen (ausgehend vom Anfangsabschnitt der Arterie), seltener durch kardiogene Embolie oder Dissektion. An der Kollateralversorgung sind die kontralaterale Vertebralarterie und — bei proximalen Verschlüssen — Äste der ipsilateralen A. carotis externa und der A. subclavia beteiligt; die Arterie ist dann im Segment V2 oder V3 wieder offen.

Ultraschalldiagnostik. Die Sonographie soll zwischen Gefäßverschluss, Stenose und Normvariante (Hypoplasie) unterscheiden. Ein Gefäßverschluss kann sonographisch dann sicher diagnostiziert werden, wenn alle in Tabelle 6.**12** genannten Kriterien erfüllt sind. In jedem Fall ist dabei auf eine optimierte Geräteeinstellung einschließlich der Auswahl des richtigen Schallkopfes mit ausreichend niedriger Sendefrequenz zu achten (9).

Segmentale Verschlüsse in vor- oder nachgeschalteten, sonographisch nicht direkt beurteilbaren

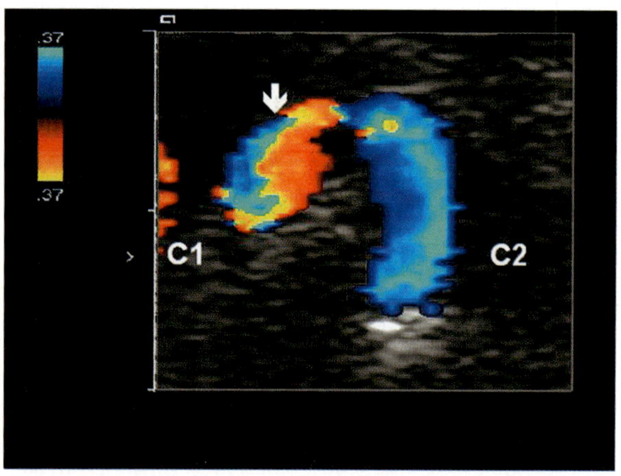

Abb. 6.**41** Knickstenose der A. vertebralis im proximalen Teil der Atlasschleife (zwischen dem 2. und 1. Halswirbel). Stenosebefund mit Alias-Effekt im Farb-Doppler-Bild (Pfeile).

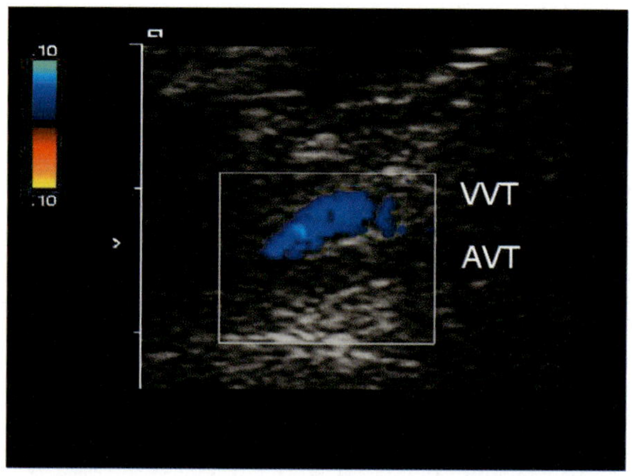

Abb. 6.**42** A.-vertebralis-Verschluss im Segment V2. Die Arterie (= AVT) lässt sich im B-Bild darstellen, ist also nicht aplastisch. Eine Strömung ist weder im Farb-Doppler-, noch im Spektral-Doppler-Modus nachweisbar. In der Vene (= VVT) lässt sich eine Strömung nachweisen.

Tabelle 6.**12** Extrakranialer Verschluss der A. vertebralis: Diagnostische Kriterien
(Diagnose ist gesichert, wenn alle 4 Kriterien erfüllt sind)

1. Vertebralarterie lässt sich im B-Bild darstellen (Aplasie-Ausschluss)
2. kein Perfusionsnachweis in der Arterie im Farb-Doppler-Modus
3. kein Perfusionsnachweis in der Arterie im Spektral-Doppler-Modus
4. Vertebralvene lässt sich im Farb-Doppler-Modus darstellen (Ausschluss schlechter Untersuchungsbedingungen)

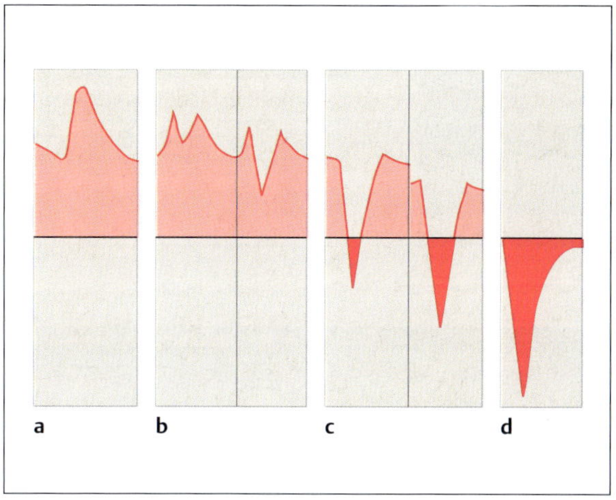

Abb. 6.**43 a-d** Strompulskurven der A. vertebralis bei unterschiedlich ausgeprägtem Subclavian-Stealeffekt.
a Normalbefund.
b Systolische Entschleunigung.
c Pendelströmung.
d Kompletter Stealeffekt mit permanent retrograder Strömung (nach 36).

Gefäßabschnitten der A. vertebralis werden mit indirekten hämodynamischen Kriterien diagnostiziert (s. Abb. 6.**36** – 6.**38**). Bei proximalem Verschluss der A. basilaris sind die in Abbildung 6.**36** gezeigten Veränderungen der Strompulskurve in beiden Vertebralarterien nachweisbar. In diesem Fall ist der Vergleich mit der A. carotis (communis) wichtig, damit nicht allgemeine Veränderungen der Strompulskurve durch Elastizitätsverlust (bei hohem Lebensalter, dilatativer Arteriopathie oder schlechter kardialer Compliance) als Stenosezeichen gewertet werden. Verschlüsse im Endabschnitt der A. basilaris werden mit diesen Kriterien nicht immer erfasst.

Subclavian-Stealeffekt

Der Subclavian-Stealeffekt beschreibt Strömungsveränderungen in der A. vertebralis bei Stenosen und Verschlüssen der A. subclavia. Die Strömungsbehinderung der A. subclavia (oder des Truncus brachiocephalicus) muss proximal des A.-vertebralis-Abgangs lokalisiert sein; in 5% der Fälle geht die A. vertebralis links direkt aus dem Aortenbogen ab.

Ätiologie. Proximale Stenosen der A. subclavia können arteriosklerotisch, aber auch durch Vaskulitis, Strahlenangiopathie oder Aortendissektion hervorgerufen sein; der Anteil nichtarteriosklerotischer Läsionen ist höher als an der A. carotis. Allerdings kommen bei Vaskulitis häufiger langstreckige Stenosen oder Verschlüsse vor, die sich nach distal über den A.-vertebralis-Abgang hinaus ausbreiten oder erst distal davon beginnen. Mechanische Kompressionen der A. subclavia in der Skalenuslücke oder in der kostoklavikulären Enge sind immer distal des Abgangs lokalisiert und rufen keinen Subclavian-Stealeffekt hervor.

Ausprägung und Klinik. Die Ausprägung des Stealeffekts an der A. vertebralis hängt ab

- vom Stenosegrad an der A. subclavia,
- von der Kollateralisation über die kontralaterale A. vertebralis,
- von den Druckverhältnissen im Stromgebiet der A. carotis.

Zwischen einer gering veränderten Strompulskurve mit geringer systolischer Entschleunigung und einer permanent retrograden Strömung, wenn die A. vertebralis als Kollateralgefäß dient, kommen alle Übergänge vor (Abb. 6.**43**). Der Gefäßbefund wird als *Subclavian-Steal-Syndrom* bezeichnet, wenn er zu provozierbarem Schwindel oder anderen Symptomen der zerebralen Minderperfusion führt (37). In den meisten Fällen bleibt er aber asymptomatisch und kann selbst dann symptomlos bleiben, wenn in der A. basilaris eine retrograde Strömung nachzuweisen ist.

Ultraschalldiagnostik. Tabelle 6.**13** zeigt Befunde, die bei inkomplettem bzw. komplettem Subclavian-Stealeffekt in der A. subclavia bzw. der A. vertebralis zu erwarten sind. Ein Oberarm-Kompressionstest, der bei der einfachen Doppler-Sonographie notwendig ist, um eine permanente Strömungsumkehr in der A. vertebralis festzustellen, ist bei Anwendung der farbkodierten Duplexsonographie nur in unklaren Fällen erforderlich (Abb. 6.**44** und 6.**45**). Die retrograde Strömung sollte nicht nur an einem Ort

Tabelle 6.**13** Subclavian-Stealeffekt: Diagnostische Kriterien

inkompletter Stealeffekt	• proximale Stenose der A. subclavia (oder des Truncus brachiocephalicus) • systolische Entschleunigung oder Pendelströmung in der A. vertebralis
kompletter Stealeffekt	• hochgradige proximale Strömungsbehinderung in der A. subclavia (oder im Truncus brachiocephalicus): Stenose oder Verschluss • permanent retrograde Strömung in der A. vertebralis (Ableitung aus zumindest 2 Gefäßabschnitten)

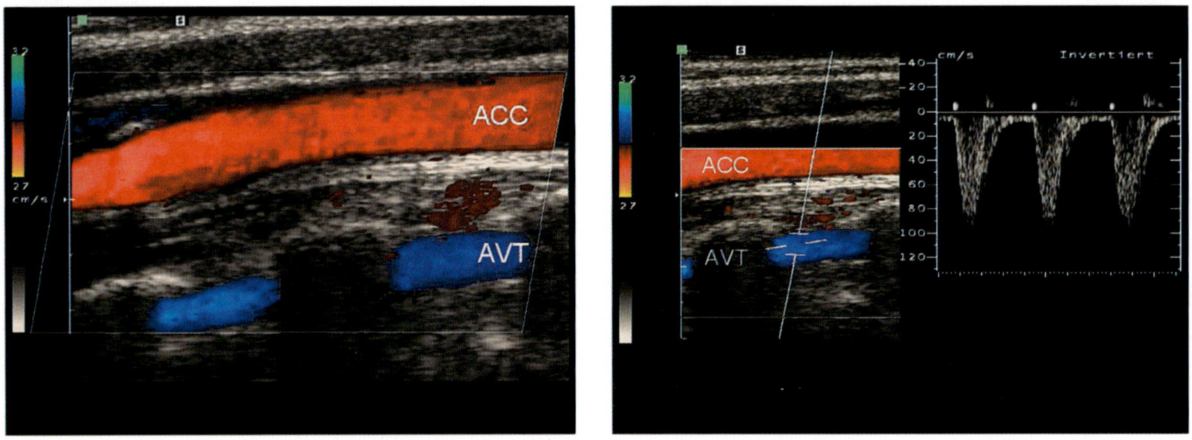

a b

Abb. 6.**44 a** u. **b** Permanenter Subclavian-Stealeffekt.
a Im Farb-Doppler-Modus ist die retrograde Strömung in der A. vertebralis (= AVT) im Vergleich zur A. carotis communis (= ACC) sichtbar.
b Im Spektral-Doppler-Modus Nachweis der permanent retrograden Strömung in der A. vertebralis (= AVT).

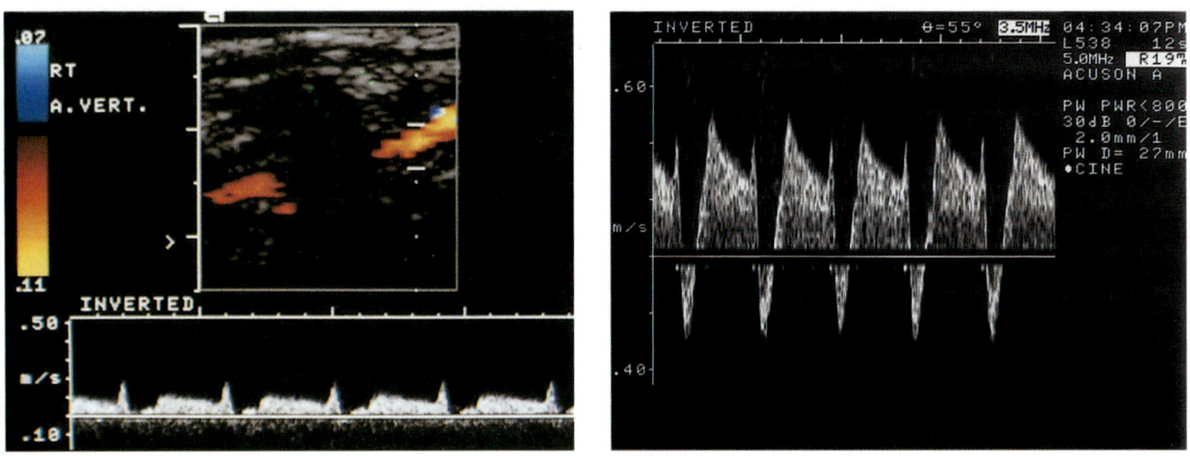

a b

Abb. 6.**45 a** u. **b** Inkompletter Subclavian-Stealeffekt bei proximaler Stenose der A. subclavia.
a Abnorme Strompulskurve der A. vertebralis mit systolischer Entschleunigung.
b Pendelströmung in der A. vertebralis.

abgeleitet werden, da eine nicht erkannte Gefäßschleife eine Umkehr der Strömungsrichtung vortäuschen könnte.

Für die Behandlung eines Subclavian-Steal-Syndroms ist es wichtig, zwischen einer Stenose, die durch eine Katheter-Dilatation behandelt werden könnte, und einem Verschluss der A. subclavia zu unterscheiden. Auch bei optimaler Untersuchungtechnik ist die Differenzierung sonographisch nicht immer mit Sicherheit möglich.

A. vertebralis — besondere Pathologien

Dissektion

Ätiologie, Lokalisation und Klinik. Dissektionen der A. vertebralis entstehen wie an der A. carotis interna traumatisch oder spontan, oft in Zusammenhang mit körperlichen Anstrengungen oder Bagatellverletzungen. Sie treten nicht selten bilateral oder assoziiert mit A.-carotis-interna-Dissektionen auf. Bevorzugte Lokalisationen sind der kraniozervikale Übergang, insbesondere das atlantoaxiale Segment, und der Eintritt der Arterie in die Halswirbelsäule unterhalb von C6.
Dissektionen kommen aber auch in den übrigen extrakranialen Gefäßabschnitten, häufiger auch langstreckig über mehrere Segmente sowie intrakranial vor.

Das intramurale Hämatom der A.-vertebralis-Dissektion verursacht ipsilaterale Hinterkopf- und Nackenschmerzen. Durch Lumenverlegung treten segmentale oder langstreckige Stenosen bzw. Gefäßverschlüsse auf. Mögliche klinische Auswirkungen sind vertebrobasiläre Perfusionsstörungen, insbesondere embolische Infarkte im Kleinhirn und in der lateralen Medulla oblongata. In einem Teil der Fälle gehen Hinterkopf- und Nackenschmerzen den Hirnstamm-Symptomen voraus. Dissektionsbedingte Stenosen bilden sich in der Mehrzahl der Fälle innerhalb von Wochen bis Monaten zurück.

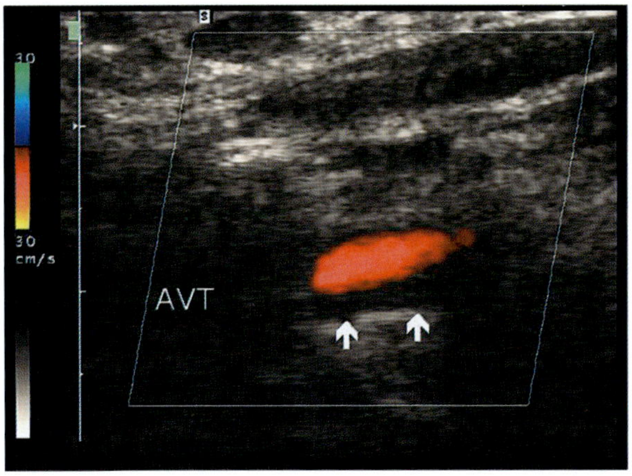

a

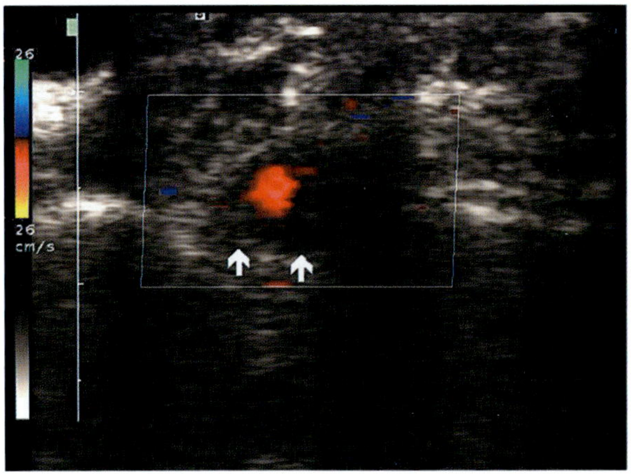

b

Abb. 6.**46 a** u. **b** Dissektion der A. vertebralis im Segment V2: Asymmetrische Verdickung der Gefäßwand durch ein Wandhämatom (Pfeile).
a Longitudinalschnitt.
b Transversalschnitt.

Ultraschalldiagnostik. Wenn nach der klinischen Symptomatik eine Dissektion in Betracht kommt, sollten die Segmente V1—V3 möglichst kontinuierlich dargestellt werden: Die Stenose kann auf einen Zwischenwirbelabschnitt beschränkt sein. Besonders wichtig sind die Abschnitte, in denen die Arterie den größten Bewegungen ausgesetzt ist; also im Zwischenwirbelabschnitt C1/2 und am Eintritt der Arterie in die Wirbelsäule bei C6. Für die sonographische Diagnose gilt — wie auch an der A. carotis interna: Kann eine spezifisch pathologische Gefäßwandmorphologie nachgewiesen werden, z.B. ein intramurales Hämatom (Abb. 6.**46**), so ist die Dissektion gesichert.

In den übrigen Fällen ist es wichtig, die Stenose genau zu lokalisieren. Am kraniozervikalen Übergang, im Segment V2 oder am Eintritt der Arterie in die Halswirbelsäule ist sie üblicherweise *nicht* arteriosklerotisch bedingt. Wenn also eine Stenose in einer für die Dissektion typischen Lokalisation zusammen mit charakteristischen klinischen Symptomen auftritt, ist eine Dissektion sehr wahrscheinlich. Die Sensitivität der Sonographie im Nachweis von Dissektionen ist an der A. vertebralis mit 79% (12) geringer als an der A. carotis interna. Die Sonographie ist gut geeignet, für die Verlaufsbeurteilung von A.-vertebralis-Dissektionen.

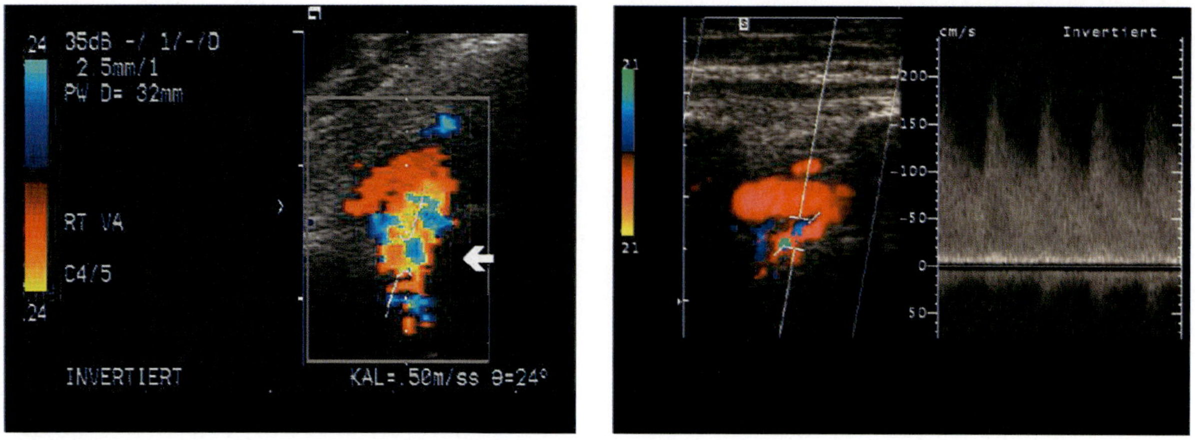

a b

Abb. 6.**47a** u. **b** Arteriovenöse Fistel zwischen A. und V. vertebralis im Segment V2.
a Perivaskuläres Farb-Doppler-Artefakt am Fistelkanal.
b Schnelle Jet-Strömung bei Doppler-Ableitung aus der Fistel (1,8 m/s systolische Maximalgeschwindigkeit).

AV-Fistel

Lokalisation, Ätiologie und Klinik. Zervikale arteriovenöse Fisteln sind am häufigsten zwischen der A. vertebralis und dem umgebenden Venenplexus lokalisiert. Sie entstehen hier

- durch äußere Verletzung (auch durch Gefäßpunktion),
- durch ein Rotationstrauma der Halswirbelsäule,
- ohne erkennbare Ursache.

Mögliche klinische Symptome vertebraler AV-Fisteln sind durch einen Stealeffekt bedingte Zeichen der zerebralen Minderperfusion sowie lokale Symptome (Schmerzen und pulssynchroner Tinnitus). Oft ist ein Gefäßgeräusch auskultatorisch zu objektivieren.

Ultraschalldiagnostik. Der sonographische Nachweis einer AV-Fistel stützt sich auf direkte Farbbild- und Doppler-Kriterien (Abb. 6.**47**) sowie indirekte hämodynamische Kriterien (Tabelle 6.**14**).

Der Nachweis eines perivaskulären Farb-Doppler-Artefakts (26) oder einer stark beschleunigten Jet-Strömung im Fistelkanal (10) ist sehr aussagekräftig; Voraussetzung ist aber die Fistellokalisation in einem Gefäßabschnitt, der sonographisch direkt beurteilt werden kann. Fisteln, die sonographisch nicht direkt erfassbar sind, lassen sich über die Mehrdurchströmung in zu- und abführenden Gefäßen nachweisen (Tabelle 6.**14**), wenn die Hyperperfusion ein gewisses Ausmaß erreicht hat.

Wertigkeit der FKDS im Methodenvergleich

Neben der FKDS stehen für die extrakraniale Gefäßdiagnostik zur Verfügung:

- die arterielle digitale Subtraktionsangiographie (DSA),
- die Magnetresonanztomographie (MRT) in Verbindung mit der Magnetresonanzangiographie (MRA),
- die Computertomographie (CT) mit CT-Angiographie.

Angiographie. Die DSA hat trotz zunehmender Risikominderung durch neue Katheter, atraumatische Führungsdrähte, nichtionische Kontrastmittel und digitale Abbildungssysteme bei der selektiven Untersuchung hirnversorgender Arterien immer noch ein relevantes Risiko: Außerhalb spezieller neuroradiologischer Zentren muss in 0,3–1,2% mit dem Auftreten permanenter

Tabelle 6.**14** Vertebrale AV-Fistel: Diagnostische Kriterien

direkte Zeichen	• perivaskuläres Farb-Doppler-Artefakt am Fistelkanal • Nachweis einer stark beschleunigten Jet-Strömung im Fistelkanal bzw. an der Einmündung in die Vene
indirekte Zeichen	• erhöhte Strömungsgeschwindigkeit und verminderte Pulsatilität in den zuführenden Arterien • erhöhte Strömungsgeschwindigkeit und vermehrte Pulsatilität in den drainierenden Venen

neurologischer Defizite gerechnet werden (22). Aus diesem Grund sollten immer zunächst alle Möglichkeiten nichtinvasiver Gefäßdiagnostik ausgeschöpft werden. Die FKDS hat neben der Nichtinvasivität den Vorteil, dass sie eine Beurteilung nicht nur des Lumens, sondern auch der Gefäßwand erlaubt.

Indikationen zur intraarteriellen DSA ergeben sich an den extrakranialen Gefäßen

- bei unklaren sonographischen Befunden,
- bei Hinweisen auf Gefäßveränderungen außerhalb direkt beschallbarer Gefäßabschnitte, z.B. distal-extrakranial (unter der Schädelbasis) oder unmittelbar supraaortal.

Hämodynamisch relevante Befunde in dieser Lokalisation sind allerdings auch mit indirekten Doppler-Sonographiekriterien erkennbar.

Vor operativen Eingriffen an der A. carotis wird die Angiographie bei besonderer Fragestellung in erfahrenen Zentren nur mehr selten gefordert. Bei Anwendung durch erfahrene Untersucher ist die Sonographie für die Diagnostik der Karotisbifurkation und des proximalen Abschnitts der A. carotis interna ausreichend (18); zur Beurteilung der distalen A.-carotis-interna-Abschnitte sollte präoperativ ergänzend eine MR-Angiographie durchgeführt werden.

Magnetresonanzangiographie. Die MRA gestattet die übersichtliche Darstellung der extra- und z.T. auch intrakranialen Gefäße. Ein Problem der zunächst verfügbaren TOF-(times-of-flight)-Technik war die regelmäßige turbulenzbedingte Überschätzung von Stenosen. Durch die kontrastmittelgestützte MRA hat sich ihre Wertigkeit jedoch deutlich verbessert: Mit einer Sensitivität von 92% und Spezifität von 74% im Nachweis von Gefäßstenosen ist sie allerdings der Sonographie in den direkt beschallbaren Gefäßabschnitten unterlegen. Vorteilhaft im Vergleich mit der Sonographie ist die geringere Untersucherabhängigkeit.

Die Methode erlaubt durch Darstellung des gesamten extrakranialen Gefäßverlaufs vom Aortenbogen bis zur Schädelbasis Aussagen auch über Gefäßabschnitte, die sonographisch nicht direkt erfassbar sind. Sie ist damit eine wichtige Ergänzung zur FKDS, z.B. zur Beurteilung der supraaortalen Arterienabgänge. So ist z.B. die therapeutisch wichtige Differenzierung zwischen Verschluss und Stenose der A. subclavia und des Truncus brachiocephalicus möglich. Dissektionen oder Aneurysmen im distal-extrakranialen Abschnitt der A. carotis interna können dem sonographischen Nachweis entgehen; auch hier ist die MRT in Verbindung mit der MRA eine wichtige Ergänzung (z.B. im Nachweis des Gefäßwandhämatoms bei Dissektion).

Computertomographie. Die CT erlaubt mit den Schnittbildern Aussagen über die Gefäßwand und als CT-Angiographie (zwei- und dreidimensional) die Darstellung des Gefäßlumens. Neue Entwicklungen wie die Multislice-Technik, die durch gleichzeitige Erfassung mehrerer Schichten und nachfolgende Rekonstruktion angiographieähnliche Bilder erzeugt, ermöglichen die Darstellung von Stenosen und Gefäßverschlüssen. In den sonographisch direkt erfassbaren Gefäßabschnitten ist diese Methode jedoch der Ultraschalldiagnostik unterlegen. Sie kann aber – wie die MR-Angiographie – zur Beurteilung weit kaudal oder kranial gelegener Gefäßabschnitte eine wichtige Ergänzung sein.

Fazit. In der Gesamtschau ist die hochauflösende FKDS das Standardverfahren für die Diagnostik der extrakranialen A. carotis der A. vertebralis. Infolge ihres hohen Auflösungsvermögens ist die Sonographie in der Früherkennung von Plaques oder vaskulitischen Wandveränderungen allen anderen Methoden überlegen. Die FKDS erlaubt darüber hinaus mit direkten und indirekten Doppler-Kriterien Aussagen über die Hämodynamik, die mit den übrigen nichtinvasiven Verfahren nicht zu gewinnen sind. Zur Beurteilung von unmittalbar supraaortal sowie weit kranial, unter der Schädelbasis gelegenen Gefäßabschnitten ist in einem Teil der Fälle aber eine Ergänzung durch MR- oder CT-Angiographie, selten durch die arterielle DSA erforderlich.

Literatur

1. Arning C, Herrmann HD. Floating thrombus in the internal carotid artery disclosed by B-mode ultrasonography. J Neurol. 1988; 235: 425–427.
2. Arning C, Oelze A, Lachenmayer L. Eine seltene Schlaganfallursache: Die Aortendissektion. Aktuel Neurol. 1995; 22: 189–192.
3. Arning C, Grzyska U, Lachenmayer L. Laterale kraniale Durafistel. Nachweis mit Doppler- und Duplexsonographie. Nervenarzt. 1997; 68: 139–146.
4. Arning C. Fehlermöglichkeiten durch Artefakte im Farb-Doppler-Bild. Ultraschall Med. 1997; 18: 105–109.
5. Arning C, Schrattenholzer A, Lachenmayer L. Cervical carotid artery vasospasms causing cerebral ischemia. Detection by immediate vascular ultrasonographic investigation. Stroke. 1998a; 29: 1063–1066.
6. Arning C. Arteriovenöse Fistel an der V. jugularis: Nachweis und Verlaufsbeobachtung mit farbkodierter Duplexsonographie. VASA 1998b; 27: 183–186.
7. Arning C. Evaluation of carotid artery stenosis by power Doppler imaging. Stroke. 1998c; 29: 2211–2212.
8. Arning C. Mirror image artifacts of color Doppler images causing misinterpretation in carotid artery stenoses. J Ultrasound Med. 1998d; 17: 683–686.
9. Arning C. Geräteeinstellung. In: Arning C. Farbkodierte Duplexsonographie der hirnversorgenden Arterien, 2. Aufl. Stuttgart: Thieme; 1999a: 15–28.
10. Arning C, Grzyska U, Hammer E, Lachenmayer L. Spontane vertebrale arteriovenöse Fistel: Nachweis und Therapiekontrolle mit der farbkodierten Duplexsonographie. Nervenarzt. 1999b; 70: 359–362.

11. Arning C. Perivaskuläre Gewebsvibrationen: ein Kriterium hochgradiger Stenosen der A. carotis interna. Ultraschall Med. 2001; 22: 62–65.
12. Auer A, Felber S, Schmidauer C, Waldenberger P, Aichner F. Magnetic resonance angiographic and clinical features of extrakranial vertebral artery dissection. J Neurol Neurosurg Psychiatry. 1998; 64: 474–481.
13. Bond JR, Charboneau JW, Stanson AW. Takayasu's arteritis. Carotid duplex sonographic appearance, including color Doppler imaging. J Ultrasound Med. 1990; 9: 625–629.
14. Caplan LR. Brain embolism, revisited. Neurology. 1993; 43: 1281–1287.
15. Daigle RJ, Stavros AT, Lee RM. Overestimation of velocity and frequency values by multi-element linear array dopplers. J Vasc Technol. 1990; 14: 206–213.
16. DeBakey ME, McCollum CH, Crawford ES, Morris GC, Howell J, Noon GP, Lawrie G. Dissection and dissecting aneurysms of the aorta: Twenty-year follow-up of five hundred twenty-seven patients treated surgically. Surgery. 1982; 92: 1118–1134.
17. De Bray JM, Lhoste P, Dubas F, Emile J, Saumet JL. Ultrasonic features of extrakranial carotid dissections: 47 cases studied by angiography. J Ultrasound Med. 1994; 13: 659–664.
18. Friese S, H Krapf, M Fetter, U Klose, M Skalej, W Küker. Ultrasonography and Contrast-enhanced MRA in ICA-Stenoses: Is Conventional Angiography Obsolete? J Neurol. 2001; 248: 506–513.
19. Fukudome Y, Abe I, Onaka U, Fujii K, Ohya Y, Fukuhara M, Kaseda S, Esaki M, Fujishima M. Regression of carotid wall thickening after corticosteroid therapy in Takayasu's arteritis evaluated by B-mode ultrasonography: report of 2 cases. J Rheumatol. 1998; 25: 2029–2032.
20. Görtler M, Niethammer R, Widder B. Differentiating subtotal carotid artery stenoses from occlusions by colour-coded duplex sonography. J Neurol. 1994; 241: 301–305.
21. Guillon B, Levy C, Bousser MG. Internal carotid artery dissection: an update. J Neurol Sci. 1998; 153: 146–158.
22. Heiserman JE, BL Dean, JA Hodak, JA, RA Flom, CR Bird, BP Drayer, EK Fram. Neurologic complications of cerebral angiography. AJNR Am J Neuroradiol. 1994; 15: 1401–1407.
23. Hunder GG, Weyand CM. Sonography in giant-cell arteritis. N Engl J Med. 1997; 337: 1385–1386.
24. Kelley W, Ruddy S, Harris E, Sledge C (eds.). Textbook of Rheumatology, 5th. Edition Vol 2, 1997, 1079–1175.
25. Lambert M, Hachulla E, Hatron PY, Perez-Cousin M, Beregi JP, Warembourg H, Devulder B. Takayasu's arteritis: vascular investigations and therapeutic management. Experience with 16 patients. Rev Med Interne. 1998; 19: 878–884.
26. Lopez-Medina A, Lopez-Vidaur I, Villoria R, Fernandes-Canton G, Martin-Gomez JI. Arteriovenous fistulas in the neck: diagnosis with color Doppler sonography. J Ultrasound Med. 1995; 14: 233–239.
27. Maeda H, Handa N, Matsumoto M, Hougaku H, Ogawa S, Oku N, Itoh T, Moriwaki H, Yoneda S, Kimura K, et al. Carotid lesions detected by B-mode ultrasonography in Takayasu's arteritis: „macaroni sign“ as an indicator of the disease. Ultrasound Med Biol. 1991; 17: 695–701.
28. Opeskin K. Traumatic carotid artery dissection. Am J Forensic Med Pathol. 1997; 18: 251–257.
29. Puechal X, Menkes CJ. Ultrasonography in temporal arteritis. N Engl J Med. 1998; 338: 760–761.
30. Raninen RO, Kupari MM, Pamilo MS, Pajari RI, Poutanen VP, Hekali PE. Arterial wall thickness measurements by B mode ultrasonography in patients with Takayasu's arteritis. Ann Rheum Dis. 1996; 55: 461–465.
31. Rothwell PM, Warlow CP. Prediction of benefit from carotid endarterectomy in individual patients: a risk-modelling study. Lancet. 1999; 353: 2105–2110.
32. Schmidt WA, Kraft HE, Vorpahl K, Volker L, Gromnica-Ihle EJ. Color duplex ultrasonography in the diagnosis of temporal arteritis. N Engl J Med. 1997; 337: 1336–1342.
33. Sturzenegger M, Mattle HP, Rivoir A, Baumgartner RW. Ultrasound findings in carotid artery dissection: analysis of 43 patients. Neurology. 1995; 45: 691–698.
34. Sun Y, Yip PK, Jeng JS, Hwang BS, Lin WH. Ultrasonographic study and long-term follow- up of Takayasu's arteritis. Strohe 1996; 27: 2178–2182.
35. Weibel J, Fields WS. Tortuosity, coiling and kinking of the internal carotid artery. I. Etiology and radiographic anatomy. Neurology (Minneapolis). 1965; 15: 7–18.
36. Widder B, von Reutern GM, Neuerburg-Heusler D. Morphologische und dopplersonographische Kriterien zur Bestimmung von Stenosierungsgraden an der A. carotis interna. Ultraschall. 1986; 7: 70–75.
37. Widder B, Arnolds B, Drews S, et al. Terminologie der Ultraschall-Gefäßdiagnostik. Ultraschall in Med. 1990; 11: 214–218.
38. Widder B. Doppler- und Duplex-Sonographie der hirnversorgenden Arterien. 5. Auflage. Berlin, Heidelberg: Springer; 1999.
39. Zurbrügg HR, Leupi F, Schupbach P, Althaus U. Duplex scanner study of carotid artery dissection following surgical treatment of aortic dissection type A. Stroke. 1989; 19: 970–976.

7 Gehirn und Hirngefäße

G. Becker

Einleitung

Die direkte nichtinvasive Erfassung der intrakranialen hirnversorgenden Gefäße und des Parenchyms im farbkodierten Duplexbild wurde erstmals Ende der 80er Jahre von Furuhata (24) und Schöning et al. (60) vorgestellt. Neben der Morphologie intrakranialer Strukturen und der Darstellung des Blutflusses im farbkodierten Bild kann man den Blutfluss über eine Frequenzanalyse auch quantifiziert erfassen (sog. „Triplex", s.a. Kapitel 4). Die Untersuchung erfolgt durch die intakte Schädelkalotte des Erwachsenen. Auf einer Konsensuskonferenz in Regensburg (1997) wurde vorgeschlagen, das Verfahren als „transkraniale farbkodierte Duplexsonographie" oder englisch als Transkranial Color-Coded Sonography (TCCS) zu bezeichnen. Grundsätzlich werden die intrakranialen Strukturen aber nach den gleichen Grundsätzen wie die anderen Organe untersucht, sodass wir hier der Einheitlichkeit halber von „Farbkodierte Duplexsonographie" (FKDS) sprechen werden.

Ultraschall-Anatomie und häufige Varianten

Hirnparenchym

Eine ausreichende transtemporale Untersuchung des Gehirns gelingt bei Probanden in etwa 85–90%. Einige Areale des Gehirns sind häufig und gut darstellbar, sodass sie als Leitstrukturen der Untersuchung dienen können. Andere Strukturen sind nur bei ausgewählten Patienten und auch hier i.d.R. nur schlecht identifizierbar. In Tabelle 7.**1** werden einige Bezirke des Gehirns exemplarisch entsprechend ihrer sonographischen Darstellbarkeit eingeordnet. Aus einer Vielzahl möglicher Schnittebenen werden 4 charakteristische und standardisierte axiale Schnittführungen vorgestellt. Zunächst werden die Schnittführung und anatomische Orientierungspunkte erläutert, um dann auf Echogenität und Echotextur einzelner Strukturen einzugehen.

Mesenzephale Ebene – axiale Schnittführung

Schnittebene. Mesenzephaler Hirnstamm, Sulcus lateralis, Sulcus olfactorius.

Anatomische Orientierungspunkte. Mesenzephaler Hirnstamm, Sulcus lateralis, A. cerebri media, Fissura longitudinalis cerebri, Kleinhirnoberwurm.

Ultraschallanatomie

Mesenzephaler Hirnstamm. (Abb. 7.**1** bis Abb. 7.**4**) Mit einer Schnittführung parallel zur Orbitomeatallinie und nahezu senkrecht aufgesetztem Schallkopf wird der mesenzephale Hirnstamm durch das temporale Schallfenster dargestellt. Die schmetterlingsförmige, schwach echogene Kontur des Hirnstamms dient als zentraler Orientierungspunkt. Deutlich abgrenzbar sind die Pedunculi cerebri, seltener die dorsal gelegenen Colliculi superiores, die, wie das Tegmentum mesencephali, schwach echogen sind. An der Basis des Pedunculus cerebri kann der partiell schalenförmig echogene Nucleus ruber – mediale Kompartimente des Kerngebiets sind häufig echoarm – dargestellt werden. Die Substantia nigra weist die gleiche Echogenität wie das umliegende Hirngewebe auf, kann aber auch als schwach echogene Linie an der Basis der Pedunculi cerebri identifiziert werden. Im dorsalen Hirnstamm ist in der Mittellinie der rundliche, echogene Aquädukt erkennbar. Frontal des Aquädukts liegt die Hirnstammraphe, eine echogene Mittellinienstruktur, die aus aszendierenden und deszendierenden Fasersystemen und Hirnstammkerngebieten (Raphekernen) gebildet wird.

Umgebung des mesenzephalen Hirnstamms. Der mesenzephale Hirnstamm wird von den stark echogenen basalen Zisternen umgeben. Letztere lassen sich in die Cisterna interpeduncularis (ventral des Hirnstamms) und die Cisterna ambiens (lateral des Hirnstamms) gliedern. Dorsal des Hirnstamms ist der Kleinhirnoberwurm erkennbar, der eine niedrige Echogenität aufweist, aber durch die meanderförmige Streifenzeichnung an seiner Oberfläche, die durch die Sulci hervorgerufen wird, erkennbar ist. Oberhalb des Kleinhirnoberwurms und dorsal des Hirnstamms ist die

Hirnparenchym		Gefäße	
Mesenzephaler Hirnstamm	+++	**Arterielle Gefäße**	
Aquädukt	++	A. cerebri media, proximal (M1)	+++
Nucleus. ruber	++	A. cerebri media, distal (M2)	++
Basale Zisternen	+++	A. cerebri anterior, proximal (A1)	++
Hypophyse, Chiasma	--	A. cerebri anterior, distal (A2)	+
Knochen der Schädelbasis	+++	A. cerebri posterior, proximal (P1)	++
Kleinhirnoberwurm	+	A. cerebri posterior, distal (P2)	++
Kleinhirnhemisphären	++	A. carotis interna (C1)	++
III. Ventrikel	+++	A. communicans posterior	+
Pinealisorgan	+++	A. communicans anterior	(+)
Plexus des Trigonums	+++	A. vertebralis	+++
Seitenventrikel	++	A. basilaris	++
Septum pellucidum	++		
Thalamus	+++		
Capsula interna	+	**Venöse Gefäße**	
Linsenkerne	--	Sinus rectus, V. Galenii	+
Sylvische Fissur	+	Sinus sigmoideus	+
Corpus callosum	+	Vena basalis	++
Sulci der Hirnoberfläche	++	Confluens sinuum	(+)
Tentorium	++	Vena cerebri media	+
Falx	++	Sinus sagittalis superior/inferior	--

Tabelle 7.1 Darstellbarkeit einiger intrazerebraler Strukturen (ohne Ultraschallsignalverstärker)

+++ = meist darstellbar, ++ = in der Mehrzahl darstellbar, + = selten darstellbar, (+) = in Einzelfällen darstellbar, -- nicht darstellbar.

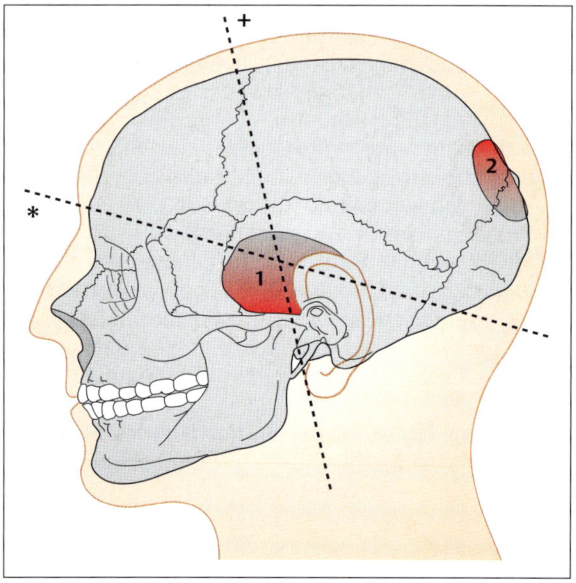

Abb. 7.1 Akustische Schallfenster und Schnittführung. 1 = präaurikuläres temporales Schallfenster, 2 = okzipitales Schallfenster. * = axiale Schnittführung, + = koronare Schnittführung.

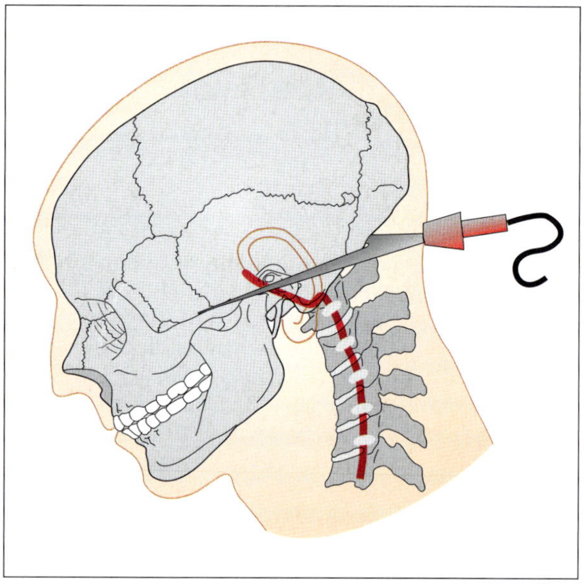

Abb. 7.2 Subokzipitale Schallfenster zur Untersuchung der Aa. vertebrales und der A. basilaris. Der Patient beugt den Kopf nach vorn, und die Ultraschallsonde wird unterhalb der Okzipitalschuppe platziert. Man untersucht in transversaler Schnittführung mit Richtung auf die Nasenwurzel.

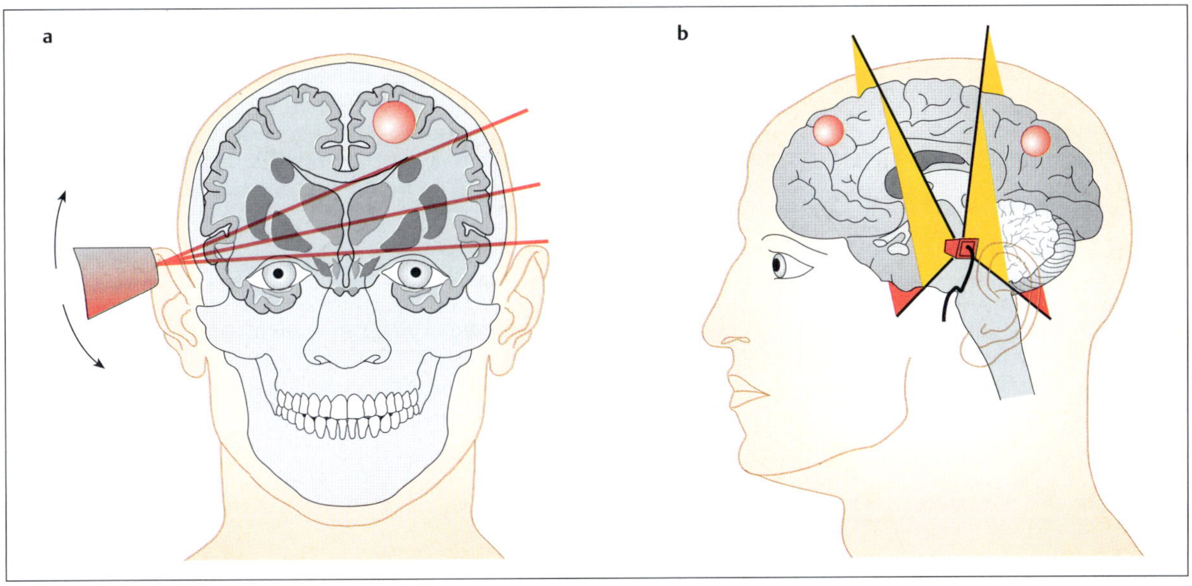

Abb. 7.**3 a** u. **b** Darstellung der intrazerebralen Strukturen durch das temporale Knochenfenster.

a Axiale Schnittführung: Um kranial gelegene Strukturen darzustellen, muss der Schallkopf zunehmend gekippt werden, was zu schrägen Schallebenen führt. Hochparietale Strukturen sind in dieser Schnittausrichtung nicht darstellbar.

b Koronare Schnittführung: Auch nach Angulierung des Schallkopfes und Kippen der Schallebene sind frontale und parietookzipitale Läsionen in dieser Schnittebenenausrichtung schlecht darstellbar.

a 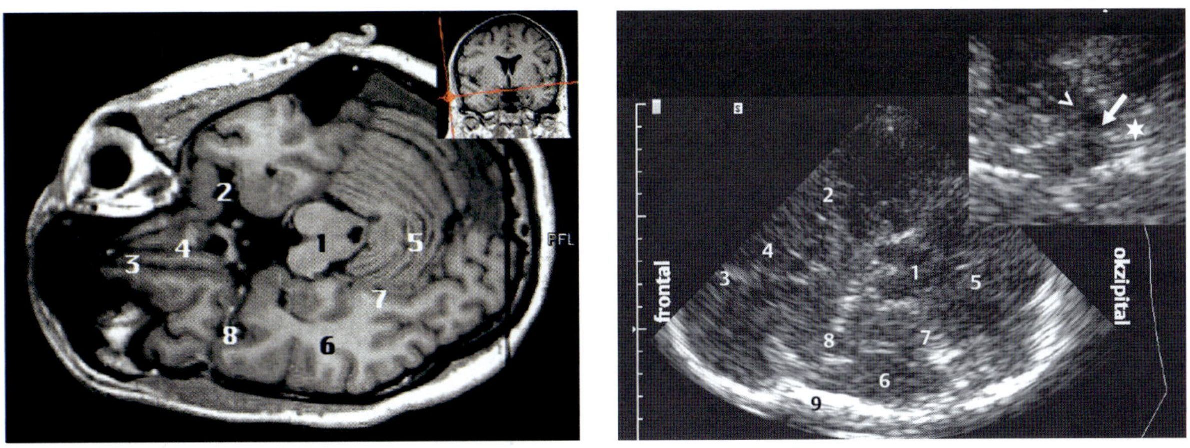 b

Abb. 7.**4 a** u. **b** Mesenzephale Ebene – axiale Schnittführung.

a MRT mit eingeblendeter Schnittführung.

b Transkranielle Sonographie (TCS) mit Ausschnittsvergrößerung der Hirnstamms (rechts oben).
1 = mesenzephaler Hirnstamm, 2 = Sulcus lateralis,
3 = Falx cerebri, 4 = Sulcus olfactorius, 5 = Zerebellum mit Kleinhirnoberwurm, 7 = Tentorium cerebelli, 8 = Sulcus lateralis der Gegenseite, 9 = kontralaterale Schädelkalotte. Ausschnittvergrößerung des mesenzephalen Hirnstamms: *Aquädukt, ↙ = mesenzephale Raphe, ➢ = Nucleus ruber.

echogene Cisterna quadrigeminalis erkennbar. Die Pulsation der innerhalb der Zisternen liegenden hirnversorgenden Arterien ist im B-Bild deutlich zu erkennen. Die basalen Zisternen setzen sich nach lateral in den Sulcus lateralis fort, in dem sich die A. cerebri media als echogener pulsierender Strang darstellt.

Strukturen des Temporallappens. Lateral der basalen Zisternen schließen sich Strukturen des Temporallappens an. Man erkennt den echoarmen Gyrus parahippocampalis, der medial von der echogenen Cisterna ambiens und den Sulci hippocampi begrenzt wird. Der echogene Plexus choroideus des temporalen Seitenventrikels kann vom Sulcus hippocampalis nicht eindeutig getrennt werden. Das Lumen des Temporalhorns ist beim gesunden Jugendlichen/Erwachsenen sonographisch i.d.R. nicht darstellbar, da die Ependymblätter aneinander liegen.

Pontomesenzephale Ebene — axiale Schnittführung

Schnittebene. Pontomesenzephaler Hirnstamm, Keilbeinflügel.

Anatomische Orientierungspunkte. Ponto-mesenzephaler Hirnstamm, Schädelbasis-Keilbeinflügel, Ansatz des Tentoriums, Pyramidenkante, Kleinhirnhemisphären.

Ultraschallanatomie

Schädelbasis, Mesenzephalon. Durch leichtes Kippen der Schallebene nach kaudal können die Schädelbasis, der pontomesenzephale Hirnstamm und das Zerebellum dargestellt werden. Die Schädelbasis und die kontralaterale Schädelkalotte sind stark echogene und damit leicht identifizierbare anatomische Orientierungsstrukturen. Der geschwungene, vor dem Temporallappen liegende kleine Keilbeinflügel begrenzt die mittlere Schädelgrube nach frontal, die Oberkante des Felsenbeins nach dorsal. Das hyperechogene Tentorium cerebelli setzt an der Oberkante des Felsenbeins an und spannt sich zeltförmig über die hintere Schädelgrube. Unter günstigen Beschallungsbedingungen kann vor dem echogenen Dorsum sellae und zwischen den C1-Segmenten der A. carotis interna die echoarme Fossa hypophysialis erkannt werden, ohne dass die Hypophyse selbst abgrenzbar ist. Parallel zum kleinen Keilbeinflügel verläuft das M1-Segment der A. cerebri media.

Pons, Kleinhirn. Wie das Mesenzephalon, so weist auch der obere Anteil des Pons eine niedrige Echogenität auf. Als einzige Binnenstruktur des Hirnstamms kann manchmal die Hirnstammraphe nachgewiesen werden. Dorsal des Pons ist das Kleinhirn zu erkennen; Kleinhirnwurm und -hemisphären sind schwach echogen, die Kerne sonographisch nicht abgrenzbar. An der Oberfläche des Kleinhirns stellen sich die Fissurae cerebelli als echogenes Furchenrelief dar. Die echogene Falx cerebelli unterteilt die beiden Kleinhirnhemisphären. Die kaudalen Abschnitte der Pons und die Medulla oblongata sind sonographisch nicht erfassbar.

Dienzephale Ebene — axiale Schnittführung

Schnittebene. III. Ventrikel, Pinealisorgan, Vorderhörner der Seitenventrikel.

Anatomische Orientierungspunkte. Falx cerebri, Pinealisorgan, III. Ventrikel, Plexus choroideus des Trigonums.

Ultraschallanatomie

III. Ventrikel und Umgebung. (Abb. 7.5) Bei axialer Schnittführung wird die Schallebene zur Darstellung des Dienzephalons leicht schräg verkippt (um ca. 10°). Mittelständig ist der echofreie III. Ventrikel erkennbar. Er ist von 2 echogenen Linien begrenzt, die durch den Impedanzsprung von Liquor zum Ependym/Hirnparenchym hervorgerufen werden. Der schwach echogene Thalamus liegt beidseits dem III. Ventrikel an und wird dorsal von der echogenen Cisterna retrothalamica begrenzt. Dorsal des III. Ventrikels liegt die stark echogene Glandula pinealis, die von der ebenfalls echogenen Cisterna venae cerebri magnae umgeben wird. Der hintere Schenkel der inneren Kapsel zwischen Thalamus und echoarmen Linsenkernen ist zeitweise erkennbar; die Capsula interna selbst ist echoarm. Die Grenzflächen zu Thalamus und Linsenkernen sind dagegen echogen, wodurch die charakteristische laminare Struktur hervorgerufen wird. In aller Regel ist der vordere Schenkel der inneren Kapsel sonographisch nicht von dem umliegenden Gewebe zu unterscheiden.

Kerngebiete und Seitenventrikel. Linsenkerne, Claustrum und Caput nuclei caudati bilden ein homogenes, schwach echogenes Areal. Eine Differenzierung der einzelnen Kerngebiete ist nicht möglich. Rostral der Kaudatumköpfe liegen die „kommaförmigen" echofreien Vorderhörner der Seitenventrikel, die von einem echogenen Saum begrenzt werden. Beim Jugendlichen sind die häufig sehr engen Vorderhörner schwerer zu erkennen. Beide werden durch das echogene Septum pellucidum getrennt. Weiter frontal und okzipital findet sich innerhalb der Mittellinie das stark echogene Summenecho aus Fissura longitudinalis medialis und Falx cerebri. Dorsolateral des Thalamus kann der a 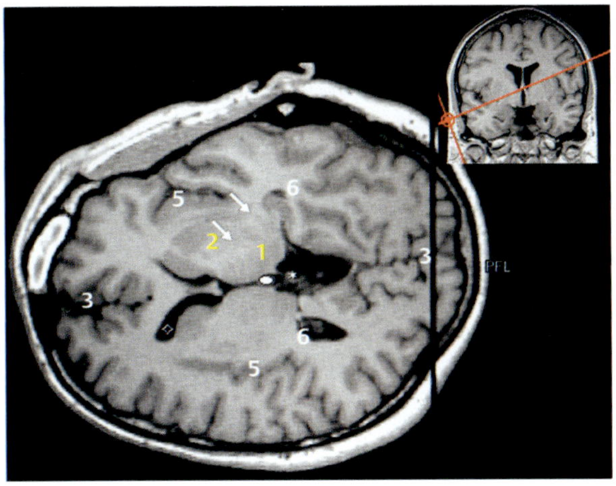

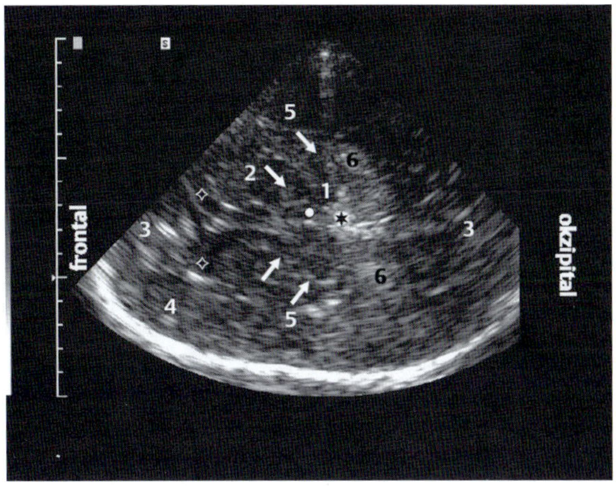 b

Abb. 7.**5 a** u. **b** Dienzephale Ebene – axiale Schnittführung.
a MRT mit eingeblendeter Schnittführung.
b TCS-Untersuchung.
1 = Thalamus, 2 = Stammganglien, 3 = Falx cerebri, 4 = echogene Sulci, die in das echoärmere Marklager einschneiden, 5 = Inselzisterne, 6 = Plexus choroideus, ✧ = Vorderhorn des Seitenventrikels, • = III. Ventrikel, ✶ = Pinealisorgan, → = Capsula interna.

echogene Plexus choroideus des Trigonums identifiziert werden, ohne dass der Liquorraum oder das Okzipitalhorn eindeutig abgrenzbar wären. Das Marklager des Okzipital-, Temporal- und Frontallappens ist schwach echogen.

Sylvische Fissur, Inselzisterne. Die Sylvische Fissur und Inselzisterne, echogene pulsierendes Bänder, in der die Äste der A. cerebri media liegen, setzen die basalen Zisternen nach kraniolateral fort und bilden die mediofrontale Grenze des Temporallappens. Die Sulci der Großhirnoberfläche sind bei besonders guten Schallbedingungen als echogenes Furchenrelief erkennbar.

Cella-media-Ebene – axiale Schnittführung

Schnittebene. Cella media (Corpus) des kontralateralen Seitenventrikels.

Anatomische Orientierungspunkte. Seitenventrikel, Plexus choroideus, Falx cerebri.

Ultraschallanatomie

Cella media und Umgebung. (Abb. 7.**6**) Schwenkt man die Schallebene weiter nach kranial, so kann der Übergang von Vorderhorn und Trigonum des Seitenventrikels in die Cella media dargestellt werden. Die Cella media ist eine anechogene Kammer, die von echoreichen Grenzlinien zum Hirnparenchym begrenzt wird. Zwischen den Partes centrales der Seitenventrikel liegt das echogene Septum pellucidum. Am Boden der Cella media ist der stark echogene Plexus choroideus erkennbar. Das Ventrikelsystem wird dorsal durch das schwach echogene Splenium corporis callosi bedeckt, das vor der echogenen Falx die Mittellinie überschreitet. Durch die schräge Schnittführung werden der Thalamus und die echogene Capsula interna ipsilateral identifiziert, während kontralateral Cella media und Telenzephalon abgebildet werden. Das Marklager des Großhirns stellt sich als homogen schwach echogene Fläche dar. Eine Unterscheidung der grauen und weißen Substanz ist nicht möglich. An der Gehirnoberfläche werden die Sulci als echogene Einziehungen sichtbar.

Kalotte. In allen Ebenen stellt sich die kontralaterale Schädelkalotte als eine echogene schalenförmige Struktur in der Tiefe des Bildes dar. Knochen und Leptomeningen können sonographisch nicht getrennt werden.

Weitere Schnittführungen

Neben axialen Schnittführungen durch das temporale Schallfenster können 2 standardisierte koronare Schnittführungen definiert werden:
- in Höhe des Canalis caroticus,
- in Höhe der Cisterna interpeduncularis.

Mit beiden Einstellungen werden in erster Linie die distalen Segmente der A. carotis interna und der A. basilaris dargestellt, die im folgenden Abschnitt erläutert werden.

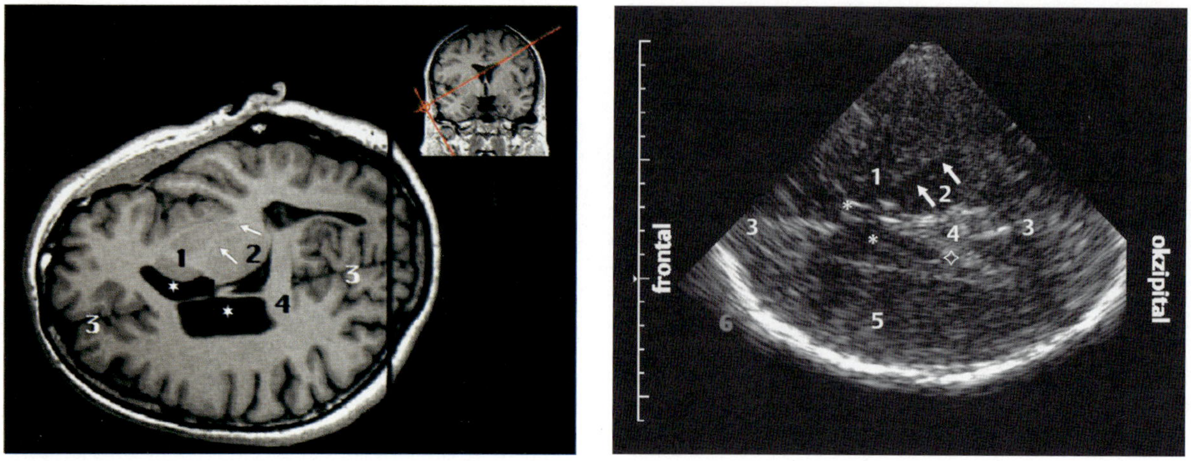

a b

Abb. 7.**6 a** u. **b** Axiale Schnittführung durch die Cella media.
a MRT mit eingeblendeter Schnittführung.
b TCS-Untersuchung.
1 = Stammganglien, 2 = Thalamus, 3 = Falx cerebri,
4 = hinterer Balken, 5 = parietales Marklager, 6 = kontralaterale Schädelkalotte, * = Vorderhörner der Seitenventrikel,
✧ = Plexus choroideus, → = Capsula interna.

Zerebrale Arterien

Das Gehirn wird von den beiden Aa. carotides und Aa. vertebrales versorgt. Die A. carotis interna teilt sich, nachdem sie den Canalis caroticus verlassen hat (distales Segment – C1-Segment), in die A. cerebri media und die A. cerebri anterior (Abb. 7.**7** u. 7.**9**).

A. cerebri media. Sie verläuft von ihrem Ursprung nach lateral den Keilbeinflügel entlang (sphenoidaler Abschnitt – M1-Segment) und mündet dann in die Sylvische Fissur und Inselzisterne. Hier teilt sie sich in 2 oder 3 Hauptäste, die nahezu rechtwinkelig aufwärts biegen (insulärer Abschnitt – M2-Segment) und mit ihren Ästen, die fächerförmig die Inselzisterne durchziehen, weite Teile der Großhirnhemisphären versorgen.

A. cerebri anterior. Sie zieht aus der Karotisbifurkation nach frontal und medial über das Chiasma opticum hinweg und mündet in den Interhemisphärenspalt. Hier werden die Arterien beider Seiten durch die A. communicans anterior verbunden (Abb. 7.**7** u. 7.**9**). Beide Aa. cerebri anteriores verlaufen dann eng aneinander liegend um das Balkenknie nach kranial und versorgen die mediale Hemisphärenfläche. Das Anteriorsegment vom Ursprung bis zur Mündung der A. communicans anterior wird als präkommunikaler Abschnitt (A1-Segment) bezeichnet, das Segment distal der Mündung unterhalb des Balkens als postkommunikaler Abschnitt (A2-Segment).

Aa. vertebrales. Die Arterien verlaufen vom 6. Halswirbel an durch die Löcher der Querfortsätze, bis sie die Massa lateralis des Atlas erreichen (Abb. 7.**8** u. 7.**10**). Das Vertebralissegment im Bereich der Massa lateralis bezeichnet man als V3-Segment. Von hier aus ziehen die Vertebralarterien nach medial, bis sie sich am Unterrand der Pons vereinigen (V4-Segment). Vom V4-Segment geht die A. cerebelli inferior posterior (PICA) ab.

A. basilaris (Abb. 7.**8** u. 7.**10**). Die A. basilaris liegt dem Hirnstamm ventral in der Mittellinie an und gibt einige Äste zur Versorgung des Hirnstamms und des Kleinhirns ab. Sie teilt sich innerhalb der Cisterna interpeduncularis in die beiden Aa. cerebri posteriores (pedunkuläres Segment der A. cerebri posterior).

Aa. cerebri posteriores (Abb. 7.**8** u. 7.**10**). Diese ziehen nach dorsal bogenförmig um den Hirnstamm herum und gelangen in die Cisterna ambiens (Ambiens-Segment), wo sie sich teilen: in einen medialen Ast, der den Okzipitallappen versorgt, und in einen lateralen Ast, der den medialen Temporallappen versorgt. Im Bereich des pedunkulären Segments der A. cerebri posterior mündet die A. communicans posterior, die den C1-Abschnitt der A. carotis interna mit der A. cerebri posterior verbindet. Den Anteil der A. cerebri posterior, der proximal der Mündung liegt, bezeichnet man als präkommunikales Segment (P1-Segment), den, der distal davon liegt, als postkommunikales Segment (P2-Segment; Abb. 7.**8** u. 7.**9**).

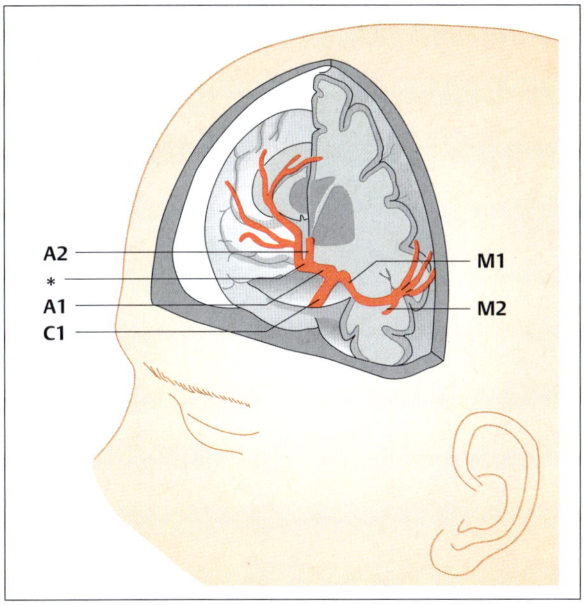

Abb. 7.7 Arterien des Carotis-interna-Stromgebiets. Blick von der Seite in die vordere und mittlere Schädelgrube. C1 = C1 Segment der A. carotis interna, M1 = M1-Segment der A. cerebri media, M2 = M2-Segment der A. cerebri media in der Inselzisterne, A1 = A1-Segment der A. cerebri anterior, A2 = A2-Segment der A. cerebri anterior. * = A. communicans anterior.

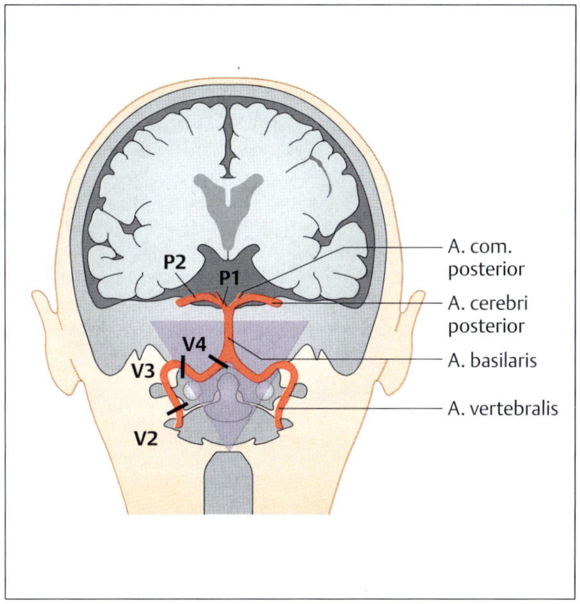

Abb. 7.8 Arterien des vertebrobasilären Stromgebietes – Diagramm der Gefäßsegmente. Blick in Richtung der sonographischen Schnittführung von der subokzipitalen Sondenposition auf die Schädelbasis. V2–V4 = V2–V4-Segment der A. vertebralis, P1 und P2 = P1 und P2-Segment der A. cerebri posterior, A. com. posterior = A. communicans posterior.

Arterielles System

Circulus arteriosus Willisii, A. cerebri media. Vom temporalen Schallfenster aus können Anteile der Arterien des Circulus arteriosus Willisii dargestellt werden. Hierzu wird die oben beschriebene mesenzephale Ebene verwendet, wobei zunächst im B-Bild der mesenzephale Hirnstamm und der stark echogene Keilbeinflügel aufgesucht werden. Parallel zum Keilbeinflügel ist der sphenoidale Anteil der A. cerebri media (M1-Segment) als pulsierender echogener Strang im Sulcus lateralis identifizierbar. Nach Zuschalten des Farbmodus ist das proximale M1-Segment der A. cerebri media über eine Strecke von 1–3 cm in dieser Schnittebene darstellbar. Durch leichtes Kippen der Schallebene können von diesem Gefäßsegment ausgehend der Ursprung der A. cerebri media aus der Karotisbifurkation und die insulären Abschnitte der A. cerebri media (M2-Segment), die in die Inselregion und die Sylvische Fissur ziehen, dargestellt werden (Abb. 7.**9**). Einzelne Äste der A. cerebri media sind innerhalb der Sylvischen Fissur mit der FKDS nicht mehr differenzierbar, da die nachweisbaren Doppler-Signale durch ein Summensignal des Blutflusses aller Mediaäste hervorgerufen werden (Abb. 7.**9**).

A. carotis interna, A. ophthalmica. Durch leichtes Kippen des Schallkopfes nach kaudal kann der Blutfluss innerhalb des C1-Segments der A. carotis interna im Canalis caroticus identifiziert werden. Selten ist die A. ophthalmica, die dem Karotisknie entspringt, vom temporalen Schallfenster aus darstellbar. Es ist dann möglich, die A. carotis interna vom C2-Segment (Karotissegment distal des Karotissiphons) bis zu ihrer Bifurkation in die A. cerebri anterior und A. cerebri media zu verfolgen.

A. cerebri anterior, A. communicans anterior. Von der Karotisbifurkation aus wird etwa in einer Bildtiefe von 6 cm der Ursprung der A. cerebri anterior aufgesucht, um dann den bogenförmig nach frontal und medial verlaufenden präkommunikalen A1-Abschnitt darzustellen, der in die Fissura longitudinalis medialis einmündet und in den postkommunikalen Abschnitt (A2-Segment) übergeht (Abb. 7.**9**). Der Fluss der A. cerebri anterior ist von der Sonde weg gerichtet, sodass er blau kodiert wird. Da die A2-Segmente jeder Seite dicht aneinander liegen, ist mit der FKDS keine Seitentrennung möglich. Hypoplasien oder Aplasien des A1-Segments der A. cerebri anterior sind bei 4–8% der Untersuchten zu erwarten. Die Länge des A1-Segments beträgt etwa 0,5–1,8 cm. Eine zweifelsfreie Identifikation der

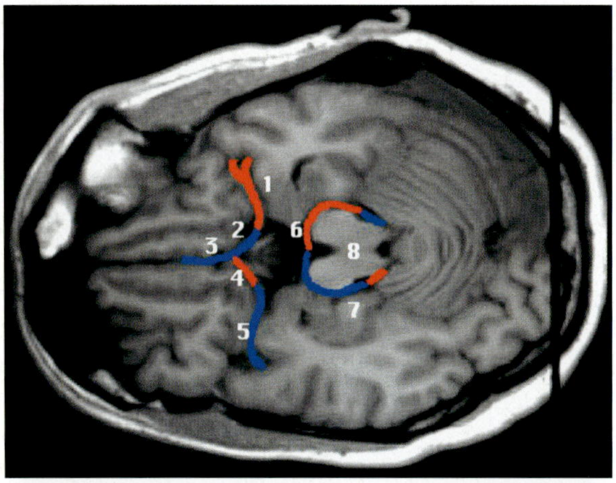

a

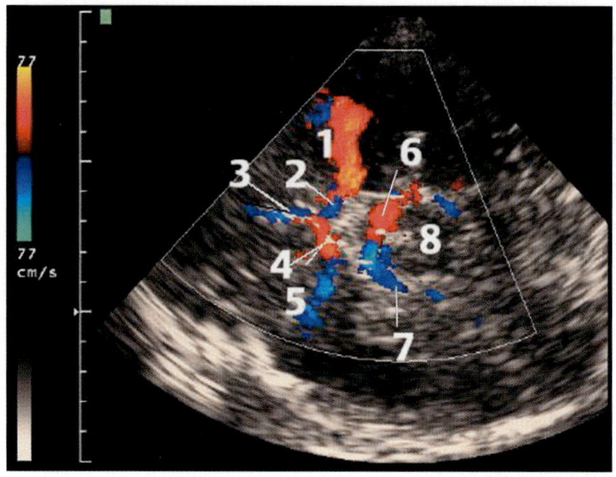

b

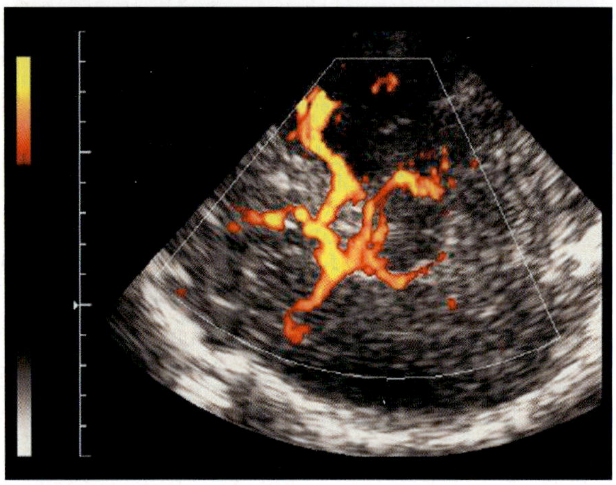

c

Abb. 7.**9 a-c** Darstellung der basalen Hirnarterien durch das temporale Schallfenster.
a MRT mit eingezeichneten basalen Hirnarterien (rot, blau, 1–8).
b Entsprechendes FKDS-Bild.
c Entsprechendes Duplexbild mit der Darstellung des Blutflusses im Power-Modus.
1 = ipsilaterales M1-Segment der A. cerebri media,
2 = ipsilaterales A1-Segment der A. cerebri anterior,
3 = ipsilaterales A2-Segment der A. cerebri anterior,
4 = kontralaterales A1-Segment der A. cerebri anterior,
5 = kontralaterales M1-Segment der A. cerebri media,
6 = ipsilaterales P1-Segment der A. cerebri posterior,
7 = kontralaterales P2-Segment der A. cerebri posterior,
8 = mesenzephaler Hirnstamm.

A. communicans anterior, die im Mittel nur 0,2 cm lang ist, gelingt i.d.R. nicht. Allerdings kann durch Kompression der A. carotis interna und die nachfolgend veränderten Doppler-Flussprofile der A. cerebri anterior indirekt nachgewiesen werden, ob die A. communicans anterior angelegt ist.

A. cerebri posterior, A. communicans posterior. Die A. cerebri posterior verläuft bogenförmig um den Hirnstamm. In der FKDS kann man sie in Anlehnung an die angiographische Klassifikation in das präpontine, präkommunikale (P1-) Segment (vor dem Abgang der A. communicans posterior) und das vordere und hintere postkommunikale (P2-) Segment (hinter dem Abgang der A. communicans posterior) unterteilen. Orientierend gilt für das P2-Segment:

- vorderes P2-Segment präpontin mit Fluss auf die Sonde zu,
- hinteres P2-Segment postpontin mit Fluss von der Sonde weg (Abb. 7.**10**).

Der quadrigeminale Anteil der A. cerebri posterior zieht nach dorsomediokranial bis zum Splenium des Balkens. Der P1-Abschnitt ist etwa 0,5—1 cm lang. Bei bis zu 20% der Erwachsenen findet sich ein Direktabgang bzw. eine überwiegende Versorgung der A. cerebri posterior aus der A. carotis interna.

Zwischen der A. cerebri posterior und der A. carotis interna kann die sehr variabel angelegte A. communicans posterior im farbkodierten Bild dargestellt werden.

A. vertebralis, A. cerebelli inferior posterior, A. basilaris. Am Ursprung der A. cerebri posterior sind in axialer, besonders gut aber in koronarer Schnittführung Doppler-Signale des Basilariskopfes und der distalen Anteile der A. basilaris abzuleiten. Das vertebrobasiläre Gefäßsystem wird jedoch vom subokzipitalen Zugang aus untersucht (Abb. 7.**2** und Abb. 7.**8**). Die Vertebralarterien können über diese Schallfenster vom Foramen transversarium des Atlas bis zum Ursprung der A. basilaris dargestellt werden (Abb. 7.**10**). Nachdem sie den Querfortsatz des zweiten Halswirbels verlassen hat, biegt die Arterie nach lateral, erreicht die Massa lateralis des Atlas und zieht dann auf der Atlasoberseite nach medial und kranial und durch-

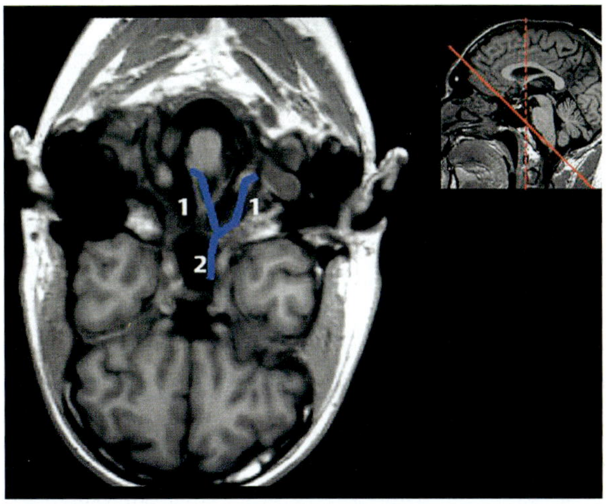

a

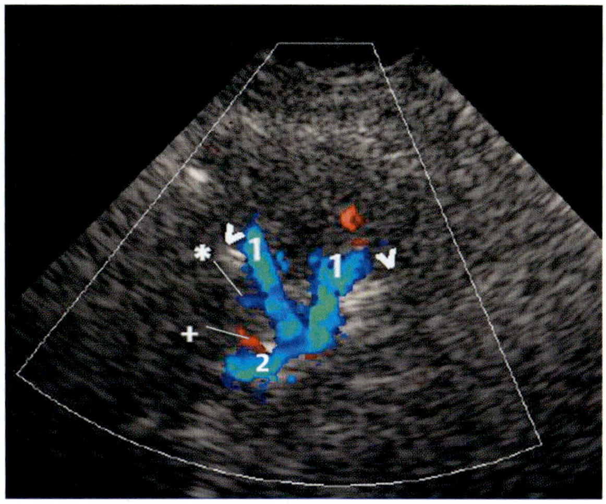

b

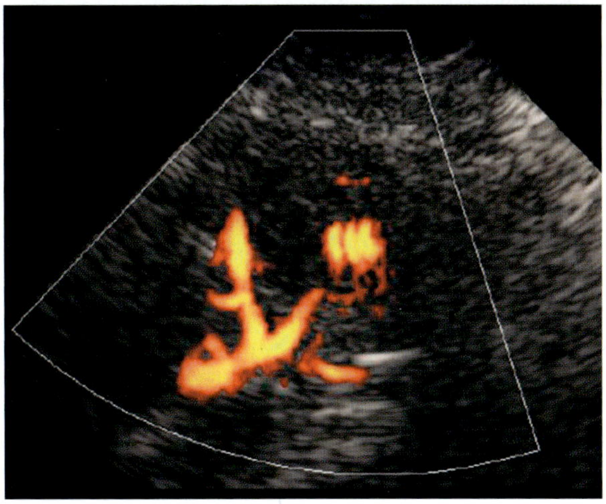

c

Abb. 7.**10 a-c** Darstellung des vertebrobasilären Systems durch das okzipitale Schallfenster.

a MRT mit eingezeichneten Vertebralarterien und der A. basilaris; die durchgezogene rote Linie im Schema entspricht der im Ultraschall dargestellten Ebene.

b Entsprechendes FKDS-Bild.

c Entsprechendes Duplexbild mit der Darstellung des Blutflusses im Power-Modus.
1 = V4-Segment der A. vertebralis, 2 = A. basilaris, * = Abgang der A. cerebelli inferior posterior, + = A. cerebelli inferior anterior, > = vordere Begrenzung des Foramen magnum.

tritt die Hirnhäute (intrakranialer Anteil). Die Schlingenbildung im Bereich des Atlas führt zur unterschiedlichen Farbkodierung der Arterie. Der Abschnitt der Vertebralarterie im Atlasbereich (Querfortsatz) wird als V3-Segment bezeichnet, der distale Abschnitt bis zur A. basilaris als V4-Segment. Vom V4-Segment geht als kaliberstarkes Gefäß die A. cerebelli inferior posterior (PICA) ab, die manchmal im farbkodierten Bild identifizierbar ist. Sie versorgt den lateralen Hirnstamm und das Kleinhirn. Die Vertebralarterien können unterschiedliche Kaliber haben, wobei die linke häufig stärker als die rechte ist. Verwechslungen mit einer Stenose oder einem Gefäßverschluss werden i.d.R. durch eine FKDS des V2-Segments vermieden (s. Kapitel 6). Der A.-basilaris-Ursprung ist in einer Eindringtiefe von ca. 7 cm zu erwarten und kann mit der FKDS i.d.R. dargestellt werden. Bei günstigen Untersuchungsbedingungen ist sie bis etwa 3 cm weit in die Tiefe zu verfolgen. Selten findet man als Ast der A. basilaris auch die A. cerebelli anterior inferior.

Farbkodierung der Blutflusssignale

Entsprechend ihrer Blutflussrichtung werden

- die Segmente M1–M3 der A. cerebri media,
- das P1- und vordere P2-Segment der A. cerebri posterior,
- das C1-Segment der A. carotis interna und A. basilaris

in derselben Farbe kodiert: in Rot, da das Blut auf den Schallkopf zu fließt. Entsprechend ihrer gegenläufigen Flussrichtung ist die Kodierung umgekehrt, also blau, bei

- den A1- und A2-Segmenten der A. cerebri anterior,
- dem hinteren P2-Segment der A. cerebri posterior,
- der A. ophthalmica.

Da das Blut in der Atlasschlinge der A. vertebralis (V3-Segment) erst auf die Sonde zu und dann von ihr weg fließt, finden sich hier beide Farbkodierungen. Der Blut-

Tabelle 7.**3** Nachweishäufigkeit des Blutflusses in einigen basalen Hirnarterien – Varianz der Ergebnisse aus einer Auswahl von Studien (4, 48, 61, 62)

Gefäße	Nachweis-häufigkeit
A. cerebri media (M1-Segment)	79–100%
A. cerebri media (M2-Segment)	47–100%
A. cerebri anterior (A1-Segment)	59–100%
A. cerebri anterior (A2-Segment)	42–70%
A. cerebri posterior (P1-Segment)	78–100%
A. cerebri posterior (P2-Segment)	50–100%
A. vertebralis (V4-Segment)	79–100%
A. basilaris	85–100%

fluss in der A. basilaris wird blau kodiert. Oft kommt es zu einer schlechten Ortsauflösung der Farbkodierung, da die Farbsignale die laterale Begrenzung der Gefäßwand überschreiten können. Rückschlüsse auf den Gefäßdurchmesser über die farbkodierten Signale sind dann nicht möglich.

Nachweishäufigkeit zerebraler Arterien

Den Erfahrungen zufolge, können die basalen zerebralen Arterien ohne Verwendung von Ultraschallsignalverstärkern nicht immer identifiziert werden. Die Nachweishäufigkeit beträgt bei Patienten mit transtemporal ausreichend guten Untersuchungsbedingungen für die proximalen Segmente des Circulus arteriosus Willisii zwischen 75% und 100%. Die distalen Segmente der Hirnbasisarterien sind sowohl dopplersonographisch als auch mit der FKDS seltener zu erfassen (Tabelle 7.**3**). Nach Gabe eines Ultraschallkontrastmittels (s. Kapitel 4) können die basalen Arterien bei etwa 75% der Patienten, bei denen eine native Darstellung nicht möglich war, doch noch beurteilt werden (53, 54).

Winkelkorrigierte Blutflussmessung

Nach Identifikation des Gefäßbaumes im farbkodierten Bild platziert man unter visueller Kontrolle das Doppler-Messvolumen gezielt in den verschiedenen Gefäßsegmenten. Über die Frequenzanalyse wird – neben der genauen anatomischen Zuordnung – nach Korrektur des Doppler-Winkels die Flussgeschwindigkeit berechnet. Die Winkelkorrektur ist mit der konventionellen gepulsten „Transkranialen Doppler-Sonographie“ (TCD) nicht möglich. Ohne Korrektur ist aber die Messung nur unter bestimmten Bedingungen (Winkel nahe 0°, gestreckter Gefäßverlauf) verwertbar.

Vergleich FKDS – TCD. Die mit der FKDS gemessenen Werte liegen im Durchschnitt 10–15% höher als die mit der TCD gemessenen, können diese im Einzelfall sogar bis zu 50% übersteigen (61, 62). In Tabelle 7.**4** sind die in der FKDS gemessenen Normwerte für die einzelnen Hirnbasisarterien zusammengestellt. Nochmals sei darauf hingewiesen, dass ein Gefäß über etwa 3 cm dargestellt sein sollte, um eine verlässliche Winkelkorrektur durchführen zu können; dies ist nur im Bereich der A. cerebri media möglich, wobei aber auch in den anderen Gefäßregionen eine möglichst exakte Winkelkorrektur angestrebt werden sollte.

Einflüsse auf Flussgeschwindigkeit und Pulsatilität. Studien, in denen Flussgeschwindigkeiten in verschiedenen Probandengruppen ermittelt wurden, zeigen, dass die Flussgeschwindigkeit mit zunehmendem Alter sinkt, der Pulsatilitätsindex steigt und die Geschwindigkeit außerdem bei Frauen höher ist als bei Männern (4, 48). Die Geschwindigkeitsunterschiede sind wahrscheinlich mit den unterschiedlichen Gefäßdurchmessern zu erklären (s.a. Kapitel 1), die Pulsatilitätszunahme mit dem Alter vermutlich mit der nachlassenden Gefäßelastizität. Der klinische Stellenwert absoluter Flussgeschwindigkeitswerte ist umstritten.

Zerebrale Venen

Das venöse Blut fließt vom Gehirn über die äußeren und inneren Hirnvenen zu den Sinus, die innerhalb der Durablätter liegen. Das Blut aus dem Dienzephalon und den Stammganglien wird in den paarig angelegten Vv. cerebri internae und Vv. basales gesammelt und zur V. cerebri magna geleitet (Abb. 7.**11**). V. cerebri magna und Sinus sagittalis inferior laufen zum Sinus rectus zusammen, der das Blut dem Confluens sinuum zuführt. In Letzteren mündet auch der Sinus sagittalis superior, der Blut aus den Vv. cerebri superiores (äußere Hirnvenen) aufnimmt. Vom Confluens sinuum wird das

Tabelle 7.**4** Mittlere winkelkorrigierte systolische und enddiastolische Flussgeschwindigkeiten in den verschiedenen Abschnitten der basalen Hirnarterien (4, 48, 61, 62)

Gefäße	Systolische / enddiastolische Flussgeschwindigkeit (cm/s)
A. cerebri media	110 (100–119)* / 50 (40–55)*
A. cerebri anterior	95 (80–105)* / 40 (30–50)*
A. cerebri posterior	70 (55–75)* / 35 (30–35)*
A. vertebralis	55 (40–60)* / 25 (20–30)*
A. basilaris	60 (50–70)* / 35 (30–35)*

* (Streubreite der Mittelwerte)

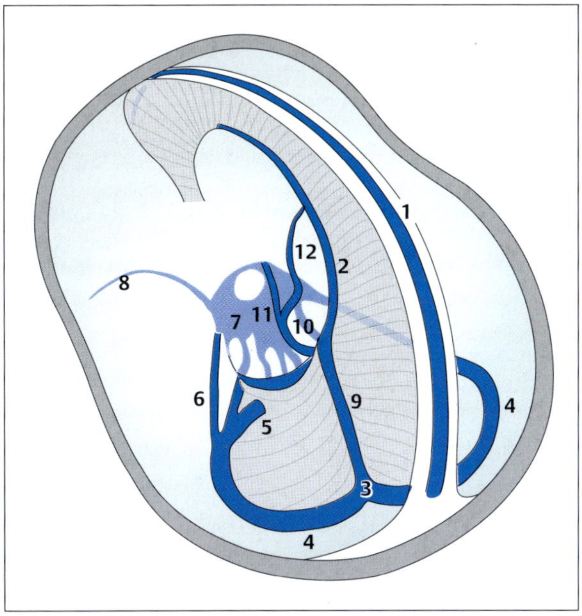

Abb. 7.**11** Schemazeichnung zur Anatomie der zerebralen Venen. 1 = Sinus sagittalis superior, 2 = Sinus sagittalis inferior, 3 = Confluens sinuum, 4 = Sinus transversus, 5 = Sinus sigmoideus, 6= Sinus petrosus superior, 7 = Sinus cavernosus, 8= V. cerebri media, 9 = Sinus rectus, 10 = V. cerebri magna, 11 = V. basalis, 12 = V. cerebri interna.

Blut über den paarig angelegten Sinus transversus und Sinus sigmoideus den Jugularvenen zugeleitet. Der Sinus sigmoideus ist mit dem Sinus cavernosus durch den Sinus petrosus superior verbunden.

Venöses System

Verschiedene Abschnitte des venösen Systems können unterschiedlich häufig sonographisch identifiziert werden (s. 8, 15, 70): Während mit abnehmender Häufigkeit die V. basalis, die V. cerebri magna, der Sinus rectus und der Sinus sigmoideus auch ohne Ultraschallsignalverstärker häufig dargestellt werden können (50–90% der Probanden), sind andere zerebrale Venen nur nach Gabe von Kontrastmitteln nachweisbar; z.B. der Sinus cavernosus, der Sinus transversus oder die Sinus sagittales inferior und superior (Tabelle 7.**1**).

Normwerte venöser Blutflussgeschwindigkeiten

Die Flussgeschwindigkeiten im venösen System wurden bis dato nur in einigen wenigen Publikationen systematisch untersucht. Durch die häufig sehr ungünstigen Beschallungswinkel von bis zu 70° (z.B. bei der Untersuchung der V. cerebri magna, des Sinus sagittalis inferior oder superior) wird die Messgenauigkeit eingeschränkt, was die z.T. große Variabilität der Ergebnisse erklärt (7, 8, 15, 70, 72).

Im Allgemeinen überschreiten die Flussgeschwindigkeiten den Wert von 35 cm/s nicht. Das Doppler-Frequenzspektrum zeigt i.d.R. nur minimale Pulsationen (8). Grundsätzlich gilt auch für die Flussmessung in den Venen, dass absolute Messungen mit dem Ultraschall sehr problematisch sind (s. Kapitel 5). Das venöse Blutflussverhalten unterliegt – mehr als das arterielle – sehr vielen Variablen, z.B. Körperlage, Blutdruck, Herzfrequenz, Bewusstseinslage. Einzelne Fallberichte wiesen nach, dass bei Patienten mit Sinusvenenthrombose die Flussgeschwindigkeit in den benachbarten Venen steigen kann (15, 70, 71, 74).

Apparative Voraussetzungen

Schallkopf und Sendefrequenz. Für die FKDS eignen sich moderne Farb-Duplexsonographie-Systeme, wie sie auch für die Echokardiographie verwendet werden. Sie müssen mit einem Sektorschallkopf und einer Sendefrequenz von 2–2,5 MHz ausgestattet sein.

Die relativ kleine Auflagefläche solcher Schallköpfe und die niedrige Sendefrequenz ermöglicht
- die gute Anpassung an die Knochen-Weichteilschicht über dem kleinen Schallfenster,
- die Durchschallung des Schädelknochens.

Die relativ niedrige Sendefrequenz des Schallkopfes ist notwendig, da an den Grenzflächen Weichteile/Knochen ein hoher Impedanzunterschied vorliegt. Dieser führt bei Verwendung eines Schallkopfes mit höherer Frequenz zu einer zu starken Reflexion und Schallabsorption, sodass die intrakranialen Strukturen nicht dargestellt werden können. Zusätzlich ist eine im Vergleich zur Beschallung z.B. der Abdominalorgane höhere Sendeleistung notwendig. Um mögliche biologische Risiken zu minimieren, sollte die Sendeleistung nur so hoch eingestellt werden, wie es zur Darstellung der gewünschten Strukturen notwendig ist (s. Kapitel 2, 5).

Vor- und Nachteile des Schallkopfes. Bei einem Sektorschallkopf laufen die Bildlinien fächerförmig auseinander. Dies ermöglicht, von einem kleinen Schallfenster aus ein relativ großes Areal einzusehen. Allerdings kommt es dadurch auch zu einer relativ schlechten lateralen Ortsauflösung. Im Zusammenhang mit der ebenfalls schlechteren axialen Ortsauflösung (wegen der niedrigen Sendefrequenz des Schallkopfes) ist damit die Detailerkennung morphologischer Veränderungen schlechter als z.B. bei der Abdomenuntersuchung. Dies ist bei der Beurteilung des Verfahrens zu beachten (s.a. Kapitel 5).

Geräteeinstellung. Vor jeder Untersuchung muss das Gerät an die jeweilige individuelle Untersuchungssituation angepasst werden. Um die Orientierung zu erleichtern, soll die Eindringtiefe des B-Bildes so gewählt werden, dass das Gehirn mit der gegenüberliegenden Schädelkalotte abgebildet wird (Eindringtiefe von 14–16 cm). Bei der Anpassung im B-Modus ist darauf zu achten, dass die Strukturen im Nahfeld (die ersten 3 cm) nicht übersteuert werden (hyperreflexiver Knochen). Um eine ausreichend hohe Bildwechselfrequenz (> 10 Bilder/s) zu erhalten, muss bei den meisten Geräten das Farbfenster auf etwa ein Drittel der B-Bildgröße eingestellt werden. Die Farbkodierung wird vereinbarungsgemäß so gewählt, dass Blutfluss auf die Sonde zu rot und von der Sonde weg blau kodiert wird. Zur Erfassung des Blutflusses (sowohl im farbkodierten Bild als auch im „Triplex-Verfahren") sind Pulsrepetitionsfrequenz und Wandfilter so einzustellen, dass die zu erwartenden Geschwindigkeiten auch sicher erfasst werden. Für die transkranielle FKDS eignet sich in der Regel eine Nyquistgrenze von 60 cm/sec. Grundsätzlich muss bei der Farbkodierung darauf geachtet werden, dass es bei ruhiger Schallkopfführung nicht zu Farbartefakten außerhalb der Gefäße kommt. Zur Frequenzanalyse wird das Messfenster auf den Gefäßdurchmesser eingestellt (2–4 mm, s.a. Kapitel 5).

Temporales Knochenfenster. Beim Erwachsenen findet die Untersuchung durch die intakte Schädelkalotte statt. Diese kann nur in bestimmten Bereichen, den sog. akustischen Knochenfenstern, „durchschallt" werden. Am häufigsten wird das temporale Knochenfenster verwendet. Es liegt oberhalb des Jochbeins und vor dem vorderen und oberen Ansatz der Ohrmuschel (Abb. 7.**1**). In dieser Region ist der Knochen glatt, was eine gute akustische Ankopplung zwischen Schallkopf und Gewebe ermöglicht. Ferner ist die Kalotte hier besonders dünn, da sie sich i.d.R. nur aus 2 Kompaktalamellen ohne Spongiosaschicht zusammensetzt. Durch Reflexion, Absorption und Streuung wird an den Grenzflächen des temporalen Knochenfensters die vom Schallkopf ausgesendete Ultraschallenergie um etwa 80% reduziert. Bei der Untersuchung muss deshalb unbedingt darauf geachtet werden, dass das optimale Schallfenster (= die dünnste zugängliche Stelle an der Kalotte) genutzt wird.

> Durch das temporale Knochenfenster können weite Teile des Großhirns, das Kleinhirn und die oberen Anteile des Hirnstamms bis zur Pons sowie der Circulus arteriosus Willisii dargestellt werden.

Weitere akustische Knochenfenster. Ein weiteres akustisches Knochenfenster findet sich okzipital, oberhalb der Protuberantia occipitalis. Dieser Zugang wird jedoch nur sehr selten zur Darstellung des Sinus rectus und der V. cerebri magna verwendet.

Weitere Zugänge. Neben den Knochenfenstern können auch vorhandene Schädelöffnungen zur Untersuchung der intrakranialen Organe genutzt werden: Bei der *subokzipitalen* oder *transforaminalen* Untersuchung wird die Ultraschallsonde im Nacken des Patienten platziert (Abb. 7.**2**).

> Durch das Foramen magnum können die intrakranialen Abschnitte des vertebrobasilären Stromgebiets sonographisch identifiziert werden; also die Vertebralarterien, die A. basilaris und ihre Äste, nicht aber Strukturen des Hirnstamms. Der *transorbitale* Zugang mit Platzierung der Sonde auf dem Augenlid dient der Untersuchung der A. ophthalmica, des Augenbulbus und des Sehnerven.

Untersuchungstechnik

Zur Untersuchung liegt der Patient, und der Untersucher sitzt i.d.R. am Kopfende.

Transtemporale Untersuchung

Zunächst sucht man das temporale Knochenfenster auf, durch das weite Teile des Gehirns und der basale Gefäßkranz dargestellt werden können (Abb. 7.**1**). Hierzu wird die Ultraschallsonde vor dem oberen und vorderen Ohransatz platziert und durch langsames Verschieben diejenige Sondenposition identifiziert, die eine ausreichende Darstellung von sonographischen Orientierungsstrukturen im B-Bild ermöglicht. Durch Drehen und Kippen des Schallkopfes wird das Gehirn nun sukzessiv abgebildet.

Untersuchung des Hirnparenchyms

Axiale Schnittführung. Man beginnt i.d.R. mit einer axialen Schnittführung (Abb. 7.**1**). Die Ultraschallsonde wird gerade auf dem temporalen Schallfenster aufgesetzt und an einer gedachten Linie zwischen Oberrand der Orbita und äußerem Gehörgang ausgerichtet. Meist stellt sich dann der schmetterlingsförmige mesenzephale Hirnstamm in der Bildmitte dar.

> Wenn bei optimaler Sondenposition der mesenzephale Hirnstamm nicht abgebildet werden kann, ist davon auszugehen, dass dieses Knochenfenster nicht zur transkranialen Untersuchung geeignet ist.

Kippt man nach Darstellung des Hirnstamms den Schallkopfes, ohne dass seine Auflagefläche aus dem Bereich des Schallfensters rutscht, können bei zunehmender Angulierung der Schnittebene weiter kranial gelegene Hirnstrukturen abgebildet werden (Abb. 7.**3a**). Zunächst stellen sich dienzephale Strukturen, III. Ventrikel und Stammganglien und nach weiterem Kippen des Schallkopfes auch die Seitenventrikel und der Parietallappen dar.

Koronare Schnittführung. Anschließend wird der Schallkopf auf dem Schallfenster gedreht, um in koronarer oder halbkoronarer Schnittführung hochfrontale, parietale, parietookzipitale und zerebelläre Strukturen zu untersuchen (Abb. 7.**1** und Abb. 7.**3b**). Da die sonographischen Schnittebenen z.T. deutlich von den bekannten neuroradiologischen Schnittführungen abweichen, ist die anatomische Orientierung erschwert. Vereinbarungsgemäß werden bei axialer Schnittführung frontale Regionen auf der linken, okzipitale Strukturen auf der rechten Bildschirmseite dargestellt (Tabelle 7.**2**). Da die Ortsauflösung im B-Bild bei niederfrequenter Ultraschallsonde im Nahfeld schlecht ist, werden lobäre Parenchymstrukturen vom kontralateralen Schallfenster aus untersucht, während mittelliniennahe Strukturen auch vom ipsilateralen Schallfenster aus beurteilt werden können.

Untersuchung der Arterien

Die Gefäße des basalen Gefäßkranzes werden vom ipsilateralen temporalen Schallfenster aus dargestellt.

Die aus dem Gefäßlumen zum Schallkopf zurückkehrenden Schallwellen haben eine wesentlich niedrigere Amplitude als die des Hirnparenchyms. Während sie das Gewebe durchlaufen, werden die Schallwellen noch weiter abgeschwächt. Je größer deshalb die Entfernung zwischen dem untersuchten Gefäß und dem Schallkopf ist, umso mehr werden die Schallwellen abgeschwächt. Um die für die Bestimmung der Blutbewegung notwendige Frequenzverschiebung auch messen zu können, ist darauf zu achten, dass das Gefäß möglichst nahe am Schallkopf liegt (s.a. Kapitel 1).

Platzierung des Schallkopfes. Durch die temporalen Knochenfenster werden

- die Gefäße des Karotisstromgebiets (A. carotis interna, A. cerebri media und A. cerebri anterior ipsilateral),
- beide Aa. cerebri posteriores

untersucht. Hierzu wird die Ultraschallsonde über dem temporalen Schallfenster platziert und zunächst wieder der mesenzephale Hirnstamm aufgesucht. Die Schallebene wird dann parallel einer Linie vom lateralen Augenwinkel zum oberen Ohransatz ausgerichtet. In dieser Ebene kann neben dem Hirnstamm der stark echogene kleine Keilbeinflügel als Leitstruktur dienen. Durch leichtes Verschieben des Schallkopfes auf dieser Sondenposition können dorsal des Keilbeinflügels die proximalen Segmente der A. cerebri media dargestellt werden.

Gefäßfolge. Ausgehend von der A. cerebri media werden dann durch minimale Änderung der Sondenausrichtung die Karotisbifurkation und die A. cerebri anterior aufgesucht. Die A. cerebri anterior entspringt der Karotisbifurkation und scheint die A. cerebri media in die Bildtiefe und nach frontal bogenförmig fortzusetzen, weist aber eine andere Blutflussrichtung auf (bei oben beschriebener Geräteeinstellung wird der Blutfluss in der A. cerebri media rot und in der A. cerebri anterior blau kodiert). Etwa 0,5–1 cm dorsal der Karotisbifurkation können vor dem mesenzephalen Hirnstamm Doppler-Signale der A. cerebri posterior identifiziert werden. Häufig gelingt es, die proximalen Segmente dieser 3 Arterien einer Seite in einer Schnittebene darzustellen. Durch leichtes Kippen der Schallebene nach kranial können dann die basalen Arterien bis zu ihren Teilungsstellen verfolgt werden.

Untersuchungsablauf. Die Gefäße werden zunächst im farbkodierten Bild identifiziert. Bei ungünstigen Untersuchungsbedingungen kann dies mit dem „Power-Doppler" (= Intensitäts-Doppler) erleichtert werden. Bei diesem Verfahren werden die Blutbewegungssignale unabhängig von ihrer Phase und der Frequenzverschiebung farbig dem B-Bild unterlegt. Dadurch ist auch bei schwierigen Untersuchungsbedingungen noch eine Erfassung der Blutbewegung möglich. Kleine Gefäße mit niedrigen Blutflussgeschwindigkeiten können so z.T. besser dargestellt werden (28). Allerdings ist eine Aussage über Hämodynamik und Flussrichtung mit diesem Verfahren nicht möglich (s.a. Kapitel 1).

Gefäßbeurteilung. Nach Identifikation der basalen Gefäße wird anhand der Farbkodierung der Blutfluss qualitativ beurteilt (Flussrichtung, Änderung des Blutflusses über dem Herzzyklus). Eine Quantifizierung gelingt nur im sog. „Triplexmodus" (s. Kapitel 1). Das Messvolumen soll den Durchmesser des Gefäßes nicht überschreiten und muss nach Möglichkeit im Zentrum des Gefäßes platziert werden. Zur Messung der Flussgeschwindigkeiten muss man den Doppler-Winkel korrigieren, indem ein Messbalken der Gefäßachse überlagert wird. Giller et al. (25) weisen darauf hin, dass eine exakte Korrektur des Doppler-Winkels nur dann durchgeführt werden kann, wenn eine Gefäßstrecke von etwa 3 cm in einer Schnittebene dargestellt wurde. Dies gelingt meist nur im Bereich der A. cerebri media (M1-Segment). Aber auch in anderen Gefäßsegmenten sollte man versuchen, ein möglichst langes Gefäßsegment in einer Schnittebene darzustellen, um den Messbalken dem Gefäßverlauf möglichst gut anzupassen.

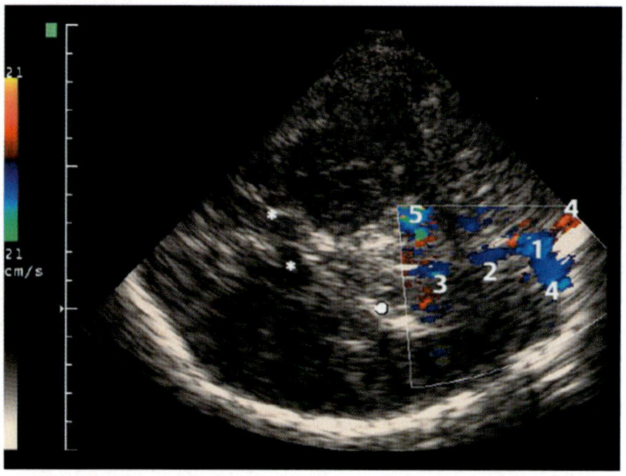

Abb. 7.**12** Sonographische Darstellung des Sinus rectus (halbkoronare Schnittführung durch die Seitenventrikel (*) entlang des Plexus choroideus des Trigonums (**O**).
1 = Confluens sinuum, 2 = Sinus rectus, 3 = V. cerebri magna, 4 = Sinus transversus, 5 = P2-Segment der A. cerebri posterior.

Doppler-Winkel. Bei duplexsonographischen Untersuchungen sollte der Beschallungswinkel des Gefäßes 60° nicht überschreiten. Geht man davon aus, dass bei der Winkelkorrektur ein Fehler von etwa 3% auftritt, so weicht die errechnete Flussgeschwindigkeit bei einem Beschallungswinkel

- von 30° um bis zu 3%,
- von 60° bis 9%,
- von 80° bis zu 30%

von der tatsächlichen Flussgeschwindigkeit ab (s.a. Kapitel 1 und 5).

Untersuchung der Venen

Zur Untersuchung der zerebralen Venen muss die Farbkodierung auf die Erfassung niedrigerer Flussgeschwindigkeiten eingestellt werden. Hierzu werden

- eine niedrige Pulsrepetitionsfrequenz (PRF),
- ein niedriger Wandfilter

gewählt. Alle für die Erfassung der Arterien beschriebenen Zugangswege werden analog für die Untersuchung der Venen verwendet.

> Da im Gegensatz zur Untersuchung des arteriellen Systems der Gefäßbaum der Venen nicht im B-Bild dargestellt werden kann, beruht die sonographische Untersuchung allein auf der Analyse der venösen farbkodierten Signale. Durch den Einsatz von Ultraschallsignalverstärkern kann die Erfassung venöser Flusssignale erheblich verbessert werden.

Untersuchungsablauf. Mit der transtemporalen Untersuchung gelingt im Wesentlichen die Darstellung der inneren Hirnvenen und des Sinus petrosus. Zunächst sollten im B-Bild bei einer axialen Schnittführung in Höhe des Dienzephalons das Pinealisorgan und die dorsale Falx cerebri als anatomische Leitstrukturen aufgesucht werden.

V. cerebri magna. Zwischen beiden P2-Segmenten der Aa. cerebri posteriores, die y-förmig auf die Falx zulaufen, können Doppler-Signale der V. cerebri magna (Galeni) in der suprazerebellären Zisterne dorsal der Vierhügelplatte identifiziert werden; bei Flussrichtung von der Sonde weg i.d.R. blau kodiert.

Sinus rectus. Die V. cerebri magna setzt sich nach dorsal in den Sinus rectus fort (Flussrichtung: von der Sonde weg), der in den Confluens sinuum mündet (Abb. 7.**11** und 7.**12**). Beide Anteile können bei temporaler Sondenposition in der dorsalen Mittellinie dargestellt werden. Der Confluens sinuum liegt in der Mittellinie direkt unterhalb der okzipitalen Schädelkalotte in dorsaler Verlängerung des Sinus rectus. Zu beiden Seiten sind Flusssignale der Sinus transversus i.d.R. nur nach Gabe von Ultraschallsignalverstärkern zu identifizieren. Die proximalen horizontal verlaufenden Abschnitte des Sinus transversus sind in dieser axialen Schnittebene beidseits des Confluens sinuum unterhalb der okzipitalen Schädelkalotte nachweisbar. Wird die Schallebene etwas nach kranial gekippt, können in der Mittellinie unterhalb der Schädelkalotte distale Segmente des Sinus sagittalis superior dargestellt werden.

V. basalis. Wird ausgehend von der V. cerebri magna als initiale Orientierungsstruktur die Schallebene etwas nach basal geschwenkt (Höhe Mesenzephalon) kann die paarige V. basalis Rosenthal in der Cisterna ambiens beidseits seitlich und hinter dem Hirnstamm abgebildet werden (Flussrichtung: von der Sonde weg). Sie mündet in die V. cerebri magna. Wegen der engen Lagebeziehung zur A. cerebri posterior können zeitweise nur Summations-Doppler-Signale aus Vene und Arterie identifiziert werden. In die V. basalis, die bogenförmig den Hirnstamm umschlingt, mündet die V. cerebri media profunda, die im Sulcus lateralis aufgesucht werden kann und unmittelbare Lagebeziehung zur A. cerebri media hat. Sie weist einen Fluss von der Sonde weg auf und wird blau kodiert. Distale Anteile des Sinus sagittalis inferior könnten hinter und über dem Balken dargestellt werden, wobei dies auch nach Gabe von Ultraschallsignalverstärkern nur selten gelingt. Hierzu wird die V. cerebri magna aufgesucht, in die der Sinus von apikal kommend einmündet.

Sinus petrosus und cavernosus. Der Sinus petrosus wird an der Oberkante des Os petrosum aufgesucht, die zunächst in axialer Schnittführung eingestellt wird. Parallel zur Pyramidenoberkante können Doppler-Signale des Sinus petrosus superior gefunden werden, wobei dies bei der sehr variablen Ausprägung des Sinus häufig nur mit Ultraschallsignalverstärkern möglich ist. Der Sinus petrosus mündet an der Pyramidenspitze in den Sinus cavernosus, der die Sella und beide Karotiden umgibt. Doppler-Signale im Bereich des Sinus cavernosus sind nur selten zu identifizieren, da der Beschallungswinkel bei temporaler Sondenposition i.d.R. zu ungünstig und der Fluss in diesem Bereich des venösen Systems sehr niedrig ist.

Transforaminale (subokzipitale) Untersuchung

Indikation und Schallkopfplatzierung. Die sonographische Untersuchung vom Nacken des Patienten aus durch das Foramen magnum dient der Darstellung distaler Segmente der A. vertebralis und der A. basilaris. Hierzu wird der Patient auf die Seite gelagert und gebeten, den Kopf möglichst weit nach vorne zu beugen. Der Schallkopf wird dann etwa eine Handbreite unterhalb der Protuberantia occipitalis mit Schallrichtung auf die Nasenwurzel aufgesetzt (Abb. 7.**2**) und zunächst in der Mittellinie platziert, wobei eine paramediane Sondenposition die Identifikation der distalen Vertebralissegmente erleichtern kann.

Arterien: Schnittführung und Untersuchungsgang. In transversaler Schnittführung (Schnittebene von einer subokzipitalen Sondenposition durch beide äußeren Gehörgänge und die Nasenwurzel) werden zunächst der Atlas mit seinen beiden stark echogenen Transversalfortsätzen und die knöcherne Begrenzung des Foramen magnum aufgesucht, die sich in einer Bildtiefe von 6–8 cm befinden. Innerhalb der Transversalfortsätze sieht man die Flusssignale des V3-Segments der Vertebralarterie. Wird die Schallebene etwas steiler gestellt, können die distalen Vertebralissegmente, ihr Zusammenfluss und die A. basilaris dargestellt werden (Abb. 7.**10**). Strukturen des Hirnparenchyms, wie z.B. der Hirnstamm, sind von dieser Sondenposition aus nicht zu erfassen.

Venen: Schnittführung und Untersuchungsgang. Über den subokzipitalen Zugang können proximale Anteile der V. jugularis und des Sinus sigmoideus dargestellt werden. Hierzu wird in transversaler Schnittführung das Foramen magnum eingestellt (gleiche Sondenposition wie zur Darstellung der A. vertebralis, Abb. 7.**2**). Ein Zentimeter lateral des Foramens können auf jeder Seite Flusssignale im Bulbus jugularis identifiziert werden (Flussrichtung: auf die Sonde zu). Wird die Schallebene aus dieser Sondenposition heraus etwas steiler gestellt, ist in Fortsetzung der V. jugularis an der Pyramidenhinterkante der Sinus sigmoideus zu erkennen; die Schallebene entspricht etwa der Untersuchungsebene, in der die V4-Segmente beider Vertebralarterien abgebildet werden.

Transorbitale Untersuchung

> Für diese Untersuchung werden höherfrequente (5–7,5 MHz) Schallköpfe auf dem geschlossenen Augenlid platziert.

Im B-Bild werden zunächst die knöcherne Begrenzung der Orbita und die Orbitaspitze dargestellt; innen dann die Augenmuskeln, der N. opticus und der Bulbus. Nach Zuschalten des Farbkodierung wird dann in axialer Schnittführung und Ausrichtung des Schallstrahls auf die Orbitaspitze die A. ophthalmica aufgesucht (Cave: Ultraschallenergie).

Ultraschallartefakte

Die Untersuchung durch den intakten Schädelknochen ruft Ultraschallartefakte hervor, die aus anderen Applikationsfeldern zwar bekannt, bei der FKDS aber häufiger sind: Es entstehen Brechungsartefakte, da sich die Schallausbreitungsgeschwindigkeit und die Gewebsdichte des Knochens und des Hirngewebes bzw. seiner bindegewebigen Hüllen deutlich unterscheiden (= hoher Impedanzunterschied). So kommt es zu einer leicht bogenförmigen Verzeichnung der Mittellinienechos des Gehirns. Hinter stark echogenen Strukturen mit inhomogener Echotextur (z.B. Plexus choroideus) treten häufiger Wiederholungsechos auf. Im Gegensatz zu anderen Applikationsbereichen sind Schallauslöschungsartefakte (Schallschatten) hinter stark echogenen Reflektoren (z.B. Verkalkungen) bei einer Sendefrequenz von 2–2,5 MHz i.d.R. nicht zu erwarten.

Dokumentation

Bildorientierung. Man sollte immer die gleiche standartisierte Bildorientierung wählen: Bei transtemporaler Untersuchung und axialer Schnittführung sollten sich frontale Gehirnareale in der linken, okzipitale in der rechten Bildhälfte befinden. In koronarem Strahlengang werden parietale Regionen links, kaudale Abschnitte im rechten Bildteil abgebildet. Im Bild sollte immer beschriftet sein, von welchem temporalen Schallfenster aus untersucht wurde. Bei subokzipitaler Beschallung sollte die linke Körperseite auch der linken Bildseite entsprechen (Tabelle 7.**2**).

Schallfenster	Schnittführung	Bilddokumentation
temporal	axial	• frontal → linker Bildteil • okzipital → rechter Bildteil
temporal	koronar	• parietal → linker Bildteil • kaudal → rechter Bildteil
subokzipital	transversal	• linksseitige anatomische Strukturen → linker Bildteil und vice versa
orbital	axial	• linksseitige anatomische Strukturen → linker Bildteil und vice versa

Tabelle 7.2 Konvention zur Dokumentation transkranialer sonographischer Befunde

Für die FKDS gibt es bislang keine Dokumentationsrichtlinien. Die Befunddokumentation kann individuell unterschiedlich und von der Fragestellung abhängig sein. Anhand der aufgezeichneten Befunde muss man aber die Diagnose nachvollziehen können.

Schallfenster und Doppler-Signale. Zunächst sollte die Qualität der Schallfenster beurteilt und aufgeführt werden, welche zerebralen Strukturen sonographisch untersucht werden konnten. Im nichtpathologischen Fall sollten die Doppler-Signale repräsentativer Abschnitte der proximalen Segmente folgender basaler Hirngefäße aufgezeichnet werden: A. cerebri anterior, A. cerebri media, A. cerebri posterior, A. carotis interna (C1-Segment), A. vertebralis und A. basilaris.

Zur Dokumentation des Hirnparenchyms ist es sinnvoll, bei der Untersuchung durch die temporalen Schallfenster 3 Standardschnittebenen anzufertigen; jeweils ein Schnitt

- durch den mesenzephalen Hirnstamm, bei dem auch die Gefäße des Circulus arteriosus Willisii dargestellt werden,
- durch die Thalamusebene,
- durch die Cella media der Seitenventrikel.

Die Weite des Ventrikelsystems kann anschließend noch vermessen werden. Bei pathologischen Befunden sollte man diese Schnitte gegebenenfalls noch durch weitere Schnittebenen ergänzen, die den Befund representiv abbilden.

Zerebrale Infarkte und Blutungen

Zerebrale Insulte sind die häufigsten neurologischen Krankheitsbilder.

Ätiologie. Die wichtigsten Insultursachen sind:

- zerebrale Infarkte, die durch Gefäßverschlüsse hervorgerufen werden,
- zerebrale Blutungen.

Erkrankungen und Verschlüsse der großen extra- und intrakranialen hirnversorgenden Arterien sind neben kardialen Embolien die dabei häufigste Ursache zerebraler Infarkte.

Eine sichere Differenzierung zwischen intrazerebraler Blutung und ischämischem Hirninfarkt ist klinisch nicht möglich. Da sich aber die Therapie beider Erkrankungen i.d.R. wesentlich unterscheidet (Heparinisierung oder Lyse vs. operative Therapie), ist eine umgehende bildgebende Diagnostik erforderlich. CT und MRT stellen hier die Standardverfahren dar, die aber nicht überall flächendeckend zur Verfügung stehen (33). Sonographische Untersuchungssysteme sind dagegen weit verbreitet und könnten in der Primärdiagnostik von Schlaganfällen eingesetzt werden. Untersuchbar sind nicht nur Erkrankungen der extrakranialen Gefäße (s. Kapitel 6), sondern auch intrazerebrale Gefäßverschlüsse, Blutungen und deren Komplikationen nachweisbar.

Zerebraler Infarkt

In der Akutphase beruht die sonographische Diagnose eines zerebralen Infarkts allein auf dem farbduplexsonographischen Nachweis eines Gefäßverschlusses (10, 12, 47, 67).

Diagnostisches Vorgehen. Bei klinischem V.a. einen zerebralen Gefäßverschluss wird zunächst die vermutlich betroffene Gefäßregion mit dem umgebenden Hirngewebe im B-Bild dargestellt. Hierbei überprüft man zunächst, ob die Untersuchungsbedingungen zur Darstellung dieses Gefäßsegments ausreichend gut sind. Dann werden im farbkodierten Bild Hinweise gesammelt, die die Diagnose sichern.

Diagnostische Kriterien

- Der Hauptstamm der Gefäße ist als echogenes Band darstellbar. Dem verschlossenen Gefäßstamm werden keine farbkodierten Flusssignale überlagert; die Flusssignale in den benachbarten Gefäßregionen und im umliegenden Hirnparenchym sind normal (Abb. 7.**13**).

- Die Frequenzanalyse aus dem Gefäßabschnitt unmittelbar proximal des vermuteten Gefäßverschlusses zeigt eine schmale triphasische Kurve mit nahezu gleich großer ante- und retrograder Komponente (Pendelfluss). Distal des Verschlusses können keine Doppler-Signale abgeleitet werden. Eine im Seitenvergleich reduzierte Flussgeschwindigkeit kann ein Zeichen für einen distal gelegenen Verschluss sein.
- Die Echogenität des infarzierten Hirnparenchyms ist in den ersten Tagen nicht oder allenfalls geringfügig verändert. Dies unterscheidet den sonographischen Befund eines Infarkts von einer Blutung.
- Als Folge und indirekter Hinweis auf einen Gefäßverschluss kann eine Kollateralisation via Kommunikalarterien im farbkodierten Bild schnell und topographisch eindeutig dargestellt werden (7, 24a). In den Gefäßen, die sich daran beteiligen, sind die systolischen und diastolischen Flussgeschwindigkeiten mittelgradig erhöht und können im farbkodierten Bild zu „Alias-Effekten" führen. Die Auswirkungen eines Gefäßverschlusses auf die Strömung in den benachbarten Gefäßregionen weisen u.U. ebenfalls auf die Diagnose hin (s.a. 55).
- Wenig verlässlich, weil nicht ausreichend quantifizierbar, ist die im Vergleich zu nicht betroffenen Gefäßregionen verminderte oder aufgehobene Gefäß- und Gewebspulsation im Versorgungsgebiet des verschlossenen Gefäßes.
- Erst im chronischen Infarktstadium verändert sich die Echogenität des Hirnparenchyms im betroffenen Gefäßterritorium: Bei etwa 50–60% der Untersuchten wird eine leichte Anhebung der Echogenität mit inhomogener Echotextur beobachtet.

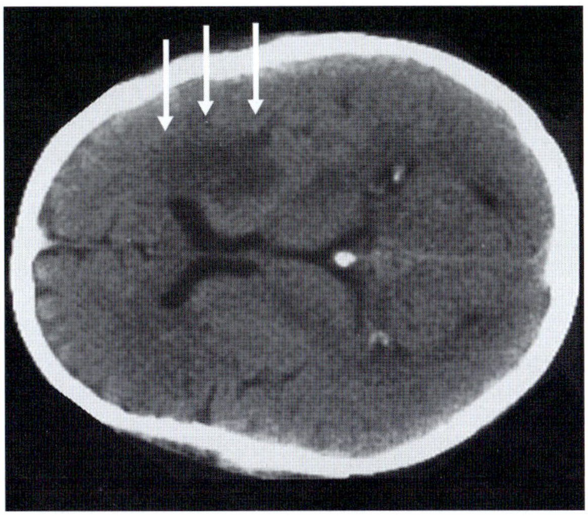
a

Abb. 7.**13 a-c** Infarkt im Versorgungsbereich der linken A. cerebri media.
a CT 3 Tage nach dem Beginn der klinischen Symptomatik. Das demarkierte hypodense Areal im Bereich des Linsenkerns entspricht dem Infarkt (Pfeile).
b Die FKDS 7 Stunden nach Symptombeginn mit axialer Schnittführung durch den mesenzephalen Hirnstamm (= 1) und den Keilbeinflügel (= 2) zeigt den Verschluss der A. cerebri media. Das Gefäß kann zwar im Grauwert-Bild dargestellt werden (>), allerdings ohne farbkodierte Flusssignale. Normale Flusssignale in den benachbarten Gefäßen: 3 = A. cerebri posterior, 4 = A. cerebri anterior, 5 = kontralaterale A. cerebri media.
c Die gezielte dopplersonographische Untersuchung der verschlossenen linken A. cerebri media zeigt, dass kein Fluss in dem proximalen Gefäßsegment der A. cerebri media abzuleiten ist. Die aufgezeichneten, nichtpulsatilen Dopplersignale mit geringer Flussgeschwindigkeit werden durch Fluss in der V. cerebri media generiert, die der A. cerebri media direkt benachbart ist.

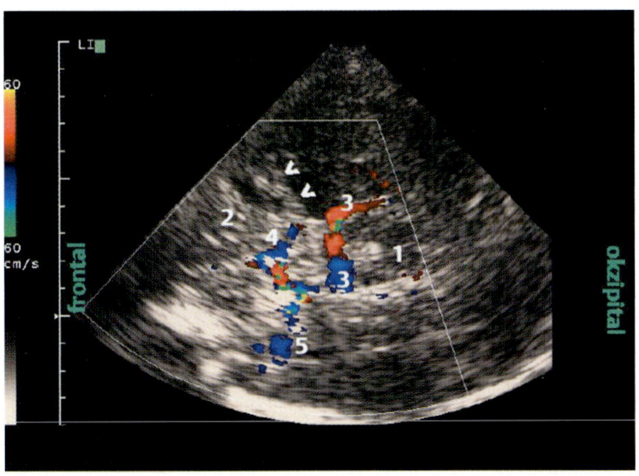

b

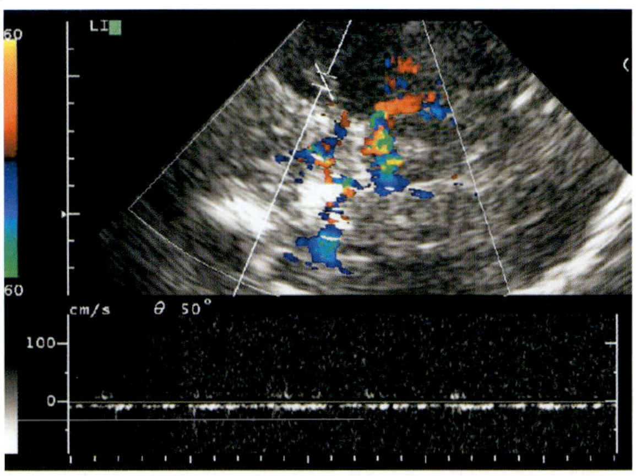

c

Einschränkungen und Probleme

Fehlende Doppler-Signale. Bei schwierigen Untersuchungsbedingungen ist oft nicht zu entscheiden, ob das Fehlen von Doppler-Signalen in einer Gefäßregion als Gefäßverschluss gewertet werden muss, oder ob die Empfindlichkeit des Verfahrens einfach nicht ausreicht, um den Blutfluss in dieser Region nachzuweisen. Die Gabe von Ultraschallsignalverstärkern kann in solchen Fällen die diagnostische Sicherheit erhöhen (29, 52)

TCD versus FKDS. Verglichen mit der gepulsten transkranialen Doppler-Sonographie (TCD) können mit der FKDS bei visueller Kontrolle Doppler-Signale den verschiedenen Gefäßregionen eindeutig zugeordnet werden, sodass eine Fehlbeurteilung aufgrund eines gut ausgebildeten Kollateralnetz vermeidbar ist.

Wertigkeit der FKDS. Erste prospektive Studien an einer größeren Zahl von Patienten (12, 49, 67) zeigten, dass nur bei etwa der Hälfte der Patienten mit einem ischämischen Insult die FKDS der extrakranialen und intrakranialen Gefäße sichere Hinweise auf einen Gefäßverschluss ergibt. Gründe hierfür sind:

- das Fehlen sonographischer Auffälligkeiten des Hirnparenchyms, da sich die Echogenität des ischämisch geschädigten Hirngewebes zunächst nicht ändert,
- die in den ersten Tagen nach dem Verschluss häufig (bis zu 70%) beobachtete Rekanalisierung des Gefäßes (34), sodass jeder sonographisch fassbare Hinweis auf einen zerebralen Infarkt fehlen kann,
- Astverschlüsse der großen basalen Arterien, die der sonographischen Diagnose entgehen, da kleinere Gefäßäste wegen des begrenzten Auflösungsvermögens der FKDS nicht dargestellt werden können,
- etwa 25% der zerebralen Ischämien werden durch lakunäre Infarkte ausgelöst, die sonographisch nicht identifiziert werden können.

Auch die CT kann nur bei 50–70% der Patienten mit zerebraler Ischämie eine Parenchymläsion darstellen (44).

Basilarisverschluss. Die Diagnose eines Verschlusses der A. basilaris ist bedeutsam, da das klinische Bild vielgestaltig und die rasche Therapie für die Prognose entscheidend ist. Allerdings ist der Verschlussnachweis in der FKDS in dieser Gefäßregion häufig schwer, manchmal sogar unmöglich. Das Gefäß ist nicht paarig angelegt und somit ein Seitenvergleich nicht möglich. Weiterhin gelingt es i.d.R. nicht, den gesamten Verlauf der A. basilaris darzustellen, denn das mittlere und distale Segment sind häufig nicht ausreichend einsehbar. Bei gutem Blutabfluss über Kleinhirnarterien können Widerstandssignale proximal eines höher gelegenen Verschlusses der A. basilaris fehlen. Um distale Verschlüsse zu identifizieren, ist es evtl. hilfreich, den Basilariskopf und die proximalen Segmente der A. cerebri posterior von einem temporalen Schallfenster aus zu untersuchen. Allerdings sind die Untersuchungsbedingungen für die A. basilaris bei einem Beschallungswinkel von mehr als 60° ungünstig. Die Verwendung von Ultraschallsignalverstärkern könnte die Identifikation von Gefäßverschlüssen im hinteren Gefäßkreislauf verbessern. Selten verläuft das proximale Segment der A. cerebelli inferior posterior parallel zur A. basilaris, sodass dieser Gefäßabschnitt mit der A. basilaris verwechselt werden kann. Bei klinischem Verdacht auf eine Ischämie im hinteren Stromkreis und unklarem extra- und transkranialen Ultraschallbefund sollte deshalb immer eine Angiographie erwogen werden.

Zerebrale Blutungen

Intrazerebrale Blutungen

Etwa 10% aller Schlaganfälle werden durch intrazerebrale Blutungen hervorgerufen. Bezüglich ihrer Lokalisation ergeben sich folgende Häufigkeitsverteilungen: Stammganglienblutungen in 31–50%, Marklagerblutungen in 14–45%, Hirnstammblutungen in 5–15%, Kleinhirnblutungen in 6–10% und Thalamusblutungen in 5–15%. Prognose und Komplikationen sind im Wesentlichen von der Blutungslokalisation abhängig.

Diagnostische Kriterien

Im Akutstadium findet sich eine homogene echogene Läsion, die sich vom umgebenden Hirngewebe deutlich unterscheidet und i.d.R. scharf begrenzt ist (12, 49, 65; Abb. 7.**14** und Abb. 7.**15**).

- In den ersten 6 Stunden können nach einigen Berichten Blutungen auch echoärmer und inhomogener als das umliegende Gewebe sein.
- Die echogene Blutung ist evtl. von einem sog. Halo umgeben, der durch die Kompression des umliegenden Hirngewebes hervorgerufen sein soll.

Intermediärstadium und Resorption; ab dem 6. Tag nimmt die Echogenität der Blutung vom Zentrum aus ab, was auf die Lyse der Erythrozyten im Blutkoagel zurückgeführt wird. Die Echogenitätsminderung setzt sich in die Peripherie der Blutungszone fort, bis im „Kapselstadium" ein echoarmer Hof von einem echogenen Randsaum umgeben ist. Nach etwa 4 Wochen ist eine Blutung sonographisch nicht mehr nachweisbar.

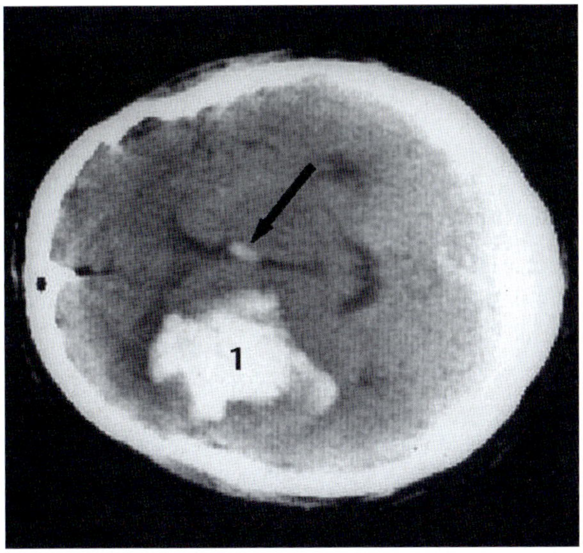

a

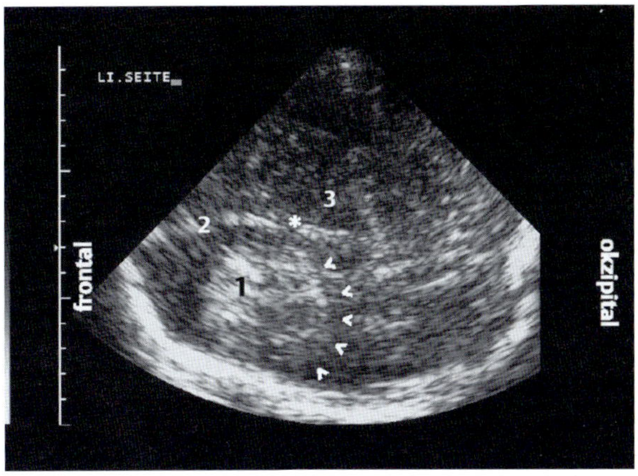

b

Abb. 7.**14 a** u. **b** Hypertensive Stammganglienblutung.

a CT ohne Kontrastmittel: Ausgedehnte Blutung im Stammganglienbereich rechts (= 1) mit geringer Verlagerung der Mittellinienstrukturen nach links und Einblutung in den Seitenventrikel (Pfeil).

b TCS am Aufnahmetag (axialer Schnitt durch das Dienzephalon). Gering inhomogen echoreiche Raumforderung (= 1) mit feinem echoarmem Halo (>), Kompression und Verlagerung des III. Ventrikels (= *) und der Falx (= 2), keine Erweiterung des Ventrikelsystems. Die im CT nachgewiesene Ventrikeleinblutung ist bei dieser Schnittführung nicht nachweisbar. 3 = ipsilateraler Thalamus.

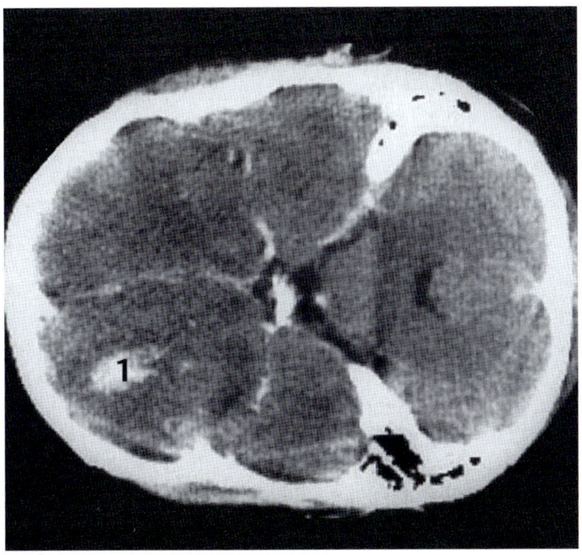

a

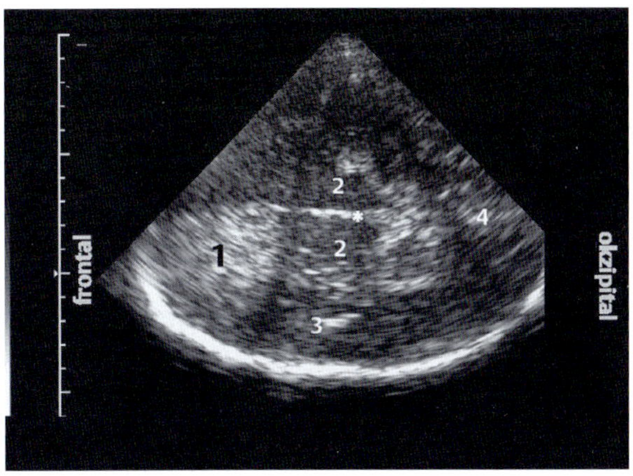

b

Abb. 7.**15 a** u. **b** Atypisch lokalisierte frontale intrazerebrale Blutung.

a CT: Kleine hyperdense Struktur links frontal (= 1).

b TCS (halbaxialer Schnitt durch den mesenzephalo-dienzephalen Übergang): links frontale echogene Läsion (= 1) mit Kontakt zur Mittellinie und Verlagerung der Mittellinienstrukturen, die deutlich größer ist als die hyperdense Zone in der CT. * = enger III. Ventrikel, 2 = basaler Thalamus, 3 = Sylvische Fissur, 4 = Falx cerebri.

Einschränkungen und Probleme

Atypische Blutungen (Abb. 7.**15**), insbesondere hochparietal, können bei schlechtem Schallfenster und eingeschränkten Untersuchungsbedingungen der Diagnose entgehen.

Ein deutlich erhöhter Hirndruck kann die Echogenität einer Läsion reduzieren, sodass auch stark echogene Zonen zunehmend echoärmer werden und nicht mehr vom umgebenden echoarmen Hirngewebe unterschieden werden können (49). Bei einer Mittellinienverlagerung von mehr als 2 cm sollte man daran denken, dass Blutungen durch einen stark erhöhten Hirndruck maskiert werden können.

Zerebrale Blutungen kann man nicht von einem hämorrhagisch transformierten Infarkt unterscheiden, der ebenfalls zu einer echogenen Läsion führt (67). Eine ausgeprägte Mikroangiopathie ruft eine flächenhafte Echogenitätsanhebung des Marklagers hervor, die durchaus mit einer Blutung verwechselt werden kann (49). Solche Fehlbeurteilungen sind vermeidbar, wenn beide Hemisphären sorgfältig untersucht werden: Eine diffuse, das Marklager, die Stammganglien und weniger den Thalamus betreffende Echogenitätsanhebung in beiden Hemisphären spricht für eine Mikroangiopathie.

Eine umschriebene, stärker echogene Läsion ist nicht für Blutungen spezifisch, sondern auch bei anderen Erkrankungen (z.B. Tumoren) nachzuweisen. Nur im Zusammenhang mit einer typischen Klinik kann ein solcher Ultraschallbefund als Blutung gewertet werden.

Subarachnoidalblutungen

Subarachnoidalblutungen werden häufig durch Aneurysmen der basalen Gefäße hervorgerufen. Sie können zu schweren neurologischen Defiziten (23%) oder zum Tod (21%) führen (59). Wichtigste Komplikationen sind die Rezidivblutung, Liquorzirkulationsstörungen und Vasospasmen.

Diagnostische Kriterien

Die Blutansammlung im Subarachnoidalraum kann zu einer erhöhten Echogenität und Erweiterung der basalen Zisternen führen (9). Zeitweise kann eine lokal betonte Echogenitätserhöhung auf die Blutungsquelle hinweisen. Bei Blutauflagerungen auf dem Tentorium wird dies ebenfalls echogener und ist dann deutlicher vom umgebenden schwach echogenen Hirngewebe abzugrenzen.

Einschränkungen und Probleme

Da die basalen Zisternen normalerweise bereits echogen sind, führt eine Subarachnoidalblutung nur zu einer graduellen Steigerung der Echogenität (9), und dies meist auch nur bei großflächigen Blutungen; weniger ausgedehnte Befunde entgehen regelmäßig dem sonographischen Nachweis.

Sub- und Epiduralhämatom

Beide Blutungstypen sind in aller Regel Folgen eines Schädel-Hirn-Traumas. Im Akutstadium sind sie als echogene Raumforderung darstellbar, die sich der Schädelkalotte anlagert. Erste Untersuchungen zeigen, dass etwa 90% der Sub- und Epiduralhämatome sonographisch identifizierbar sind (51, 75). Kleine Subduralhämatome, die der ebenfalls echogenen Schädelkalotte flach aufliegen, oder chronische Subduralhämatome, die im Zeitverlauf deutlich an Echogenität verlieren, sind i.d.R. nicht nachweisbar.

Komplikationen zerebraler Infarkte und Blutungen

Wichtige Komplikationen zerebraler Infarkte und Blutungen sind:

- lokale Raumforderung mit Mittellinienverlagerung und Herniation,
- Ventrikelblutungen,
- Liquorzirkulationsstörungen,
- Vasospasmen.

Ihre Häufigkeit ist sehr unterschiedlich und hängt von Ursache und Lokalisation des Schlaganfalls ab. Auf Liquorzirkulationsstörungen wird ab S. 178 näher eingegangen.

Raumforderung und Mittellinienverlagerung. Eine durch Blutung oder Infarkt hervorgerufene lokale Raumforderung kann zu einer Kompression der basalen Zisternen führen, die dann nicht mehr als echogene Zone um den Hirnstamm darstellbar sind. Mittellinienverlagerungen sind, wenn sie ein gewisses Ausmaß erreicht haben (> 1cm), mit der FKDS verlässlich erkennbar. Hierzu wird ein axiales B-Bild in Höhe des Dienzephalons oder der Cella media angefertigt. Auch koronare Bilder können bei parietalen Raumforderungen hilfreich sein. Meist erkennt man eine Mittellinienverlagerung schon im Übersichtsbild, muss aber berücksichtigen, dass wegen der Brechungsartefakte an der Schädelkalotte eine geringfügige konkave Verzeichnung der Mittellinie immer auftritt. Sie ist in den äußeren Bildregionen (z.B. fronto- und okzipitopolar) stärker ausgeprägt als in den zentralen Regionen. Daher sollten Mittellinienstrukturen immer von beiden temporalen Schallfenstern aus untersucht werden.

Nach Seidel et al. (68) kann man die Verlagerung des III. Ventrikels wie folgt quantifizieren: Nach sonographischer Einstellung des III. Ventrikels wird die

Strecke zwischen lateraler Ventrikelbegrenzung und Sondenauflagefläche bestimmt. In gleicher Weise verfährt man vom gegenüberliegenden temporalen Schallfenster aus. Das Ausmaß der Ventrikelverlagerung entspricht der Hälfte der Differenz beider Messwerte. Jede andere Strukturverlagerung von der Mittellinie kann ebenfalls auf diese Weise berechnet werden. Bei Patienten mit zerebralem Insult ist das Ausmaß der sonographisch ermittelten Mittellinienverlagerung von prognostischer Bedeutung (24b).

Der Frage, ob Herniationen am Tentorium sonographisch ausreichend sicher dargestellt werden können, wurde bislang noch nicht nachgegangen.

Ventrikelblutung. Intraventrikuläre Blutungen stellen sich als echogene Läsionen in den sonst echoarmen Seitenventrikeln dar, und auch sie unterliegen der zeitlichen Veränderung ihrer Echogenität. Nach 2–4 Wochen sind sie sonographisch nicht mehr nachweisbar. Obgleich größere Einblutungen in die Seitenventrikel und den dritten Ventrikel regelhaft erkannt werden können, entgehen kleine Blutspiegel in den Hinterhörnern oder im Trigonum der sonographischen Diagnose: Sie werden neben der echogenen Formation des Plexus choroideus übersehen (9, 49).

Vasospasmus. Angiographisch kann man bei 20–70% der Patienten mit Subarachnoidalblutung zwischen dem 3. und 17. Tag Vasospasmen diagnostizieren. Ischämien als Folge zerebraler Vasospasmen sind hier eine wichtige Ursache für neurologische Defizite und Tod. Der Vasospasmus ist i.d.R. im Bereich der Aneurysmablutung am stärksten.

Dopplersonographisch können Vasospasmen erfasst werden, da im Bereich einer Enge die intravasale Flussgeschwindigkeit ansteigt. Regionen erhöhter Flussgeschwindigkeit sind im farbkodierten Bild an der hellen Farbe oder durch „Aliasing" erkennbar. Um sie zu quantifizieren, misst man über eine Frequenzanalyse nach Winkelkorrektur die Geschwindigkeit. Generell sprechen in der A. carotis interna, der A. cerebri media und anterior

- mittlere Flussgeschwindigkeiten bis zu 120 cm/s für milde,
- Flussgeschwindigkeiten von 120–200 cm/s für mittelgradige,
- Geschwindigkeiten über 200 cm/s für ausgeprägte Gefäßspasmen.

Die Grenzgeschwindigkeiten liegen für die Gefäße der hinteren Zirkulation etwas niedriger und betragen etwa 60 cm/s für A. vertebralis und A. basilaris sowie 90 cm/s für die A. cerebri posterior (Übersicht s. 69). Diesen Werten liegen Untersuchungen mit der konventionellen transkranialen Doppler-Sonographie zugrunde. Diese Zahlen beruhen allerdings auf Messungen ohne Winkelkorrektur. Angaben zur Geschwindigkeit unter Berücksichtigung des Doppler-Winkels wurden bislang nicht publiziert.

Einschränkungen und Probleme

Bei der sonographischen Diagnostik von Vasospasmen muss berücksichtigt werden, dass veränderte Flussgeschwindigkeiten in den basalen Gefäßen auch durch andere Faktoren hervorgerufen werden können, z.B. durch intrakraniale Druckerhöhung, Therapie (Hypervolämie), Temperatur, Hämatokrit, Viskosität oder PCO_2.

Wichtig ist, Vasospasmen von einer zerebralen Hyperämie abzugrenzen. Letztere tritt ebenfalls im Rahmen einer Subarachnoidalblutung auf und kann zu erhöhten Flussgeschwindigkeiten in den basalen Gefäßen führen, die i.d.R. aber geringer ausfallen. Eine Differenzierung ist möglicherweise durch die von Schöning (63) vorgeschlagene Messung des zerebralen Blutflussvolumens möglich, das bei der Hyperämie steigen sollte.

Wertigkeit der FKDS in der Diagnostik zerebraler Insulte und Blutungen

Gefäßverschluss. Bislang untersuchten nur wenige Studien die Sensitivität der FKDS im Nachweis von Gefäßverschlüssen. Vergleichsuntersuchungen mit der Magnetresonanzangiographie (MRA) zeigten, dass beiden Methoden eine vergleichbare Sensitivität besitzen (37). Grundsätzlich ist davon auszugehen, dass die Sensitivität und Spezifität der FKDS der konventionellen transkranialen Doppler-Sonographie entspricht. Für Letztere sind bezüglich des Nachweises von Verschlüssen im Bereich der A. carotis interna (Siphonbereich) und der A. cerebri media Werte von über 90% angegeben worden (42, 47). Wichtig ist darauf hinzuweisen, dass Verschlüsse der basalen Gefäße sonographisch nicht ausgeschlossen werden können. Daher sollte bei dringendem klinischen Verdacht – insbesondere auf eine Thrombose der A. basilaris – eine sofortige Angiographie erwogen werden.

Kollateralisation. Die Kollateralisation über Kommunikalarterien kann ein indirekter Hinweis auf einen Gefäßverschluss sein. Eine Umgehung via A. communicans anterior kann mit der FKDS sehr verlässlich erfasst werden (7). Für eine Kollateralisation via A. communicans posterior ist die Sensitivität und Spezifität der FKDS etwas geringer, da sie nahezu parallel zur Schallebene verläuft und somit eine Frequenzverschiebung nur eingeschränkt zu erfassen ist.

Blutungen. Intrazerebrale Blutungen werden sonographisch in etwa 85–95% erkannt (12, 49, 65, 67). Allerdings liegt auch hier die Sensitivität der FKDS eindeutig unter der der CT. Atypisch gelegene Blutungen (hochparietal) oder schlechte Untersuchungsbedingungen sind Faktoren, die zu falsch negativen Ergebnissen führen. Bei V.a. eine zerebrale Blutung sollte daher immer eine computertomographische Diagnostik angestrebt werden. Andererseits ist die Sonographie bezüglich der Differenzierung zerebraler Infarkt versus zerebrale Blutung sicher sensitiver als die alleinige klinische Untersuchung. Die Sensitivität der FKDS für die Identifikation von Subarachnoidalblutungen liegt deutlich unter der der CT.

FKDS in der Verlaufsdiagnostik. Einen größeren Stellenwert könnte die FKDS bei der Verlaufsuntersuchung von Patienten mit zerebralen Insulten erhalten, da Therapieziele (z.B. Rekanalisierung eines Gefäßverschlusses) und therapierelevante Komplikationen (Mittellinienverlagerungen von mehr als 1 cm, größere Ventrikelblutungen oder Liquorzirkulationsstörungen) mit der FKDS erkannt werden können. Bislang gibt es noch keine Studie, die den diagnostischen Wert der FKDS in der Verlaufskontrolle von Patienten mit einem Schlaganfall geprüft hat. Das Konzept der Überwachung einer systemischen Lyse bei Verschluss der A. cerebri media wurde in Einzelfallberichten vorgestellt (35).

Stenosen

Einengungen intrazerebraler Gefäße sind im Vergleich zu extrakranialen Gefäßstenosen selten. Man schätzt, dass etwa nur 4–7% der zerebralen Ischämien durch Stenosen zerebraler Gefäße hervorgerufen werden (20). Prädilektionsstellen für intrakraniale arteriosklerotische Gefäßverengungen liegen

- im Bereich des Karotissiphons und des distalen Karotissegments (Karotissiphon und Bifurkation),
- in den proximalen Anteilen der A. cerebri media,
- in der A. basilaris,
- im proximalen Segment der A. cerebri posterior.

Identifikation einer Stenose

Kriterien. Die dopplersonographische Erkennung zerebraler Gefäßstenosen basiert auf den von der extrakranialen Sonographie her bekannten Kriterien. Der Nachweis und die genaue Lokalisation der Stenose mit der FKDS beruht zunächst auf der Analyse des farbkodierten Bildes. Segmente mit erhöhter Strömungsgeschwindigkeit können durch die veränderte Farbkodierung bzw. durch Aliasing erkannt werden; die Farbkodierung wechselt, wenn die Blutflussgeschwindigkeit die Nyquistgrenze überschreitet (Abb. 7.**16**). Zu beachten ist, dass auch die Farbkodierung winkelabhängig ist. Insbesondere bei Beschallung des Gefäßes in einem Winkel von 0° kann es auch bei normaler Flussgeschwindigkeit zum Aliasing kommen. Zur korrekten Diagnose ist deshalb eine Frequenzanalyse mit Winkelkorrektur notwendig. Kriterien für eine relevante Stenose (Durchmesserreduktion > 50%; 72) sind:

- umschrieben erhöhte Frequenzverschiebung mit turbulentem Fluss, Geschwindigkeiten oberhalb derer eine Stenose > 50% angenommen werden kann, sind der Tabelle 7.**5** zu entnehmen
- Seitendifferenz der Flussgeschwindigkeit (Unterschied > 30 cm/s),
- verbreitertes Doppler-Spektrum mit Schluss des systolischen Fensters,
- Verminderung der systolischen und enddiastolischen Flussgeschwindigkeit distal der Stenose in der Frequenzanalyse (1, 6, 10, 42, 43, 64).

Tabelle 7.**5** Grenzgeschwindigkeiten für die Indentifikation von Stenosen > 50% der basalen Hirngefäße (nach 8a)

	Flussgeschwindigkeit
A. cerebri media	> 220 cm/sec
A. cerebri anterior	> 155 cm/sec
A. cerebri posterior	> 145 cm/sec
A. basilaris	> 140 cm/sec

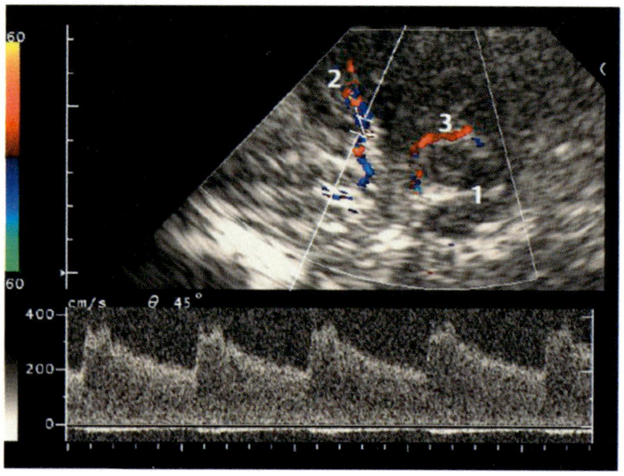

Abb. 7.**16** Hämodynamisch relevante Stenose der A. cerebri media; axiale Schnittführung in Höhe des Mesenzephalons (= 1). Frequenzanalyse aus dem M1-Segment der A. cerebri media (= 2) mit umschrieben gesteigerter Geschwindigkeit, relativ hohem enddiastolischen Fluss und verschlossenem systolischen Fenster. 3 = A. cerebri posterior.

Wertigkeit der FKDS. Die FKDS erlaubt die sichere Erfassung von hämodynamisch wirksamen Stenosen an den relevanten intrakranialen Arterien. Ersten Untersuchungen zufolge besitzt die FKDS eine hohe Sensitivität und Spezifität in der Identifikation von intrakraniellen Stenosen (8a, 67, 38b). Im Vergleich zur TCD erlaubt die FKDS eine sichere morphologische Zuordnung und über die Möglichkeit der Winkelkorrektur wahrscheinlich eine genauere Beurteilung des Stenosegrades.

In einigen Gefäßregionen sind Stenosen besonders schwierig nachzuweisen. Hierzu zählen distale Segmente der A. basilaris, die vorderen P2-Segmente der A. cerebri posterior und Stenosen im Bereich der Mediaäste oder des postkommunikalen Anteils der A. cerebri anterior. Ferner muss man berücksichtigen, dass kurzstreckige und hochgradige Stenosen leicht übersehen oder als Verschluss fehlgedeutet werden können. Stenosen der distalen Arteriensegmente (Aststenosen) entgehen i.d.R. dem sonographischen Nachweis.

Gefäßmalformationen

Aneurysmen

Zerebrale Aneurysmen sind eine häufige Quelle zerebraler Blutungen, insbesondere von Subarachnoidalblutungen. Hauptlokalisation der Aneurysmen sind die Arterien des basalen Gefäßkranzes. In absteigender Häufigkeit liegen sie im Bereich

- der A. communicans anterior (ca. 36%),
- der A. carotis interna (ca. 16%),
- der A. communicans posterior (ca. 16%),
- der A. cerebri media (ca. 13%).

Bislang nicht rupturierte Aneurysmen führen mit einer Wahrscheinlichkeit von 0,5–2% pro Jahr zu einer zerebralen Blutung (73). Das Risiko ist in den ersten Wochen nach einer stattgehabten aneurysmatischen Subarachnoidalblutung wesentlich höher und beträgt 40–50%.

Diagnostische Kriterien

> Zur sonographischen Darstellung zerebraler Aneurysmen sollte der basale Gefäßkranz im farbkodierten Bild möglichst komplett dargestellt werden (axiale Schnittführung durch das Mesenzephalon).

FKDS. Aneurysmen können sich als farbkodierte Adnexe der großen basalen Hirngefäße darstellen. Innerhalb der Aussackung lassen sich häufig Strömungssignale mit unterschiedlicher Flussrichtung und Separationszonen identifizieren (Abb. 7.**17**). Um Verwechslungen mit Gefäßschlingen und Schnittbildartefakten zu vermeiden, sollte versucht werden, Aneurysmen in 2 aufeinander stehenden Ebenen darzustellen. Die Größe der farbkodierten Aussackung lässt keine Rückschlüsse auf die Größe des Aneurysmas zu, da die Farbgebung über das Lumen hinaus auch die Aneurysmawände erfassen kann (Abb. 7.**17**).

Frequenzanalyse. Wird im farbkodierten Bild ein aneurysmaverdächtiger Bezirk dargestellt, sollte die Diagnose mittels Doppler-Frequenzanalyse gesichert werden. Typische Befunde sind bidirektionale kurze Signale mit einer hohen Amplitude und „maschinenartigen" Klangcharakteristika innerhalb des Aneurysmas (Abb. 7.**17**). Diese Signale entstehen durch die pendelförmige Blutbewegung im Aneurysmasack. Nach Ruptur ist in dem aneurysmatragenden Gefäß häufig eine leicht erhöhte Flussgeschwindigkeit nachzuweisen.

Einschränkungen und Probleme

Wertigkeit der FKDS. Etwa 70–80% der angiographisch nachgewiesenen Aneurysmen können sonographisch identifiziert werden (2, 3, 9, 38, 38a). Damit liegt die Sensitivität der FKDS etwa im Bereich der Magnetresonanzangiographie (MRA), aber deutlich unter der der arteriellen DSA. Insbesondere kleine Aneurysmen (< 5 mm) können weder mit der FKDS noch mit der MRA ausgeschlossen werden. Beim Verdacht auf ein Aneurysma muss deshalb eine Angiographie erfolgen. Eine Ursache für die begrenzte Sensitivität der FKDS ist die zu geringe Ortsauflösung. Auch die Spezifität der FKDS ist verglichen mit der Angiographie gering. So können z.B. Gefäßschlingen aneurysmaähnliche Befunde hervorrufen. Ferner sind im Bereich der A. communicans anterior manchmal bidirektionale Doppler-Signale ableitbar, die denen eines Aneurysmas ähneln. Durchblutete Aneurysmen im Bereich des basalen Gefäßkranzes mit einer Größe von mehr als 1 cm sind wahrscheinlich recht zuverlässig sonographisch identifizierbar.

Kontrastmitteluntersuchung. Die Gabe von Ultraschallsignalverstärkern verbessert die diagnostische Aussage der FKDS nicht. Infolge der Amplitudenverstärkung können sich die Signale aus benachbarten Gefäßen überlagern. Evtl. wird mit speziell auf die Gabe von Signalverstärkern eingerichteten Geräten (z.B. mit „Harmonic Imaging") in der Zukunft der diagnostische Stellenwert ansteigen.

Überprüfung des Therapieerfolgs. Neurochirurgisch nicht behandelbare Aneurysmen werden zunehmend mit Methoden der „Interventionellen Radiologie" behandelt (z.B. Embolisation mit Spiralen). Eines der zentralen Probleme dieser Therapie ist, dass Aneurysmen

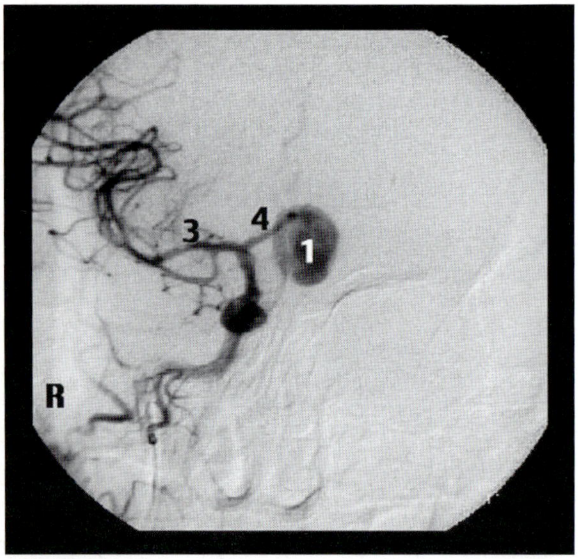

a

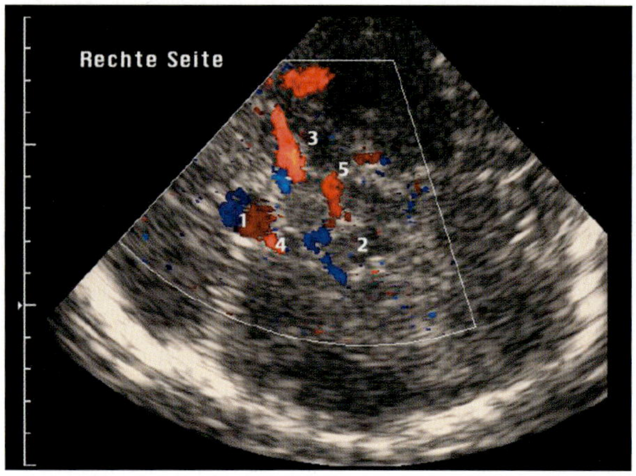

b

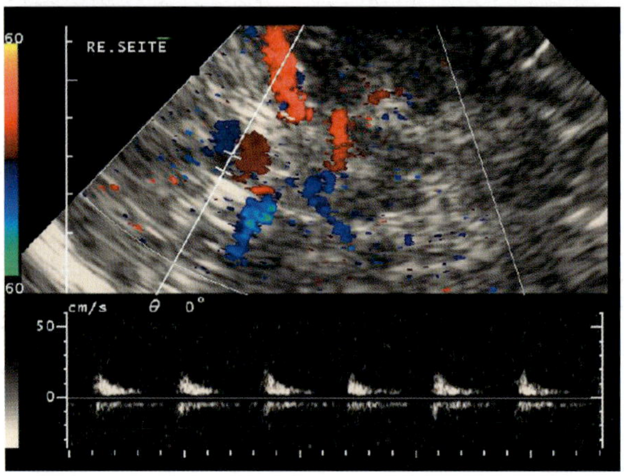

c

Abb. 7.**17 a-c** Aneurysma der rechten A. communicans anterior.
a Selektive Angiographie in DSA-Technik mit Darstellung des Aneurysmas (= 1)
b FKDS (axialer Schnitt durch das Mesenzephalon): Im Aneurysma (= 1) rote und blaue Farbkodierung; kreisförmiger Blutfluss im Aneurysmasack.
c FKDS mit Frequenzanalyse (= Triplex), gleicher Schnitt wie in b. Man erkennt einen kleinen bidirektionalen systolischen, relativ breiten Gipfel, jedoch keinen enddiastolischen Fluss.
1 = Communicans-anterior-Aneurysma,
2 = mesenzephaler Hirnstamm,
3 = A. cerebri media,
4 = A. cerebri anterior,
5 = P1- und P2-Segment der A. cerebri posterior.

nicht komplett verschlossen werden. Zwei Untersuchungen zeigen, dass mit der FKDS die Restperfusion innerhalb eines inkomplett verschlossenen Aneurysmas identifiziert werden kann (38, 45). In Zukunft bietet sich evtl. an, den Therapieerfolg mit der FKDS im Verlauf zu kontrollieren, um bei fehlender Thrombosierung des Aneurysmas frühzeitig intervenieren zu können.

Arteriovenöse Malformationen (AVM)

Neben dem Hypertonus und zerebralen Aneurysmen sind AVM die dritthäufigste Ursache intrakranialer Blutungen. Ihre Inzidenz liegt nach größeren pathologischen und neuroradiologischen Studien zwischen 1,8% und 4,3%/Jahr (46). Nur 12,2% der AVM werden symptomatisch (50), wobei neben zerebralen Blutungen epileptische Anfälle ein häufiges Symptom dieser Erkrankung sind.

Diagnostische Kriterien

B-Bild. Arteriovenöse Gefäßfehlbildungen stellen sich im B-Bild als Zonen erhöhter Echogenität mit inhomogener Echotextur dar: Echoreiche Areale sind von echoarmen Teilbereichen durchsetzt, die durch große Gefäßschlingen hervorgerufen werden. Die Begrenzung zum umgebenden gesunden Hirngewebe ist i.d.R. unscharf. Starke Pulsationen innerhalb und um die arteriovenöse Gefäßfehlbildung können im B-Bild sichtbar gemacht werden.

FKDS. Im farbkodierten Bild wird die echogene Läsion von einem Netz farbig unterschiedlich kodierter Flusssignale überlagert (2, 5, 11). Zum Teil überschreiten die farbkodierten Signale das morphologisch fassbare Areal, und es findet sich ein „nebelartiges Farbgemenge". Der Nidus sowie die großen zuführenden und drainierenden Gefäße können mit der FKDS häufig identifiziert und topographisch eindeutig zugeordnet werden (Abb. 7.**18**).

Frequenzanalyse. Mit der Doppler-Frequenzanalyse können folgende richtungsweisende Befunde erhoben werden:

- eine erhöhte systolische und enddiastolische Blutflussgeschwindigkeit in den zuführenden Gefäßen,
- die Zunahme der Signalamplitude bei besonders langsamer Flussgeschwindigkeit,
- eine reduzierte Pulsatilität in den zuführenden Arterien durch Erniedrigung des peripheren Widerstands,
- die simultane Registrierung mehrerer Gefäßspektren im Bereich des Nidus,
- eine erhöhte Signal-Amplitude, Flussgeschwindigkeit und pulsatile Doppler-Frequenzspektren in den ableitenden Venen.

Einschränkungen und Probleme

Wertigkeit der FKDS. Ähnlich wie Aneurysmen können mit der FKDS nur etwa 80–90% aller AVM nachgewiesen werden (2, 5, 11, 38). Gründe für die verglichen mit der Angiographie niedrige Sensitivität sind

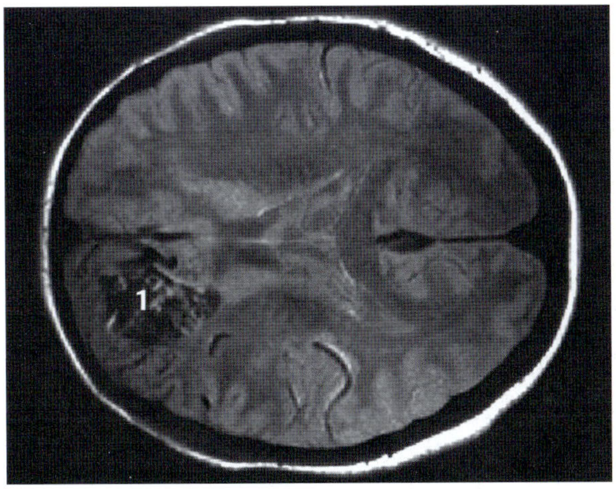

a

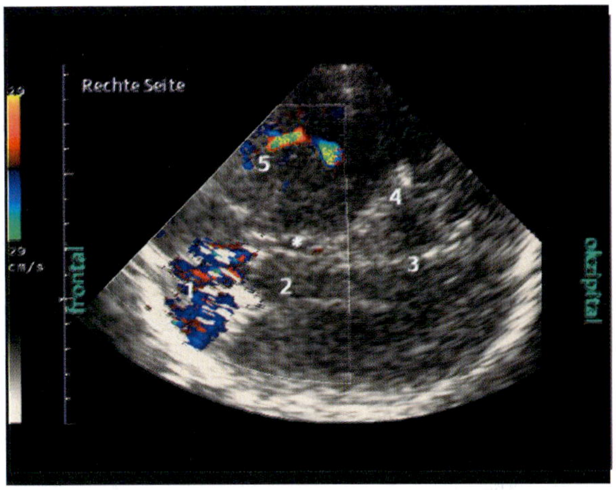

b

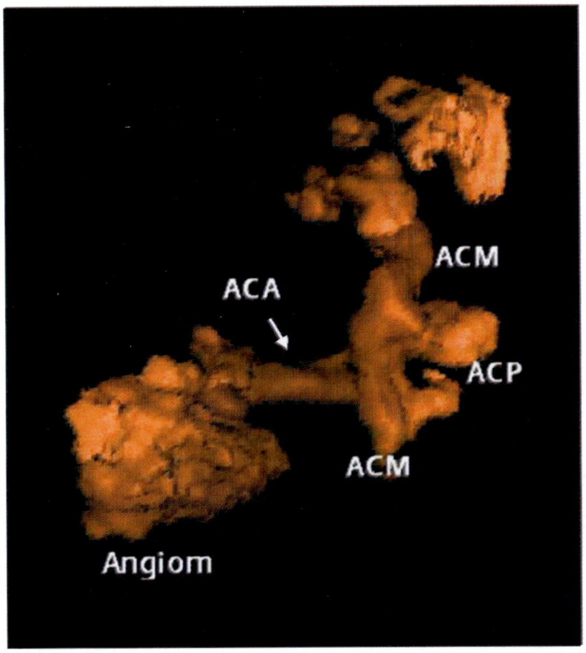

c

Abb. 7.**18 a-c** Frontales arteriovenöses Angiom.
a MRT.
b FKDS in axialer Schnittführung in Höhe Cella media. Echoreiche Läsion mit diffus vermehrten farbkodierten Flusssignalen.
1 = AV-Angiom, 2 = kontralaterale Cella media des Seitenventrikels (* = Anschnitt des ipsilateralen Seitenventrikels), 3 = Falx cerebri, 4 = Plexus choroideus des Trigonums, 5 = M2-Segment der A. cerebri media.
c 3D-Rekonstruktion. Blick von oben auf den basalen Gefäßkranz. Neben der kontralateralen A. cerebri media (ACM) und den proximalen Segmenten beider Aa. cerebri posteriores (ACP) sind die das Angiom versorgende A. cerebri anterior (ACA) und das große frontale Angiom erkennbar.

Lage und Größe der AVM: So entgehen parietale oder zerebelläre Angiome häufiger der Diagnose (2, 11). Kleine AVM, die im Bereich peripherer Äste der basalen Gefäße liegen, können übersehen werden, da eine Differenzierung von normalen Doppler-Signalen dieser Region u.U. schwierig ist. Angiome mit einem Durchmesser von < 2 cm werden in etwa 33% nicht identifiziert (5). Eine mögliche weitere Fehlerquelle ist die Verwechslung mit Gefäßschlingen. Im Vergleich zur Diagnose von Aneurysmen, wird die Suche nach AVM allerdings durch die häufig deutliche Veränderung der Doppler-Flusskurve in den zuführenden und abführenden Gefäßen erleichtert.

Ultraschallsignalverstärker könnten die Sensitivität der FKDS im Nachweis von AVM erhöhen, kontrollierte Studien hierzu gibt es allerdings noch nicht. Ein weiteres Einsatzgebiet könnte die Verlaufskontrolle von embolisierten oder teilembolisierten AVM sein, da mit der FKDS Größe und hämodynamische Folgen von nicht verschlossenen oder wieder eröffneten Teilen der Malformation nichtinvasiv erfassbar sind.

Kavernome (Hämangiome)

Kavernome sind häufig asymptomatische, umschriebene gutartige Neubildungen von Blutgefäßen und werden bei bis zu 0,5% der Autopsien gefunden. Mögliche Symptome und Folgeerkrankungen sind

- die Kompression umliegender Strukturen (besonders bei Hirnstammkavernomen),
- epileptische Anfälle,
- zerebrale Blutungen.

Kavernome stellen sich sonographisch als relativ scharf begrenzte kleine echogene Läsionen dar, die übersehen werden, wenn nicht gezielt nach ihnen gesucht wird. Doppler-Signale innerhalb der Kavernome können auch nach Applikation von Ultraschallsignalverstärkern nicht identifiziert werden. Bedeutung könnte die Sonographie bei der intraoperativen Lokalisation von Kavernomen erlangen. Die transkraniale Sonographie ist kein ausreichend verlässliches diagnostisches Instrument.

Arteriovenöse Fisteln

Hierbei handelt es sich um Kurzschlussverbindungen zwischen einer zerebralen Arterie und einer benachbarten Vene. Anamnestisch findet sich bei den erworbenen Fisteln in 80% der Fälle ein Schädel-Hirn-Trauma, das länger zurückliegen kann und nicht schwer gewesen sein muss. Eine andere Ursache ist die Ruptur eines Aneurysmas in eine benachbarte Vene. Auch Fisteln nach iatrogenen Traumen durch einen Katheter wurden beschrieben.

Diagnostische Kriterien

Das Blutflussvolumen ist in den zuführenden Arterien erhöht und zeigt einen Anstieg der systolischen und diastolischen Flussgeschwindigkeit. Im Farbduplexbild und in der Doppler-Frequenzanalyse erkennt man – ähnlich wie bei den AVM – Aliasing, turbulenten Fluss und „Farbnebel" in der unmittelbaren Fistelumgebung. Der Fistelpunkt lässt sich i.d.R. nicht genau darstellen. Bislang gibt es nur Einzelfallberichte, sodass die Sensitivität und Spezifität der FKDS nicht beurteilt werden können.

Hydrozephalus

Ein Hydrozephalus ist eine durch eine Liquorzirkulationsstörung hervorgerufene Erweiterung des Liquorraumes, die mit einem erhöhten Liquordruck (> 18 cm H_2O) einhergeht. Hiervon ist eine Hirnatrophie abzugrenzen, bei der der Liquordruck nicht ansteigt. Drei Typen eines Hydrozephalus können unterschieden werden:

- Hydrocephalus occlusus, der durch Blockade des Liquorflusses an Engstellen der inneren Liquorräume entsteht (z.B. Aquädukt, Foramen Monroi),
- Hydrocephalus aresorptivus, der durch verminderte Resorption des Liquors im Bereich der Arachnoidalzotten der Pacchioni-Granulationen entsteht,
- Hydrocephalus hypersecretorius (sehr selten), eine Liquordruckerhöhung und Ventrikelerweiterung aufgrund vermehrter Liquorproduktion.

Ätiologie. Ursache für einen Hydrocephalus occlusus oder aresorptivus können eine behinderte Liquorpassage im Ventrikelsystem oder verlegte Resorptionspunkte sein, z.B. durch

- Blutungen (z.B. Ventrikelblutung, Subarachnoidalblutung),
- Infektionen (z.B. Meningitiden, Enzephalitis),
- Neoplasien,
- Fehlbildungen (Aquäduktstenose, Zysten u.a.).

Transkranielle Sonographie (TCS). Das supratentorielle Ventrikelsystem ist mit der TCS bei guten Untersuchungsbedingungen sehr verlässlich darstellbar. Die anechogenen Liquorräume des III. Ventrikels und der Vorderhörner sowie der Cella media der Seitenventrikel sind durch einen echogenen Saum begrenzt, der durch den Impedanzsprung zwischen Liquor und Hirnparenchym hervorgerufen wird (Abb. 7.**5** und Abb. 7.**19**). Der Aquädukt kann als echogene Zone im dorsalen Mesenzephalon identifiziert werden (Abb. 7.**4**).

Ventrikelweite in der TCS. Die inneren Liquorräume werden in einer standardisierten axialen Schnittführung ausgemessen, die durch den III. Ventrikel und die

Vorderhörner der Seitenventrikel gelegt wird. Die Weite des III. Ventrikel wird im mittleren Segment senkrecht von einer Ventrikelbegrenzung zur anderen bestimmt, das Vorderhorn vom Ursprung des Septum pellucidum bis zur lateralen Begrenzung vermessen (Abb. 7.**19**). Die Weite der Cella media sollte in einer koronaren Schnittführung bestimmt werden.

Die mit der TCS ermittelten Werte des III. Ventrikels und der Vorderhörner stimmen gut mit den CT-Werten überein (13, 66). Dies gilt nur mit Einschränkung für die im axialen Strahlengang gemessene Weite der Cella media. Die Weite des III. Ventrikels sollte unter 7 mm, die des Vorderhorns (immer vom kontralateralen temporalen Schallfenster aus ermittelt) unter 19 mm liegen.

Undulation des Septum pellucidum in der TCS. Dynamische TCS-Untersuchungen ermitteln die Auswirkung des Liquordruckes auf die Undulationsfähigkeit des Septum pellucidum (13): Der Kopf des Patienten wird vom Untersucher mit kurzen Rotationsbewegungen um die vertikale Körperachse um je 20° hin und her bewegt, wobei der Schallkopf fest auf dem temporalen Schallfenster fixiert ist. Während dieses Manövers übertragen sich die Schüttelbewegungen des Kopfes auf das Gehirn und das Ventrikelsystem. Da Hirnparenchym und Ventrikelsystem eine unterschiedliche Dichte haben, kommt es zu Relativbewegungen und Verschiebungen der Kompartimente, die sich dem Septum pellucidum mitteilen. Liegt es locker zwischen seinen Ansatzpunkten, können Schüttelbewegungen Schwingungen des Septums hervorrufen. Ist es dagegen durch einen erhöhten Liquordruck und eine Ventrikelerweiterung gespannt, kann keine Undulation induziert werden (13). Dieser Test ist nur bei erweitertem Ventrikelsystem verwendbar. Bei Liquordruckwerten < 15 cm H_2O unduliert das Septum pellucidum während des Tests, bei Werten > 25 cm H_2O ist dies nicht mehr zu beobachten. Zwischen diesen Druckwerten tritt nur eine geringe oder gar keine Undulation auf.

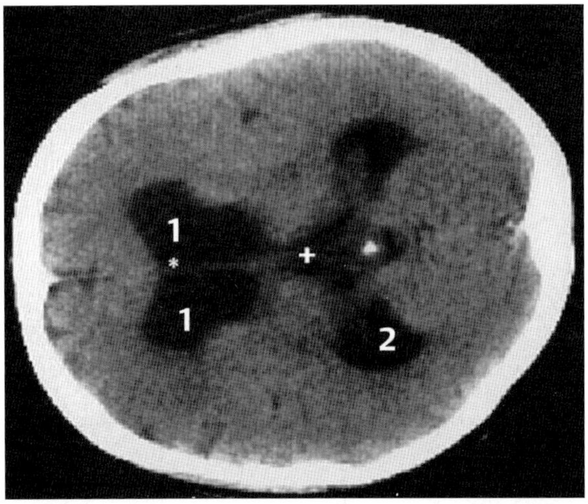

a

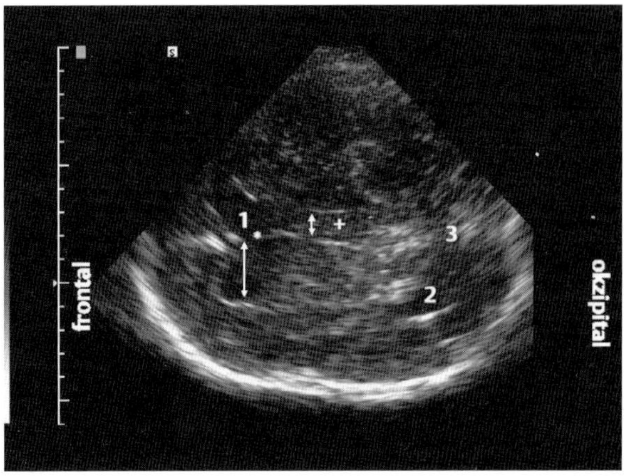

b

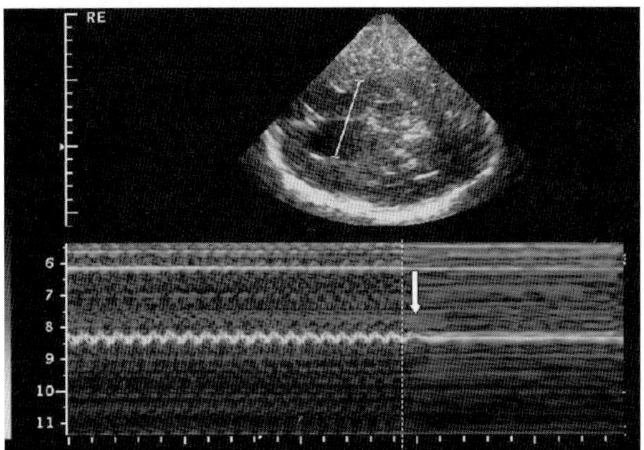

c

Abb. 7.**19a-c** Hydrocephalus arresorptivus.
a CT mit disproportionaler Erweiterung der inneren Liquorräume.
b Transkranielle Sonographie (axiale Schnittführung durch das Dienzephalon): Erweiterte Vorderhörner der Seitenventrikel (= 1) und des III. Ventrikels (= +). Das Trigonum des Seitenventrikels (= 2) ist ebenfalls deutlich erweitert. Falx (=3) * = Septum pellucidum, doppelläufige Pfeile = Messung des Vorderhorns und des III. Ventrikels.
c M-Modus bei einer Schüttelbewegung des Kopfes: deutliche Undulation des Septum pellucidum. Nach Beendigung des Tests schwingt es noch kurzzeitig nach (Pfeil).

Doppler-Messungen. Farbduplexsonographische Untersuchungen des Gehirns bieten noch eine andere Möglichkeit, Aussagen über den intrazerebralen Druck zu machen: Mit steigendem Druck steigt auch die Pulsatilität der Flusskurve an, da der Widerstand im Kapillarbett größer wird. Die Pulsatilität der Doppler-Kurve wird mithilfe des sog. Pulsatilitätsindex quantifiziert. Erhöhte intrazerebrale Druckwerte führen zunächst zu einem Anstieg der systolischen und einem Abfall der diastolischen Flussgeschwindigkeit, ohne dass sich die mittlere Geschwindigkeit dabei ändert. Nimmt der Hirndruck weiter zu, sinkt dann auch Letztere innerhalb der basalen Gefäße ab. Übersteigen die intrakranialen Druckwerte den diastolischen Blutdruck, kommt es zu einem sog. Pendelfluss mit einer kurzen systolischen orthograden Doppler-Kurve und einer gegenläufigen diastolischen Komponente. Beim normokapnischen Patienten mit regelrechten Herz-Kreislauf-Parametern sollte der Pulsatilitätsindex unter 1,0 liegen. (31).

Fazit. Dynamische TCS-Untersuchungen der Septum-pellucidum-Undulation und die Ermittlung des Pulsatilitätsindexes ermöglichen eine sehr einfache und schnelle Einschätzung des Liquordruckes. Diese Parameter können aber im Einzelfall ein falsches Bild vermitteln und sind nicht absolut verlässlich.

Einschränkungen und Probleme

Wertigkeit der TCS. Teile des inneren Ventrikelsystems, wie das Temporal- oder Okzipitalhorn sowie der IV. Ventrikel, sind sonographisch häufig nicht ausreichend darstellbar. Ventrikelerweiterungen, die in diesen Teilbereichen beginnen, können somit der sonographischen Diagnose entgehen. Auch die Weite des Subarachnoidalraumes, der die Großhirnkonvexität umgibt, ist sonographisch nicht erfassbar, da sich seine Echogenität nicht von der angrenzenden Schädelkalotte unterscheidet. Im Gegensatz zur CT und MRT kann somit eine dysproportionale Erweiterung der inneren verglichen mit den äußeren Liquorräumen sonographisch nicht identifiziert werden.

Intrakraniale Tumoren

Sonographie in der Tumordiagnostik. Die CT, besonders aber die MRT sind sehr sensitive Untersuchungsverfahren in der Diagnose zerebraler Tumoren (57, 58). Bereiche mit gestörter Blut-Hirn-Schranke und Aufnahme von Kontrastmittel markieren solide Tumorbezirke sehr verlässlich. Allerdings konnte in histologischen Vergleichsstudien regelmäßig außerhalb der kontrastmittelaufnehmenden Bezirke bei höhergradigen, v.a. aber auch bei niedriggradigen zerebralen Tumoren Tumorgewebe nachgewiesen werden (27, 36). Diagnostische Probleme können somit bei der Abgrenzung der Tumorausdehnung auftreten, was besonders in der postoperativen Phase bedeutsam wird. Hier können therapieinduzierte, unspezifische Gewebsreaktionen (frühe postoperative Gewebsreaktionen, Strahlenreaktion) und die Therapie mit Kortikoiden mit der radiologisch bestimmbaren Tumorausdehnung interferieren. Aus pädiatrischen und intraoperativen Ultraschalluntersuchungen ist bekannt, dass Hirntumoren sonographisch sehr verlässlich erkannt werden und die sonographisch ermittelte Ausdehnung besser mit dem histologischen Befund korreliert als die CT-Daten. (21- 23, 26, 30, 39, 41).

Typische Befunde im B-Bild. Hirntumoren stellen sich in der transkranialen Sonographie (TCS) als echogene Raumforderungen mit mehr oder weniger inhomogener Echotextur dar (11, 40). Echogenität und Echotextur lassen aber nur begrenzt Rückschlüsse auf den Tumortyp zu (Abb. 7.**20** und 7.**21**). Echoarme Teilbereiche weisen auf zystische oder nekrotische Tumorareale hin.

Hirneigene Tumoren sind häufig unscharf vom umgebenden Gewebe abgegrenzt. Sie können aber von einem sog. Halo, einem etwa 0,5 cm breiten echoarmen Saum, umgeben sein. Dieser wird durch die Kompression des umgebenen Hirngewebes hervorgerufen. Die Tumorinfiltrationszone kann nicht dargestellt werden. Das Perifokalödem weist verschiedenen Autoren

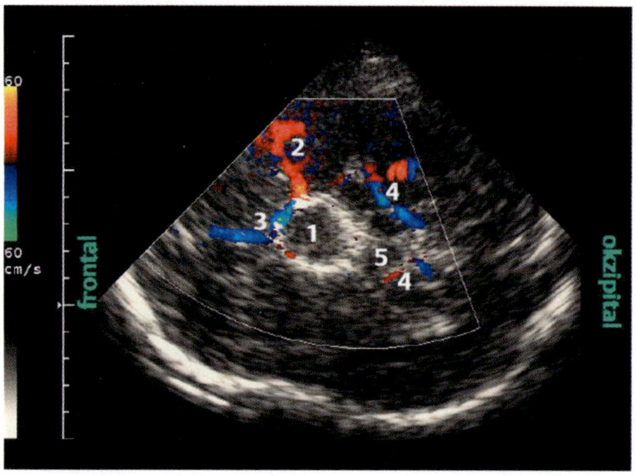

Abb. 7.**20** Kraniopharyngeom. Rundliche gut abgegrenzte Raumforderung (= 1) mit echoarmem Zentrum und schmalem echoreichem Saum. Verlagerung des Hirnstamms nach dorsal. Flusssignale können nicht im Tumor selbst, sondern nur in seiner unmittelbaren Umgebung und in den angrenzenden, z.T. verdrängten normalen Gefäßen nachgewiesen werden.
2 = A. cerebri media, 3 = A. cerebri anterior,
4 = A. cerebri posterior,
5 = oberer mesenzephaler Hirnstamm.

zufolge die gleiche Echogenität auf wie das normale isoechogene Hirngewebe (11, 14, 23, 39). Somit hebt sich solides Tumorgewebe in seiner Echogenität von Perifokalödem und normalem Hirngewebe ab.

Flusssignale. Ohne Kontrastmittelgabe können bei bis zu 10% der Patienten mit hochgradigen Gliomen Flusssignale in den Randzonen der Raumforderungen nachgewiesen werden. Bei Verwendung eines Ultraschallsignalverstärkers werden bei den meisten hochgradigen Gliomen und bei etwa der Hälfte der niedriggradigen Hirntumoren intratumorale Flusssignale erfasst (19), die bei höhergradiger Gliome besonders im Tumorrandbereich nachweisbar sind. Die Analyse der Flusssignale mittels Doppler-Frequenzanalyse zeigt, dass sich diese aus teils pulsatilen und teils nichtpulsatilen Anteilen zusammensetzen.

TCS in der Tumordiagnostik. Die vorliegenden – wenigen – Studien zeigen, dass die TCS weniger sensitiv ist als CT und MRT. Bis zu 90% der zerebralen Gliome können aber bei Kenntnis ihrer Lage sonographisch erkannt werden (11, 14, 16). Etwa 10% der Raumforderungen weisen die gleiche Echogenität wie normales Hirngewebe auf und entgehen damit dem sonographischen Nachweis. Somit eignet sich die TCS nicht als Suchmethode zum Nachweis oder Ausschluss zerebraler Tumoren. Histologisch kontrollierte Studien deuten jedoch darauf hin, dass Verteilung und Ausdehnung von solidem und nekrotischem Tumorgewebe sonographisch genauer bestimmt werden als mit der CT, evtl. auch genauer als mit der MRT (14, 40). Dies wird bei niedriggradigen, nichtkontrastmittelaufnehmenden Gliomen besonders deutlich. Ursache hierfür ist, dass sich die Echogenität von solidem Tumorgewebe deutlich vom Perifokalödem unterscheidet, eine Differenzierung die mit der CT und der MRT schwierig ist. Der Nachweis der Tumorvaskularisation hat bislang keine diagnostische Bedeutung und kann auch nicht zur Charakterisierung höhergradiger Gliome verwendet werden.

TCS zur Erfassung des Therapieerfolgs. Nach der Operation eines Hirntumors kann eine TCS ab dem 7. postoperativen Tag durchgeführt werden. Zu diesem Zeitpunkt sind durch die Operation bedingte Lufteinschlüsse resorbiert. Resttumorgewebe kann sonographisch als echogenes Gewebe, das die echoarme Resektionshöhle umgibt, dargestellt werden (16). Von Tumorresten ist auszugehen, wenn dem feinen, schwach echogenen Resektionssaum größere echogene, häufig irregulär konfigurierte Areale angelagert sind. Von einer Größenzunahme des Resttumors ist i.d.R. auszugehen, wenn die Fläche der echogenen Areale im Bereich der Resektionszone um 15–20% zunimmt (Abb. 7.**21**). Geringere Größenveränderungen können auch durch oft nicht ganz vergleichbare Schnittebenen hervorgerufen werden.

Ergebnisse prospektiver Studien, in denen postoperative TCS-, MRT- und CT-Befunde mit histologischen Untersuchungen verglichen wurden, weisen nach, dass postoperatives Resttumorgewebe sonographisch sensitiver nachgewiesen werden kann als mit der CT und gleichermaßen empfindlich wie die MRT ist (16). Ferner kann mit der TCS ein Tumorrezidiv bzw. die Tumorprogression sehr sensitiv nachgewiesen werden. Gleiches konnte auch in pädiatrischen Untersuchungen gezeigt werden (22, 32).

Problembereiche postoperativer Untersuchungen. Hauptproblem in der sonographischen Erkennung von residualem Tumorgewebe sind die frühen postoperativen Artefakte. Lufteinschlüsse in die Resektionshöhle und Einblutungen in den Resektionssaum führen zu echogenen Strukturen, die von Resttumorgewebe nicht unterscheidbar sind. Deshalb sollten erste Untersuchungen erst ab dem 7. postoperativen Tag durchgeführt werden, da die Lufteinschlüsse dann resorbiert sind. Einblutungen können mit Tumorresten verwechselt werden, da in beiden Fällen echogene Läsionen hervorgerufen werden. Klarheit bringen hier Folgeuntersuchungen, da Blutungen innerhalb von 2 Wochen deutlich an Echogenität verlieren, Resttumorgewebe dagegen nicht. Ob therapieinduzierte Gewebsveränderungen (Strahlenreaktion) mit dem Nachweis von Tumorresten bzw. Tumorrezidiv interferieren, ist bislang nicht zweifelsfrei nachgewiesen. In Einzelfällen konnte aber gezeigt werden, dass strahleninduzierte Leukenzephalopathien zu einer diskreten Anhebung der Parenchymechogenität führen. Der Einfluss der therapiebedingten Gewebsreaktionen auf die Bildgebung scheint aber bei der TCS wesentlich geringer zu sein als bei der CT oder MRT.

Weitere Krankheitsbilder

Bei verschiedenen extrapyramidalen Bewegungsstörungen und affektiven Erkrankungen wurden in den letzten Jahren Ultraschallbefunde vorgestellt, die zwar keine direkte Bedeutung für die Diagnose der Erkrankungen haben, aber zeigen, dass sonographische Befunde CT- und MRT-Ergebnisse ergänzen und die Vorstellung zur Pathogenese dieser Erkrankungen durchaus beeinflussen können.

Morbus Parkinson

Sonographische Untersuchungen des Hirnstamms bei Parkinsonpatienten deuten darauf hin, dass auch kleine degenerative Läsionen erkannt werden können, die der Routine-CT- und -MRT-Untersuchung entgehen. Bei Parkinson-Patienten war sonographisch eine lokale Echogenitätsanhebung der Substantia nigra nachweisbar (17, 18a). Die Ursache dafür ist bislang nicht

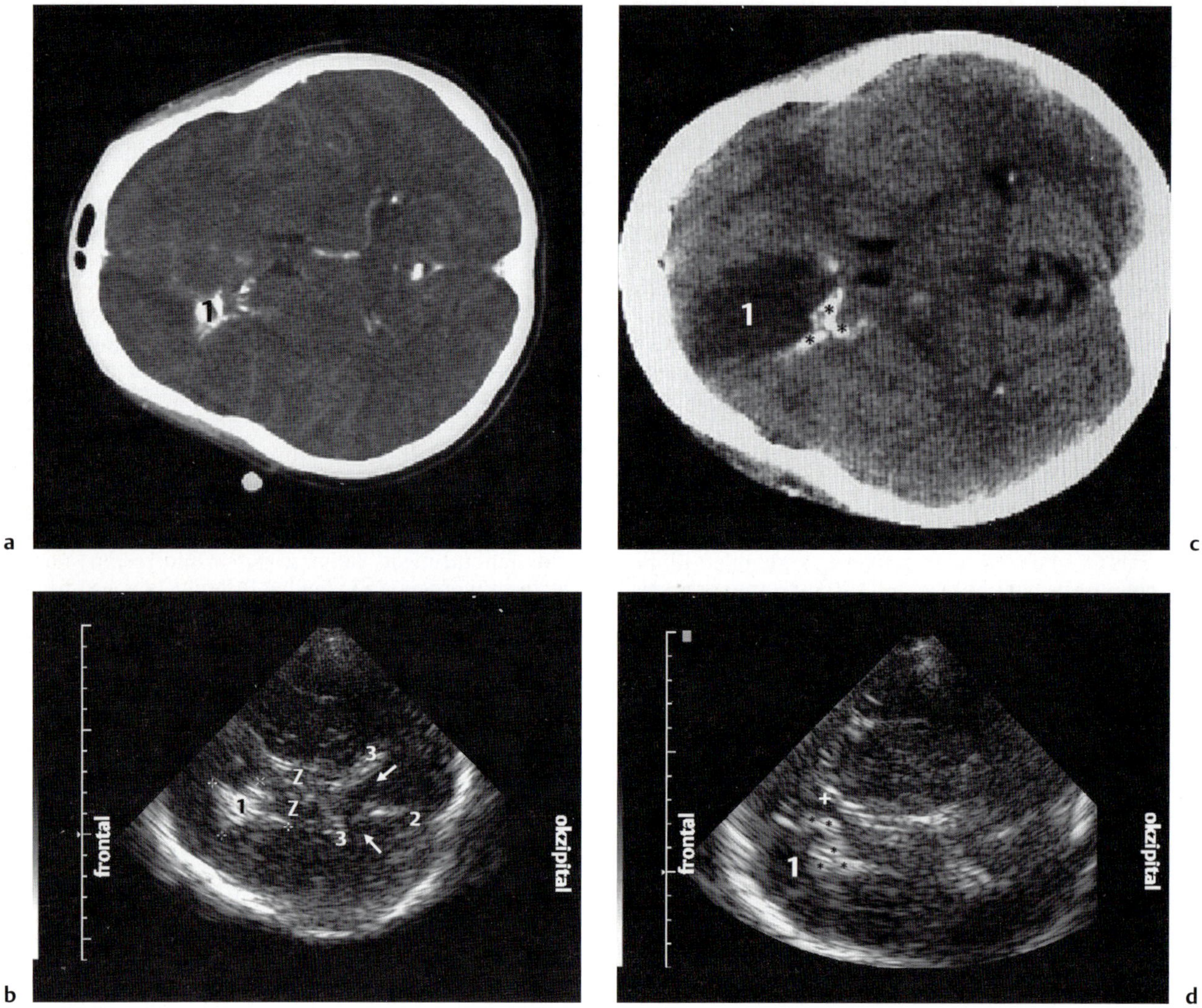

Abb. 7.**21 a-d** Rechts frontales anaplastisches Oligodendrogliom.
a Präoperatives CT: Rechts frontal sind der Tumor und die Verdrängung des Vorderhorns erkennbar.
b TCS (Schnittführung in Höhe Cella media): Frontozentral sieht man eine polyzyklisch begrenzte homogen echogene Läsion und die Kompression des rechten Seitenventrikels. 1 = Hirntumor, Z = Cella media der Seitenventrikel, 2 = Falx cerebri, 3 = Plexus der Seitenventrikel, → = Splenium corporis callosi.
c Postoperatives CT: Dorsomedial der Resektionszone (= 1) findet sich residuales hyperdenses Tumorgewebe (= *).
d Postoperative TCS (Schnittführung wie in b): Man sieht ein hypoechogenes Areal (= 1), das der Resektionszone im CT entspricht; medial und dorsal davon verbliebenes Tumorgewebe (= *) als echogener Saum mit Bezug zum Balken und zu den Stammganglien. + = Seitenventrikel.

klar. Unklar ist auch, zu welchem Zeitpunkt der Erkrankung diese sonographischen Befunde auftreten und ob sie spezifisch für die Degeneration des nigrostriatalen Systems sind.

Unipolare Depression

Sonographische Untersuchungen von Patienten mit einer affektiven Psychose lenkten erstmals das Augenmerk auf Bahnsysteme und Kerngebiete des oberen Hirnstamms, denen in früheren neuroradiologischen und pathologischen Studien wenig Beachtung geschenkt wurde. Mehrere Untersuchungen bei Patienten mit einer primären (endogenen) und sekundären Depression zeigten, dass die Echogenität der mesenzephalen Hirnstammraphe signifikant niedriger war als beim gesunden Kontrollkollektiv (18). Die Echogenitätsminderung reflektiert Änderungen der Gewebsimpedanz, die durch Störungen der Mikro- und Makroarchitektur des Gewebes (der Neuronen, der Glia und des Interstitiums) hervorgerufen wird.

Die Hirnstammraphe wird durch aszendierende und deszendierende Bahnsysteme gebildet, die die Hirnstammregion mit dienzephalen und telenzephalen Arealen verbinden. Sie ist Teil des basalen limbischen Systems. Die Hypothese, eine Schädigung des basalen limbischen Systems könne eine Ursache der endogenen und sekundären Depression sein, wird durch MRT-Studien gestützt, in denen subtile Veränderungen der Hirnstammraphe bei Patienten mit unipolarer Depression nachgewiesen wurden.

Wertigkeit der FKDS und Methodenvergleich

Die FKDS ist ein diagnostisches Verfahren, das Untersuchungsergebnisse der etablierten neuroradiologischen Untersuchungsverfahren, wie der Computertomographie (CT) oder der Kernspintomographie (MRT), ergänzen, nicht aber ersetzen kann.

Auflösungsvermögen. Das Kontrastauflösungsvermögen des sonographischen Schnittbildes unterscheidet sich deutlich von dem der CT und der MRT. Anatomische Strukturen oder Erkrankungen, die in den neuroradiologischen Verfahren eindeutig darstellbar sind, können der transkranialen Sonographie entgehen (z.B. Linsenkerne, Differenzierung graue versus weiße Substanz, Enzephalitis). Andererseits gibt es auch Strukturen, die sonographisch deutlich besser erkennbar sind (z.B. die Hirnstammraphe oder Verkalkungen der Stammganglien).

FKDS als Suchmethode. Die FKDS ist keine geeignete Suchmethode zum Ausschluss zentralnervöser Erkrankungen, da die Sensitivität in der Detektion verschiedener zerebraler Krankheitsprozesse geringer ist als die der CT oder MRT. Änderungen der Echomorphologie des Gewebes sind nicht krankheitsspezifisch, sondern können bei den unterschiedlichsten Erkrankungen (Blutungen, Tumoren) auftreten.

Vorteile der FKDS. Ein besonderer Vorteil der FKDS gegenüber der CT, MRT und Angiographie ist, dass das Verfahren nichtinvasiv und mobil ist, sodass es z.B. auch zur Überwachung von intensivpflichtigen Patienten am Bett eingesetzt werden kann. Ferner können auch unruhige, wenig kooperative Patienten untersucht werden.

Nachteile der FKDS. Kernproblem des Verfahrens ist, dass die Untersuchung durch den intakten Schädelknochen erfolgt. Da der Schädelknochen nur in kleinen Bereichen des Schädelknochens „durchschallt" werden kann, versucht der Untersucher, durch Drehen und Kippen der Sonde große Teile des Gehirns darzustellen. Allerdings können verschiedene Hirnregionen (z.B. Parietallappen, kaudaler Hirnstamm) häufig nur schlecht eingesehen werden. Etwa 10–15% der Patienten können nicht untersucht werden, da sie kein ausreichendes Schallfenster haben. Die akustischen Eigenschaften des temporalen Knochenfensters verschlechtern sich mit zunehmendem Lebensalter, wobei ältere Frauen häufiger unzureichende Schallfenster aufweisen als Männer. Ein weiterer Nachteil der FKDS ist, dass die erhobenen Befunde, wie bei allen sonographischen Untersuchungsverfahren, sehr von der Erfahrung des Untersuchers abhängen.

FKDS im Methodenvergleich

Zerebrovaskuläre Erkrankungen. Die Diagnose zerebrovaskulärer Erkrankungen ist das Haupteinsatzgebiet der FKDS: In der Hand des Geübten ist das Verfahren eine verlässliche Untersuchung zur Identifikation von Stenosen und Gefäßverschlüssen der großen hirnversorgenden Arterien, deren Sensitivität und Spezifität etwa der der Magnetresonanzangiographie entspricht. Allerdings können die distalen Abschnitte der A. carotis interna (C2-, C3-Segment) und die der A. basilaris sowie die peripheren Segmente der zerebralen Arterien sonographisch häufig nicht oder nur unzulänglich eingesehen werden. Falls bei klinischem V.a. eine Ischämie (insbesondere im Stromgebiet der A. basilaris) das entsprechende Gefäß auch nach Applikation von Ultraschallsignalverstärkern nicht eindeutig beurteilbar ist, sollte eine Angiographie erwogen werden.

Infarkte und Blutungen. Ein weiterer Nachteil der FKDS ist, dass zerebrale Infarkte im B-Bild nicht oder erst nach größerer Latenz erkennbar sind. Fehlen vaskuläre Auffälligkeiten (Gefäßverschluss, Stenose), gibt es in der Akutphase keinen sonographischen Hinweis für den stattgehabten Infarkt. Intraparenchymatöse Blutungen können sonographisch recht verlässlich identifiziert werden, wobei auch hier nicht die Sensitivität der CT erreicht wird. Somit sollte man bei Patienten mit einem zerebralen Insult immer auf eine CT- oder MRT-Diagnostik zurückgreifen.

Insultkomplikationen. Sonographische Verlaufsuntersuchungen zur Darstellung von Komplikationen zerebraler Insulte, wie Liquorzirkulationsstörungen, können repetitive CT-Untersuchungen mindestens teilweise ersetzen. Eine Erweiterung des Ventrikelsystems kann mit der FKDS dargestellt werden. Nachteil des Verfahrens im Vergleich zur CT ist, dass das äußere Liquorsystem nicht ausreichend abgebildet wird. Der Nachweis einer disproportionalen Erweiterung des Liquorsystems ist somit nicht möglich. Andererseits kann mit dynamischen sonographischen Untersuchungen am Patientenbett der Liquordruck abgeschätzt werden, ein Verfahren, das zwar keine präzise Messung, jedoch eine Einordnung ermöglicht.

Gefäßmalformationen. Aneurysmen und arteriovenöse Malformationen können mit der FKDS identifiziert werden. Das diagnostische Standardverfahren ist aber die Angiographie, da sonographisch ein zu hoher Anteil dieser Erkrankungen unentdeckt bleibt. Sonographische Verlaufsuntersuchungen nach interventioneller radiologischer Therapie scheinen sinnvoll, der diagnostische Stellenwert kann aber derzeit noch nicht ausreichend abgeschätzt werden.

Tumoren. In der präoperativen Diagnostik, besonders aber der postoperativen Verlaufsuntersuchung zerebraler Tumoren kann die TCS CT- und MRT-Befunde ergänzen. Die TCS eignet sich nicht als Suchmethode, basierend auf CT- oder MRT- Untersuchungen kann sie aber deren Ausdehnung genau ermitteln. Da Tumorreste und -rezidivwachstum verlässlich erfasst werden, bietet sich die TCS als personal- und zeitsparendes Untersuchungsverfahren für die Verlaufskontrolle der Tumoren an, wenn durch die erste postoperative sonographische Untersuchung sichergestellt werden konnte, dass die Resektionszone durch das temporale Schallfenster ausreichend darstellbar ist.

Ausblick. Zur Zeit sind mehrere technische Entwicklungen (z.B. Harmonic Imaging, 3D-Sonographie-Untersuchungen der zerebralen Perfusion) in Erprobung, die für die FKDS relevant sind. Zusätzlich könnte durch eine bessere Anpassung der Ultraschallsysteme an die Besonderheiten der transkranialen Sonographie (z.B. der Schallkopftechnik) und den Einsatz von Ultraschallsignalverstärkern mit neuen Charakteristika die Darstellung der intrakranialen Strukturen verbessern. Die diagnostischen Möglichkeiten der FKDS sind noch nicht ausgeschöpft und es ist zu erwarten, dass sich in Zukunft weitere diagnostische Bereiche erschließen werden.

Literatur

1. Aaslid R, Lindegaard K-F. Cerebral hemodynamics. In R. Aaslid (Hrsg.) Transkranial Doppler Sonography. Wien, New York: Springer; 1986: 60–85.
2. Bartels E. Intrakranielle Gefäßmalformationen. In Bogdahn U, Becker G, Schlachetzki F (Hrsg.). Echosignalverstärker und transkranielle Farbduplex-Sonographie. Blackwell; 1998: 276–97.
3. Baumgarten RW, Mattle HP, Kothbauer K, Schroth G. Transkranial color-coded Duplex sonography in cerebral aneurysms. Stroke. 1994; 25: 2429–34.
4. Baumgartner RW, Mattle HP. Transkranial color-coded duplex sonography, magnetic resonance angiography, and computed tomography angiography: methods, applications, advantages, and limitations. J Clin Ultrasound. 1995; 23: 89–111.
5. Baumgartner RW, Mattle HP, Schroth G. Transkranial color-coded duplex sonography in cerebral arteriovenous malformations. Neuroradiology. 1996; 38: 734–7.
6. Baumgartner RW, Mattle HP, Aaslid R, Kaps M. Transkranial color-coded Duplex sonography in arterial cerebrovascular disease. Cerebrovas Dis. 1996; 3: 1–16.
7. Baumgartner RW, Baumgartner I, Schroth G. Diagnostic criteria of transkranial color-coded duplex sonography evaluation of cross-flow through the circle of Willis in unilateral obstructive carotid artery disease. J Neurol. 1996; 243: 516–21.
8. Baumgartner RW, Nirkko AC, Müri RM, Gönner F. Transoccipital power-based color-coded Duplex sonography of cerebral sinus and veins. Stroke. 1997; 28: 1319–23.

8a. Baumgartner RW, Mattle HP, Schroth G. Assessment of ≤ 50% and < 50% intracranial stenoses by transcranial color-coded duplex sonography. Stroke. 1999; 30: 87–92.

9. Becker G, Greiner K, Kaune B, Winkler J, Brawanski A, Warmuth-Metz M, Bogdahn U. Diagnosis and monitoring of subarachnoid hemorrhage by transkranial color-coded real-time sonography. Neurosurgery. 1991; 28: 814–20.
10. Becker G, Winkler J, Bogdahn U. Die transkranielle farbkodierte Real-Time Sonographie des Erwachsenen. Teil 1: Normalbefund und zerebrovaskuläre Ischämien. Ultraschall in Med. 1991; 12: 74–9.
11. Becker G, Perez J, Krone A, Winkler J, Demuth K, Lindner A, Hassel W, Meixensberger J, Hofmann E, Bogdahn U. Transkranial color-coded real-time sonography in the evaluation of intrakranial neoplasms and arteriovenous malformations. Neurosurgery. 1992; 31: 420–8.
12. Becker G, Hofmann E, Winkler J, Bogdahn U. Differentiation between ischemic and hemorrhagic stroke by transkranial color-coded real-time sonography. J Neuroimag. 1993; 3: 42–7.
13. Becker G, Bogdahn U, Straßburg H-M, Lindner A, Hassel W, Meixensberger J, Hofmann E. Identification of ventricular enlargement and estimation of ventricular pressure by transkranial color-coded real-time sonography. J Neuroimag. 1994; 4: 17–22.
14. Becker G, Krone A, Koulis D, Lindner Hofmann E, Roggendorf W, Bogdahn U. Reliability of transkranial color-coded real-time sonography in the assessment of brain tumors: correlation between ultrasound, computerized tomography and biopsy findings. Neuroradiology. 1994; 36: 585–90.
15. Becker G, Bogdahn U, Gehlberg C, Fröhlich T, Hofmann E, Schlief R. Examination of the intracerebral venous system by transkranial color coded real-time sonography: Normal values of venous blood flow velocity and sonographic findings in superior sagittal sinus thrombosis. J Neuroimag. 1995; 5: 87–95.

16. Becker G, Hofmann E, Woydt M, Hülsmann U, Mäurer M, Lindner A, Becker T, Krone A. Postoperative neuroimaging of high grade gliomas: Comparison of transcranial sonography, MRI and CT. Neurosurgery 1999, 44: 469–478.
17. Becker G, Seufert J, Bogdahn U, Reichmann H, Reiners K-H. Degeneration of substantia nigra in chronic Parkinson's disease visualized by Transkranial Duplex-Sonography. Neurology. 1995; 45: 182–4.
18. Becker G, Berg D, Lesch KP, Becker T. Basal limbic system alteration in major depression: a hypothesis supported by transcranial sonography and MRI findings. Int J Neuropsychopharmacol 2001; 4:21–31.
18a. Berg D, Siefker C, Becker G. Echogenicity of the substantia nigra in Parkinson's disease and its relation to clinical findings. J Neurol. 2001; 248: 684–9.
19. Bogdahn U, Fröhlich T, Becker G, Krone A, Schlief R, Schürrmann J, Jachimczak P, Hofmann E, Roggendorf W, Roosen K. Contrast-enhanced transkranial color coded real time sonography allows detection of primary central nervous system tumor vascularisation. Radiology. 1994; 192: 141–8.
20. Caplan L, Babikian V, Helgason C, Hier DB, DeWitt D, Patel D, Stein R. Occlusive disease of the middle cerebral artery. Neurology. 1985; 35: 975–82.
21. Chuang S, Harwood-Nash D. Tumors and cysts. Neuroradiology. 1986; 28: 463–75.
22. Dittrich M, Gutjahr P, Dinkel E, Higer HP, Müller W. Postoperative sonographische Verlaufsuntersuchungen im Kindesalter. Klin. Pädiat. 1987; 199: 403–10.
22a. Droste DW, Jurgens R, Weber S, Tietje R, Ringelstein EB. Benefit of echocontrastenhanced transcranial color-coded duplex ultrasound in the assessment of intracranial collateral pathways. Stroke. 2000; 31: 920–3.
23. Enzmann DR, Wheat R, Marshall WH, Bird R, Murphy-Irwin K, Karbon K, Hanbery JW, Silverberg GD, Britt RH, Shuer L. Tumors of the central nervous system studied by computed tomography and ultrasound. Radiology. 1985; 154: 393–9.
24. Furuhata H. New evolution of transkranial tomography (TCT) and transkranial color Doppler tomography (TCDT). Neurosonology. 1989; 2: 8–15.
24a. Gahn G, Hahn G, Hallmeyer-Elgner S, Kunz A, Straube T, Bourquain H, Reichmann H, von Kummer R. Echo-enhanced transcranial color-coded duplexsonography to study collateral blood flow in patients with symptomatic obstructions of the internal carotid artery and limited acoustic bone windows. Cerebrovasc Dis. 2001; 11: 107–12.
24b. Gerriets T, Stolz E, Modrau B, Fiss I, Seidel G, Kaps M. Sonographic monitoring of midline shift in hemispheric infarctions. Neurology 1999; 52: 45–9.
25. Giller CA. Is angle correction correct? J Neuroimag. 1994; 4: 51–2.
26. Gooding GA, Edwards MS, Rabkin AE, Powers SK. Intraoperative real-time ultrasound in the localization of intrakranial neoplasms. Radiology. 1983; 146: 459–62.
27. Greene GM, Hitchon PW, Schelper RL, Juh W, Dyste GN. Diagnostic yield in CT-guided stereotactic biopsy of gliomas. J Neurosurg. 1989; 71: 494–7.
28. Griewing B, Morgenstern C, Driesner F, Kallwellis G, Walker ML, Kessler C. Cerebrovascular disease assessed by color flow and power Doppler: Comparison with digital carotid artery stenosis. Stroke. 1996; 27: 95–100.
29. Görtler M, Kross R, Baeumer M, et al. Diagnostic impact and prognostic relevance of early contrast-enhanced transkranial color-coded duplex sonography in acute stroke. Stroke. 1998; 29: 955–62.
30. Han BK, Babcock DS, Oestreich AE. Sonography of brain tumors in infants. AJNR. 1984; 5: 253–8.
31. Hassler W, Steinmetz H, Gawlowski J. Transkranial Doppler ultrasonography in raised intrakranial pressure and intrakranial circulatory arrest. J Neurosurg. 1988; 68: 745–51.
32. Higer HP, Dittrich M, Just M, Gutjahr P, Schwarz M, Pfannenstiel P. Langzeituntersuchung bei Kindern nach Therapie von Hirntumoren mit Kernspintomographie und Ultraschall. Monatsschr. Kinderheilkd. 1987; 135: 161–5.
33. International Stroke Trial Collaborative Group. The international stroke trial (IST). Randomize trial of Aspirin, subcutaneous heparin, both, or neither among 19435 patients with acute ischemic stroke. Lancet. 1997; 349: 1569–81.
34. Kaps M, Damian MS, Teschendorf U, Dorndorf W. Transkranial Doppler ultrasound findings in middle cerebral artery occlusion. Stroke. 1990; 21: 532–7.
35. Kaps M, Seidel G, Gerriets T, Taube H. Transkranial Duplex monitoring discloses hemorrhagic complications following rt-PA thrombolysis. Acta Neurol Scand. 1996; 93: 61–3.
36. Kelly PJ, Daumas-Duport C, Kispert DB, Kall BA, Scheithauer BW, Illig JJ. Imaging-based stereotaxic serial biopsies in untreated intrakranial glial neoplasms. J Neurosurg. 1987; 66: 865–74.
37. Kenton AR, Martin PJ, Abbott RJ, Moody AR. Comparison of transkranial color-coded sonography and magnetic resonance angiography in acute stroke. Stroke. 1997; 28: 1601–6.
38. Klötsch C, Nasher HC, Fischer B, Henkes H, Kuhne D, Berlit P. Visualisation of intrakranial aneuysms by transcanial duplex sonography. Neuroradiology. 1996; 38: 555–9.
38a. Klötzsch C, Bozzato A, Lammers G, Mull M, Lennartz B, Noth J. Three-dimensional transcranial color-coded sonography of cerebral aneurysms. Stroke. 1999; 30: 2285–90.
38b. Klötzsch C, Popescu O, Sliwka U, Mull M, Noth J. Detection of stenoses in the anterior circulation using frequency-based transcranial color-coded sonography. Ultrasound Med Biol. 2000 May; 26 (4): 579–84.
39. Knake JE, Chandler WF, Gabrielsen TO, Latach JT, Gebarski SS. Intraoperative sonographic delineation of low-grade brain neoplasms defined poorly by computed tomography. Radiology. 1984; 151: 735–9.
40. Krone A, Becker G, Koulis D, Lindner A, Roggendorf W, Bogdahn U, Hofmann E. Pre- and intraoperative transkranial color-coded real-time sonography in stereotactic biopsies of midline tumors. Adv Neurosurg. 1994; 22: 74–8.
41. LeRoux PD, Winter TC, Berger MS, Mack LA, Wang K, Elliott P. A comparison between preoperative magnetic resonance and intraoperative ultrasound tumor volumes and margins. J Clin Ultrasound. 1994; 22: 29–36.
42. Ley-Pozo, J, Ringelstein EB. Noninvasive detection of occlusive disease of the carotid siphon and middle cerebral artery. Ann Neurol. 1990; 28: 640–7.
43. Lindegaard KF, Lunelar T, Wiberg J, Sjoberg D, Aaslid R, Nornes H. Variations in middle cerebral artery blood flow investigated with noninvasive transcranial blood flow measurements. Stroke. 1987; 18: 1025–30.
44. Lindgren A, Norrving B, Rudling O, Johansoson BO. Comparison of clinical and neuroradiological findings in the first-ever stroke: a population-based study. Stroke. 1994; 25: 1371–7.
45. Lindner A, Shambal S, Georgiadis D, Becker G. Transkranielle farbkodierte Duplexsonographie in der interventionellen Therapie zerebraler Aneurysmen. Ultrasch Med. 1997; 18: 148–52.
46. Luessenhop AJ, Rosa L. Cerebral arteriovenous malformation. Indication for and results of surgery, and the role of intravescular techniques. J Neurosurg. 1984; 60: 14–22.
47. Mattle H, Grolimund P, Huber P, Sturzenegger M, Zurbrügg HR. Transkranial Doppler sonographic findings in middle cerebral artery disease. Arch Neurol. 1988; 45: 289–95.

48. Martin PJ, Evans DH, Finst P, Naylor AR. Transkranial color-coded sonography of the basal cerebral circulation. Reference data from 115 volunteers. Stroke. 1994; 25: 390–6.
49. Mäurer M, Shambal S, Berg D, Woydt M, Hofmann E, Lindner A, Becker G. Sonographic findings in acute stroke. Stroke 1998; 29: 2563–2567.
50. McCormik WF. The pathology of vascular („arteriovenous") malformations. J Neurosurg. 1966; 24: 807–16.
51. Mursch K, Vogelsang J, Zimmerer B, Markakis E. Die transkranielle farbkodierte Real-Time-Sonographie. Ultraschall Med. 1995; 16: 65–9.
52. Nabavi DG, Droste DW, Kemeny V, Schulte-Altedorneburg G, Weber S, Ringelstein EB. Potenzial and limitations of echocontrast-enhanced ultrasonography in acute stroke patients. Stroke. 1998; 29: 949–54.
53. Otis S, Rush M, Boyajian R. Contrast-enhanced transkranial imaging. Results of an American phase-two study. Stroke. 1996; 26: 203–9.
54. Postert T, Federlein J, Przuntek H, Büttner T. Insufficient and absent acoustic bone window: potenzial and limitations of transkranial contrast-enhanced color-coded sonography and contrast-enhanced power-based sonography. Ultrasound Med Biol. 1997; 23: 857–62.
55. von Reuthern G-M, Büdingen HJ. Ultraschaldiagostik der hirnversorgenden Arterien. Stuttgart: Thieme; 1989; 244–52.
56. Ries S, Steinke W, Neff KW, Hennerici M. Echocontrast-enhanced transkranial color-coded sonography for the diagnosis of transverse sinus thrombosis. Stroke. 1997; 28: 696–700.
57. Salazar OM, VanHoutte P, Plassche WM, Keller BE. The role of computed tomography in the diagnosis and management of brain tumors. J Comput Assist Tomogr. 1981; 5: 256–60.
58. Sartor K. MR imaging of the skull and brain. A correlative text atlas. Berlin, Heidelberg, New York: Springer; 1992.
59. Saveland H, Hillman J, Brandt L, et al. Overall outcome in aneurysmal subarachnoid hemorrhage. A prospective study from neurosurgical units in Sweden during a 1-year period. J Neurosurg. 1992; 76: 729–34.
60. Schöning M, Grunert D, Stier B. Transkranielle Duplexsonographie durch den intakten Knochen: Ein neues diagnostische Verfahren. Ultraschall in Med. 1989; 10: 66–71.
61. Schöning M, Walter J. Evaluation of the vertebro-basilar-posterior system by transkranial color Duplex sonography in adults. Stroke. 1992; 23: 1280–6.
62. Schöning M, Buchholz R, Walter J. Comparative Study of transkranial color duplex sonography and transkranial Doppler sonography in adults. J Neurosurg. 1993; 78: 776–84.
63. Schöning M, Scheel P. Color Duplex measurement of cerebral blood flow volume: Intra- and interobserver reproducibility and habituation to serial measurements in normal subjects. J Cereb Blood Flow Metab. 1996; 16: 523–31.
64. Seidel G, Schweizer J, Kaps M, Brandl HG. Transkranielle farbkodierte Duplexsonographie der A. cerebri media bei extra- und intrakraniellen Stenosen. In Schimrik et al. (Hrsg.) Verhandl Dt Ges Neurol. 1992; 7: 341–2.
65. Seidel G, Kaps M, Dorndorf W. Transkranial color-coded duplex sonography of intrakranial hematomas in adults. Stroke. 1993; 24: 1519–27.
66. Seidel G, Kaps M, Gerriets T, Hutzelmann A. Evaluation of the ventricular system in adults by transkranial Duplex sonography. J Neuroimaging. 1995; 5: 105–8.
67. Seidel G, Kaps M, Gerriets T. Potential and limitations of transkranial color-coded sonography in stroke patients. Stroke. 1995; 26: 2061–6.
68. Seidel G, Gerriets T, Kaps M, Missler U. Dislocation of the third ventricle due to space occupying stroke evaluated by transkranial Duplex sonography. J Neuroimag. 1996; 6: 227--30.
69. Sloan M. Transkranial Doppler monitoring of vasospasm after subarachnoid hemmorrage. In: Tegeler CH, Babikian VL, Gomez CR (Hrsg.). Neurosonology, Mosby-Year Book, Inc. 1996: 156–71.
70. Stolz E, Jauss M, Hornig C, Dorndorf W. Cerebral venous anatomy in transkranial color coded duplex sonography.- What is possible by non-contrast enhanced TCCD? In: Klingelhöfer J, Bartels E, Ringelstein EB (Hrsg.). New trends in cerebral hemodynamics and neurosonology. Elsevier Sciences; 1997.
71. Valdueza JM, Schultz M, l Harms, Einhäupl KM. Venous transkranial ultrasound monitoringin acute dural sinus thrombosis: report of teo cases. Stroke. 1995; 26: 1196–8.
72. Valdueza JM, Schmierer K, Mehraein S, Einhäupl KM. Assessment of normal flow velocity in basal cerebral veins. Stroke. 1996; 27: 1221–5.
73. van Crevel H, Habbema JD, Braakman R. Decision analysis of management of incidental intrakranial aneurysms. Neurology. 1986; 36: 1335–9.
74. Wardlaw JM, Vaughan GT, Steers AJW, Sellar RJ. Transkranial Doppler ultrasound findings in cerebral venous sinus thrombosis. J Neurosurg. 1994; 80: 332–5.
75. Woydt M, Greiner K, Perez J, Becker G, Krone A, Roosen K. Transkranial duplex-sonography in intrakranial hemorrhage. Evaluation of transkranial duplex-sonography in the diagnosis of spontaneous and traumatic intrakranial hemorrhage. Zentralbl Neurochir. 1996; 57: 129–35.

Meinen Mitarbeitern Frau Daniela Berg und Herrn Matthias Mäurer möchte ich für ihre Mitarbeit bei der Erstellung des Manuskripts danken. Vielfältige Anregungen und Hinweise von Herrn Martin Schöning, Tübingen, sind in die vorliegende Arbeit eingeflossen. Seine Unterstützung hat diese Arbeit nachhaltig gefördert. Herrn Erich Hofmann bin ich für die Überlassung der zahlreichen neuroradiologischen Befunde dankbar.

8 Schilddrüse

P. Banholzer

Einleitung

Erkrankungen der Schilddrüse betreffen morphologische und funktionelle Aspekte. Morphologische Veränderungen sind außerordentlich häufig. In der Differenzialdiagnostik von Schilddrüsenveränderungen und -erkrankungen hat die Sonographie einen hohen Stellenwert eingenommen, v.a. in der Malignomdiagnostik. Die B-Bild-Sonographie erlaubt beispielsweise gewisse Aussagen bezüglich des Malignitätsrisikos (1, 2, 3).

Mit Einsatz der farbkodierten Duplexsonographie (FKDS) sind weitere Kriterien hinzugekommen (17, 18, 19, 35, 50), denn in malignen Knoten lässt sich häufig eine intranoduläre Vaskularisierung nachweisen. Auch der Randsaum lässt sich beurteilen, wobei der in der FKDS dargestellte Halo nicht immer einem sichtbaren Halo im B-Bild entsprechen muss (Tabelle 8.**1**).

Eine sichere Beurteilung der Dignität allein aufgrund sonographischer Kriterien ist nicht möglich. Die Sonographie erlaubt jedoch zusammen mit weiteren klinischen Faktoren (Tabelle 8.**2**) eine für die Praxis wertvolle Einschätzung des Malignitätsrisikos und hilft, die Indikation für invasive und strahlenbelastende Untersuchungen zu verbessern und einzuschränken.

Die Schilddrüsenfunktion ist sonographisch nicht beurteilbar. Liegt dagegen eine Funktionsstörung vor (Hyperthyreose, Hypothyreose), so gibt die FKDS häufig rasch Hinweise zur Ätiologie (s. a. Tabelle 8.**4**). Neuere Untersuchungen zeigen, dass oft auch Aussagen zum Stadium und sogar zur Rezidivwahrscheinlichkeit der zugrunde liegenden Schilddrüsenerkrankung möglich sind (24, 25, 43, 44, 45, 46).

Als schonende Alternative zu ablativen chirurgischen und nuklearmedizinischen Verfahren hat sich in den letzten Jahren die ultraschallgezielte Alkoholsklerosierung von uni- und multifokalen Schilddrüsenautonomien etabliert. Dabei leistet die FKDS einen wichtigen Beitrag als Suchmethode zur Lokalisierung der autonomen Knoten. Der Sklerosierungserfolg kann sonographisch eingeschätzt werden (31, 39, 40, 42).

Normale Anatomie und häufige Varianten

Drüse und arterielle Versorgung. Die beiden Schilddrüsenlappen liegen beidseits der Trachea und des Ösophagus und sind durch den Isthmus miteinander verbunden. Sie werden von je 2 Arterien versorgt:

- Die A. thyroidea superior geht in Höhe des Zungenbeins von der A. carotis externa ab und verläuft nach kaudal in entgegengesetzter Richtung wie die A. carotis zum kranialen Schilddrüsenpol.

Gefäße	Randvaskularisationen	intranodale Vaskularisationen	echoreich	echoarm
Karzinom	weniger	+++	extrem selten	fast immer
knotige Hyperplasie	++	--	+++	--
Adenome				
makrofollikulär	++	+	+++	--
normofollikulär	++		normal	normal
mikrofollikulär	++	+++	--	+++
Zyste	--	--	--	echofrei
atypische Zyste	--	--	--	+++
Kalk			reflexreich	

Tabelle 8.**1** B-Bild und FKDS fokaler Schilddrüsenläsionen

Tabelle 8.2 Malignitätskriterien für Schilddrüsenknoten

B-Bild	▪ Echoarmut (szintigraphisch kalt) ▪ fehlender Halo ▪ unscharfe Begrenzung ▪ solitärer Knoten ▪ Größe >4cm ▪ schnelles Wachstum ▪ Lymphknoten
FKDS	▪ intranodale Vaskularisierung ▪ fehlende Randvaskularisierung
klinische Kriterien	▪ schnelles Wachstum ▪ derbe Konsistenz ▪ jugendliches Alter (differenzierte Karzinome) ▪ > 60 Jahre (anaplastisches Karzinom) ▪ Familienanamnese (medulläres Karzinom) ▪ multiple endokrine Neoplasie ▪ Z.n. Radiatio
Spätsymptome	▪ Rekurrensparese ▪ fehlende Verschieblichkeit ▪ Lymphknotenmetastasen

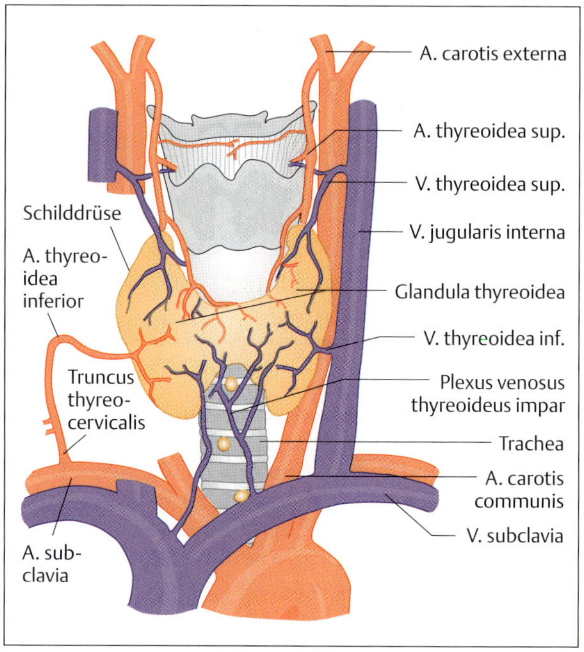

Abb. 8.1 Gefäßversorgung der Schilddrüse.

- Die A. thyroidea inferior entspringt aus dem Truncus thyrocervicalis der A. subclavia. Sie erreicht den mittleren und kaudalen Lappen in einer großen Schleife.

Beim Schlucken werden die kranialen Arterien angehoben und gestaucht, die kaudalen Arterien gestreckt. Die oberen Arterien verzweigen sich hauptsächlich an der Vorderseite der Drüse, die unteren an der Rückseite. Die Schilddrüsenarterien sind netzartig miteinander verbunden und geben zahlreiche Äste an die Nachbarorgane ab, z.B. an Kehlkopf, Rachen, Luftröhre, Speiseröhre und Muskeln (Abb. 8.**1**).

Venöser Abfluss. Das venöse Blut fließt aus der Schilddrüse in 3 Etagen ab. Die V. thyroidea superior und inferior verlaufen mit den gleichnamigen Arterien. Sie fließen in die V. jugularis interna. Die Vv. thyroideae mediae aus dem Plexus thyroideus impar im Bereich des Isthmus fließen auf der Trachea zur linken V. brachiocephalica.

Nebenschilddrüse. Dorsal der Schilddrüsenlappen liegen jeweils eine etwa linsengroße kraniale und kaudale Nebenschilddrüse:

- die kraniale Nebenschilddrüse etwa in Höhe des Ringknorpels,
- die kaudale etwa in Höhe des unteren Schilddrüsenpols.

Untersuchungstechnik und Dokumentation

Untersuchungstechnik

B-Bild-Sonographie. Zur Untersuchung der Schilddrüse eignen sich v.a. hochauflösende Linear- oder Halbsektorschallköpfe mit einer Frequenz zwischen 5 und 12 MHz. Sehr große Schilddrüsen werden wegen der höheren Eindringtiefe und besseren Übersicht mit einem 3,5- oder 5-MHz-Schallkopf untersucht.

Die Untersuchung des Patienten erfolgt am besten in Rückenlage. Eine Nackenrolle erleichtert die erforderliche Reklination der Halswirbelsäule. Das Organ wird in Quer- und Längsschnitten sowie in befundadaptierten Schnitten durchgemustert. Zur vollständigen Untersuchung gehört auch die Beurteilung benachbarter Strukturen wie Trachea, Lymphknoten, Gefäße, Nebenschilddrüsen, Speicheldrüsen und Muskulatur.

Farbkodierte Duplexsonographie. Mit der FKDS kann die Vaskularisierung des Schilddrüsenparenchyms beurteilt werden. Um unterschiedliche Vaskularisierungsgrade miteinander vergleichen zu können, sollte man mit fest definierten Standardeinstellungen arbeiten (4).

Die günstigste Geräteeinstellung ist abhängig vom verwendeten Gerätetyp. Die meisten Abbildungen dieses Kapitels wurden mit einem Hitachi-EUB-525-

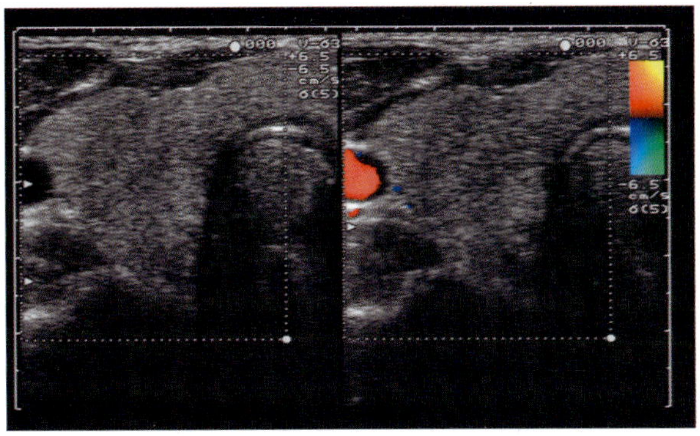

Abb. 8.**2** Normale Schilddrüse im Querschnitt.
Links: B-Bild-Modus. Rechts: In der FKDS nur vereinzelte Flusssignale (PRF 1000Hz, Color-Gain 1, Wandfilter 100 Hz).

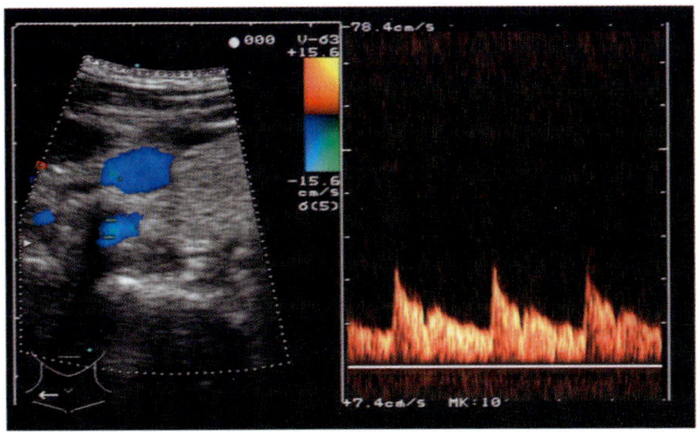

Abb. 8.**3** Mit der PW-Doppler-Sonographie werden die systolische Spitzengeschwindigkeit und das Stromzeitvolumen in den Schilddrüsengefäßen bestimmt. Dazu lokalisiert man das Messvolumen im absteigenden Teil der A. thyroidea inferior.

Sonographiegerät angefertigt. Dabei wurde im Wesentlichen die folgende Normaleinstellung gewählt:

- Pulse Repetition Frequency (PRF): 1000–1500 Hz,
- Color-Gain: 1,
- Wandfilter: 100 Hz.

Beim Morbus Basedow ist die charakteristische Hypervaskularisation auch in einer niedrig sensitiven „Basedow-Einstellung" noch erkennbar (s. a. Abb. 8.**13**), z.B.

- PRF: 2500 Hz,
- Color-Gain: 1,
- Wandfilter: 100 Hz (16).

Power-Doppler-Sonographie. Beim Power-Doppler (Synonyme: Ultraschall-Angiographie, amplitudenkodierte Doppler-Sonographie) wird die Amplitude des Signals farbig kodiert (s.a. Abb. 8.**13** und 8.**14**). Damit sind sehr langsame Flüsse (> 0,04 cm/s) weitgehend unabhängig vom Einfallswinkel des Schallstrahls erfassbar (5, 6). Zur klinischen Wertigkeit dieses neueren Verfahrens stehen erst wenige Studien zur Verfügung (6).

Pulse-Wave-Doppler-Sonographie. Mit dem PW-Doppler werden die systolische Spitzengeschwindigkeit und das Stromzeitvolumen in den Schilddrüsengefäßen bestimmt. Dies ist nur für wissenschaftliche Fragestellungen von Bedeutung. Dazu wird das Messvolumen im absteigenden Teil der A. thyroidea inferior lokalisiert (Abb. 8.**3**). Die A. thyroidea superior sucht man medial der A. carotis communis am oberen Schilddrüsenpol auf. Sie weist im Vergleich zur A. carotis communis eine umgekehrte Stromrichtung auf (7, 8, 9, 10, 43).

Dokumentation

B-Bild. Zur Dokumentation nimmt man Längs- und Querschnitte sowie befundadaptierte Schnitte auf. Die Echogenität des Schilddrüsenparenchyms wird im Vergleich zur benachbarten, normalerweise echoärmeren Muskulatur beurteilt.

FKDS und Power-Doppler. Der Vaskularisierungsgrad des Schilddrüsenparenchyms wird dokumentiert. Um Unterschiede vergleichbar zu machen, muss dabei die Geräteeinstellung mit angegeben werden. Der Anteil der farbkodierten Pixel an der Gesamtpixelzahl ist ein semiquantitatives Maß für die Vaskularisation. Bei computergestützten Auswertungsverfahren kann dieser Anteil in Prozent (percentage color oder color pixel density [CPD]) angegeben werden (10, 11, 43).

PW-Doppler. Integrierte Programme errechnen die systolische Spitzengeschwindigkeit und das Stromzeitvolumen in den Schilddrüsengefäßen. Die Lage des Schallkopfes wird dazu im Foto dokumentiert. Wegen des geschlängelten Gefäßverlaufs sind reproduzierbare Messungen schwierig (Abb. 8.**3**). Sie spielen bisher nur für wissenschaftliche Fragestellungen eine Rolle.

3D-Dokumentation. Moderne High-End-Geräte ermöglichen eine 3D-Rekonstruktion der Gefäße. Erste Untersuchungen mit der 3D-Technik an Schilddrüsenknoten erbrachten keinen diagnostischen Gewinn (12).

Normale Befunde

B-Bild. Die normale Schilddrüse ist glatt begrenzt und weist ein feingranuläres homogenes Echomuster auf. Das Parenchym ist echoreicher als die ventral der Schilddrüse gelegene infrahyale Muskulatur, die als echoarmes Referenzgewebe dient. Bei Neugeborenen und bei pathologischer Echoarmut des Schilddrüsenparenchyms, z.B. bei Thyroiditis, entspricht die Echogenität der Schilddrüse der der umgebenden Muskulatur (dorsal liegt der M. longus colli, lateral der M. scalenus anterior). Das Schilddrüsenvolumen wird nach der Ellipsoidformel bestimmt:

$$V = L \times B \times T \times \pi/6 \text{ oder } V = L \times B \times T \times 1/2.$$

(V:Volumen, L:Länge, B:Breite, T:Tiefe)

Die Normalwerte sind in Tabelle 8.**3** dargestellt (13).

FKDS und PW-Doppler. Die FKDS zeigt in der Normaleinstellung (PRF 1000) keine oder nur vereinzelte Flusssignale (Abb. 8.**2**). Mithilfe des PW-Dopplers lassen sich Geschwindigkeiten und Stromzeitvolumina messen (Abb. 8.**3**). Die normale systolische Spitzengeschwindigkeit in den Schilddrüsenarterien wird mit 20–25 cm/s angegeben, das Stromzeitvolumen pro Gefäß mit ca. 6 ml/min (9, 43, 46).

Tabelle 8.**3** Maximalvolumina der Schilddrüse

Altersgruppe	Volumen
6-Jährige	4 ml
13-Jährige	8 ml
15–18-Jährige	15 ml
erwachsene Frauen	18 ml
erwachsene Männer	25 ml

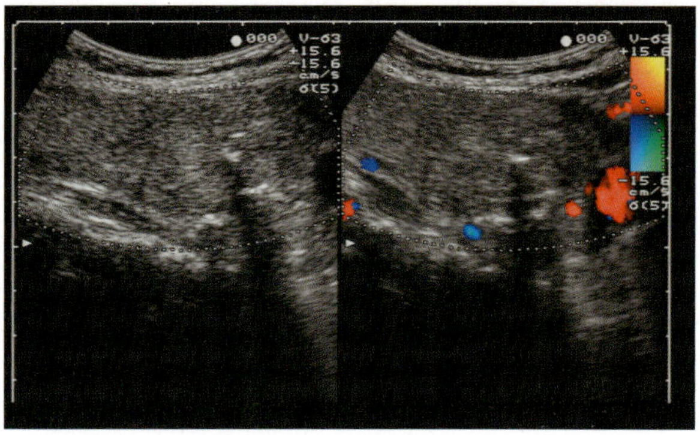

Abb. 8.**4** Struma diffusa mit vereinzelten Verkalkungen und normaler Durchblutung in der konventionellen FKDS.

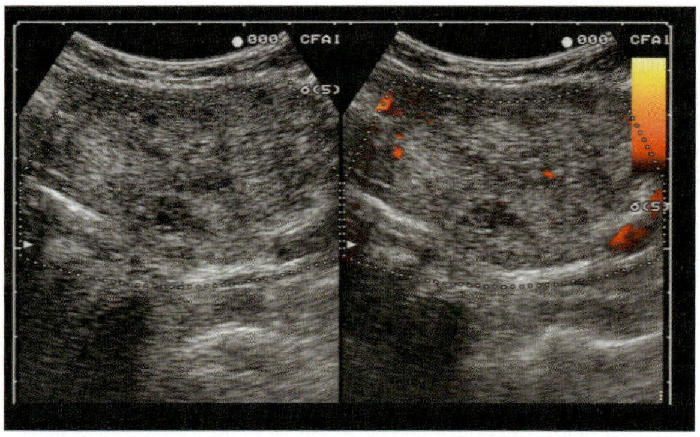

Abb. 8.**5** Struma mit inhomogener, überwiegend echogener Struktur. In der Farbdarstellung (Power-Modus) nur vereinzelte Flusssignale. Im Vergleich dazu zeigt Abb. 8.**14** ein ähnliches B-Bild, aber eine ausgeprägte Hyperperfusion bei Morbus Basedow.

Struma diffusa und fokale Läsionen

Endemische Struma diffusa

Bei der endemischen Struma diffusa handelt es sich um eine nichtentzündliche diffuse Vergrößerung der Schilddrüse mit normaler Funktion. Häufigste Ursache ist ein alimentärer Iodmangel.

Befunde. Sonographisch findet sich eine vergrößerte Schilddrüse mit normaler (Struma parenchymatosa) oder gering echoreicherer (Struma colloides) Parenchymstruktur. In der FKDS weist das Parenchym eine normale Durchblutung auf. Mit zunehmendem Strumavolumen lässt sich in den zuführenden Gefäßen ein vermehrter Fluss nachweisen. Der Übergang zur Struma nodosa mit Knoten und regressiven Veränderungen wie Verkalkungen und Zysten ist fließend (Abb. 8.**4** und Abb. 8.**5**).

Struma nodosa/knotige Hyperplasie

In länger bestehenden Strumen bilden sich regelmäßig Schilddrüsenknoten. Dabei handelt es sich überwiegend um benigne, knotige Hyperplasien (Synonyme: hyperplastischer Knoten, adenomatöser Knoten, nodöse Hyperplasie). Dies sind keine echten Neoplasien und unterliegen der hormonellen Regulation durch TSH.

Befunde. Sie sind sonographisch i.d.R. echoreich oder echogleich und weisen einen mehr oder weniger ausgeprägten echoarmen Randsaum (Halo) auf. In der FKDS lässt sich inkonstant ein vaskularisierter Randsaum darstellen. Eine fehlende zentrale Vaskularisation ist charakteristisch. Szintigraphisch verhalten sie sich indifferent oder stellen sich als „kalte" Knoten dar. „Heiße" oder „warme" echoreiche Knoten sind selten.

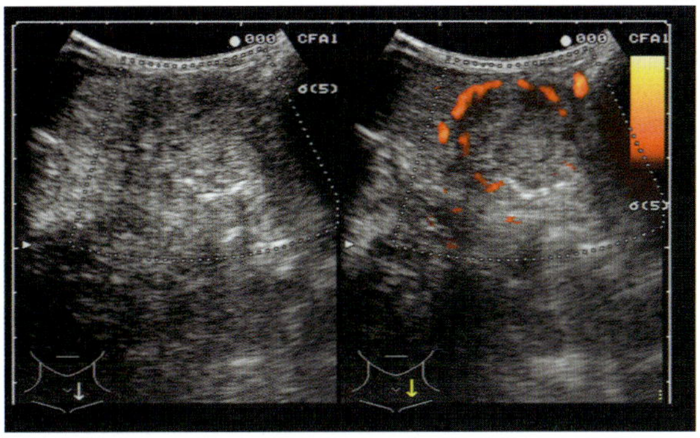

Abb. 8.**6** Struma mit inhomogener Struktur.
Links: Im B-Bild keine abgrenzbaren Knoten.
Rechts: In der FKDS farbiger Halo, keine intranodale Vaskularisation. Verdacht auf hyperplastischen Knoten.

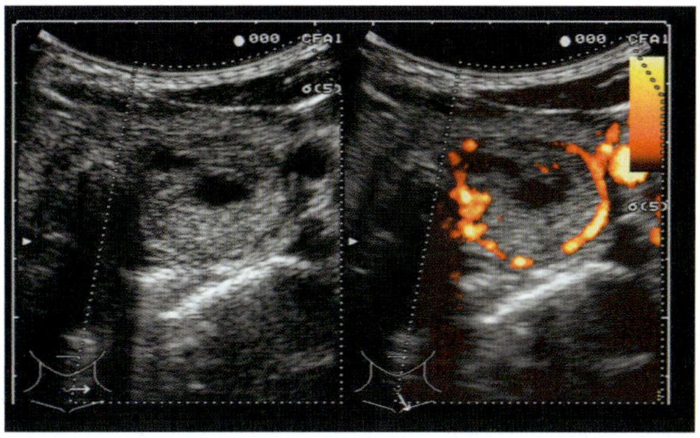

Abb. 8.**7** Echogleiches bis gering echoreicheres makrofollikuläres Adenom. Szintigraphisch kalt. Links: Im B-Bild-Modus echoarmer Halo. Zentrale Zyste. Rechts: In der FKDS farbiger Halo, kaum intranodale Flusssignale.

Meist liegen zusätzlich regressive Veränderungen wie Zysten, Verkalkungen und Fibrosen vor (Abb. 8.**4** und Abb. 8.**6**). Knotige Hyperplasien und die ebenfalls echoreichen makrofollikulären Adenome stellen sich sonographisch und histologisch ähnlich dar. Gelegentlich werden beide Begriffe in der Literatur synonym verwendet.

Schilddrüsenadenome

Schilddrüsenadenome sind echte benigne epitheliale Neoplasien, die nicht der hormonellen Regulation unterworfen sind und eine eigene Gefäßversorgung aufweisen. Sie treten auch in normal großen Schilddrüsen auf.

Befunde. Im B-Bild stellen sie sich je nach vorherrschender Follikelgröße unterschiedlich dar:

- Makrofollikuläre Adenome sind überwiegend echoreich und weisen einen echoarmen Randsaum auf (Halo; Abb. 8.**7**). Szintigraphisch entsprechen sie wegen ihrer relativen Zellarmut meist „kalten" Knoten.
- Normofollikuläre Adenome sind echogleich und oft nur anhand eines echoarmen Halos vom normalen Parenchym zu unterscheiden. Szintigraphisch stellen sie sich als „heiße" oder „kalte" Knoten dar. Indifferente Knoten sind szintigraphisch nicht erkennbar.
- Mikrofollikuläre Adenome sind fast immer echoarm und haben daher große Ähnlichkeit mit differenzierten Karzinomen.

In der FKDS zeigen Adenome und Karzinome eine intranodale Vaskularisation. Ein echoarmer, in der FKDS hyperperfundierter Halo ist bei Adenomen häufiger als bei Karzinomen (Abb. 8.**8**). Onkozytome (Hürthle-Zell-Tumoren) stellen sich sonographisch und zytologisch wie mikrofollikuläre Adenome dar. Sie sind nur histologisch zu diagnostizieren.

Vorgehen. Grundsätzlich ist eine sichere Dignitätsbeurteilung von Schilddrüsenknoten allein aufgrund sonographischer Kriterien nicht möglich. Eine Reihe von sonomorphologischen Befunden erlaubt jedoch eine gewisse Einschätzung des Malignomrisikos (Tabelle 8.**1**). Neben dem sonographischen Erscheinungsbild der Knoten ist der klinische Kontext für das diagnostische und therapeutische Procedere entscheidend (Tabelle 8.**2**).

Echoarme Knoten entsprechen in Endemiegebieten überwiegend benignen mikrofollikulären Adenomen. Besteht eine Hyperthyreose, so entspricht ein intranodal hypervaskularisierter Knoten statistisch am wahrscheinlichsten einem autonomen Adenom (14). Das szintigraphische Verhalten eines Adenoms ist sonographisch nicht sicher vorherzusagen. Ist ein Knoten szintigraphisch „heiß" oder „warm", so ist eine Malignität extrem unwahrscheinlich. Knoten < 1 cm können szintigraphisch wegen der zu geringen Auflösung der Methode nicht dargestellt werden.

Bei einem zufällig entdeckten sonographisch echoarmen, szintigraphisch „kalten" Knoten wird bis zu einem Durchmesser von 1,5 cm ein „kontrolliertes" Zuwarten empfohlen. Größere Knoten müssen zytologisch oder histologisch abgeklärt werden (22).

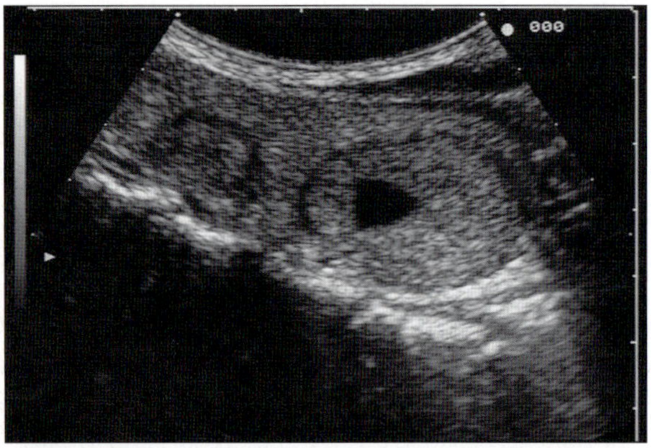

a

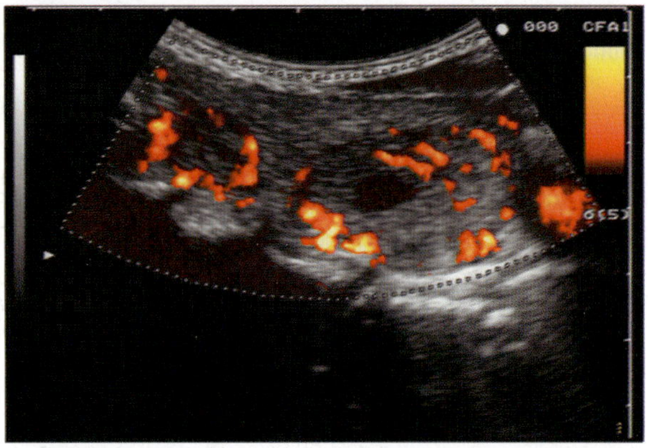

b

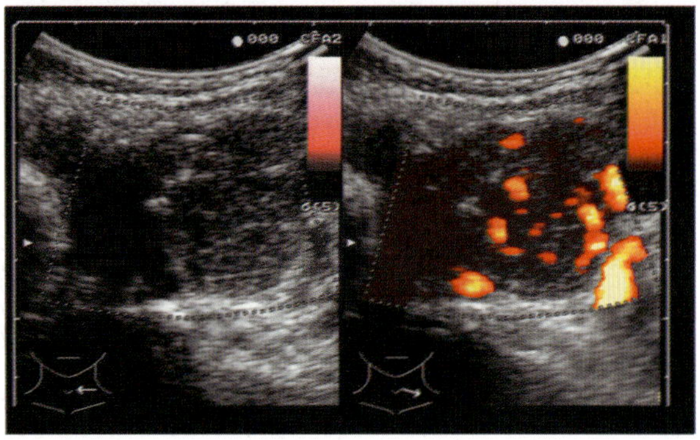

c

Abb. 8.**8 a-c** Patient mit Hyperthyreose.
a Echogleiche Knoten mit echoarmem Halo. Zentrale Zyste. Das szintigraphische Verhalten lässt sich nicht voraussagen.
b In der FKDS Hypervaskularisation intranodal und am Rand. Bei Hyperthyreose entsprechen zentral vaskularisierte Knoten statistisch weitaus am häufigsten autonomen Adenomen. Diagnosesicherung durch Szintigraphie.
c Onkozytome stellen sich sonographisch wie mikrofollikuläre Adenome dar. Sie sind nur histologisch zu diagnostizieren.

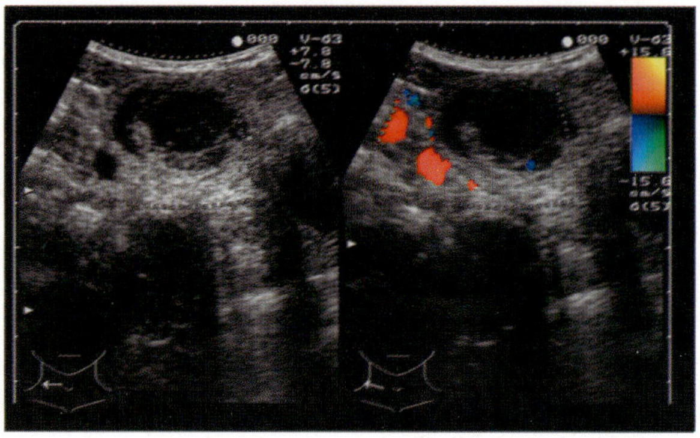

Abb. 8.**9** Echokomplexe Zyste. Die fehlende intranodale Vaskularisierung in der FKDS ist zur Abgrenzung gegenüber malignen Knoten hilfreich.

Regressive Veränderungen

Zysten. Zysten sind gewöhnlich echofrei, glatt begrenzt und sind anhand der sonographischen Zystenkriterien problemlos zu beurteilen. In regressiven Knoten sind sie jedoch häufig nicht glatt begrenzt und nach Einblutungen mehr oder weniger echogen (Abb. 8.**9**). Auch Zysten mit muzinösem Inhalt weisen Binnenechos auf. Hier ergeben sich Abgrenzungsschwierigkeiten zu echoarmen soliden Knoten. Die fehlende zentrale Vaskularisierung in der FKDS ist zur Unterscheidung hilfreich. In unklaren Fällen ist eine Feinnadelpunktion erforderlich.

Fibrosen. Fibrotische Herde können sich sonographisch echoarm (hyalines Bindegewebe) oder echoreich (kollagenes Gewebe) darstellen. Sie finden sich in entzündlich oder postentzündlich veränderten Schilddrüsen, aber auch in Adenomen oder papillären Schilddrüsenkarzinomen.

Verkalkungen. Schilddrüsenverkalkungen stellen sich als helle Reflexe dar. Sie entstehen postentzündlich oder nach Zysteneinblutungen (Abb. 8.**4**).

Schilddrüsenmalignome

Papilläres Karzinom. Das papilläre Karzinom ist das häufigste Schilddrüsenmalignom. Es wächst sehr langsam, bleibt überwiegend klein (< 1 cm) und wird meist zeitlebens nicht klinisch relevant (23). Selbst wenn eine lokale Metastasierung der Lymphknoten stattgefunden hat, ist es gut kurativ therapierbar (Abb. 8.**10**).

Autopsiestudien an Patienten, die aus ganz anderer Ursache verstorben waren, zeigten, dass okkulte Karzinome, die zu Lebzeiten also keine relevante Klinik verursachen, außerordentlich häufig vorkommen (Papilläre Mikrokarzinome < 1 cm: 6–36%). Klinisch mani-

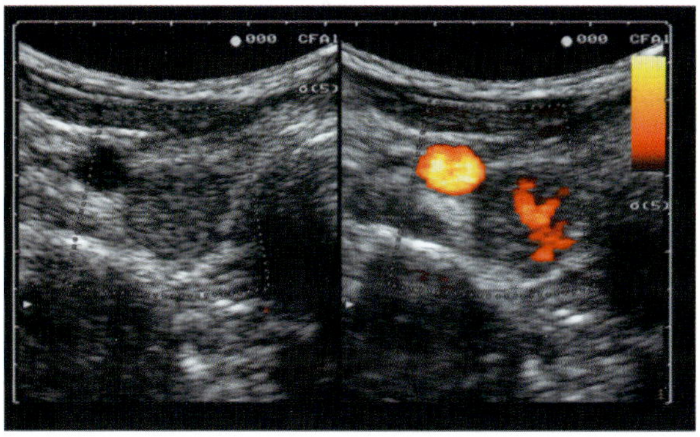

Abb. 8.**10** Kleiner echoarmer Knoten mit intranodalem Fluss in der FKDS (Power-Modus). Kein echoarmer Halo, keine Randvaskularisation in der FKDS. Histologisch: Papilläres Karzinom.

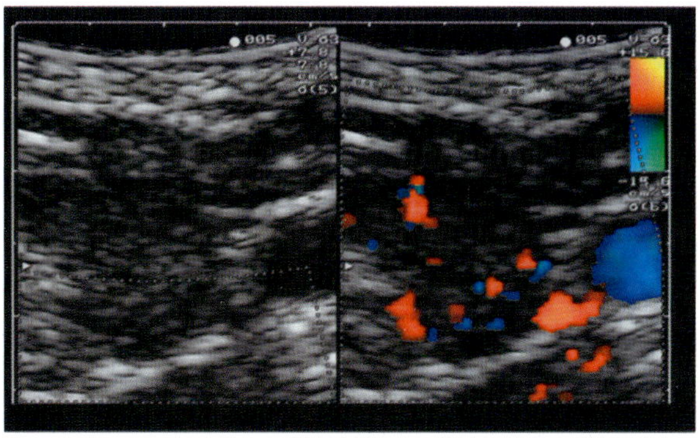

Abb. 8.**11** Echoarmer Knoten mit intranodalem Fluss. Fehlender Halo, kein Randfluss in der FKDS. Feinnadelpunktion: V.a. Adenom, Karzinom nicht auszuschließen. Intraoperativer Schnellschnitt: V.a. Adenom. Paraffinschnitt: Follikuläres Karzinom mit Kapseleinsprossung.

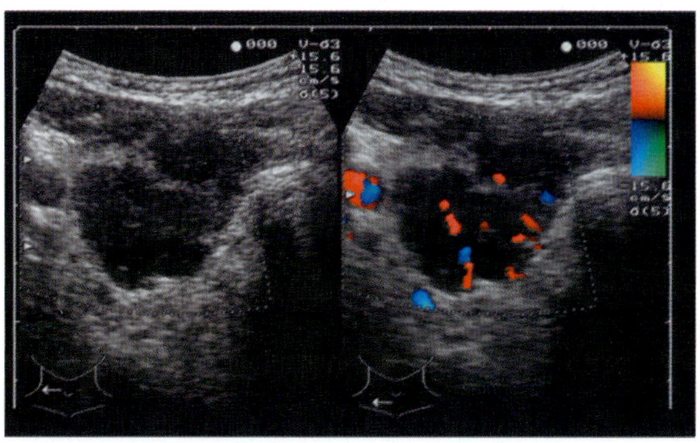

Abb. 8.**12** 65-jähriger Patient mit schnell wachsendem schmerzhaftem Schilddrüsenknoten. Sonographisch echoarmer derber Knoten mit intranodaler Vaskularisation. Kein Halo oder Randfluss. Operativer Befund: Anaplastisches Karzinom.

feste Schilddrüsenmalignome sind dagegen sehr selten (Inzidenz: bei Männern 3, bei Frauen 1,5 pro 100.000; Mortalität: 1,4 bzw. 0,5 pro 100.000). Die Notwendigkeit, jedes Schilddrüsenkarzinom schon zu Lebzeiten zu entdecken und zu operieren, wird dadurch relativiert.

Follikuläres Karzinom. Das follikuläre Karzinom kommt seltener vor (Abb. 8.**11**). Es hat eine etwas schlechtere Prognose als das papilläre Karzinom (49).

Anaplastisches Karzinom. Das in höherem Lebensalter vorkommende sehr seltene anaplastische Karzinom wächst sehr rasch und führt wenige Monate nach der Entdeckung zum Tode. Es ist nicht kurativ therapierbar (Abb. 8.**12**).

Weitere Malignome. Weitere selten vorkommende Schilddrüsenmalignome sind das medulläre C-Zell-Karzinom (gemeinsames Vorkommen mit multipler endokriner Neoplasie [MEN], familiäre Häufung), Metastasen und maligne Lymphome. Das Sarkom gleicht im Verlauf und in der Prognose dem anaplastischen Schilddrüsenkarzinom (Überlebensrate < 1%).

Befunde und Vorgehen. Die sonographischen und klinischen Zeichen von Schilddrüsenmalignomen sind in Tabelle 8.**1** und Tabelle 8.**2** zusammengefasst. Sichere sonographische Zeichen zur Beurteilung der Dignität von Knoten gibt es nicht (15, 16, 17). Echoarmut, unscharfe Begrenzung, fehlender Halo und fehlende Randvaskularisation erhöhen die Malignomwahrscheinlichkeit. Dabei entspricht ein echoarmer Halo im B-Bild nicht immer einem hypervaskularisierten Randsaum und umgekehrt. Werden mehrere Malignitätskriterien gleichzeitig gefunden, so erhöht sich die Spezifität auf 89%, liegt zusätzlich eine Mikrokalzifikation vor, sogar auf 97% – allerdings auf Kosten einer niedrigen Sensitivität von 50% bzw. 17% (18). Nach vorläufigen Befunden scheint der Power-Doppler eine noch differenziertere Beurteilung der Vaskularisierung von Schilddrüsenknoten zu ermöglichen (50).
Die Konstellation

- echoreicher (echogleicher) Knoten,
- echoarmer Halo,
- in der FKDS nachweisbarer Randfluss,
- fehlende intranodale Vaskularisierung,

gilt als nützliches Benignitätszeichen, wenngleich eine absolute Spezifität nicht gegeben ist (19). Entscheidend für ein invasives diagnostisches und therapeutisches Vorgehen ist neben dem sonomorphologischen Apekt v.a. der klinische Kontext (Alter, Knotenwachstum, Konsistenz; 20, 21, 12). Knoten mit Wachstumstendenz sind hochsuspekt – unabhängig von ihrem sonographischen Erscheinungsbild (Tabelle 8.**1** und Tabelle 8.**2**).

Szintigraphisch „heiße“ oder „warme“ Knoten sind fast immer benigne. Für kleine, sonographisch echoarme, szintigraphisch „kalte" Knoten (< 1,5 cm) wird wegen der Häufigkeit harmloser Knoten einerseits und der großen Seltenheit relevanter Schilddrüsenmalignome andererseits ein „kontrolliertes" Zuwarten empfohlen (21, 22). Angesichts einer Strumaprävalenz von ca. 20% und einer Knotenprävalenz von nahezu 50% sollte die Forderung, jeden sonographisch entdeckten Schilddrüsenknoten ergänzend zu szintigraphieren, hinterfragt werden (14, 20).

In suspekten Fällen gilt die Feinnadelpunktion (FNP) der Schilddrüse als hochwertige Methode. Sie ist allerdings durch Fehlermöglichkeiten und die große Abhängigkeit von der Erfahrung des Pathologen belastet. Eine Kapselinvasion als entscheidendes Malignitätskriterium lässt sich nicht ausreichend ausschließen. Auch Schnellschnitte sind nicht ausreichend sicher. Größte Sicherheit wird nur durch postoperative Paraffinschnitte erreicht (21, 23).

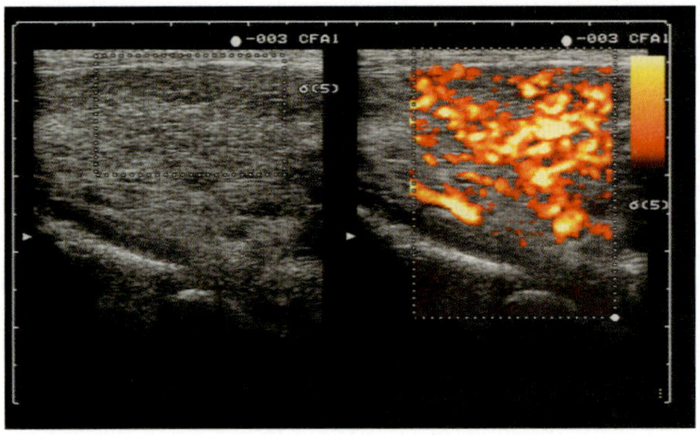

Abb. 8.**13** Florider Morbus Basedow. Klinische Hyperthyreose. Links: Im B-Bild uncharakteristisch vergrößerte Schilddrüse mit echoreicher Struktur und angedeuteten echoärmeren Flecken. Rechts: Erst in der farbkodierten Darstellung (Power-Modus, niedrigsensitive Normaleinstellung) zeigt sich das für einen Morbus Basedow charakteristische Bild des „thyroid inferno". Im Vergleich dazu zeigt Abb. 8.**5** ein ähnliches B-Bild, aber eine fehlende Hypervaskularisierung bei endemischer Struma.

Funktionelle Störungen

Hyperthyreose

Der Ultraschall erlaubt es grundsätzlich nicht, den Funktionszustand der Schilddrüse zu beurteilen (24). Liegt dagegen eine Hyperthyreose vor, so ist mithilfe der FKDS häufig eine erste einfache und rasche Orientierung zwischen den häufigsten Ursachen möglich (Tabelle 8.**4**).

Differenzialdiagnostik mit der FKDS. Erstmals beschrieben 1988 Ralls und Mitarbeiter bei Patienten mit Morbus Basedow eine charakteristische ausgeprägte diffuse Hypervaskulierung („thyroid inferno") in der FKDS (Abb. 8.**13**), die eine sonographische Blickdiagnose erlaubt (25). Spätere dopplersonographische Untersuchungen führten zu der Annahme, dass eine Änderung der Schilddrüsenfunktion mit einer veränderten Durchblutung korreliert sei (26, 27). Systematische Untersuchungen an Patienten mit Morbus Basedow in unterschiedlichen Krankheitsstadien zeigten jedoch, dass die Hypervaskularisierung nicht mit der Funktion, sondern eher mit der entzündlichen Aktivität korreliert (4, 24, 43).

Tabelle 8.**4** Hypervaskularisation und Echogenität bei Hyperthyreose

	Hypervaskularisierung	Echoarmut
Morbus Basedow	+++	+++
Thyroiditis	+	+++
diffuse Autonomie	+	–
autonome Adenome	++ (intranodal)	–/+
TSHom	+	–
Hyperthyreosis factitia	–	–
Amiodaron-Hyperthyreose Typ I	(Zeichen der zugrunde liegenden Schilddrüsenerkrankung: z.B. Morbus Basedow, Autonomie)	
Amiodaron-Hyperthyreose Typ II	–	–

Eine mäßige Hypervaskularisation in einer echoarmen Schilddrüse findet man bei der Thyroiditis Hashimoto oder de Quervain. Vaskularisierte Knoten bei gleichzeitig vorliegender Hyperthyreose entsprechen statistisch am wahrscheinlichsten autonomen Adenomen (28). Eine fehlende Hypervaskularisierung in einer echonormalen Schilddrüse kommt bei Hyperthyreosis factitia (29) vor. Bogazzi (30) berichtet über die Möglichkeit einer einfachen und raschen Unterscheidung beider Typen der Amiodaron-Hyperthyreose mithilfe der FKDS: Typ I: Struma nodosa oder latenter Morbus Basedow, Typ II: sonographisch normale Schilddrüse, keine vorbestehende Schilddrüsenerkrankung. Dies ist von Bedeutung, da sie auf unterschiedliche Therapien reagieren (Typ I: Thyreostatika, Typ II: Glukokortikoide).

Funktionelle und diffuse Autonomie, autonome Adenome

FKDS als Suchmethode. Autonome Adenome weisen unterschiedliche Echogenitäten auf, sind überwiegend jedoch echoarm. Ein echoarmer Halo findet sich inkonstant (Abb. 8.**8**). Wesentliches diagnostisches Kriterium ist die mithilfe der FKDS nachweisbare Hypervaskularisierung im Knoteninneren (31). Die FKDS kann hierbei als Suchmethode eingesetzt werden, um funktionell unbedeutende (regressive) Knoten von Autonomien zu unterscheiden und diese Risikogruppe z.B. vor der Gabe eines Röntgenkontrastmittels zu identifizieren (32). Nimmt man zusätzlich oder ausschließlich die Randvaskularisierung als diagnostisches Kriterium für autonome Adenome, wie früher vorgeschlagen, so wird die FKDS als Suchmethode zu unspezifisch: Zu viele funktionell unbedeutende regressive Knoten werden dadurch mit erfasst. Die Verdachtsdiagnose „Autonomie" – multifokal oder disseminiert – kann nur szintigraphisch gesichert werden (33, 34, 35, 36, 37).

Differenzialdiagnostik. Autonomien sind nur szintigraphisch nachweisbar. Szintigraphisch „heiße" Knoten sind fast immer benigne. Allerdings können Knoten < 1 cm auch mit der Suppressionsszintigraphie nicht immer dargestellt werden. Wegen der geringen Prävalenz von Malignomen und der ungleich höheren Prävalenz von Autonomien in Iodmangelgebieten ist bei Vorliegen einer erhöhten Binnenvaskularisierung die Autonomie statistisch wahrscheinlicher als das Malignom (14). Eine Hyperthyreose wird von einem autonomen Adenom bei normaler Iodversorgung ab einem kritischen Volumen von ca. 5 ml ausgelöst. Bei Iodmangel verursachen auch sehr viel größere autonome Adenome keine Überfunktion.

Für autonome Adenome < 2,5 cm wird bei euthyreoter Stoffwechsellage eine abwartende Haltung empfohlen (22). Werden z.B. anlässlich einer Kontrastmitteluntersuchung größere Iodmengen appliziert, so können auch kleinere Autonomien eine Hyperthyreose auslösen (23).

FKDS und Therapie. Livraghi (38) berichtete 1990 erstmalig über die erfolgreiche Behandlung autonomer Adenome mithilfe der ultraschallgezielten Alkoholsklerosierung. Mehrere Arbeitsgruppen haben inzwischen über Therapieerfolge mit der Sklerosierungstechnik berichtet, die sich bisher als risikoarm, effektiv und kostengünstig erwiesen hat (39, 40, 52). Die Knoten können anhand ihrer charakteristischen Anfärbung in der FKDS gezielt aufgesucht werden. Insbesondere in einer Struma multinodosa ist die FKDS zur Lokalisierung der Knoten unentbehrlich (41). Nach erfolgreicher Behandlung verkleinert sich der Knoten, die Vaskularisierung nimmt ab (42).

Standardverfahren zur Therapie der Schilddrüsenautonomien sind im Wesentlichen die ablativen Verfahren der Chirurgie und Nuklearmedizin. Die ultraschallgezielte Alkoholsklerosierung kommt als schonende Alternative für Patienten mit unifokalen Autonomien bei Knotenvolumina < 30 ml infrage, bei denen eine Operation oder Radioiodtherapie nicht oder schwer durchführbar wäre und ein Malignomrisiko nicht gegeben ist. Bei größeren Adenomvolumina (> 30 ml) ist die Erfolgsquote niedriger (50–60%). Ein Vorteil ist, dass Hypothyreosen nach Alkoholsklerosierungen nicht vorkommen.

Morbus Basedow

Patienten mit neu aufgetretenem Morbus Basedow stellen i.d.R. kein diagnostisches Problem dar: Eine endokrine Orbitopathie ist beweisend; in unklaren Fällen führt der Nachweis von TSH-Rezeptor-Antikörpern zur Diagnose.

Befund und Differenzialdiagnose. Sonographisch ist die Schilddrüse vergrößert und meist echoarm. Eine charakteristische ausgeprägte diffuse Hypervaskularisierung in der FKDS („thyroid inferno") gilt als pathognomonisch („Blickdiagnose"). Thyroiditiden weisen ebenfalls ein echoarmes Parenchym auf, sind aber weniger vaskularisiert (25, 46; Abbildungen 8.**13**, 8.**14** und 8.**16**). Die systolischen Spitzengeschwindigkeiten liegen bei > 100 cm/s, die Stromzeitvolumina bei > 150 ml/min. Dies ist nur für wissenschaftliche Fragestellungen bedeutsam.

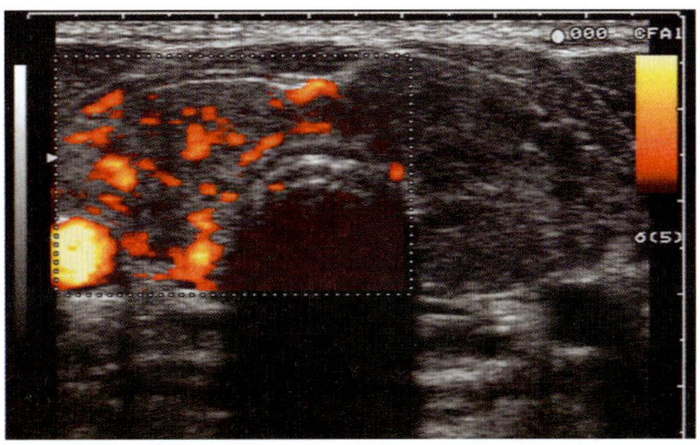

Abb. 8.**14** Florider Morbus Basedow. Ausgeprägte diffuse Echoarmut des Schilddrüsenparenchyms (gleiche Echogenität wie die angrenzenden Muskeln). In der FKDS (Power-Modus) ist auch in der niedrigsensitiven Basedow-Einstellung noch eine deutliche Hyperperfusion zu erkennen. Dies ist für einen Morbus Basedow beweisend.

Die Hyperperfusion ist vom Funktionszustand der Schilddrüse unabhängig. Sie findet sich nach medikamentöser Therapie auch im eu- und hypothyreoten Funktionszustand und nimmt erst im weiteren Verlauf ab (24). Wie ausgeprägt die Vaskularisierung bei Thyroiditiden ist, scheint eher ein Zeichen der entzündlichen Aktivität zu sein. Ist die Schilddrüse in der Remission nach Absetzen der antithyroidalen Therapie noch gut vaskularisiert, korreliert dies mit einem hohen Antikörpertiter und weist auf eine hohe Rezidivneigung hin (43, 44). Eine Hypervaskularisierung ist nicht spezifisch. Sie kommt auch bei Entzündungen, Tumoren (Malignom, Adenom), Autonomien, Iodmangel und TSH-Erhöhung (TSHom) vor. Bei sehr großen Strumen ist die Perfusion inhomogen und wegen der Größe des Organs v.a. im Bereich der zuführenden Gefäße erhöht.

Hypothyreose

Befunde. Die Ursachen der Hypothyreose sind vielfältig. Entsprechend werden sonographisch unterschiedliche Veränderungen gefunden: Die Schilddrüse kann vergrößert, verkleinert oder normal groß sein, die Struktur homogen oder inhomogen. Nach abgelaufenen Thyroiditiden ist die Echogenität der Schilddrüse häufig diffus oder fleckig vermindert.

In der FKDS finden sich keine charakteristischen Veränderungen. Bei Patienten mit Morbus Basedow kann nach medikamentöser Therapie auch im hypothyreoten Funktionszustand eine Hypervaskularisation bestehen bleiben.

Die Schilddrüsen hypothyreoter Patienten mit Hashimoto-Thyroiditis sind häufig vermehrt vaskularisiert, der Blutfluss in den Gefäßen ist beschleunigt. Die Hypervaskularisierung korreliert mit dem Immunstatus (s.u.; 24) und ist weniger stark ausgeprägt als beim Morbus Basedow (Abb. 8.**15**). Bei der Thyroiditis de Quervain kommt es sehr selten nach Ausheilen der akuten Erkrankung zur Hypothyreose. Die Echoarmut kann persistieren.

Thyroiditiden

Hinter dem Begriff der Thyroiditis verbergen sich 4 Hauptgruppen von Erkrankungen, von denen 2 extrem selten sind: die pyogene und die chronisch fibrosierende Thyroiditis („Riedels eisenharte Struma“).

- Die pyogene Thyroiditis ist gewöhnlich durch lokale und systemische Entzündungszeichen sowie eine vorausgegangene pyogene Erkrankung in einer anderen Körperregion charakterisiert.
- Die Riedel-Thyroiditis geht mit Fibrosierungsvorgängen auch in anderen Körperregionen einher (mediastinale, retroperitoneale Fibrose). Sie muss gegenüber Malignomen abgegrenzt werden.

Beide Formen stellen sich im B-Bild echoarm dar. Publikationen bzgl. ihres Erscheinungsbildes in der FKDS liegen noch nicht vor.

Chronisch lymphozytäre Thyroiditis, Hashimoto-Thyroiditis

Klinik und Verlauf. Die autoimmun bedingte chronisch lymphozytäre Thyroiditis verläuft stumm oder symptomarm ohne systemische Entzündungszeichen. Sie kommt mit oder ohne Struma vor und führt im späteren Verlauf zur Hypothyreose. Initial kann selten eine vorübergehende Hyperthyreose auftreten. Atro-

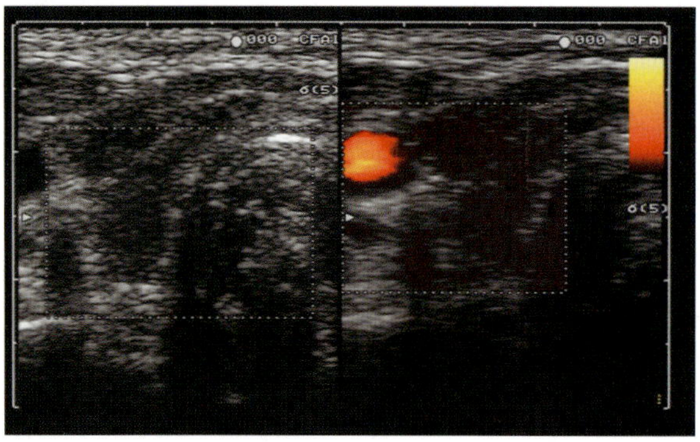

Abb. 8.**15** Klinische Hypothyreose. Sonographisch findet sich eine kleine echoarme Schilddrüse.
In der FKDS (Power-Modus) keine Hypervaskularisierung. Es handelt sich um die atrophische Form der chronisch lymphozytären Immunthyroiditis.

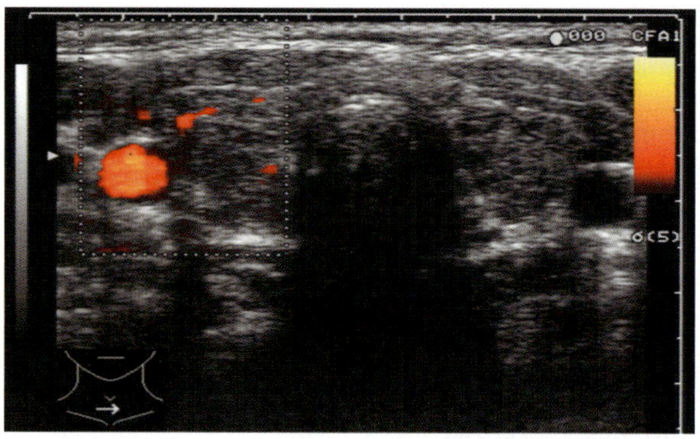

Abb. 8.**16** Thyroiditis Hashimoto. Linker Lappen: Im B-Bild-Modus vergrößerte Schilddrüse mit diffuser Echoarmut. Rechter Lappen: Diffuse Hypervaskularisierung in der FKDS (Normaleinstellung: Weniger ausgeprägt als beim Morbus Basedow in Abb. 8.**14**).

phische (primäres Myxödem) und hypertrophe Form (Hashimoto-Thyroiditis) verlaufen initial euthyreot und verursachen keine Beschwerden. Erst die Hypothyreose- oder Strumadiagnostik führt zur Diagnosestellung.

Befunde. Sonographisch findet man bei der chronisch lymphozytären Thyroiditis anfangs eine vergrößerte diffus echoarme Schilddrüse (Hashimoto-Thyroiditis). Später kann es zur atrophischen Form mit Parenchymuntergang und Hypothyreose kommen (Abb. 8.**15** und Abb. 8.**16**).

Der Grad der Echoarmut korreliert mit der Höhe der zirkulierenden Antikörper und dem Risiko, eine Hypothyreose zu entwickeln (45). In der FKDS findet man eine mehr oder weniger diffuse Hypervaskularisierung, die geringer ausgeprägt ist als beim Morbus Basedow, wodurch eine gewisse Unterscheidungsmöglichkeit gegeben ist (46). Im Verlauf kann das echoarme Muster durch Fibrosierungen bandförmig echoreich durchzogen werden.

Thyroiditis de Quervain

Klinik und Verlauf. Die granulomatöse Thyroiditis de Quervain verläuft akut bis subakut. Sie tritt oft wenige Wochen nach einer Virusinfektion auf. Es besteht ein unspezifisches Krankheitsgefühl mit subfebrilen Temperaturen und eine schmerzhafte Schwellung der Schilddrüse mit serologischen Entzündungszeichen. Die Funktionslage ist i.d.R. euthyreot. Eine vorübergehende Hyperthyreose kommt vor. Selten entwickelt sich nach Ausheilen der akuten Erkrankung eine Hypothyreose.

Befunde. Im B-Bild ist die Schilddrüse oft seitenverschieden vergrößert. Es treten unscharf begrenzte echoarme Bezirke von unterschiedlicher Form und Größe auf. Im Verlauf von Wochen werden echoreiche Narbenzonen sichtbar. Die Echoarmut kann nach Ausheilung persistieren. In der FKDS ist eine diffuse oder fleckige Hypervaskularisierung zu sehen. Sie ist geringer ausgeprägt als beim Morbus Basedow (Abb. 8.**17**).

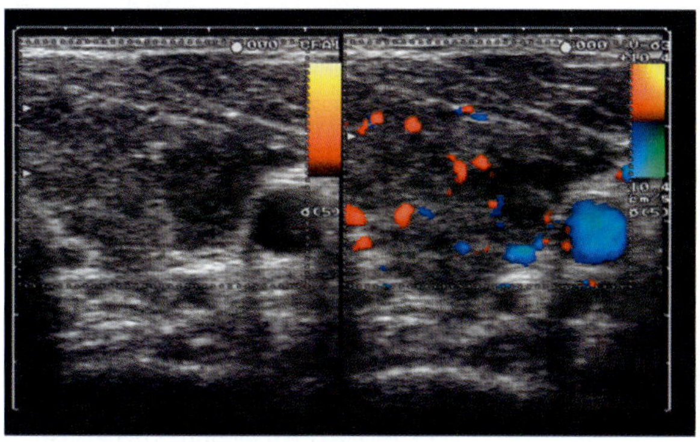

Abb. 8.**17** Thyroiditis de Quervain.
Links: Im B-Bild fleckige Echoarmut.
Rechts: In der FKDS fleckige Hypervaskularisierung.

Wertigkeit der FKDS und Methodenvergleich

FKDS und B-Bild-Sonographie

Die B-Bild-Sonographie wird beim Verdacht auf eine Schilddrüsenerkrankung als erste bildgebende Methode eingesetzt. Unauffällige Befunde in B-Bild und FKDS bei euthyreoter Stoffwechsellage schließen eine Schilddrüsenerkrankung weitgehend aus.

Fokale Läsionen. Fokale Veränderungen werden sonographisch außerordentlich häufig gefunden. Die weit überwiegende Mehrheit dieser Läsionen entspricht benignen Knoten oder, deutlich seltener, malignen Knoten, die klinisch nie manifest werden (14, 21). Eine sichere Dignitätsbestimmung gelingt sonographisch nicht. Die B-Bild-Sonographie erlaubt allerdings eine gewisse Zuordnung zu mehr oder weniger verdächtigen Befunden. Die FKDS bietet eine weitere Differenzierungsmöglichkeit (Tabelle 8.**1**). Erste Untersuchungen mit dem Power-Modus weisen auf eine weiter verbesserte Zuordnung in Zukunft hin (50).

Thyroiditis. Eine diffuse oder fleckige Echoarmut und eine Hypervaskulierung in der FKDS weisen auf eine Thyroiditis hin. Besteht eine sehr ausgeprägte Hypervaskularisierung („thyroid inferno"), so ist mit der FKDS eine Unterscheidung zwischen Morbus Basedow und anderen Immunthyroiditiden möglich. Der Vaskularisierungsgrad korreliert mit der Höhe der Antikörper, mit der Rezidivhäufigkeit bei Morbus Basedow und der Hypothyreoseneigung bei chronisch lymphozytärer Thyroiditis (4, 24, 43).

Hyperthyreose. B-Bild-Sonographie und FKDS erlauben keine Beurteilung der Schilddrüsenfunktion. Liegt dagegen eine Hyperthyreose vor, so sind Aussagen zu Ätiologie und Verlauf möglich:
- Echoarmes Schilddrüsenparenchym und Hypervaskularisierung in der FKDS sprechen für eine Thyroiditis.
- Eine ausgeprägte Hyperperfusion („thyroid inferno") ist für den Morbus Basedow charakteristisch.
- Bei der disseminierten Autonomie findet sich i.d.R. eine Struma mit inhomogener Struktur, mit oder ohne Hypervaskularisation (geringer ausgeprägt als bei Morbus Basedow).

- Intranodulär vaskularisierte Knoten entsprechen bei gleichzeitig vorliegender Hyperthyreose statistisch am wahrscheinlichsten Schilddrüsenautonomien. Die Verdachtsdiagnose kann nur szintigraphisch gesichert werden.
- Sonographie und FKDS helfen beim Aufsuchen von autonomen Adenomen für die gezielte Alkoholsklerosierung. In der Struma multinodosa ist die FKDS zur Lokalisierung von Autonomien essenziell. Der Erfolg der Sklerosierungstherapie kann anhand der Verkleinerung des Knotenvolumens und am Verschwinden der Vaskularisation beurteilt werden.
- Eine sonographisch und farbduplexsonographisch normale Schilddrüse findet sich bei medikamentöser Hyperthyreose (Hyperthyreosis factitia, Typ-II-Amiodaron-Thyroiditis).
- Nach Bogazzi (30) erlaubt die FKDS eine Unterscheidung zwischen Amiodaron-Hyperthyreose Typ I und Typ II und ermöglicht dadurch eine rasche Entscheidung für die wirksame Therapie mit Thyreostatika bzw. Glukokortikoiden.

FKDS und Szintigraphie

Funktionsdiagnostik. Die Szintigraphie dient der Funktionsdiagnostik, dem Auffinden von ektopem Schilddrüsengewebe, dem Nachweis von Resttumor und/oder Metastasen differenzierter Schilddrüsenkarzinome und der Dosisberechnung für die Radiojodtherapie.

Autonome Adenome. Sie unterscheiden zwischen „heißen" und „kalten" Knoten und erlauben den Nachweis disseminierter und multifokaler Autonomien. Szintigraphisch sind Knoten erst ab einer Größe von > 1 cm darzustellen. Eine Aussage zur Dignität ergibt sich insofern, als „heiße" oder „warme" Knoten nahezu immer benigne sind (14).

Kalte Knoten. Szintigraphisch „kalte", sonographisch echoarme, in der FKDS zentral vaskularisierte Knoten ohne echoarmen Halo und ohne Randvaskularisierung entsprechen gehäuft Schilddrüsenkarzinomen. Echoreiche intranodal nicht vaskularisierte „kalte" Knoten mit echoarmem Halo und/oder hypervaskularisiertem Randsaum sind meistens benigne.

Thyroiditis. In unklaren Fällen trägt die Szintigraphie zur Unterscheidung des Morbus Basedow (vermehrter Uptake) von Immunthyroiditiden (verminderter Uptake) bei.

FKDS, Zytologie und Histologie

Feinnadelpunktion. Als sicherste Methode zum Nachweis einer Malignität gilt die Feinnadelbiopsie (47, 48, 49, 51). Andererseits ist auch sie mit Fehlermöglichkeiten behaftet, so kann z.B. eine Kapseleinsprossung als Malignitätskriterium von follikulären Karzinomen zytologisch nicht ausgeschlossen werden.

Als Indikation zur Feinnadelpunktion gilt ein sonographisch echoarmer und szintigraphisch kalter Schilddrüsenknoten > 1,5 cm. Das Malignomrisiko ist erhöht bei: unscharfer Begrenzung, fehlendem Halo, jugendlichem Alter des Patienten, solitärem Knoten in sonst unveränderter Schilddrüse, vorausgegangener Bestrahlung, familiärer Belastung.

Ein niedriges Malignomrisiko besteht für echoreiche Knoten, echoarmer und/oder hyperperfundierter Halo, keine intranodale Hypervaskularisation.

Im Einzelfall muss jedoch in Abhängigkeit vom klinischen Bild entschieden werden. Knoten mit derber Konsistenz und eindeutiger Wachstumstendenz sind hochsuspekt und bedürfen unabhängig von ihrem sonographischen, szintigraphischen oder zytologischen Befund einer operativen Klärung.

Ausblick. Wegen der außerordentlichen Häufigkeit von Schilddrüsenveränderungen, die klinisch für den Patienten harmlos sind, sollte eine invasive Diagnostik oder Therapie unter Beachtung der klinischen Relevanz möglichst patientenschonend erfolgen. Strahlenhygienische, ökonomische und ökologische Gesichtspunkte sollten dabei Beachtung finden (14, 20, 21, 22). Hier leistet die FKDS einen wichtigen Beitrag.

Literatur

1. Weigold B, Banholzer P. Schilddrüse. In: Sonographische Diagnostik. Kremer H, Dobrinsky W, (Hrsg.); München: Urban & Schwarzenberg; 1994. 283–300.
2. Utech Ch, Eichhorn K. Schilddrüse und Halsregion. In: Rettenmaier G, Seitz K. Sonographische Differenzialdiagnostik. 1992. Bd 2.
3. Schmidt G.Sonographie der Schilddrüse. In: Schmidt G (Hrsg). Ultraschall-Kursbuch. Stuttgart: Thieme, 1999.
4. Saleh A, Santen R, Malms J et al.: B-Mode-Sonographie und moderne dopplersonographische Methoden bei Krankheiten der Schilddrüse und der Nebenschilddrüsen. Radiologe. 1998; 38: 344–354.
5. Weskott HP, Knuth G. Ultraschall-Angiographie: Phantommessungen von langsamen Blutflüssen. Bildgebung. 1995; 3.
6. Sohn Ch, Krünes U, Becker D, et al. Möglichkeiten und Grenzen einer neuen Farbtechnik: die Ultraschall-Angiographie – Ergebnisse des „Heidelberger Rundtischgespräches". Bildgebung. 1995; 62: 53–63.
7. Woodcock JP, Shedden O, Shedden EJ, Hodgson KJ, MacGregor MA, Srivastava A. Duplex scanning of the thyroid. Ultrasound in Med & Biol. 1985; 11: 659–663.
8. Hodgson KJ, Lazarus JH, Wheeler MA et al. Duplex scanderived thyroid blood flow in euthyroid and hyperthyroid patients. World J Surg. 1988; 12: 470–475.
9. Schweiger U, Hosten H, Cordes M et al. Die Duplexsonographie in der Schilddrüsenfunktionsdiagnostik. Fortschr Röntgenstr. 1996; 164: 114–118.

10. Hirsch W, Bell DS, Crawford DC, Kale SG, McCready VR, Bamber JC. Colour doppler image analysis for tissue vascularity and perfusion: a preliminary clinical evaluation. Ultrasound in Med & Biol. 1995; 21: 1107–1117.
11. Fein M, Delorme S, Weisser G, Zuna I, van Kaick G. Quantification of color doppler for the evaluation of tissue vascularisation. Ultrasound in Med & Biol. 1995; 21(8): 1013–1019.
12. Caiazzo C, Assentato L, Girolami F. 3D evaluation of thyroid nodules. Ultraschall in Med. 1999; 20: 15.
13. Gutekunst R, Becker W, Hehrmann R, Olbricht T, Pfannenstiel P. Ultraschalldiagnostik der Schilddrüse. Dtsch med Wschr. 1988; 109: 1109–1114.
14. Braun B, Blank W. Morphologie, Durchblutung und Funktion der Schilddrüse. Ultraschall in Med. 1999; 20: 39–40.
15. Hübsch von P, Niederle P, Barton P et al. 1992.
16. Clark KJ, Cronan JJ, Scola FH. Color doppler sonography: anatomic and physiologic assessment of the thyroid. J Clin Ultrasound. 1995; 23: 215–223.
17. Takashima S, Fukuda H, Namura N, Kishimoto N, Kim T, Kobayashi T: Thyroid nodules: re-evaluation with ultrasound. J Clin Ultrasound 1995; 23: 179–184.
18. Rago T, Vitti P, Chiovato L. et al. Role of conventional ultrasonography and color flow-doppler sonography in predicting malignancy in „cold" thyroid nodules. Europ J Endocrin. 1998; 138: 41–46.
19. Holden A. The role of colour and duplex Doppler ultrasound in the assessment of thyroid nodules. Australas Radiol. 1995; 39(4): 343–349.
20. Brandner A, Viikonski P, Nickels J, Kivisaari K. Thyroid gland: US screening in a random adult population. Radiology. 1991; 181: 683–687.
21. Tessler FN, Tublin ME. Thyroid sonography: current applications and future directions. AJR. 1999; 173: 437–443.
22. Giuffrida D, Gharib H. Controversies in the management of cold, hot, and occult thyroid nodules. Am J Med. 1995; 99: 642–650.
23. Horn A, Vosberg H, Wagner H (Hrsg.). Schilddrüse konkret. Stuttgart: Thieme; 1999.
24. Bogazzi F, Bartalena L, Brogioni S et al. Thyroid vascularity and blood flow are not dependent on serum thyroid hormone levels: studies in vivo by color flow doppler sonography. Eur J Endocrinol 1999; 140(5): 452–456.
25. Ralls PW, Mayekawa DS, Coletti PM, Radin DR, Boswell WD, Halls JM. Color-flow Doppler sonography in Graves disease: „Thyroid inferno". AJR. 1988; 150: 781–784.
26. Chang DCS, Woodcock JP, Shedden EJ, Lazarus JH, Wheeler MH, McGregor AM. Normalization of thyroid blood flow in Graves` hyperthyroidism following radioactive iodine therapy. Clin Endocrinol. 1990; 32: 599–602.
27. Schweiger U, Hosten N, Cordes M et al. Die Duplexsonographie in der Schilddrüsenfunktionsdiagnostik. Fortschr Röntgenstr. 1996; 164: 114–118.
28. Braun B, Blank W. Morphologie, Durchblutung und Funktion der Schilddrüse. Ultraschall in Med. 1999; 20: 39–40.
29. Bogazzi F, Bartalena L, Vitti P, Rago T, Brogioni S, Martino E. Color flow Doppler sonography in thyrotoxicosis factitia. J Endocrinolog Invest. 1996; 19(9): 603–606.
30. Bogazzi F, Bartalena F, Brogioni S et al. Color flow Doppler Sonography rapidly differentiates type I and type II amiodarone-induced thyrotoxicosis. Thyroid. 1997; 7(4): 541–545.
31. Becker D, Bair HJ, Becker W et al. Thyroid autonomy with color-coded image-directed Doppler sonography: internal hypervascularization for the recognition of autonomous adenomas. J Cin Ultrasound. 1997; 25: 63–69.
32. Becker D, Lohner W, Martus P, Hahn EG. Farbdopplersonographische Detektion von fokalen Schilddrüsenautonomien. Ultraschall in Med. 1999; 2041–46.
33. Clark KJ, Cronan JJ, Scola FH. Color Doppler sonography: anatomic and physiologic assessment of the thyroid. J Clin Ultrasound. 1995; 23: 215–223.
34. Hübsch von P, Niederle B, Barton P et al. Farbkodierte Doppler-Sonographie der Schilddrüse: Ein Fortschritt in der Karzinomdiagnostik? Fortschr Röntgenstr. 1992; 156(2): 125–129.
35. Fobbe F, Finke R, Reichenstein E, Schleusner H, Wolf KJ. Appearance of thyroid diseases using colour-coded duplex sonography. Europ J Radiol. 1989; 9: 29–31.
36. Reschke K, Klose S, Kopf D, Lehnert H. Role of ultrasound in the diagnosis of thyroid autonomy. Exp Clin Endocrinol Diabetes. 1998; 106(Suppl.4): 42–44.
37. Klemenz B, Wieler H, Kaiser KP. Value of color-coded Doppler sonography in the differenzial diagnosis of nodular thyroid gland changes. Nuklearmedizin. 1997; 36(7): 245–249.
38. Livraghi T, Paracchi A, Ferrari C et al. Treatment of autonomous thyroid nodules with percutaneous ethanol injection: preliminary results. Radiology. 1990; 175: 827–829.
39. Strohm WD, Schuler A, Sucker C. Sonographisch gesteuerte Alkoholinjektionstherapie autonomer Schilddrüsenadenome. Ultraschall in Med. 1999; 20.
40. Braun B, Blank W. Alkoholinjektion in autonome Schilddrüsenbezirke: 5-Jahresergebnisse. Ultraschall in Med. 1999; 20.
41. Braun B. Blank W. Ultrasound-guided alcohol instillation in treatment of autonomous thyroid adenoma. Ultraschall Med. 1994; 15(4): 159–162.
42. Blank W, Braun B. Alkoholinstillation verkleinert SD-Adenom. Therapiewoche. 1996; 2: 111–116.
43. Castagnone D, Rivolta R, Rescalli S, Baldini MI, Tozzi R, Cantalamessa L. Color Doppler sonography in Graves´ disease: Value in assessing activity of disease and predicting outcome. AJR. 1996; 166: 203–207.
44. Baldini M, Castagnone D, Rivolta R, Meroni L, Pappalettera M, Cantalamessa L. Thyroid vascularization by color Doppler ultrasonography in Graves´ disease: change related to different phases and to long-term outcome of the disease. Thyroid. 1997; 7: 823–828.
45. Marocci C, Vitti P, Cetani F, Catalano F, Concetti R, Pinchera A. Thyroid ultrasonography helps to identify patients with diffuse lyphocytic thyroiditis who are prone to develop hypothyroidism. J Clin Endocrinol Metab. 1991; 72: 209–213.
46. Vitti P, Rago T, Mazzeo S et al. Thyroid blood flow evaluation by color-flow Doppler sonography distinguishes Graves´disease from Hashimoto´s thyroiditis. J Endocrin Invest. 1995; 18(11): 857–861.
47. Mazzaferri EL. Management of a solitary thyroid nodule. N Engl J Med. 1993; 328: 553–559.
48. Singer PA, Cooper DS, Daniels GH et al. Treatment guidelines for patients with thyroid nodules and well-differentiated thyroid cancer. Arch Intern Med. 1996; 156: 2165–2172.
49. Schlumberger MJ. Papillary and follicular thyroid karzinoma. Med Progr. 1998; 338(5): 297–306.
50. Spezia S, Colao A, Assanti AP, Cerbone G, Picone GM, Merola B, Lombardi G. Usefulness of color echo doppler with power doppler in the diagnosis of hyoechoic thyroid nodules: work in progress. Radiol. Med. 1996; 91: 616–621.
51. Emmrich P, Gauer G, Mättig H, Rosenkranz M. Vergleichende Untersuchung zytologischer und histologischer Befunde der Schilddrüse. Zentralbl Chir. 2001; 126: 267–272.
52. Janowitz P, Ackmann S. Langzeitergebnisse der ultraschallgesteuerten Alkoholinstallation bei Patienten mit fokaler Schilddrüsenautonomie und Hyperthyreose. Med Klin. 2001; 96: 451–456.

9 Aorta und symmetrische Äste (ohne Nierenarterien)

R. Kubale, E. M. Jung

Einleitung

Die B-Bild-Sonographie ist die Screeningmethode, um Erkrankungen der Aorta abdominalis zu erfassen. Sie ermöglicht, die wichtigsten morphologischen Befunde wie Verkalkungen, Stenosen und Verschlüsse sowie Aneurysmen zu erkennen, und ist im Allgemeinen problemlos verfügbar.

Sonographie in der Therapie. Neue Aspekte und Indikationen ergeben sich durch perkutan applizierbare endovaskuläre Prothesen (41, 16, 10, 9, 4, 37). Verbesserte modulare Stentkonstruktionen ermöglichen mittlerweile auch die Therapie längerstreckiger Aneurysmen mit Übergreifen auf die Bifurkation. Wichtig für die Planung des therapeutischen Procedere sind dabei

- exakte Messungen des Längs- und Querdurchmessers,
- exakte Messungen des Abstandes zu den Nierenarterien,
- Angaben über die Winkelverhältnisse der Beckengefäße und des Aneurysmas.

Erste prospektive Vergleichsstudien zwischen interventioneller und operativer Therapie (37) zeigten in der Mortalität mit 3% bzw. 2% sowie in der 5-Jahres-Überlebenszeit mit 72% bzw. 65% keine signifikante Differenz. Vorteil der Patientengruppe mit Endoprothesen war ein signifikant verminderter Blutverlust sowie eine geringere Rate an respiratorischen und kardialen Insuffizienzen. Nachteilig ist, dass je nach Studie zwischen 18 und 24% Leckagen nach der Protheseneimplantation nachweisbar waren. Dieses stellt hohe Ansprüche an die bildgebenden Verfahren zur Früherkennung einer retrograden Perfusion bzw. einer Leckage.

Aufgabe der FKDS. Die im B-Bild erkennbaren Pulsationen der Aortenwand geben zwar einen ersten Hinweis auf die Durchblutung, eine genaue Perfusionsbeurteilung der Aorta abdominalis und ihrer Abgänge ist jedoch erst durch die zusätzliche Flussdarstellung in der FKDS möglich geworden. Ergänzende Verfahren wie

- Power-Modus,
- harmonische Bildgebung mit und ohne Kontrastmittel,
- B-Flow-Technik

bieten neue Aspekte insbesondere für die Planung und Verlaufskontrolle interventioneller Eingriffe. Im Folgenden sollen Untersuchungstechnik und Normalbefunde sowie die wichtigsten sonographisch fassbaren Erkrankungen der Aorta abdominalis dargestellt werden. Die Erkrankungen der Nierengefäße sowie der viszeralen Arterien werden in den Kapiteln 10 und 11 behandelt.

Normale Anatomie und Varianten

Verlauf und Maße. Die Aorta zieht in Höhe der Wirbelkörper Th 12 und L 1 gemeinsam mit dem Ductus thoracicus durch das Zwerchfell. Sie verläuft unmittelbar vor bzw. links neben der Wirbelsäule und teilt sich in Höhe des vierten Lendenwirbels in die beiden Aa. iliacae auf (Abb. 9.**1**). Subdiaphragmal liegt ihr Durchmesser bei etwa 21 mm (Frauen) bzw. bei etwa 24 mm (Männer). Sie verjüngt sich nach peripher und misst in Höhe der Bifurkation nur noch 17 mm bzw. 19 mm. Bis zu einem Durchmesser von 30 mm spricht man von Ektasie. Ein Aneurysma ist durch eine Kaliberzunahme auf mehr als das 1,5–2fache im Vergleich zum unmittelbar proximal liegenden, normalen Gefäßquerschnitt definiert.

Gefäßabgänge. Mit Ausnahme des Truncus coeliacus und der mesenterialen Arterien (s. Kapitel 11) sind die meisten Äste der Aorta abdominalis paarig angelegt. Unmittelbar unterhalb des Zwerchfells gehen die Aa. phrenicae inferiores ab, dicht darunter die Aa. suprarenales sowie das erste Paar der Aa. lumbales. Die Aa. testiculares bzw. Aa. ovaricae entspringen meist unterhalb der Nierenarterien ventral bzw. ventrolateral aus der Aorta. Ihr sonographischer Nachweis gelingt im Allgemeinen jedoch nur im Bereich der Ovarien bzw. am Hoden. Die Nierenarterien werden im Kapitel 10 getrennt behandelt.

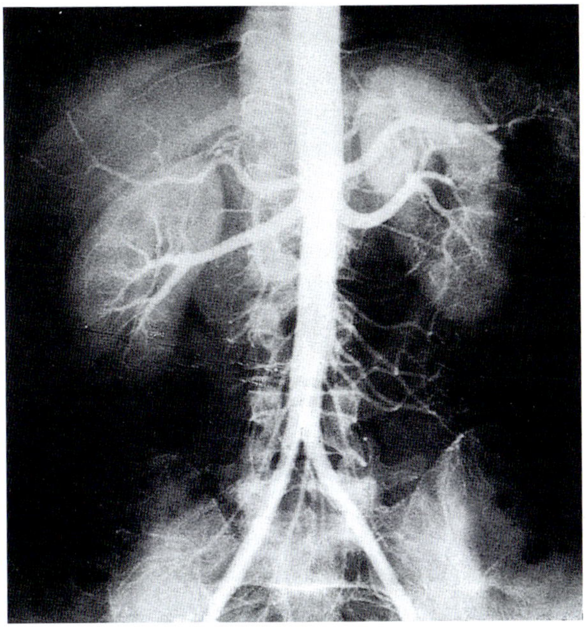

Abb. 9.1 Angiographie der Aorta abdominalis mit Nierenarterien, Bifurkation und Beckenarterien. Die Aorta verläuft unmittelbar vor bzw. links neben der Wirbelsäule und teilt sich in Höhe des LWK 4 in die beiden Aa. iliacae auf.
Die Nierenarterien entspringen in 75% der Fälle in Höhe der LWK 1/2 lateral bzw. ventrolateral aus der Aorta.

Anatomische Varianten. Anatomische Varianten der *Aorta* sind selten. Sie finden sich primär beim „Situs inversus" bzw. sekundär bei Wirbelsäulenkyphose, retroaortalen Hämatomen und Tumoren. Ein schmächtiges Kaliber ist beim asthenischen Patienten häufig, es kann jedoch auch Folge einer Aortitis bzw. Periaortitis oder Hinweis auf eine Koarktation der Aorta thoracalis sein. Eine Hypoplasie oder Atresie sowie eine Doppelung der Aorta sind Raritäten.

Bei den *symmetrischen Ästen* finden sich die meisten Varianten (bis zu 40% der Fälle) einschließlich multipler Arterien und einer frühen Gefäßgabelung an den Nierenarterien (s.a. Kapitel 10). Multiple Nierenarterien kommen in etwa 30% unilateral und in bis zu 12% bilateral vor. Etwa 10% sind akzessorisch, in 20% handelt es sich um aberrierende Gefäße. Die Zwerchfellarterien versorgen die Ober- und Unterseite des Zwerchfells. Dabei können die Aa. phrenicae inferiores aus dem Truncus coeliacus oder der A. hepatica sinistra entspringen. Es besteht aber auch die Möglichkeit eines Gefäßabgangs aus der Aorta abdominalis oder den Nierenarterien.

Varianten der *Beckenarterien* betreffen v.a. die A. iliaca interna. In aller Regel teilt sie sich in 2 Hauptstämme, in 10% der Fälle ist jedoch nur einer angelegt. Im weiteren Verlauf werden 3 parietale und insgesamt 7 viszerale Arterien abgegeben. Bei den parietalen Ästen zeigt die A. obturatoria als häufigste Variante einen direkten Ursprung aus der A. femoralis oder aus der A. iliaca externa. Auch die A. glutea inferior sowie die A. pudenda interna weisen eine große Variationsbreite hinsichtlich ihres Ursprungs auf. In seltenen Fällen finden sich auch komplexe Varianten wie die Hypoplasie der A. iliaca externa mit Versorgung des Beines über die A. iliaca interna und die A. obturatoria mit dorsalem Verlauf der hauptversorgenden Arterie im Oberschenkel.

Untersuchungstechnik und Dokumentation

Untersuchungstechnik

Untersucht wird zunächst in Rückenlage. Als erstes sucht man die proximale Aorta in Inspiration durch das Schallfenster der Leber mit den Abgängen von Truncus coeliacus und der A. mesenterica superior auf. Anschließend wird der Schallkopf nach kaudal verschoben und die distale Aorta bis zur Bifurkation in 2 Ebenen dargestellt. Maximale Inspiration sowie kranial betonter Druck des Schallkopfes beim Verschieben nach kaudal ermöglichen oft auch bei Meteorismus noch eine freie Sicht auf die gesamte Aorta. Danach schaltet man an einer unauffälligen Stelle die Farbkodierung zu und passt sie wie in Kapitel 5 beschrieben an.

Schallkopf. Für Erwachsene empfiehlt sich ein Linear- oder Curved-Array-Schallkopf von 3,5 MHz Sendefrequenz, die bei Hochleistungsultraschallgeräten zwischen 2–8 MHz variabel ist. Dies ermöglicht eine deutlich bessere Darstellung des Retroperitoneums und der Plaquesbildung im Aortenhinterwandbereich. Sendeenergie und Tiefenausgleich werden zunächst an einem subkostalen Schrägschnitt der Leber so eingestellt, dass das Parenchym homogen erscheint. Anschließend sucht man die Aorta im Längsschnitt auf und stellt Tiefenausgleich, Fokus und Verstärkung so ein, dass das Aortenlumen sowie die Abgänge von Truncus coeliacus, A. mesenterica superior und Aa. renales möglichst echofrei erscheinen. Bei adipösen Patienten hilft das Zuschalten des sog. „Tissue-Harmonic-Imaging"-Modus (THI). Unter vorsichtigem Druck wird der Schallkopf nach kaudal verschoben und die Bifurkation dargestellt, und nach jeweiliger Schrägstellung des Kopfes auch die linke und rechte A. iliaca communis mit ihren Bifurkationen. Dies gelingt meist erst nach Zuschalten der Farbe.

FKDS der Aorta. Für die Darstellung der normalen Aorta abdominalis und ihrer Äste mit der FKDS ist ein mittlerer Frequenzbereich ausreichend (PRF 1500–2000 Hz für den 3–5-MHz-Schallkopf). Farbver-

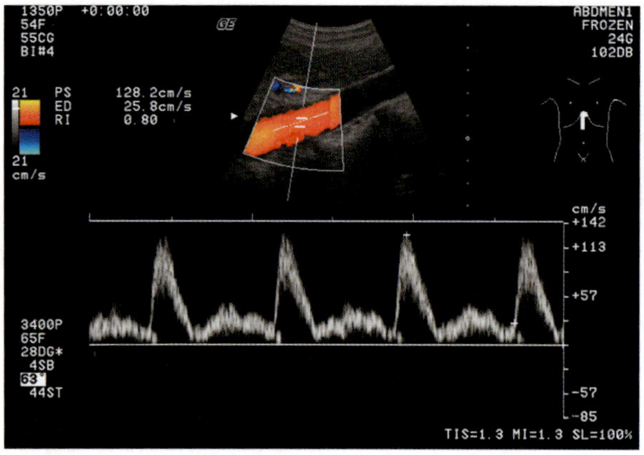

Abb. 9.**2** Aorta abdominalis: Normalbefund mit Doppler-Spektrum. Längsschnitt mit proximaler Aorta im Geschwindigkeitsmodus. Zur Beurteilung der gesamten Aorta muss der Schallkopf ggf. nach kaudal oder kranial gekippt werden. Das Doppler-Spektrum zeigt oberhalb des Abgangs der Nierenarterien im Allgemeinen noch einen persistierenden, diastolischen Fluss. Erstrebenswert ist ein Doppler-Winkel von unter 60°.

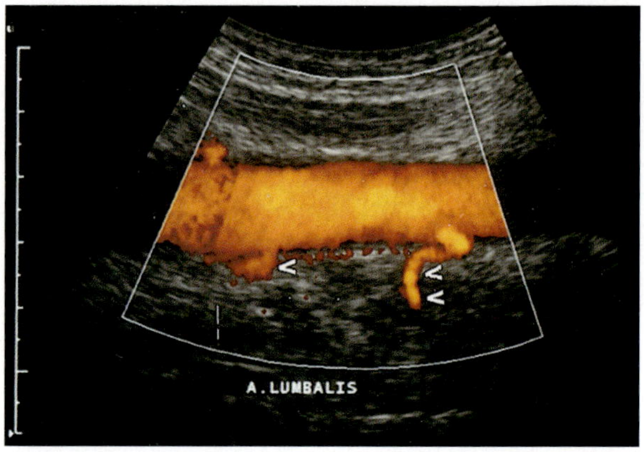

Abb. 9.**3** Aorta abdominalis: Normalbefund mit lumbalen Ästen (Power-Modus). Längsschnitt von schräg lateral mit Darstellung des Abgangs zweier Lumbalarterien der linken Seite (<). Die Flussinformation wurde im Power-Modus detektiert. Dadurch ergeben sich eine nur geringe Winkelabhängigkeit und eine einheitliche Farbschattierung bei der Kodierung.

stärkung und -geschwindigkeitsbereich bzw. PRF sind so einzustellen, dass bei ruhig gehaltenem Schallkopf gerade keine Farbartefakte auftreten. Der Doppler-Winkel sollte zwischen 30° und 60° betragen (Abb. 9.**2**). Elongiert verlaufende Abschnitte sind stets aus mehreren Richtungen anzuschallen, um sie adäquat beurteilen zu können. Untersucht man ein Gefäß im Querschnitt, so ist der Schallkopf gegenüber der Gefäßachse um mindestens 20° zu kippen. Nur dann ist noch ein ausreichendes Doppler-Farbsignal detektierbar.

Tiefenbereich und Farbfenster (s. Kapitel 5) sollten möglichst klein gehalten werden, um mit einer ausreichend hohen Bildwechselfrequenz arbeiten zu können. Ist kein Blutfluss nachweisbar, so sind der gewählte Frequenzbereich (PRF) sowie der Wandfilter zu reduzieren sowie ggf. die Verstärkung zu überprüfen.

FKDS der abgehenden Gefäße. Die Aa. iliacae werden entweder von kranial nach kaudal im Längsschnitt oder in umgekehrter Richtung von der Leiste her von der A. femoralis über die A. iliaca externa nach kranial aufgesucht (s.a. Kapitel 15). Mit der Harnblase als Vorlaufstrecke lassen sich jeweils die kontralaterale A. iliaca communis und die A. iliaca externa leichter beurteilen. Durch Einschallen von schräg lateral kann man auch die Aa. lumbales darstellen (Abb. 9.**3**). Jede Lumbalarterie verzweigt sich in einen anterioren und posterioren Ast, die Rückenmark, Cauda equina, Meningen sowie die tiefe Rückenmuskulatur versorgen. Sie zeigen ausgeprägte Kollateralen zu subkostalen, iliolumbalen Arterien sowie zur A. epigastrica inferior und A. circumflexa femoris. Durch diese Kollateralisation ist eine spontane retrograde Perfusion möglich, die die Langzeitergebnisse nach perkutan gelegter Aortenprothese limitiert. Die Aa. ovaricae sowie die Aa. uterinae werden insbesondere bei der Schwangerschaft oder bei gynäkologischen Erkrankungen im Ovar bzw. in der Region des Uterus aufgesucht (Näheres s. 51). Untersuchungstechnik und Befunde der Aa. renalis sind in Kapitel 10 zusammengestellt.

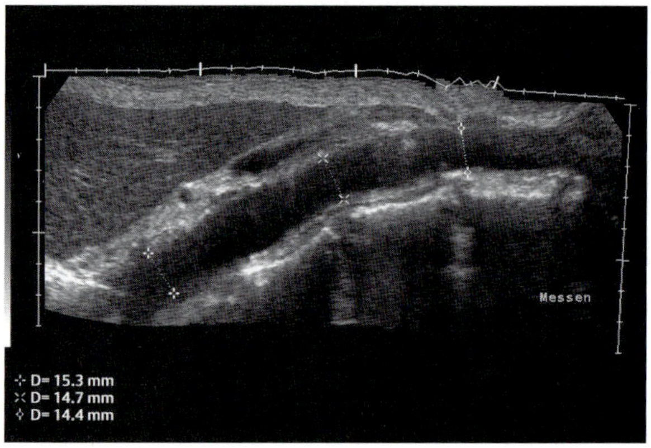

Abb. 9.**4** Aorta abdominalis mit arteriosklerotischen Plaques (Panorama-Modus).
Verschiebt man den Schallkopf vorsichtig in Längsrichtung, lässt sich aus mehreren hintereinander erfassten Längsschnitten ein Summationsbild erzeugen, das einen großen Bildausschnitt langstreckig und übersichtlich darstellt.

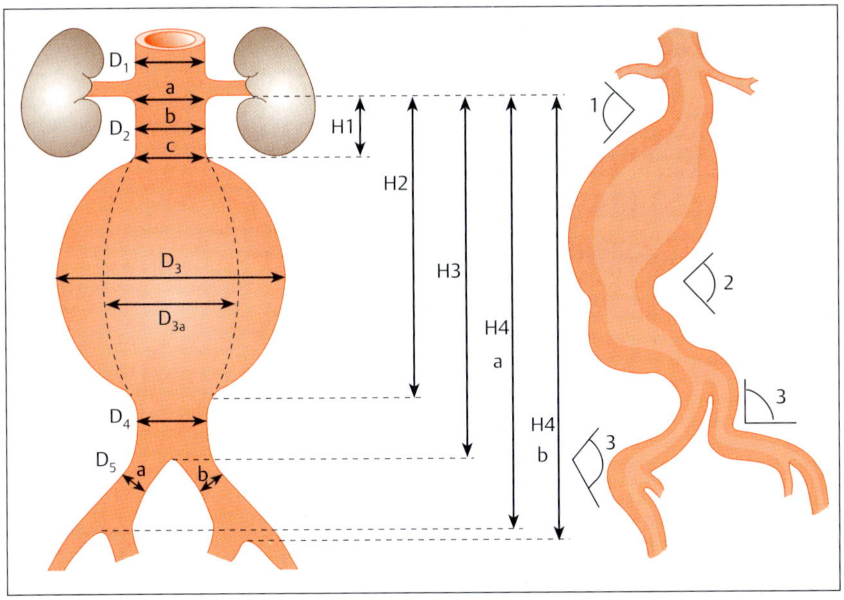

Abb. 9.**5** Schema zur Erfassung der Messparameter vor Endoprothesenimplantation. Zur Operationsplanung benötigt man Angaben über die maximale Aneurysmaausdehnung und Messungen des proximalen und distalen Gefäßdurchmessers. Weitere notwendige Daten sind der Abstand der Nierenarterien zum Aneurysma sowie die Winkel zwischen Hals und proximaler Aorta (= 1), im Verlauf des Aneurysmas (= 2) sowie der Beckenarterien (= 3).

Diese Messungen waren bisher der CT und der Angiographie mit Messkatheter vorbehalten. 2D- und 3D-Panoramaverfahren (s.a. Abb. 9.**18**) sowie die möglicherweise artefaktfreiere Darstellung im B-Flow-Modus (Abb. 9.**12**) helfen, diese Größen auch sonographisch zu erfassen.

Dokumentation

Mindestens ein Längsschnitt der Aorta sollte mit Angaben über Wanddicke und -schichtung, Kalkplaques, Durchmesser sowie die wichtigsten Gefäßabgänge dokumentiert werden. Bei stark elongierter Aorta kann sich die Bestimmung des Längsschnitts schwierig gestalten. Wenn die Untersuchungsbedingungen es erlauben, kann die Messung mit einer kontinuierlichen Bilderfassung und -dokumentation im Panoramaverfahren erleichtert werden (Abb. 9.**4**). Ein Aortenaneurysma ist in 2 Ebenen jeweils im größten Längs- und Querschnitt festzuhalten; zusätzlich sollten Lage und Dicke des thrombosierten Anteils bestimmt werden. Weitere wichtige Angaben sind der Abstand des Aneurysmas zu den Nierenarterien sowie der Nachweis venöser Gefässvarianten wie einer retroaortalen Nierenvene. Ist eine Prothesenimplantation geplant, so ist die exakte Erfassung des Querschnitts auch in Höhe der Nierenarterien, der Aortenbifurkation und der Iliakalarterien erforderlich (Abb. 9.**5**).

Normalbefunde

Aorta abdominalis

Kraniale Abschnitte. Während der Systole zeigt die normale Aorta abdominalis in der FKDS ein komplett farbgefülltes Lumen (Abb. 9.**2**). In der Diastole ist das Flussmuster jedoch vom Messort abhängig: Proximal des Abgangs von Truncus coeliacus und Nierenarterien findet sich in der Diastole besonders beim jüngeren Patienten noch ein kontinuierlicher, nach kaudal gerichteter Restfluss, der über dem gesamten Gefäßquerschnitt oder zumindest in der Gefäßmitte nachweisbar bleibt. Ursächlich dafür ist der proximal niedrige Gesamtgefässwiderstand durch die noch abgehenden Arterien der parenchymatösen Organe wie Niere, Milz und Leber.

Kaudale Abschnitte. Die kaudalen Abschnitte der Aorta sind – wie die peripheren Arterien – durch eine kurzzeitige Rückflusskomponente mit anschließendem Nullfluss charakterisiert (Abb. 9.**6**). Wahrscheinliche Erklärung sind Reflexionen bei hohem Widerstand im nachgeschalteten Stromgebiet sowie der Ping-Pong-Effekt an der Aortenklappe (24, 56). Diese komplexen Flussmuster sind physiologisch und nicht mit Turbulenzen zu verwechseln. Eine Änderung dieser Kurvenform findet sich bei Hyperämie oder ausgeprägter Ischämie im nachgeschalteten Stromgebiet sowie bei schwerer Aortenklappeninsuffizienz und AV-Shunts der großen Arterien. Die Ableitung von Doppler-Spektren hilft, diese Zusammenhänge besser zu erkennen.

Symmetrische Äste

Von den Abgängen der symmetrischen Aortenäste sind im Allgemeinen lediglich die Nierenarterien (Kapitel 10) erfassbar. Im Power-Modus sowie ggf. nach Kontrastmittelgabe lassen sich mittlerweile auch die Lumbalarterien darstellen (Abb. 9.**3**). Die Abgänge der A. phrenica, A. ovarica bzw. A. testicularis können im Allgemeinen nur selten nachgewiesen werden. Die Aa. ovaricae sowie die Aa. uterinae als Äste der Aa. iliacae internae sind jedoch meist am Erfolgsorgan

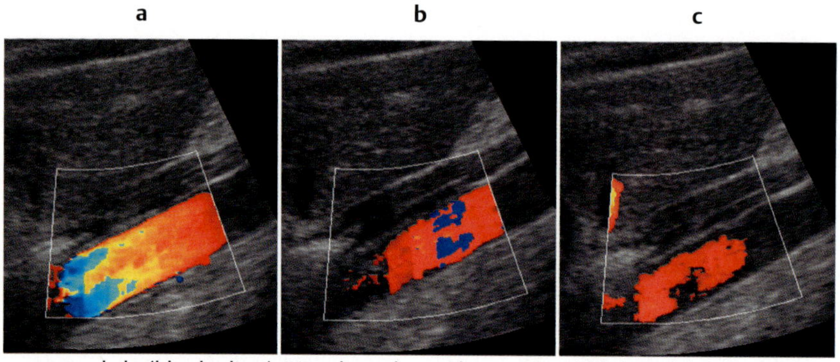

Abb. 9.6 **a-c** Aorta abdominalis im Längsschnitt: Verschiedene Phasen des Herzzyklus
a Zum Zeitpunkt der Systole ist das Gefäßlumen vollständig mit Farbsignalen gefüllt
b Zu Beginn der Diastole findet sich zentral noch ein persistierender, nach kaudal gerichteter Restfluss (rot kodiert). In den wandnahen Strömungsschichten zeigt sich bereits eine Strömungsumkehr (blau kodiert). Diese komplexen Flussmuster sind physiologisch und nicht mit Turbulenzen zu verwechseln.
c In der späten Diastole nur noch lückenhaft nachweisbarer langsamer Fluss (dunkelrot kodiert)

im Becken darstellbar und können dann analysiert werden. Die Endäste der Aa. testiculares lassen sich am Hoden beurteilen.

Pathologische Befunde in der FKDS — Übersicht

Die häufigste Ursache pathologischer Veränderungen von Aorta und Beckenarterien ist die Arteriosklerose. Mechanische Faktoren, Ablagerungen und Degeneration sowie zahlreiche endogene und exogene Noxen sind Auslöser eines komplexen Geschehens mit Lipidablagerungen und Proliferation glatter Muskelzellen in der Intima. Vorläufer sind die zunächst noch reversiblen streifenförmigen Gefäßwandläsionen, die schon ab dem 1. Lebensjahr nachgewiesen werden können. Diese so genannten Lipoidflecken finden sich bevorzugt im Bereich des Ductus arteriosus, an den Abgängen der supraaortalen Äste, des Truncus coeliacus, der A. mesenterica superior sowie der Aa. renales. Im weiteren Verlauf kommt es nach fibronekrotischem Umbau der Plaques zu Wandeinblutungen, Ulzerationen der Intima und Thrombenablagerungen. Daraus können dann Stenosen und Gefässverschlüsse entstehen, die sich in Abhängigkeit vom befallenen Gefäß klinisch unterschiedlich manifestieren. Veränderungen an der Aorta bleiben u.U. lange symptomlos. Das Beschwerdebild hängt ab

- vom Ausmaß der Strömungsbehinderung,
- von der Akuität des Verschlusses,
- von der Kollateralisierung.

Wandverdickung, Plaque, Stenose und Verschluss

Wandverdickung, Plaque und Stenose

Wandverdickung und fibröse Plaques. Wandverdickungen lassen sich im frühen Stadium nur mit hochauflösenden (hochfrequenten) Sonden erkennen: Die normale Arterienwand zeigt eine Dreischichtung mit 2 hellen, durch eine echoarme Zone getrennten Linien, deren Abstand in histologischen Messungen mit der Intima/Mediadicke korreliert. Eine Zunahme der echoarmen Trennschicht ist in histologischen Vergleichsstudien das früheste Zeichen von Infiltration und Proliferation der Gefäßwand und korreliert mit dem Schlaganfall- und Herzinfarktrisiko (38). An der Aorta sind die Wandveränderungen erst in einem späteren Stadium sicher zu erfassen. Beurteilt werden dann ihre Lokalisation, Dichte, Anzahl und Größe.

Fibröse Plaques sind mäßiggradig echodicht. Kalzifikationen stellen sich als brillante Reflexe mit Auslöschphänomen (Schallschatten) dar. Beim Nachweis einer langstreckigen, echoarmen Wandverdickung ist an eine Arteriitis als Ursache zu denken (5). Gleichzeitig vorliegende homogene Wandveränderungen der Beinarterien oder der A. subclavia/axillaris helfen, die Diagnose zu sichern.

Sonographisch zeigen sich Aussparungen im durchströmten, farbkodierten Lumen. Voraussetzung ist jedoch eine artefaktfreie Farbdarstellung ohne Überzeichnen der Farbinformation. Hilfreich kann es sein, bei höhergradigen Einengungen mit Vibrationsartefakten neue sonographische bildgebende Verfahren wie die B-Flow-Darstellung anzuwenden, die exakte morphologische Beurteilungsmöglichkeiten bieten. Die Form der Plaques kann prognostisch relevant sein (7), denn sie können

- abreißen und embolisieren,
- eine lokale Thrombose induzieren,
- einen Gefäßabgang okkludieren.

Der Nachweis homogener, echoarmer Herde sowie frischer thrombotischer Auflagerungen ist nur durch die FKDS möglich. Sie zeigen sich als Aussparung im durchströmten Lumen. Vorteil der FKDS ist, das Ausmaß der Verlegung und damit die hämodynamische Relevanz beurteilen zu können.

Stenose. Analog zu den Veränderungen an den peripheren Arterien lassen sich die Stenosen der Aorta und Beckenarterien in der Frequenzanalyse an einer spektralen Verbreiterung (Verlust des systolischen Fensters) sowie an Turbulenzen, Strömungsbeschleunigung mit Aliasing und evtl. Vibrationsartefakten erkennen (14). Die typischen Veränderungen in der FKDS (Abb. 9.**7**) sind in Kapitel 3 ausführlich beschrieben.

Verschluss

Ein Aortenverschluss ist nicht selten. Er entsteht fast immer auf dem Boden der Arteriosklerose und schließt meist die Aa. iliacae communes mit ein. Durch zahlreiche Verbindungen zwischen

- dem Truncus coeliacus, der A. mesenterica superior, der A. mesenterica inferior und den Beckenarterien,
- dem Umgebungskreislauf über die A. iliaca interna, A. epigastrica und A. iliaca externa

ist der isolierte chronische Verschluss in Ruhe gewöhnlich ausreichend kompensiert. Oft wird er als Zufallsbefund oder bei der Abklärung von Potenzstörungen diagnostiziert (s.a. Kapitel 14). Weitere Ursachen sind Embolien, Trauma, Sepsis sowie die primäre idiopathische Hyperlipidämie.

Befunde. Beim Erwachsenen wird der akute Verschluss im Allgemeinen klinisch diagnostiziert. In der Neonatologie hat sich bei Kindern mit Sepsis die ergänzende duplexsonographische Untersuchung zur Früherfassung der aortalen Thrombose bewährt (8). Im B-Bild bleibt das okkludierende thrombotische Material lange echoarm. Fehlende Wandpulsationen lassen einen Verschluss zwar vermuten, beweisend ist jedoch erst der fehlende Fluss (Abb. 9.**8a**). Die Verschlusshöhe, das Verschlussmaterial sowie die Beteiligung der Nierenarterien lassen sich in der FKDS gut beschreiben. Die Kollateralen sind zumeist besser in der Multislice-CT oder Angiographie zu überblicken (Abb. 9.**8b**).

Aneurysma und retroperitoneale Fibrose

Aneurysma — Übersicht

Ätiologie. Das Bauchaortenaneurysma (BAA) ist eine umschriebene, konzentrische oder exzentrische Lumenaufweitung, die entweder infra- oder suprarenal beginnen kann. Ursächlich sind Degeneration, Entzündung, Trauma oder Fehlbildung der stützenden Wandelemente. Rarefizierung bzw. Fragmentierung der elastischen Membranen und die Atrophie der Mediamuskulatur führen zur Wandschwäche. Ein weiterer Faktor ist die hämodynamische Belastung: Verstärkte Reflexionen an der aufgespreizten Bifurkation bei Elongation sowie der asymmetrische Fluss nach einseitiger Amputation werden angeschuldigt, über eine lokale Wandbelastung die Aneurysmabildung zu fördern (40).

Risiken. Das abdominale Aortenaneurysma ist eine Erkrankung, die bei rechtzeitiger Diagnosestellung mit relativ geringem Risiko operativ oder interventionell versorgt werden kann. Bei elektiven Eingriffen liegt die Mortalitätsrate unter 5%, bei rupturierten Aneurysmen bei bis zu 80%. 34–64% dieser Patienten sterben bereits vor Erreichen der Klinik. Damit beträgt die Gesamtmortalität bei rupturiertem Aortenaneurysma bis zu 90%.

Aktuelle Untersuchungen zeigen, dass bei Patienten über 60 Jahren die Prävalenz bei 2–6% liegt. Als Risikoindikator gelten die dilatative Arteriopathie bei arterieller Hypertonie sowie v.a. die periphere arterielle Verschlusskrankheit. In 20% der Fälle ist die Rupturgefahr bereits erhöht. Dies unterstreicht die Bedeutung eines zuverlässigen Screenings.

Aneurysmaformen. Pathologisch-anatomisch unterscheidet man

- das Aneurysma verum mit Aussackung aller 3 Wandschichten,
- das dissezierende Aneurysma,
- das meist traumatisch bedingte Aneurysma spurium (falsches Aneurysma), das nach Einriss der inneren Aortenwandschichten gedeckt in die Umgebung perforiert.

Aneurysma verum

Vorkommen und Klinik. Am häufigsten ist das Aneurysma verum. Es ist arteriosklerotisch bedingt, umfasst alle Wandschichten, ist zumeist fusiform und liegt in 95% der Fälle infrarenal. Die weitaus meisten Patienten sind asymptomatisch und ihr Aneurysma eine Zufallsdiagnose (Sonographie, CT). Aneurysmen

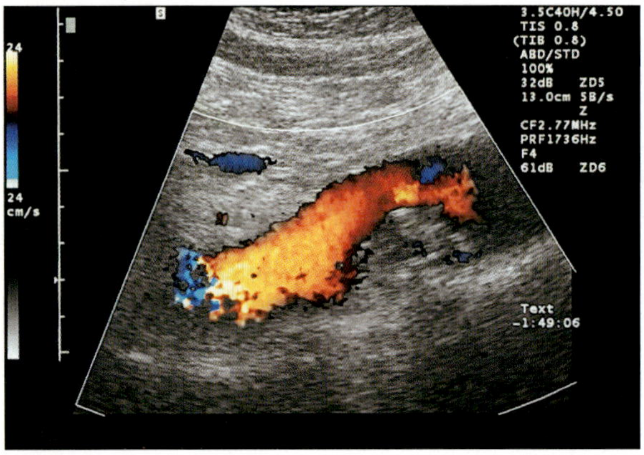

a

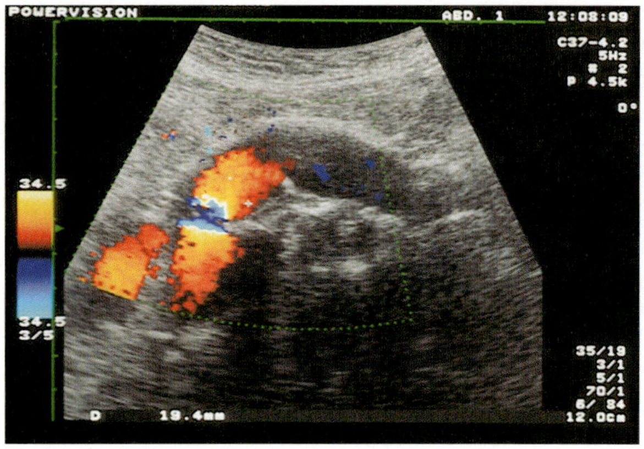

b

Abb. 9.**7a** u. **b** Stenose der Aorta und Anastomosenstenose bei aortofemoralem Bypass

a Längsschnitt der Aorta mit asymmetrischer Lumeneinengung durch echoarmes Material. Distal davon Nachweis von Turbulenzen.

b Anastomosenstenose einer End-zu-Seit eingesetzten Prothese mit kurzstreckiger durch Aliasing markierter Flussbeschleunigung (hellgelb bis grün kodiert). Im ergänzenden Doppler-Frequenzspektrum zeigt sich eine Flussbeschleunigung auf 350 cm/s.

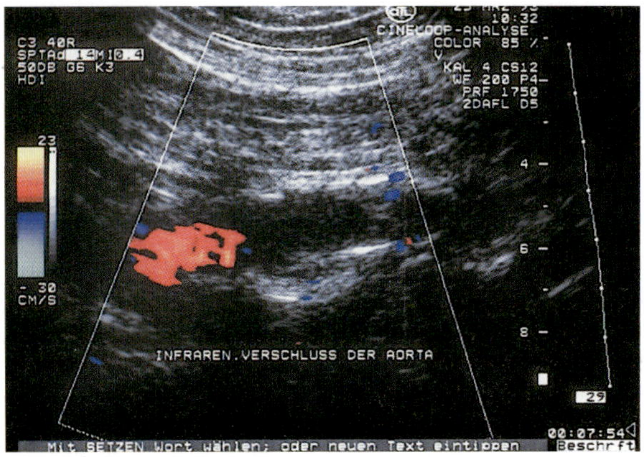

a

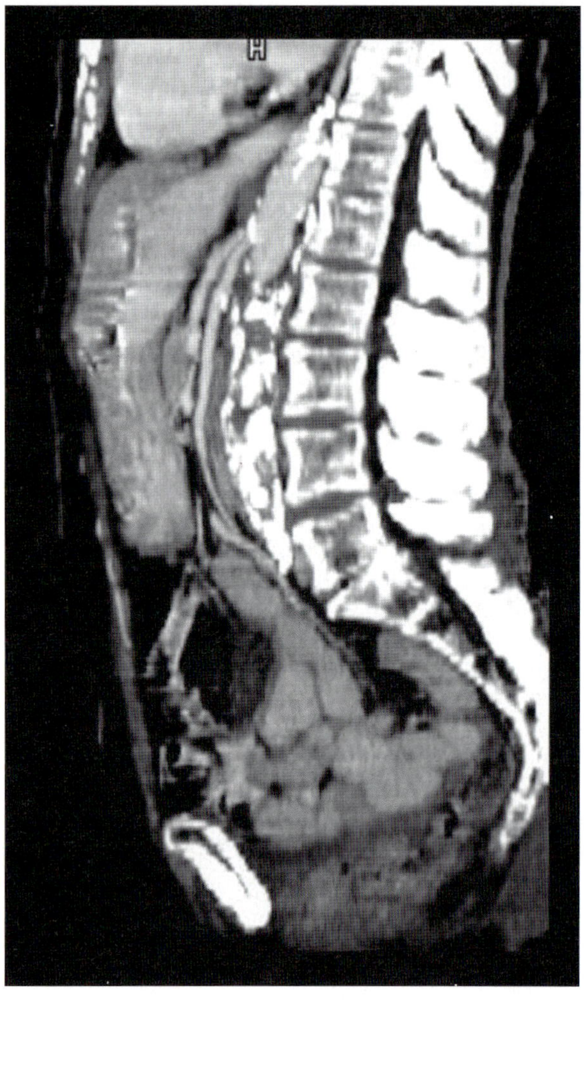

b

Abb. 9.**8a** u. **b** Leriche-Syndrom mit infrarenalem Verschluss der Aorta abdominalis.

a Längsschnitt durch die proximale Aorta abdominalis mit verlangsamtem, dunkelrot kodierten Restfluss kranial (FKDS). Distal davon Verlegung des Lumens durch echoarmes Thrombusmaterial. Fehlender Nachweis von Pulsationen im B-Bild; in allen Anschallwinkeln kompletter Verlust des Flusssignals in der Farbkodierung.

b Multislice-CT eines vergleichbaren Patienten.
In der seitlichen Rekonstruktion erkennt man eine massive Arteriosklerose der Aorta. Die Aorta wird nur bis kurz unterhalb des Abgangs der A. mesenterica superior kontrastiert. Distal davon ist auch in Spätaufnahmen keine Perfusion nachweisbar. Die A. mesenterica superior und die A. gastroduodenalis stellen sich als kräftige Kollateralgefäße dar.

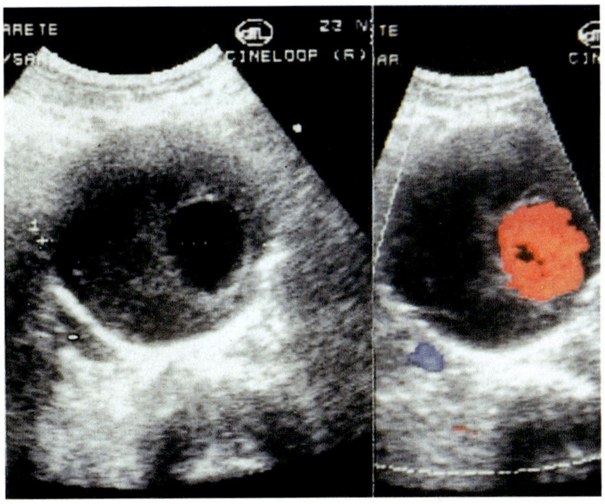

Abb. 9.**9** Querschnitte der Aorta abdominalis mit partiell thrombosiertem Aneurysma. Exzentrisches Lumen mit breitem Thrombussaum. Der Fluss im Lumen ist noch laminar.

von mehr als 5 cm Größe wachsen mindestens 5 mm/-Jahr (43). Symptome entstehen durch Kompression benachbarter Strukturen sowie durch sekundäre Komplikationen, wie verschleppte Thromben, spontane Fistelbildung und Perforation.

B-Bild. Sonographisch lassen sich aus dem B-Bild Durchmesser, Abgrenzung zur Umgebung und das Ausmaß der intraluminalen Thrombosierung darstellen (Abb. 9.**9**). Die thrombotischen Auflagerungen können

- geschichtet sein,
- sich von der Wand lösen,
- sich wieder verflüssigen.

Eine exzentrische Lage des durchströmten Lumens, divertikelartige Aussackungen, ein Wachstum von mehr als 4 mm/Jahr sowie ein Querdurchmesser von mehr als 5 cm sind Zeichen hoher Rupturgefährdung (39).

Diese Kriterien lassen sich bereits aus dem B-Bild entnehmen (31). Studien zur Reproduzierbarkeit zeigten an 63 Patienten, die durch 2 Untersucher gemessen wurden (49) zwar eine Korrelation von 0,89–0,94. Ein Wachstum konnte jedoch erst ab 0,78–0,98 cm sicher diagnostiziert werden (Konfidenzintervall 95%). Querschnittsmessungen waren dabei Messungen der Längsausdehnung überlegen. Zur Planung einer perkutanen Endoprotheseneinlage werden nach Allenberg et al (2) sowie dem Eurostar-Protokoll die Aneurysmatypen nach Form und Ausdehnung in mehrere Unterformen eingeteilt, die das therapeutische Procedere sowie die Prothesenwahl beeinflussen (Abb. 9.**10**).

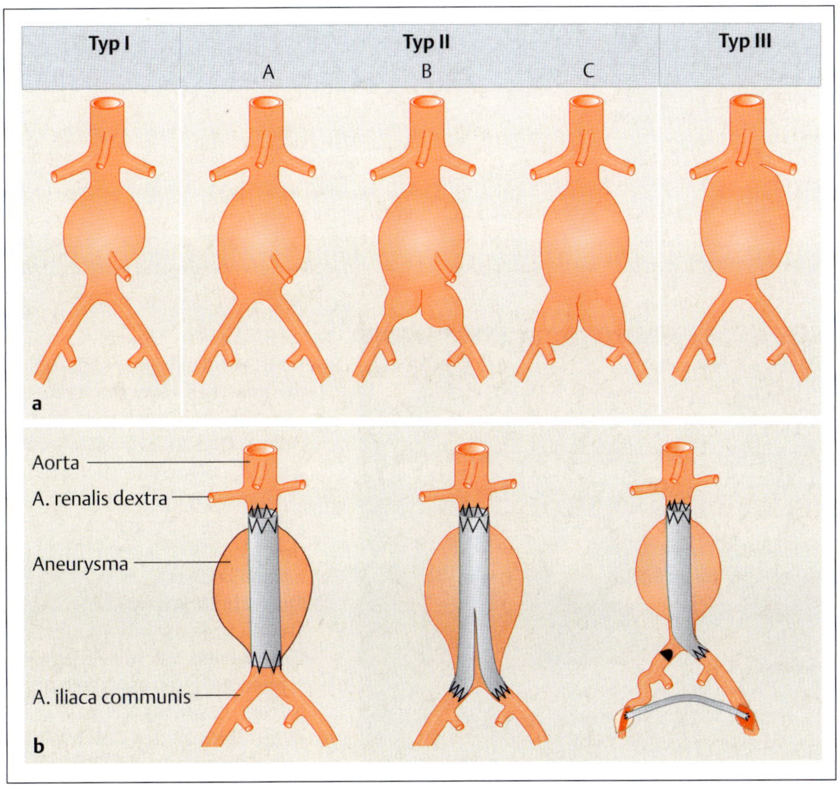

Abb. 9.**10 a** u. **b** Morphologische Klassifikation der infrarenalen Aneurysmata (2)
a Je nach Länge des vor- und nachgeschalteten Aneurysmahalses werden die Aneurysmata in Kategorien von I bis III sowie Subtypen (A bis C) eingeteilt. Aneurysmata der Kategorie I sowie die Subtypen II A und B sind mit Prothesen gut zu versorgen. Die Subtypen II C sowie Patienten der Kategorie III waren bis vor kurzem für perkutane Endoprothesen nicht geeignet.
b Je nach Lage des distalen Aneurysmaendes kann die Prothese in der Aorta allein (links) oder über distale Schenkel als Bifurkationsprothese verankert werden (mittleres Bild). Bei einseitigem Verschluss (rechts) lässt sich eine uniiliakale Prothese einlegen und gleichzeitig ein extraanatomischer femorofemoraler Bypasses anlegen (37).

FKDS. In der FKDS lassen sich 2 unterschiedliche Flussmuster identifizieren (11):

- Im unkomplizierten Fall ist der Durchfluss laminar (Abb. 9.**9**).
- Mit zunehmender Flussgeschwindigkeit und Größe entstehen Turbulenzen (Abb. 9.**11**), z.T. mit wandgerichteten Flussspitzen.

Peattie et al (42) wiesen im Modellversuch lokale Druckspitzen mit verstärkten Scherkräften nach. Konzentrische, lokale wandständige Thrombusablagerungen scheinen hingegen das Wachstum des erweiterten Gefässlumens zu reduzieren. Aus dem Wechselspiel dieser Parameter sowie dem Ausmaß der arteriosklerotisch bedingten Wandschädigung ergibt sich das unterschiedliche Wachstumsrisiko von Aneurysmen, das in erster Näherung aus der FKDS abgeschätzt werden kann (39).

Ein weiterer Vorteil ist die Möglichkeit, Abgänge und Verlauf der aortalen Äste sowie ihre Beziehung zum Aneurysma zu analysieren. Ergänzende Verfahren wie die B-Flow-Technik ermöglichen eine weitgehend

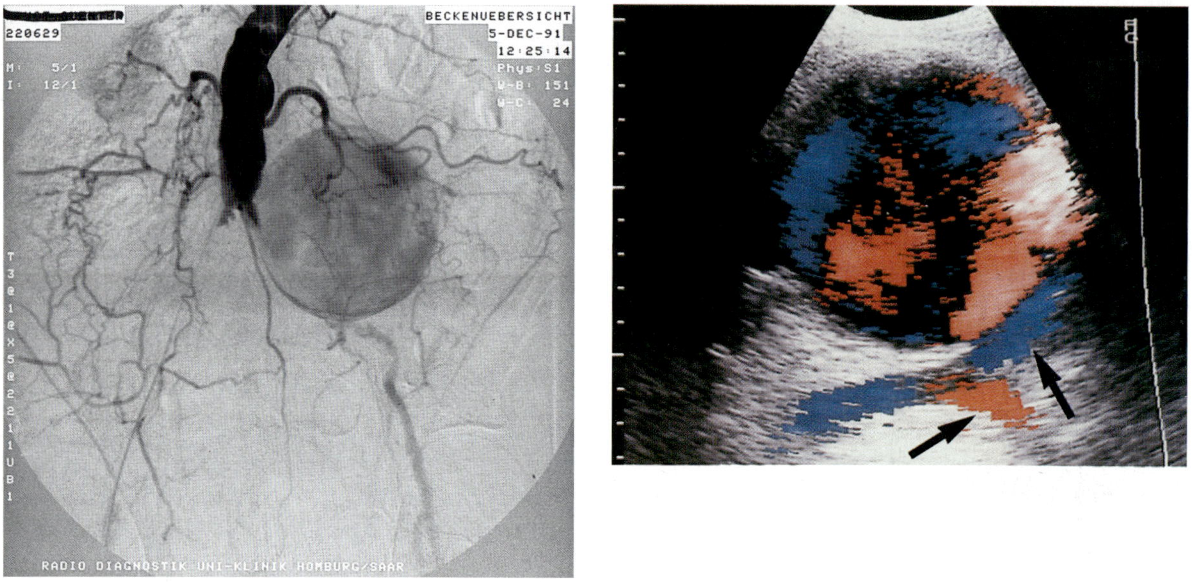

a b

Abb. 9.**11** **a** u. **b** Riesenaneurysma der linken A. iliaca communis.

a Angiographie: Das Aneurysma reicht bis unmittelbar an die Aortenbifurkation heran und komprimiert die linke A. iliaca communis. Das Lumen der stenosierten rechten A. iliaca communis wird durch den Katheter verlegt.

b FKDS im modifizierten Längsschnitt von links paramedian mit der distalen Aorta (blau kodiert) und den Aa. iliacae (Pfeile). In allen Strömungsphasen zeigt sich im Aneurysma ein lanzettenartig auf die kaudale Wand gerichteter Strom mit erheblichen Turbulenzen.

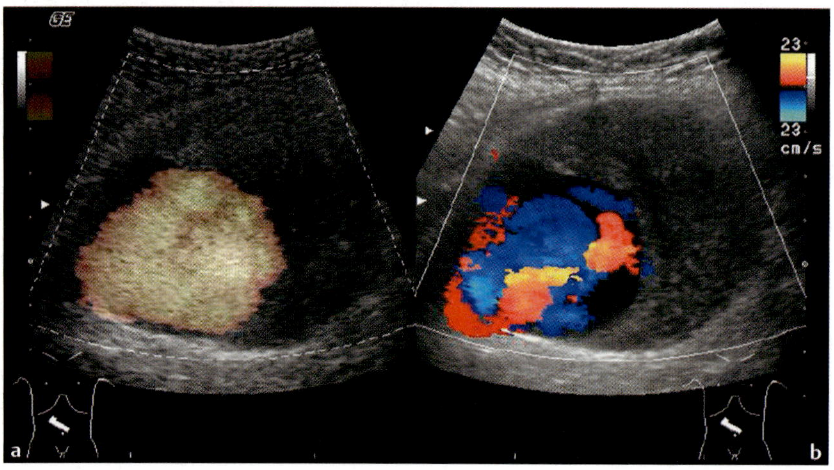

Abb. 9.**12** **a** u. **b** Aneurysmaquerschnitt: Vergleich von FKDS und farbkodierter B-Flow-Darstellung.

a Querschnitt in der farbkodierten B-Flow-Darstellung mit inhomogenem, teils echoreichem, teils echoarmem Thrombusmaterial. Ortsgenaue Abgrenzbarkeit des durchströmten Lumens (gelb-orange kodiert).

b Querschnitt in der FKDS. Turbulenzen mit inhomogenen Flussarealen, z.T. mit Flussgeschwindigkeiten unterhalb der Nachweisbarkeitsgrenze. Reduziert man den Geschwindigkeitsbereich bzw. die PRF, so wird das Gefäßlumen überschrieben.

winkelunabhängige und ortsgenaue Darstellung des durchströmten Lumens (Abb. 9.**12**). Nachverarbeitungsverfahren aus der Computertomographie und MR-Technik mit 3D-Rekonstruktionen erlauben dabei eine übersichtliche und genaue Darstellung der Aneurysmaausdehnung.

Aneurysma dissecans

Vorkommen und Klinik. Das Aneurysma dissecans kann durch eine Blutung im Bereich der Vasa vasorum mit sekundärem Intimaeinriss und Separation der Wandschichten entstehen. Auslöser sind Traumata, die

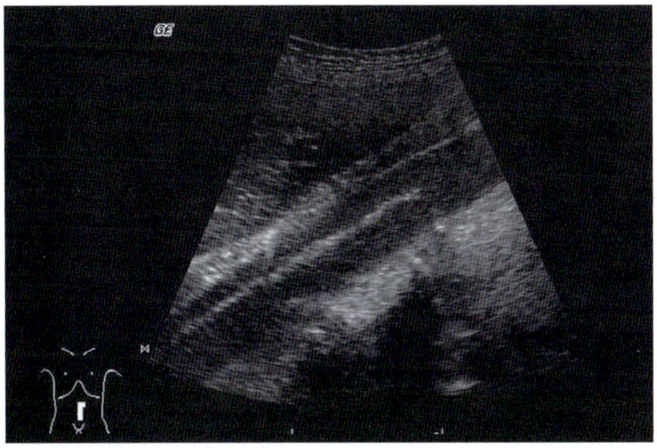

a

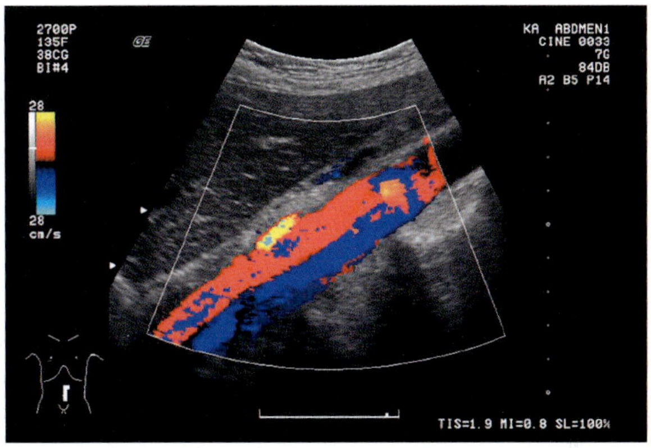

b

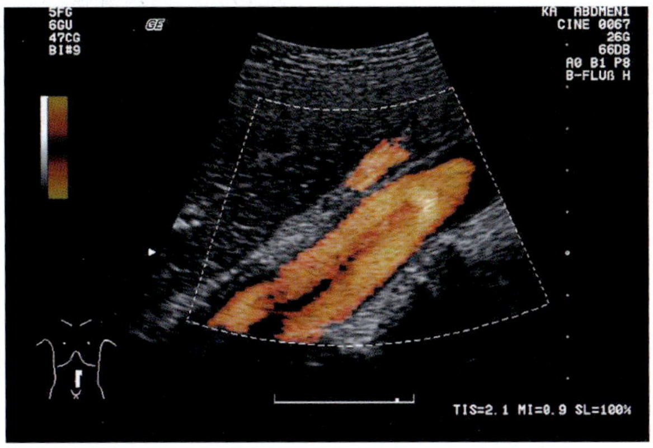

c

Abb. 9.**13a-c** Dissezierendes Aortenaneurysma (Vergleich B-Bild, FKDS, B-Flow-Modus).
a Längsschnitt im B-Bild mit Leber und Aorta. Die Dissekatmembran verläuft zentral im Lumen
b Längsschnitt in der FKDS. Unterschiedliche Flussgeschwindigkeiten und -richtung im wahren und im falschen Lumen. Das Dissekatsegel ist durch die Farbinformation überlagert und nicht mehr erkennbar.
c Längsschnitt im B-Flow-Modus. Die Flussrichtung ist zwar nicht mehr differenzierbar, das Dissekatsegel lässt sich jedoch gut abgrenzen.

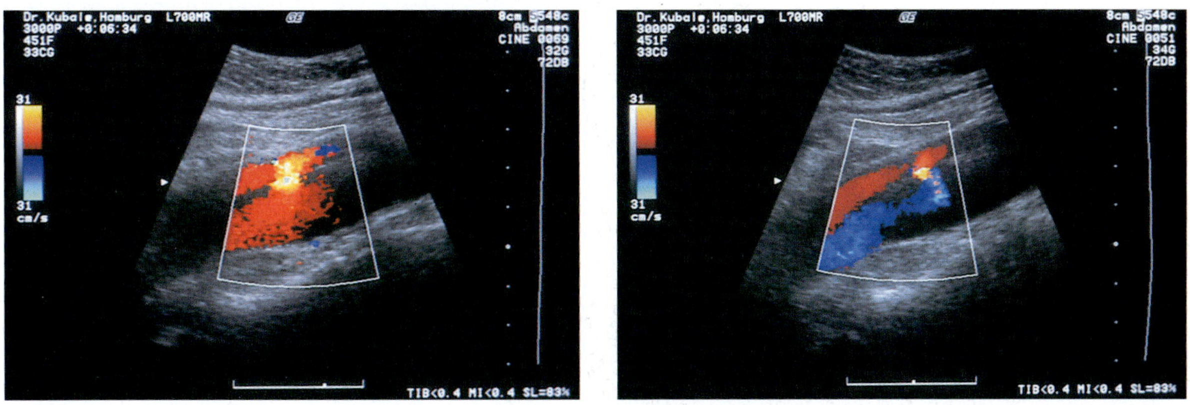

a b

Abb. 9.**14 a** u. **b** Dissezierendes Aortenaneurysma mit Reentry in der distalen Aorta abdominalis. Längsschnitt durch die distale Aorta abdominalis in unterschiedlichen Flussphasen. Zum Zeitpunkt der Systole (**a**) nach kaudal gerichteter Fluss in beiden Lumina. Die „Reentry-Stelle" ist durch einen hellen Strömungsjet markiert. Zu Beginn der Diastole (**b**) noch persistierender Fluss im anterioren wahren Lumen, Flussumkehr im dorsalen, falschen Lumen.

Medianecrosis aortae cystica idiopathica, die Mesaortitis luetica, das Marfan-Syndrom sowie die Arteriosklerose. Ausgangspunkt ist zumeist die aszendierende, thorakale Aorta. Je nach Beginn und Ausmaß wird das dissezierende Aortenaneurysma nach Stanford (A oder B) oder DeBakey (I bis III) eingeteilt (s. Abb. 15.**9**). Es kann noch weiter nach kaudal dissezieren, thrombosieren oder rupturieren. Das distale Reentry führt zur Selbstbegrenzung und ist durch eine plötzlich abnehmende Schmerzsymptomatik charakterisiert. Eine Ruptur nach außen führt zur akuten lebensgefährlichen Blutung. Reicht die Dissektion bis in die Bauchaorta, so können die A. mesenterica superior und die Aa. iliacae akut mitbetroffen sein (Ischämie).

B-Bild. Im B-Bild erkennt man eine Dissektions-Membran mit typischer undulierender Bewegung. Die oftmals weniger als 1 mm dicke Membran ist jedoch nicht immer abgrenzbar. Differenzialdiagnostische Probleme können in Einzelfällen durch Fehlinterpretation des Zwerchfellschenkels oder der bindegewebigen Brücke einer Hufeisenniere als zweites Lumen entstehen.

FKDS. Mit der FKDS lassen sich Flussrichtung und unterschiedliche Flussgeschwindigkeiten im wahren und falschen Lumen darstellen (46). Die niedrigen Geschwindigkeiten im falschen Lumen sind oft leichter im Power-Modus zu erfassen. Eine genaue Abgrenzung des Dissekatsegels ist im B-Flow-Modus möglich (Abb. 9.**13**). Retrograde Flussanteile begünstigen die Thrombenbildung (46). Je nach Untersuchungsbedingungen ist es möglich, den Wiedereintritt des Blutes sowie die Größe der Reentryöffnung zu bestimmen (Abb. 9.**14**; 19, 57, 58). Sind die Nierenarterien mit einbezogen, so ist mit Perfusionsausfällen bzw. — bei embolisiertem Thrombusmaterial oder komplettem Verschluss — mit Niereninfarkten zu rechnen. Um diese nachzuweisen, ist der Power-Modus vorteilhaft. Zur Standarddiagnostik sollte gehören, die Nierendurchblutung und die viszeralen Arterien ergänzend zu beurteilen. Ebenso sind neben den Aa. iliacae auch die Aa. femorales communes mit zu untersuchen, da nicht selten die Dissektionsmembran bis in die Leiste reicht.

Aneurysma — Komplikationen

Gefürchtetste Komplikation des infrarenalen Aneurysmas ist die Ruptur: zu 88% ins Retroperitoneum, zu 7,3% in die freie Bauchhöhle, zu jeweils etwa 2% ins Duodenum oder in die V. cava inferior (21, 53).

Infizierte bzw. mykotische Aneurysmen kommen in 5%–15% der Fälle vor und entwickeln sich auf dem Boden arteriosklerotischer Veränderungen bei bakterieller Endokarditis, bei Sepsis oder als Komplikation abdominaler Abzesse. Sonomorphologisch findet man zumeist ein sakkuläres Aneurysma, das von einem Flüssigkeitssaum und evtl. kleinen Gaseinschlüssen umgeben ist.

Akute Ruptur

Klinik. Das klinische Bild ist durch die klassische Trias Bauchschmerzen, pulsierender Tumor und Schock gekennzeichnet. Bei Ruptur in den Darm steht die schwere gastrointestinale Blutung mit Hämatemesis im Vordergrund (1). Begünstigt wird die Aortenruptur durch begleitende entzündliche Veränderungen, die sich in bis zu 15% aller Fälle finden. In seltenen Fällen ist eine Fistel in die linke Nierenvene möglich (36, 35). Auskultatorisch hört man ein lautes Maschinengeräusch.

Befunde. Sonographisch sieht man je nach Lokalisation der Blutung ein aufgetriebenes, inhomogenes, zumeist echoarmes Retroperitoneum und freie Flüssigkeit intraperitoneal. Bei Einbruch in den Darm sind die Darmschlingen flüssigkeitsgefüllt und zeigen z.T. eine unspezifische Wandverdickung.

Wenn das Retroperitoneum betroffen ist, hat die FKDS keine diagnostische Bedeutung. Das ist im Falle der Aneurysmaperforation in die V. cava oder Nierenvene anders (53). Die Inzidenz liegt bei 3,6% (60). Wie bei aortokavalen Fisteln anderer Genese, die traumatisch, iatrogen oder spontan bei retroaortalen Nierenvenen entstanden sind (36), findet man mosaikartige Vibrationsphänomene um die Fistelstelle sowie als indirektes Zeichen einen ungewöhnlich hohen diastolischen Fluss (Abb. 9.**15**). Die Fistel kann aus einer gedeckten Ruptur mit Pseudoaneurysma indirekt oder direkt durch eine Perforation von Wand zu Wand entstehen (Abb. 9.**16**). Das Flusssignal der V. cava ist pulsatil („Arterialisation") und die Fistelstelle je nach Durchfluss durch grobe Vibrationsartefakte und massive Turbulenzen markiert (12). Die Sterblichkeitsrate wird mit 40–67% angegeben (50).

Chronische Ruptur

Problematisch ist die Diagnostik einer chronische Ruptur, die meist nur durch ein kleines, exzentrisch gelegenes ringförmiges, retroperitoneales Hämatom charakterisiert ist. Dieses kann bei den meist ungünstigen Sichtbedingungen dem sonographischen Nachweis entgehen und ist auch computertomographisch nur an diskreten Veränderungen zu erkennen.

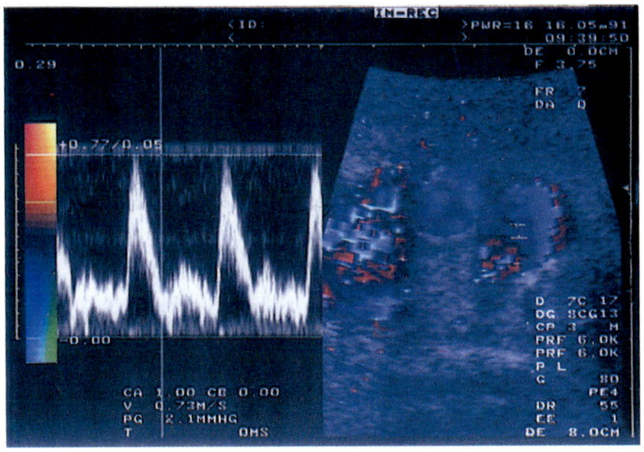

a

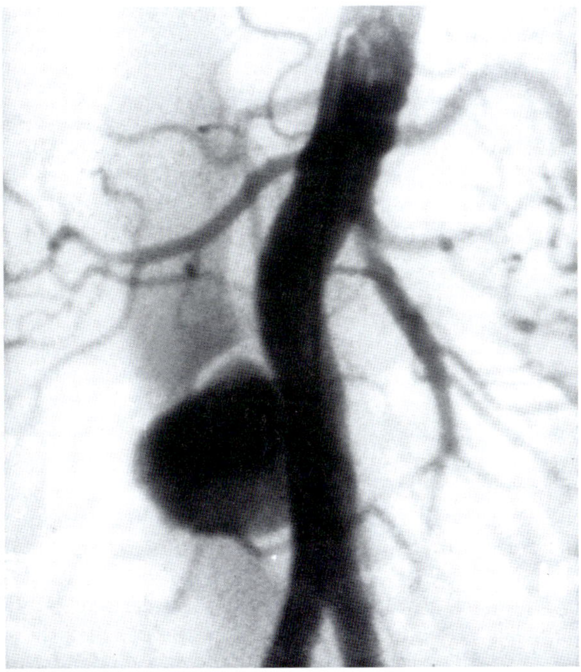

b

Abb. 9.**15a** u. **b** Aortokavale Fistel über Pseudoaneurysma (indirekter Typ).
a Querschnitt mit exzentrischem, sackförmigen Pseudoaneurysma der Aorta und turbulentem Fluss in der V. cava (FKDS). Doppler-Spektren aus der Aorta zeigen einen hohen diastolischen Restfluss als Ausdruck der fistelbedingten Widerstandsverminderung.
b Angiographie mit Kontrastierung eines Aneurysmasackes. Das Kontrastmittel tritt sofort in die V. cava inferior über. (Mit freundlicher Genehmigung von Herrn Dr. Wurche und Herrn Dr. Schmeck, Bremerhaven)

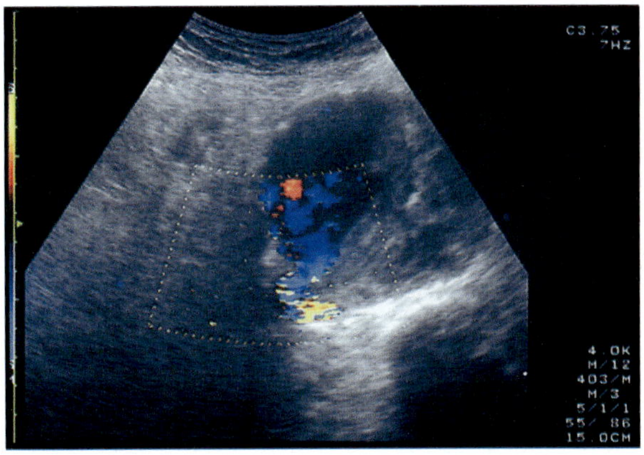

a

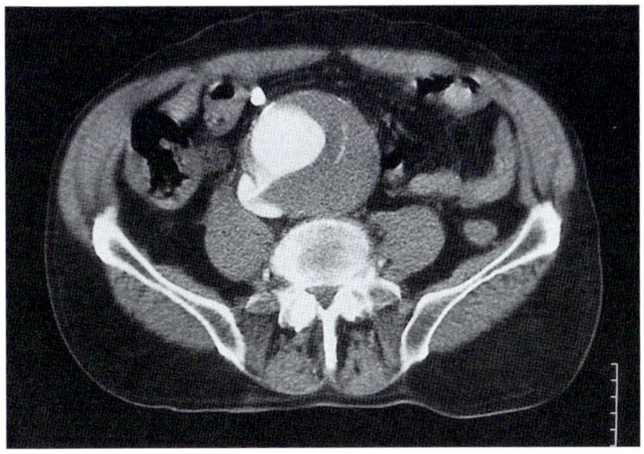

b

Abb. 9.**16 a** u. **b** Aortokavale Fistel durch direkten Einbruch in die V. cava (direkter Typ).
a Querschnitt ca. 3 cm oberhalb der Bifurkation mit breitem Thrombussaum und exzentrischem Lumen. Bei 7 Uhr Nachweis eines durchströmten Verbindungsgangs zur V. cava, die in der FKDS ein hochfrequentes (hellgelb schattiertes) Flussmuster mit arterieller Modulation zeigt. Bei Hypotonie ist kein Vibrationsphänomen nachweisbar.
b In der früharteriellen Phase zeigt sich computertomographisch ein sofortiger Übertritt des Kontrastmittels in die V. cava.

Inflammatorisches Aneurysma

Ätiologie und Vorkommen. Von den Rupturen abzugrenzen ist das inflammatorische Aneurysma, das mit 3–5% aller Aneurysmen zunächst als selten galt (29). Es kann als entzündliche Endarteriitis die Vasa vasorum mit einbeziehen. Typischerweise finden sich entzündliche Wandveränderungen vorzugsweise ventrolateral mit retroperitonealen Lymphomen (29). Begleitend treten Adhäsionen sowie retroperitoneale Fibrosen auf. Die perianeurysmatische Fibrose bezieht häufig das Duodenum mit ein (15). Dehnt sich die Entzündung auf die V. cava inferior aus, so kann es zu einem thrombotischen Verschluss kommen. Weitere Komplikationen sind die Ruptur oder Fistelbildungen sowie die Ummauerung der Ureteren, die in bis zu 19% zur Hydronephrose führt (62).

Entzündliche Begleitreaktionen werden auch im Rahmen einer Prothesenimplantation beobachtet. Neben einer zunehmenden intraluminalen Thrombosierung kommt es dabei zur prä- und postprothetischen Dila-

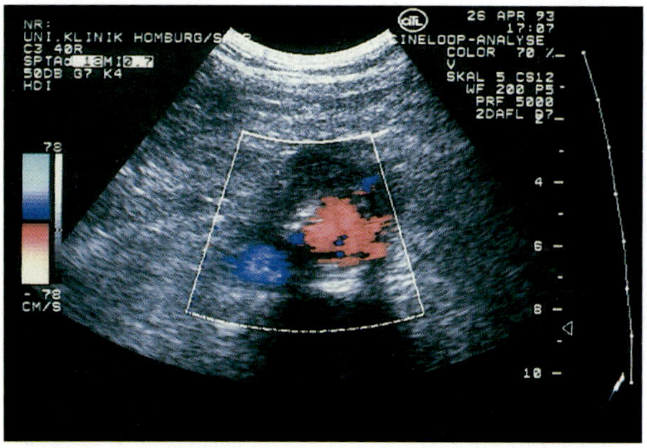

Abb. 9.**17** Retroperitoneale Fibrose (FKDS). Querschnitt kurz oberhalb der Bifurkation mit Aorta (rot) und V. cava (blau). Um die Aortenwand herum, die durch zarte Kalzifikationen markiert ist, zeigt sich ein echoarmer, vorwiegend ventraler Gewebesaum.

tation sowie zum Übergreifen der Entzündung auf die Beckengefäße mit Lumeneinengung.

Befunde. Im B-Bild ist eine solide Aortenwandverdickung bzw. eine perianeurysmale sekundäre retroperitoneale Fibrose charakteristisch. Diese stellt sich als homogen echoarmer Saum dar, der die Aortenwand manschettenartig umgibt. Im CT zeigt sich entsprechend eine solide Struktur, die nach Kontrastmittelgabe dichter wird. Mit neueren, hochauflösenden Schallköpfen gelingt es bereits vereinzelt, im entzündlich veränderten perivaskulären Gewebe Fluss nachzuweisen. Hier ergibt sich potenziell eine Chance, den Effekt verschiedener therapeutischer Ansätze früh zu erfassen; z.B. die Antibiotikagabe bei entzündlichen Veränderungen bzw. die Gabe von Tamoxifen und Steroiden (3) bei der primären retroperitonealen Fibrose (s.u.).

Primäre retroperitoneale Fibrose (Morbus Ormond)

Die primäre retroperitoneale Fibrose ist durch eine Bindegewebsproliferation im Retroperitonealraum charakterisiert. Je nach Ursache und Krankheitsstadium wird sie von einer mehr oder weniger deutlichen Zellinfiltration begleitet. Die Ursache des Morbus Ormond ist unbekannt. Diskutiert wird eine Störung der Fibrinolyse mit Fibroblastenproliferation durch in das Gewebe austretendes Fibrin. Sekundäre Formen werden durch Medikamente, Bestrahlung, benachbarte Entzündungen, Tbc, Traumen und Sickerblutungen bei Aneurysmen ausgelöst.

Befunde. Sonographisch sieht man wie bei der entzündlichen Begleitreaktion (s.o.) eine zirkuläre Ummauerung der Aorta durch homogen strukturiertes echoarmes Gewebe. Im CT stellen sich solide, kontrastmittelanreichernde Strukturen dar. Im Unterschied zum thrombosierten Aneurysma, das sonomorphologisch ähnlich aussehen kann, liegen die Wandverkalkungen innerhalb der echoarmen Zone (Abb. 9.**17**). Meistens sind die Ureteren mit einbezogen, die Nieren gestaut und das venöse System stenosiert oder thrombosiert. Der fibröse Bereich ist in den meisten Fällen auf die Region zwischen Nierenhilus und Promontorium beschränkt. Venöse und arterielle Verschlüsse der Beckenstrombahn gelten bei den meist noch jungen Patienten als typische Spätfolgen.

Gefäßprothesen und postinterventionelle Kontrollen

Die FKDS gewinnt für die Gefäßchirurgie und die interventionelle Radiologie zunehmend an Bedeutung durch die Möglichkeit,

- frühzeitig Stenosen und Aneurysmen zu erkennen,
- Eingriffe elektiv zu planen,
- postoperativ bzw. postinterventionell engmaschig nichtinvasiv zu kontrollieren.

Sonographische Befunde. Aortenprothesen zeigen im Allgemeinen eine glatte, echodichte Wandbegrenzung mit laminarem Fluss. Der Verlust der Wandpulsation im B-Bild bzw. fehlende Flusssignale in der FKDS ermöglichen innerhalb weniger Minuten eine Verschlussdiagnose.

Postoperative Nachblutungen sind selten. Sie sind hauptsächlich durch Naht- oder Anastomoseninsuffizienz bedingt. Wichtigste Risikofaktoren sind dabei die Blutdrucksteigerung nach der Narkose, sowie eine zu hohe Antikoagulation. Lymphozelen sind anfänglich echofrei und in der FKDS leicht von Nahtaneurysmen zu differenzieren. Blutungen sind zunächst echoarm und stellen sich je nach Organisationszustand echoarm bis inhomogen echodicht dar. Sie können noch nach Monaten als solide, abgekapselte Raumforderungen nachweisbar sein.

Interpretationsprobleme ergeben sich gelegentlich bei atypischen extraanatomischen Bypässen sowie bei der End-zu-Seit angesetzten Bifurkationsprothese. Die scheinbar erweiterte proximale Nahtstelle entsteht aus der Summation von belassener Aorta und der „huckepack“ aufgesetzten Prothese. Eine postoperative Dilatation der implantierten Prothesen ist häufig und kann in 6 Jahren bis zu 34% betragen.

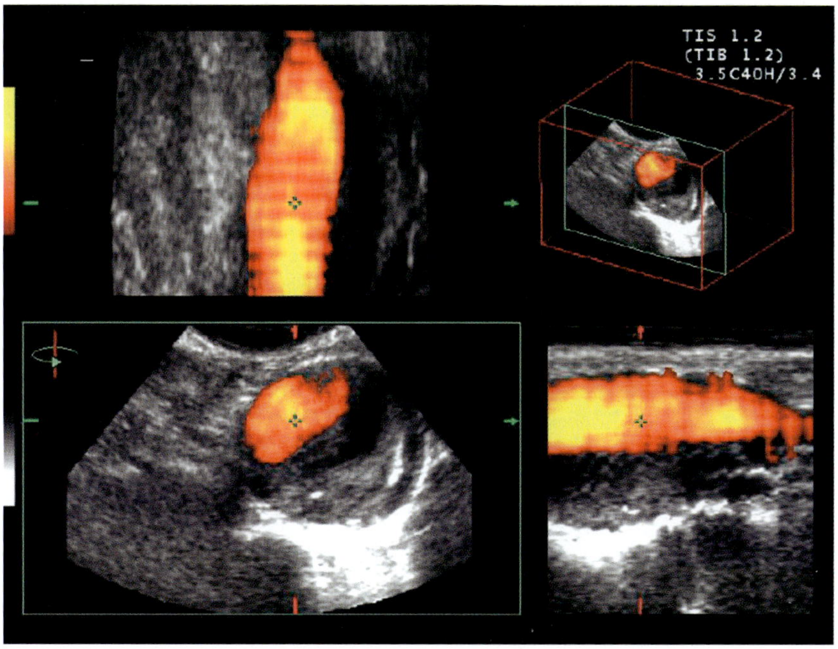

Abb. 9.**18** Aortenaneurysma mit wandständigem Thrombus (Power-Modus mit 3D-Darstellung). Aus Querschnitten wird „real time" ein dreidimensionaler Datensatz erstellt. Aus diesem wird ein Flussvolumenbild rekonstruiert, das in jeder Projektion und Schnittrichtung betrachtet und vermessen werden kann.

Präinterventionelle FKDS

Besondere Bedeutung gewinnt die FKDS für die prä- und postinterventionelle Diagnostik perkutan gelegter Aortenprothesenimplantate. Eingeführt wurde die Methode 1991 von Parodi et al. (42) sowie Lazarus et al. (33).

Implantation und Risiken. Mit einem Schleusensystem wird perkutan durch die Leiste über die Beckenarterien ein selbstexpandierender oder per Ballon dilatierbarer Stent in die Aorta bzw. in die Beckenarterien eingebracht, um ein vorhandenes Aneurysma auszuschalten. Indikationen und Ergebnisse wurden zunächst kontrovers diskutiert (4, 10, 16, 25, 30). Moore et al. (37) fanden in vergleichbaren, operativ und interventionell versorgten Kollektiven keine unterschiedlichen Mortalitätsraten (3% versus 2%). Die Liegedauer sowie der Verbrauch an Blutkonserven waren im interventionell versorgten Kollektiv jedoch signifikant niedriger. Unklar sind bisher die Langzeitergebnisse: Prospektive Studien zeigten Leckagen in bis zu 24% sowie eine Stentmigration als mögliche Spätfolge.

Aufgaben der Sonographie. Die Sonographie wird seit mehreren Jahren zur Planung und Verlaufskontrolle von Endoprothesen propagiert (26, 32). Zwar ist die notwendige exakte präinterventionelle Vermessung eines Aneurysmas (s.a. Abb. 9.**5**) z.Z. noch schwierig. Durch die verbesserte Flussdarstellung im Power-Modus und/oder mit der kontrastmittelverstärkten FKDS ist es jedoch möglich, das durchströmte Lumen auch unter ungünstigen Verhältnissen von echoarmen Plaques und Thromben abzugrenzen sowie weitere Risikofaktoren für die endovaskuläre Intervention zu erkennen, z.B. Polgefäße der Niere und frische Thromben im Becken. 3D-Verfahren tragen dazu bei, die Perfusion abdominaler Aneurysmen aus verschiedenen Projektionen besser zu veranschaulichen (Abb. 9.**18**). Dabei wird der Fluss meist im Power-Modus erfasst. Die oftmals einzuhaltende konstante Scangeschwindigkeit beschränkt die 3D-Darstellung jedoch nicht selten auf einen Ausschnitt der abdominalen Aneurysmen. Die Flussdarstellung in beliebiger Projektion und die Volumenerfassung in Real-Time erleichtern die Interventionsplanung und Verlaufskontrolle (26).

Postinterventionelle FKDS

Aufgaben der Sonographie. Nach der Intervention lassen sich die Lage des Prothesenmaterials sowie die Thromben im Aneurysma nichtinvasiv dokumentieren und im Verlauf kontrollieren. Die Prothesenschenkel sind als echoreiche Ring- bzw. Gitterstrukturen zu erkennen. Mit der Farbkodierung lässt sich die Durchgängigkeit nachweisen (Abb. 9.**19**).

Komplikationen, Vorgehen. Neben dem Nahtaneurysma (Abb. 9.**20**), dem Gitterbruch (Abb. 9.**21**) und dem direkten Prothesenleck (Abb. 9.**22**) durch Materialprobleme oder Fehler bei der Implantation

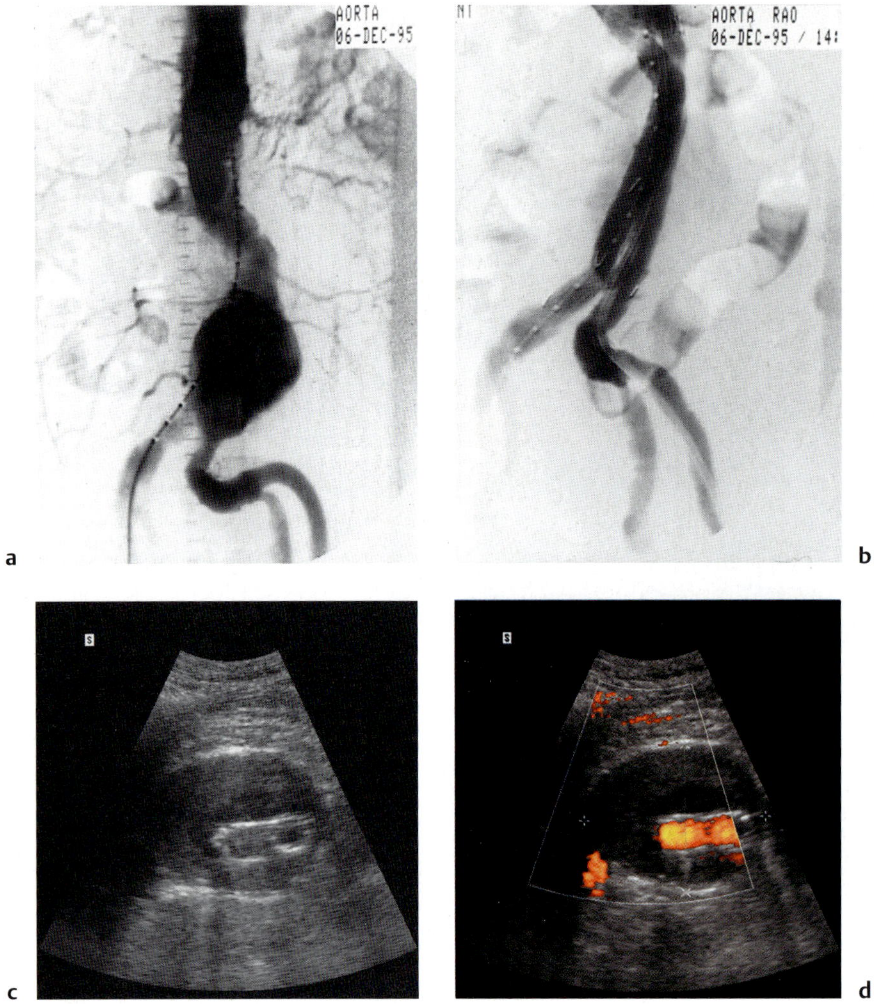

Abb. 9.**19 a-d** Prä- und postinterventionelle Angiographie sowie FKDS-Kontrolle (Normalbefund).
a Präinterventionell erkennt man ein gut 4 cm großes infrarenales Aortenaneurysma.
b Unmittelbar nach Einlage der zweischenkligen Bifurkationsprothese ist der Aneurysmasack ausgeschaltet.
c Im B-Bild stellt sich echoarmes Thrombusmaterial im vormaligen Aneurysmasack dar. Die Prothesenschenkel liegen exzentrisch.
d In der FKDS Nachweis regulär durchströmter Prothesenschenkel. Auch mit niedrigster PRF und im Power-Modus findet sich kein Hinweis für eine Reperfusion oder Leckage.

sind v.a. die Reperfusion des Aneurysmasackes aus lumbalen Ästen sowie aus der A. mesenterica inferior und aberranten Nierenarterien von großer Bedeutung (Abb. 9.**23**). Aus dem Muster der Kontrastmittelanreicherung im CT (Abb. 9.**24**) kann bereits in erster Näherung auf die Ursache der zugrunde liegenden Leckage geschlossen werden. Die Häufigkeit wird mit 20–24% beziffert (32, 63). Ein Teil der Leckagen verschließt sich spontan; es besteht jedoch auch ein erhöhtes Rupturrisiko. Deshalb sind nach den Eurostar-Richtlinien Kontrolluntersuchungen nach 1, 3, 6, 12, 18 und 24 Monaten sowie bis 10 Jahre nach der Intervention vorgesehen.

Befunde. *Konventionelle Aufnahmen* dienen zum Ausschluss von Migration, Formveränderung oder Materialbruch der Prothese. Als Goldstandard zur Erkennung der Perfusion bzw. Reperfusion galten bisher die kontrastverstärkte *Spiral-CT* und beim V.a. Leckage die intraarterielle *DSA* (6). Im *B-Bild* können Größenzunahme und Formänderungen sowie inhomogenes, echoarmes Thrombusmaterial erste Hinweise auf eine Reperfusion sein. Der Beweis ist erbracht, wenn sich die erneute Durchblutung des Aneurysmasackes bzw. eine speisende, retrograd perfundierte Arterie in der Farbkodierung darstellt (Abb. 9.**23**). Dieses ist für *größere Leckagen* mit der Kombination aus FKDS und Power-Modus bereits etabliert und erleichtert die frühzeitige Indikationsstellung zur Reintervention (48, 26). Durch erneute Stenteinlage oder -verlängerung sowie durch neue, z.T. noch experimentelle Verfahren wie die CT-gestützte Gabe von Thrombin in den reperfundierten Aneurysmasack ergeben sich Möglichkeiten, die Prognose zu verbessern.

In der Spiral-CT *kleiner Leckagen* zeigen erst die ergänzenden Spätaufnahmen die beweisende Kon-

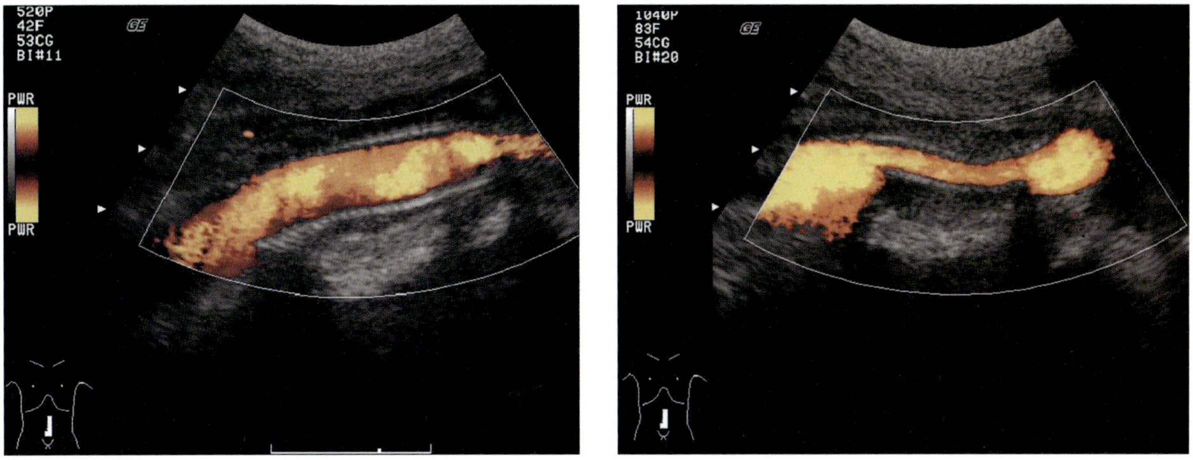

a b

Abb.9.**20 a** u. **b** Nahtaneurysma am distalen Prothesenschenkel (A. iliaca externa rechts).

a Längsschnitt durch die Aorta mit unauffällig durchströmter Prothese (Power-Modus). Das Stentmaterial stellt sich als regelmäßig wiederkehrendes Scherenmuster dar.

b Modifizierter Längsschnitt durch das rechte Becken mit umschriebener Erweiterung der A. iliaca externa unmittelbar unterhalb des eingelegten Stents.

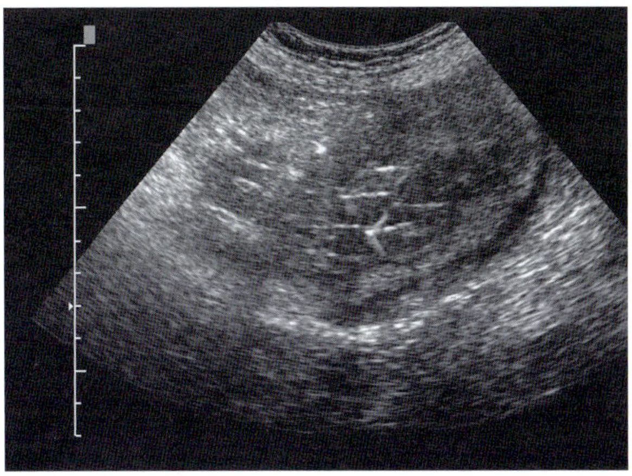

Abb. 9.**21** Gitterbruch – der Aneurysmadurchmesser hat zugenommen. Im B-Bild Nachweis von inhomogenem, echoreichem bis echoarmem Thrombusmaterial. Die Prothesenwand zeigt einen Gitterbruch mit nach lateral abstehenden Metallbeinchen.

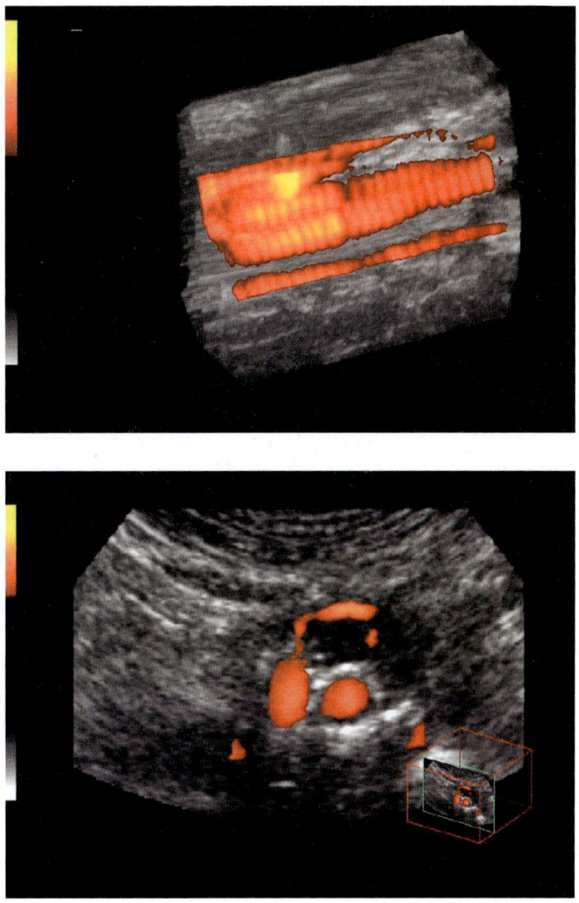

a b

Abb.9.**22 a** u. **b** Verankerungsleckage – Leckage am proximalen Aneurysmahals.

a Längsschnitt aus einer 3D-Rekonstruktion (links = kranial, rechts = kaudal). Ventral stellt sich eine flächige Perfusion dar, die sich rettichförmig nach kaudal fortsetzt. Am unteren Bildrand stellt sich die V. cava dar.

b Querschnitt im mittleren Prothesendrittel. Frei durchgängige Prothesenschenkel sowie haubenförmige, vorwiegend ventral verlaufende Reperfusion des Aneurysmasackes.

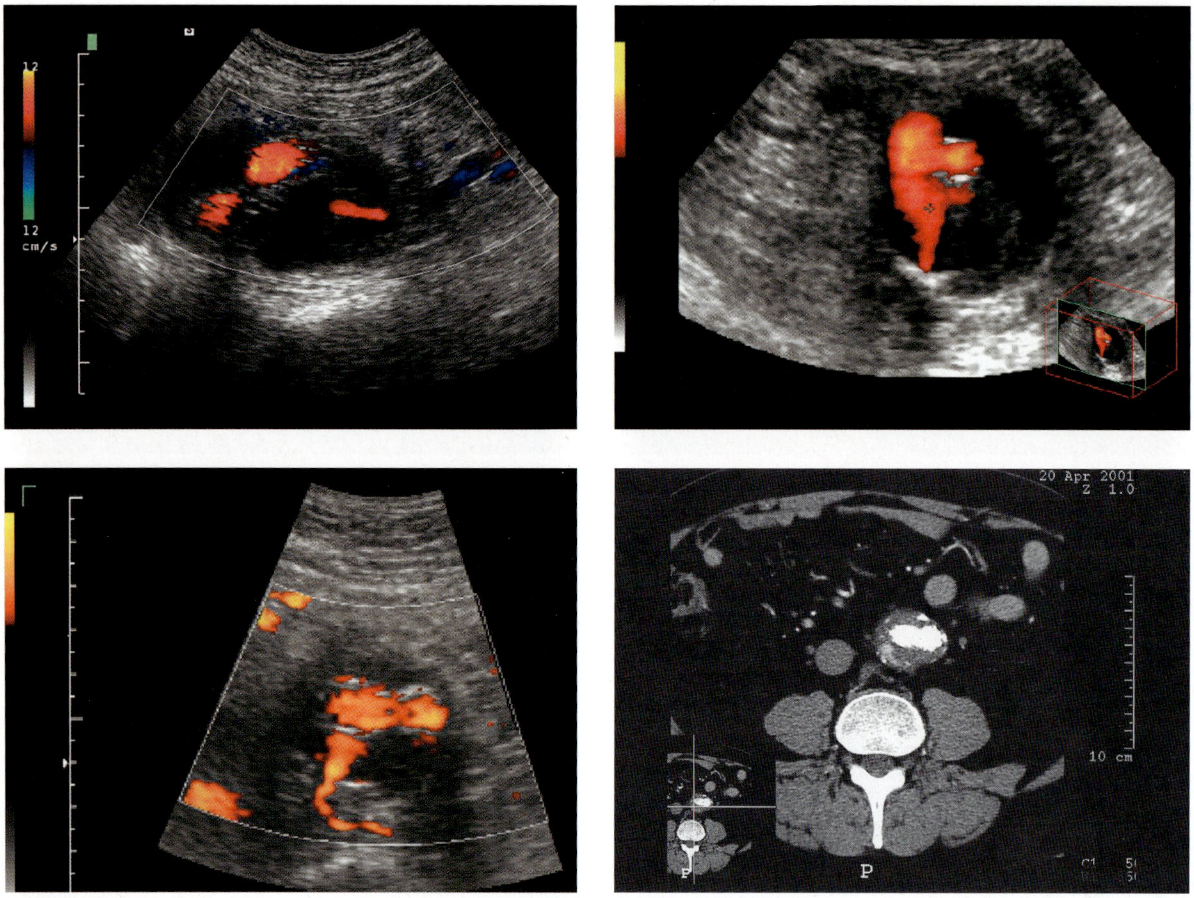

a b c d

Abb.9.**23 a-d** Nachweis reperfusionsbedingter Leckagetypen: A. mesenterica inferior und A. lumbalis (Power-Modus)

a Reperfusion aus der A. mesenterica inferior Der Aneurysmasack hat einen Durchmesser von 6 cm. Ventral stellen sich die Prothesenschenkel regulär durchströmt dar. Links ist die A. mesenterica inferior erkennbar, die typischerweise entweder von lateral oder ventrolateral aus der Aorta abgeht.

b Reperfusion aus der A. lumbalis mit Nachweis der speisenden, retrograd durchströmten Arterie von dorsal.

c Reperfusion aus dem Interna-Stromgebiet über Kollateralen zur A. lumbalis. Im Power-Modus Darstellung der reperfundierten A. lumbalis sowie Nachweis des Reperfusionsareals dorsal des rechten Prothesenschenkels (s. Kontroll-CT in d).

d Vergleichsschnitt im Spiral-CT (Patient aus c): Nach Kontrastmittelgabe zeigen die Prothesenschenkel ein unauffälliges Enhancement, sind also frei durchgängig. Dorsal des rechten Prothesenschenkels stellt sich ein fleckförmiges Kontrastmitteldepot dar.

Tabelle 9.**1** Ursache und Lokalisation von Leckagen

Typ	Ursache	Lokalisation
1	Perigraft oder stentbezogenes Endoleack; Missverhältnis von Stentdurchmesser und Aneurysmahals	Endoleak proximal oder distal an der Übergangszone
2	Kollateralfluss über Lumbalarterien oder einen anderen offenen aortalen Ast	persistierender retrograder Fluss aus A. lumbalis, A. mesenterica inferior o.a.
3	Komponentendefekt oder Einriss	Punctum maximum der Leckage zwischen den Komponenten; Andockleckagen
4	zunehmende Stentporosität	Stentporosität oder Leckagen aufgrund von Nahtlöchern
5	zunehmender Druck im Aneurysma	undefiniert um die Prothese herum

Klassifikation der Leckagen nach Aortenprothesenimplantation

a 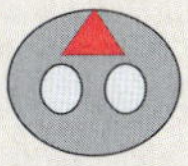 oder 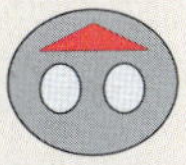	Breitbasige Leckage zur Prothese hin	Proximale oder distale Perigraft Endoleckage
b 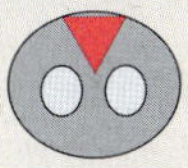 oder 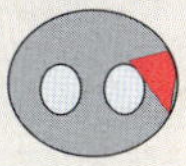	Leckage an Aneurysmawand Fluss nach ventral	Retrograde Endoleckage über A. mesenterica inf.
c 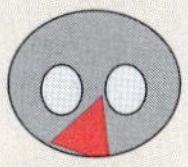	Leckage an Aneurysmawand Fluss nach dorsolateral	Retrograde Endoleckage über lumbale oder sakrale Arterien
d 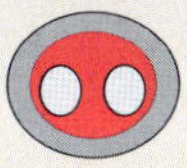	Fluss zirkulär um Prothese	Prothesenbruch, Dislokation, Andockleckage, zu kurze Prothese

Abb.9.**24** Synoptische Klassifikation von Leckagen nach Endoprotheseneinlage (nach 20). Auf der Basis der Kontrastmittelverteilung im CT sowie der Angiographie kann man auf den möglichen Ausgangsort der Leckagen zurückschließen. Hinweise bieten Lage und Verteilung des Kontrastmitteldepots, sodass im zweiten Schritt sonographisch gegebenenfalls mit Kontrastmittel nach dem speisendem Gefäß gesucht werden kann. Im Unterschied zu Görich et al. (20) konnten wir bei Verankerungsleckagen auch strich- und halbmondförmige Verteilungsmuster finden, sodass ihr Schema unter sonographischen Gesichtspunkten modifiziert wurde.

a 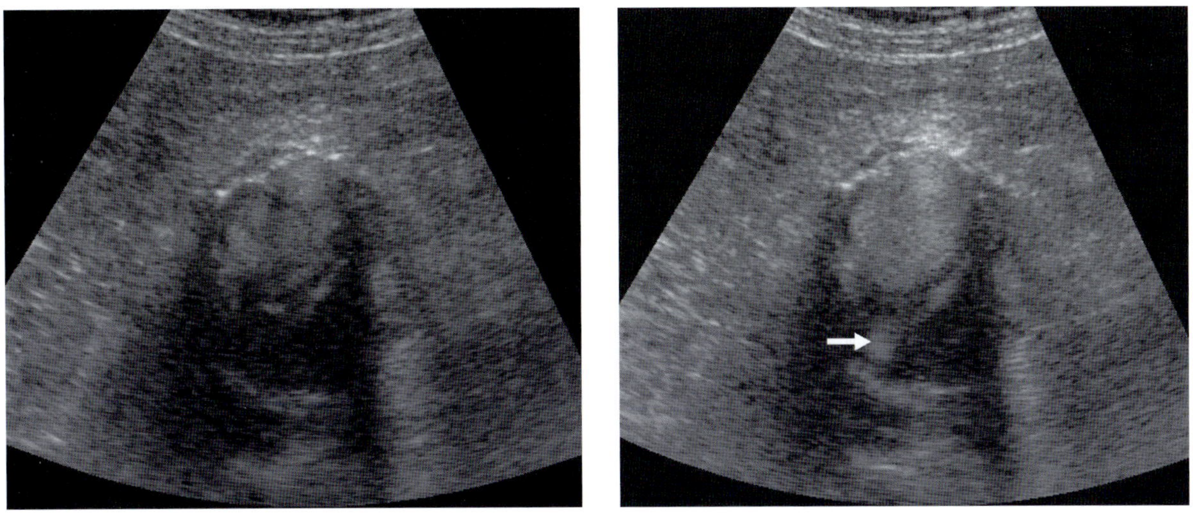 b

Abb. 9.**25 a** u. **b** Reperfusion durch Prothesenleck (Contrast Harmonic Imaging – Phasen nach Levovist – Gabe,

a In der Anflutungsphase bei kontinuierlicher Dauerbeschallung unauffällige Darstellung des proximalen Prothesenendes. Zunächst kein Nachweis einer Leckage.

b Nach 10 Sekunden Schallpause Nachweis eines umschriebenen hellkodierten Areals dorsal. Im Gegensatz zur Prothese, in der durch den fortlaufenden Einstrom innerhalb der ersten 10 min. nach Kontrastmittelinjektion eine ausreichende Zahl unzerstörter Bläschen einströmen kann, benötigt die Wiederauffüllung des reperfundierten Areals 10 bis 20 s bis eine ausreichende Zahl von unzerstörten Bläschen zum sonographischen Nachweis vorliegt („Intermittierender Schall!").

trastmittelaufnahme (Abb. 9.**23d**). Auch sonographisch ist bei postinterventionell wachsendem Aneurysmadurchmesser und fehlendem Flussnachweis die Gabe von Ultraschallkontrastmittel hilfreich: Aufnahmen nach ca. 10–20 Herzzyklen zeigen im Contrast Harmonic Modus (CHI) analog zum „Late Phase Imaging" der Leber über den akustischen Emmisionseffekt ein Enhancement, das die Reperfusion beweist (Abb. 9.**25**).

Wertigkeit der FKDS und Methodenvergleich

Methoden

Erste Anwendungen der Sonographie in der abdominalen Gefäßdiagnostik waren zunächst auf den Nachweis und die Verlaufskontrolle von Aortenaneurysmen beschränkt. Durch die Entwicklung verbesserter Geräte mit hoher Farbsensitivität wurde es möglich, Dissekate und Stenosen der Aorta sowie ihrer Äste zu diagnostizieren. Ultraschallkontrastmittel ermöglichen selbst bei ungünstigen Schallbedingungen auch die Erfassung kleiner Seitenastgefäße, wie es sonst nur mit der intraarteriellen DSA möglich ist. Konkurrierende Verfahren sind

- die Spiral-CT-Angiographie (CTA) mit Kontrastmittelgabe,
- die Elektronenstrahlcomputertomographie (EBT),
- die MR-Angiographie (18, 28, 44, 47, 59, 61):

Computertomographie. Die Gefäßdarstellung mit der CT beruht auf der kontinuierlichen (spiralförmigen) Daten-Akquisition zum Zeitpunkt der maximalen Kontrastmittelanflutung in den darzustellenden Gefäßen. Aus den erhaltenen axialen Schnitten lassen sich multiplanare Sekundärschnitte sowie ein räumliches Oberflächenmodell des jeweiligen Gefäßes errechnen. Mit Nachverarbeitungsalgorithmen – wie die Maximum-Intensitäts-Projektion (MIP) – können angiographieähnliche Bilder erstellt werden (23).

Die noch neuartige Technik der Multisclice-Scanner ermöglicht eine kürzere Rotationszeit mit schnellerer Datenaquisition, eine dünne Schichtführung und damit kleinere Rekonstruktionsintervalle mit deutlich verbesserten 3D-Darstellungen (Abb. 9.**26**). Durch Bolus-Triggerung wird die erforderliche Kontrastmittelmenge minimiert. Wegen der kurzen Scanzeiten sind geringere Atemartefakte zu erwarten. Verkalkte Plaques, Stenosen und Verschlüsse der Aorta und Beckenarterien lassen sich in den 3D-Rekonstruktionen in ihrer Lokalisation sicher darstellen.

Es bleibt jedoch schwierig, mit der CTA eine Aussage über die *hämodynamische Wirksamkeit* einer Stenose zu treffen. Weiche Plaques sind oftmals nur auf axialen Bildern in ihrer Ausdehnung beurteilbar, was sich gerade bei Stenosen der Nieren- und Beckenarterien als schwierig erweist.

Magnetresonanzangiographie. Die anfänglich ohne Kontrastmittel durchgeführte MRA zeigte methodisch bedingte Probleme, z.B. die systematische Überschätzung von Stenosen. Durch die Entwicklung neuer Sequenzen mit schnellerer Datenaquisition sowie durch die heute übliche gadoliniumgestützte Darstellung ist eine artefaktfreie Erfassung der Aorta abdominalis, der

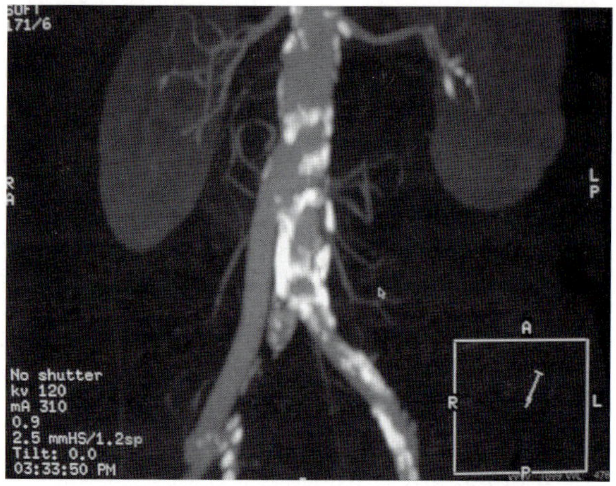

Abb. 9.**26** Maximum-Intensitätsprojektion einer Multislice-Untersuchung der Aorta. Verschluss der rechten A. iliaca mit Überbrückung durch aortofemoralen Bypass rechts. Aorta mit multiplen Kalzifikationen, Rest der verschlossenen A. iliaca communis rechts. Gute Durchgängigkeit des angelegten Bypass.

Becken- und Beinarterien möglich geworden. Durch Anflutungsstudien scheint eine verbesserte Beurteilung der Hämodynamik von Stenosen möglich.

Nachteilig sind die hohen Kosten sowie die z.Z. noch geringe Verfügbarkeit, sodass ihr Einsatz auf die Diagnostik kombinierter thorakoabdominaler Aneurysmen sowie auf die ergänzende Anwendung bei eingeschränkten sonographischen Untersuchungsbedingungen beschränkt ist.

Klinische Wertigkeit

Die klinische Wertigkeit der einzelnen Methoden ist von der jeweiligen Verfügbarkeit, der Erfahrung mit der Methode sowie v.a. von der jeweiligen Indikation abhängig.

Aortenaneurysma. Die Hauptindikation in der abdominalen Gefäßdiagnostik ist die Erfassung von Aortenaneurysmen. Hier ist die Sonographie bereits seit langem für das Screening und die Verlaufskontrolle fest etabliert (6, 31). Die Sensitivität liegt je nach Untersuchungsbedingungen zwischen 97 und 100%. Vorteil der FKDS gegenüber dem B-Bild ist, dass die Nierenarterien leichter zu lokalisieren sind und damit ihre Mitbeteiligung erfasst werden kann. Weitere Vorteile sind die Abgrenzbarkeit echoarmer Thromben vom durchströmten Lumen und die Flussanalyse im Aneurysmasack. Erhebliche Turbulenzen mit wandgerichteten Flussspitzen haben sich prognostisch für die Entwicklung des Aneurysmas erwiesen (11, 39, 42).

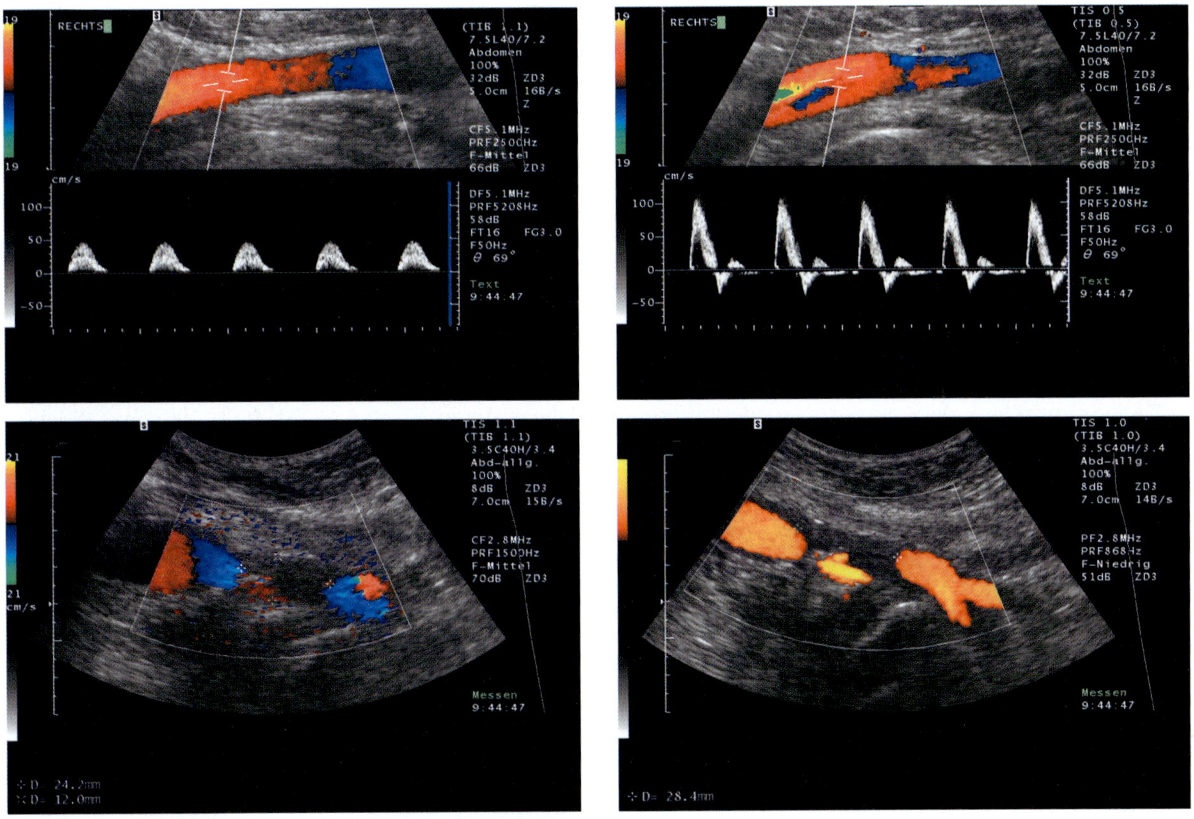

a b c d

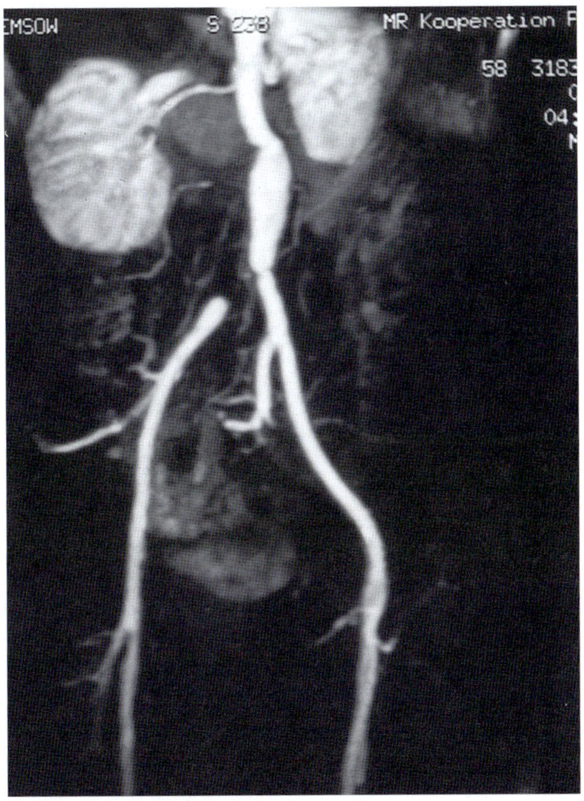

e

Abb.9.27a-e Verschluss der rechten A. iliaca communis (FKDS versus MR-Angiographie)

a Bei adipösem Patienten war eine direkte Darstellung der Beckenarterien nur mit Einschränkung möglich. Flussmessungen distal in der Leiste zeigten rechts ein Dämpfungsphänomen mit Verlust der Rückflusskomponente und niedrigem Fluss.

b Links Nachweis einer kräftigen A. femoralis communis mit unauffälligem triphasischen Spektrum.

c Die Beckenarterien waren in der FKDS nur inkomplett darstellbar.

d Im Power-Modus zeigt sich ein kurzstreckiger Verschluss der rechten A. iliaca communis.

e In der ergänzenden MR-Angiographie (3D-TOF) zeigt sich ein 2 cm langer Verschluss unmittelbar ab der Bifurkation, der problemlos rekanalisiert werden konnte.

Anfänglich war die präoperative Angiographie als Goldstandard unabdingbar. Heute gilt die Kombination aus Ultraschall und Spiral-CT als ausreichend. Beide Verfahren haben gegenüber der Angiographie den Vorteil, das Ausmass und die Struktur intraluminaler Thromben beurteilen zu können. Schwieriger gestaltet sich die Vorbereitung für eine Protheseninplantation. Die benötigten Messparameter werden im Allgemeinen noch der Angiographie mit Messkatheter entnommen (s.a. Abb. 9.**17a**). Pulsationsartefakte und die für eine längerstreckige Darstellung erforderliche Atemanhaltetechnik erweisen sich in der MRA als nachteilig. Elongierte Gefäße sind mit CTA und MRA nicht exakt zu vermessen. Hier helfen 3D-Rekonstruktionen von CT, MR oder Ultraschall, die Aneurysmaausdehnung anschaulicher und genauer darzustellen. Dabei kann der Gefäßultraschall derzeit die Flussphänomene der Aorta abdominalis nur teilweise erfassen.

Die sonographische Beurteilung der Nierenhaupt- und -segmentarterien gelingt mit ausreichender Sicherheit; schwierig ist dagegen u.U., den Abstand zwischen Nierenarterien und Aneurysma sowie atypisch verlaufende Polarterien zu erfassen. Hier sind CTA und MRA sowie v.a. die DSA überlegen. Weiterer Vorteil der DSA ist die Darstellung kräftiger Seitenäste im Aneurysmabereich, um diese ggf. prophylaktisch vor der Endoprotheseneinlage zu embolisieren.

Zur Verlaufskontrolle nach Aortenstents bietet der Gefäßultraschall mit Kontrastmittel bei entsprechender Erfahrung eine realistische Alternative zur Spiral-CT und Angiographie.

Dissektion. Dissezierende Aneurysmen lassen sich vom B-Bild her zwar vermuten, die FKDS jedoch beweist sie und hilft, die Durchblutungsverhältnisse in den davon tangierten Gefäßästen zu beurteilen (19, 57, 58). Nachteil der Sonographie ist, dass der thorakale Anteil sowie in Einzelfällen bei adipösen und muskulösen Patienten auch die abdominale Aorta nicht ausreichend einsehbar sind. Hier sind die CTA sowie v.a. die MRA Verfahren der ersten Wahl.

Stenose, Verschluss. Eine weitere Indikation ist die Diagnostik von Stenosen und Verschlüssen der Aorta sowie der Beckenarterien, die sonographisch erst mit der FKDS realistisch geworden ist. Der zeitliche Aufwand für eine komplette Darstellung der Beckenarterien ist jedoch durch das im Alter meist vorliegende Kinking oft hoch und eine direkte Beurteilung der Beckengefäße nur in 82% der Fälle möglich (eigenes Patientenkollektiv).

Bisherige Stenose-Kriterien wie die Flussbeschleunigung auf V_{max} > 200 cm/s haben zwar mit 95% eine hohe Sensitivität, die Spezifität liegt jedoch nur bei 55%.

Hilfreich ist hier, gleichzeitig die maximale diastolische Flussgeschwindigkeit (> 40 cm/s) sowie – v.a. bei eingeschränkter Beurteilbarkeit der Beckenetage – die indirekten Stenoseparameter zu berücksichtigen (z.B. Dämpfung des Doppler-Spektrums in den Femoralarterien; Abb. 9.**27**). Der Verlust der triphasischen Komponente und ein verzögerter Anstieg haben sich als ausreichende Kriterien für eine hämodynamisch wirksame Abstrombehinderung erwiesen. Hier empfiehlt sich die ergänzende kontrastmittelgestützte MRA der Beckengefäße; sie kann die fehlenden Informationen zu Länge und Ausmaß einer vermuteten Stenose oder eines Verschlusses bieten. Sollte sonographisch eine ausgeprägte Arteriosklerose vermutet werden, ist eine CTA der MRA vorzuziehen, um exzentrische grobe Kalkplaques oder verkalkte Verschlüsse (s.a. Abb. 9.**18b** und Abb. 9.**26**) vor einer evtl. geplanten Ballondilatation zu identifizieren.

Ausblick. Trotz der Möglichkeiten von CTA und MRA (13, 28, 47) werden die Sonographie und mit ihr die FKDS aufgrund ihrer Verfügbarkeit und des besseren Preis-Leistungsverhältnisses Verfahren der ersten Wahl bleiben. Die gezielte Kombination mit MRA oder CTA ermöglicht es, die elektive interventionelle Therapie bei komplexen Befunden zu planen und vorzubereiten.

Literatur

1. Akiyama K, Hirota J, Takiguchi M, Ohsawa S, Nagumo T, Sasaki S. Primary aortoenteric fistula with a chronic isolated abdominal aortic dissektion. Surg Today. 1998; 28: 441–5.
2. Allenberg JR, Schumacher H, Eckstein HH, Kallinowski F. Das infrarenale abdominale Aortenaneurysma (AAA): Morphologische Klassifikation als Entscheidungshilfe für das Therapieverfahren. Zentralbl Chir. 1996; 121: 721–6.
3. Allendorf J, Riegel W, Köhler H. Regression of retroperitoneal fibrosis by combination of therapy with tamoxifen and steroids. Med Klin. 1997; 92: 439–43.
4. Amesur NB, Zajko AB, Orons PhD, Makaroun MS. Embolotherapy of persistent endoleaks after endovascular repair of abdominal aortic aneurysm with the ancure-endovascular technologies endograft system. JVIR. 1999; 10: 1175–82.
5. Antoniou A, Vlahos L, Mourikis D. Abdominal Takayasu's arteritis: imaging with color duplex sonography. Eur Radiol. 1998; 8: 547–9.
6. Bastounis E, Georgopoulos S, Maltezos C, Balas P. The validity of current vascular imaging methods in the evaluation of aortic anastomotic aneurysms developing after abdominal aortic aneurysm repair. Ann Vasc Surg. 1996; 10: 537–45.
7. Benvegna S, Cassina I, Giuntini G, Rusignuolo F, Talarico F, Florena M. Atherothrombotic microembolism of the lower extremities (the blue toe syndrome) from atherosclerotic non-aneurysmal aortic plaques. J Cardiovasc Surg. 1990; 31: 87–91.
8. Bhat R, Fisher E, Doshi U, Raza S, Sepehri B, Flanigan P, Vidyasagar D. Neonatal abdominal aortic thrombosis. Crit Care Med. 1981; 9: 858–61.

9. Biasi GM, Piglionica MR, Meregaglia D, Ferrari SA, Cao PG, Barti F, Verni F, Coppi G, Pacchioni R, Gennari S, Moll F, Nolthenius RP, van der Berg JC, Stancanelli V, Piccini E, White R, Allen R. European multicentre experience modular device (MedtronicAneux) for the endoluminal repair of infrarenal abdominal aneurysm. J Mal Vasc. 1998; 23: 374–8.
10. Blum U, Langer M, Spillner G, Beyersdorf F. Buitrago-Teiiez C, Voshage G, Weinbeck M, Schlosser V, Ehmer M, Cragg A. Die endoluminale Therapie des infrarenalen Bauchaortenaneurysmas – ein neues interventionelles Verfahren. Fortschr Röntgenstr. 1996; 164: 47–54.
11. Bluth E I, Murphey SM, Hollier LH, Sullivan MA. Color flow Doppler in the evaluation of aortic aneurysms. Int Angiol. 1990; 9: 8–10.
12. Bolognesi R, Tsialtas D, Manca C. Diagnosis of an aortocaval fistula by echo 2D color Doppler flow imaging and echocardiographic probe. Cardiology. 1991; 79: 151–5.
13. Carriero A, Iezzi A, Filippone A, Tamburri L, Spigonardo F, Bonomo L. Aneurysm of the abdominal aorta. Angiography with magnetic resonance versus color Doppler ultrasonography. Radiol Med. Torino. 1994; 88: 401–7.
14. de Smet AA, Kitslaar PJ. A duplex criterion for aorto-iliac stenosis. Europ J vasc Surg. 1990; 4: 275–8.
15. Di Marzo L, Sapienza P, Bernucci P, Gallo P, Tedesco M, Cavallaro A. Inflammatory aneurysm of the abdominal aorta. A prospective clinical study. J Cardiovasc Surg. 1999; 40: 407–12.
16. Düber C, Schmiedt W, Pitton M, Neufang A, Eberle B, Wollmana JC, Thelen M. Endovaskuläre Therapie aortaler Aneurysmen: erste klinische Ergebnisse. Fortschr Röntgenstr. 1996; 164: 55–61.
17. Fox AD, Whitely MS, Murphy P, Budd JS, Horrocks M. Comparison of magnetic resonance imaging measurements of abdominal aortic aneurysms with measurements obtained by other imaging techniques and intraoperative measurements: possible implications for endovascular grafting. J Vasc Surg. 1996; 24: 632–8.
18. Galanski M, Prokop M. Spiral-CT des Abdomens. Stuttgart; 1998.
19. Gianani V L, Krebs CA, Nall LA, Eisenberg RL, Parvey HR. Diagnosis of abdominal aortic dissection by image-directed Doppler sonography. J Clin Ultrasound. 1989; 17: 445–8.
20. Görich J, Rillinger N, Sokiranski R, Orend KH, Ermis C, Krämer SC, Brambs HJ, Sunder-Plassmann L. Leackages after endovascular repair of aortic aneuryms: classification based on findings at CT, angiography and radiography. Radiology. 1999; 213: 767–72.
21. Heberer G, van Dongen RJA. Kirschnersche Operationslehre. Berlin: Springer, 1987.
22. Heilberger P, Schunn C, Ritter W, Weber S, Raithel D. Postoperative color flow duplex scanning in aortic endografting. J Endovasc Surg. 1997; 4: 262–71.
23. Hittmair K, Wunderbaldinger P, Fleischmann D. Bolusoptimierte CT-Angiographie. Radiologe. 1999; 39: 93–9.
24. Holenstein R, Ku DN. Reverse flow in the major infrarenal vessels – a capacitive phenomenon. Biorheology. 1988; 25: 835–42.
25. Jausseran JM, Stella N, Ferdani M, Mialhe EC. Endovascular treatment of abdominal aorta aneurysms using the Stentor device. Preliminary experience. Minerva Cardioangiol. 1996; 44: 563–79.
26. Jung EM, Krauss M, Ritter W, Bär I. 3D-Gefäßultraschall mit Power Mode zur Planung und Therapiekontrolle abdomineller, perkutan implantierter Aortenstentgrafts. Fortschr Röntgenstr. 2000; 172: 888–93.
27. Kadir S. Diagnostic Angiography. New York: Saunders; 1989.
28. Kim D, Edelman RR, Kent KC, Porter DH, Skillman JJ. Abdominal Aorta and Renal Artery Stenosis: Evaluation with MR Angiography. Radiology. 1990; 174: 727–31.
29. Koch JA, Grutzner G, Jungblut RM, Kniemeyer HW, Mödder U. Computertomographische Diagnostik des imflammatorischen Bauchaortenaneurysmas. Fortschr Röntgenstr. 1994; 161: 31–7.
30. Krauss M, Ritter W, Bär I, Heilberger P, Schunn C, Raithel D. Bildgebung von Aortenendoprothesen und deren Komplikationen. Fortschr Röntgenstr. 1998; 169,4: 388–96.
31. Kremer H, Weigold B, Dobrinski W, Schreiber M, Zöllner N. Sonographische Verlaufsbeobachtungen von Bauchaortenaneurysmen. Klin Wschr. 1984; 62: 1120–5.
32. Kronzon I, Tunick PA, Rosen R, Riles T. Ultrasound evaluation of endovascular repair of abdominal aortic aneurysms. J Am Soc Echocardiogr. 1998; 11: 377–80.
33. Lazarus HM. Intraluminal graft device. System and method. US patent number 4,787,899. 1988.
34. McWilliams RG, Martin J, White D, Gould D, Harris PL, Fear SC, Brennan J, Gilling-Smith GL, Bakran A, Rowlands PC. Use of contrast-enhanced ultrasound in follow-up after endovascular aortic aneurysm repair. JVIR. 1999; 10: 1107–14.
35. Madhavan P, Sprounle J, Blake M, Murray R, Keaveny TV. Aorta-left renal vein fistula: an unusual complication of an abdominal aortic aneurysm.
36. Mansour M A, Rutherford RB, Metcalf RK, Pearce WH. Spontaneous aorto-left renal vein fistula: the „abdominal pain, hematuria, silent left kidney" syndrome. Surgery. 1991; 109: 101–6.
37. Moore WS, Kashyap VS, Vescera CL, Quinones-Baldrich WJ. Abdominal Aortic Aneurysm – A 6-Year Comparison on Endovascular versus Transabdominal Repair. Ann of Surg. 1999; 230: 298–308.
38. O'Leary D, Polak FF, Kronmal RA, Manolio TA, Burke GL, Wolfson SK. Carotid Artery Intima and Media Thickness as a Risk Factor for Myocardial Infarction and Stroke in Older Adults. New Eng J Med. 1999; 340: 14–22.
39. Omlor G, Guindi K, Walter P, Koch B, Ecker KW. Op-Indikation beim Risikopatienten mit asymptomatischem Bauchaortenaneurysma. Vasa. 1990; 32(Suppl.): 499–502.
40. Paes E, Vollmar JF, Pauschinger P, Mutschler W, Wanjura W, Laboranovic E. Blood flow in large vessels. In: Liepsch D. (ed.) Biofluid mechanics. Berlin: Springer; 1990: 159–65.
41. Parodi JC, Palmaz JC, Barone HD. Transfemoral intraluminal graft implantation for abdominal aortic aneurysms. Ann Vasc Surg. 1991; 5: 491–9.
42. Peattie RA, Asbury CL, Bluth EI, Ruberti JW. Steady flow in models of abdominal aortic aneurysms. Part I: Investigation of the velocity patterns. J Ultrasound Med. 1996; 15: 679–88.
43. Prager M, Claeys L, Fugl A, Teufelsbauer H, Kretschmer G, Trudel W, Huk I, Polterauer P. Das abdominale Aortenaneurysma: Operation, Indikation, Technik, Ergebnisse. Acta Med Austriaca. 1997; 24: 10–4.
44. Prince MR, Yucef EK, Kaufmann JA, Harrison DC, Geller SC. Dynamic gadolinium-enhanced three dimensional abdominal MR arteriography. JMRI. 1993; 3: 877–81.
45. Riepe G, v Klinggräff G, Imig H. Prothesendilatation nach Aortenersatz. Angio. 1989; 11: 153–7.
46. Risse JH, Vorwerk D, Speckamp F, Günther RW. Farbkodierte Duplex-sonographie bei chronischem dissezierenden Bauchaortenaneurysma. Differenzierung zwischen wahrem und falschem Aortenlumen hinsichtlich der Versorgung der großen Baucharterien. Radiologe. 1995; 35: 759–66.

47. Rühm SG, Debatin JF. Kontrastverstärkte 3D-MR-Angiographie in Thorax, Abdomen und Peripherie. Radiologe. 1999; 39: 100–9.
48. Sato DT, Goff CD, Gregory RT, Robinson KD, Carter KA, Herts BR, Vilsack HB, Gayle RG, Parent FN, De Masi RJ, Meier GH. Endoleak after aortic stent graft repair: diagnosis by color duplex ultrasound scan versus computed tomography scan. J Vasc Surg. 1998: 657–63.
49. Schmidt MH, Mitchel JR, Downey DB. Sonographic surveillance of abdominal aortic aneurysms: what is the smallest change in measured diameter that realy reflects aneurysm growth? Can Assoc Radiol J. 1999; 50: 241–6.
50. Schmidt R, Bruns C, Walter M, Erasmi H. Aorto-caval fistula an uncommon complication of infrarenal aortic aneurysms. Thorac Cardiovasc Surg. 1994; 42: 208–11.
51. Schmidt W, Kurjak A. Farbdopplersonographie in der Gynäkologie. Stuttgart: Thieme; 2001.
52. Schnarkowski P, Kalff JC, Kania U, Reiser MF. Die farbkodierte Duplex-sonographie in der postoperativen Beurteilung von Aortenaneurysmen. Ultraschall in Med. 1994; 15: 308–11.
53. Seifert B, Hungenberg Th. Aorto-cavale Fistel – eine selten Komplikation des Aortenaneurysmas. Fortschr Röntgenstr. 1995; 162,3: 261–2.
54. Seitz KH, Kubale R. Duplexsonographie der abdominellen und retroperitonealen Gefäße. Weinheim: VCH, 1987.
55. Staalsen NH, Ulrich M, Winther J, Pedersen EM, How T, Nygaard H. The anastomosis angle does change the flow fields at vascular end-to-side anastomoses in vivo. J Vasc Surg. 1995; 21: 460–71.
56. Takenaka K, Sakamoto T, Dabestani A, Gardin JM, Henry WL. Pulsed Doppler echocardiographic detection of regurgitant blood flow in the ascending, descending and abdominal aorta of patients with aortic regurgitation. J Cardiol. 1987; 17: 301–9.
57. Tartarini G, Bertoli D, Baglini R, Balbarini A, Mariani M. Diagnosis of aortic dissection by color-coded Doppler. J Nucl Med allied Sci. 1988; 32: 127–30.
58. Thomas E A, Dubbins PA. Duplex ultrasound of the abdominal aorta – a neglected tool in aortic dissection. Clin Radiol. 1990; 42: 330–4.
59. Thurner SA, Dorffner R, Thurnher MM, Winkelbauer FW, Kretschmer G, Polterhauer P, Lammer J. Evaluation of Abdominal Aortic Aneurysm for Stent-Graft Placement: Comparison of Gadolinium-enhanced MR Angiographhy versus Helical CT Angiography and Digital Subtraction Angiography. Radiology. 1997; 205: 341–52.
60. Tsolakis JA, Paapadoulas S, Kakkos SK, Skroubis G, Siablis D, Androulakis JA. Aortocaval fistula in ruptured aneurysma. Eur J Vasc Endovasc Surg. 1999; 17: 390–3.
61. Vogl TJ, Diebold T, Hammerstingl R, Balzer JO, Hidsjat N, Zipfel B, Scheinert D, Vogt A, Beier J, Felix R. Diagnostik des abdominellen Gefäßsystems mit der Elektronenstrahlcomputertomogrsphie (EBT). Radiologe. 1998; 38: 1069–76.
62. von Fritschen U, Malzfeld E, Clasen A, Kortmann H. Inflammatory aortic aneurysm. A postoperative course of retroperitoneal fibrosis. J Vasc Surg. 1999; 30: 1090–8.
63. Zarins CK, White RA, Schwarten D, Kinney E, Dietrich EB, Hodgson KJ, Fogarty TJ. AneuRx stent graft versus open surgical repair of abdominal aortic aneurysms: multicenter prospective clinical trial. J Vasc Surg. 1999; 29: 292–305.

10 Nierenarterien einschließlich Tumoren und Transplantatnieren

R. Kubale, H.-P. Weskott

Allgemeine Bemerkungen

Gefäße des Abdomens waren in der Sonographie lange Zeit lediglich Leitstrukturen für den sonographierenden „Anfänger". Mit zunehmend verbesserter Auflösung des B-Bildes sowie durch die Entwicklungen von Duplexsonographie und FKDS gelang es, über die Diagnostik von Aortenaneurysmen hinaus weitere Erkrankungen auch an kleineren Abdominalgefäßen zu erfassen. Große Bedeutung hat die Diagnostik

- von Nierenarterienstenosen und -verschlüssen sowie
- von Thrombosen des venösen Schenkels.

Diese Veränderungen lassen sich bereits aus der qualitativen Flussinformation der FKDS erkennen. Die ergänzende Spektralanalyse erlaubt es, über Geschwindigkeits- und Widerstandsmessungen zusätzlich funktionelle und regulative Vorgänge zu erfassen. Diese sind insbesondere in der Verlaufskontrolle nach Nierentransplantation wichtig.

Im Folgenden werden die Untersuchungstechnik und die wichtigsten sonographisch fassbaren Erkrankungen der orthotop gelegenen Niere sowie die Besonderheiten der Transplantatniere dargestellt. Die Nierenvenen werden teilweise zusammen mit den Erkrankungen der V. cava und der anderen Abdominalvenen in Kapitel 12 behandelt.

Normale Anatomie

Orthotop gelegene Niere

Arterien. Die Aa. renales entspringen in 75% der Fälle in Höhe des Intervertebralraumes der Wirbel L_1/L_2 lateral bzw. ventrolateral aus der Aorta (s.a. Abb. 9.**1**). Ihr Abgang liegt meist unmittelbar unterhalb der A. mesenterica superior. Die rechte A. renalis unterkreuzt bogig die V. cava und verläuft dann schräg von kranial nach kaudal zum Nierenhilus. Auf der linken Seite zieht sie hinter Pankreaskorpus und Nierenvene horizontal nach dorsal. In ihrem extrarenalen Verlauf können die Nierenarterien mehrere Äste abgeben. Kleinere Äste versorgen das pararenale Gewebe, das Nierenbecken und die proximalen Ureteren. Weitere mögliche Äste sind die Aa. suprarenales inferiores, ein atypischer Abgang der Aa. testiculares bzw. ovaricae sowie – v.a. rechts – die A. phrenica inferior.

Beide Nierenarterien teilen sich im Hilus bzw. kurz vorher in einen ventralen und einen kaliberschwächeren dorsalen Ast auf, die sich gemäß der Nierenanatomie in Segment-, Lobar- und Interlobararterien weiter aufzweigen. Apikales, oberes, mittleres und unteres Nierensegment werden durch den ventralen Ast, das posteriore Segment aus dem dorsalen Ast versorgt.

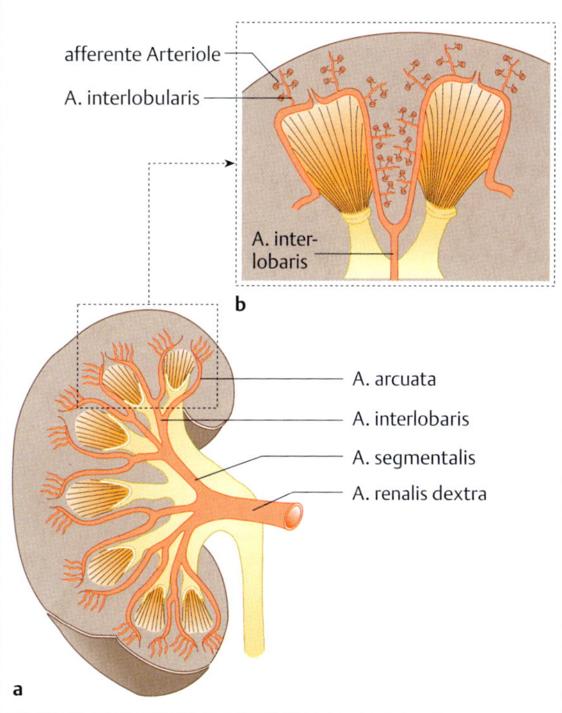

Abb.10.**1 a** u. **b** Arterienaufzweigung in der Niere (Schema nach 65).
a Schemazeichnung der rechten Niere von ventral mit Aufzweigung der A. renalis dextra in Aa. segmentales, Aa. interlobares und Aa. arcuatae.
b Ausschnittsvergrößerung mit 2 Markpyramiden. Aufzweigung einer A. interlobaris mit Aa. arcuatae, Aa. interlobulares sowie afferenten Arteriolen zu den Glomerula.

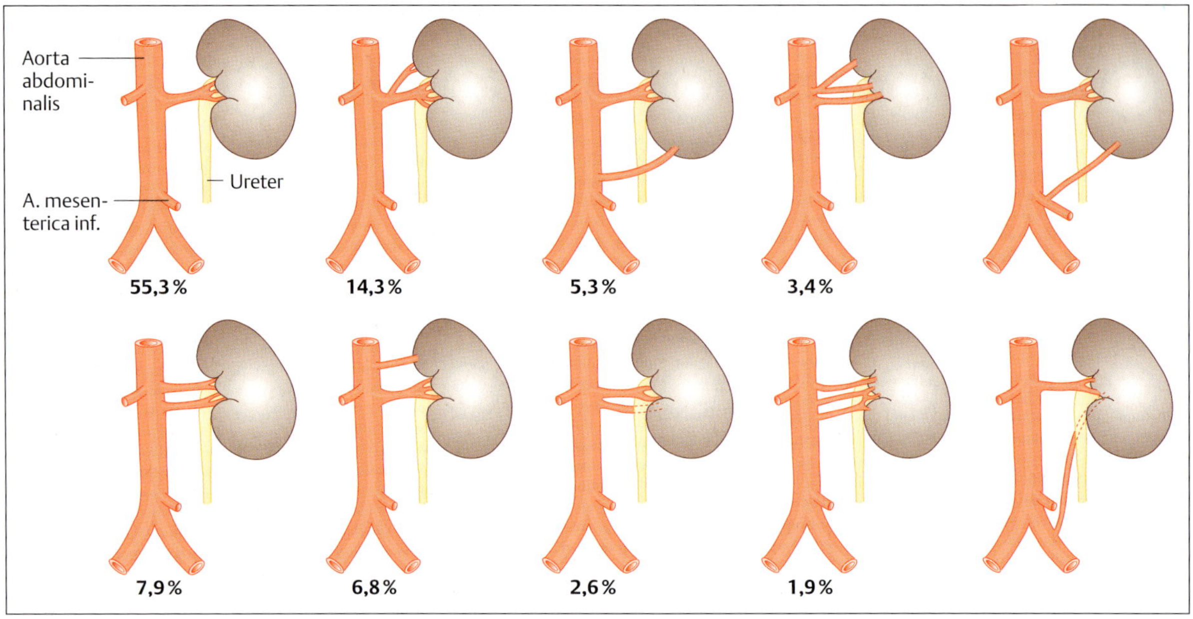

Abb. 10.2 Abgangsvarianten der Nierenarterien (Verlauf und Häufigkeit; Schema nach 65).

Die Aa. interlobares versorgen die Markkegel und verlaufen zwischen den Pyramiden bis zur Mark-Rinden-Grenze. Dort teilen sie sich dichotom in die Aa. arcuatae auf, die über die Aa. interlobulares und die Vasa afferentia die Glomerula versorgen (Abb. 10.**1**). Einzelne Interlobulararterien reichen bis zur Nierenoberfläche und anastomosieren dort mit den Kapselarterien (Aa. capsulares superior, media und inferior). Weitere Kollateralen finden sich v.a. beim Verschluss über die Aa. phrenicae inferiores, Aa. lumbales, Aa. suprarenales und aus der A. testicularis (37).

Varianten. Bedingt durch die komplexe embryologische Entwicklung wird der Untersucher mit zahlreichen Lage- und Abgangsvarianten konfrontiert. Anatomische Varianten wie überzählige Nieren, Ektopie, Malrotation und Hufeisennieren führen zu atypischen Gefäßverläufen. In 24–25% sind die Nieren doppelt versorgt, in bis zu 3% ist mit 3 und mehr Arterien zu rechnen. Weitere untersuchungstechnische Probleme entstehen durch aberrante Polgefäße sowie Abgänge aus iliakalen oder viszeralen Ästen der Aorta, die oft nur angiographisch erfassbar sind (Abb. 10.**2**).

Besonderheiten der Transplantatniere

Seit der ersten erfolgreichen Transplantation an monozygoten Zwillingen durch Murray in Boston (1954) hat sich die chirurgische Technik der Nierentransplantation nur wenig verändert (49):

Bevorzugter Implantationsort ist die rechte Fossa iliaca, da auf der linken Seite die V. iliaca tiefer liegt und das Sigma die Gefäßpräparation erschwert. Im Allgemeinen wird jedoch die rechte Niere in die linke Fossa iliaca und die linke in die rechte eingelegt. Nach Präparation der Iliakalgefäße und Unterbinden der Lymphgefäße anastomosiert man zunächst die V. renalis und die V. iliaca externa, dann die A. renalis meist End-zu-Seit mit der A. iliaca externa (Abb. 10.**3**).

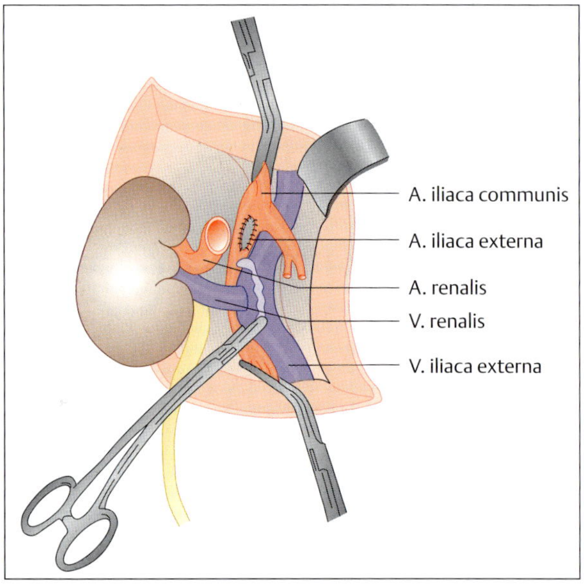

Abb. 10.3 OP-Situs: Transplantatniere in der rechten Fossa iliaca (nach 83). Die V. renalis ist bereits mit der V. iliaca externa anastomosiert (blau). Die A. iliaca externa ist kurz unterhalb der Bifurkation eröffnet und zur End-zu-Seit-Anastomose vorbereitet (rot).

Dazu wird bei der Entnahme der Spenderniere die A. renalis in kompletter Länge zusammen mit einem Stück Aortenwand entnommen, das auf die eröffnete A. iliaca externa als Patch aufgenäht wird. Eventuell vorkommende zusätzliche, kleinere Arterien der Spenderniere werden End-zu-Seit an den Hauptast der A. renalis angeschlossen oder – wenn sie unmittelbar benachbart zur Hauptarterie liegen – in einem gemeinsamen Aortenpatch entnommen und en bloc anastomosiert. Früher verwendete man oft die A. iliaca interna oder die A. hypogastrica zur primären End-zu-End-Anastomosierung, sodass bei älteren Patienten gelegentlich mit dieser operativen Variante zu rechnen ist. Nachteil der heutigen Technik ist, dass die Untersuchung durch Schleifenbildung bei langen Nierenarterien erschwert ist und Knickstenosen schwieriger zu differenzieren sind.

Untersuchungstechnik und Dokumentation

Schallkopf und Einstellung. Zur Untersuchung der Nieren beim Erwachsenen empfiehlt sich ein Curved- oder Phased-Array-Schallkopf mit einer Frequenz von 2–4 MHz, bei Schlanken und Kindern u.U. auch mit 5–7 MHz. Sendeenergie und Tiefenausgleich werden zunächst an einem Flankenschnitt der Niere so eingestellt, dass sich das Parenchym homogen darstellt. Anschließend sucht man die Aorta auf und regelt Tiefenausgleich, Fokus und Verstärkung so nach, dass das Aortenlumen sowie die Abgänge der Aa. renales möglichst echofrei erscheinen. Nach Optimierung des B-Bildes (s.a. Kapitel 5) wird die Farbkodierung zugeschaltet.

Vorbereitung. Am Tag vor der Untersuchung sollte der Patient eine ballaststoffarme Kost und entblähende Substanzen (z.B. Sab simplex) zu sich nehmen und am Untersuchungstag wenn möglich nüchtern bleiben. Diese Vorbereitung erleichtert das Auffinden und die Beurteilung der Gefäße. Insbesondere bei adipösen Patienten und/oder festen Bauchdecken ist die Darstellung nur in entspannter Lage und in Exspiration möglich. Der Patient sollte kooperationsfähig sein, d.h., er muss auf Anweisung den Atem anhalten können und ruhig liegen. Bei neueren Geräten lassen sich jedoch Bewegungsartefaktunterdrückungs- und sog. Flash-Artefakt-Filter zuschalten, die eine Beurteilung auch bei fortgesetzten Atmungsexkursionen ermöglichen.

Vorgehen: Extrarenale Arterien. Die Nierenarterienabgänge lassen sich bereits oft in Rückenlage darstellen: Die rechte entspringt bei etwa 11 Uhr, die linke bei 5 Uhr aus der Aorta (Abb. 10.**4a**). Im nächsten Schritt sucht man zunächst die rechte Nierenarterie im Longitudinalschnitt dorsal der V. cava auf. Sie lässt sich im Allgemeinen als pulsierender Punkt identifizieren, der die Hinterwand der V. cava leicht imprimiert. Dabei sollte auf Doppel- und Mehrfachanlagen geachtet werden. Um den Verlauf der rechtsseitigen Nierenarterien darstellen zu können, sollte sich der Patient um 30–45° nach links drehen: Im Querschnitt werden zunächst Nierenhilus, V. cava inferior und die Aorta aufgesucht; in Inspiration lässt sich die Arteria renalis dann meist in kompletter Länge darstellen (Abb. 10.**4b**). Für die linke Nierenarterie gilt das gleiche Vorgehen wie in Rechtsseitenlage.

Ein koronarer Schnitt (Abb. 10.**4c**) von der rechten Flanke aus kann bei schlankeren Patienten den V-förmigen Abgang beider Nierenarterien aus der Aorta zeigen („banana peel sign"). Diese Längsschnittdarstellung empfiehlt sich auch für die topographische Zuordnung der Nierenarterienabgänge bei einem Bauchaortenaneurysma.

Vorgehen: Intrarenale Arterien. Anschließend werden die intrarenalen Gefäße dargestellt. Im Hilus lassen sich zunächst die Segmentarterien identifizieren. Sie zweigen sich auf und verlaufen zwischen den Markpyramiden als Aa. interlobares nach peripher (Abb. 10.**5**). Hier ist der beste Messort, um reproduzierbare Dopp-

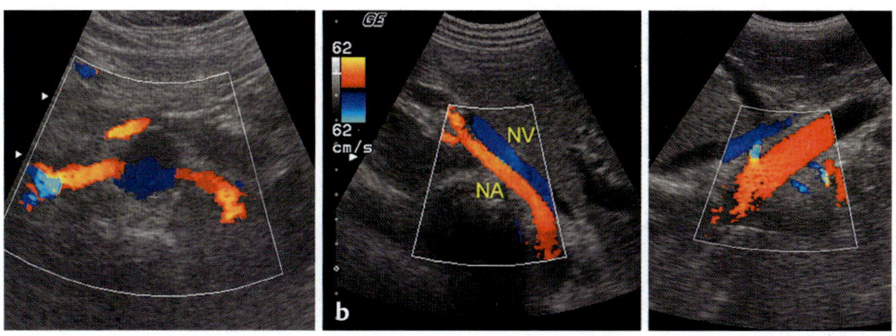

a b c

Abb. 10.**4 a–c** Standardschnitte der Nierenarterienabgänge (Normalbefunde).

a Oberbauchquerschnitt mit Abgang der rechten und linken Nierenarterie. Die Aorta ist bei Ankippung des Schallkopfes nach kranial blau kodiert. Der Blutfluss in den Nierenarterien ist vom Schallkopf weggerichtet und damit rot kodiert.

b Verlauf der rechten Nierenarterie von schräg-lateral. Das Gefäß zieht zunächst nach ventrolateral und lässt sich in leicht angehobener Linksseitenlage zumeist in gesamter Länge bis zum Hilus verfolgen. Die V. cava und die Nierenvene (blau kodiert) werden unterkreuzt.

c Koronarer Schnitt von rechts-lateral. Dargestellt sind der Abgang der rechten Nierenarterie sowie 2 Arterien links (blau kodiert).

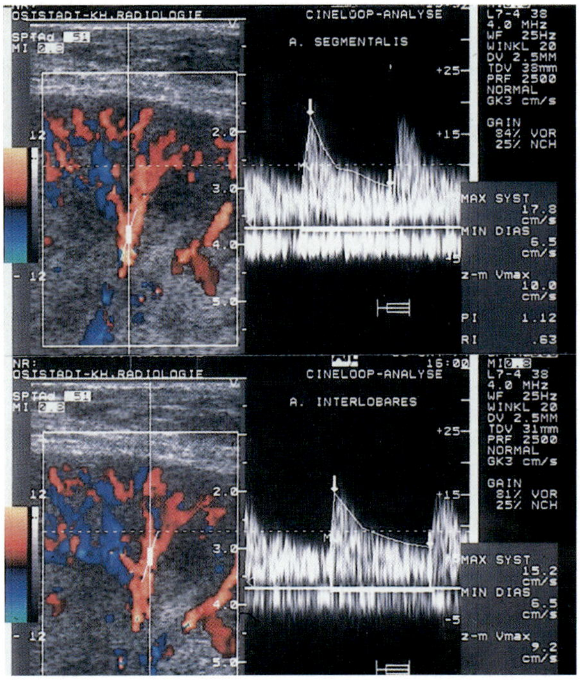

Abb. 10.**5** Intrarenale Arterien einer Transplantatniere (FKDS und Doppler-Spektrum).
Längsschnitt durch die Transplantatniere in der Ausschnittsvergrößerung mit Übergang von der A. segmentalis (oben) in die A. interlobaris (unten). Das Spektrum ist durch einen steilen Anstieg und einen relativ hohen, persistierenden diastolischen Fluss charakterisiert. Der Widerstand (hier: RI) nimmt von zentral nach peripher ab. Insbesondere für Verlaufsmessungen bei Nierentransplantaten oder für Vergleichsmessungen zwischen links und rechts zur Hypertoniediagnostik sollte das „Sample Volume" immer an exakt vergleichbaren Stellen positioniert werden (s.a. Abb. 10.**7**).

lerspektren abzuleiten (s.u.) Nach Reduktion der Geschwindigkeitsskala (bzw. PRF) auf unter 20 cm/s sowie der Farbbalance (Synonyme: „Write Priority" oder „Color Balance") wird die Parenchymdurchblutung untersucht. Hier hilft die Zuschaltung des Power-Modus (Abb. 10.**6**) sowie – bei klinischem Verdacht auf eine Nierenembolie – die Gabe von Ultraschallkontrastmittel (s.u).

Dokumentation. Erkennbarer Kalk der Hauptarterien wird in 2 Ebenen dokumentiert. Nach Zuschalten der Farbkodierung werden Strömungsauffälligkeiten (z.B. Flussbeschleunigung, Aliasing, Vibrationsartefakte) untersucht. Ergänzende Spektren dienen der Objektivierung. Beim V.a. eine Nierenarterienstenose (NAST) sind standardisierte Messungen im Verlauf der Hauptarterie sowie auf der Ebene der Aa. interlobares zu fordern (Tabelle 10.**1**). Im Allgemeinen leitet man auf beiden Seiten ein Spektrum aus dem oberen, mittleren sowie dem unteren Drittel ab. Systolische und diastolische Spitzengeschwindigkeit, Widerstandsindizes sowie Parameter der Anstiegssteilheit werden gemessen und dokumentiert (Abb. 10.**7**).

Verlauf. Die Abgänge der Nierenarterien beim nüchternen und vorbereiteten Patienten lassen sich i.d.R. beidseits bereits nativ gut erfassen (Abb. 10.**4**), nach Kontrastmittelgabe auch bei adipösen oder muskulösen Patienten. Wegen überlagernder Darmluft ist der mittlere Abschnitt der linken Nierenarterie (lateral der Wirbelsäulengrenze) oft nicht einsehbar, und die Darmschlingen sind auch von vorn nicht hinreichend komprimierbar. Gelegentlich ist es hilfreich, den Magen prall mit Flüssigkeit zu füllen und als Vorlaufstrecke zur Darstellung der linken Nierenarterie zu nutzen.

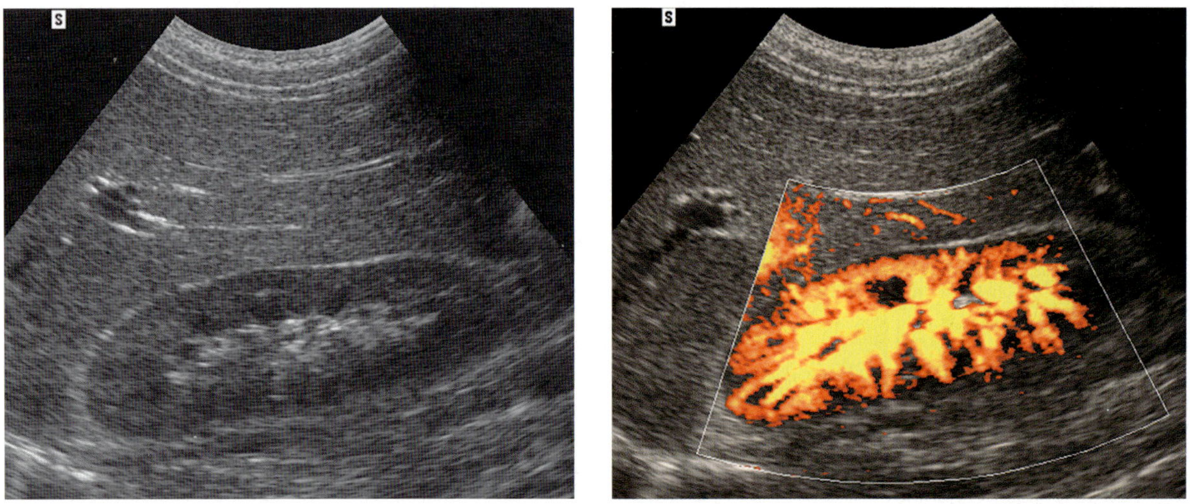

a b

Abb. 10.**6** **a** u. **b** Parenchymperfusion im Power-Modus. Vergleich B-Bild (**a**) versus Power-Modus (**b**).
Schnitt von lateral mit homogener Perfusion im Power-Modus. Bei reduziertem Fluss (z.B. bei Exsikkose) oder muskulösen Patienten ist die Gabe von Kontrastmittel hilfreich, um Perfusionsdefekte sicher zu erkennen (s.a. Abb. 4.**8**).

Tabelle 10.1 Empfehlungen zur Dopplersonographischen Ableitung

Empfehlungen zur Untersuchung der direkten oder indirekten Doppler-Parameter
▪ Blutdruck zum Zeitpunkt der Untersuchung messen
▪ Sample Volume in einem möglichst geradlinigen Arteriensegment positionieren
▪ keine Messung unmittelbar vor oder hinter einer Bifurkation
▪ PRF an den Frequenzbereich der Spektralkurve anpassen
▪ bei der Ableitung aus der kontralateralen Niere vergleichbare Gefäße aufsuchen
▪ aus mindestens 3 Werten mitteln

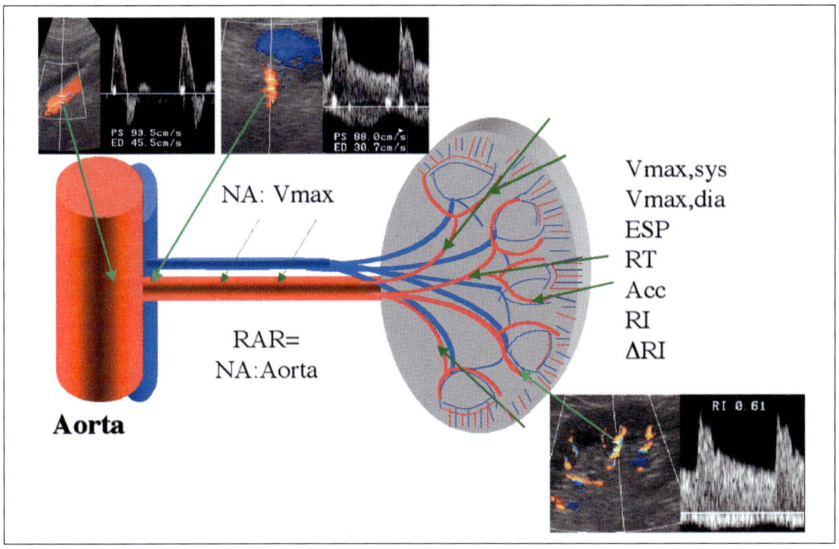

Abb. 10.7 Doppler-Ableitungen bei V.a. Nierenarterienstenose (Schema).
Man sollte aus einem geraden Segment der A. segmentalis oder der A. interlobaris ableiten. Teilungsstellen sind zu vermeiden. Wegen des kontinuierlichen Abfalls des RI zur Peripherie hin muss links und rechts in exakt gleicher Position und Lage gemessen werden (s.a. Abb. 10.5). Dokumentiert werden V_{max} systolisch und diastolisch, die Anstiegszeit (RT) sowie die Akzeleration (Acc). RI links und rechts werden miteinander verglichen: Δ RI (dRI).

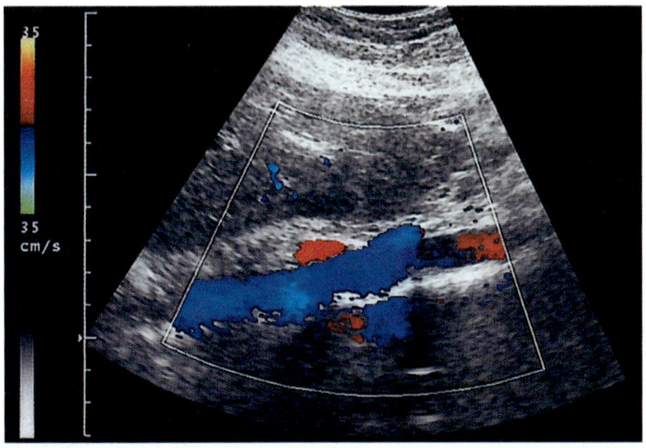

a

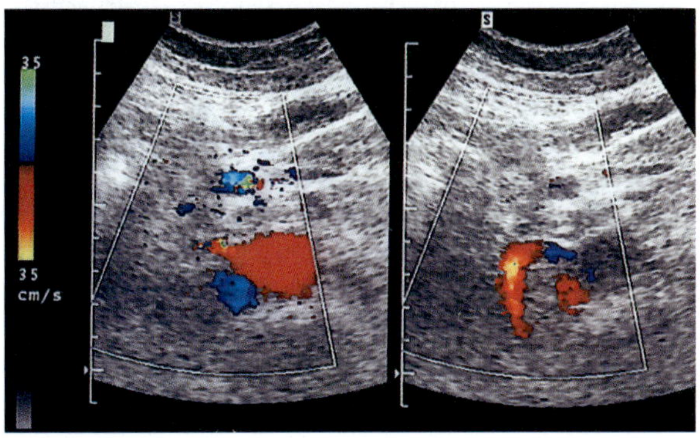

b

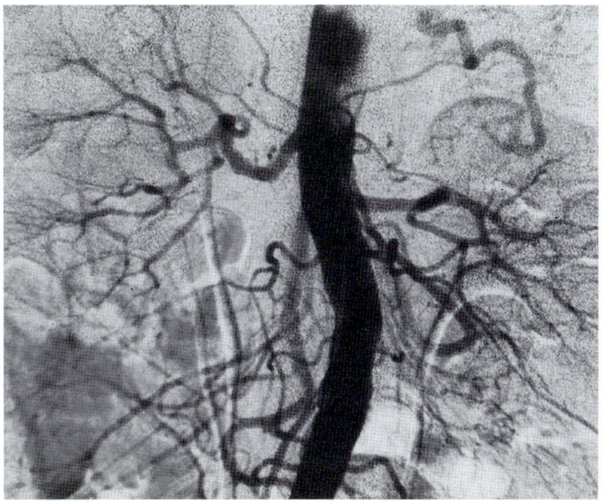

c

Abb. 10.8 a-c Abgangs- und Verlaufsvarianten der Nierenarterien (präkavale Nierenarterie).

a Längsschnitt durch Leber und V. cava inferior (blau kodiert). Die rechte Nierenarterie (rot kodiert) überkreuzt die V. cava.

b Querschnitt mit Aorta und V. cava (unterschiedliche Farbkodierung durch kardiale Modulation). Die A. renalis verläuft ventral der V. cava und biegt dann scharf nach dorsal zur Niere hin ab.

c Angiographie mit Einkippung der Röhre nach kranial (30°). Bogiger Verlauf der A. renalis mit Konturunregelmäßigkeiten nach Dilatation bei fibromuskulärer Dysplasie.

Bei Meteorismus können durch konstanten Druck mit dem Schallkopf überlagernde Darmschlingen entleert oder zur Seite gedrückt werden. Hierbei muss darauf geachtet werden, dass durch den Druck mit dem Schallkopf das Lumen der Nierenarterie nicht eingeengt und eine Stenose vorgetäuscht wird. Bei Kindern und Jugendlichen ist eine Darstellung der Nierenarterien auch von dorsal möglich. Beim Erwachsenen gelingt dies wegen der starken Absorption und Streuung der Schallwellen in der Rückenmuskulatur nicht.

Auf der rechten Seite ist die Nierenarterie in über 96% in gesamter Länge darstellbar (Abb. 10.**4**). Eine sorgfältige und systematische Suche ermöglicht, z.T. mehrfach angelegte oder atypisch verlaufende Nierenarterien zu erkennen (Abb. 10.**2**, Abb. 10.**4c** und Abb. 10.**8**). Für die Darstellung der Nieren zum Ausschluss einer arteriell bedingten Hypertonie sind ca. 20–30 min zu veranschlagen.

Normalbefunde und Varianten

Extrarenale Arterien. Die normalen Nierenarterien zeigen in der FKDS eine homogene Farbsättigung. Wegen des niedrigen intrarenalen Widerstands liegt im Gegensatz zur distalen Aorta sowie zu den Becken-/Beinarterien ein konstanter antegrader Fluss vor (Abb. 10.**4c**). Bei adäquat eingestelltem Gerät ist damit jede Farbänderung (von Rot nach Blau) als Hinweis auf einen pathologischen Prozess zu werten. Zu berücksichtigen ist dabei jedoch, dass winkelbedingt erhöhte Doppler-Frequenzverschiebungen nicht als Stenose interpretiert werden (Abb. 10.**9**).

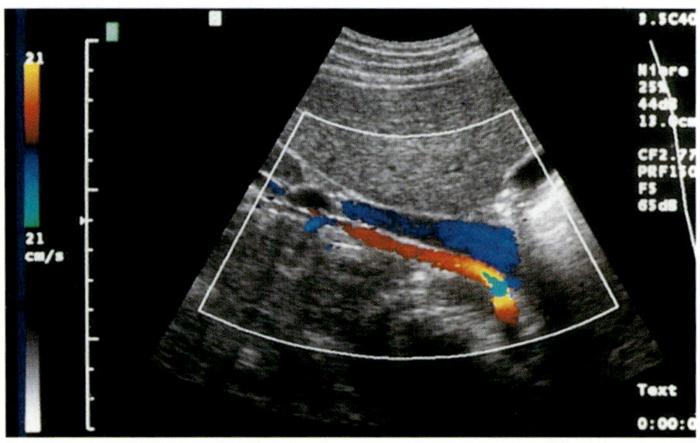

Abb.10.**9** Pseudostenose. Der Eindruck entsteht durch eine scheinbare Flussbeschleunigung infolge Winkeländerung im Gefäßverlauf. Bei der Interpretation des sonst diagnostisch hilfreichen Alias-Phänomens ist zu berücksichtigen, dass die Skala der Farbgeschwindigkeit hier nur bei 21 cm/s liegt und das Gefäß an der suspekten Stelle direkt auf den Schallstrahl zuläuft. Anschnitte u.a. Winkel sowie winkelkorrigierte Geschwindigkeitsmessungen zeigten mit einer Spitzengeschwindigkeit von 98 cm/s noch einen Normalbefund.

Intrarenale Arterien. Bei schlanken Menschen sind die intrarenalen Arterien bis auf die Ebene der Aa. arcuatae sowie Aa. interlobulares nachzuweisen; der Gefäßbaum lässt sich aus den zweidimensionalen Schnitten in Realtime dreidimensional rekonstruieren und beurteilen. In der Intensitätsdarstellung (Power-Modus) oder nach Kontrastmittelgabe zeigt sich das Parenchym im Normalfall homogen von Flusssignalen durchsetzt (Abb. 10.**6**). Analysiert man den zeitlichen Verlauf der Kontrastmittelanflutung nach Bolusgabe, so erhält man einen um 3–5 s gegenüber der Aorta verzögerten, steilen Anstieg der Parenchymsignale, der dem Kurvenverlauf in der Perfusionsphase der Nierenszintigraphie vergleichbar ist (Abb. 10.**10**).

Injektion von Levovist 2,5 g (300 mg/ml) in 15 s. Die Daten werden aus den Video-Bildern oder je nach Gerät direkt aus dem Cine loop ausgewertet. Nach Markierung einer Region of Interest (ROI) wird der zeitliche Verlauf der Farbintensität extrahiert und als Intensitäts-Zeit Kurve dargestellt (Gerät in Abb. 10.**10** und 10.**16**: EchoTec München).

Doppler-Spektren. Die abgeleiteten Doppler-Spektren zeigen beim Gesunden einen schmalen, systolischen Gipfel mit einem konstant antegraden Fluss in der Diastole (Abb. 10.**5** und Abb. 10.**7**). Der Pourcelot-Index liegt zwischen 0,5 und 0,8. Er ist altersabhängig und nimmt mit zunehmender Sklerose zu (60). Bei Kindern wird im ersten Lebensjahr wahrscheinlich aufgrund einer höheren maximalen systolischen Geschwindigkeit mit 0,75 ein höherer RI berichtet (17). Außerdem nimmt mit zunehmender Herzfrequenz der RI ab. Faktoren wie

- der Hydratationszustand,
- Medikamente, die eine Vasokonstriktion auslösen,
- Begleiterkrankungen wie die Leberzirrhose,

können die Messung ebenfalls beeinflussen (14). Blutdruckabfall, Exsikkose, dicke Fett- und Muskelschichten sowie ein Hautemphysem erschweren die Darstellbarkeit.

Nach Infusion bzw. nach Bolusgabe von Furosemid (Lasix) nimmt die Durchblutung zu. Während dieses kurzfristigen, dramatischen Anstiegs von systolischem und diastolischem Fluss sind auch kleinere intrarenale Äste in der FKDS gut erkennbar (59). Nach 30 min nimmt sie vorübergehend ab, die Gefäße sind deutlich schlechter zu sehen.

Transplantatnieren. Bei der Messung von Transplantatnieren ist zu berücksichtigen, dass bereits ein geringer Druck des Schallkopfes zu einem Anstieg des RI-Wertes führen kann (4). Innerhalb von 2 min nach Kompressionsbeginn steigt der RI-Wert von 0,62 auf über 0,85. Nach Druckreduktion normalisieren sich die Werte nach 2–3 min (Abb. 10.**11**).

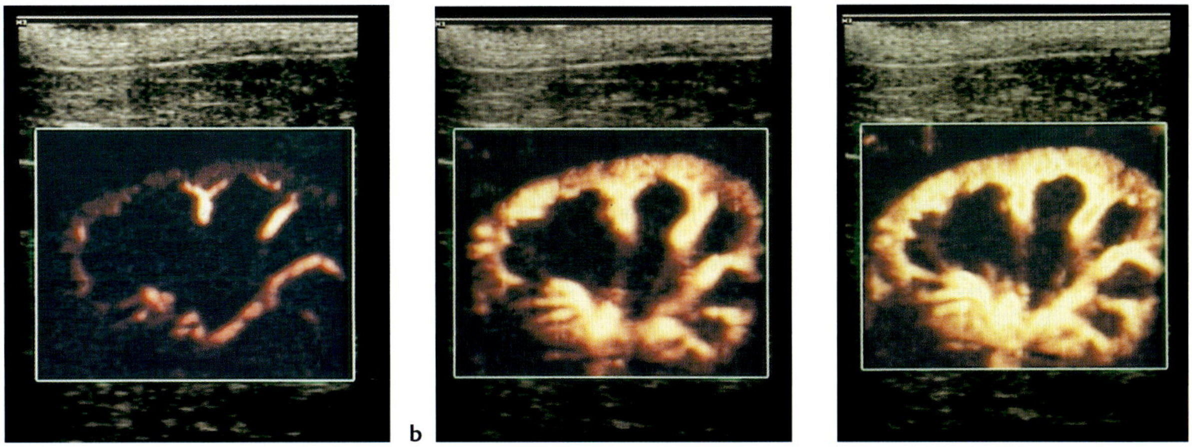

a b c

Abb. 10.**10 a-d** Kontrastmittelgestützte Perfusionsbeurteilung der Niere im second harmonic power mode („work in progress").
a Vor der Kontrastmittelinjektion zeigt sich zunächst nur ein Fluss in den Segmentarterien.
b Nach der Injektion von 2,5 g Levovist (Injektionsdauer 15 s) zeigt sich bereits wenige Sekunden später eine Hellkodierung des Parenchyms.
c Die Intensität nimmt über 5 s weiter zu.
d Quantitative Auswertung der Farbdichte: Aufgetragen sind die mittlere Farbintensität in Abhängigkeit von der Zeit. 8 s nach der Injektion zeigt sich zunächst in der Aorta sowie in den Segmentarterien ein steiler Anstieg der Kontrastmitteldichte, der für ca. 5–10 s ein Plateau erreicht.

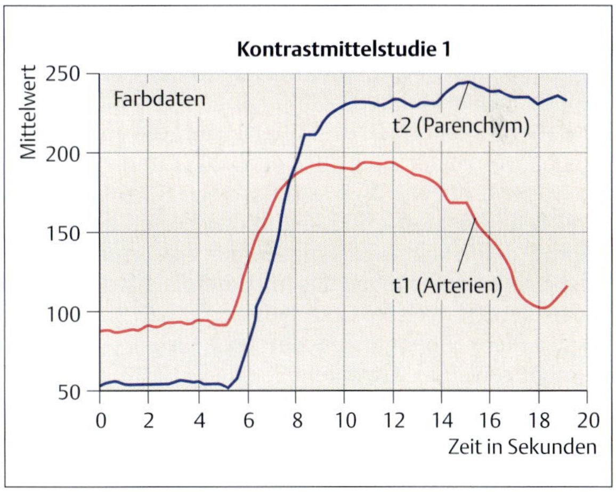

d

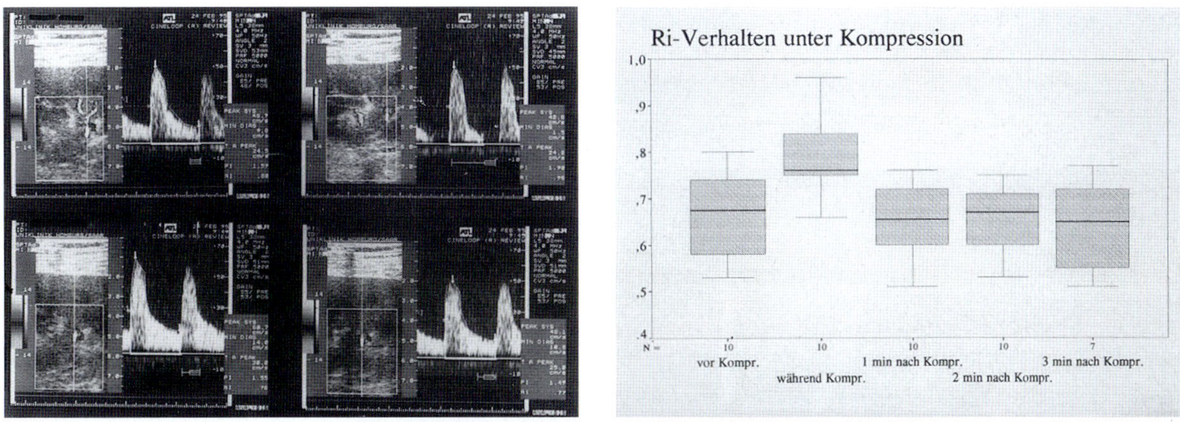

a b

Abb. 10.**11 a** u. **b** Einfluss des Schallkopfandruckes auf den Widerstandswert (RI) bei Transplantatnieren.
a Längsschnitt mit RI-Messungen vor, während, unmittelbar nach und 2 min nach Kompression.
b Verlauf der Mittelwerte aus jeweils 3 Messungen mit nur geringem Schallkopfauflagedruck sowie 2 und 5 min nach Beginn der Kompression. Normalisierung der RI-Werte 3 min nach Kompressionsende.

Primär vaskuläre Erkrankungen

Vorbemerkungen zur renovaskulären Hypertonie

Ätiologie. Neben dem Nachweis eines akuten Nierenarterienverschlusses hat die Diagnostik der arteriellen Hypertonie größte klinische Bedeutung. Bei der überwiegenden Zahl der Hochdruckpatienten liegt eine essenzielle Hypertonie vor. Nur 0,5–5% weisen eine renovaskuläre Genese auf (84). Ihre Prävalenz liegt beim hypertonen Erwachsenen zwischen 3–5% und erreicht bei Patienten mit Mehretagenerkrankungen der Becken-/Beinarterien 30%. Häufigste Ursachen einer Nierenarterienstenose (NAST) sind – vorwiegend bei älteren Patienten – arteriosklerotisch veränderte Gefäßabschnitte, die meist am oder kurz hinter dem Aortenabgang liegen. Oft finden sich bei diesen Patienten auch in anderen Gefäßregionen Veränderungen. So haben etwa ein Drittel aller Patienten mit einem Bauchaortenaneurysma auch eine NAST und ein Drittel eine operationswürdige koronare Herzkrankheit. Bei jüngeren Patienten – und hier überwiegend bei Frauen – kann der Hochdruck Folge einer fibromuskulären Dysplasie sein, die meist das mittlere bis distale Gefäßdrittel betrifft. Weitere Ursachen sind:

- periphere Einengungen der Polarterien,
- bindegewebige Ligamente,
- Arteriitiden,
- Embolien und Thrombosen,
- Neoplasien,
- Aneurysmen und sonstige Gefäßfehlbildungen.

Therapie. In der Hypertoniediagnostik ist es wichtig, eine organische Ursache zu erkennen, da man eine Nierenarterienstenose (NAST) u.U. kurativ behandeln kann. Ihre frühzeitige Therapie soll sowohl den Hochdruck beseitigen, als auch die Parenchymmasse und damit die Nierenfunktion erhalten. Grundlage für das pathophysiologische Verständnis des renovaskulären Hochdrucks lieferte Goldblatt 1934, der nach Setzen einer NAST beim Hund einen Hochdruck mit nachfolgender Parenchymatrophie auslösen konnte. Mit der Möglichkeit, Nierenarterienstenosen nicht nur gefäßchirurgisch, sondern auch zunehmend radiologisch-interventionell (PTA und Stent) zu beseitigen, scheint ein gering invasiver Weg zur Therapie des renovaskulären Hochdrucks gefunden zu sein.

Wandverdickungen und Stenosen

Frühe Veränderungen wie Wandverdickungen und kleine kalzifizierte Plaques lassen sich sonographisch nur in Einzelfällen erkennen. Einziger Hinweis ist der Schlagschatten, der sich nach dorsal verfolgen lässt. Bei Progredienz entstehen Stenosen und Verschlüsse, deren Lokalisation von der Genese abhängt. Arteriosklerotische Veränderungen treten vorwiegend ostiumnah sowie im proximalen Drittel der A. renalis auf, fibromuskuläre Veränderungen liegen weiter peripher im mittleren oder distalen Drittel. Häufig sind zusätzlich die Segmentarterien mitbefallen.

Befunde. Bereits das B-Bild kann den Charakter der Stenose zeigen: Kalkplaques, die nicht selten am Nierenarterienabgang zu finden sind, verkalkte Plaques der proximalen Nierenarterie oder seltener weiche Plaques, die eine NAST bedingen. Mit der FKDS kann die Nierenarterienstenose

- anhand dopplersonographischer Kriterien in der Stenose (direkter Nachweis) oder
- durch Veränderungen der Doppler-Spektralkurve in den Parenchymarterien distal der Stenose (indirekter Nachweis)

nachgewiesen werden.

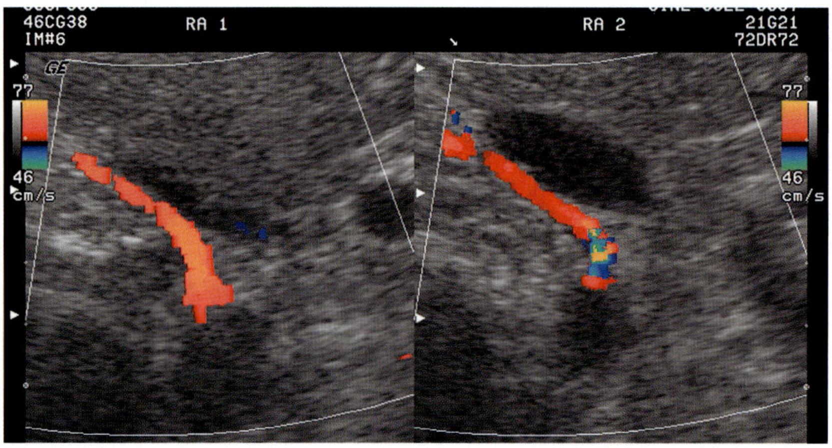

Abb. 10.**12** Doppelversorgung mit Stenose der kaudalen Nierenarterie (rechts).
Bei gleicher PRF und vergleichbarem Doppler-Winkel weist das Aliasing der unteren, rechts im Bild dargestellten Arterie auf die Stenose hin.

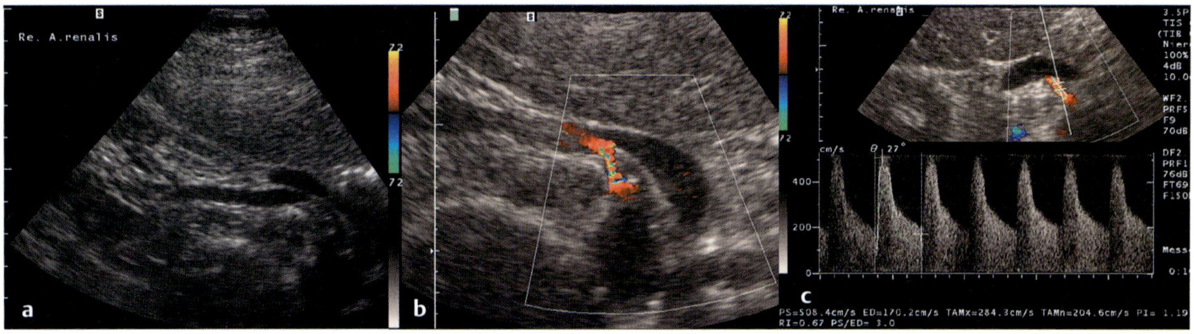

Abb. 10.**13 a-c** Hochgradige Nierenarterienstenose (NAST) rechts (ca. 90%).
a Der Stenosecharakter ist bereits im B-Bild durch intraluminale Echos erkennbar.
b Die FKDS zeigt die Lokalisation der Stenose sowie das durchströmte Restlumen.
c Nach Winkelkorrektur wird mit dem PW-Doppler die systolische und enddiastolische Maximalgeschwindigkeit berechnet (Vsmax = 508 cm/s, Vdend = 170 cm/s).

Direkter Nachweis der Nierenarterienstenose

Beim direkten Nachweis lässt sich in der FKDS von schlanken Patienten analog zur Angiographie eine Einengung mit poststenotischer Dilatation erkennen (Abb. 10.**12**). Eine lokale Flussbeschleunigung und poststenotische Turbulenzen beweisen eine hämodynamisch relevante Stenose, grobe Vibrationsartefakte eine *hochgradige* Stenose (Abb.10.**10**). Diagnostisch entscheidend sind die systolische Maximalgeschwindigkeit, die bei 180–200 cm/s eine etwa 60%ige NAST anzeigt (51), sowie der Nachweis eines poststenotischen Jets bzw. von Turbulenzen mit Flussreduktion, wodurch sich das stenosierte Segment innerhalb des Farbfensters rasch auffinden lässt (Abb. 10.**12** und Abb. 10.**13**). Dieses typische, signalstarke Farb-Doppler-Signal zeigt auch Stenosen in kaliberschwächeren akzessorischen Nierenarterien an, die ohne Stenosierung in der FKDS nicht oder nur schwer aufzufinden wären.

Stenosekriterien. Eine für das Entstehen eines renovaskulären Hochdrucks relevante Stenose liegt ab einer Verengung von > 70% vor. In Tabelle 10.**2** werden die am häufigsten eingesetzten Stenosekriterien aufgelistet. Eine dopplersonographische Graduierung nach Geschwindigkeitsbereichen hat sich bisher nicht durchgesetzt.

Besonders bei Patienten mit kardialen Grunderkrankungen, die Einfluss auf das Herzminutenvolumen haben, empfiehlt es sich, den sog. „Renal-Aortic-Ratio“ (RAR) zu bestimmen. Hierbei wird das Verhältnis von maximaler systolischer Geschwindigkeit im verengten Nierenarteriensegment zu der Maximalgeschwindigkeit in der Aorta (in Höhe der Nierenarterienabgänge) gebildet. Ein Wert > 3,5 zeigt eine NAST von über 60% an.

Radermacher (57) beschreibt zur Stenosequantifizierung einen Index, der das Verhältnis von intrastenotischem Geschwindigkeitsmaximum zu der Maximalgeschwindigkeit im distalen poststenotischen Nierenarterienabschnitt beschreibt. Eine Reduktion der Maximalgeschwindigkeit um die Hälfte entspräche einer 50%igen Stenose, eine Geschwindigkeitsabnahme auf 25% einer 75%igen Stenose.

Indirekter Nachweis der Nierenarterienstenose

Hoher Zeitaufwand für den ungeübten Untersucher und die sich daraus ergebende relativ hohe Misserfolgsrate bei den direkten Nierenarteriendarstellungen sind die Hauptgründe, warum man nach leichter evaluierbaren hämodynamischen Kriterien in den Nierenparenchymgefäßen distal der Stenose gesucht hat. Die Ableitung

Autor	Parameter	Sensitivität	Spezifität
Olin (51)	PSV: 200 cm/s	98%	99%
Hoffmann (30)	PSV: 180 cm/s	92%	
Krumme (40)	PSV: 200 cm/s	71%	96%
Halpern (25)	RAR: 3,5	71%	91%
Halpern (26)	PSV	69%	88%
Baxter (3)	PSV: 250 cm/s	100%	95%

Tabelle 10.**2** Übersicht der direkt, d.h. in der Nierenarterie ermittelbaren Stenosekriterien

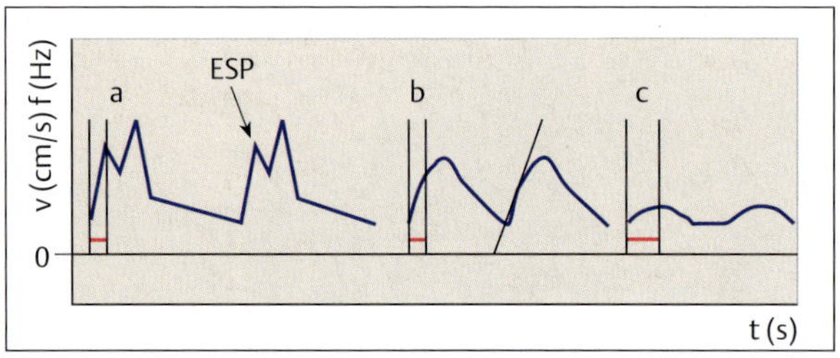

Abb. 10.**14** Schematischer Kurvenverlauf von intrarenalen Doppler-Kurven bei unterschiedlichem Stenosegrad. Die Akzelerationszeit ist mit roten Querstrichen markiert. **a** zeigt einen typischen Kurvenverlauf bei unauffälligen Nierenarterien mit frühsystolischem Gipfel (ESP), **b** einen Kurvenverlauf, der schwieriger zu interpretieren ist und sowohl bei nichtstenosierter Arterie als auch distal einer geringergradigen, 50–70%igen NAST anzutreffen ist. Eine Darstellung der Nierenarterie ist unbedingt erforderlich. **c** gibt einen typischen Kurvenverlauf hinter einer hochgradiger Nierenarterienstenose mit ausgeprägter Dämpfung wieder (80% bis subtotaler Verschluss).

intrarenaler arterieller Doppler-Signale ist rascher und sehr viel häufiger mit Erfolg durchführbar (Misserfolgsrate nach 46: 1,5%). Praktisch schwierig wird es bei Patienten, die nicht die Luft anhalten können, oder z.B. bei kleinen Nieren übergewichtiger Patienten. Unter schwierigen Schallbedingungen können Ultraschallkontrastmittel helfen. Sollten auch dann keine Flusssignale detektierbar sein, spricht dies für einen Verschluss.

Stenosekriterien. Indirekte Kriterien für eine vorgeschaltete Gefäßstenose zeigen sich als Änderungen der Hüllkurvencharakteristik. Grundlage bei der indirekten Diagnostik von Nierenarterienstenosen sind ausreichend signalstarke, artefaktfreie Dopplerspektren aus den Segment- oder Interlobararterien. Um auch verengte Nierenarterien bei arterieller Mehrfachversorgung zu erfassen, werden Parenchymarterien im oberen, mittleren und unteren Nierendrittel untersucht.

Distal einer Stenose ist der Geschwindigkeitsanstieg verlangsamt („Pulsus tardus"), die Maximalgeschwindigkeit verringert („Pulsus parvus"; 10). Die ersten Publikationen zur dopplersonographischen Diagnose von Nierenarterienstenosen (27) wiesen bereits auf entsprechende Änderungen im Kurvenverlauf hin:

- Die Akzelerationszeit (AZ), auch „rising time" genannt,
- die Akzeleration, die die systolische Geschwindigkeitsänderung beschreibt,

(Abb. 10.**14**) gehören zu den wichtigsten indirekten Stenoseparametern.

Bewertung. Wie empfindlich die verschiedenen indirekten Parameter sind, hängt entscheidend davon ab, ab welchem Stenosegrad eine NAST detektiert werden soll (Tabelle 10.**3**). Hochgradige Stenosen von über 80% werden nach Kliewer (39) mit der Akzelerationszeit (< 0,07s) bzw. der Akzeleration (m/s^2) sicher erfasst. Werden alle Stenosen, also auch die mittelgradigen zwischen 50–80% mit eingeschlossen, sind diese Parameter nicht hilfreich, um statistisch signifikant zwischen stenosierten und nichtstenosierten Nierenarterien diskriminieren zu können (39). Auch Strank fand, dass sich die indirekten Stenosekriterien nicht als Screening-Verfahren eignen (72). Nach Arbeiten von Stavros et al. (71) und Lafortune et al. (43), führen erst Stenosen von über 60% zu einer veränderten Kurvenform distal der Verengung. Ein kürzlich vorgestellter Ansatz, aus der Relation der Widerstandswerte von Nieren- und Milzarterie auf eine Stenose zu schließen, hat sich im eigenen Patientengut aufgrund der großen Variabilität des RI-Wertes in der Milzarterie durch Schleifenbildung und Verkalkung nicht bewährt.

Tabelle 10.**3** Indirekte Kriterien einer Nierenarterienstenose (Messungen distal der Stenose)

Parameter	Autor	Sensitivität	Spezifität	Wertigkeit
ESP Vorhanden	Stavros (71a)	95%	97% Stenosen	nur bei hochgradigen
ΔRI *< 0,05	Schwerk (67) Burdick (11)	82% (> 50%) 100% (> 60%) 73%	92% (> 50%) 94% (> 60%) 86%	nur bei einseitiger NAST; NAST sicherer, wenn > 0,07
PI > 0,1	Pedersen (1996)	75%	76% 73%	Stenose > 50% Stenose > 73%
AT < 0,07 s < 0,10 s	Martin (46) Stavros (71a) Nazzal (50)	87% 78% 89%	98% 94% 92%	sicherstes Zeichen
AZ > 3m/s2	Halpern (25) Kliewer (39)	76% p < 0,05 erst bei 80–95% Stenose	95%	geringe Sicherheit, große Varianz, keine Screeningmethode

Möglicherweise stellen die indirekten Flusswerte wertvolle Parameter für eine erfolgreiche, d.h. blutdruckwirksame Dilatation dar. Sie sind zur Verlaufskontrolle nach PTA und Stentimplantation hilfreich (Abb. 10.**15**). Nach operativer Gefäßrevaskularisation fanden Nazzal et al. (50) die Akzelerationszeit der Arterien im Nierenhilus als geeigneten Parameter zur Detektion vorgeschalteter Nierenarterienstenosen. House et al. (34) setzten die systolische Spitzengeschwindigkeit und das RAR zur Restenosediagnostik nach Stenteinlage (mit und ohne Ultraschallkontrastmittel Levovist) mit einer Sensitivität von 100% bei einer Spezifität von 75% an.

Stenosekriterien im Vergleich. In einer Arbeit von van der Hulst (78) wurden die verschiedenen indirekten und direkten Stenosekriterien mit angiographischen und intravaskulären Dopplermessungen (in der A. renalis) ver-

a

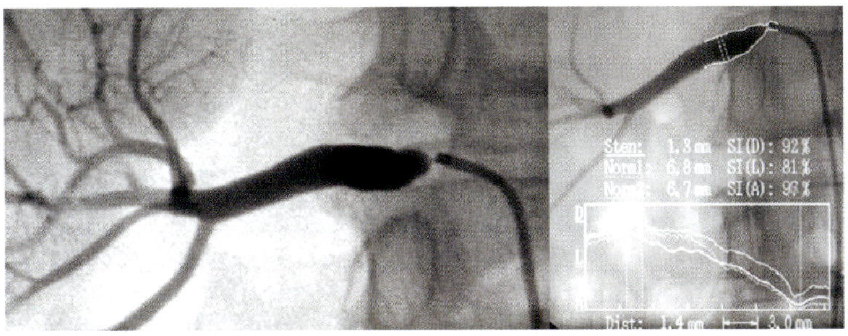

b

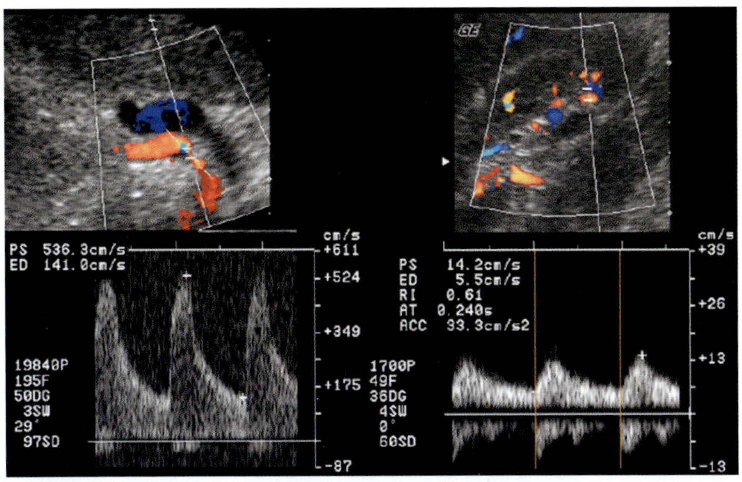

c

d

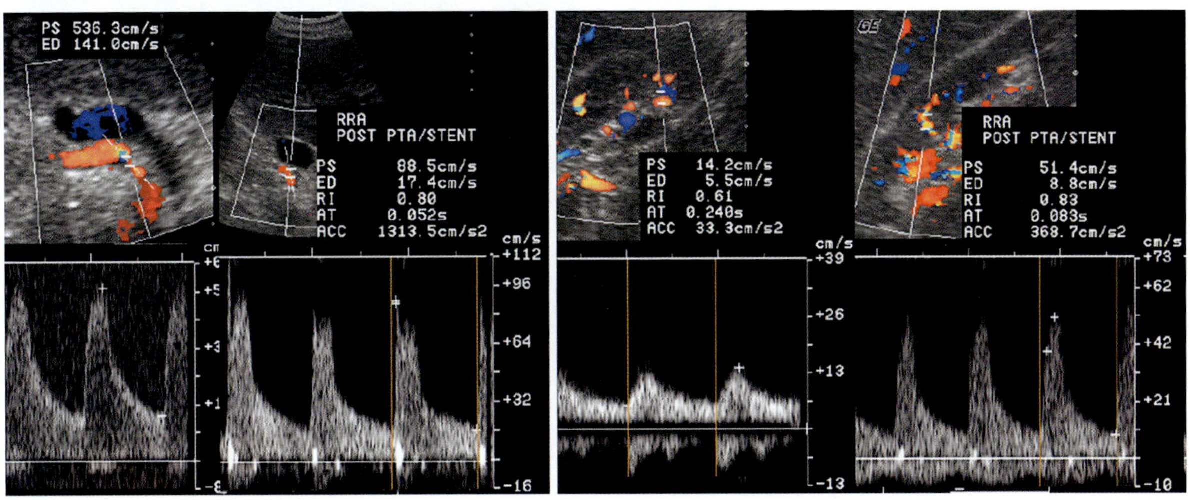

e

Abb. 10.**15 a-e** Direkter und indirekter Nachweis einer filiformen Nierenarterienstenose.
a Diameter-Stenosekalkulation aus der Angiographie.
b Direkter Nachweis der Stenose in der FKDS mit Enge und Flussbeschleunigung (Vsmax 536 cm/s).
c Indirekter Nachweis der Stenose durch distale Dämpfung.
d Vergleich der direkten und der
e indirekten Kriterien vor und nach erfolgreicher PTA.

glichen. Es zeigte sich, dass die intraarteriellen Dopplermessungen sehr gut mit der Angiographie korrelierten, jedoch mit keinem der indirekten Parameter (RI, PI, Akzeleration, Akzelerationszeit). Bei der Bewertung dieser Arbeit muss man bedenken, dass die intravasal gewonnenen Geschwindigkeitswerte nur im Idealfall den transabdominal abgeleiteten Werten entsprechen dürften. Schallabschwächung und Doppler-Winkel beeinflussen die Geschwindigkeitswerte; ebenso beeinflussen der Blutdruck und wohl auch die Medikation die indirekten dopplersonographischen Parameter.

Einer der Gründe für die vermeintlich geringe Zuverlässigkeit der indirekten Parameter liegt in den verschiedenen Stellgrößen, von denen diese Parameter mit abhängen: Blutdruck, Herzfrequenz, Alter, Compliance und Gefäßwiderstand sowie Parenchymerkrankungen sind hier am bedeutsamsten. Für die Praxis bedeutet dies, wann immer es möglich ist, die Nierenarterien für die NAST Diagnostik *direkt* darzustellen. Ist dies nicht möglich, kann der Einsatz von Ultraschallkontrastmitteln sinnvoll sein. Hierzu liegen allerdings noch keine gesicherten Erkenntnisse aus größeren Studien vor. Erst wenn die direkte Darstellung nicht möglich ist, werden jeweils im oberen, mittleren und unteren Nierendrittel die indirekten Parameter bestimmt. Ist ein ESP bei normaler Akzeleration nachweisbar, und differieren die RI-Werte im Seitenvergleich um weniger als 0,05, kann nach unserer Erfahrung eine höhergradige (> 80%) NAST weitgehend ausgeschlossen werden.

Ausblick. Eine neue Möglichkeit für die Zukunft könnte sein, die Anflutungskinetik nach Ultraschallkontrastmittelgabe zu erfassen, die eine verzögerte Perfusion erkennen lässt. In ersten Fällen zeigte sich bei noch unauffälligen indirekten Kriterien bereits ein deutlich verzögerter Anstieg der Perfusionskurve (Abb. 10.**16**). Der Stellenwert dieses Verfahrens zur Diagnostik ist jedoch noch nicht abschließend geklärt.

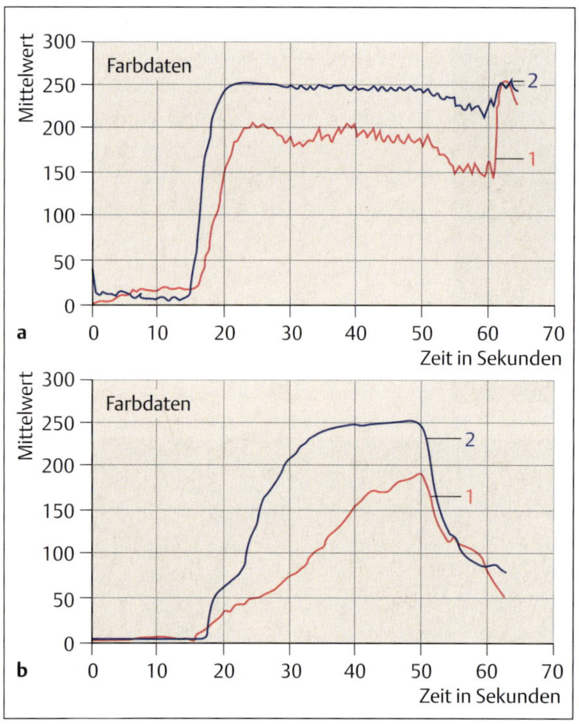

Abb.10.**16** **a** u. **b** Verzögerte Kontrastmittelanflutung bei hochgradiger Nierenarterienstenose.
a Normalbefund bei 46-jährigem Probanden. Wie in den Vorversuchen, zeigt sich bereits nach 15 s ein steiler Anstieg der Parenchymkontrastierung.
b Verzögerter Anstieg bei hochgradiger Nierenarterienstenose.

Verschlüsse

Niereninfarkte galten bisher als selten und wurden bei atypischer Klinik erst spät entdeckt. Auslöser sind Trauma, Aneurysma, Entzündungen oder Embolien aus dem Herzen. Das Ausmaß der Parenchymschädigung und das klinische Bild sind vielfältig und hängen von Ort und Lokalisation des Verschlusses ab. Der akute Niereninfarkt geht i.d.R. mit Flankenschmerz einher und muss klinisch mit erwogen werden, wenn andere Ursachen ausgeschlossen sind und z.B. eine absolute Arrhythmie oder ein frischerer Myokardinfarkt vorliegt. Eine akute bilaterale Okklusion führt rasch zum Nierenversagen, während ein langsamer Verschluss zunächst noch durch Kollateralen kompensiert werden kann.

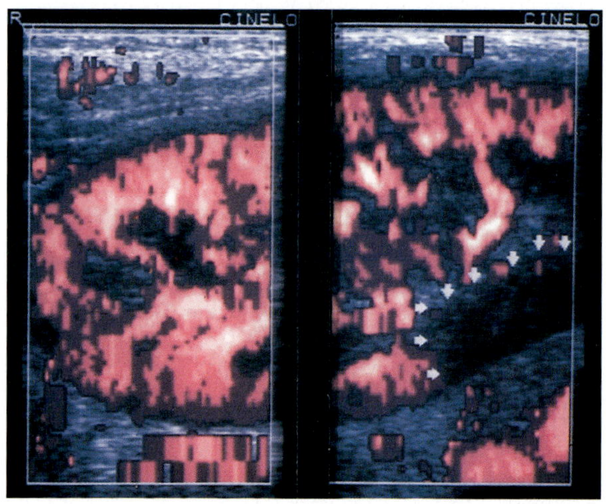

Abb.10.**17** Segmentaler Infarkt einer Transplantatniere. Längsschnitt: Im Power-Modus zeigt sich am unteren Pol ein segmentförmiger Perfusionsverlust. Ursächlich war eine akzessorische Nierenarterie des Spenderorgans, die bei der Transplantation nicht anastomosiert werden konnte.

Befunde. Intraluminales Material in einer aufgeweiteten Nierenarterie sowie fehlende Pulsationen ermöglichen im Einzelfall die Diagnose aufgrund des B-Bildes; der Beweis ist jedoch nur angiographisch oder dopplersonographisch möglich. In der Frühphase ist die Sonomorphologie des Nierenparenchyms noch normal. Erst Stunden später grenzen sich bei segmentalen Verschlüssen die Infarktareale echoarm ab. Je nach Ausmaß des begleitenden Ödems wirkt die Niere partiell aufgetrieben. Einblutungen ins Parenchym führen zu einem inhomogenen echodichten Muster. Nach 2–7 d nimmt das Volumen der infarzierten Areale wieder ab, die Niere vernarbt oder schrumpft.

In der FKDS kann bei fehlender Vaskularisation eines Nierensegments (Abb. 10.**17**) ein Infarkt vermutet werden; die Ultraschallkontrastmittel-Untersuchung sichert bei schwierigen Untersuchungsbedingungen den klinischen Verdacht (s.a. Kapitel 4). Findet sich Fluss bis auf die Ebene der Aa. interlobulares, so schließt dies indirekt einen kompletten Verschluss der Hauptarterie aus. Ist die intrarenale Vaskularisation nicht darstellbar, sollte dies – je nach klinischer Konsequenz – Anlass zur sofortigen Angiographie oder zumindest zur Szintigraphie sein. Ein frühzeitiger Nachweis ist Voraussetzung für eine erfolgreiche Lyse.

Die alten Niereninfarkte hinterlassen meist echogene Narben oder einen stark verschmälerten Parenchymsaum, der nur noch von kleinen Kapselgefäßen versorgt wird und oft dem Versorgungsgebiet einer oder mehrerer Segmentarterien entspricht.

Aneurysmen und AV-Malformationen

Aneurysmen. Aneurysmen der A. renalis finden sich meist als Zufallsbefund. Häufige Ursachen sind neben der Arteriosklerose und der fibromuskulären Dysplasie v.a. Traumata und kongenitale Aneurysmen (80). Bei fibromuskulärer Dysplasie liegen sie in der Mehrzahl der Fälle im Hauptstamm, bei Polyarteriitis nodosa, nekrotisierender Arteriitis und Trauma vorwiegend intrarenal, bei Arteriosklerose sowohl im Hauptstamm als auch in den größeren intrarenalen Ästen. Sie können rupturieren, nach peripher embolisieren oder thrombosieren. Eine ähnliche Morphologie zeigt die operativ oder bioptisch bedingte, intrarenale Wühlblutung, die bereits früh zur massiven Hämaturie führen kann.

Sonographisch sieht man eine echoarme Raumforderung, die bei arteriosklerotisch bedingten Aneurysmen häufig eine kleine Kalkschale zeigt. Differenzialdiagnostisch abzugrenzen sind parapelvine Zysten sowie Venektasien und -konvolute. Beweisend für ein Aneurysma ist der turbulente, noch pulsatile Fluss, der in der FKDS schnell und als Blickdiagnose erfasst werden kann (Abb. 10.**18**). Nächster Schritt ist – je nach Konsequenz – die Angiographie mit der Möglichkeit der Embolisation oder vor Operation die MRA oder CTA.

Arteriovenöse Fehlbildungen. Dies sind seltene, zumeist angeborene Veränderungen, die v.a. im Markbereich lokalisiert sind. Weitere Ursachen sind Trauma, Biopsie oder rupturierte Aneurysmen. Häufige Symptome sind Hämaturie und Hypertonie. AV-Fisteln mit einem großem Durchfluss können zu einer zunehmenden kardialen Belastung führen.

Im B-Bild sieht man zumeist zystische Strukturen oder ein Konvolut von Gefäßen. Eine kräftige Arterie sowie dilatierte abführende Venen lassen bereits einen hämodynamisch relevanten AV-Shunt vermuten, beweisend sind jedoch erst der direkte Nachweis der Fistelstelle in der FKDS durch grobe, mosaikartige Vibrationsartefakte bzw. die Modulation des Doppler-Signals von Arterie und Vene wie in Kapitel 6 beschrieben (73). Diese Veränderungen werden an Transplantatnieren zunehmend häufiger beschrieben, sie sind jedoch auch bei der orthotop gelegenen Niere diagnostizierbar.

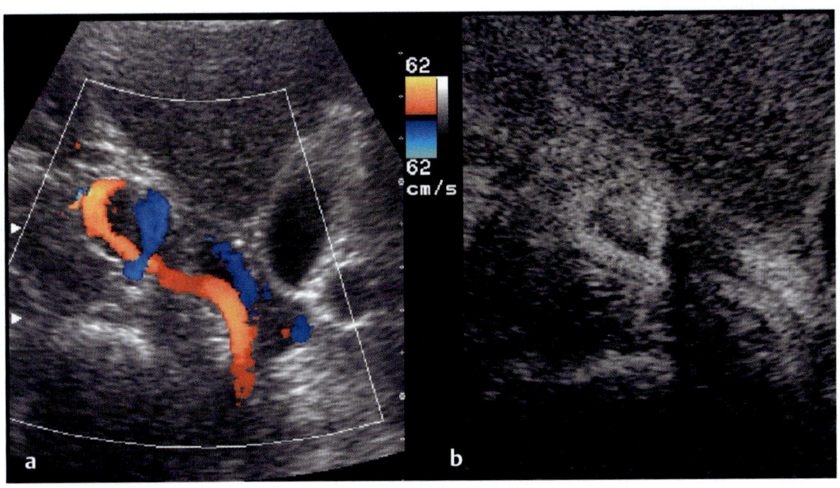

Abb.10.**18 a** u. **b** Nierenarterienaneurysma (FKDS und CHA).
a In der FKDS erkennt man Verwirbelungen im Aneurysmasack. Die A. renalis ist rot kodiert mit Flussrichtungsumkehr im Aneurysma.
b Im CHA-Modus zeigt sich eine bessere örtliche Auflösung des Flusses im Aneurysmasack.

Parenchymerkrankungen, akutes Nierenversagen und Obstruktion

Niereninsuffizienz, Nierenversagen

Klinisch wird zwischen prärenalem (verminderte Perfusion), intrarenalem (Nierenparenchymerkrankungen) und postrenalem (Abflussbehinderung) Nierenversagen unterschieden. Das akute Nierenversagen ist meist prä- bzw. postrenaler Genese, während Parenchymerkrankungen meist eine chronische Niereninsuffizienz bedingen. Während bei einem akuten Nierenversagen prä- und postrenaler Ursache die Chance besteht, die Nierenfunktion kurzfristig zu verbessern, ist dies bei intrarenaler, d.h. parenchymatöser Genese nicht zu erwarten. Nach einer Autopsiestudie fanden sich bei urämischen Patienten in etwa 25% eine obstruktive Uropathie als Ursache oder als Begleitbefund.

Während die Diagnose eines akuten, prärenalen Nierenversagens in der Regel klinisch gestellt werden kann, ist die Sonographie gut geeignet, die obstruktive Uropathie zu erkennen und ihre Ursache aufzudecken. Bei Parenchymerkrankungen – vor allem bei immunologischen Erkrankungen der Niere – kann sie keine Artdiagnose stellen, jedoch liefert die FKDS zusätzliche Informationen zur Vaskularisation der erkrankten Niere.

Eine Hilfe in der Beurteilung der Nierenperfusion stellt der Widerstandsindex (RI, Resistive Index) dar. Dieser Wert wird durch den peripheren arteriellen

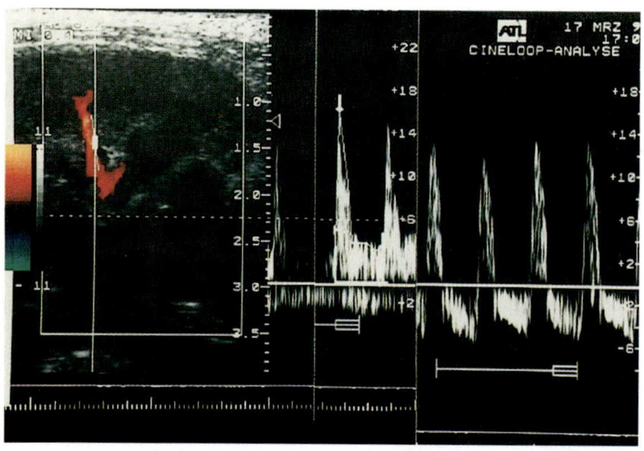

Abb.10.**19** Akute Nierenvenenthrombose – Veränderungen an der Nierenarterie. Ausschnittsvergrößerung einer Segmentarterie. Der Widerstandswert ist mit 0,75 nur leicht erhöht. Unmittelbar nach Verschluss der Nierenvene zeigt sich eine Engstellung der A. renalis. Vollständiger Verlust der diastolischen Flusskomponente mit reversem Fluss als Ausdruck einer massiven Widerstandserhöhung.

Tabelle 10.**4** Ursachen für eine Erniedrigung des Widerstandsindex (RI)

- vorgeschaltete Stenose
- entzündliche Nierenerkrankung
- Nierentumor
- AV-Shunt
- hyperämisch, polyurische Phase nach akuter Niereninsuffizienz (z.B. ATN)

Tabelle 10.**5** Ursachen für eine Erhöhung des Widerstandsindex (RI)

- Arteriolosklerose (hypertensive Nephropathie, diabetische Nephropathie)
- urodynamisch wirksame Abflussbehinderung
- akute Tubuläre Nekrose
- hepatorenales Syndrom
- vaskulär bedingte Abstoßungsreaktion nach Nieren TX
- hämolytisch urämisches Syndrom (HUS)
- Aorteninsuffizienz
- Nierenvenenthrombose (akutes Stadium)

Flusswiderstand der Niere moduliert. Während der RI durch eine vorgeschaltete Stenose erniedrigt wird (Tabelle 10.**4**), ist er bei einer Reihe von Nierenerkrankungen unspezifisch erhöht (Tabelle 10.**5**). Als häufigste Ursachen kommen die hypertensive und diabetische Nephropathie sowie die akute tubuläre Nekrose (ATN) infrage. Bei der akuten Nierenvenenthrombose ist der RI kurzzeitig erhöht (Abb. 10.**19**). Die Dauer dieses in der Literatur berichteten indirekten Kriteriums ist variabel und reicht von 30 min bis 12 h.

Die RI-Bestimmung der Nierenparenchymarterien kann bei Patienten mit Leberzirrhose frühzeitiger als die Retentionswerte ein drohendes hepatorenales Syndrom anzeigen (1). Bereits eine Woche nach Lebertransplantation fällt der RI-Wert wieder signifikant ab.

Veränderungen des B-Bildes und der Widerstandswerte können hilfreich sein, eine chronische oder akute Nierenerkrankung zu entdecken; eine unauffällige Sonomorphologie und normale Pulsatilitätsparameter schließen jedoch eine Nierenparenchymerkrankung nicht aus.

Abflussbehinderung

Die Diagnose einer postrenalen Abflussbehinderung wird im B-Bild gestellt (Abb. 10.**20**). Ein dilatiertes Hohlraumsystem ist jedoch nicht immer mit einer Druckerhöhung verbunden, die die Nierenfunktion

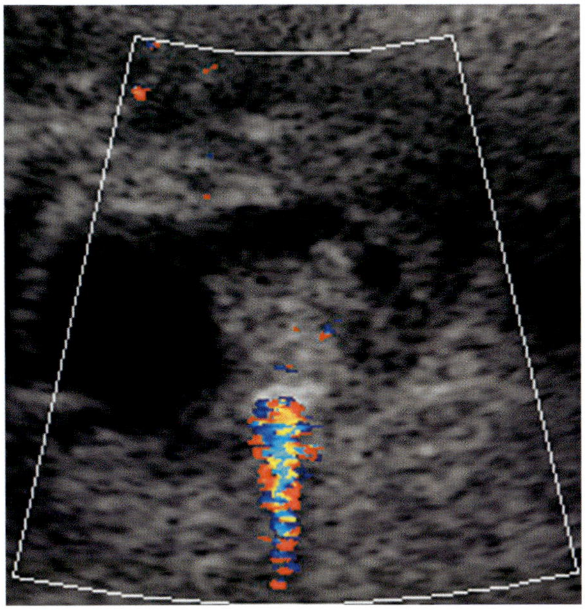

Abb. 10.**20** Stein in einer erweiterten Kelchgruppe der rechten Niere. Der mosaikartige Farbschweif distal des Konkrements in einem dilatierten Kelch mit sludgeartigem Sediment ist typisch.

beeinträchtigt. So können Ureterabgangsstenosen mit einem weiten Nierenbeckenhohlraumsystem (NBKS) für die betroffene Niere ohne Krankheitswert sein. Ebenso kann das NBKS durch einen Tonusverlust weiter dilatiert sein, wenn ein länger dauernder Aufstau (z.B. tumorbedingt) behoben wurde, ohne dass eine urodynamisch wirksame Harnabflussstörung vorliegt. Zahlreiche Arbeiten seit den frühen 90iger Jahren haben sich daher mit der Frage befasst, ob und mit welcher Zuverlässigkeit veränderte dopplersonographische Parameter Aussagen über die urodynamische Wirksamkeit zulassen. Folgende pathophysiologische Überlegungen könnten den Wert dopplersonographischer Messungen begründen:

- Bei einer akuten Abflussbehinderung ist in den ersten 1–2 h der Blutvolumenfluss durch eine prostaglandininduzierte Vasodilatation kurzfristig erhöht. Nach wenigen Stunden kommt es durch Freisetzung vasoaktiver Mediatoren zu einer renalen Gefäßwiderstandserhöhung. Dadurch könnte der diastolische Perfusionsdruck messbar sinken, der RI-Wert durch den relativ geringen systolischen Geschwindigkeitsabfall ansteigen (54).
- Bei einer akut aufgetretenen Abflussbehinderung scheinen die RI-Erhöhung (> 0,70) und v.a. die ΔRI-Bestimmung (> 0,04) in einem Zeitfenster von 6–48 h die urodynamische Wirksamkeit – auch in der Schwangerschaft – zu belegen (54, 68, 52). Nach mehr als 2 d verliert die RI-Bestimmung an Bedeutung. Der klinische Wert der RI-Bestimmung bei Kindern mit akuter Abflussbehinderung wird kontrovers diskutiert (85, 77).

Entzündliche Nierenerkrankungen

Die Diagnose einer Pyelonephritis wird im Regelfall klinisch gestellt. Bei septischem Verlauf, Nichtansprechen der Antibiotikatherapie, rezidivierenden Pyelonephritiden oder bei Verdacht auf eine Abflussbehinderung kann die Sonographie zur Klärung und Abschätzung des Krankheitsverlaufs beitragen.

Fokale Pyelonephritiden stellen sich als aufgetriebene Parenchymabschnitte dar, die kleinste echofreie Areale aufweisen und in der FKDS deutlich hypovaskularisiert sind (Abb. 10.**21**). Die diastolische Flussgeschwindigkeit soll bei entzündlichen Nierenerkrankungen erhöht sein, der RI-Wert somit erniedrigt. Die Bestimmung der Widerstandsindizes (RI, PI) stellt jedoch wegen des großen Überlappungsbereichs keine differenzialdiagnostische Hilfe dar.

Abszesse stellen sich als echoarme bis echofreie Raumforderungen im Nierenparenchym dar, sie sind zumeist hypovaskularisiert.

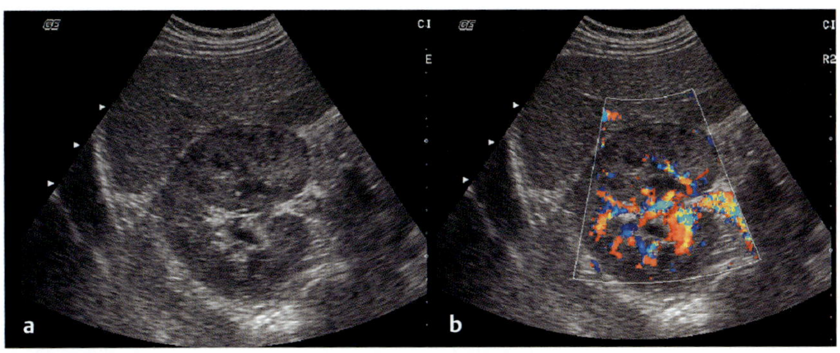

Abb. 10.**21 a** u. **b** Fokale Pyelonephritis bei einer 24-jährigen Patientin mit septischem Fieberverlauf.
a Bereits im B-Bild erkennt man einen Pseudotumor an der ventralen Parenchymlippe mit kleinsten zystischen Veränderungen.
b In der FKDS Nachweis einer verminderten Vaskularisation in dieser entzündlich bedingten Läsion.

Tumoren einschließlich Tumorvaskularisation

2–3% aller malignen Erkrankungen im Erwachsenenalter entfallen auf das Nierenzellkarzinom (RCC; 44). Seine Inzidenz stieg in Europa im Zeitraum zwischen 1970 und 1990 von 6–7/100.000 auf 8–9/100.000 (29). Der Grund dafür liegt eher an einer höheren Detektionsrate aufgrund des breiten Einsatzes von CT und Sonographie als an einer wirklichen Erkrankungszunahme. Der Anteil der hiermit zufällig gefundenen RCC ist stark angestiegen und beträgt in Europa schätzungsweise über 70%. Zufällig gefundene RCC sind in 75% auf die Niere beschränkt, ihre 5-Jahresüberlebensrate beträgt 75% (76). Bei etwa 90% aller soliden Nierentumoren liegt ein Malignom vor (62). In etwa 4% tritt das Nierenzellkarzinom bilateral auf, ein invasives Wachstum in die Nebenniere fand sich in 4,3% von 695 nephrektomierten Patienten (63). Bei 27% der Patienten mit Nierenzellkarzinom kommt es im weiteren Verlauf zur Ausbildung eines malignen Zweittumors (56).
Den bildgebenden Verfahren fallen in der Tumordiagnostik 4 wesentliche Aufgaben zu:

- Detektion von Nierentumoren,
- Charakterisierung von Nierentumoren,
- Tumorausbreitung (Staging),
- Beurteilung der kontralateralen Niere.

Tumordetektion. Die Sensitivität bei der Detektion von Nierentumoren hängt bei allen bildgebenden Verfahren von Größe und Lage des Tumors ab (Abb. 10.**22**). Bei kleinen RCC ist die Sonographie der CT unterlegen (36). Dies liegt meist an der Echogleichheit kleiner Tumoren mit dem umgebenden Nierenparenchym und an dem Umstand, dass Tumoren dann schwer im Ultraschall erkennbar sind, wenn die äußere Begrenzung der Niere nicht überschritten wird (13).

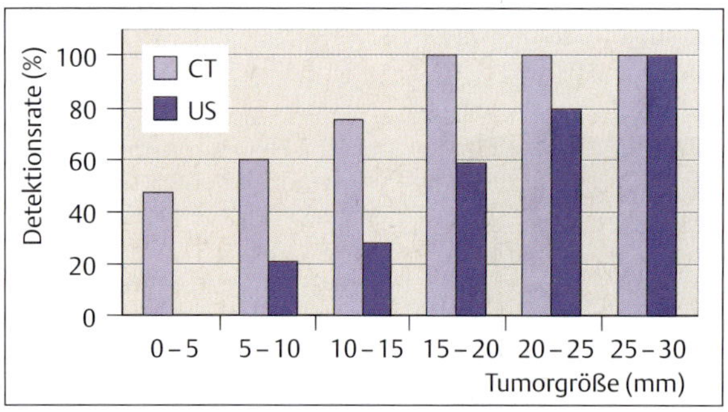

Abb. 10.**22** Detektionsrate von kleinen Nierentumoren in Abhängigkeit von der Größe: Vergleich von CT und US (205 Tumoren bei 21 operierten Patienten mit von-Hippel-Lindau-Erkrankung). Grafik nach Daten von Jamis-Dow (76).

Tumorcharakterisierung. Die Charakterisierung von Tumoren zwischen 10 mm und 30 mm ist im Vergleich von CT und Ultraschall mit etwa 80% und 82% etwa gleich gut (36). Beim Einsatz beider Verfahren steigt die diagnostische Sicherheit auf 95%. Die hohe Zahl korrekt zugeordneter Tumoren überrascht nicht, da der Malignomanteil an der Gesamtzahl aller soliden Raumforderungen bereits sehr hoch ist (s.o.). Damit kommt dem Ultraschall die differenzialdiagnostische Aufgabe zu, die verbleibenden 10–15% benigner solider Tumoren möglichst sicher von den Nierenzellkarzinomen zu unterscheiden.

Benigne Tumoren

Angiomyolipom

Angiomyolipome (AML) stellen den größten Teil der benignen soliden Raumforderungen der Niere. Bei Autopsien werden sie in etwa 0,3% gefunden. Frauen sind 4-mal häufiger betroffen als Männer (28). 80% der Patienten mit tuberöser Sklerose (Morbus Bourneville-Pringle) weisen AML der Niere auf. Von der erblichen Form im Rahmen der tuberösen Sklerose werden die sog. sporadischen AML unterschieden, die einzeln oder multipel auftreten können.

Befunde und Differenzialdiagnose. Das sonographische Erscheinungsbild von AML hängt vom Massenverhältnis der sie bildenden Gewebearten – Gefäße, glatte Muskulatur und Fett – ab. In den allermeisten Fällen überwiegt der Fettanteil deutlich, was den echogenen Charakter des meist kleinen Tumors (< 2 cm) bedingt. Mit steigendem Muskel- oder Gefäßanteil ändert sich die Reflexivität des Tumors, der sich dann auch echoarm darstellen kann. Zystische Anteile kommen weniger häufig als in den RCC vor, sind aber mit zunehmender Größe häufiger anzutreffen und entsprechen Einblutungen oder Nekrosen. Bei Tumoren unter 3 cm ist eine Differenzierung zwischen echogenen AML und RCC in bis zu 12% nicht möglich (20). Intratumorale Verkalkungen sprechen für ein RCC.

Ein leichter Schallschatten, wie er bei höherer Schallfrequenz und im Tissue Harmonic Imaging (THI) erkennbar ist, spricht eher für ein AML als für ein RCC und erhöht so die Sicherheit in der Tumorzuordnung (69).

Fehlt der Flussnachweis in kleinen, scharf abgrenzbaren echogenen Nierenherden, spricht dies eher für ein AML, bietet jedoch keine ausreichende Sicherheit in der differenzialdiagnostischen Abgrenzung zu echogenen Nierenkarzinomen. Die Angiographie ist bei der Differenzierung von AML und RCC ungeeignet, da sich die Gefäße in den AML oft als Tumorgefäße darstellen (6). Damit kann man auch nicht erwarten, dass die Darstellung der Gefäßarchitektur mittels FKDS hilfreich ist.

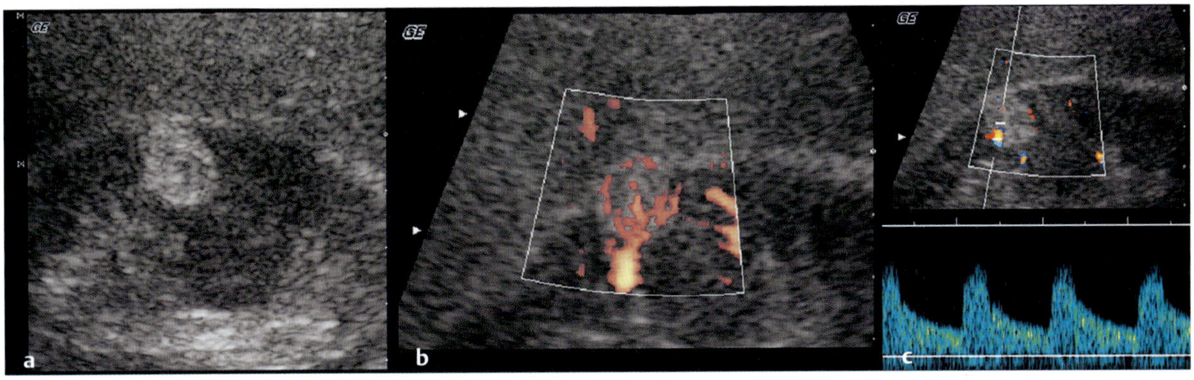

Abb.10.**23 a-c** Hypervaskularisiertes AML (B-Bild, Power-Modus und PW-Doppler-Untersuchung).
a B-Bild mit typisch echogenem Tumor (Längsschnitt durch rechte Niere von lateral).
b Kranzförmige Vaskularisation des Tumors im Power-Modus.
c Doppler-Spektrum aus der Tumorarterie. Wegen der bereits ohne den Einsatz von Ultraschallkontrastmittel darstellbaren starken Vaskularisation muss auch die Differenzialdiagnose eines Nierenzellkarzinoms gestellt werden. Die Diagnose AML ergab sich aus ergänzend angefertigten CT mit typischen negativen fettäquivalenten Dichtewerten.

Tabelle 10.**6** Sonomorphologische Einteilung von Nierenzysten (nach 7)

Kategorie	Definition
I	einfache, unkomplizierte Zyste (US ausreichend)
II	leicht komplizierte Zyste (US ausreichend)
III	komplizierte Zyste (zusätzlich CT empfohlen)
IV	stark komplizierte Zyste (zusätzlich CT empfohlen)

Abb. 10.**23** zeigt die Vaskularisation eines im B-Bild typischen AML. Wegen der bereits ohne Ultraschallkontrastmittel darstellbaren starken Vaskularisation muss auch die Differenzialdiagnose eines RCC gestellt werden. Das diagnostisch entscheidende Kriterium in der AML-Diagnostik bleibt der intratumorale Fettnachweis. Somit kommt der CT weiterhin die entscheidende Rolle in der Differenzialdiagnose zu (8).

Onkozytom

Einen sehr seltenen benignen Tumor stellt das Onkozytom dar. In der sonographischen Literatur sind meist

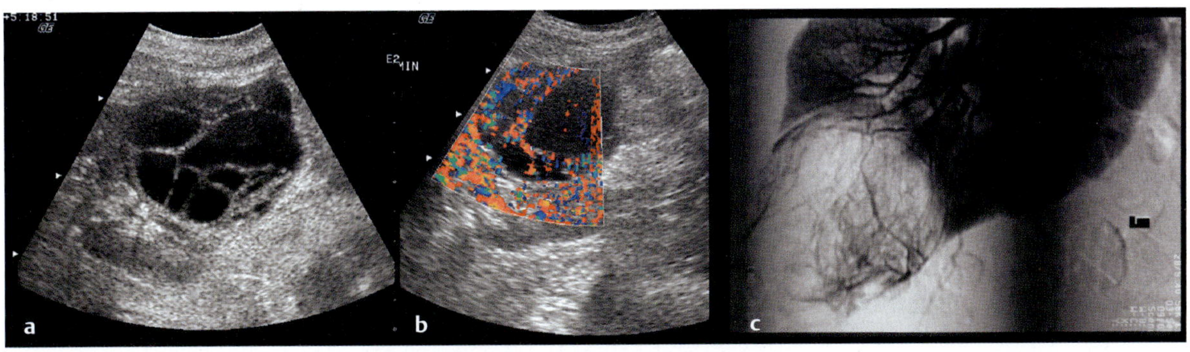

Abb.10.**24 a-c** Komplizierte Nierenzyste mit Septen und verdickter Wand.
a B-Bild-Darstellung des unteren Pols der rechten Niere mit großer, mehrfach septierter Zyste und teilweise verdickter Wand.
b FKDS nach Kontrastmittelgabe. In einer Sweep-Technik wurde die Niere 25 s nach Bolusgabe von 2,5 g Levovist im C-AEI-Modus (s. Glossar) dargestellt. Die mosaikartigen bunten Farbpixel sind durch zerstörte, intravasale Kontrastmittelbläschen entstanden und weisen so die Vaskularisation der Septen nach.
c Angiographie mit mindervaskularisiertem Tumor, der von zahlreichen vaskularisierten Septen durchzogen ist. Histologie: Zystisches Nierenzellkarzinom.

nur Fallbeispiele beschrieben. Tikkakosi fand eine zentrale Narbe nur in einem von 36, eine radiäre Gefäßanordnung in 3 von 36 Fällen (75).

Nierenzysten

Nierenzysten sind die bei weitem häufigsten Raumforderungen der Niere. Die Diagnose einer einfachen, nichtkomplizierten Zyste kann sicher und allein durch die B-Bild-Sonographie gestellt werden.

Klassifikation. Die Erscheinungsvielfalt der Zysten ist jedoch groß. Insbesondere zystische Tumoren und Einschmelzungen müssen abgegrenzt werden. Hier hat sich die Klassifikation von Bosniak (Tabelle 10.**6**) als hilfreich erwiesen:

- Kleine Wandverkalkungen oder dünne Septen in der Zyste werden nach Bosniak als leicht komplizierte Zysten (Kategorie II) eingestuft.
- Sind die Septen zahlreicher, verdickt oder ist die Wand verdickt oder in größeren Anteilen verkalkt, liegt eine komplizierte Zyste der Kategorie III vor.
- Bei größeren soliden Anteilen muss der Verdacht auf ein zystisches Karzinom bzw. ein in die Zyste infiltrativ wachsendes RCC geäußert werden: Kategorie IV (7).

Befunde und Differenzialdiagnose. Die FKDS ist – v.a. bei Einsatz von Ultraschallkontrastmitteln – in der Lage, mit dem Nachweis von Gefäßen in der Wand und/oder den Septen einen Vitalitätsnachweis zu führen, der den Verdacht auf eine maligne Genese komplizierter Zysten nahe legt (Abb. 10.**24**).

Eine Signalverstärkung verdickter irregulärer Wände (> 2mm), Septen und eine starke Kontrastaufnahme gelten auch bei der MR als Malignitätszeichen; eine operative Klärung wird in diesen Fällen empfohlen (2). Bei über 20 eigenen Fällen mit komplizierten Zysten, in denen eine vaskularisierte Wand oder Septen gesehen wurden, konnte der maligne Charakter histologisch in etwa 2 Drittel der Fälle nachgewiesen werden. Wie auch in der CT und MR, gibt es eine Überschneidung zwischen benignen und malignen Zysten. Damit scheint der Ultraschall mit Kontrastmittel auch im Vergleich mit den anderen Schnittbildverfahren einen hohen Wert in der Differenzialdiagnose komplizierter Zysten zu haben.

Ein wichtiger Farbartefakt kann an Verkalkungen oder Konkrementen entstehen („twinkling artifact") und darf nicht mit einer Vaskularisation verwechselt werden (Abb. 10.**20**).

Nierenzellkarzinom

Befunde. Nierenzellkarzinome weisen ein breit gefächertes sonomorphologisches Erscheinungsbild auf. Je kleiner die Tumoren sind, desto häufiger erscheinen sie echogener als das umgebende gesunde Nierengewebe. Mit zunehmender Größe weisen sie eine inhomogene Reflexivität auf, sind eher echoarm, besitzen nekrotische Zonen und in bis zu 20% Verkalkungen.

In der FKDS lässt sich z.T. bereits nativ eine Durchblutung erkennen. Nach Kontrastmittelgabe zeigt sich meist eine deutliche Signalanhebung (Abb. 10.**25**). Der Vaskularisationsgrad kann stark schwanken und erlaubt keinen Rückschluss auf die Tumorentität. Gelegentlich finden sich ausgeprägte AV-Shunts, die zu einem erniedrigten RI-Wert führen können.

Metastasen, die etwa 5% der malignen Raumforderungen ausmachen (12), sind i.d.R. nur gering vaskularisiert. Bei größeren Nierenzellkarzinomen hat die FKDS kaum Bedeutung, da die B-Bild-Sonographie i.d.R. zu klaren Aussagen kommt. Die FKDS hilft jedoch, kleine echoarme Tumoren und Zysten von noch durchbluteten zystischen Tumoren zu differenzieren (Abb. 10.**26**).

Diffus infiltrierende RCC sind selten und sonographisch schwer einzuordnen, da sie meist nicht wegen ihrer Echogenität oder ihres Echomusters, sondern durch eine Parenchymauftreibung auffallen. Ihre Vaskularisation ist geringer als die des umgebenden Parenchyms (Abb. 10.**27**).

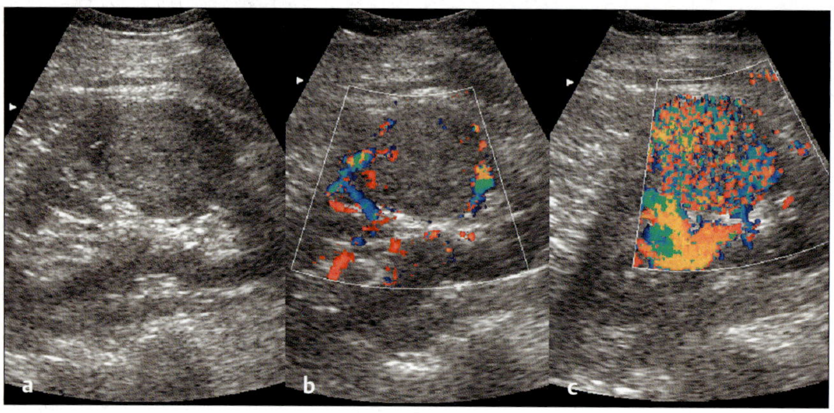

Abb.10.**25 a-c** Adenokarzinom der linken Niere.
a Längsschnitt (B-Bild) mit einem Tumor im mittleren Drittel.
b In der FKDS stellt sich eine nur geringe peripher betonte Vaskularisation durch abgedrängte Gefäße dar.
c Nach Ultraschallkontrastmittelgabe kräftige, flächige Kontrastierung.

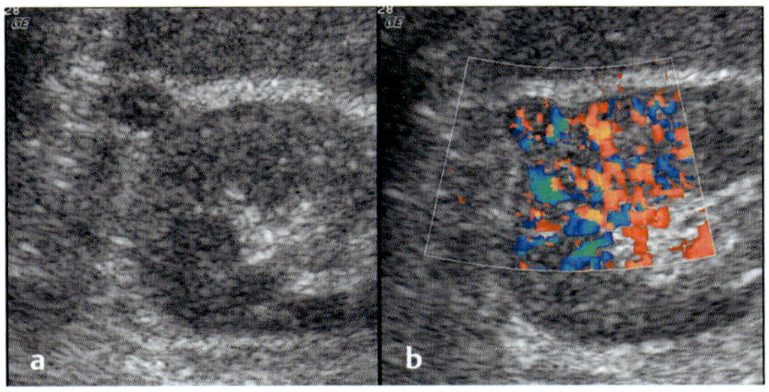

Abb. 10.26 a u. b Zystisch imponierendes Nierenzellkarzinom.
a Im B-Bild stellt sich eine echoarme Läsion am oberen Pol dar.
b In der FKDS zeigt sich eine deutliche Vaskularisation als Indiz für einen Tumor (PRF: 400Hz).

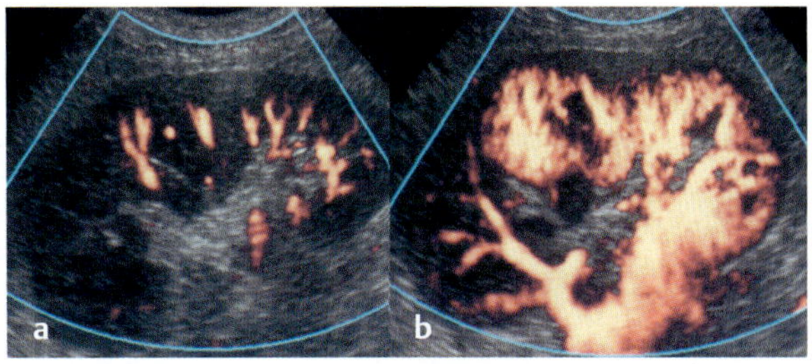

Abb. 10.27 a u. b Diffus wachsendes Sarkom der Niere.
a Längsschnitt durch die rechte Niere mit leichter Auftreibung des oberen Pols. Im Power-Modus zeigt sich eine Rarefizierung der Gefäße im oberen Drittel, die sich jedoch noch durch einen ungünstigen Anschallwinkel erklären könnte.
b Nach ergänzender Kontrastmittelgabe (Bolus mit 2,5 g Levovist) zeigt sich eine flächige, winkelunabhängige Perfusion im mittleren und unteren Drittel. Der obere Pol bleibt ausgespart. Es stellen sich lediglich die größeren Äste dar.

Tabelle 10.7 Staging des Nierenzellkarzinoms – Vergleich Robson- und TNM-Klassifikation

Robson		TNM
I	▪ Tumor < 7 cm, auf die Niere beschränkt ▪ Tumor > 7 cm, auf die Niere beschränkt	▪ T1 ▪ T2
II	▪ NN oder pararenale Fettinfiltration, noch in der Gerota-Faszie	▪ T3a
IIIA	▪ TU-Einbruch in die NV oder VCI subdiaphragmal ▪ TU-Einbruch in die NV oder VCI supradiaphragmal	▪ T3b ▪ T3c
IIIB	▪ lokaler LK Befall	▪ N1–N2
IIIC	▪ NV- oder VCI-Invasion und regionärer LK-Befall	▪ T3b/c, N1, 2
IVA	▪ TU Infiltration anderer Organe (nicht ipsilaterale NN) ▪ Fernmetastasen	▪ T4 ▪ M1a-d, N4

NV = Nierenvene, VCI = V. cava inferior, NN = Nebenniere, LK = Lymphknoten

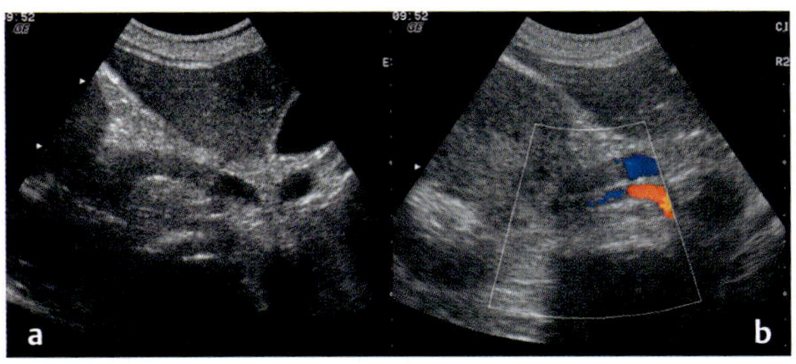

Abb. 10.28 a u. b Tumorthrombus in der rechten Nierenvene (Längsschnitt).
a Bereits im B-Bild erkennt man in der rechten Nierenvene echodichtes Material, das bis in die Mündung der V. cava inferior reicht. Diese ist noch frei. Am oberen Bildrand sind Leber und Gallenblase angeschnitten.
b In der FKDS stellt sich der freie cavanahe Mündungsabschnitt blau kodiert dar; die darunter liegende A. renalis im Abgang aus der Aorta rot. Wegen des ungünstigen Doppler-Winkels ist der hilusnahe Abschnitt nur inkomplett farbkodiert.

Tumorstaging

Das Staging hat für das weitere Procedere und die Prognose große Bedeutung. Basis zur Klassifikation ist neben dem TNM-Schema die Robson-Klassifikation (Tabelle 10.7). Bei der korrekten Einschätzung des T-Stadiums sind die CT mit 80% und der Ultraschall mit 74,5% vergleichbar gut (74). Bei der Detektion retroperitonealer Lymphknoten ist der Ultraschall der CT unterlegen (29).

Bedeutung der bildgebenden Verfahren. Große Bedeutung hat die Gefäßbeteiligung. Um sie abschätzen und die angemessene Therapie planen zu können, sind bildgebende Verfahren unabdingbar. Die Wahrscheinlichkeit eines Tumoreinbruchs in die Nierenvene liegt bei 23%. Ein Fortschreiten der Tumorthrombose in die V. cava inferior wird in 7% der Fälle gesehen (38). Aufgrund der anatomischen Situation ist dieses sehr viel häufiger rechts- als linksseitig anzutreffen (kürzerer Weg, keine „physiologische“ Enge bei der Aortenüber-

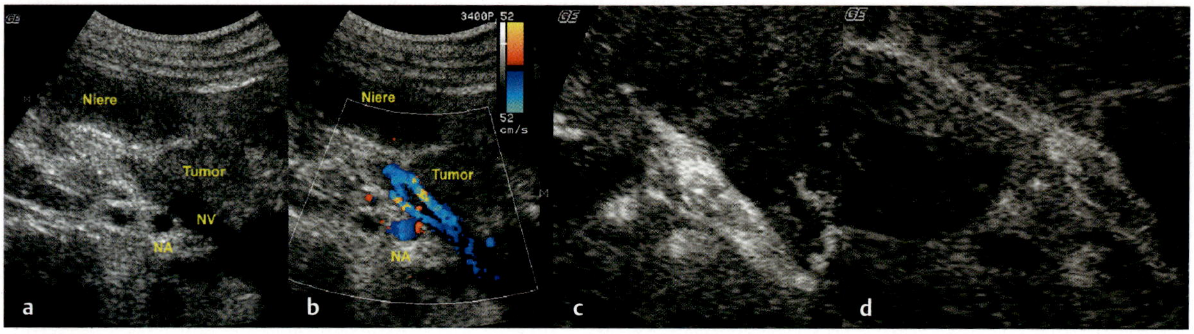

Abb.10.**29 a-d** Nierenvenenthrombose rechts bei großem Nierenzellkarzinom.
a Im B-Bild (THI) stellt sich der intraluminale Thrombus dar.
b Die FKDS zeigt einen umflossenen Thrombus, der z.T. überstrahlt wird.
c Ultraschallkontrastmittelgabe im Bolus (1 ml Levovist, 400 mg/ml). In der Frühphase nimmt der Tumorthrombus Kontrastmittel auf („Coded-Harmonic-Angio"-Modus).
d In der späten (postarteriellen) Phase stellt sich der Thrombus wieder nur kontrastmittelumflossen dar.

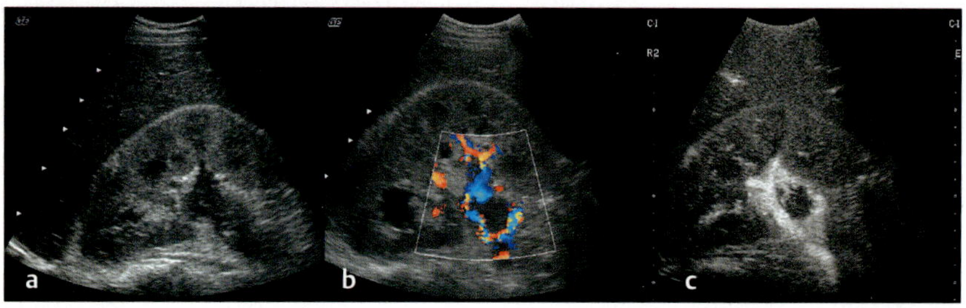

Abb.10.**30 a-c** Fragliche Nierenvenenthrombose bei Nierenzellkarzinom.
a Im B-Bild sind die Nierenvenen fraglich aufgetrieben.
b Die FKDS weist eine Umfließung nach.
c Nach Kontrastmittelgabe erkennt man im „Coded-Harmonic -Angio"-Modus (CHA-Modus) in dieser Aussparung einen Gefäßast, der sich als gefäßnaher Lymphknoten herausstellte (Lymphknotengefäß).

kreuzung). Hat der Tumorthrombus bereits die V. cava inferior erreicht, wird diese kurzfristig oberhalb des Thrombus mit einem Clipp unterbunden, um Tumorembolien zu vermeiden. Reicht der Thrombus bis in den rechten Vorhof, ist eine Operation nur in Zusammenarbeit mit einer Herz-Thoraxchirurgischen Abteilung möglich. 90% der Kavathromben liegen infradiaphragmal. Liegt eine V.-cava-Thrombose vor, ist der Nierenzelltumor meist sehr groß (mittlerer Durchmesser 10 cm: 62). Eine absolute Kontraindikation für eine operative Intervention stellt die V.-cava-Thrombose bei nachgewiesenen Metastasen dar.

Befunde. Die Thrombose der V. renalis ist meist schon im B-Bild erkennbar (Abb. 10.**28**). Dabei sind für die FKDS eine Sensitivität/Spezifität von 73%/100% für die rechte und 75%/96% für die linke Nierenvene beschrieben worden. Sensitivität und Spezifität für die Tumorthrombosen der V. cava inferior betrugen 100% (24). Nach der B-Bild-Untersuchung folgt die Darstellung der vaskulären Strukturen mittels FKDS. Abb. 10.**28** und Abb. 10.**29** zeigen, dass damit der intraluminale Blutfluss dargestellt werden kann. Der Einsatz von Ultraschallkontrastmitteln lässt – analog zu Beobachtungen aus der Computertomographie – zusätzlich die Vaskularisation von Tumorthromben und Lymphknoten erkennen (Abb. 10.**30**).

Kontrolle von Gefäßprothesen

Prä- und postinterventionelle Kontrollen sowie Operationsplanung. Nach PTA und eventueller Stentimplantation ist die FKDS bereits als Methode zur Verlaufskontrolle etabliert. Hämodynamisch relevante Stenosen lassen sich entweder direkt oder bereits an den indirekten Kriterien erkennen (S. 231). Die Früherkennung der Rezidivstenose ermöglicht es, elektiv nachzudilatieren.

Im Gegensatz zur Aortenprothese bzw. dem aortobifemoralen Bypass ist die postoperative Kontrolle des Nierenarterienbypasses von der Operationstechnik abhängig. Iliakorenale Bypässe liegen im Allgemeinen günstig und sind zumindest abschnittsweise darstellbar. Die häufiger angelegten splenorenalen Bypässe sowie die aortale Reimplantation sind vielfach durch Magen und Kolon überlagert und laufen senkrecht zur ventralen Untersuchungsebene.

Dies limitiert den Flussnachweis, sodass zwar durch Flussmessungen in der Niere von lateral indirekt die Durchgängigkeit des Bypasses angenommen werden kann, Anastomosenstenosen und Aneurysmen sind jedoch eher beim iliakorenalen Bypass erkennbar.

Besonderheiten der Transplantatniere

Seit der ersten erfolgreichen Transplantation an eineiigen Zwillingen 1954 in Boston ist die Nierentransplantation als therapeutische Alternative etabliert. Erste tierexperimentelle Versuche wurden von Uhlmann und de Castello 1902 durchgeführt. Verbesserungen zur Anastomosetechnik wurden von Carrel (1902) beschrieben, die z.T. noch heute verwendet werden. Durch die Erkenntnis, dass immunologische Mechanismen Grundlage der Abstoßungsreaktion sind, und die Entwicklung immunsuppressiver Medikamente wie Ciclosporin wurde auch die Allotransplantation Realität.

Vaskuläre Probleme

Die Überlebensrate eines Transplantates hat sich seit den sechziger Jahren ständig verbessert und liegt heute bei 90–95%. Ursachen für einen Transplantatverlust sind neben der Abstoßung und der akuten Tubulusnekrose (ATN), die weiter unten behandelt werden, vaskuläre Komplikationen (Tabelle 10.**8**).

Vaskuläre Frühkomplikationen. Solche Komplikationen – z.B. Anastomosenleckagen und Verschlüsse – sind selten geworden. Ursache sind meist technische Schwierigkeiten oder arteriosklerotische Veränderungen an Spender- oder Empfängergefäßen. Wenn die Harnproduktion in einem vorher gut funktionierenden Transplantat abrupt sistiert, muss immer an diese Möglichkeit gedacht werden. Die FKDS ermöglicht die sofortige Diagnose und hat die ursprünglich verbreitete Szintigraphie weitgehend abgelöst. Häufiger als die Nierenarterienthrombose sind Thrombosierungen einer Polarterie (Abb. 10.**17**). Sie treten bei multiplen Arterien auf. Folgen sind segmentale, parenchymale oder ureterale Nekrosen, evtl. mit Urinleck (Abb. 10.**17**).

Eine Thrombose der V. renalis tritt relativ häufig bei Säuglings- und Kleinkinderspender-Organen auf, da die Anastomosentechnik schwieriger ist. Weitere auslösende Faktoren sind eine Venenkompression bei Abstoßung oder durch raumfordernde Lymphozelen oder Hämatome. Auf der betroffenen Seite schwillt das Bein stark an. In Einzelfällen lässt sich durch systemische Heparingabe das Transplantat retten. Sind V. iliaca und V. renalis thrombosiert, ist die Wahrscheinlichkeit allerdings gering.

Im B-Bild erkennt man eine aufgetriebene V. renalis mit fehlendem Flusssignal in der Farbkodierung. In der akuten Frühphase zeigt sich eine Metamorphose des arteriellen Spektrums von einem Low- zu einem High-Resistance-Signal (Abb. 10.**19**).

Vaskuläre Spätkomplikationen. Hierbei handelt es sich um Transplantatarterienstenosen. Die Inzidenz liegt bei 2–16%. Bei routinemäßig durchgeführten Angiographien wurde in einer Studie ein Prozentsatz von 25% berichtet. Hämodynamisch relevant sind lediglich Stenosen > 50% mit gleichzeitigem Auftreten eines Druckgradienten. Sie treten sowohl bei Leichennierenspenden als auch bei Verwandtenspenden auf. Im Allgemeinen bildet sich eine Stenose erst nach der 6. postoperativen Woche aus. In Einzelfällen kann sie jedoch bereits nach 2 Wochen oder erst nach 6–7 Jahren entstehen. Die Stenose am Anastomoseort ist die häufigste Form und wird durch fehlerhafte chirurgische Technik oder eine Intimaproliferation verursacht. Sie tritt meist bei End-zu-End-Anastomosen zwischen der A. iliaca interna und der Spendernierenarterie auf, wobei die Inkongruenz der Durchmesser ein wichtiger Faktor ist. Seit Einführung der End-zu-Seit-Anastomosen mit Aortenpatch, bei denen das natürliche Ostium der A. renalis erhalten bleibt, sind sie selten geworden.

Proximal der Anastomose liegende Stenosen sprechen für arteriosklerotische Verengungen, distal gelegene sind meist Folge von Turbulenzen. Periphere Äste sind bei chronischer Abstoßung betroffen und imponieren als multiple Stenosen. Wenn also neben einer Stenose der A. renalis multiple diffuse distale Stenosen gefunden werden, muss deshalb an eine chronische Abstoßung gedacht und vor evtl. geplanten Interventionen biopsiert werden.

In der FKDS erkennt man – wie bei den orthotopen Nieren – eine Flussbeschleunigung und Turbulenzen sowie bei hochgradigen Stenosen ein grobes Vibrationsphänomen. In Anbetracht der oberflächlichen Lage ist meistens auch eine direkte morphologische Beurteilung möglich (Abb. 10.**31**).

Aneurysmen. Aneurysmen treten erst spät im Verlauf auf. Es handelt sich entweder um Pseudoaneurysmen einer Gefäßanastomose oder um infizierte nekrotische Aneurysmen. Sie können

- rupturieren (mit massivem Blutungsschock) oder
- thrombosieren und zum Infarkt des Transplantats führen.

Ein schnell expandierender pulsierender Tumor in der Fossa iliaca sollte den Verdacht auf ein nekrotisches Aneurysma lenken, insbesondere wenn Fieber und eine Leukozytose auftreten. Der Beweis ist durch die Duplexsonographie leicht möglich.

Arteriovenöse Fisteln. AV-Fisteln im Transplantat sind ungewöhnlich und meist Folge einer Nadelbiopsie. Sie bilden sich i.d.R. spontan zurück. Nur wenige bleiben bestehen und bedürfen einer weiteren Behandlung. Klinisch lässt sich ein schrilles systolisch akzentuiertes kontinuierliches Strömungsgeräusch ableiten. In der FKDS zeigen sich ein Vibrationsphänomen sowie eine

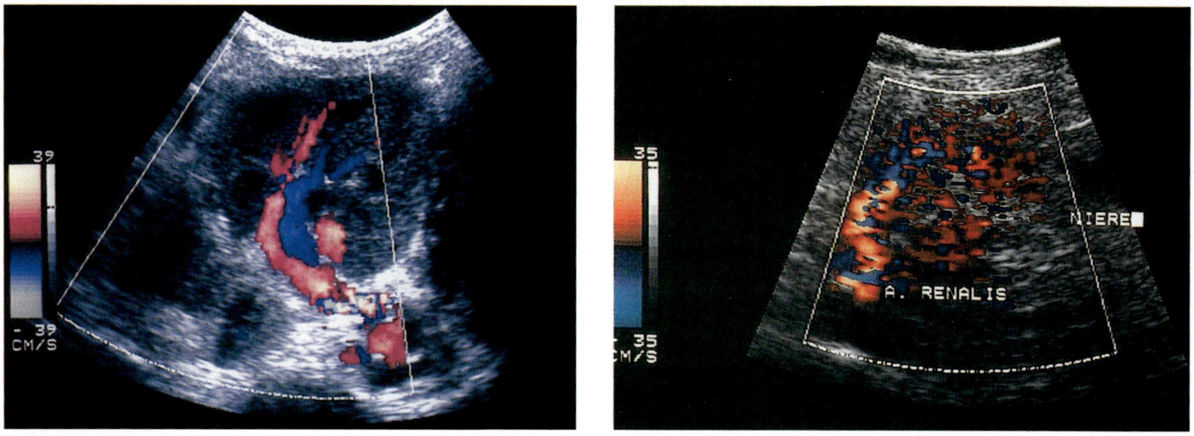

a b

Abb. 10.**31 a** u. **b** Stenosen der Transplantatarterie in der FKDS.
a Anastomosennahe Stenose mit Einengung und Turbulenzen (Querschnitt durch die Niere mit Vene und herausgedrehtem Verlauf der Arterie).
b Grobes, mosaikartiges Vibrationsartefakt bei hochgradiger Stenose.

arterielle Modulation des venösen Spektrums bei gleichzeitigem Absinken des RI in der zuführenden Arterie. Stenosen erkennt man analog zu den Kriterien der NAST orthotoper Nieren an Flussbeschleunigung, Turbulenzen oder dem typischen Vibrationsartefakt (Abb. 10.**31**).

Einteilung der Dysfunktionen. Unterteilt man nach dem Zeitpunkt, zu dem die Dysfunktion auftritt, so unterscheidet man

- eine primäre Transplantatdysfunktion,
- eine sekundäre Transplantatdysfunktion,
- Spätveränderungen durch einen chronischen Transplantatfunktionsverlust.

Primäre Transplantatdysfunktion

Definition. Wenn ein Transplantat initial nach Nierenverpflanzung bei steigenden Retentionswerten weniger als 30 ml/h Urin produziert, spricht man von primärer Transplantatdysfunktion (Tabelle 10.**9**). Dies ist ein häufiges klinisches Problem und tritt bei 30–50% der Patienten auf. In dieser Zeit sind Duplexsonographie bzw. FKDS sowie Angiographie, Szintigraphie und die kontrastmittelgestützte MRT die einzigen diagnostischen Verfahren, mit denen die Durchblutung kontrolliert und ein vaskuläres Problem ausgeschlossen werden kann. Die primäre Dysfunktion kann von kurzer Dauer sein oder Tage bis Wochen dauern. In diesen Fällen wird der Patient dialysiert. Dauert sie länger an, muss biopsiert werden.

Einflussfaktoren. Ausmaß und Häufigkeit der primären Transplantatdysfunktion werden durch die kalte und warme Ischämiezeit beeinflusst, die v.a. bei Leichennieren relevant ist. Das Risiko einer postoperativen ATN ist gering, wenn die kalte Ischämiezeit weniger als 24 h beträgt. Ab 48 h steigt das Risiko an. Weitere Faktoren wie Alter und Kreislaufinstabilität des hirntoten Spenders sowie die Zusammensetzung der Kältelagerungs- und Perfusionslösung beeinflussen die initiale Transplantatfunktion ebenfalls.

Akute Tubulusnekrose. Häufigste Ursache der primären Dysfunktion auf renaler Ebene ist die akute Tubulusnekrose (ATN). Sie ist eine Ausschlussdiagnose: Es müssen zuerst prärenale und postrenale Ursachen als kausale Faktoren ausgeschlossen werden. Häufigste prärenale Ursache ist die Hypovolämie, die durch Infusionen korrigierbar ist. Das Auftreten einer Hypotonie und/oder Hypoxie führt bei der primär ischämisch geschädigten Leichenniere zu einer massiven ATN. Zur Abgrenzung von Verschlüssen sind Duplexsonographie und FKDS bzw. früher die Szintigraphie die wichtigsten Verfahren. Die Durchblutung des Organs ist noch erhalten, der RI-Wert liegt jedoch meist über 0,9.

Hyperakute Abstoßung. Die hyperakute Abstoßung ist heute selten geworden. Sie tritt Minuten nach Vollendung der arteriellen Anastomose meist bereits im OP-Saal auf und ist Folge von vorgebildeten Antikörpern, die gegen Moleküle des HLA-A- oder HLA-B-Systems gerichtet sind. Diese Antikörper können durch eine vorherige Transplantation, multiple Transfusionen oder durch Schwangerschaft entstehen. Die Abstoßungsreaktion wird durch die im Empfänger auftretenden Isoagglutinine verursacht. Durch das verbesserte Screening nach zytotoxischen Anti-HLA-Antikörpern und ein effektiveres Crossmatch ist diese Form selten geworden.

Klinisch erkennt man eine rasche bläuliche Verfärbung des ursprünglich normal durchbluteten Transplantats. Die Schädigung der Endothelzellen sowie chemotaktische Komplementfaktoren ziehen neutrophile Granulozyten und Makrophagen an. Thrombozytenadhäsion und -agglutination sowie die Aktivierung der Gerinnungskaskade führen zu einem thrombotischen Verschluss der Gefäße mit sofortigem Infarkt.

Postrenale Ursachen. Diese Art Transplantatdysfunktion kann durch Blutgerinnsel in der Blase oder durch Probleme der Ureter-Blasen-Anastomose verursacht werden. Wie bei der orthotopen Niere, kann der RI-Wert erhöht sein. Diese Änderungen sind jedoch inkonstant und statistisch nicht signifikant (64).

Sekundäre Dysfunktion

Definition und Ätiologie. Wenn eine Transplantatniere initial gut funktioniert, aber im späteren Verlauf versagt, spricht man von sekundärer Dysfunktion. Häufigste Ursachen sind die akute Abstoßung, Infektionen oder nephrotoxische Dysfunktion. Ureterale Stenosen können zur Obstruktion führen. Medikamente wie Ciclosporin, bestimmte Antibiotika und Diuretika, nichtsteroidale Antirheumatika und H_2-Blocker können in seltenen Fällen eine interstitielle Transplantatnephritis verursachen. Trimetoprim und Cimetidin interferieren mit der tubulären Sekretion und führen zu einer falsch-positiven Kreatininerhöhung. Bei Infektionen erlauben Harnsediment und Blutkultur, die Diagnose zu stellen. Weitere Ursachen sind Zytomegalievirusinfektionen sowie die frühzeitig entstehende Rezidivglomerulonephritis.

Hauptproblem ist die Transplantatabstoßung. Sie stellt einen komplexen Prozess dar, der durch eine Vielzahl von Zellen (T-Zellen, B-Zellen, Makrophagen) sowie humorale Faktoren wie Interleukine und Prostaglandine vermittelt wird.

- Die zellvermittelte Abstoßung äußert sich morphologisch hauptsächlich in einer interstitiellen zellulären Infiltration,
- die humoral vermittelte Form zumeist als Gefäßschädigung (vaskuläre Abstoßung).

Klinisch unterteilt man nach hyperakuter, akzelerierter, akuter und chronischer Abstoßung.

Hyperakute und akzelerierte Abstoßung. Die hyperakute Abstoßung ist heute bei negativem Crossmatch und unter Berücksichtigung der Blutgruppenunverträglichkeit extrem selten geworden (s. primäre Transplantatdysfunktion).

Die akzelerierte Abstoßung ist eine sekundäre Immunantwort und tritt 2–5 d nach der Transplantation auf. Ursache sind vorgebildete Antikörper und aktivierte Lymphoblasten. Die bisherigen Erfolgschancen der Therapie (Prednisolon/ATG oder OKT3) sind gering, da der Abstoßungsprozess nach initialem Erfolg häufig weitergeht.

Akute Abstoßung. Die akute Abstoßung tritt häufig in den ersten 3 Monaten nach der Transplantation ein. Charakter und Ausmaß hängen vom Angriffsort der Immunantwort sowie vom verwendeten Immunsuppressionsschema ab. Sie lässt sich pathologisch in eine akute zelluäre oder vaskuläre (humorale) Abstoßung einteilen. Beide Formen können isoliert oder gleichzeitig vorkommen:

- Die vaskuläre Abstoßung entsteht v.a. aufgrund von zytotoxischen Antikörpern. Sie hat vieles mit der hyperakuten akzelerierten Form gemeinsam, wird im Gegensatz zur Letzteren jedoch durch neue, nach der Transplantation gebildete Anti-HLA-Antikörper verursacht. Die Endothelzellen sind geschädigt und schwellen an, die Gefäßmedia wird zerstört. Es bilden sich fibrinoide Nekrosen und anschließend Gefäßthrombosen. Aufgrund des primären Gefäßbefalls lässt sich diese Form frühzeitig durch einen akuten Anstieg der Widerstandswerte erkennen (Abb. 10.**32** und Abb. 10.**33**).
- Die akute zelluläre Form ist durch eine Tubulitis und eine vorwiegend interstitielle Infiltration von Lymphozyten sowie z.T. Makrophagen, Eosinophilen und Plasmazellen charakterisiert. Es entsteht ein interstitielles Ödem. Primär werden die Tubuluszellen geschädigt, die Verteilung ist fokal, sodass ihr Nachweis bioptisch schwierig sein kann. Umgekehrt kann nicht jede nachgewiesene Infiltration als Beweis für

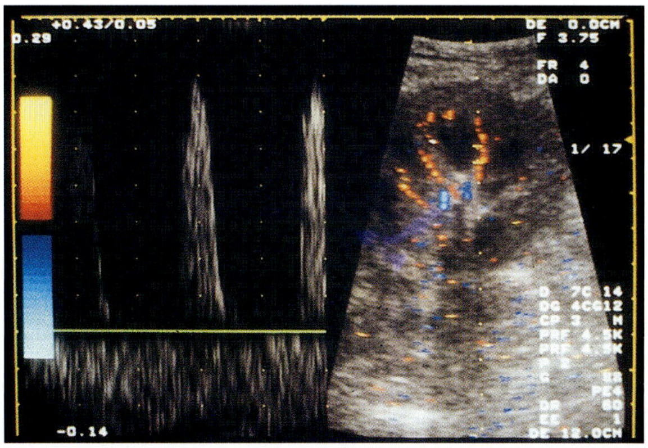

Abb.10.**32** Akute vaskuläre Abstoßung (Doppler-Spektrum). Nach anfänglich noch normalen Widerstandsindizes (s.a. Abb.10.**5**) zeigt sich ein kompletter Verlust des diastolischen Flussanteils. Der RI liegt bei 1,0. Die Niere erscheint im B-Bild zunächst noch morphologisch normal.

eine Abstoßung angenommen werden. Erst das Durchbrechen der Basalmembran mit Infiltration des Tubulusepithels mit Lymphozyten gilt als sicheres Zeichen der Abstoßung. Aufgrund des anderen Angriffsortes sind in der Mehrzahl der Fälle anfänglich trotz deutlichem Funktionsverlust die Widerstandswerte noch nicht verändert (Abb. 10.**34**).

FKDS in der Abstoßungsdiagnostik. In einer prospektiven Studie zeigte der Vergleich der Widerstandswerte (Pulsatilitätsindex) bei der vaskulären Form mit 3,86 ± 2,14 einen signifikant höheren Wert als bei der vorwiegend interstitiellen Form der Abstoßung (2,19 ± 0,87: 31). Die Änderungen gingen zwar durchschnittlich 3,3 d der klinischen Diagnose voraus, die Diagnose einer akuten Abstoßung ist jedoch nicht immer einfach zu stellen, da pathognomonische Symptome fehlen und verschiedene pathologische Zustände wie Ciclosporintoxizität oder die ischämische Tubulusnekrose ebenfalls Ursache einer Widerstandserhöhung sein können. Vorteilhaft ist jedoch die Kontrolle unter Therapie, da sich hier insbesondere unter Dialyse der Verlauf der RI-Werte als einziger erkennbarer, frühzeitig reagierender Parameter erwies (Abb. 10.**35**). Regelmäßige Verlaufskontrollen in der frühen postoperativen Phase sowie insbesondere die Kontrolle unter Therapie sind deshalb neben der primären Erfassung vaskulärer Erkrankungen eine der möglichen Indikationen zur FKDS mit Spektralanalyse (5, 31, 61, 41).

Spontanruptur. Die spontane Nierenruptur bei akuter Abstoßung sowie nach Punktion kann zur lebensbedrohlichen Blutung führen und ist mit einer Mortalität von 10% verbunden. Ursache sind massive zelluläre Infiltrate mit interstitiellem Ödem, welches zu einer Spannung über der konvexen Transplantatseite mit kortikaler Ischämie führt. Die abstoßungsbedingte Ruptur tritt oft innerhalb der ersten 2–3 postoperativen Wochen auf. Schwellung des Transplantats, Oligurie und Hämaturie sowie plötzlich auftretende Schmerzen sind die typischen Symptome.

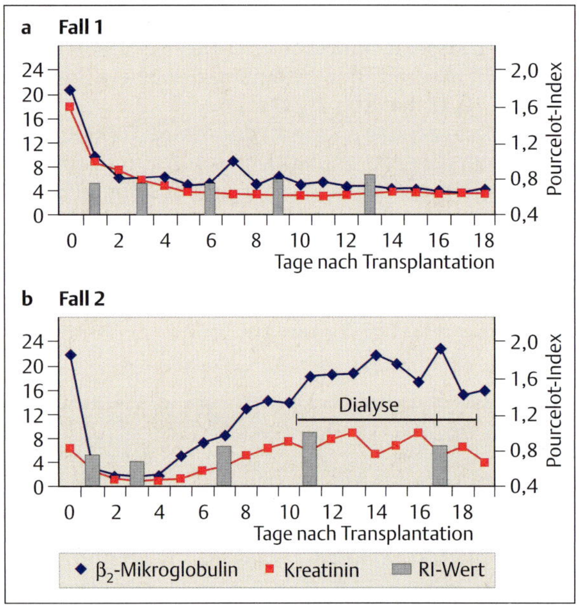

Abb. 10.**33a** u. **b** Postoperative Phase nach Transplantation.
a Fall 1 (Spenderalter 56 Jahre): Unauffälliger Verlauf mit sofortiger Urinausscheidung. Rascher Abfall von Kreatinin und $\beta 2$-Mikroglobulin nach der Transplantation. Die RI-Werte bewegen sich zwischen 0,7 und 0,8.
b Fall 2 (Spenderalter: 45 Jahre): Zunächst unauffälliger Verlauf mit sofortiger Urinausscheidung nach der Transplantation. Die RI-Werte liegen zunächst bei 0,65. Nach 6 Tagen zunehmender Anstieg über 0,86 auf 1,0. Bioptisch zeigte sich eine vaskuläre Abstoßung. Nach Therapie fällt der RI-Wert frühzeitig ab, dann folgen $\beta 2$-Mikroglobulin und Kreatinin.

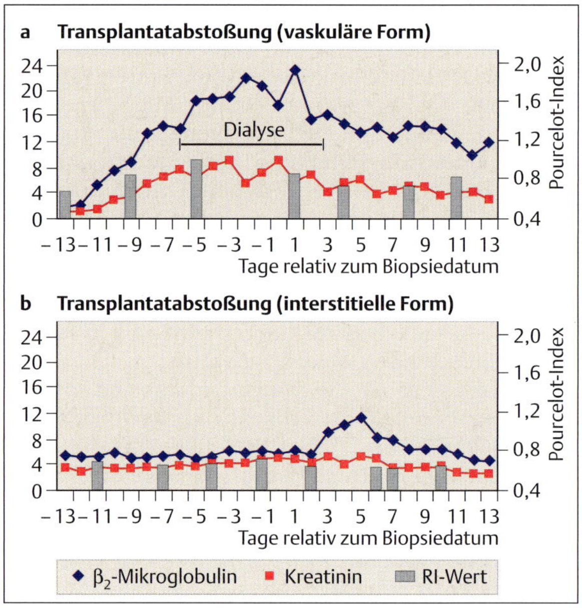

Abb. 10.**34 a** u. **b** Vergleich der RI-Werte bei vaskulärer und interstitieller Abstoßung. Aufgetragen sind die Verläufe der gemessenen RI-Werte (Skala rechts) im Vergleich mit Kreatinin und $\beta 2$-Mikroglobulin (Skala links) in Abhängigkeit von der Zeit. Zum Zeitpunkt 0 wurde biopsiert.
a Vaskuläre Form der Transplantatabstoßung mit deutlichem Anstieg der RI-Werte von 0,70 auf 0,96. Frühe Normalisierung unter Therapie bei noch hohen $\beta 2$-Mikroglobulin-Werten. Das Kreatinin ist unter Dialyse nicht als Verlaufsparameter verwertbar.
b Bei der vorwiegend interstitiellen Form ist kein signifikanter Anstieg des RI-Wertes zu erkennen.

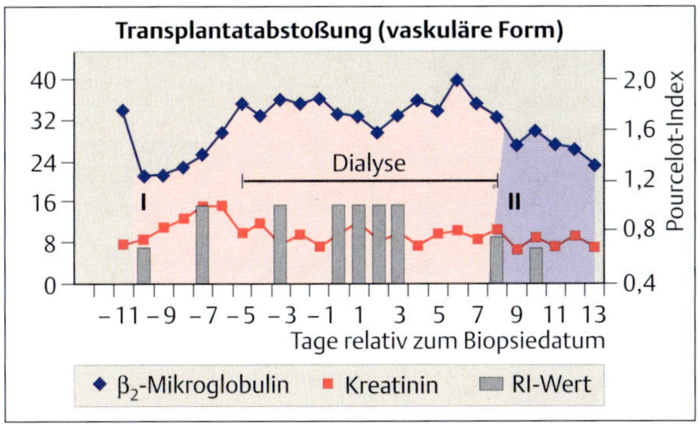

Abb. 10.**35** Verlauf von β2-Mikroglobulin, Kreatinin und RI unter OKT3-Therapie bei einer vaskulären Abstoßung.
Nach der Biopsie wurde eine Therapie mit OKT3 eingeleitet. Gleichzeitig musste der Patient dialysiert werden.
Phase I: Deutlicher Anstieg des Widerstandsindex (RI) mit synchronem Verlauf von Kreatinin und β2-Mikroglobulin.
Phase II: Normalisierung des RI unter OKT3-Therapie. Das Kreatinin ist unter Dialyse als Verlaufsparameter nicht aussagekräftig.

Später Funktionsverlust

Späte Transplantatunterfunktionen (> 3 Monate) sind meist durch Transplantatarterienstenosen, ureterale Stenosen oder chronische Abstoßungsreaktionen sowie durch Rezidiverkrankungen verursacht. Bei der chronischen Abstoßung handelt es sich um eine langsame, zumeist durch Antikörper vermittelte vaskuläre, interstitielle oder glomeruläre Zerstörung des Transplantats mit progressiver Sklerosierung. Das Biopsat zeigt Endothelproliferationen, perivaskuläre Fibrosen und eine perivaskuläre interstitielle Leukozyteninfiltration. In der Spektralanalyse zeigt sich ein progredienter Anstieg der Widerstandswerte. Der Überlappungsbereich ist hier jedoch hoch, sodass die FKDS nicht mehr hilfreich und lediglich zum Ausschluss einer Transplantatarterienstenose indiziert ist.

Wertigkeit der FKDS und Methodenvergleich

Durch die Entwicklung verbesserter Geräte mit hoher Farbsensitivität hat die farbkodierte Duplexsonographie bei nephrologischen Fragestellungen zunehmende Bedeutung gewonnen. Während noch vor 5 Jahren für die Untersuchung der Nierenarterien mindestens 30–45 min veranschlagt werden mussten, ist – je nach verwendetem Gerät und Erfahrung des Untersuchers – eine Untersuchungsdauer von 15–20 min realistisch geworden. Der Einsatz von Ultraschallkontrastmitteln verkürzt die Untersuchungszeit deutlich und ermöglicht die Darstellung auch kleiner parenchymaler Perfusionsdefekte (19, 42), sodass die FKDS mittlerweile eine Alternative zur Angiographie darstellt. Die klinische Bedeutung ist jedoch von der Verfügbarkeit, von der Erfahrung des Untersuchers sowie von der jeweiligen Indikation abhängig.

Stenosen

Goldstandard für die Diagnostik von Stenosen war bisher die Angiographie. Konkurrierende Verfahren sind die Spiral-CT sowie als neuere Entwicklung die Multislice-CT, die es ermöglicht, in 0,5 s eine Rotation um den Patienten zu vollenden und je nach Gerät 2–8 Schichten gleichzeitig abzuleiten. Aus den Schnitten

Tabelle 10.**8** Vaskuläre Komplikationen nach Nierentransplantation

Frühkomplikationen	▪ Hämorrhagie ▪ Spontanruptur ▪ arterielle oder venöse Thrombose
Spätkomplikationen	▪ Transplantatarterienstenose ▪ Aneurysma der A. renalis ▪ AV-Fistel ▪ späte Hämorrhagie

Tabelle 10.**9** Ursachen der primären Transplantatdysfunktion

Ursachen beim Spender	▪ lange warme und kalte Ischämiezeit. ▪ älterer Spender ▪ Oligurie ▪ technische Probleme bei der Entnahme
Ursachen beim Empfänger	prärenale Faktoren ▪ Hypovolämie ▪ Hypotonie ▪ chirurgische Probleme (Anastomosenleck, arterielle Thrombose)
	renale Faktoren ▪ akute Tubulusnekrose (ATN) ▪ Ciclosporinnephrotoxizität ▪ Toxizität anderer Medikamente ▪ frühes Rezidiv einer GN ▪ hyperakute akzelerierte Abstoßungsreaktion
	postrenale Faktoren ▪ Obstruktionen (Blutgerinnsel, blockierter Blasenkatheter u.a.) ▪ ureterale Nekrose, Leck der Ureteranastomose ▪ raumfordernde Lymphozelen und Urinome

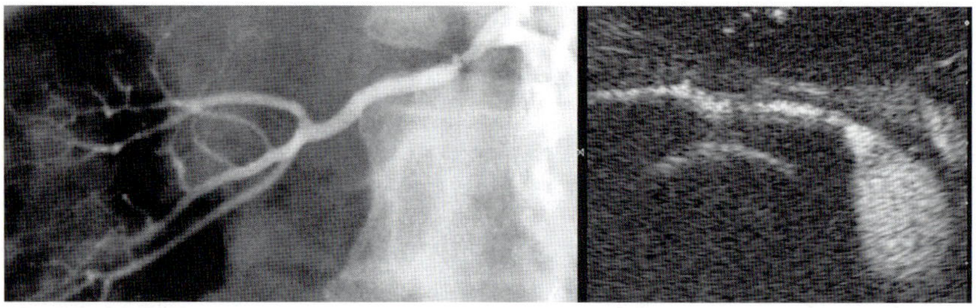

Abb.10.**37** Fibromuskuläre Dysplasie. Vergleich einer angiographischen Nierenarteriendarstellung (Schrumpfniere von 6,5 cm) mit der direkten 2D-Grauwertdarstellung in der CHA-Technik. In beiden Techniken lässt sich kurz hinter dem Abgang der Nierenarterie aus der Aorta eine membranöse Ursache für die Nierenarteriendarstellung erkennen (Ultraschallkontrastmittel: Optison).

lassen sich durch Nachverarbeitungsalgorithmen wie der Maximum-Intensitäts-Projektion (MIP) oder der 3D-Oberflächendarstellung die Nierenarterien gezielt rekonstruieren (22, 82). Alternativen sind

- v.a. die kontrastmittelgestützte MR-Angiographie (MRA),
- die Elektronenstrahl-CT.

Alle Verfahren liefern angiographieähnliche Bilder, die einen Überblick über die Nierenhauptarterie mit ihren segmentalen Aufzweigungen geben. Die Szintigraphie bietet als MAG3-Untersuchung ebenfalls Informationen über eine Stenose. Kombiniert man die Untersuchung mit der Gabe von ACE-Hemmern, so lässt sich eine Sensitivität von > 90% erzielen (18). Die Spezifität liegt bei 50–75%.

FKDS-Screening. Während die Erfassung von Stenosen und Verschlüssen von Transplantatarterien sonographisch schnell und einfach möglich ist und gerade in der frühen postoperativen Phase bereits große klinische Bedeutung hat, wird die Wertigkeit für das Screening von Stenosen der orthotopen Niere kontrovers diskutiert (5, 9, 27, 33, 40, 70, 86 sowie Autoren der Tabelle 10.**5**). Sensitivität und Spezifität der Duplexsonographie sowie der FKDS bezüglich der Erkennung von Nierenarterienstenosen reichen von 40–100%. Die Diskrepanz erklärt sich durch unterschiedliche Stenosekriterien, Geräte und Referenzmethoden (arterielle oder intravenöse Angiographien) sowie v.a. durch die Zusammensetzung des jeweils untersuchten Patientengutes. Hauptschwierigkeit ist es, alle relevanten Gefäßabschnitte mit ausreichender Genauigkeit und Sicherheit zur erfassen. Während abgangsnahe arteriosklerotische Stenosen meist gut erkannt werden können, ist der Nachweis von Einengungen im mittleren Gefäßdrittel insbesonders auf der linken Seite schwierig. Eine wichtige Limitation der Duplexsonographie ist die unzureichende Darstellung akzessorischer Nierenarterien. Diese können nativ in über 25% entgehen. Durch Gabe von Ultraschallkontrastmitteln verbessert sich die Darstellbarkeit. Zurzeit ist die diagnostische Sicherheit der DSA hinsichtlich akzessorischer Arterien noch nicht erreicht. Allenfalls für die MRA werden vergleichbare Werte berichtet (53).

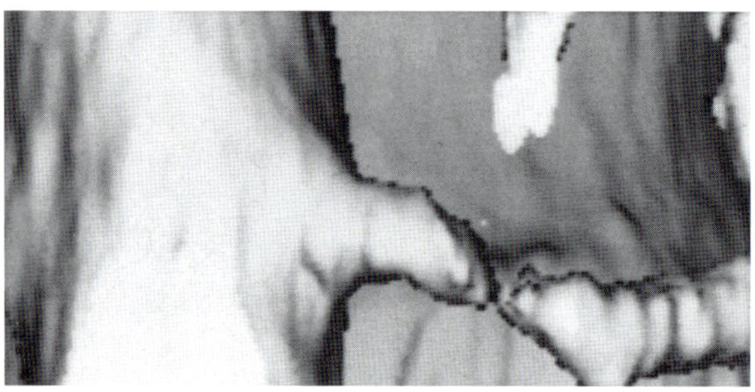

Abb.10.**36** Nierenarterienstenose (3D-Rekonstruktion aus Spiral-CT-Bildern).

Modifikationen. Obwohl wir den direkten Stenosenachweis favorisieren, gelingt es auch durch die Kombination indirekter Kriterien (s.o.), die Wahrscheinlichkeit einer NAST abzuschätzen. Patienten mit schwer einstellbarem Hypertonus werden dann im nächsten Schritt in Dilatationsbereitschaft angiographiert. Die Aufdeckungshäufigkeit hochgradiger Stenosen kann durch die Kombination des Kriteriums RAR > 3,5 mit dem Nachweis einer Seitendifferenz des RI-Wertes von 0,05 weiter gesteigert werden (86): In dieser Gruppe weisen 96% der Patienten eine Stenose von > 70% auf, 4% eine von 40–69%. Liegt bei einer RAR > 3,5 die Widerstandsdifferenz unter 0,05, so finden sich nur in 24% Stenosen von > 70%. Die übrigen Patienten liegen im Stenosegrad bei 40–69% (58%) bzw. unter 40% (8%). Potenziell neue Möglichkeiten bietet die quantitative Auswertung der Anflutung von Ultraschallkontrastmittel. Bei der gesunden Niere zeigt sich nach Bolusgabe eine der Perfusionsphase der Szintigraphie vergleichbare Anflutungscharakteristik. Diese Daten sind mit Ergebnissen aus dynamischen MRT-Untersuchungen vergleichbar: In ersten Studien war die Anflutung bei hochgradigen Nierenarterienstenosen verzögert.

Schnittbildverfahren. Für die Schnittbildverfahren liegen die Sensitivitäten bei 90–94%. Korrelationsstudien zur Planung der Intervention zeigten im Vergleich zur DSA für die CT eine Sensitivität von 94%. Mit der MRT (3D-Phasenkontrast-MRA) werden Nierenarterienstenosen mit einer Sensitivität von 93% und einer Spezifität von 81% erkannt (16, 47, 55). Durch die heute übliche kontrastmittelgestützte MRA mit geringer Schichtdicke können insbesondere in MPR-Rekonstruktionen hämodynamisch relevante Nierenarterienstenosen sicher erkannt werden. Die Sensitivität wird mit bis zu 100% berichtet (47). Auf der anderen Seite können jedoch kurzstreckige, fibromuskulär bedingte Stenosen dem Nachweis entgehen. Durch den Einsatz von Hochfeldgeräten und v.a. durch die Gabe von Kernspinkontrastmittel findet die MRT zwar weite Akzeptanz; es bleiben jedoch die Verfügbarkeit sowie die Untersuchungskosten Argumente gegen den screeningartigen Einsatz bei Hypertonus.

Da die Diagnostik einer NAST nur dann sinnvoll ist, wenn sich hieraus therapeutische Konsequenzen ergeben, und da der zeitliche Untersuchungsaufwand nicht zu vernachlässigen ist, sollte selektioniert werden: Alle eingesetzten bildgebenden Verfahren weisen selbst bei einer 100%igen Sensitivität in der Detektion einer NAST keine 100%ige Spezifität auf; daher steigt der klinische Wert von Untersuchungsverfahren mit der Zahl an NAST im untersuchten Patientenklientel. Die in Tabelle 10.**10** aufgeführten klinischen Parameter erhöhen die Wahrscheinlichkeit für eine NAST (bei Patienten mit Hypertonie und einem der Befunde liegt in bis zu 30% eine NAST vor).

Entscheidung zur PTA. Die Indikation zur PTA wird kontrovers diskutiert: Nicht alle Patienten mit einer NAST profitieren von einer Intervention. Besteht bereits eine Nierenatrophie, hat die Korrektur der vorgeschalteten Stenose keinen Einfluss auf den Hochdruck, ein positiver Effekt auf den Organerhalt ist ebenfalls nicht gesichert. Die Vorstellung, dass Patienten mit schwer einstellbarem Hochdruck durch eine PTA der Nierenarterien hinsichtlich der Blutdruckeinstellung profitieren, wird von einer holländischen Arbeitsgruppe bezweifelt: Im Vergleich zwischen einer konservativ medikamentös behandelten Gruppe und der Interventionsgruppe (PTA) ergab sich 12 Monate nach erfolgreicher PTA kein Unterschied bezüglich der Qualität der Blutdruckeinstellung und der Höhe der Retentionswerte (79). Die Ergebnisse dieser Studie sind jedoch kritisch zu sehen, da Patienten des medikamentösen Astes der ursprünglich randomisierten Studie bei Nichtansprechen zum Teil dem therapeutischen Ast zugeführt wurden.

Abhilfe bietet hier wahrscheinlich die Duplexsonographie: Vor der Entscheidung zu einer invasiven Therapie (PTA und Stenting oder operatives Vorgehen) wird die Bestimmung des RI-Wertes empfohlen. Im Gegensatz zu den Spätergebnissen der oben angegebenen Arbeit stehen die Ergebnisse einer Langzeitstudie von Radermacher et al. (58): Als entscheidend für eine erfolgreiche Therapie wird in dieser Arbeit der RI-Wert angesehen. In der Gruppe von Patienten mit einem RI > 0,80 besserte sich der Blutdruck nicht, und die Nierenfunktion verschlechterte sich. Lag jedoch der RI vor Therapie < 0,80, so profitierten die Patienten in dem untersuchten Zeitraum von etwa 2,5 Jahren sowohl hinsichtlich ihrer Blutdruckeinstellung als auch des Erhalts bzw. der Verbesserung der Nierenfunktion. Eigene Erfahrungen sowie eine Studie von Krumme und Mann (40a) können den hohen Vorhersagewert noch nicht bestätigen, sodass weitere Studien zur abschließenden Wertung nötig sind.

Tabelle 10.**10** Möglichkeiten zur Patientenselektion

Kriterien für das gehäufte Vorliegen einer NAST
▪ plötzlicher Beginn der Hochdruckerkrankung ▪ plötzliche Änderung des Blutdruckverhaltens ▪ rascher Anstieg der Retentionswerte ▪ reversibler Anstieg der Retentionswerte unter ACE-Hemmer-Therapie ▪ medikamentös schwer einstellbarer Hypertonus ▪ abdominales Strömungsgeräusch, v.a. in den Flanken und paraumbilikal

Verlaufskontrolle. Unabhängig von der obigen Diskussion ist die Methode für die Verlaufskontrolle nach interventionellen Eingriffen etabliert. 12% der Patienten erleiden innerhalb von 3 Monaten eine Rezidivstenose, deren frühzeitige Reintervention die Langzeitergebnisse verbessert. Die Sonographie steht hier als Baselineuntersuchung vor und nach der Intervention sowie zur Verlaufskontrolle zur Verfügung. Bereits die indirekten Parameter helfen, eine relevante Restenose frühzeitig zu erkennen und gezielt die Reintervention durchführen zu können.

Weitere Indikationen

Verschlussdiagnostik. Eine wichtige mittlerweile etablierte Indikation ist die Diagnostik von Nierenarterienverschlüssen. Fehlt die intrarenale Vaskularisation, so ist die Indikation zur Notfallangiographie in Lysebereitschaft gegeben. Bei klarer Darstellung der Segment- und Interlobararterien mit peripher gerichtetem Fluss ist ein Verschluss unwahrscheinlich. Der Einsatz neuerer Verfahren wie Angio- oder Power-Modus sowie der Kontrastmittelgabe (19) ermöglicht mittlerweile auch in der orthotopen Niere, kleine Infarkte zu erkennen und im Verlauf zu verfolgen.

Parenchymveränderungen. Im Gegensatz zur Diagnostik fokaler Entzündungen, hat die FKDS bei der Früherfassung von diffusen Parenchymveränderungen nur geringe Bedeutung (48). Die biologische Spannweite und die vielen Einflussparameter auf die Widerstandswerte lassen eine Frühdiagnostik nur für Erkrankungen zu, bei denen sich der intravasale Widerstand deutlich ändert, wie z.B. beim hämolytisch urämischen Syndrom (HUS). Die Widerstandsänderungen beim Aufstau sind unspezifisch und oft nur in der Frühphase erkennbar.

Tumoren. Große potenzielle Bedeutung zeigen FKDS und Ultraschallkontrastmittelgabe bei der Früherfassung und beim Staging von Nierentumoren. Insbesondere kleine Tumoren lassen sich nach ersten Beobachtungen (S. 240) besser erkennen. Hauptindikation ist die Abgrenzung komplizierter Zysten. Die Differenzierung solider Tumoren in benigne und maligne bleibt jedoch problematisch.

Transplantatdiagnostik. In der Transplantatdiagnostik haben sich nach anfänglicher Euphorie, jede Abstoßung diagnostizieren zu können, die möglichen Einsatzgebiete der FKDS auf 4 Indikationen reduziert:

- Hauptindikation ist die Erfassung von vaskulären Komplikationen in der unmittelbar postoperativen Phase. Insbesondere wenn noch nicht ausgeschieden wird, sind FKDS sowie früher die Szintigraphie die wichtigsten Erkennungsmethoden für einen akuten arteriellen oder venösen Verschluss (35). CT und Angiographie haben den Nachteil der Kontrastmittelbelastung. Alternative ist seit kurzem die kontrastmittelgestützte MRA (66).
- In der Spätphase nach Transplantation gelingt es wesentlich einfacher als bei der orthotopen Niere, Stenosen, Aneurysmen oder biopsiebedingte AV-Fisteln zu erkennen. Konkurrierende Verfahren sind die kontrastmittelgestützte MRT (45) oder die Angiographie mit CO_2. Meist empfiehlt es sich, bei einer in der FKDS vermuteten Stenose die Angiographie in Dilatationsbereitschaft durchzuführen.
- Eine Abstoßung anhand von Einzelmessungen frühzeitig erkennen zu können, ist kritisch zu sehen. Zwar zeigen sich – wie von der Pathohistologie her zu erwarten – bei der vaskulären Form deutlich erhöhte Widerstandswerte (61, 31). Bei der frühen, rein interstitiellen Form ist jedoch oft noch kein Anstieg erkennbar (41). Die biologische Variabilität ist hoch, Erkrankungen wie die ATN können ebenfalls hohe Werte induzieren. Abhilfe bietet hier die engmaschige Verlaufskontrolle, die bei kontinuierlichem Anstieg hilft, die Indikation zur Biopsie oder Therapie gezielt zu stellen (31). Mit der MRT lässt sich anhand neuer Sequenzen der kortikomedulläre Kontrast gut beurteilen. Problematisch ist jedoch die frühzeitige Erkennung des kortikalen Ödems, da sich eine Kontraständerung in der frühen postoperativen Phase meist schwerer erfassen lässt und einen erheblichen Wassergehalt erfordert, der bereits eine deutliche Parenchymschädigung voraussetzt (66).
- Große Vorteile bietet die Methode zur Therapiekontrolle. Insbesondere bei der floriden Abstoßung sind die Nierenfunktionsparameter wie Kreatinin und β_2-Mikroglobulin noch erhöht, während sich aus den Doppler-Werten frühzeitig erkennen lässt, ob der Patient z.B. auf die Steroid- oder OKT3-Therapie anspricht. Ein sofortiger Wiederanstieg nach Therapiereduktion weist auf eine nicht ausreichend beherrschte Abstoßung hin (32).

Fazit. Kritisch angewandt, ist die FKDS mit ergänzender Spektralanalyse aufgrund der guten Verfügbarkeit und der Möglichkeit, engmaschig kontrollieren zu können, das Verfahren der Wahl, um Komplikationen frühzeitig zu erfassen bzw. die Indikation zur Biopsie gezielt stellen zu können.

Literatur

1. Al-Kareemy EA, Sobh MA, Muhammad AM, et al. Renal dysfunction in liver cirrhosis: renal duplex doppler US vs. scintigraphy for early identification. Clin Radiol. 1998; 53: 44–48.
2. Balci NC, Semelka RC, Patt RH, et al. Complex renal cysts: findings on MR imaging. AJR. 1999; 172: 1495–1500.
3. Baxter GM, Aitchison F, Sheppard D, et al. Colour Doppler ultrasound in renal artery stenosis: intrarenal waveform analysis. Br J Radiol. 1996; 69: 810–815.
4. Beranek E, Frommherz K, Köhler H, Kubale R. Arterielle Duplexflussmessungen in Transplantatnieren: Reproduzierbarkeit und Einflussfaktoren. Ultraschall in der Medizin. 1995; Sonderheft 1: 11–12.
5. Berland LL, Koslin DB, Routh WD, Keller FS. Renal artery stenosis: Prospective evaluation of diagnosis with color duplex US compared with angiography – work in progress. Radiology. 1990; 174: 421–423.
6. Blute ML, Malek RS, Segura JW. Angiomyolipoma: Clinical metamorphosis and concepts for management. J Urol 1988; 139: 20–24.
7. Bosniak MA. The current radiologic approach to renal cysts. Radiology. 1986; 158: 1–10.
8. Bosniak MA, Megibow AJ, Hulnick DH, Horii S, Raghavendra BN. CT diagnosis of renal angiomyolipoma: The importance of detecting small amounts of fat. AJR. 1988; 151: 497–501.
9. Breitenseher M, Kainberger F, Huebsch P, et al. Screening von Nierenarterienstenosen. Erste Ergebnisse zur Aussagekraft der Farbdopplersonographie. Fortschr Röntgenstr. Neuen Bildgeb Verfahr. 1992; 156: 228–31.
10. Bude RO, Rubin JM, Platt, et al. Pulsus tardus: its cause and potenzial limitations in detection of arterial stenosis. Radiology. 1994; 190: 779–784.
11. Burdick L, Airoldi F, Marana I, et al. Superiority of acceleration and acceleration time over pulsatility and resistance indices as screening tests for renal artery stenosis. J Hypertens. 1996; 5: 1229–1235.
12. Campbell SC, Novick AC, Herts B, et al. Prospective evaluation of fine needle aspiration of small, solid, renal masses: accuracy and morbidity. Urology. 1997; 50: 25–29.
13. Charboneau JW, Hattery RR, Ernst EC, et al. Spectrum of sonographic findings in 125 renal masses other than benign simple cyst. AJR. 1983; 140: 87–94.

14. Colli A, Cocciolo M, Riva C, Martinez E. Abnormal Renovascular Impedance in Patients with Hepatic Cirrhosis: Detection with Duplex US. Radiology. 1993; 187: 561 -563.
15. Claudon M, Ploin PF, Baxter G, Rohban T, Devos DM. Renal Arteries in patients at risk of renal artery stenosis: multicenter evaluation of the echo enhancer SHU 580A at color and spectral doppler US. Levovist renal artery stenosis study group. Radiology. 2000; 214: 739–746.
16. Debatin JF, Spritzer CE, Grist TM. Imaging of the renal arteries: Value of MR Angiography. AJR. 1991; 157: 981–990.
17. Deeg KH, Wörle K, Schönau E. Farbkodierte Dopplersonographie der Nierengefäße im Kindesalter. Mschr Kinderheilkd. 1990; 138: 256–267.
18. Döhring J, Weckesser E, Kühnel G, Börner R, Berding G, Knapp WH. Nuklearmedizinische Diagnostik der renovaskulären Hypertonie. Der Nuklearmediziner. 2000; 23: 275–286.
19. Fobbe F, Siegert J, Fritsch T, Koch HC, Wolf KJ. Farbkodierte Duplexsonographie und Ultraschallkontrastmittel – Nachweis von renalen Perfusionsdefekten im Tierexperiment. RöFO. 1991; 154: 242–245.
20. Forman HP, Middleton WD, Melson GD, McClennan BL. Hyperechoic renal cell carcinomas: increase in detection at US. Radiology 1993; 188: 431–434.
21. Frauchinger B, Eichlisberger R, Landmann J, Thiel G, Mihatsch MJ, Jäger K. The Value of different resistance parameters in distinguishing biopsy proved dysfunction of renal allografts. Nephrology, Dialysis, Transplantation. 1995; 10: 524–532.
22. Galanski M, Prokop M, Chavan A, Schäfer C, Jandeleit K, Nischelski E. Renal Artery Stenosis: Spiral CT Angiography. Radiology. 1993; 1989: 185–192.
23. Goldblatt H, Lynch J, Hanzal RF. Studies on experimental hypertension. I. The production of persistent elevation of systolic blood pressure by means of renal ischemia. J Exp Med. 1934; 59: 347–378.
24. Habboub HK, Abu-Yousef MM, Williams RD, et al. Accuracy of color Doppler sonography in assessing venous thrombus extension in renal cell carcinoma. AJR. 1997; 168: 267–271.
25. Halpern EJ, Needleman L, Nack TL, East SA. Renal artery stenosis: should we study the main renal artery or segmental vessels? Radiology. 1995; 195: 799–804.
26. Halpern EJ, Rutter CM, Gardiner GA Jr, et al. Comparison of Doppler US and CT angiography for evaluation of renal artery stenosis. Acad Radiol. 1998; 5: 524–32.
27. Handa N, Fukanaga H, Etanai H, Yoneda S, Kimura K, Kamada T. Efficacy of Echo-doppler Examinations for the Evaluation of renovascular disease. Ultrasound in Med Biol. 1988; 14: 1–5.
28. Hill GS ed. Tumors of the kidney. Uropathology, Churchill Livingstone; 1989: 684–686.
29. Hilton S. Imaging of renal cell carcinoma. Semin Onkol. 2000; 27: 150–159.
30. Hoffmann U, Edwards JM, Carter, et al. Role of duplex scanning for the detection of atherosclerotic renal artery disease. Kidney Int. 1991; 39: 1232–1239.
31. Hollenbeck M, Hilbert N, Meusel F, Grabensee B. Increasing sensitivity and specificity of Doppler sonographic detection of renal transplant rejection with serial investigation technique. Clinical Investigator. 1994; 72: 609–615.
32. Hollenbeck M, Hetzel GR, Hilbert N, Willers R, Grabensee B. Dopplersonographische Beurteilung der Effektivität einer Abstoßungstherapie nachj Nierentransplantation. Dtsch med Wschr. 1995; 120: 277–282.
33. Hortling N, Strunk H, Wilhelm K, Hofer U, Schild HH. Die Darstellung der Nierenarterien und Wertigkeit der farbkodierten Duplexsonographie der Nierenmarterienstenosen unter Verwendung eines Ultraschallsignalverstärkers. RöFO. 1998; 169: 397–401.
34. House MK, Dowling RJ, King P, et al. Doppler ultrasound (pre- and post-contrast enhancement) for detection of recurrent stenosis in stented renal arteries: preliminary results. Australias Radiol. 2000; 44: 36–40.
35. Isiklar I, Aktas A, Uzuner O, Demirag A, Haberal. M Power Doppler ultrasonography compared with scintigraphy in the diagnosis of renal allograft dysfunction. Transplant Proc. 1999; 8: 3330–1.
36. Jamis-Dow CA, Choykle PL, Jennings SB, et al. Small (< 3 cm) renal masses: Detection with CT versus US and pathologic correlation. Radiology. 1996; 198: 787–788.
37. Kadir, S. Diagnostic Angiography. New York: Saunders; 1989.
38. Kallmann DA, King BF, Hattery RR, et al. Renal vein and inferior cava thrombus in renal cell carcinoma: CT, US, MRI and venacavography. J Comput Assist Tomogr. 1992; 16: 240–247.
39. Kliewer MA, Tupler RH, Carroll BA, et al. Renal artery stenosis: analysis of Doppler waveform parameters and tardus-parvus pattern. Radiology. 1993; 189: 779–87.
40. Krumme B, Blum U, Schwertfeger E, et al. Diagnosis of renovascular disease by intra- and extrarenal Doppler scanning. Kidney Int. 1996; 50: 1288–1292.
40a. Krumme B, Mann JF. Atherosclerotic renal artery stenosis in 2001 – are we less confused than before? Nephrol Dial Transplant. 2001; 16: 2124–2127.
41. Kubale R. Renovaskuläre Erkrankungen. In: Seitz K, Kubale R. Duplex Sonographie der abdominellen und retroperitonealen Gefäße. Weinheim; 1987.
42. Kubale R. Farbkodierte Duplexsonographie. Habilitation. Homburg/Saar; 1996.
43. Lafortune M, Patriquin H, Demeule E, et al. Renal artery stenosis: slowed systole in the downstream circulation-experimental study in dogs. Radiology. 1993; 184: 475–478.
44. Landis SH, Murray T, Bolden S, et al. Cancer statistics,1999. Cancer J Clin. 1999; 49: 8–31.
45. Luk SH, Chan JH, Kwan TH, Tsui WC, Cheung YK, Yuen MK. Breath-hold 3D gadolinium-enhanced subtraction MRA in the detection of transplant renal artery stenosis. Clin Radiol. 1999; 54: 651–654.
46. Martin RL, Nanra RS, Wlodarczyk J, et al. Renal hilar Doppler analysis in the detection of renal artery stenosis. J Vasc Tech. 1991; 15: 173–180.
47. Miller S, Schick F, Duda SH, Nagele T, Hahn U, Teufl F, Müller-Schimpfle M, Erley CM, Albes JM, Claussen CD. Gd-enhanced 3D phase-contrast MR angiography and dynamic perfusion imaging in the diagnosis of renal artery stenosis. Magn Reson Imaging. 1998; 16: 1005–1012.
48. Mostbeck GH, Kain R, Mallek R, et al. Korrelation histomorphologischer Veränderungen mit duplexsonographischen Untersuchungsergebnissen bei parenchymatösen Nierenerkrankungen. In: Keller E, Krumme B. Farbkodierte Duplexsonographie in der Nephrologie. Heidelberg: 1994.
49. Murray JE, Harrison H. Surgical management of fifty patients with kidney- transplants including eighteen pairs of twins. Am J Surg. 1963; 105: 205.
50. Nazzal MM, Hoballah JJ, Miller EV, Sharp WJ, Kresowik TF, Corson J. Renal hilar Doppler analysis is of value in the management of patients with renovascular disease. Am J Surg. 1997; 174: 164–8.
51. Olin JW, Piedmonte MR, Young JR, et al. The utility of duplex ultrasound scanning in the diagnosis of renal artery stenosis. Ann Intern Med 1995; 122: 833–838.
52. Opdenacker L, Oyen R, Vervloessem I, et al. Acute obstruction of the renal collecting system: the intrarenal resistive index is a useful yet time-dependent parameter for diagnosis. Eur Radiol 1998; 8: 1429–1432.

53. Pfluger Th, Czekalla R, Hundt C, et al. MR Angiography versus Color Doppler Sonography in the Evaluation of Renal Vessels and the Inferior Vena Cava in Abdominal Masses of Pediatric Patients. AJR. 1998; 173: 103–106.
54. Platt JF. Duplex Doppler evaluation of native kidney dysfunction: Obstructive and nonobstructive disease, AJR 1992; 158: 1035–1042.
55. Prince MR, Yucel EK, Kaufmann JA, Harrison DC, Geller SC. Dynamic Gd-enhanced three dimensional abdominal MR Angiography. JMRI. 1993; 3: 877–881.
56. Rabbani F, Grimaldi G, Russo P. Multiple primary malignancies in renal cell cacinoma. J Urol. 1991; 19: 1255–1259.
57. Radermacher J, Brunkhorst R. Diagnosis and treatment – a cost benefit analysis. Nephrol Dial Transplant. 1998; 11: 2761–2767.
58. Radermacher J, Chavan A, Bleck J, Vitzthum A, et al. Use of Doppler Ultrasonography to Predict the Outcome of Therapy for Renal-Artery Stenosis. NEJM. 2000; 334: 410–417.
59. Renowden SA, Cochlin DL. The Effect of Frusemide on the Doppler Waveform in Normal Kidneys. J of Clin Ultrasound Med. 1992; 11: 65–68.
60. Riehl J, Clasen W, Schmidt H, Kierdorf H, Sieberth HG. Altersabhängige Veränderungen der renalen Hämodynamik: Untersuchungen mittels Duplexsonographie. Ultraschall Klin Prax,. 1989; 1 (Suppl.): 129.
61. Rigsby Ch, Burns PN, Weltin GG, Chen B, Bia M, Taylor KJW. Doppler Signal Quantitation in Renal Allografts: Comparison in Normal and Rejecting Transplants with pathologic Correlation. Radiology. 1987; 162: 39–42.
62. Russo P. Renal cell carcinoma: Presentation, staging, and surgical treatment. Semin Oncol. 2000; 27: 160–176.
63. Sagalowsky AI, Kadesky KT, Ewalt DM, et al. Factors influencing adrenal metastases in renal cell carcinoma. J Urol. 1994; 151: 1181–1184.
64. Salgado OJ, Martin MG, Urdaneta B, Garcia R, Rodriguez-Iturbe B. Serial pulsatility index measurements in renal grafts before, during, and after episodes of urinary obstruction. J Ultrasound Med. 1999 Dec; 18(12): p827–30.
65. Sampaio F, Uflacker R. Renal Anatomy Applied to Urology, Endourology and Interventional Radiology. New York; 1993.
66. Schenk JP, Hansmann J, Hallscheidt P, et al. Radiodiagnostik der Transplantatniere. Der Radiologe. 1999; 39: 404–414.
67. Schwerk WB, Restrepo IK, Stellwag, et al. Renal artery stenosis: grading with image directed Doppler US evaluation of renal resistive index. Radiology. 1994; 190: 785–790.
68. Shokeir AA, Abdulmaaboud M. Resistive index in renal colic: a prospective study. BJU Int. 1999; 83: 378–382.
69. Siegel CL, Middelton WD, Teefey SA, McClennan BL. Angiomyolipoma and renal cell carcinoma: US differentiation. Radiology. 1996; 198: 789–793.
70. Spies KP, Fobbe F, El-Bedewi M, Wolf KJ, Distler A, Schulte KL. Color coded duplex sonography for noninvasive diagnosis and grading of renal artery stenosis. Am J Hypertens. 1995; 8: 1222–1231.
71. Stavros T, Harshfield D. Renal Doppler: renal artery stenosis, and renovascular hypertension: direct and indirect duplex sonographic abnormalities in patients with with renal artery stenosis. Ultrasound Quart. 1994; 12: 217–263.
72. Strank H, Jaeger U, Teifke A. Intrarenale Farbdopplersonographie zum Ausschluss von Nierenarterienstenosen bei Mehrfachversorgung. Analyse des Dopplerspektrums und des Tardus-parvus-Phanomens. Ultraschall Med Aug. 1995; 16: 172–9.
73. Takebayashi S, Aida N, Matsui K. Arteriovenous Malformations of the Kidneys: Diagnosis and Follow-up with Color Doppler Sonography in Six Patients. Amer J Roentgenol. 1991; 157: 991–995.
74. Tamella TL, Leinonen AS, Kontturi MJ. Comparison of excretory urography, angiography, ultrasound and computer tomography for T category staging of renal cell carcinoma. Scan Urol Nephrol. 1991; 25: 283–286.
75. Tikkakosi T, Paivansalo M, Alanen A, et al. Radiologic findings in renal oncocytoma. Acta Radiol. 1991; 32: 363–367.
76. Tsukamoto T, Kumamoto Y, Yamazaki, et al. Clinical analysis of incidentally found renal carcinomas. Eur Urol. 1991; 19: 109.
77. Vade A, Dudiak C, McCarthy P, Hatch DA, et al. Resistivte indices in the evaluation of infants with obstructive and nonobstructive pyelocaliectasis. J Ultrasound Med. 1999; 18: 357–361.
78. van der Hulst VP, van Baalen J, Kool LS, et al. Renal artery stenosis: endovascular flow wire study for validation of Doppler US. Radiology. 1996; 200: 165–168.
79. van Jaarsveld BC, Derkx FH, Krijnen P, et al. Hypertension resistant to two drug treatment is a useful criterion to select patients for angiography: the Dutch Renal Artery Stenosis Intervention Cooperative (DRASTIC) study. Contrib Nephrol 1996; 119: 54–58.
80. van Way CW. Renal artery aneurysms and arteriovenous fistulas. In Rutherford RB, ed. Vascular surgery,. 4th ed. Philadelphia: WB Saunders Company; 1995; p1274–1286.
81. Vineyard GC, Tilney NL. An effective technique for management of transplant kidneys with polar branches. Arch Surg. 1976; 111: 1407.
82. Wilhelm K, Wilsmann-Theis D, Sommer T, Leutner C, Textor J, Schild H. CT angiography hemodymanically relevant to renal artery stenosis. Evaluation of AXIAL, MPR, MIP and SSD reconstruction procedures under standard investigation conditions. Rofo Fortschr Geb Roentgenstr Neuen Bildgeb Verfahr. 2000; 172: 161–167.
83. Whitten JL, Toledo-Pereyra LH. Surgical techniques. In: Toledo-Pereyra LH (ed) Kidney transplantation. 1988; Davis, Philadelphia, chap 6: 81–103.
84. Working Group on Hypertension. Detection, evaluation, and treatment of renovascular hypertension: final report of working group on renovascular hypertension. Arch Intern Med. 1987; 147: 820–829.
85. Yagci F, Erbagci A, Sarica K, Pinar T, Eryigit MO. The place of diuretic enhanced Doppler sonography in distinguishing between obstructive and non-obstructive hydronephrosis in children Scand J Urol Nephrol. 1999; 33: 382–5.
86. Zeller Th, Frank U, Späth M, Roskamm H. Farbduplexsonographische Darastellbarkeit von Nierenarterien und Erkennung hämodynamisch relevanter Nierenarterienstenosen. Ultraschall in Med. 2001; 22: 116–121.

11 Viszerale Arterien

R. Kubale

Allgemeine Bemerkungen

Erkrankungen mesenterialer Arterien und Venen sowie des Truncus coeliacus sind klinisch schwer zu diagnostizieren und werden häufig verkannt. Hauptursachen sind Arteriosklerose, Thrombose und Embolie sowie Tumoren und entzündliche Prozesse, die die viszeralen Gefäße tangieren (45);

- *primär*, wie bei der Riesenzellarteriitis oder Panarteriitis nodosa, oder
- *sekundär* durch Kompression von außen, z.B. tumorbedingt, oder durch tryptische Andauung bei Pankreatitis.

Die Symptomatik hängt vom Ausmaß sowie der Akuität der Strömungsbeeinträchtigung ab. Langsam entstehende Verschlüsse können folgenlos bleiben; aus der akuten Verlegung entwickelt sich jedoch meist ein lebensbedrohliches Ereignis.

Angiographie. Verfahren der ersten Wahl bei der akuten intestinalen Ischämie war bisher die Angiographie, deren frühzeitiger Einsatz die Mortalität von über 90% auf 53% reduziert hat. Weitere Indikationen sind die Blutungssuche mit Embolisation sowie die chronische intestinale Ischämie mit der Möglichkeit der Ballondilatation von Stenosen. Vorteil der Angiographie ist dabei die überlagerungsfreie, übersichtliche Darstellung des gesamten Gefäßbaumes. Ihr screeningartiger Einsatz zur Klärung des chronischen Bauchschmerzes oder unklarer Auskultationsbefunde ist jedoch nicht mehr zeitgemäß.

Sonographie. Mit dem B-Bild und der „konventionellen" Duplexsonographie konnten bisher unter günstigen Bedingungen die großen intestinalen Gefäße erfasst und beurteilt werden. Die Methode war jedoch zunächst nicht weit verbreitet. Gründe hierfür waren der relativ hohe Zeitaufwand und die Schwierigkeit – besonders bei adipösen und unruhigen Patienten –, die einzelnen Gefäße darzustellen und Doppler-Spektren abzuleiten. Die farbkodierte Duplexsonographie (FKDS) bietet hier einen entscheidenden Vorteil. Durch die Farbkodierung der Blutbewegung können die Gefäße sicher erkannt und dargestellt werden. Damit ist die FKDS sowohl zum Screening als auch zur Klärung akuter Erkrankungen der intestinalen Gefäße einsetzbar.

Pathophysiologisch und funktionell sind die mesenterialen Arterien und Venen als Einheit anzusehen. Hier sollen jedoch aus didaktischen Gründen zunächst nur die Erkrankungen der viszeralen Arterien mit ihren sonographischen Befunden beschrieben werden. Die mesenterialen Venen werden aus entwicklungsgeschichtlichen Gründen im nächsten Kapitel gemeinsam mit den anderen Venen des Abdomens sowie mit den Erkrankungen der mesosplenoportalen Achse behandelt.

Normale Anatomie, Varianten und Kollateralen

Die Bauchorgane und der Gastrointestinaltrakt werden hauptsächlich über die 3 unpaaren viszeralen Äste der Aorta abdominalis mit Blut versorgt: Truncus coeliacus, A. mesenterica superior sowie A. mesenterica inferior. Sie entwickeln sich aus einem ursprünglich paarigen, strickleiterartig angelegten System durch partielle Fusion und Rückbildung der embryonalen Segmentarterien (Abb. 11.**1**). Störungen dieser komplexen Entwicklung führen zu zahlreichen Ursprungs-, Lage- und Verlaufsvarianten, die den Untersucher fehlleiten können. Sie werden im Folgenden zunächst kurz zusammengestellt (19, 40).

Truncus coeliacus und Äste

Der Truncus coeliacus ist ein kurzer Stamm und entspringt in Höhe der Wirbelkörper Th12 und L1 unmittelbar unter dem Hiatus aorticus ventral aus der Aorta. Er verläuft zunächst nach kaudal, seltener auch horizontal oder bogig nach kranial und teilt sich in 65–75% der Fälle in 3 Äste auf: A. gastrica sinistra, A. hepatica communis und A. lienalis (Abb. 11.**2**). In 5–10% findet sich als vierter Ast eine zusätzliche Pankreasarterie bzw. ein atypischer Abgang der A. pancreatica dorsalis. In seltenen Fällen kann der Trunkus fehlen oder gemeinsam mit der A. mesenterica

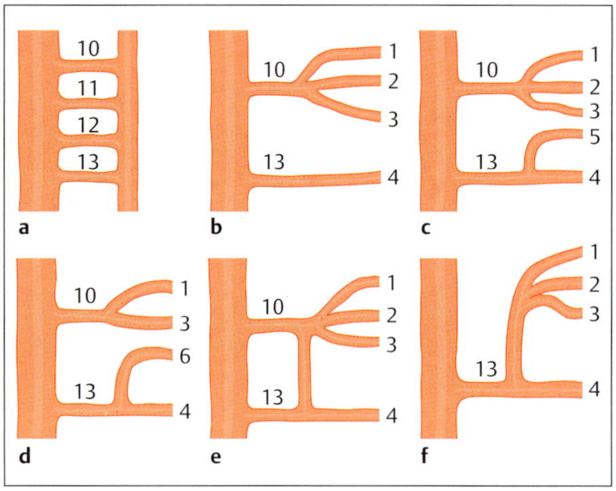

Abb. 11.**1 a–f** Embryologische Entwicklung von Truncus coeliacus und A. mesenterica superior (nach 19).

a Aus der ursprünglich symmetrisch angelegten Aorta entspringen strickleiterartig die embryonalen Segmentarterien, die zunächst durch eine ventrale Längsanastomose verbunden sind.

b Nach Rückbildung der 11. und 12. Segmentarterie entsteht aus der 9. Segmentarterie der Truncus coeliacus, aus der 13. die A. mesenterica superior sowie aus der 20. oder 21. die A. mesenterica inferior. Die ventrale Anastomose bildet sich normalerweise vollständig zurück.

c, d Die fehlende oder nur partielle Rückbildung der ventralen Anastomose führt zu einer atypischen Versorgung der Leber aus der A. mesenterica superior über akzessorische (**c**) oder eine aberrante A. hepatica dextra bzw. A. hepatica communis (**d**).

e, f Die embryonale Längsanastomose kann als ventrale Kollaterale bestehen bleiben (**e** = Bühler-Anastomose); bei gleichzeitiger Rückbildung der 10. Segmentarterie entsteht als Variante ein gemeinsamer Stamm, der sog. Truncus coeliacogastromesentericus (**f**).
1 = A. gastrica sinistra, 2 = A. hepatica communis, 3 = A. lienalis, 4 = A. mesenterica superior, 5 = akzessorische A. hepatica, 6 = dystope A. hepatica, 10–13 = embryonale Segmentarterien.

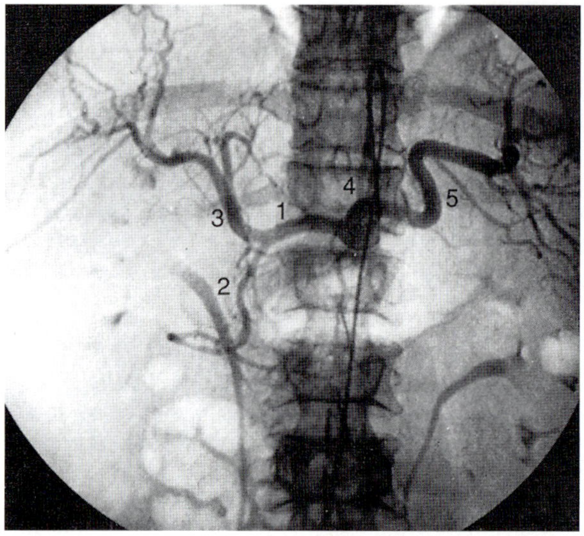

a

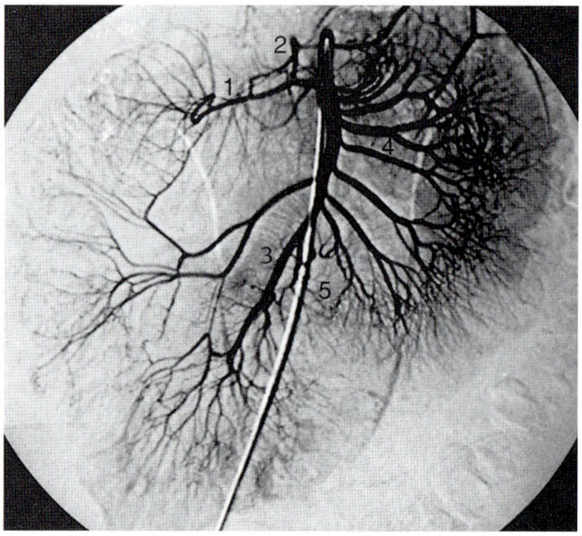

b

Abb. 11.**2 a** u. **b** Angiographische Darstellung von Truncus coeliacus und A. mesenterica superior (DSA).

a Truncus coeliacus mit A. hepatica communis (= 1), A. gastroduodenalis (= 2), A. hepatica propria (= 3), A. gastrica sinistra (= 4) und A. lienalis (= 5).

b A. mesenterica superior (DSA) mit A. colica dextra (= 1), A. colica media (= 2), A. ileocolica (= 3), Aa. jejunales (= 4) und Aa. ilei (= 5).

superior als Truncus coeliacomesentericus entspringen (19, 27).

A. gastrica sinistra. Die A. gastrica sinistra entspringt in 90% als erster Ast aus dem Trunkus. Sie verläuft zwischen den Blättern des Omentum minus und anastomosiert im Bereich der kleinen Kurvatur mit der A. gastrica dextra sowie mit Ästen der A. gastroepiploica dextra und der Aa. gastricae breves. In 2,5% der Fälle entstammt sie direkt der Aorta abdominalis.

A. lienalis. Die A. lienalis ist mit einem Durchmesser von 6–10 mm der stärkste Ast des Truncus coeliacus. Sie verläuft z.T. stark geschlängelt am oberen Pankreasrand zum Milzhilus, lässt sich jedoch in Einzelfällen auch unterhalb oder im Pankreaskorpus nachweisen. Sie ist durchschnittlich 13 cm lang. Sie versorgt über die Aa. pancreaticae magna et dorsalis sowie über kleinere Arterien Pankreaskorpus und Schwanz, die große Kurvatur des Magens mit Fundus und das Netz. Im Milzhilus teilt sie sich in einen inferioren und einen superioren Hauptast, der jeweils über 4–6 Segmentarterien das Milzparenchym versorgt.

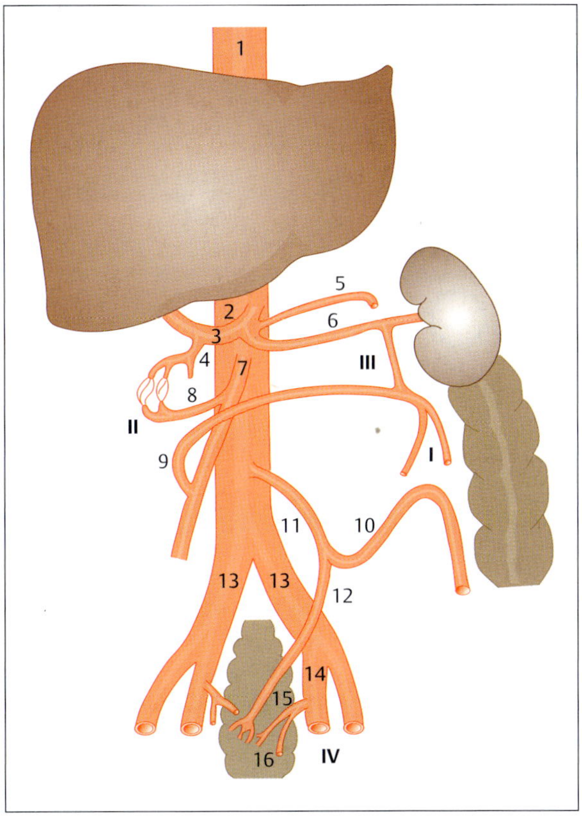

Abb. 11.**3** Präformierte Kollateralen der viszeralen Arterien (nach 29). Die wichtigsten Querverbindungen finden sich über Anastomosen zwischen der A. colica media und der A. colica sinistra (I = Riolan-Anastomose), über die Aa. pancreaticoduodenales superior et inferior (II = Pankreasarkaden), über Anastomosen zwischen der A. colica media und der A. lienalis (= III) sowie zum Stromgebiet der A. iliaca interna über die Aa. rectales superior et inferior (= IV).
1 = Aorta abdominalis, 2 = Truncus coeliacus, 3 = A. hepatica communis, 4 = A. gastroduodenalis, 5 = A. gastrica sinistra, 6 = A. lienalis, 7 = A. mesenterica superior, 8 = A. pancreaticoduodenalis inferior, 9 = A. colica media, 10 = A. colica sinistra, 11 = A. mesenterica inferior, 12 = A. rectalis superior, 13 = A. iliaca communis, 14 = A. iliaca interna, 15 = A. pudenda interna, 16 = A. rectalis inferior duodenalis inferior.

A. hepatica communis. Die A. hepatica communis läuft nach ihrem Abgang aus dem Truncus coeliacus zunächst den Pankreasoberrand entlang nach rechts ins Lig. hepatoduodenale. Dort liegt sie typischerweise links des Ductus choledochus und vor der V. portae. Nach Abgang der A. gastroduodenalis nach kaudal zieht die A. hepatica communis als A. hepatica propria zur Leber und teilt sich in die A. hepatica sinistra und die A. hepatica dextra. Aus ihnen entspringt jeweils in 45% der Fälle ein weiterer Ast, der als mittlere Leberarterie das mediale Segment des linken Leberlappens sowie den Lobus quadratus versorgt. Varianten sind zahlreich. In bis zu 20% wird die Leber teilweise oder komplett aus der A. mesenterica superior versorgt. Zahlreiche akzessorische Arterien aus dem Truncus coeliacus direkt, aus der A. gastrica sinistra, der A. lienalis sowie überkreuzende Äste zum kontralateralen Leberlappen können den Situs komplizieren (s.a. Abb. 13.**1** und Abb. 13.**6**). Eine zusätzliche Kollateralisierung ist über die Leberkapsel, kleinere Arterien im Hilus und über die Gallenblase möglich (19, 27).

A. gastroduodenalis. Die A. gastroduodenalis verläuft hinter dem Duodenum ventral des Pankreas. Sie teilt sich weiter auf in die A. gastroepiploica dextra sowie in die Aa. pancreaticoduodenales superior anterior et posterior, die als Pankreasarkade mit dem Stromgebiet der A. mesenterica superior anastomosieren. Versorgt werden Pankreaskopf, Pylorus, Teile des Duodenums sowie in Einzelfällen jejunale Äste (29).

A. mesenterica superior und A. mesenterica inferior

Die A. mesenterica superior entspringt 0,5–2 cm unterhalb des Trunkus in Höhe L1. Sie verläuft hinter dem Pankreas und dorsal der V. lienalis nach kaudal (Abb. 11.**2**). Nach ca. 4 cm gehen nach rechts die A. pancreaticoduodenalis inferior sowie die Aa. colicae media et dextra ab. Jejunum und Ileum erhalten ihre Blutversorgung aus den Aa. jejunales und Aa. ileales, die zahlreiche arkadenartige Anastomosen untereinander ausbilden. Die A. ileocolica ist der Endast der A. mesenterica superior und versorgt das oralwärtige Colon ascendens, Zoekum, terminales Ileum und Appendix.

Die A. mesenterica inferior entspringt ca. 3 cm oberhalb der Bifurkation ventral bzw. linkslateral aus der Aorta (Höhe Wirbelkörper L3/4). Sie verläuft zunächst nach kaudal und gibt nach 3–4 cm die A. colica sinistra ab. Diese zieht als aszendierendes Gefäß nach kranial zur linken Kolonflexur. Der deszendierende Ast versorgt das Sigma (Aa. sigmoideae) und wird ab der Überkreuzungsstelle der A. iliaca communis als A. rectalis superior bezeichnet.

Präformierte arterielle Kollateralen

Zahlreiche präformierte Kollateralen können beim langsam eingetretenen arteriellen Gefäßverschluss die Darmversorgung übernehmen (Abb. 11.**3**). Am bekanntesten ist die so genannte Riolan-Anastomose, die die A. colica sinistra mit dem ersten Ast des aszendierenden Fächers der A. mesenterica superior verbindet; i.d.R. ist dies die A. colica media. Hauptkollaterale bei Verschluss oder hochgradiger Stenose des Truncus coeliacus ist im Allgemeinen die A. gastroduodenalis mit den Pankreasarkaden. Weitere Querverbindungen bestehen über die Bühler-Anastomose (Abb. 11.**1**) sowie über die marginale Kollaterale, die mesenterialseitig des Kolonrahmens verläuft und aus Ästen der Aa. colicae media, dextra et sinistra gespeist wird. Bei einem vollständigen Verschluss aller viszeralen Hauptäste ist eine Versorgung von kranial über Interkostal-, Zwerchfell- und Ösophagusarterien möglich. Von kaudal kann Blut über Äste der A. iliaca interna und der Aa. haemorrhoidales inferior et superior zur A. mesenterica inferior gelangen (49).

Untersuchungstechnik und Dokumentation

Untersuchungsablauf und Geräteeinstellung

Schallkopf. Ausgehend von der im Kapitel 5 beschriebenen Einstellung werden zunächst der Truncus coeliacus und der Abgang der A. mesenterica superior lokalisiert und in 2 Ebenen dargestellt. Untersucht wird mit einer 3-MHz- oder – bei Kindern und schlanken Patienten – mit einer 5-MHz-Sonde unter mäßiger Kompression in Rücken- oder Seitenlage. Neben Curved-Array-Schallköpfen haben sich für den Trunkus Trapez- bzw. Phased-Array-Schallköpfe bewährt. Wird

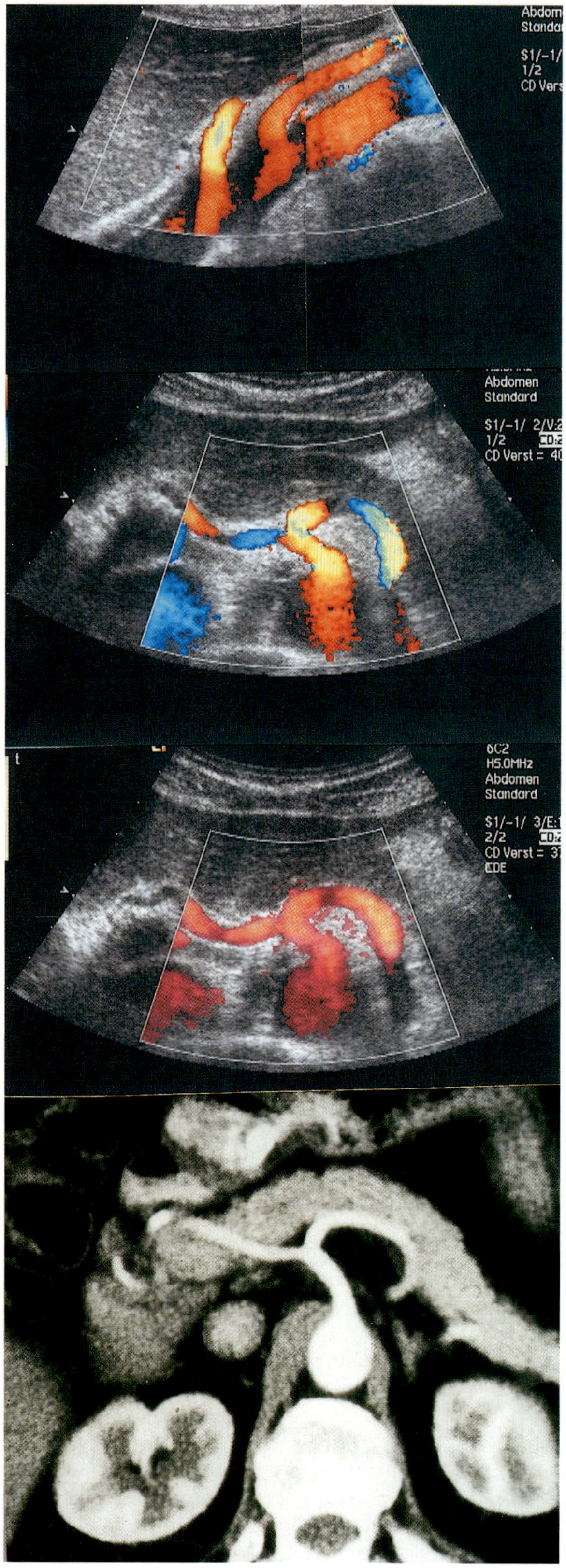

a

b

c

d

Abb. 11.**4 a–d** Truncus coeliacus mit Aufzweigung in A. hepatica und A. lienalis.

a Längsschnitt mit Aorta und den Abgängen von Truncus coeliacus und A. mesenterica superior. Aufgrund des kleineren Doppler-Winkels zwischen Trunkusstamm und Doppler-Strahl (nahezu 0°) zeigt der Trunkus eine helle Farbschattierung mit Aliasing. Ergänzende Doppler-Messungen zeigen mit 80 cm/s eine normale systolische Spitzengeschwindigkeit.

b Oberbauchquerschnitt mit Truncus coeliacus und Aorta. In der FKDS palmwedelartige Aufzweigung in A. lienalis und A. hepatica communis. Je nach Relation von Flussrichtung und Schallstrahl ist die Farbkodierung rot oder blau. Dort, wo das Gefäß senkrecht angeschallt wird, kann kein Fluss nachweisbar sein (beachte: Fächerförmige Ausbreitung der Ultraschallwellen).

c Derselbe Oberbauchquerschnitt wie in (**b**) mit Truncus coeliacus. Im Power-Modus werden Truncus coeliacus, A. lienalis sowie die A. hepatica unabhängig von der Flussrichtung einheitlich rot kodiert. Der Vergleich zwischen B-Bild und Farbkodierung zeigt, dass der Gefäßdurchmesser in Farbe durch Überstrahlung überschätzt wird.

d Spiral-CT (arterielle Phase) mit Aorta, Trunkus, Pankreas und Zwerchfellschenkeln. Rechts vom Pankreaskopf sind die A. gastroduodenalis und Teile der bogig verlaufenden Pankreasarkarde angeschnitten.

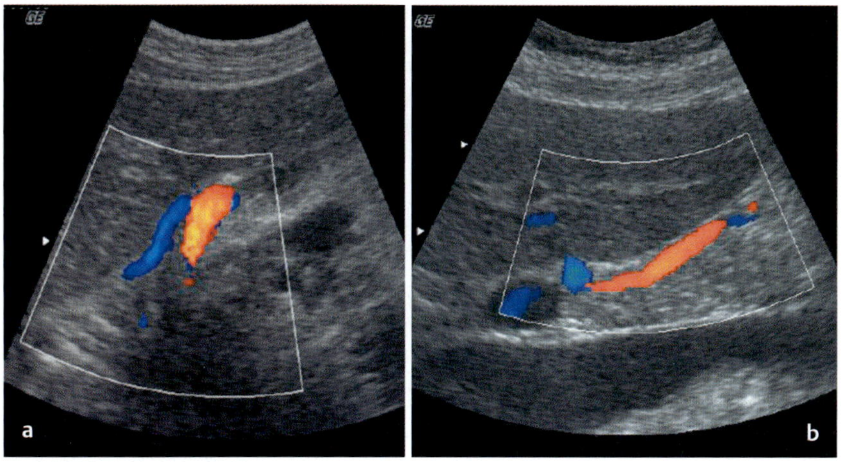

11.**5a** u. **b** A. gastrica sinistra und A. gastroduodenalis (Längsschnitt).
a Modifizierter Längsschnitt durch den Trunkus mit Abgang und proximalem Anteil der A. gastrica sinistra, die sich nach links kranial zum Magen hin verfolgen lässt (blau kodiert).
b Längsschnitt von rechtsparamedian mit Pankreaskopf und Processus uncinatus. Nach Aufsuchen der A. hepatica communis und Darstellung der Gabel, kann durch Aufdrehen zum Längsschnitt die A. gastroduodenalis ventrolateral des Pankreaskopfes dargestellt und ihr Fluss sowie die Flussrichtung bestimmt werden (rot vom Schallkopf weg, d.h. der Fluss verläuft orthograd nach kaudal). Weiter kaudal ist es gegebenenfalls möglich, ihre Aufzweigung in die A. pancreaticoduodenalis superior anterior und posterior darzustellen.

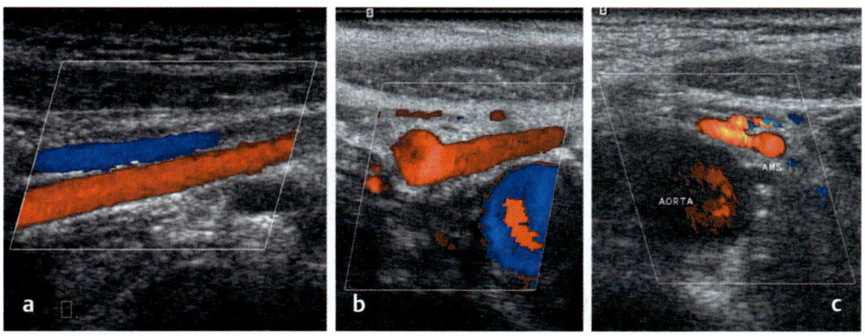

Abb. 11.**6 a–c** A. mesenterica superior (Längs- u. Querschnitt).
a Längsschnitt mit Hauptstamm der A. und V. mesenterica superior (rot bzw. blau kodiert).
b Querschnitt mit Aorta und A. mesenterica superior sowie Abgang der zweiten Jejunalarterie.
c Querschnitt weiter kaudal mit Nachweis weiterer, kleiner Äste (Aa. ilei).

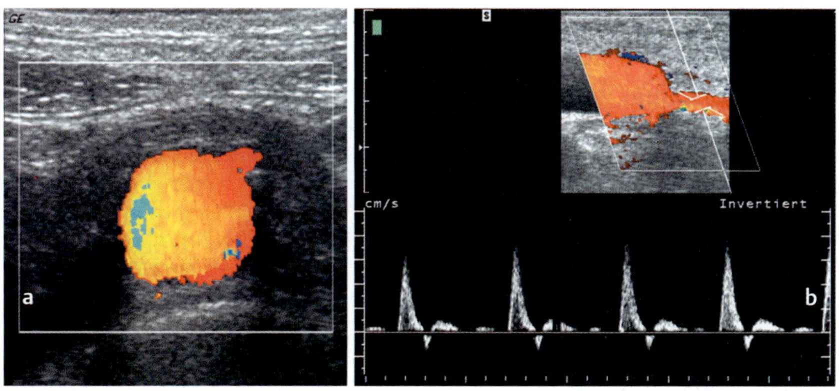

Abb. 11.**7 a** u. **b** A. mesenterica inferior (Quer- und Längsschnitt).
a Querschnitt mit Abgang aus der Aorta (2 cm oberhalb der Bifurkation).
b Weiter distal verläuft das Gefäß lateral der Aorta schräg nach links. Doppler-sonographischer Nachweis eines „High-Resistance"-Spektrums mit niedrigem diastolischen Restfluss.

die B-Bild-Untersuchung mit „Tissue-Harmonic"-Verfahren (THI) durchgeführt, so liegt die benötigte Untersuchungsfrequenz u.U. bei 1,5 MHz.

Vorgehen. Mit der Leber als Schallfenster sind mit neueren Geräten Truncus coeliacus und A. mesenterica superior in über 96% der Fälle darstellbar. Nachdem die Farbkodierung zugeschaltet und angepasst wurde, analysiert man zunächst den Fluss im Truncus coeliacus (Abb. 11.**4**). In Längs- und Querschnitten werden Hauptstamm des Trunkus, A. hepatica communis und A. hepatica propria, A. lienalis sowie wenn möglich die A. gastrica sinistra aufgesucht (Abb. 11.**5**). Die A. gastroduodenalis lässt sich in über 80% der Fälle als rechtwinklig zur A. hepatica propria ziehendes Gefäß zumindest abschnittsweise ventral des Pankreaskopfes darstellen (Abb. 11.**5**). Anschließend wird der Abgang der A. mesenterica superior aufgesucht und in Längsschnitten so weit wie möglich verfolgt (Abb. 11.**6**). In mehr als 65% der Fälle können jejunale Äste sowie die A. ileocolica ebenfalls weiter verfolgt werden.

Für die Beurteilung der A. mesenterica inferior stellt man zunächst die Aortenbifurkation ein. Von hier ausgehend wird der Schallkopf in Querschnitten unter vorsichtiger Kompression nach kranial verschoben, bis ca. 3 cm oberhalb der Bifurkation auf der linken Aortenseite der proximale Stamm der A. mesenterica inferior erkennbar ist. Nach Drehung des Schallkopfes lässt sich diese meist über 3–4 cm verfolgen (Abb. 11.**7a–c**).

Geräteeinstellung. Für eine optimale Beurteilung sind die Verstärkung und die Schwelle der Farbkodierung so einzustellen, dass gerade kein Farbrauschen mehr auftritt. Peristaltikbedingte Artefakte lassen sich durch vorsichtige Kompression vermindern.

Um die Flusssignale – insbesondere im Bereich des Abgangs von Truncus coeliacus und A. mesenterica superior – adäquat darstellen zu können, ist am Gerät ein mittlerer oder hoher Geschwindigkeitsbereich einzustellen. Die Reduktion der Eindringtiefe ermöglicht eine erhöhte Pulsrepetitionsfrequenz und damit auch den Nachweis höherer Strömungsgeschwindigkeiten ohne Aliasing. Bei inkompletter oder fehlender Farbfüllung der Gefäße sind der Geschwindigkeits- bzw. Frequenzbereich wieder herabzuregeln und evtl. der Wandfilter zu reduzieren. Weitere untersuchungstechnische Probleme entstehen durch reflektierende Hindernisse im schallkopfnahen Bereich (z.B. Meteorismus). Horizontal verlaufende Gefäßabschnitte können im Querschnitt nur mit eingekipptem Schallkopf dargestellt werden (s.a. Kapitel 5).

Finden sich im B-Bild Plaques, in der Farbkodierung Flussbeschleunigungen und Turbulenzen oder sollen Medikamenteneffekte bzw. die Regulationskapazität der mesenterialen Durchblutung überprüft werden, so sind jeweils am Abgang der Gefäße sowie in den suspekten Arealen Doppler-Spektren abzuleiten.

Untersuchungsdauer. Die Untersuchungsdauer hängt von der Fragestellung ab. Beim V.a. eine akute intestinale Ischämie sollten nur wenige Minuten aufgewendet und ggf. sofort angiographiert werden. Bei einer chronischen intestinalen Erkrankung kann die Suche nach Stenosen und die evtl. anschließende funktionelle Untersuchung 15 min und mehr erfordern. Zeigt sich eine Stenose, so sollten alle 3 intestinalen Gefäße sowie die Flussrichtung in der Pankreasarkade analysiert werden.

Dokumentation

Als Minimalprogramm sind die Abgänge von Truncus coeliacus und A. mesenterica superior als B-Bild und mit Farbkodierung zu dokumentieren. Wird nach einer chronischen intestinalen Ischämie gefahndet, so sollte – wenn möglich – der Stamm der A. mesenterica inferior ebenfalls untersucht werden.

Zeigt das FKDS-Bild eine Flussbeschleunigung oder Turbulenzen, so sind nach jeweiliger Winkelkorrektur systolische Spitzengeschwindigkeit und enddiastolische Geschwindigkeit im suspekten Areal und in 2–3 weiteren Gefäßabschnitten proximal und distal abzuleiten.

Vermutet man eine ligamentäre Stenose des Truncus coeliacus, sollten Messungen in tiefer In- und Exspiration ergänzt werden, um Ausmaß und Befundkonstanz der Flussbehinderung abschätzen zu können. Wird der Effekt von Medikamenten oder die Reaktionsfähigkeit auf physiologische Stimuli untersucht, sind Widerstandsindizes (s.a. Kapitel 3) für die weitere Beurteilung hilfreich.

Normalbefunde

Truncus coeliacus. In der Farbkodierung stellt sich der Truncus coeliacus im Querschnitt als palmwedelartige Struktur dar (Abb. 11.**4**). Die A. hepatica communis bzw. die A. hepatica propria und die A. lienalis lassen sich bis in die Leber bzw. in die Milz hinein als kontinuierlich pulsierend durchströmte Gefäße verfolgen. Ihr Flussmuster bzw. das Doppler-Spektrum entspricht dem der A. carotis interna. Dieses Spektrum erklärt sich durch den niedrigen Widerstand im nachgeschalteten Stromgebiet, der einen persistierenden, antegraden Blutfluss auch in der Diastole zulässt (Abb. 11.**8**).

A. gastrica sinistra. Die A. gastrica sinistra lässt sich in einem modifizierten Längsschnitt entlang der Unterfläche des linken Leberlappens verfolgen. Im Allgemeinen erkennt man nur den proximalen Anteil, sie kann jedoch in Einzelfällen bis in eine mögliche Anastomose mit der A. hepatica sinistra nachweisbar sein. Ihr Spektrum zeigt wie das der A. gastroduodenalis eine höhere Pulsatilität mit nur geringem diastolischen Fluss.

A. mesenterica superior. Die A. mesenterica superior geht ventral bzw. ventrolateral aus der Aorta ab. Eine lageadaptierte Schallkopfführung ermöglicht es, den Hauptstamm über eine Länge von bis zu 8 cm zu verfolgen (Abb. 11.**6**). Während der Systole findet sich ein kontinuierlicher nach distal gerichteter Fluss mit steilem Anstieg und sofortigem Wiederabfall. Beim nüchternen Patienten folgt in der späten Systole eine Inzisur bzw. eine kurze, in der Gegenfarbe kodierte Rückflusskomponente. In der späten Diastole kann der Fluss

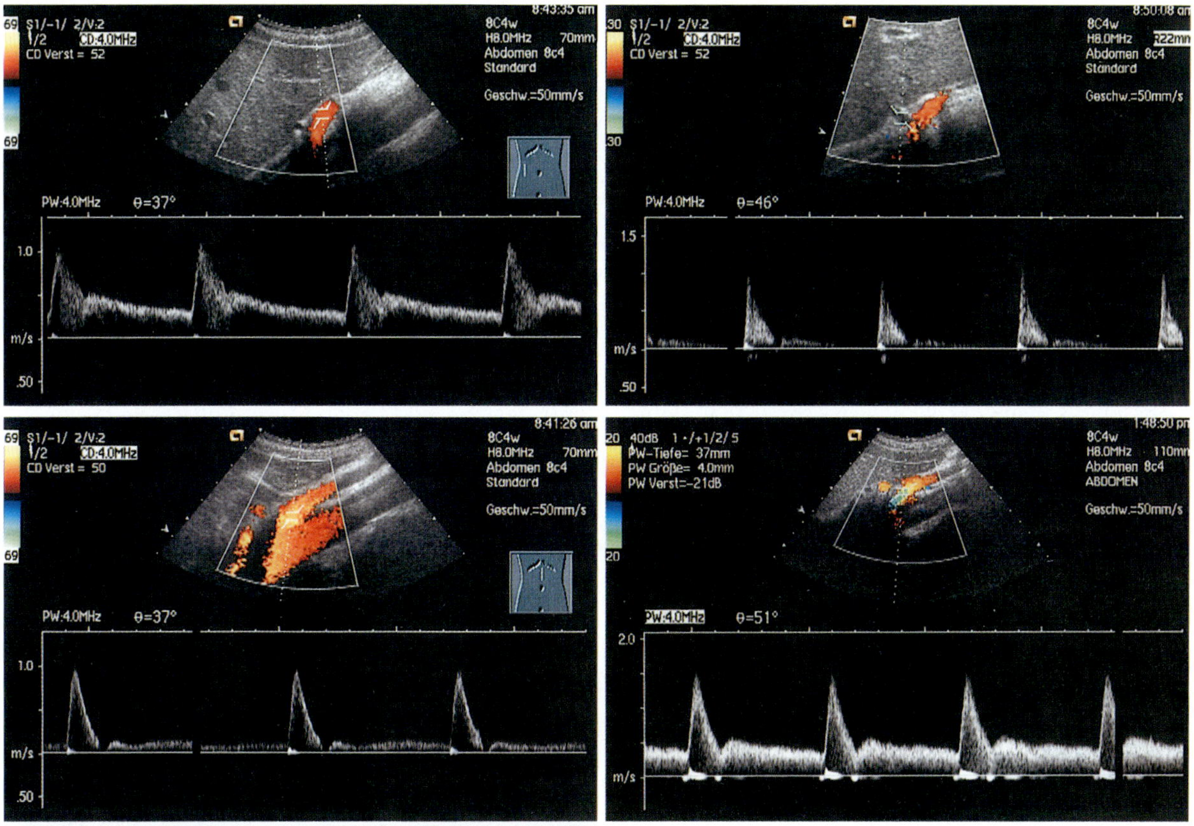

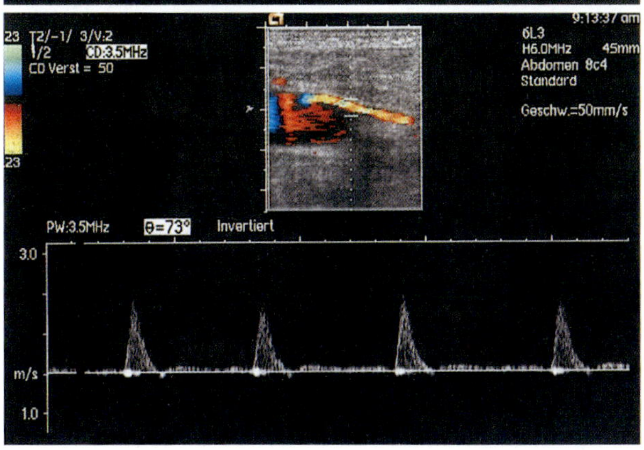

Abb. 11.**8 a–e** Normale Doppler-Spektren intestinaler Arterien und Einflussfaktoren.

a Unauffälliges Spektrum des Truncus coeliacus mit hohem diastolischen Restfluss durch den niedrigen Widerstand im nachgeschalteten Stromgebiet (Analogie zur A. carotis interna). Auch die A. hepatica communis sowie die A. lienalis zeigen einen vergleichbar hohen diastolischen Restfluss. Die Spitzengeschwindigkeit liegt im Normalfall zwischen 60 und maximal 120 cm/s.

b Spektrum aus der A. gastrica sinistra mit geringem diastolischen Restfluss. Vergleichbare Doppler-Spektren finden sich in der A. gastroduodenalis bzw. in den Pankreasarkaden.

c Unauffälliges Spektrum der A. mesenterica superior eines nüchternen Patienten; Inzisur bzw. z.T. kleine Rückflusskomponente und nur geringer diastolischer Restfluss durch den hohen Widerstand im nachgeschalteten Stromgebiet (Analogie zur A. carotis externa). Im Falle einer aberranten A. hepatica aus der A. mesenterica superior kann bei Messungen vor dem Abgang der A. hepatica ein höherer diastolischer Fluss detektiert werden, sodass das Doppler-Spektrum entweder dem des Truncus coeliacus (**a**) oder dem Hyperämie-Spektrum (**d**) ähnelt.

d Physiologische Hyperämie-Reaktion im Spektrum der A. mesenterica superior nach Nahrungsaufnahme. Sowohl die systolische Maximalfrequenz als auch der diastolischer Flussanteil nehmen durch die Hyperämie deutlich zu.

e Unauffälliges Spektrum der A. mesenterica inferior mit niedrigem diastolischen Restfluss. Bei entzündlichen Darmerkrankungen und Diarrhöen findet sich eine Hyperämie mit Veränderungen des Doppler-Spektrums, wie sie bei der A. mesenterica superior in **d** zu sehen sind.

sistieren (Abb. 11.**8**). Nach Nahrungsmittelaufnahme nimmt die systolische Spitzengeschwindigkeit zu, und die enddiastolische Geschwindigkeit steigt überproportional an. Dies ist Ausdruck der verdauungsbedingten physiologischen Hyperämie. Analoge Veränderungen des Spektrums treten nach der Gabe von Glukagon auf.

Varianten. Ein Abgang einer A. hepatica communis bzw. A. hepatica dextra aus der A. mesenterica superior oder der isolierte Ursprung einer A. lienalis aus der Aorta, lassen sich in der FKDS als Anhiebsdiagnose erkennen (s.a. auch Kapitel 13).

A. mesenterica inferior. Der Nachweis der A. mesenterica inferior gelingt in der oben beschriebenen Untersuchungstechnik mit neueren Geräten bei über 92% der Patienten (4). Ihr Hauptstamm stellt sich während der Systole physiologischerweise homogen farbgefüllt dar (Abb. 11.**7**). Die abgeleiteten Doppler-Spektren sind in ihrer Flusscharakteristik denen der A. mesenterica superior vergleichbar: hohe Geschwindigkeit in der Systole und niedriger bzw. sistierender Fluss in der Diastole. Im Normalfall wird eine mittlere Spitzengeschwindigkeit von 98 ± 30 cm/s berichtet, der Resistance Index liegt bei 0,96 ± 0,04 (4). Bei Verschlüssen des Trunkus oder der A. mesenterica superior sowie der A. iliaca sind Werte in der A. mesenterica inferior bis 189 ± 58 cm/s noch normal (6).

Pathologische Befunde – Einleitung

Die intestinale Durchblutung ist ein komplex geregelter Prozess, der durch mechanische, metabolische und nervale Faktoren sowie zahlreiche vasoaktive Substanzen beeinflusst wird (2). Die Durchblutung ist von der Nahrungszusammensetzung abhängig. Bei Stress und körperlicher Aktivität nimmt sie ab. Störungen treten bei arterieller Mangelversorgung durch Stenosen, Thrombosen, Embolie, Tumorkompression, Volvulus und Verwachsungen oder durch eine Thrombose mesenterialer Venen auf (s. Kapitel 12). Langsam entstehende Prozesse können durch Kollateralen kompensiert werden.

Der Klinik nach unterscheidet man asymptomatische Patienten sowie die symptomatische akute und chronische intestinale Ischämie. Akute Verschlüsse, insuffiziente Kollateralenbildung oder ein Befall von 2 und mehr Gefäßen führen zur Darmschädigung.

Viele dieser Erkrankungen wurden früher als entzündliche Darmerkrankung fehlinterpretiert. Erst durch den zunehmenden Einsatz von Endoskopie, Endosonographie, Biopsie mit Histologie und durch verfeinerte angiographische Techniken konnten Krankheitsbilder wie die ischämische Kolitis und andere, z.B. medikamentös induzierte Kolitiden, abgegrenzt werden.

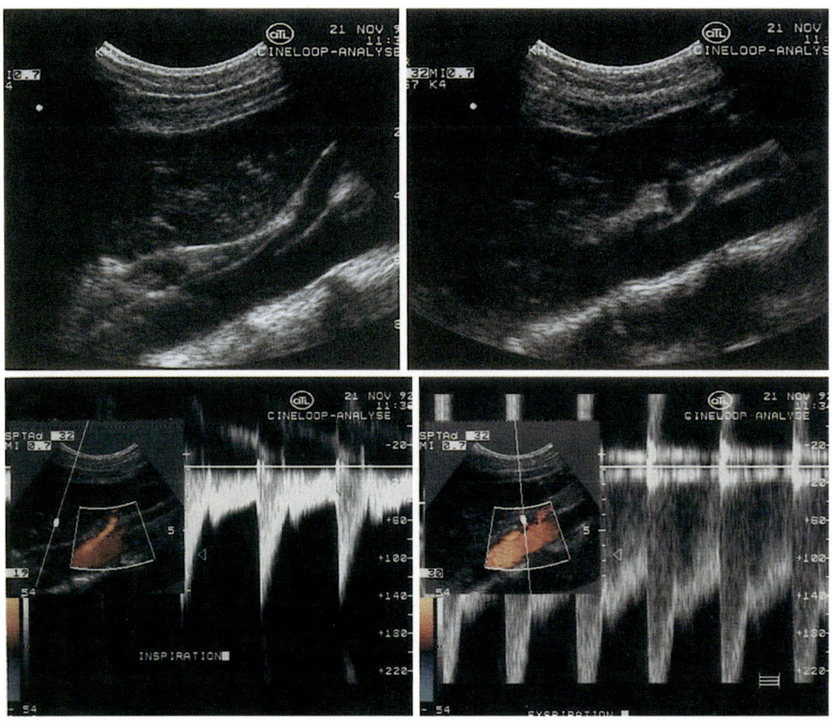

Abb. 11.**9 a–d** Ligamentäres Kompressionssyndrom (Dunbar-Syndrom).
a B-Sonographie des Truncus coeliacus in Inspiration.
b B-Sonographie des Truncus coeliacus in Exspiration mit Kompression und Stenosierung des Abganges duch die Zwerchfellschenkel.
c Farb- und Dopplermodus des Truncus coeliacus in Inspiration mit normaler Flussgeschwindigkeit.
d in Exspiration mit relevanter Stenosierung des Truncusabganges. Maximalgeschwindigkeit bis 300cm/s, d.h. einer Geschwindigkeitszunahme um mehr als das Doppelte in Abhängigkeit von der Atemlage.

Plaques, Stenosen und Verschlüsse

Arteriosklerose

Hauptursache für eine Stenose ist die Arteriosklerose. Veränderungen an den viszeralen Arterien finden sich bereits ab der 3. Lebensdekade. Mit zunehmendem Lebensalter bilden sich Plaques mit Lumeneinengung oder Verschlüsse. Je nach Lage unterscheidet man einen Befall

- der Abgänge,
- des Hauptstammes,
- der Äste erster und zweiter Ordnung,
- eine diffuse Arteriosklerose der peripheren Äste.

Morphologie. Die arteriosklerotische Stenose im proximalen Abschnitt viszeraler Arterien ist im Allgemeinen kurz, zirkulär oder exzentrisch. In der Frühphase sieht man häufig lediglich isolierte Plaques der Wand, die allenfalls zu leichten Flussirregularitäten führen. Mit zunehmendem Stenosegrad entstehen Turbulenzen; der Fluss ist beschleunigt. Bei Diabetikern findet sich am häufigsten eine diffuse Arteriosklerose unter Mitbeteiligung der peripheren Äste. Sie stellen sich angiographisch irregulär ohne Ausbildung von Kollateralen dar.

Befunde. Sonographisch stellen sich verkalkte Plaques echodicht dar und zeigen entsprechend ihrer Größe und dem Anschallwinkel einen typischen Schlagschatten. Je nach Einengung finden sich in der FKDS eine umschriebene Flussbeschleunigung, die zu einem Aliasing führen kann, Turbulenzen und z.T. eine Dilatation im nachgeschalteten Strömungsgebiet (Abb. 11.**9** u. 11.**10**). Hochgradige Stenosen können zusätzlich – wie in der Peripherie und bei der Aorta bereits beschrieben – breite, über das Gefäßlumen hinaus reichende grobe Vibrationsartefakte zeigen.

Eine allgemein verbindliche Stenosegraduierung existiert zur Zeit nicht. Beim nüchternen Patienten ist eine systolische Spitzengeschwindigkeit von > 180 cm/s an der A. mesenterica superior Indiz für eine mehr als 50%ige Stenose (23). Geschwindigkeiten > 275–280 cm/s und/oder Turbulenzen sprechen für eine Stenose > 70% (11, 32, 33). Ein weiteres Kriterium ist die erhöhte diastolische Spitzengeschwindigkeit: Werte über 70 cm/s bzw. 100 cm/s finden sich bereits ab einer 50%igen Lumenreduktion der A. mesenterica superior bzw. des Truncus coeliacus (37). Vibrationsartefakte sprechen für eine hochgradige Stenose, differenzialdiagnostisch ist jedoch eine AV-Fistel (s.a. S. 267) abzugrenzen.

Stenosefolgen und Differenzialdiagnose. Wenn eine Stenose den distalen Blutdruck signifikant herabsetzt, hypertrophieren die präformierten Kollateralen (Abb. 11.**11**) und versorgen das distal der Stenose liegende Stromgebiet (s.a. S. 262). Dies führt ggf. zu einer Flussbeschleunigung in den nicht betroffenen Gefäßen: Werte bis 300 cm/s können in der A. mesenterica superior (32) bzw. 250 cm/s in der A. mesenterica inferior noch normal sein. Höhere Werte sind u.U. beim Verschluss der Aorta oder der Beckenarterien (6) nachweisbar.

Beweisend ist deshalb nur eine lokalisierte, umschriebene Flussbeschleunigung (Abb. 11.**12**), ggf. mit Turbulenzen oder Vibrationsartefakten. Bei der Interpretation der Farbkodierung ist zu berücksichtigen, dass durch den bogigen Gefäßverlauf der Fluss scheinbar beschleunigt ist (s.a. Abb. 10.**9**). Deshalb sollten die Messungen stets mit Winkelkorrektur erfolgen.

Ligamentum-arcuatum-Syndrom, fibromuskuläre Dysplasie, Tumorkompression

Weitere Ursachen für Gefäßseinengungen sind

- die fibromuskuläre Dysplasie, die in absteigender Häufigkeit neben der A. renalis die A. lienalis, die A. mesenterica superior und den Truncus coeliacus befällt,
- die Kompression durch maligne und benigne Tumoren,
- das Lig.-arcuatum-Syndrom,
- stenosierende Veränderungen bei vaskulitischen Erkrankungen (s.a. S. 269).

Lig.-arcuatum-Syndrom. Eine Sonderform, deren klinische Konsequenz kontrovers diskutiert wird, ist das Lig.-arcuatum-Syndrom, das neben dem Thoracic-Outlet-Syndrom und dem Entrapment-Syndrom der A. poplitea zu den häufigsten funktionellen Kompressionssyndromen gehört. Ursache ist eine Einschnürung des Truncus coeliacus durch die mediale Verbindung der Zwerchfellschenkel. Auskultatorisch findet sich besonders bei schlanken Patienten in Exspiration ein charakteristisches Strömungsgeräusch. Angiographisch ist es an der typischen, konkaven Einschnürung unmittelbar am Trunkusabgang zu erkennen. Das Stenoseausmaß nimmt in Exspiration zu, in maximaler Inspiration kann der Trunkus dagegen vollständig normal erscheinen (40, 42, 43). Viele Patienten zeigen eine unspezifische abdominale Symptomatik. Ob diese primär ischämisch oder durch eine Reizung des Plexus coeliacus verursacht wird, ist noch unklar. In der Literatur wurden Einzelfälle beschrieben, bei denen sich die Beschwerden nach Spaltung des Ligaments dramatisch besserten (43, 48). Eine Analyse derer, die von der Operation profitiert haben, zeigte als entschei-

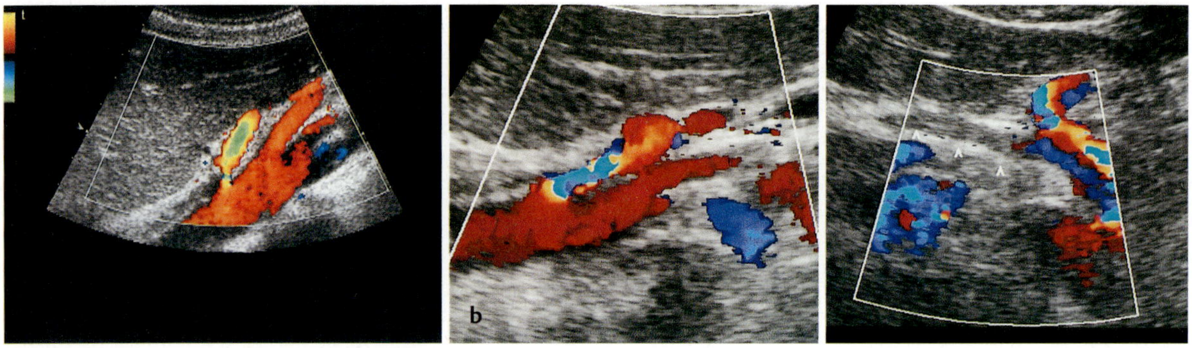

Abb. 11.**10 a–c** Stenose des Truncus coeliacus.

a Längsschnitt durch die Aorta mit Truncus coeliacus und A. mesenterica superior. Der Trunkus ist durch den Zwerchfellschenkel eingeengt. In der Stenose findet sich eine Flussbeschleunigung, die durch Aliasing markiert ist. Jetartige Strömungslanzette im nachgeschalteten Segment (hellgrün kodiert).

b Trunkusstenose mit Flussbeschleunigung und Turbulenzen (blau kodiert). Geschwindigkeitsmessungen aus dem winkelkorrigierten Doppler-Spektrum – hier nicht dargestellt – zeigten eine Spitzengeschwindigkeit von 350 cm/s.

c Verschluss der A. hepatica communis. Das Arterienlumen ist durch echoarmes Material ausgefüllt. Im B-Bild fehlen Pulsationen, in der Farbkodierung findet sich kein Flusssignal (bestätigt auch unter optimalem Doppler-Winkel).

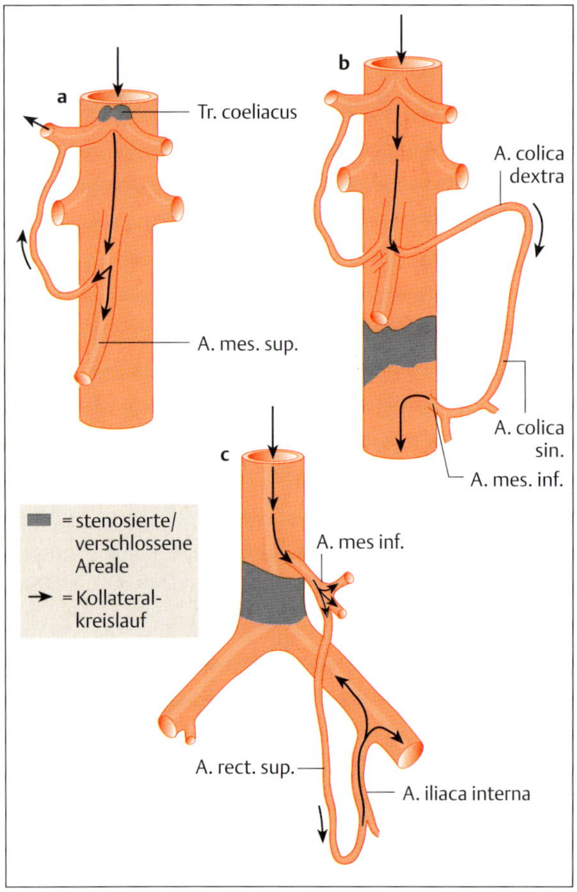

Abb. 11.**11 a–c** Kollateralen der intestinalen Arterien bei Truncusstenose und Verschluss der Aorta (Schema).

a Steal-Phänomen bei hochgradiger Stenose bzw. Verschluss des Truncus coeliacus über die Pankreasarkade mit meist erhöhter Geschwindigkeit im proximalen Stamm der A. mesenterica superior,

b Überbrückung eines Aortenverschlusses zwischen A. mesenterica superior und A. mesenterica inferior sowie

c distaler Verschluss der Aorta mit Kollateralisierung über die A. rectalis superior mit Hypertrophie und zum Teil erheblicher Flussbeschleunigung in der A. mesenterica inferior.

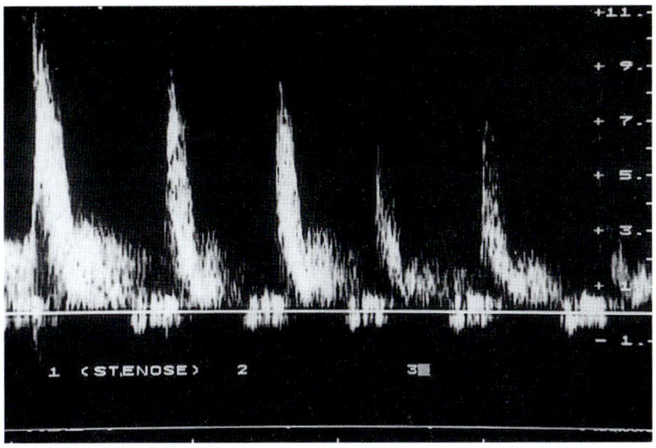

Abb. 11.**12** Hochgradige Stenose der A. mesenterica superior mit einer Doppler-Shiftfrequenz von maximal 11 kHz (1 = nach Winkelkorrektur beträgt die Flussgeschwindigkeit über 400 cm/s). Distal der Stenose nimmt die Spitzengeschwindigkeit entlang der poststenotischen Strömungslanzette ab (= 2, 3).

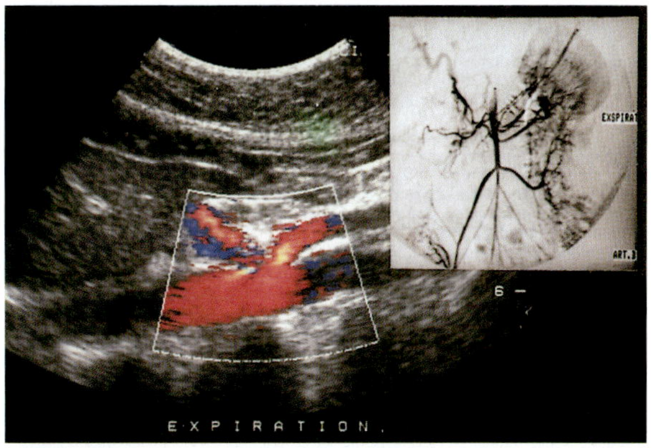

a

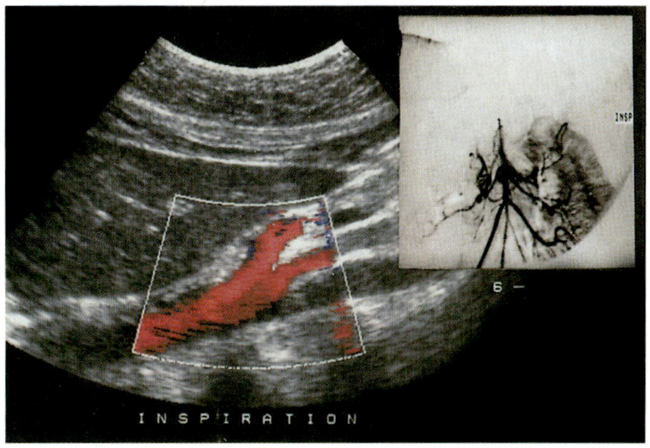

b

Abb. 11.**13 a u. b** Mäßiggradige, nichtfixierte ligamentäre Trunkusstenose mit geringem Stealeffekt.
a Längsschnitt in Exspiration mit unauffälliger Darstellung von Aorta und A. mesenterica superior. Der Trunkus ist am Zwerchfellschenkel nach kranial abgeknickt und zeigt erhebliche Turbulenzen. Die selektive Darstellung der A. mesenterica superior weist einen retrograden Fluss („Stealeffekt") über die Pankreasarkarde nach kranial nach. Dadurch wird die Leberarterie teilweise kontrastiert.
b In tiefer Inspiration stellen sich Aorta, A. mesenterica superior und Truncus coeliacus normal dar. In der selektiven Darstellung der A. mesenterica superior ist kein Stealeffekt nachweisbar.

dendes Kriterium den angiographischen Nachweis eines Stealeffekts sowie die Konstanz einer hochgradigen Stenose nicht nur in Exspiration sondern auch in Inspiration als sog. „fixierte ligamentäre Trunkusstenose" (48).

Charakteristisches sonographisches Kriterium ist der oftmals bereits im B-Bild erkennbare enge Bezug des Zwerchfellschenkels zum Truncus coeliacus sowie der Nachweis von Turbulenzen und einer atemabhängigen Flussbeschleunigung (Abb. 11.**13** und Abb. 11.**14**). Eine leichte Zunahme der systolischen Spitzengeschwindigkeit findet sich auch bei gesunden Probanden in bis zu 28% (2). Vorteil der FKDS ist, dass ergänzende Untersuchungen in verschiedenen Respirationsphasen sowie im Liegen und im Stehen möglich sind, um die Befundkonstanz einer Trunkusstenose zu beweisen. Der bisher nur angiographisch nachweisbare Stealeffekt (Abb. 11.**15**) eignet sich zur Beurteilung der hämodynamischen Bedeutung:

- Grad 1: Nichtfixierter geringer Stealeffekt mit nur partieller retrograder Kontrastierung der A. hepatica,
- Grad 2: Komplette Auffüllung der A. hepatica propria,
- Grad 3: Komplette Versorgung von Leber und Milz über die Pankreasarkarde.

Dieser Reflux lässt sich mittlerweile mit High-End-Geräten durch den Nachweis des retrograden Flusses in der A. gastroduodenalis beweisen.

Fibromuskuläre Dysplasie. Besonderheiten bietet das Krankheitsbild der fibromuskulären Dysplasie. Typischerweise stellt sich das befallene Gefäß perlschnurartig mit hintereinander geschalteten Stenosen dar.

Angiographisch kann eine kurzstreckige Stenose dem Nachweis entgehen, sodass bei negativer Angiographie und positivem Doppler-Befund mit einer Flussbeschleunigung auf über 180 cm/s je nach Symptomatik ein Dilatationsversuch durchaus sinnvoll sein kann. Häufig lässt sich die Stenose erst beim Aufdehnen des Ballons nachweisen.

Tumorkompression. Die Tumorkompression ist im Allgemeinen eine sonographische Blickdiagnose. An erster Stelle stehen Pankreaskarzinome und Lymphome. Während Lymphome zunächst lange die Gefäße respektieren, führen maligne Tumoren anderer Genese

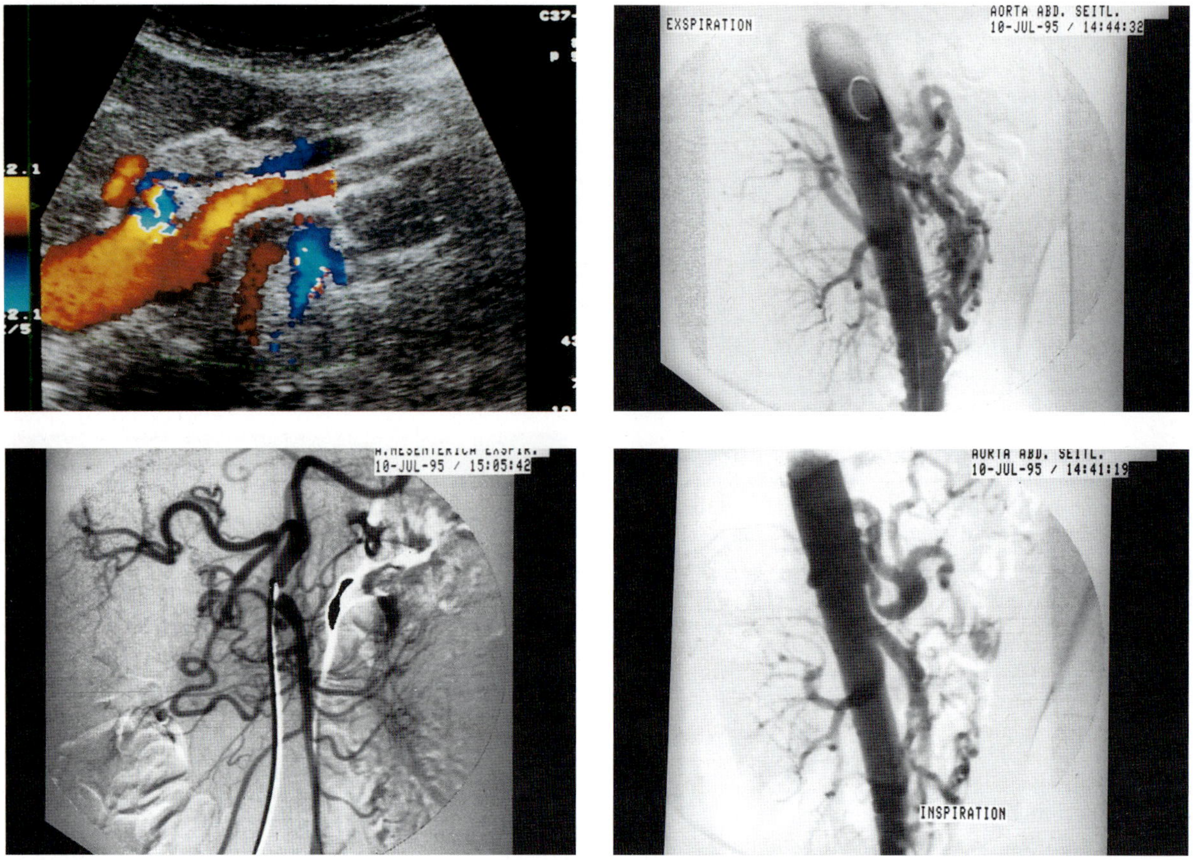

Abb. 11.**14 a–d** Hochgradige, fixierte ligamentäre Trunkusstenose mit ausgeprägtem Stealeffekt.

a FKDS einer hochgradigen Stenose des Truncus coeliacus durch Einschnürung (Aliasing mit hellblauer Kodierung trotz eines hoch gewählten Farbskalabereichs). Die A. mesenterica superior (orange kodiert) sowie die durch den Schallkopf leicht komprimierte V. mesenterica superior (blau kodiert) sind unauffällig. Am Unterrand sind die A. und V. renalis angeschnitten (blau und rot).

b Die selektive Mesenterikographie weist einen ausgeprägten Stealeffekt mit retrograder Kontrastierung von A. hepatica, Trunkushauptstamm und A. lienalis nach.

c Seitliches Aortogramm in Exspiration mit filiformer Stenose des Truncus coeliacus.

d Seitliches Aortogramm in Inspiration mit weiter bestehender, jetzt nur noch 70–80%igen Stenose des Truncus coeliacus.

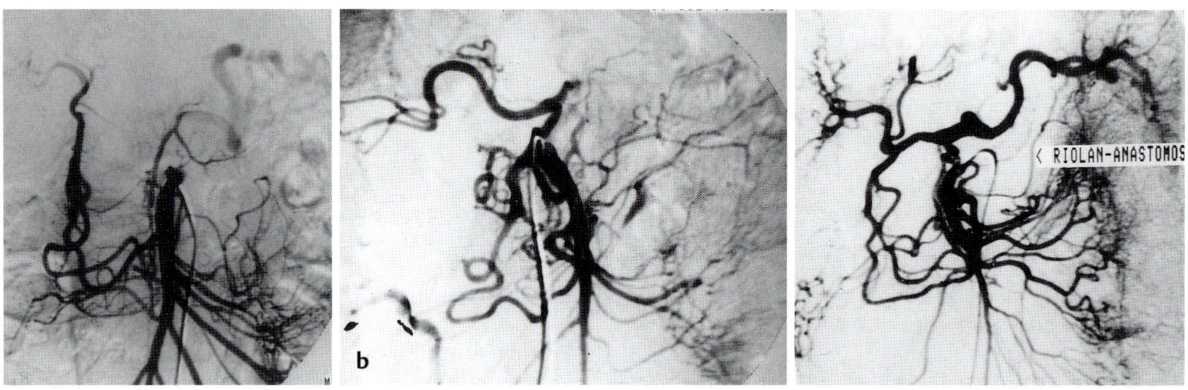

Abb. 11.**15 a–c** Stealphänomen unterschiedlicher Ausprägung (Grad 1 bis 3) bei Trunkusstenose und -verschluss. Bei der selektiven Darstellung der A. mesenterica superior füllen sich retrograd die A. gastroduodenalis (**a**), die A. hepatica (**b**) sowie die A. lienalis (**c**).

meist frühzeitig zu einer deutlichen Einengung. Deren Ausmaß wird beim Pankreaskopfkarzinom bereits als Kriterium zur Beurteilung der Operabilität beschrieben (50).

Akute und chronische intestinale Ischämie

Akuter Arterienverschluss. Der akute arterielle Verschluss ist ein chirurgischer Notfall. Er entsteht entweder auf dem Boden irregulärer, thrombogen wirkender Plaques, einer hochgradigen Stenose, einer Dissektion oder durch Embolie. Häufigste Emboliequellen sind das Herz, murale Thromben aus der Aorta, abgelöste atheromatöse Wandbestandteile nach Angiographie, z.B. Cholesterinembolien, oder paradoxe Embolien aus den Körpervenen. Die Symptomatik wechselt und ist nicht immer eindeutig. Nach einem heftigen, diffusen oder kolikartigen Schmerz können sich die Beschwerden zunächst bessern, eine Abwehrspannung und andere klinische Zeichen können fehlen. Nur selten kommt ein Patient so rechtzeitig zur Aufnahme, dass eine radiologische Intervention mit Lyse und/oder Dilatation möglich ist.

Wichtigster Baustein für die Diagnose ist die Anamnese mit dem Hinweis auf durchgemachte embolische Ereignisse oder Herzerkrankungen wie Vorhofflimmern, Mitralstenose oder Myokardinfarkt. Als hilfreicher Parameter hat sich das Serumlactat erwiesen, das bei einer akuten Embolie bis auf das 9fache gegenüber dem Normalwert erhöht sein kann. Bei gleichzeitigem Verschluss der venösen Strombahn ist das Laktat jedoch ggf. normal, sodass ihm nur ein grob orientierender Charakter zukommt.

Befunde. Sonographisch erkennt man bei der akuten intestinalen Ischämie in der Frühphase nur eine gesteigerte Peristaltik als unspezifisches Kriterium. Das rasch zunehmende Wandödem führt zu echoarmen Kokarden. Im weiteren Verlauf sistiert die Peristaltik. Es kommt zur Darmwandnekrose. Die Kombination aus relativ blander Abdomenübersichtsaufnahme im Röntgenbild und der weiteren Dickenzunahme der Darmwand mit freier Flüssigkeit ist charakteristisch. Im Spätstadium erkennt man in der Darmwand sowie evtl. im Mesenterium und in der V. portae Luftbläschen, die sich sonographisch als brillante Reflexe nachweisen lassen.

Die Diagnose ist mithilfe der FKDS zwar in der Frühphase möglich, im Allgemeinen ist jedoch beim akuten Abdomen die Beurteilbarkeit der viszeralen Gefäße eingeschränkt. Wird mit der FKDS der Verschluss der A. mesenterica superior nachgewiesen, so kann auf die Angiographie verzichtet und der Patient sofort operiert werden. Embolien der Endäste können mit der FKDS jedoch nicht ausgeschlossen werden. Bei unspezifischer Anamnese und Symptomatik sowie wandverdickten Darmschlingen im Ultraschall ist trotz frei durchgängiger großer Arterien in der FKDS die sofortige Angiographie indiziert.

Nichtokklusive Darmischämie. Wichtige Differenzialdiagnose zum akuten Verschluss ist die „Nichtokklusive Darmischämie" (NOD). Sie ist durch eine massive Spastik im Bereich der mesenterialen Strombahn charakterisiert, die vorwiegend beim multimorbiden Patienten auftritt und primär zunächst durch intraarterielle Infusion vasodilatativer Substanzen behandelt wird (28, 41). Auslöser sind Kreislaufinsuffizienz, Sepsis sowie die zu schnelle Digitalisierung beim alten Menschen. Die Klinik ist in der Frühphase uncharakteristisch und oft durch die Grundkrankheit des Patienten überlagert. Unbehandelt kommt es zu zunehmender Zellhypoxie mit Nekrosen und Darmwandperforation.

Im Gegensatz zur Abdomenleeraufnahme, die im Initialstadium wenig ergiebig ist, zeigt die Sonographie eine zunehmende Hypotonie bzw. Atonie des Dünndarmes. Die Darmwand ist zunächst noch nicht verdickt. Erstes Zeichen in der FKDS ist eine Kaliberreduktion der A. mesenterica superior (möglicherweise mit fehlendem Flussanstieg auf Glukagon) bei anfänglich noch frei durchgängiger V. mesenterica superior. Definitive Diagnose und Therapie erfordern jedoch die Angiographie, die die Option der Therapie beinhaltet: Der Katheter kann selektiv in der A. mesenterica superior belassen werden, um intraarteriell Vasodilatanzien zu infundieren. Hilfreich ist die FKDS jedoch insbesondere in der Differenzialdiagnose zur Mesenterialvenenthrombose (MVT), die wegen der reflektorischen Engstellung der Arterien angiographisch häufig schwer von der NOD abgrenzbar ist. Im akuten Fall ist evtl. bereits im B-Bild ein voluminöser, echoarmer Thrombus im Lumen diagnostisch wegweisend (s.a. Kapitel 12). Bei länger dauernder Spastik können jedoch die mesenterialen Venen auch sekundär thrombosieren (Stadium IV: nach 41).

Aneurysmen und AV-Malformationen

Aneurysmen

Ätiologie und Komplikationen. Aneurysmen viszeraler Gefäße galten bisher als selten und wurden zumeist zufällig entdeckt. Arterielle Aneurysmen betreffen am häufigsten die A. lienalis. Sie sind entweder arteriosklerotisch, traumatisch oder durch tryptische Andauung bei Pankreatitis bedingt (9, 22, 26). An zweiter Stelle stehen Aneurysmen der A. hepatica,

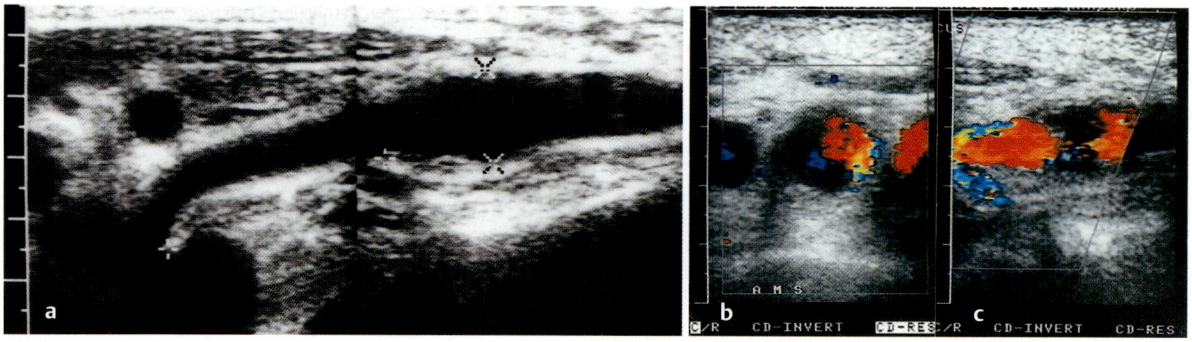

Abb. 11.**16 a** u. **b** Teilthrombosiertes, fusiformes Aneurysma der A. mesenterica superior.

a Die A. mesenterica superior ist 2 cm distal ihres Abgangs aus der Aorta fusiform und komplett echofrei aufgeweitet.

b In der ergänzenden FKDS Nachweis von frischem thrombotischen Material mit umschriebener Einengung des Lumens einen Zentimeter hinter dem Abgang der zweiten Jejunalarterie (im Längsschnittbild blau dargestellt) (für die Überlassung wird Herrn Dr. Gebhardt, Hamburg, herzlich gedankt).

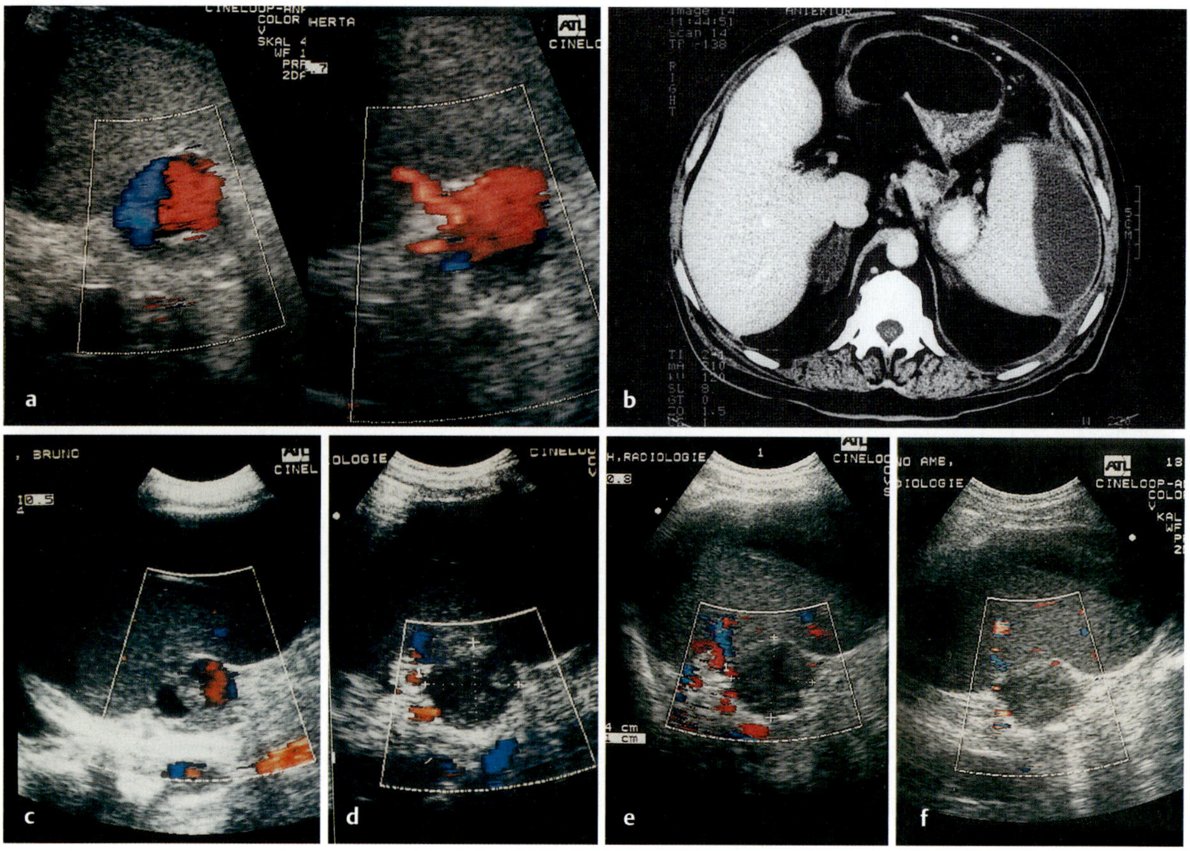

Abb. 11.**17a–f** Sackförmiges Aneurysma der A. lienalis vor und nach Embolisation.

a FKDS eines Aneurysmas im Milzhilus mit kleinem Thrombussaum sowie zu- und abführendem Gefäß.

b Vergleichendes CT-Bild vor der Embolisation mit durchströmtem Lumen. Nebenbefunde: subkapsuläre Flüssigkeit in der Milz sowie ein Nebennierenadenom rechts.

c–f Der Verlauf nach Embolisation in der FKDS. Nach der ersten Sitzung ist noch ein durchströmtes Restlumen erkennbar (**c**). Nach der zweiten Embolisation (**d**) ist das Aneurysmalumen durch inhomogenes, teils echoarmes, teils echoreiches Material komplett verschlossen. Nach 3 Wochen (**e**) zeigt sich eine Retraktion des zunächst dichter dann wieder echoärmer erscheinenden thrombosierten Aneurysmas (**f**).

deren Genese infektiös oder traumatisch ist. Durch intravenöse Verweilkatheter, Drogeneinnahme, Klappenersatz sowie nach Lebertransplantation werden sie zunehmend häufiger beobachtet. Nur 10% entstehen auf dem Boden eines Traumas oder einer Operation. 80% sind extrahepatisch lokalisiert, der Rest liegt intrahepatisch oder im Hilus. Die wichtigsten Komplikationen sind die Embolisation von thrombotischem Material mit Infarzierung sowie die Ruptur. Wesentlich seltener sind die meist mykotischen Aneurysmen der A. mesenterica superior (Zustand nach Salmonellen- oder Staphylokokkeninfektion) und Aneurysmen der Aa. gastroduodenalis und pancreaticoduodenalis sowie des Truncus coeliacus (18). Oft handelt es sich um Zufallsbefunde; sie können jedoch rupturieren (15–20%) oder durch Kompression der V. lienalis zu Blutungen aus Magenwandvarizen führen (21).

Befunde und Therapie. Sonographisch erkennt man ein echoarmes kugeliges oder spindelförmiges Areal, in dem sich in der FKDS ein kräftiger z.T. noch pulsatiler turbulenter Fluss nachweisen lässt. Ältere Thromben sind bereits im B-Bild abgrenzbar, frisches thrombotisches Material sieht man nur in der FKDS als Flussaussparung (Abb. 11.**16**). Therapie der Wahl bei mesenterialen Aneurysmen ist die operative Ausschaltung oder – bei Aneurysmen der A. lienalis, A. hepatica communis oder der A. gastroduodenalis – die radiologische Intervention mit Embolisation (22). Die A. hepatica propria muss ersetzt oder reanastomosiert, die A. hepatica communis kann embolisiert werden, da die arterielle Versorgung über die A. gastroduodenalis gewährleistet ist. Sonographische Verlaufskontrollen nach der Embolisation zeigen eine zunehmende Retraktion des thrombosierten Aneurysmasackes mit einer Volumenreduktion auf bis zu 20% des Ausgangswertes. Die FKDS ist mittlerweile Verfahren der ersten Wahl zur präoperativen Planung und zur Verlaufskontrolle nach dem Eingriff (Abb. 11.**17**).

Arteriovenöse Fehlbildungen

Ätiologie. Arteriovenöse Fehlbildungen sind häufig Zufallsbefunde, die meist bei der Suche nach einer intestinalen Blutung oder der Klärung eines abdominalen Gefäßgeräusches entdeckt werden. Differenzierungsstörungen des embryonalen Kapillarplexus mit persistierenden arteriovenösen oder arterioportalen Kurzschlüssen führen zu kongenitalen AV-Fisteln unterschiedlicher Ausprägung und Morphologie. Die häufigste Form ist die Angiodysplasie, die angiographisch am zuverlässigsten zu erfassen ist. Gleiches gilt für die Kolonangiomatose bei Patienten mit Klippel-Trenau-

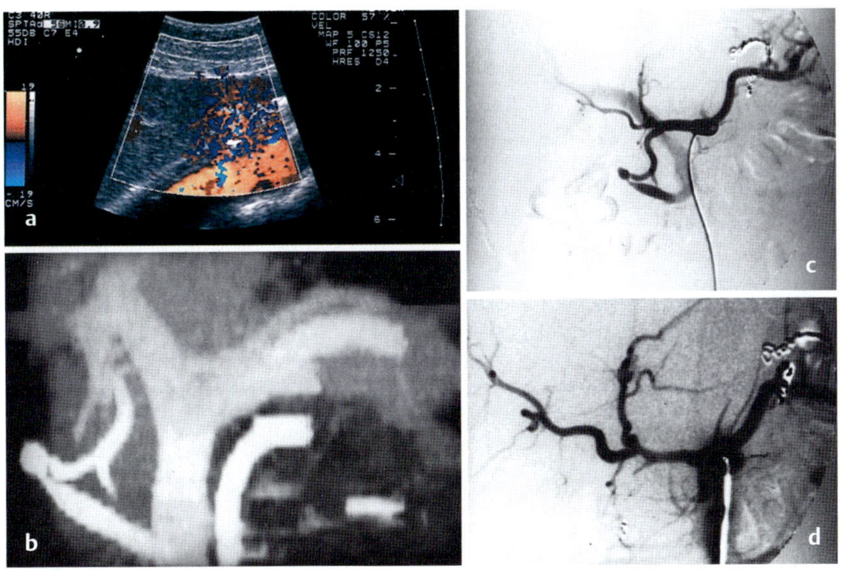

Abb. 11.**18 a–d** AV-Fistel zwischen A. gastroduodenalis und einem Ast der V. mesenterica superior.

a Längsschnitt mit Aorta und Leber. Nachweis eines konstanten, konfettiartigen Vibrationsartefakts. In der ergänzenden Spektralanalyse – hier nicht dargestellt – fand sich keine Flussbeschleunigung oder ein Jet-Phänomen, sondern ein konstantes, maschinenartiges Signal mit hoher Amplitude. Messungen im Trunkusabgang ergaben ein massiv erhöhtes Flussvolumen.

b Computertomographische Rekonstruktion (Maximum-Intensitäts-Projektion) mit angiographieähnlicher Darstellung der A. mesenterica superior, der A. gastroduodenalis sowie der Fistelstelle zu einen Ast der V. mesenterica superior mit nahezu zeitgleicher Darstellung der V. portae.

c Selektive Darstellung des Truncus coeliacus mit A. lienalis, A. hepatica communis und kräftiger A. gastroduodenalis. In der Angiographie zeigt sich die Fistel durch den sofortigen Übertritt des Kontrastmittels in einen Ast der V. mesenterica superior. Die A. hepatica communis ist kompensatorisch bei erheblich vermehrtem Pfortadereinstrom eng gestellt (s.a. Kaliberweite nach Embolisation in **d**).

d Nach perkutaner Embolisation durch Spiralen ist die Fistel verschlossen. Das Kaliber der A. hepatica communis ist wieder normal weit.

nay-Syndrom und den Morbus Osler, dessen Leberbeteiligung sonographisch darstellbar ist. Erworbene AV-Fisteln finden sich auf dem Boden arteriosklerotischer Veränderungen, nach Trauma oder Operation.
Befunde. Während Angiodysplasien meist dem sonographischen Nachweis entgehen, lassen sich Fisteln mit hohem Durchfluss in der FKDS anhand des begleitenden mosaikartigen Vibrationsartefakts nachweisen und anhand sekundärer Veränderungen von einer hochgradigen Stenose abgrenzen: Indirekte Beweise für eine Fistel sind

- ein vermehrter Fluss in der speisenden Arterie,
- eine arterielle Modulation der abführenden Vene,
- bei arterioportalen Fisteln eine Ektasie der V. portae mit turbulentem Fluss (Abb. 11.**18**).

Ein Stealeffekt über die Pankreasarkarden oder eine massive Druckerhöhung in der V. portae mit Rückstau in das mesenteriale Venensystem können zur Angina abdominalis führen.

Weitere Indikationen für die FKDS

Mitbeteiligung bei systemischen und entzündlichen Erkrankungen

Entzündliche Veränderungen können

- direkt die Gefäßwand befallen (Tabelle 11.1)
- wie bei der Pankreatitis sekundär zu Arrosionen mit Blutung, Aneurysmen oder zum Multistenosesyndrom führen.

Takayasu-Arteriitis. Bei der Takayasu-Arteriitis ist hauptsächlich die Aorta thoracalis mit ihren Ästen befallen; es finden sich jedoch auch Veränderungen an der Aorta abdominalis und ihren viszeralen Ästen. Die Erkrankung verläuft schubweise, die zugrunde liegende Ursache dieser primären Arteriitis ist unbekannt. Am häufigsten finden sich Stenosen oder ein Verschluss von Truncus coeliacus oder der A. mesenterica superior (Abb. 11.**19**). Die A. mesenterica inferior ist selten betroffen und stellt über Kollateralen die Durchblutung des Darmes sicher.

Panarteriitis nodosa. Bei der Panarteriitis nodosa handelt es sich um eine nekrotisierende entzündliche Vaskulitis der kleinen und mittleren muskulären Arterien, bedingt durch Ablagerung von Immunkomplexen in der Gefäßwand. Vaskulitisfolgen an den Mesenterialgefäßen sind unregelmäßige Gefäßlumina, multiple sackförmige Aneurysmen der mittleren und kleinen Äste von unterschiedlicher Größe sowie in Einzelfällen lebensbedrohliche Blutungen durch Ruptur. Die Nieren und die Leber sind in der Mehrzahl der Fälle mit betroffen.

Befunde. Sonographische Hinweise für eine Vaskulitis sind mehr oder weniger echoarme, häufig konzentrische Wandverdickungen mit längerstreckiger, harmonischer Gefäßeinengung. Diese können sich – wie z.B. bei der Riesenzellarteriitis – unter Kortisontherapie zumindest in Einzelfällen partiell zurückbilden. Während sich der sonographische Befund bei einer lange bestehenden Takayasu-Arteriitis in manchen Fällen nicht von Stenosen und Verschlüssen anderer Genese unterscheiden lässt, kann man zumindest theoretisch bei unauffälligem Hauptstamm durch den angiographischen Nachweis von kleineren Endastaneurysmen eine Panarteriitis nodosa vermuten. Bei Frühformen der Riesenzellarteriitis ist die Duplexsonographie aufgrund der typischen Wandveränderungen der Angiographie überlegen und liefert wertvolle Hinweise auf das Ansprechen der Therapie.

Entzündliche Darmerkrankungen. Eine weitere, zunehmend bedeutsame Indikation ist das Hyperämie-Monitoring bei floriden chronisch entzündlichen Darmerkrankungen (Morbus Crohn, Colitis ulcerosa). Während das B-Bild des Darmes je nach Akuität bzw. Stadium der Erkrankung bereits durch das Befallsmuster und die Wandschichtung Hinweise auf einen M. Crohn oder eine Kolitis gibt, lässt sich eine Hyperämie der Wand mit High-End-Geräten oder nach ergänzender Kontrastmittelgabe (34) problemlos darstellen (Abb. 11.**20**). Flussmessungen der A. mesenterica inferior zeigen einen Zusammenhang zwischen der Entzündungsaktivität (CDAI-Index) und dem überproportional hohen Anstieg des diastolischen Flussanteils (20). Aus Flussvolumenmessungen (47) und der Differenz der Widerstandsmessungen vor und nach einer Standardmahlzeit (12) lässt sich die Aktivität der Erkrankung verfolgen. Zwischen Ausdehnung und Größe der Widerstandsdifferenz besteht ein hochsignifikanter Zusammenhang ($r = 0{,}98$). In der FKDS erkennt man eine kräftige A. mesenterica inferior mit einer kontinuierlich auch in der Diastole nachweisbaren Farbfüllung. Analoge Ansätze sind für die Aktivitätsabschätzung bei der Zöliakie beschrieben (13).

Anwendungen in der Gefäßchirurgie und der interventionellen Radiologie

Für die Planung und Verlaufskontrolle primär gefäßchirurgischer oder radiologisch interventioneller Eingriffe an abdominalen Gefäßen war bisher die Angiographie aufgrund der besseren Übersicht die Methode der Wahl. Hier hat sich jedoch mittlerweile die FKDS als Alternative bewährt: Die nichtinvasive, frühzeitige Erfassung von Stenosen und Verschlüssen sowie von Malformationen und Aneurysmen ermöglicht eine

Tabelle 11.**1** Vaskulitisformen mit Beteiligung intestinaler Gefäße

Erkrankungsentität	Gefäßbeteiligung
Polyarteriitis nodosa	nekrotisierende Vaskulitis der mittleren und kleinen Arterien, charakterisiert durch kleine Aneurysmen an den Verzweigungsstellen
Churg-Strauss-Syndrom	ähnlich wie Polyarteriitis mit zusätzlicher Beteiligung pulmonaler Gefäße; Eosinophilie, Nachweis von Granulomen
Systemischer Lupus Erythematodes (SLE)	segmentale Ischämie und Blutungen durch Befall kleiner Gefäße
Takayasu-Arteriitis	idiopathische chronisch entzündliche Erkrankung mit vorwiegender Beteiligung der Aorta und der supraaortalen Äste. Befall der intestinalen Arterien mit fibrosierender Stenose/Verschluss
Hypersensitivitätsvaskulitis	Beteiligung der intestinalen Gefäße selten (< 15%), primär sind die postkapillären Venolen befallen

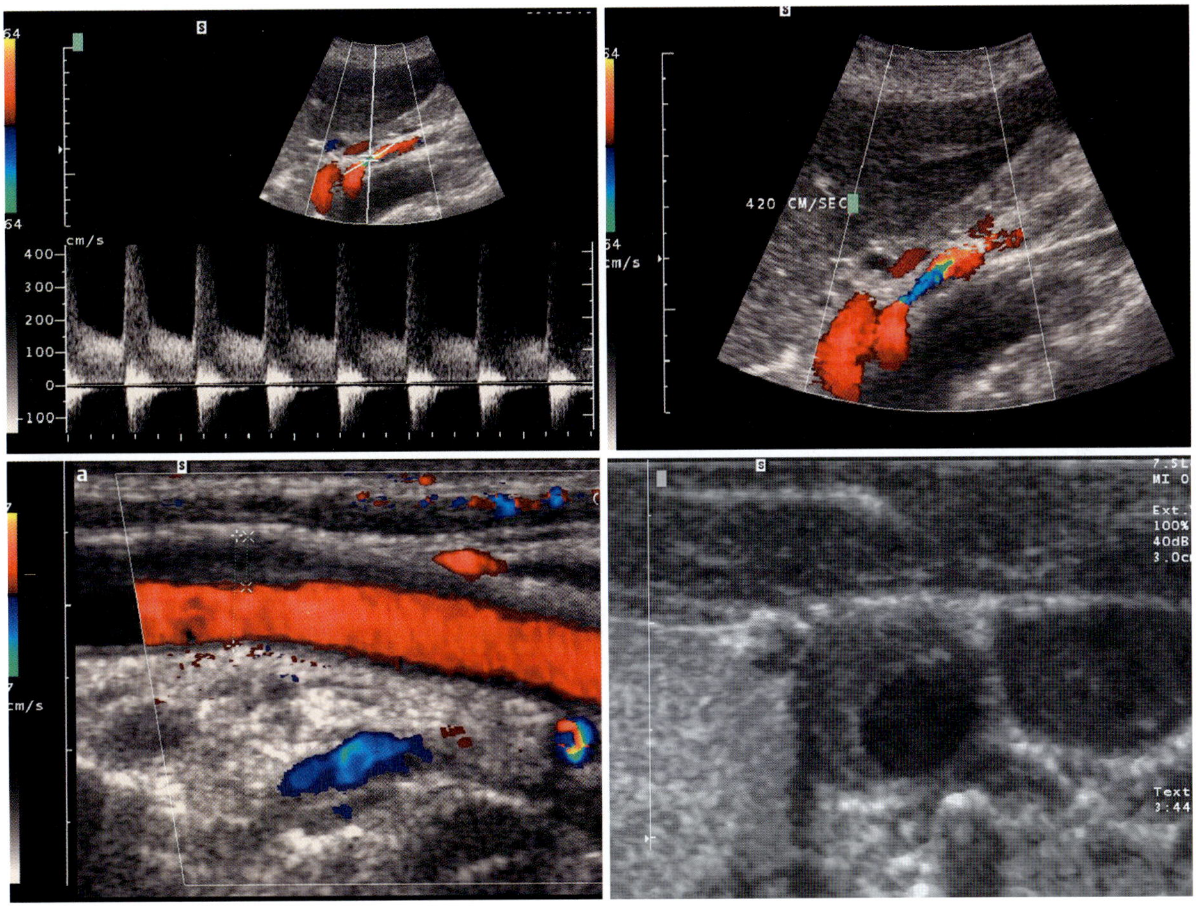

Abb. 11.**19a–d** Hochgradige Stenose der A. mesenterica superior bei Takayasu-Arteriitis.
a Längsschnitt durch den Oberbauch mit Aorta, Trunkusabgang und A. mesenterica superior (AMS). 1,5 cm distal ihres Abgangs findet sich eine hochgradige AMS-Stenose mit umschriebener Flussbeschleunigung auf über 420 cm/s. Die Aorta ist in der Diastole erfasst. Sie zeigt deshalb kein Flusssignal.
b Die Vergrößerungsaufnahme durch die Stenose der A. mesenterica superior zeigt eine filiforme Enge mit ausgeprägtem Aliasing.
c In der ergänzenden Untersuchung der supraaortalen Arterien fand sich eine echoarme Wandverdickung der linken A. carotis communis (Längsschnitt).
d Querschnitt durch die A. carotis communis (s. **c**) mit kissenartiger, halbmondförmiger Wandverdickung.

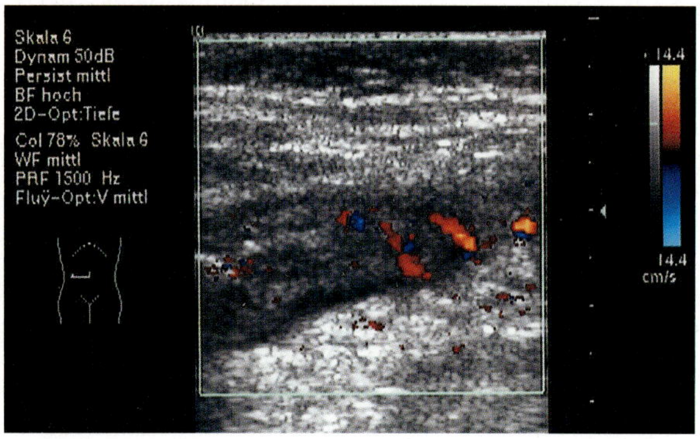

Abb. 11.**20** Entzündliche Wandverdickung – Ausschluss einer ischämischen Colitis. Im Längsschnitt durch den linken Unterbauch sieht man eine erhebliche Wandverdickung des Kolons. Nach Zuschalten der Farbkodierung lassen sich multiple Darmgefäße in der Darmwand nachweisen, sodass ein infarktbedingtes Ödem ausgeschlossen ist.

elektive Therapie. Engmaschige Kontrollen nach Bypassanlage und Revaskularisation (46) bzw. Dilatation und Stentimplantation sowie Embolisation erlauben die sofortige Reintervention.

Eine weitere Indikation ist die Verlaufskontrolle von Lebertransplantaten (44). Die einfache und schnelle Beurteilbarkeit von V. portae und A. hepatica ermöglicht es, frühzeitig Anastomosenstenosen und Verschlüsse zu erfassen (s.a. Kapitel 13). Voraussetzung sind engmaschige Verlaufskontrollen, in der die Pfortaderanastomose und die A. hepatica standardisiert erfasst und dokumentiert werden (14). Widerstandsmessungen der A. hepatica zur Früherfassung einer Abstoßung haben sich im Gegensatz zu Nieren- und Pankreastransplantaten bei der Leber nicht bewährt (30).

Berechnet man den Resistence-Index (RI: Pourcelot-Index) der versorgenden Arterie bei Pankreastransplantaten und legt einen Trennwert von 0,70 zugrunde, so werden zur Differenzierung zwischen Rejektion, Pankreatitis und Normalbefund eine Sensitivität von 76% und eine Spezifität von 100% beschrieben (36). Dieses sind vorläufige Ergebnisse, die an größeren Patientenkollektiven insbesondere mit gesicherter bioptischer Klärung noch validiert werden müssen.

Wertigkeit der FKDS und Methodenvergleich

Angiographie. Verfahren der ersten Wahl für Erkrankungen der viszeralen Arterien und Venen war bisher die Angiographie mit selektiver Sondierung von Truncus coeliacus, A. mesenterica superior bzw. A. mesenterica inferior (40). Ihr Hauptvorteil ist die übersichtliche Darstellung sowie die hohe Ortsauflösung, mit der sich auch kleinere Äste darstellen. Nachteil ist die notwendige Kontrastmittelgabe mit zumeist selektiver Katheterisierung sowie die meist schlechtere Darstellung der mesenterialen Venen.

Sonographie. Die B-Bild-Sonographie gibt bereits einen ersten Überblick über die Aorta, die aortalen Äste und die Darmwanddicke. Um den Blutfluss bewerten zu können, ist jedoch die Doppler-Sonographie nötig. Erste Arbeiten mit der Duplexsonographie ließen bereits eine Beurteilung des Truncus coeliacus, der A. mesenterica superior und der spleno-portalen Achse zu (9, 16, 17, 18, 23). Erst durch die FKDS wurde es jedoch möglich, weitere Gefäße darzustellen und Einzug in die klinische Routinediagnostik zu halten, da sie relativ schnell durchführbar und jederzeit wiederholbar ist und auch in schwierigeren Situationen (unruhiger Patient, druckdolentes Abdomen) noch eingesetzt werden kann (8, 33). Probleme der Sonographie bleiben jedoch die z.T. extreme Untersucherabhängigkeit sowie limitierende Faktoren wie Adipositas und Darmgasüberlagerung, sodass ihr Stellenwert im Vergleich zu den anderen bildgebenden Verfahren von der Fragestellung, den Untersuchungsbedingungen sowie der Verfügbarkeit anderer Methoden abhängt.

Andere Methoden. Weitere Alternativen zur Darstellung der intestinalen Durchblutung sind die Szintigraphie durch die Möglichkeit des Thrombusnachweises mit monoklonalen Antikörpern (35) sowie v.a. die Spiral-CT (10). Vorteil der Computertomographie gegenüber der Sonographie ist die überlagerungsfreie Darstellung des Abdomens mit der frühzeitigen Erkennbarkeit wandverdickter Darmschlingen. Nach Kontrastmittelgabe lassen sich Verschlüsse und Organinfarkte sowie Stenosen in größeren Gefäßsegmenten darstellen. Eine Weiterentwicklung ist das sog. Multislice-Verfahren, durch das zurzeit 2–8 Schichten gleichzeitig aufgenommen werden können. Es verkürzt die Aufnahmezeit und erfasst größere Gefäßabschnitte mit hoher Auflösung (Abb. 11.**21**). Hauptnachteile der Computertomographie sind jedoch weiterhin die z.T. großen Kontrastmittelmengen sowie die Strahlenbelastung.

Der Einsatz der MR-Angiographie (MRA) im Abdomen mit konventioneller Time-of-Flight bzw. Phasen-Contrast-Technik war zunächst auf die Aorta abdominalis und das portalvenöse System beschränkt. Neue Verfahren, wie die kontrastmittelgestützte 3D-MRA, bieten Möglichkeiten, auch die Äste erster und zweiter Ordnung der viszeralen Arterien zu beurteilen (7, 15, 24, 31, 38, 39). Mit hochauflösenden, schnellen Scannern kann man zusätzlich die A. mesenterica inferior darstellen. Andere Autoren nutzen „Cine-Phasen-Kontrastsequenzen" vor und nach Gabe einer hochkalorischen Mahlzeit zur funktionellen Beurteilung der intestinalen Durchblutung (Review bei 39). Es zeigt sich – analog zur duplexsonographisch fassbaren

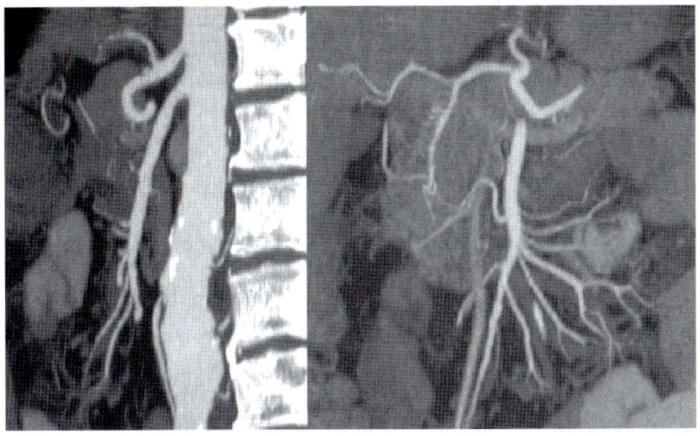

Abb. 11.**21** Multislice-CT – Darstellung von Truncus coeliacus und A. mesenterica superior.

Hyperämie – ein deutlicher Anstieg bzw. bei fokalen Ischämien eine Umverteilung. Weitere, bisher erst am Tier validierte Versuche zeigten einen Zusammenhang zwischen der T2-Gewichtung des Blutes in der V. mesenterica superior und der Sauerstoffsättigung als mögliches Kriterium für eine Ischämie (24).

Vergleich mit der FKDS. MR-Angiographie und FKDS bieten den Vorteil der Nichtinvasivität und des Verzichtes auf jodhaltiges Kontrastmittel. Problem der MRT bleibt jedoch zurzeit der noch hohe Preis von Untersuchung und Kontrastmittel. Neben dem Preisleistungsverhältnis ist die Wahl des primären Verfahrens von der Fragestellung und der Akuität der Erkrankung abhängig:

- Der Nachweis von Aneurysmen und AV-Fisteln ist mit der FKDS im Allgemeinen problemlos möglich. Viele Veränderungen, die früher sonographisch als Zysten angesehen wurden, lassen sich heute mit der FKDS oder mit der CT nach Kontrastmittelgabe im Bolus schnell und nichtinvasiv klären (3, 6, 18). Zwar ist für eine geplante operative oder radiologisch-interventionelle Therapie die Angiographie weiterhin notwendig, durch die zunehmende Verbreitung von Ultraschall und FKDS gelingt es jedoch, auch atypisch gelegene Aneurysmen sowie AV-Malformationen frühzeitig zu erfassen, sodass elektiv operiert oder embolisiert werden kann (22). Zur Verlaufs- bzw. Erfolgskontrolle reicht die FKDS aus (26).
- Für die Diagnose der akuten intestinalen Ischämie hat die FKDS nur eine begrenzte Bedeutung. Zurzeit können nur der Hauptstamm und die proximalen Abschnitte der Äste erster Ordnung dargestellt werden. Findet sich hier mithilfe der FKDS ein Verschluss, so ist die Diagnose zwar sicher und eine Angiographie nicht mehr notwendig (3, 16), eine Ausschlussdiagnostik ist jedoch nur bedingt möglich. Bei entsprechender Klinik sollte deshalb weiterhin unverzüglich eine Angiographie folgen. Mittlerweile ist es realistisch, durch den Einsatz lungengängiger Ultraschallkontrastmittel auch kleinere Äste sowie die Darmwandperfusion zu erfassen. Dieses ermöglicht zwar die Abgrenzung einer entzündlichen von einer ödematösen, ischämischen Wandverdickung, größere Erfahrungen liegen mit dieser Technik jedoch noch nicht vor, sodass der sichere Ausschluss eines akuten arteriellen Verschlusses mit der FKDS allein kritisch gesehen werden muss.
- Größte Bedeutung hat die FKDS als Screeningmethode bei der subakuten und chronischen intestinalen Ischämie, bei unspezifischen Bauchschmerzen oder zur Klärung eines unklaren auskultatorisch fassbaren Gefäßgeräusches. Hier liegt der pathologische Befund in der Mehrzahl der Fälle im Bereich der (einsehbaren) Gefäßabgänge oder im venösen System. Während die Beurteilung der mesenterialen Gefäßabgänge und des Trunkus für den Geübten auch ohne Farbkodierung möglich ist, so ist das Aufsuchen und Verfolgen von Kollateralen und die Erkennung von diskreten Befunden erst durch die FKDS realistisch geworden. Auf die Angiographie kann dann je nach klinischer bzw. therapeutischer Relevanz verzichtet werden.
- Isolierte Gefäßstenosen beim asymptomatischen Patienten haben im Allgemeinen aufgrund der guten Kollateralisation keine klinische Relevanz. Erfolgt die Versorgung über Dickdarm- und Pankreasarkaden oder splenorenale Anastomosen, können Eingriffe am Pankreas oder insbesondere die linksseitige Hemikolektomie erschwert sein und zu einer postoperativen Ischämie führen. Irreguläre und damit thrombogene Plaques sollten engmaschig kontrolliert werden.
- Zur Verlaufskontrolle nach gefäßchirurgischen Eingriffen bzw. nach radiologischer Intervention ist die Angiographie mittlerweile entbehrlich. Hier lassen sich in der Mehrzahl der Fälle Komplikationen wie Verschlüsse und Restenosen durch engmaschige sonographische Kontrollen frühzeitig erfassen und rechtzeitig therapieren.
- Die Bedeutung der quantitativen Messungen von Flussgeschwindigkeit und -volumen sowie der Messung des peripheren Widerstandes in den Mesenterialgefäßen wird weiterhin kontrovers diskutiert. Versuche am Phantom sowie Tierexperimente haben im Vergleich mit elektromagnetischen Flussmessungen eine gute Übereinstimmung der Messwerte gezeigt. Die Übertragung der Ergebnisse auf den Menschen ist jedoch problematisch. Phantome simulieren immer nur ideale Bedingungen, die beim Menschen nie vorkommen. Das gleiche gilt für Tierversuche (s. Kapitel 4). Realistisch sind interindividuelle Messungen der mesenterialen Durchblutung mit ihrer Reaktion auf Stimuli, Erkrankungen und Medikamente (1, 8, 23,

24, 47): Beim Dumpingsyndrom sieht man z.B. einen überproportional hohen Anstieg der Durchblutung (1), bei körperlicher Belastung je nach Trainingszustand einen erheblichen Abfall. Nach Glukagon steigt der Durchfluss in der A. mesenterica superior, Somatostatin und Vasopressin hemmen ihn. Diese Veränderungen sind zwar bekannt, ihre sonographische Erfassbarkeit zeigt jedoch die potenziellen Möglichkeiten für die klinische Forschung und pharmakokinetische Untersuchungen (1, 2, 23, 25)

Literatur

1. Aldoori M I, Qamar MI, Read AE, Williamson RC. Increased flow in the superior mesenteric artery in dumping syndrome. Brit J Surg. 1985; 72: 389–90.
2. Cooper AM, Braatvedt GD, Qamar MI, Brown H, Thomas DM, Halliwell M, Read AE, Corrall RJ. Fasting and postprandial splanchnic blood flow is reduced by a somatostatin analogue (octreotide) in man. Clin Sci. 1991; 81: 169–75.
3. Danse EM, Van-Beers BE, Goffette P, Dardenne AN, Laterre PF, Pringot J. Acute intestinal ischemia due to occlusion of the superior mesenteric artery: detection with Doppler sonography. Ultrasound Med. 1996; 15: 323–6.
4. Denys AL, Lafortune M, Aubin B, Burke M, Breton G. Doppler sonography of the inferior mesenteric artery: a preliminary study. J Ultrasound Med. 1995; 14: 435–9.
5. Endress C, Kling GA, Medrazo BL. Diagnosis of hepatic artery aneurysm with portal vein fistula using image-directed Doppler ultrasound. J Clin Ultrasound. 1989; 17: 206–8.
6. Erden A, Yurdakul M, Cumhur T. Doppler Waveforms of the Normal and Collateralized Inferior Mesenteric Artery. AJR. 1998; 171: 619–25.
7. Ernst O, Asnar V, Sergent G, Ledermann E, Nicol L, Paris J-C, L'Hermine C. Comparing Contrast-Enhanced Breath-Hold MR Angiography in the Evaluation of Mesenteric Circulation. AJR. 2000; 174: 433–9.
8. Flinn WR, Rizzo RJ, Park JS, Sandager GP. Duplex scanning for assessment of mesenteric ischemia. Surg Clin North Amer. 1990; 70: 99–107.
9. Fransen H, Kubale R, Wurche KD, Kalaehne A. Nichtinvasive Diagnostik von Milzarterienaneurysmata. Fortschr Röntgenstr. 1989; 151: 532–5.
10. Galanski M, Prokop M. Spiral CT. Stuttgart: Thieme; 1998.
11. Gentile AT, Moneta GL, Lee RW, Masser PA, Taylor LM, Porter JM. Usefulness of fasting and postprandial duplex ultrasound examinations for predicting high-grade superior mesenteric artery stenosis. Am J Surg. 1995; 169: 476–9.
12. Giovagnorio F, Diacinti D, Vernia P. Doppler sonography of the superior mesenteric artery in Crohn's disease. Am J Roentgenol. 1998; 170: 123–6.
13. Giovagnorio F, Picarelli A, diGiovambattista F, Mastracchio A. Evaluation with Doppler Sonography of Mesenteric Blood Flow in Celiac Disease. AJR. 1998; 171: 629–32.
14. Hall TR, McDiarmid SV, Grant EG, Boechat MI, Busuttil RW. False-negative duplex Doppler studies in children with hepatic artery thrombosis after liver transplantation. Am J Roentgenol. 1990; 154: 573–5.
15. Hany TF, Schönenberger M, Debatin JF. Contrast-enhanced 3D MRA of the splanchnic vasculature before and after caloric stimulation. Invest Radiol. 1998; 33: 682–6.
16. Harward TR, Smith S, Seeger JM. Detection of celiac axis and superior mesenteric artery occlusive disease with use of abdominal duplex scanning. J Vasc Surg. 1993; 17: 738–45.
17. Jäger K, Bollinger A, Valli C, Amman R. Measurement of mesenteric blood flow by Duplex scanning. J Vasc Surg. 1986; 111: 462–9.
18. Junewick JJ, Grant TH, Weiss CA, Piano G. Celiac Artery Aneurysm: Color Doppler Evaluation. J Ultraound Med. 1993; 12: 355–7.
19. Kadir S. Atlas of Normal and Variant Angiographic Anatomy. Philadelphia: Saunders; 1991.
20. Kathrein H, Dzien A, Schuhmayer R, Judmaier G, Braunsteiner H. Diagnose von Änderungen des Blutflusses in der A. mesenterica inferior bei entzündlichen Darmerkrankungen mit der Duplexsonographie. Vasa. 1990; 30 (Suppl.): 129–32.
21. Kimura H, Sato O, Miyata T, Koyama H, Sugawara Y, Takagi A. Bleeding gastric varices as a result of splenic vein compression by a celiac arterial aneurysm. Surgery. 1996; 120: 106–10.
22. Kramann B, Daoyu H, Kubale R, Schneider G. Erfahrungen mit der endovaskulären Embolisationstherapie von Aneurysmata der Splanchnikusarterien–Bericht über 13 Fälle. RöFo Fortschr Geb Röntgenstr Neuen Bildgeb Verfahr. 1995; 163: 417–23.
23. Kubale R. Mesenteriale Gefäße. In: Seitz KH., Kubale R: Duplexsonographie der abdominellen und retroperitonealen Gefäße. Weinheim: VCH; 1988.
24. Li KC, Wright GA, Pelc LR, Dalman RL, Brittain JH, Wegmüller H, Lin DT, Song CK. Oxygen saturation of blood in the superior mesenteric vein: in vivo verification of MR imaging measurements in a canine model. Radiology. 1995; 194: 321–5.
25. Lilly MP, Harward TR, Flinn WR, Blackburn DR, Astleford PM, Yao JS. Duplex ultrasound measurement of changes in mesenteric flow velocity with pharmacologic and physiologic alteration of intestinal blood flow in man. J Vasc Surg. 1989; 9: 18–25.
26. Lim GM, Jeffrey RB, Tolentino CS. Pancreatic pseudoaneurysm. Monitoring the success of transcatheter embolization with duplex sonography. J Ultrasound Med. 1989; 8: 643–6.
27. Lippert H, Pabst R. Arterial Variations in Man. München: Bergmann; 1985.
28. Lock G, Schölmerich J. Non-occlusive mesenteric ischemia. Hepatogastroenterology. 1995; 42: 234–9.
29. Lusza G. Röntgenanatomie des Gefäßsystems. Budapest 1972.
30. Marder DM, DeMarino GB, Sumkin JH, Sheahan DG. Liver transplant rejection: value of the resistive index in Doppler US of hepatic arteries. Radiology. 1989; 173: 127–9.
31. Meaney JF, Prince MR, Nostrant TT, Stanley JC. Gadolinium enhanced MR angiography of visceral arteries in patients with suspected chronic intestinal ischemia. J Mag Reson Imaging. 1997; 7: 171–6.
32. Moneta G L, Yeager RA, Dalman R, Antonovic R, Hall LD, Porter JM. Duplex ultrasound criteria for diagnosis of splanchnic artery stenosis or occlusion. J Vasc Surg. 1991; 14: 511–20.
33. Mostbeck G, Mallek R, Gebauer A, Tschollakoff D. Duplex-Sonographie und farbkodierte Duplex-Sonographie viszeraler Gefäße bei abdominellen Erkrankungen. Wien klin Wschr. 1992; 104: 227–33.

34. Nandar NC, Schlieff R, Goldberg BB. Advances in Echo Imaging using Contrast Enhancement. Dordrecht: Kluwer; 1997.
35. Oster ZH, Som P, Zamora PO. Mesenteric vascular occlusion: A new diagnostic method using a radiolabeled monoclonal antibody reactive with platelets. Radiology. 1989; 171: 653–6.
36. Patel B, Wolverson MK, Mahanta B. Pancreatic transplant rejection: assessment with duplex US. Radiology. 1989; 173: 131–5.
37. Perko MJ, Just S, Schroeder TV. Importance of diastolic velocities in the detection of celiac and mesenteric artery disease by duplex ultrasound. J Vasc Surg. 1997; 26: 288–93.
38. Prince MR, Narasimhan DL, Stanley JC. Breath-hold gadolinium-enhanced MR Angiography of the abdominal aorta and it's major branches. Radiology. 1995; 197: 785–92.
39. Prince M, Grist TM, Debatin JF. 3D Contrast Angiography. Berlin: Springer; 1999.
40. Reuter SR, Redman HC, Kyung JCh. Gastrointestinal Angiography. Philadelphia: Saunders; 1986.
41. Schindler G, Bruch HP. Aktueller Stand der Diagnostik und Therapie der nicht okklusiven Darmischämie (NOD). Fortschr Röntgenstr. 1991; 155: 123–7.
42. Schuler A, Dirks K, Clausnitzer R, Blank W, Braun B. Das Ligamentum arcuatum-Syndrom: Farbdopplersonographische Diagnose bei unklaren Abdominalbeschwerden junger Patienten. Ultraschall in Med. 1998; 19: 157–63.
43. Schwilden ED, Barwegen MGMH. Zur Problematik des Zöliakuskompressionssyndroms. Angio. 1980; 4: 251–8.
44. Segel MC, Zajko AB, Bowen A, Skolnick ML, Bron KM, Penkrot RJ, Slasky BS, Starzl TE. Doppler ultrasound as a screen for hepatic artery thrombosis after liver transplantation. Transplantation. 1986; 41: 539–41.
45. Sleisenger MH, Fordtran JS. Gastrointestinal and Liver Disease. Philadelphia: Saunders; 1998.
46. Taylor DC, Houston TM, Anderson C, Jameson M, Popatia S. Follow-up of renal and mesenteric artery revascularization with duplex ultrasonography. Can J Surg. 1996; 39: 17–20.
47. van-Oostayen JA, Wasser MN, Griffioen G, van-Hogezand RA, Lamers CB, de-Roos A. Diagnosis of Crohn's ileitis and monitoring of disease activity: value of Doppler ultrasound of superior mesenteric artery flow. Am J Gastroenterol. 1998; 93: 88–91.
48. Walter P, Beranek E, Gross G, Kubale R. Einfluss neuer diagnostischer Methoden auf die Behandlung der ligamentären Truncusstenose. 114. Kongress der Deutschen Gesellschaft für Chirurgie, München 1.–5. April 1997; erscheint im Langenbecks Archiv.
49. Williams PL, Warwick R, Dyson M, Bannister LH, Eds. Gray`s Anatomy, 37th edition, Edinburgh: Churchill Livingstone; 1989: 1459p.
50. Wren SM, Ralls PW, Stain SC, Kasiraman A, Carpenter CL, Parekh D. Assessment of resectability of pancreatic head and periampullary tumors by color flow Doppler sonography. Arch Surg. 1996; 131: 812–7.

12 Venen des Abdomens

R. Kubale, E. M. Jung

Allgemeine Bemerkungen

Hauptindikationen zur Untersuchung der Abdominalvenen sind:

- ein V.a. Thrombosen in der splenoportalen und mesenterialen Achse,
- die Erfassung einer portalen Hypertension bei Lebererkrankungen (s.a. Kapitel 13),
- die Darstellung von Thromben in der V. cava inferior und ihren zuführenden Venen.

Eine Tumorthrombose in der V. cava ist bereits im B-Bild sichtbar, frische Thrombosen sowie Veränderungen an den kleinen Venen wurden jedoch erst mithilfe der Farbkodierung sicher diagnostizierbar. Thrombosen an Ovarial- und Mesenterialvenen sowie venöse Varianten, Kollateralen und AV-Malformationen, die früher als extrem selten galten, werden dank der besseren Gerätetechnik häufiger und frühzeitig erkannt.

Im Folgenden werden Normalanatomie, Varianten und die wichtigsten sonographisch fassbaren pathologischen Befunde der abdominalen Venen mit ihren untersuchungstechnischen Besonderheiten dargestellt. Aufgrund der embryologischen Entwicklung werden die V. cava inferior mit ihren Zuflüssen, das extrahepatische portale und das mesenteriale Venensystem gemeinsam behandelt, Erkrankungen der intrahepatischen Pfortaderäste sowie die Portale Hypertension werden zusammen mit der Leber im Kapitel 13 dargestellt.

Embryologie des venösen Systems

Die Angiogenese beginnt in der zweiten Hälfte der dritten Embryonalwoche mit 2 längs verlaufenden dorsal gelegenen Zellansammlungen, aus denen sich die Aorten entwickeln, und einem kapillären Plexus, aus dem das Herz und das primäre Venensystem entstehen (15). Im Zentrum der Embryonalentwicklung steht der Sinus venosus mit den großen Venenpaaren:

- Die Vv. umbilicales entspringen aus den Chorionzotten und bringen das mütterliche, sauerstoffreiche Blut zum Embryo. Die rechte V. umbilicalis obliteriert, während die linke bis zur Geburt bestehen bleibt. Danach verbleibt sie als obliterierter Schlauch (Lig. teres hepatis).
- Die Vv. vitellinae drainieren den Dottersack. Kurz vor ihrem Eintritt in den Sinus venosus formen sie einen kapillären Plexus, in den Hepatozyten einsprossen. Dadurch entwickelt sich das sinusoidale Maschenwerk der Leber. Aus den strickleiterartigen tieferen Anastomosen der beiden Vv. vitellinae, die um das Duodenum einen Venenring bilden, entsteht durch Fusion mit partieller Regression die V. portae. Der distale Abschnitt der rechten Dottervene verbleibt als V. mesenterica superior, die proximalen Anteile beider Vv. vitellinae als Vv. hepaticae dextra et sinistra.
- Die Vv. cardinales anterior et posterior sammeln das Blut aus dem embryonalen Körper mit den Urnieren und münden in einen gemeinsamen Stamm. Medial entwickeln sich als neues Venensystem die Vv. subcardinales, die zwischen den Urnieren anastomosieren und im weiteren Verlauf einen Teil der venösen Drainage der Vv. cardinales posteriores übernehmen (Abb. 12.**1**).
- Als Letztes entstehen die Vv. supracardinales, die mit den Vv. subcardinales anastomosieren. Im weiteren Verlauf obliterieren die Vv. cardinales posteriores, und die linke untere V. supracardinalis bildet sich zurück. Die rechte V. supracardinalis persistiert und wird zum postrenalen Segment der V. cava inferior, deren weitere Abschnitte aus der V. subcardinalis dextra sowie aus Anastomosen zwischen den Vv. supracardinales und Vv. subcardinales entstehen (13, 15).

Diese komplexe embryologische Entwicklung aus mehreren Segmenten ist Ursache für die zahlreichen möglichen Varianten und Abnormalitäten, die im Weiteren näher dargestellt werden.

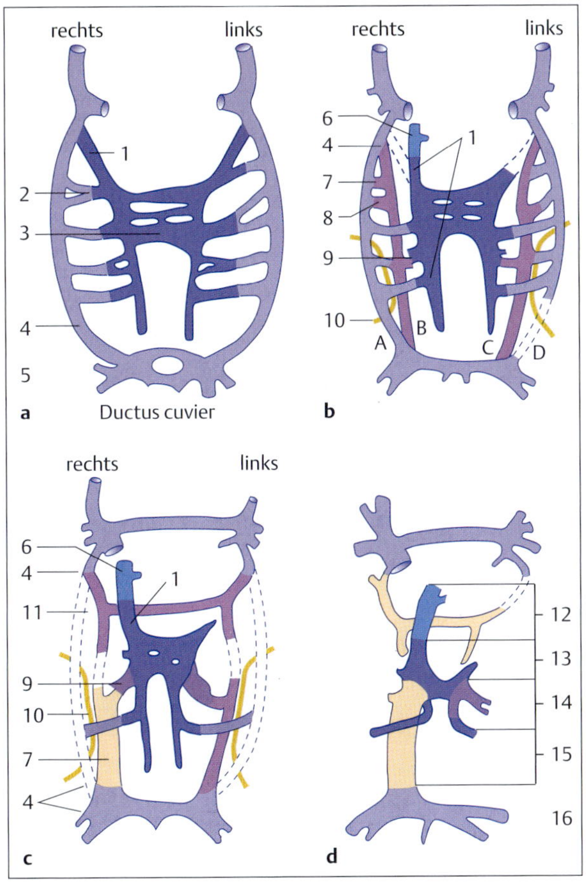

Abb. 12.**1 a-d**
Embryonalentwicklung des abdominalen Venensystems (Schema nach Chermet et al. 1980)

a Venen in der 8. Embryonalwoche. Die paarig angelegten Vv. cardinales posteriores drainieren das Blut der dorsalen Körperanteile zum Ductus Cuvier. Medial davon entwickeln sich die paarig angelegten Vv. subcardinales, die miteinander anastomosieren und zunehmend die Drainage der Vv. cardinales posteriores übernehmen.

b In der 9.-10. Woche entwickeln sich dorsal und medial der Vv. cardinales posteriores die Vv. supracardinales als drittes Venenpaar. Gleichzeitig entsteht eine Verbindung der rechten V. supracardinalis zur rechten V. hepatica.

c Anastomosen der Vv. supracardinales und Vv. subcardinales bilden das renale Segment der späteren V. cava inferior. Der kaudale Anteil der V. supracardinalis persistiert als postrenales Segment der V. cava. Die kranialen Anteile persistieren als Vv. azygos et hemiazygos.

d Nach weiterer Rückbildung des kaudalen Abschnitts der V. supracardinalis sinistra hat sich aus dem ursprünglich paarigen System der embryonalen Venen die unilaterale, normalerweise rechts liegende V. cava inferior entwickelt.
1 = V. subcardinalis, 2 = hintere kardinal-subkardinale Anastomose, 3 = intersubkardinale Anastomose, 4 = V. cardinalis posterior, 5 = hintere kardinale Anastomose, 6 = V. hepatica, 7 = V. supracardinalis, 8 = hintere kardinal-suprakardinale Anastomose, 9 = suprakardinal-subkardinale Anastomose, 10 = Ureter, 11 = V. azygos, 12 = hepatisches Segment, 13 = prärenales Segment, 14 = renales Segment, 15 = postrenales Segment, 16 = Vv. iliacae communes.

Normale Anatomie, häufige Varianten und Kollateralen

V. cava inferior, Vv. lumbales und Beckenvenen

V. cava inferior. Die V. cava inferior entsteht in Höhe der Wirbelkörper L4/L5 durch den Zusammenfluss der Vv. iliacae communes (Abb. 12.**2**). Sie drainiert das Blut aus den Beckeneingeweiden und den Beinen und verläuft zunächst ein kurzes Stück dorsal, dann rechts von der Aorta. Im weiteren Verlauf biegt sie in Höhe L2/L3 nach ventral und mündet nach kurzem intrathorakalem Verlauf in den rechten Vorhof. Ihr Kaliber ist vom Füllungszustand bzw. der Atemlage abhängig. Ein Durchmesser von über 2 cm ist nicht ungewöhnlich; bei Inspiration nimmt ihr Lumen ab, sie kann vorübergehend kollabieren. Physiologische Engen bzw. Impressionen finden sich durch die linke A. iliaca communis von ventral, durch die linke A. renalis dextra von dorsal, durch die Leber sowie bei degenerativen Veränderungen der Wirbelsäule.

Vv. lumbales, azygos und hemiazygos. Das System der lumbalen sowie der Azygos- bzw. Hemiazygosvenen ist sonographisch meist nur in Ausnahmefällen sichtbar. Mittels CT erkennt man die Vv. azygos und hemiazygos kranial hinter den Zwerchfellschenkeln als kleine tubuläre Strukturen (Abb. 12.**3**). Die Plexus vertebrales werden durch ein strickleiterartiges Maschenwerk von segmentalen Venen drainiert, die teils in die V. lumbalis ascendens teils direkt in die V. cava inferior münden. Die V. azygos beginnt in Höhe der V. renalis dextra als Verlängerung der rechten V. lumbalis ascendens. Sie verläuft zunächst rechts paramedian vor der Wirbelsäule und mündet in Höhe der Wirbelkörper Th3/ Th4 in der V. cava superior. Die V. hemiazygos verläuft links der Mittellinie parallel zur V. azygos. Sie biegt in Höhe Th8 nach rechts und entleert sich von dorsal in die V. azygos. Beide Venen sammeln jeweils das Blut der rechten bzw. linken V. lumbalis ascendens, der Vv. intercostales posteriores und der V. subcostalis. Die V. azygos drainiert zusätzlich die Vv. bronchiales, mediastinales et pericardiales sowie die Vv. oesophageales. Diese sind wichtige Kollateralen bei der portalen Hypertension oder in kraniokaudaler Richtung beim Verschluss der V. cava superior. Weitere präformierte

Tabelle 12.**1** Entwicklung und kongenitale Anomalien der V. cava inferior und Vv. renales (nach Chuang)

I	**Postrenales Segment**	
	Typ A	Persistenz der rechten V. cardinalis posterior (retro- und zirkumcavaler Ureter)
	Typ B	Persistenz der rechten V. supracardinalis (normale Lage der V. cava inferior)
	Typ C	Persistenz der linken V. supracardinalis (linksseitige V. cava inferior)
	Typ BC	Persistenz beider Vv. supracardinales (gedoppelte V. cava inferior → Abb. 12.**4**)
II	**Renales Segment**	
	Persistenz des renalen Venenrings (Zirkumaortaler Venenring)	
III	**Prärenales Segment**	
	Fehlen des hepatischen Segments (Azygos- oder hemiazygos-Continuation)	

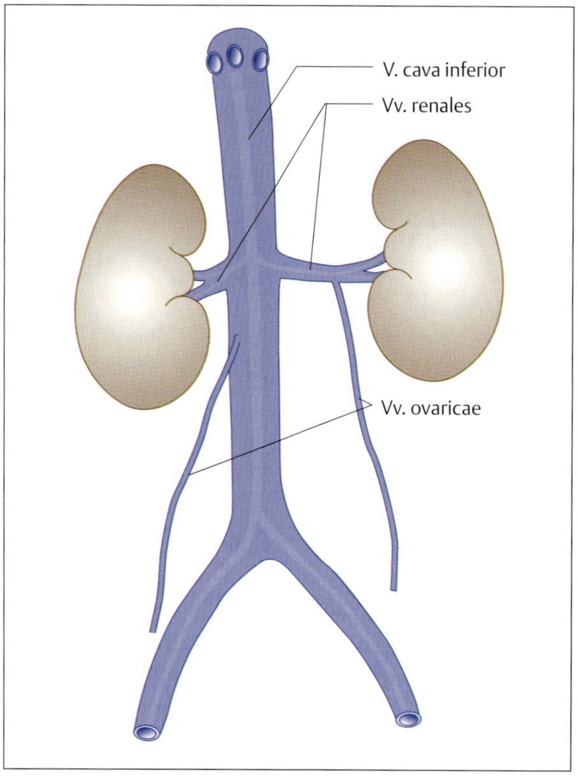

Abb. 12.**2** V. cava inferior mit Beckenvene, Vv. renales und Vv. gonadales (hier Vv. ovaricae).

Kollateralen bestehen zwischen der V. renalis sinistra und der V. hemiazygos sowie zu den paravertebralen Venen, die beim Verschluss der V. cava inferior auch sonographisch nachweisbar werden.

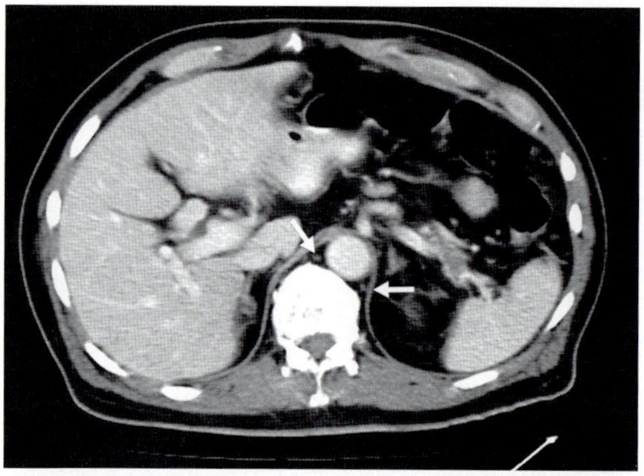
a

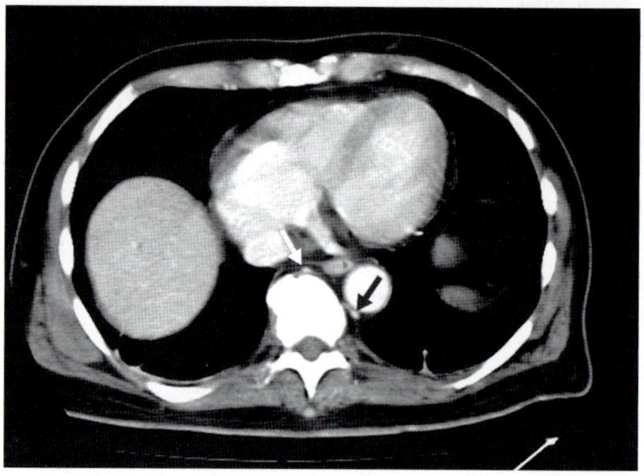
b

Abb. 12.**3 a** u. **b** V. azygos und V. hemiazygos in Höhe der Zwerchfellschenkel. Computertomographischer Querschnitt mit Leber, Milz, Aorta und Abgang des Truncus coeliacus (**a**). Dorsal des Zwerchfellschenkels erkennt man Vv. azygos und hemiazygos als millimetergrosse tubuläre Strukturen, die sich nach kranial verfolgen lassen (**b**).

Varianten und Anomalien. Abweichungen kommen in 1,5–4% der Fälle vor und werden im Allgemeinen zufällig entdeckt. Ursache ist die komplexe Entwicklung mit Störungen des Übergangs vom ursprünglich streng bilateral angelegten, primären embryonalen Venensystem zum rechtsbetonten, asymmetrischen System. Gemäß der Embryogenese unterscheidet man nach Chuang (15) mehrere Formen der Entwicklungsstörung (Tabelle 12.**1**), die differenzialdiagnostische Probleme bereiten können:

- Der retrokavale Ureter ist Folge einer persistierenden V. cardinalis posterior (Typ A). Er kann zu einem Aufstau des rechten Nierenbeckenkelchsystems (NBKS) führen. Im Infusionsurogramm zeigt sich eine Medialisierung des Ureters sowie in der seitlichen Projektion eine Dorsalverlagerung.

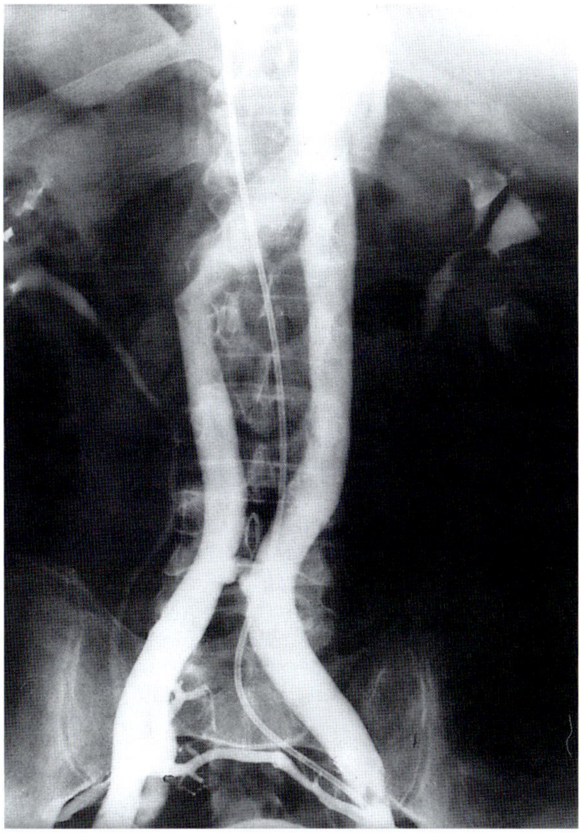

Abb. 12.**4** Kavographie mit doppelt angelegter V. cava inferior (Typ BC).

- Die Persistenz der rechten V. supracardinalis bei Rückbildung der linksseitigen V. supracardinalis (Typ B) ergibt die reguläre, rechtsseitige V. cava inferior. Die spiegelbildliche Rückbildung der rechtsseitigen V. supracardinalis hat eine Inzidenz von 0,2–0,5% und führt zur linksseitigen (Typ C), die Persistenz beider Vv. supracardinales (Typ BC) zur gedoppelten V. cava inferior (Abb. 12.**4**).
- Weitere Varianten wie die persistierende linksseitige V. cardinalis posterior (Typ D) mit retrocavalem linksseitigem Ureter oder Kombinationen aus Typ D mit Typ A sind extrem selten und haben klinisch keine Bedeutung.

Eine Agenesie des hepatischen oder prärenalen Segments zeigt sich als Unterbrechung der V. cava inferior mit Drainage über alternative Blutbahnen wie das Azygos- oder Hemiazygossystem.

Weitere Varianten finden sich in der Beckenetage auf der Ebene der kaudalen Anastomose der ursprünglichen Vv. cardinales posteriores. Die wichtigsten Mündungs- und Verlaufsvarianten sind:

- Doppelungen der V. iliaca communis und der V. iliaca interna,
- kontralaterale Fehlmündungen,
- eine Dysplasie der linken V. iliaca communis mit lumbaler Kollateralisation.

Vv. renales und gonadale Venen

Vv. renales. Die Vv. renales entstehen aus Anastomosen zwischen den Vv. subcardinales et supracardinales (s.o.). Es entsteht ein zirkumaortaler Venenring, in den anfänglich pro Niere zwei, später – nach Regression – in der Mehrzahl der Fälle nur noch eine Nierenvene mündet.

- Die rechte Nierenvene ist 2–4 cm lang und verläuft schräg von kranial nach kaudal. Die Vereinigungsstelle mit der V. cava inferior liegt in Höhe von L1.
- Die linke Nierenvene ist 4–11 cm lang. Sie verläuft mehr horizontal und zieht bogig zwischen Aorta und A. mesenterica superior zur V. cava.

Der intrarenale Verlauf ähnelt dem Verteilungsmuster der Arterien: Ein tiefes System drainiert die Rinde über die Vv. interlobulares nach zentral in die Vv. arcuatae und von dort in die Vv. interlobares. Aus Anastomosen bilden sich in Höhe der Papillen und Kelche kaliberstarke Abflussvenen, die sich teils vor, teils hinter dem Nierenbecken zur V. renalis vereinigen. Zusätzlich existiert ein oberflächliches Venensystem, das das Blut der Rinde über kortikale Venen sammelt und von dort in die Vv. arcuatae leitet.

Gonadale Venen. Die Vv. ovaricae bzw. testiculares sammeln das Blut aus dem Gonadenbereich.

- Die Vv. ovaricae werden aus dem Plexus um den Uterus und aus den Ovarien gespeist.
- Die Vv. testiculares erhalten Blut aus dem Plexus pampiniformis.

Ihr weiterer retroperitonealer Verlauf ist für Männer und Frauen gleich: Die Venen überkreuzen im mittleren Drittel des M. iliopsoas die Ureteren und münden links in die V. renalis, rechts zumeist direkt in die V. cava inferior. Sonographisch sind sie zumindest abschnittsweise ventral bzw. ventrolateral des M. psoas nachweisbar.

Varianten. Varianten der Nieren- und Gonadalvenen sind häufig und von großer praktischer Relevanz. Am häufigsten sind die retroaortale Nierenvene und der persistierende periaortale Venenring. Ihre Inzidenz wird mit bis zu 8,7% angegeben (44). Weitere Varianten sind Mehrfachanlagen und Mündungsvarianten, die bis in die V. iliaca communis reichen. Sie müssen im Rahmen des präoperativen Stagings gerade bei Nierentumoren sowie vor der Operation eines Aortenaneurysmas sorgfältig und komplett aufgesucht werden.

In den meisten Fällen mündet die rechte Gonadenvene unmittelbar unterhalb der V. renalis in die V. cava inferior, in ca. 30% in gleicher Höhe. Links mündet die V. testicularis bzw. die V. ovarica zumeist in der V. renalis sinistra. Als Variante zeigt sich in 1% ein direkter Zustrom zur V. cava inferior. 30% der Fälle zeigen eine Doppelung der gonadalen Venen sowie akzessorische Gefäße, deren Mündung ebenfalls variabel ist (26).

Portalvenöses und mesenteriales Venensystem

Portalvenöses System. Das portalvenöse System drainiert das venöse Blut des Verdauungstraktes einschließlich Gallenblase, Pankreas und Milz über die V. portae zur Leber. Die wichtigsten Zuflüsse sind die V. lienalis, die Vv. mesentericae superior et inferior, die Vv. gastricae breves, die V. gastroepiploica sinistra, die V. pylorica und die V. coronaria ventriculi. Die V. portae entsteht hinter dem Isthmus des Pankreas aus dem Zusammenfluss der V. mesenterica superior mit der V. lienalis (Abb. 12.**5**). Ihr extrahepatischer Anteil ist 8–10 cm lang und zieht zwischen dem Ductus hepatocholedochus und der A. hepatica im Lig. hepatoduodenale schräg nach lateral in die Leberpforte. Intrahepatisch teilt sie sich weiter auf (s.a. Kapitel 13) und speist zusammen mit dem Blut der begleitenden arteriellen Endäste die Sinusoide.

Varianten. Varianten des Pfortaderstammes sind bisher selten beschrieben. Sie ergeben sich aus den komplexen embryonalen Vorgängen und können auf verschiedenen Stufen der Pfortaderentwicklung auftreten (s.a. auch Kapitel 13): Die präduodenale Lokalisation der V. portae wird im Allgemeinen als Zufallsbefund während Operationen entdeckt. Weitere Anomalien sind die Reduplikation der V. portae, Strikturen und obstruierende Klappen. Atresie und Hypoplasie galten bisher als Raritäten und sind z.T. mit einem kongenitalen portokavalen Shunt (c-PCS) vergesellschaftet. Dieser kann intra- und extrahepatisch liegen. Beim kompletten c-PCS können V. lienalis und mesenteriale Venen entweder einzeln oder als gemeinsamer Stamm direkt in die V. cava oder in die V. renalis münden.

V. lienalis. Die V. lienalis entsteht im Milzhilus aus 2–6 Ästen. Sie ist durchschnittlich 15 cm lang und verläuft unterhalb und etwas dorsal der A. lienalis (Abb. 12.**6a**). Ventral von ihr liegen Pankreaskorpus und -schwanz. Kräftigste zuführende Vene ist die V. mesenterica inferior, die in 30% der Fälle jedoch auch in der V. mesenterica superior enden kann. Sie drainiert das Blut von Colon descendens, Sigma und Rektum. Weitere Äste sind die V. gastrica sinistra, die Vv. gastricae breves und die V. gastroepiploica.

Mesenteriale Venen. Die V. mesenterica superior drainiert das Blut aus Jejunum, Ileum, Colon ascendens und Colon transversum sowie den pankreatikoduodenalen Arkaden (Abb. 12.**5** und Abb. 12.**6b**). Aus intramuralen Venen entstehen die Vasa recta sowie die mesenterialen Arkaden. Diese formen Segmentäste, die parallel mit den gleichnamigen Arterien verlaufen. Die V. colica media anastomosiert mit dem linksseitigen Kolonast der V. mesenterica inferior. Die drainierenden Venen von Jejunum und Ileum münden von links, die Venen des Colon ascendens und Colon transversum von rechts.

Weitere nichtmesenteriale Äste sind die V. gastroepiploica dextra sowie die drainierenden Venen des Pankreas. Das Blut aus den ventralen Pankreasabschnitten wird über die V. pancreaticoduodenalis superior anterior abgeleitet, die sich mit der V. gastroomentalis zur V. gastropancreatica vereinigt. Diese nimmt die V. colica dextra auf und zieht dann ventral des Pankreas als Truncus gastropancreaticocolicus von rechts zur V. mesenterica superior (Abb. 12.**5**). Dies ist eine wichtige Kollateralverbindung beim distalen Verschluss der V. mesenterica superior. Die V. pancreaticoduodenalis inferior anterior mündet meist entweder direkt oder über eine der jejunalen Venen in die V. mesenterica superior, die V. pancreaticoduodenalis inferior posterior ist nur inkonstant angelegt.

Die Hauptdrainage der dorsalen Pankreasanteile erfolgt über die V. pancreaticoduodenalis superior posterior (VPDSP), die vom kaudalen und lateralen Rand des Caput ausgehend über die dorsale Oberfläche nach kranial zum Oberrand des Pankreaskopfes ver-

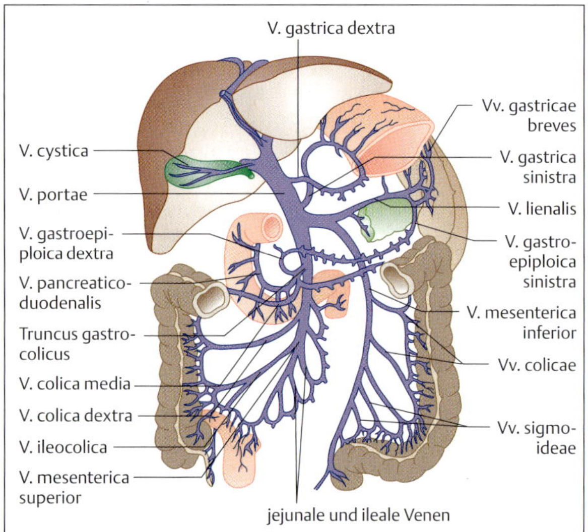

Abb. 12.**5** Quellgebiet der V. portae mit mesenterialen Ästen (nach Kadir).

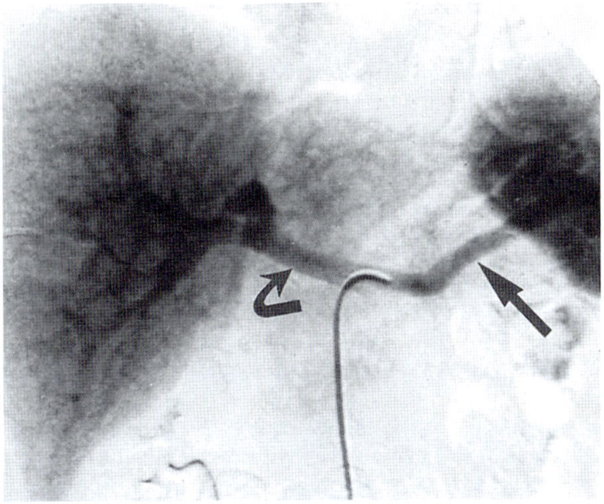

a

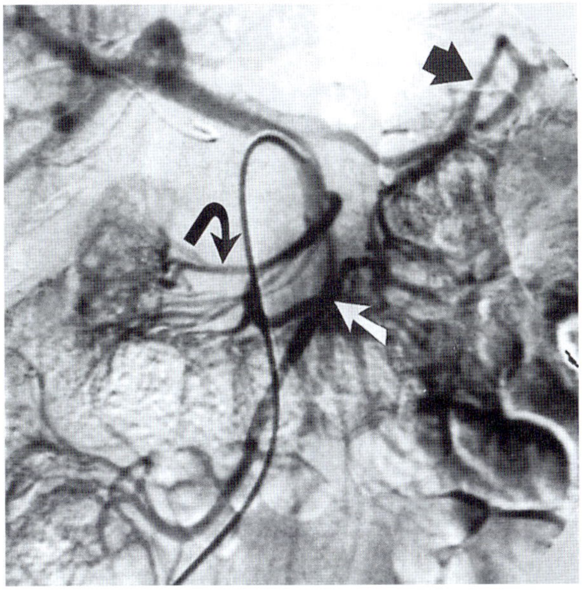

b

Abb. 12.**6 a** u. **b** Angiographische Darstellung des portalvenösen Systems (intraarterielle DSA, venöse Phase).
a Indirekte Splenoportographie nach Kontrastmittelinjektion in die A. lienalis; V. lienalis (= gerader Pfeil), V. portae (= gebogener Pfeil) mit intrahepatischer Aufteilung. Der Katheter liegt im Abgang der A. lienalis.
b Venöse Phase nach selektiver Sondierung der A. mesenterica superior. Die Vv. colicae dextra et media (= gerader Pfeil) sowie die V. pancreaticoduodenalis (= gebogener Pfeil) münden in die V. mesenterica superior. Äste aus der V. mesenterica inferior (= breiter Pfeil) kontrastieren flau den distalen Stamm der V. lienalis.

läuft. Dort zieht sie meist dorsal des Ductus choledochus zur V. portae, um ca. 1–2 cm rechts und kranial der Konfluenz einzumünden. Sie hat hier eine Weite von durchschnittlich 2,8 mm und ist in über 50% der Fälle sonographisch erkennbar (48).

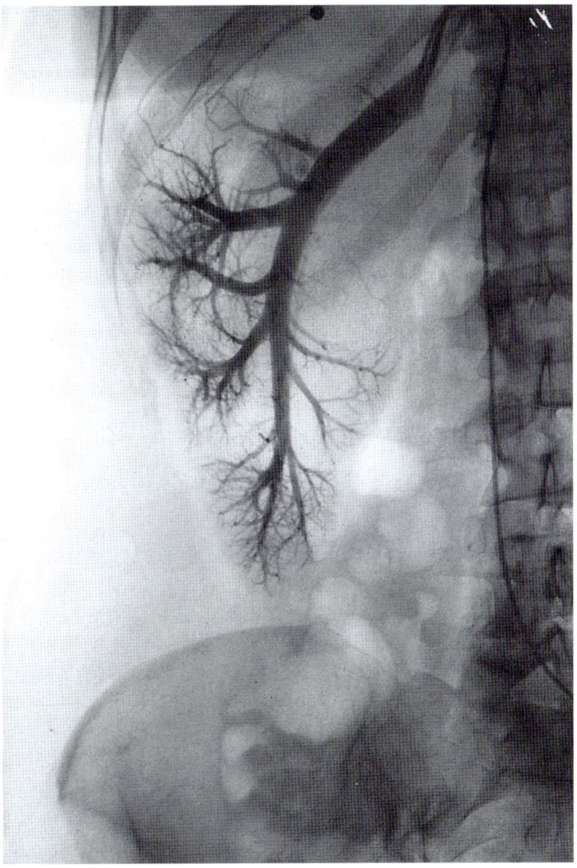

Abb. 12.**7** Angiographie der V. hepatica dextra. Der Katheter liegt im Hauptstamm der Vene. Nach Anspritzen wird das Gefäß retrograd bis in kleine zufließende Äste kontrastiert.

Lebervenen. Die Lebervenen vereinigen sich im Normalfall zu 3 großen Hauptvenen, die ohne erkennbare extrahepatische Verlaufsstrecke direkt in der V. cava inferior münden. Bei selektiver retrograder Katheterisierung lassen sich die Äste bis auf die Ebene vierter Ordnung darstellen (Abb. 12.**7**). Zu den wichtigsten Varianten zählt das Fehlen der V. hepatica media. Ein doppelter Abfluss der 4 zentralen Segmente ist damit nicht mehr gegeben. In 30% der Fälle finden sich mehr als 3 Hauptvenen.

Zusätzlich zu den Varianten der Hauptabflüsse gibt es eine unterschiedliche Zahl von Nebenabflüssen. Diese verlaufen v.a. im Bereich der Anhaftungsstelle der Leber am Zwerchfell. Die wichtigsten akzessorischen Venen sind die Vv. phrenicae inferiores dextrae und die Vv. hepaticae dorsales, die Vv. lobi caudati sowie Kollateralen zur V. suprarenalis dextra. Die Vv. lobi caudati sind beim Budd-Chiari-Syndrom für das Überleben des Patienten verantwortlich (26, 38). Näheres über die intrahepatischen Äste der V. portae und die Lebervenen ist in Kapitel 13 beschrieben.

Untersuchungstechnik und Dokumentation

Untersuchungstechnik

Schallkopf: Für die Darstellung der V. cava inferior und ihrer Zuflüsse empfiehlt sich ein Linear-Array- oder Curved-Array-Schallkopf mit einer Sendefrequenz von 2–5 MHz. Wie im Kapitel 5 beschrieben, sollte zunächst das B-Bild optimiert und analysiert werden. Dazu passt man im subkostalen Schrägschnitt der Leber die Gesamtverstärkung und den Tiefenausgleich so an, dass das Echomuster in allen Abschnitten möglichst homogen ist und die Lebervenen jeweils bis auf die Ebene der Äste zweiter Ordnung verfolgt werden können.

Vorgehen: V. cava. Danach wird die V. cava inferior zunächst in Längsschnitten von ventral sowie ergänzend durch koronare Schnitte von rechts lateral untersucht. Im weiteren Verlauf lässt sie sich unter leichter Kompression bis in die Beckenetage verfolgen (Abb. 12.**8**). Durch geringe Drehung des kaudalen Schallkopfendes nach lateral lassen sich im gleichen Untersuchungsgang die Vv. iliacae communes und externae bis zum Leistenband darstellen (Kapitel 19).

Bei schlanken Patienten ist es möglich, die Vv. lumbales mit einzusehen (Abb. 12.**9**). Bei Meteorismus kann es in Einzelfällen sinnvoll sein, die Untersuchung kaudal in der Leiste zu beginnen und dann mit vorsichtiger Kompression den Schallkopf nach kranial zu bewegen.

Vorgehen: Vv. renales. Die Vv. renales werden am besten in transversalen Schnitten untersucht. Ausgehend vom Truncus coeliacus und der A. mesenterica superior verschiebt man den Schallkopf nach kaudal. Die linke V. renalis lässt sich zwischen Aorta und A. mesenterica superior lokalisieren und dann bis in die V. cava inferior verfolgen (Abb. 12.**10**). Zur Darstellung der rechten V. renalis ist der Schallkopf rechts etwas nach kaudal zu drehen. Ein weiterer möglicher Zugang ist die Untersuchung von lateral mit koronaren Schnitten, die leicht nach ventral gekippt sind. Hier lässt sich die V. renalis dextra zumeist in voller Länge darstellen. Es spart Zeit, die Nierenvenen gleich mit Farbkodierung zu untersuchen.

Vorgehen: Confluenz, V. lienalis, Vv. mesenterica superior et inferior. Für die Darstellung von Confluenz, V. lienalis, Vv. mesenterica superior et inferior und eventueller oberflächlicher portalvenöser Kollateralen sollte der verwendete Schallkopf auch für die Beurteilung des Nahfeldes geeignet sein.

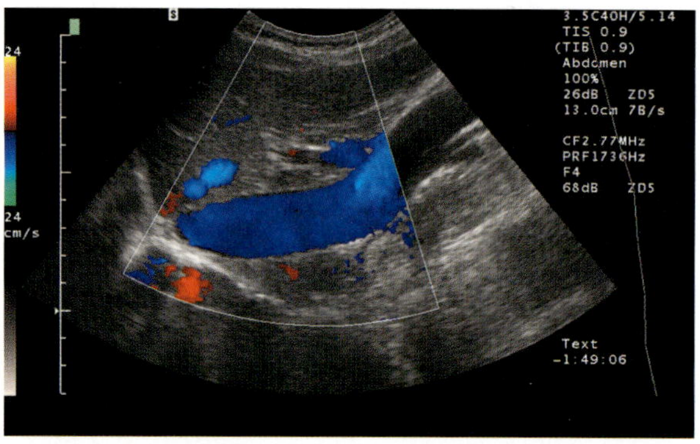
a

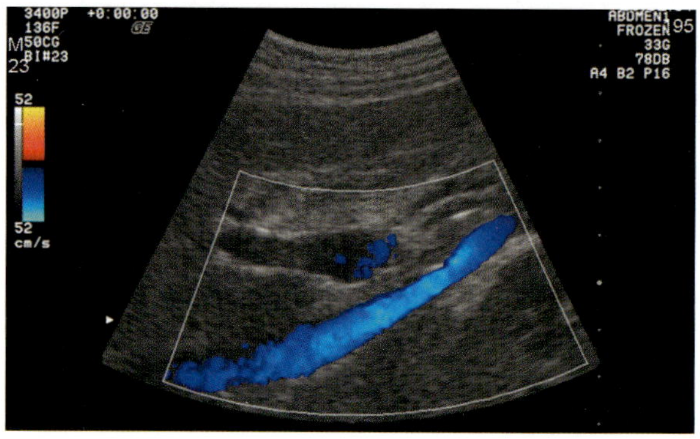
b

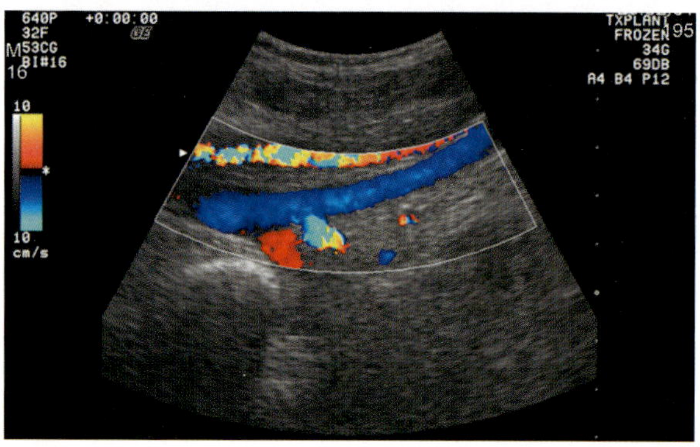
c

Abb. 12.**8 a–c** V. cava inferior und Beckenvenen.
a Längsschnitt mit Leber und proximaler V. cava inferior. Man sieht ein prall gefülltes Gefäß mit unauffälligem, herzwärts gerichtetem Fluss. Ventral erkennt man eine Lebervene im Anschnitt, oberhalb des Zwerchfells pulsationsbedingte Farbartefakte.
b V. cava inferior bei forcierter Inspiration. Die Zunahme der Flussgeschwindigkeit erfordert eine Erhöhung der PRF, um Aliasing-Artefakte zu vermeiden.
c Normale V. iliaca communis mit V. iliaca externa sinistra. Das Lumen ist homogen farbgefüllt (blau kodiert). Die zuströmende V. iliaca interna stellt sich am Unterrand des Farbfensters rot kodiert dar. Die A. iliaca externa (ventral) zeigt ein Aliasing-Phänomen.

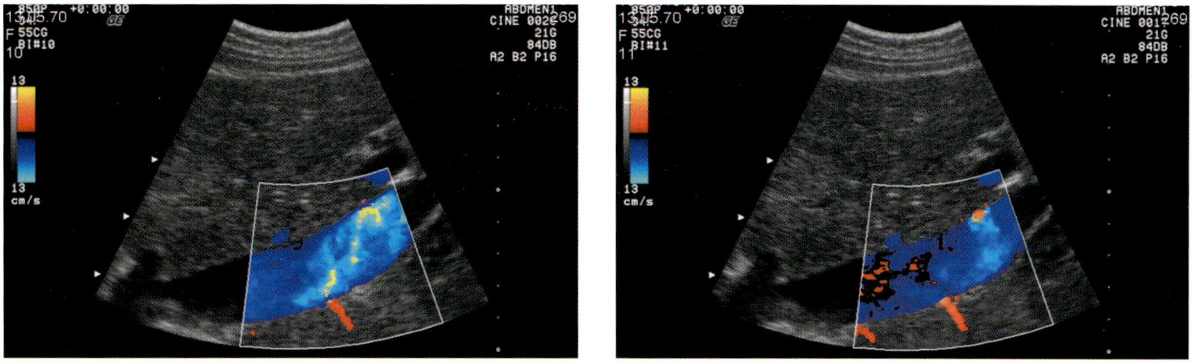

a b

Abb. 12.**9 a** u. **b** V. cava inferior mit lumbalen Venen. Im modifizierten Längsschnitt mit Einkippung nach links und rechts paravertebral erkennt man in Einzelfällen 2 bis 4 zuführende Venen, die sich vom Verlauf her von den Nierenvenen abgrenzen lassen. Oftmals sind sie nur in einer kurzen Atemphase darstellbar.

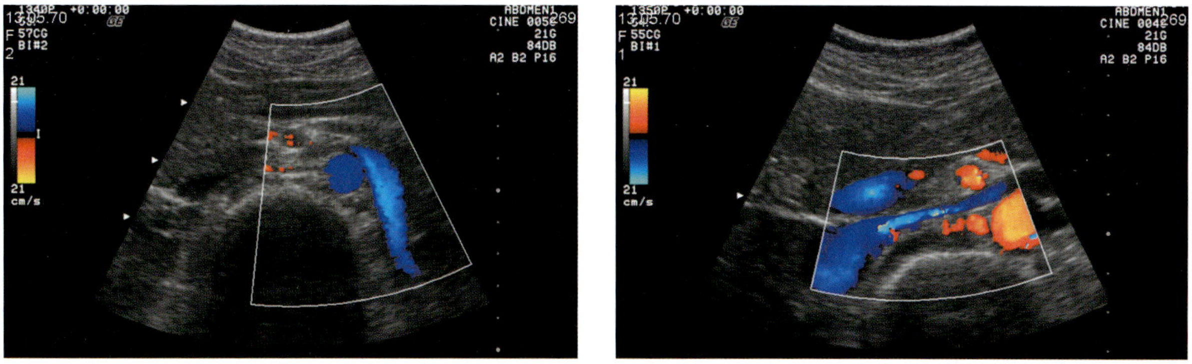

a b

Abb. 12.**10 a** u. **b** V. renalis sinistra (Verlauf und Mündung in der V. cava).
a Querschnitt mit hilusnahem Abschnitt der V. renalis sinistra (homogen blau kodiert). Sie läuft vor der Aorta (dunkelblau kodiert) nach rechts.
b Querschnitt mit Darstellung des mündungsnahen Abschnitts der V. renalis sinistra und der V. cava. Dorsal ist der Abgang der A. renalis dextra mit erfasst (rot kodiert). Ventral verläuft die V. portae.

Bei der Untersuchung darf nur wenig Druck ausgeübt werden, da bei schlanken Patienten die V. lienalis und die V. mesenterica leicht komplett komprimiert werden und damit der Darstellung entgehen.

Die V. portae lässt sich von ventral ausgehend vom Leberhilus aufsuchen. Wesentlich günstiger ist häufig der Zugang von rechts lateral interkostal. Aufgrund des kleineren Winkels zwischen Schallkopf und Gefäßachse ist eine bessere Beurteilung des Pfortaderflusses möglich. Ausgehend von der Confluenz wird die V. lienalis im Transversalschnitt von ventral sowie anschließend ergänzend von links lateral durch die Milz untersucht. Zur Darstellung der V. mesenterica superior verfolgt man das Gefäß am besten im Querschnitt von der Konfluenz aus nach kaudal. Sie liegt rechts von der gleichnamigen Arterie, hat ein größeres Lumen und ist anhand des kontinuierlichen Flusses in der Farbkodierung einfach zu erkennen. Doppler-Ableitungen zeigen meist ein bandförmiges, leberwärts gerichtetes Spektrum.

Geräteeinstellung. Die mittleren Flussgeschwindigkeiten der abdominalen Venen liegen unter denen der abdominalen Arterien, sodass das Gerät auf einen mittleren Geschwindigkeitsbereich eingestellt werden sollte. Farbverstärkung und Schwelle sind dabei so zu regulieren, dass bei ruhig gehaltenem Schallkopf gerade keine Farbartefakte entstehen und die farbkodierte Flussinformation die Gefäßwand nicht überschreitet. Findet sich in einem Gefäß kein Fluss, so sind der gewählte Geschwindigkeitsbereich und der jeweilige Doppler-Winkel zu überprüfen. Liegt die Gefäßachse senkrecht zum Schallkopf, wie z.B. bei der V. cava, lässt sich nur durch Anschallen in unterschiedlichen Winkeln oder durch Verwendung eines Sektor-Schallkopfes eine Farbfüllung erzielen. Im Gegensatz zur keilförmigen Vorlaufstrecke, die sich bei den peripheren Gefäßen bewährt hat, ist im Abdomen ein Schallkopf mit der Möglichkeit des steuerbaren Farbfeldes (Beam Steering) von Vorteil.

Bei Geräten mit einstellbaren Wandfiltern ist zu bedenken, dass bei der Untersuchung der V. portae der Wert von 100 Hz nicht überschritten wird, da sonst langsame Flüsse dem Nachweis entgehen. Weitere Probleme entstehen durch Fehllage des Fokus. Er sollte unmittelbar distal oder in Höhe des zu untersuchenden Gefäßes liegen. Bei zu starker Darmperistaltik, die als grobes, überstrahlendes Farbmosaik stören kann, ist ggf. ein Spasmolytikum (z.B. Buscopan) hilfreich.

Dokumentation

Die Dokumentation ist von der Fragestellung abhängig.

- Bei der Suche nach Thrombosen und Verschlüssen der V. cava inferior sind Durchmesser, respiratorische und kardiale Flussänderungen sowie ggf. intraluminale Aussparungen festzuhalten. Eine Untersuchung in 2 Ebenen ist obligat.
- Wird eine Nierenvenenthrombose vermutet, so sind exakte Größenangaben der Niere, das Parenchymmuster sowie die Abgrenzbarkeit der Markpyramiden im Seitenvergleich zu dokumentieren. Die Vv. renales sind in standardisierten Schnitten von ventral farbkodiert aufzunehmen.
- Bei geplanter Tumornephrektomie ist es ausreichend, neben der V. cava inferior die mündungsnahen 3 cm der jeweiligen Vene darzustellen. Ist eine Tumorenukleation geplant, so muss die Nierenvene in gesamter Länge untersucht werden.
- Wird nach der Ursache einer Splenomegalie oder einer portalen Hypertension gefahndet, so sind V. portae und V. lienalis soweit möglich in voller Länge zu dokumentieren.
- Komplette oder umspülte Thromben im portalvenösen oder mesenterialen System sind in 2 Ebenen aufzuzeichnen und sichtbare Kollateralen festzuhalten.

Normalbefunde und häufige Varianten

V. cava inferior, Vv. lumbales, Vv. renales, Vv. hepaticae

V. cava inferior. Durch das Schallfenster der Leber ist die kraniale Portion der V. cava inferior bei fast allen Patienten darstellbar. Ihr Durchmesser beträgt 2–3 cm und ist von Atmung und Herzaktion abhängig. Während der Inspiration kann sie kollabieren, in Apnoe sowie in Exspiration nimmt ihr Querschnitt wieder zu. Das Lumen sollte – wie bei allen Gefäßen – im B-Bild echofrei erscheinen. Nach Zuschalten der Farbe stellt sich die V. cava in Apnoe komplett und homogen farbgefüllt dar (Abb. 12.**8**). Sie ist herzwärts durchströmt. Bei schneller Inspiration nimmt der Fluss durch die Sogwirkung des Thorax zu und wird turbulent, in Apnoe dann wieder laminar. Turbulente Areale, die sich als Farbmosaik darstellen, finden sich physiologischerweise im Einmündungsbereich der Leber- und der Nierenvenen.

Doppler-Spektren aus der Gefäßmitte zeigen während des Herzzyklus zwei kurzzeitig herzwärts gerichtete Flussspitzen zu Beginn der Systole sowie zum Zeitpunkt der AV-Klappen-Öffnung (s.a. Kapitel 13). Während der atrialen Kontraktion sistiert der Fluss oder kehrt sich vorübergehend um. Dies zeigt sich in der FKDS als kurzzeitiger Farbumschlag (s.a.Abb. 5.**13c**). Er ist physiologisch und findet sich auch in der rechten Nierenvene und in den Lebervenen.

Die distale V. cava inferior sowie das Lumen der Vv. iliacae communis et externa sind im B-Bild oft durch Streuartefakte überlagert. Durch die gefüllte Blase als Vorlaufstrecke lassen sich die Beckenvenen auch bei schlechten Untersuchungsbedingungen als farbgefülltes Gefäßband nachweisen. Die gonadalen und z.T. auch die lumbalen Venen können mit neueren Geräten u.U. ebenfalls erkannt werden (Abb. 12.**9**).

Vv. renales.Vv. hepaticae. Die Nierenvenen lassen sich meist vom Hilus aus oder von der V. cava inferior her mit herzwärts gerichtetem Fluss verfolgen (Abb. 12.**10**). Die V. renalis sinistra zeigt in der Mehrzahl der Fälle einen kontinuierlichen Fluss, der bei schlanken Patienten kurzzeitig pulssynchron mit der Aorta sistieren kann. Ursache dafür ist wahrscheinlich die Einengung zwischen Aorta und A. mesenterica superior. Distal dieses „arteriellen Nussknackers" ist die Vene oft aufgeweitet.

Vv. hepaticae. Die Vv. hepaticae erkennt man am besten im subkostalen Schrägschnitt sowie in Longitudinalschnitten durch den linken und rechten Leberlappen (Abb. 12.**11**). Sie verlaufen bei lebergesunden Patienten in einem harmonischen Bogen von der Peripherie zur V. cava inferior mit Verzweigungswinkeln < 45°. Ihre Begrenzung ist glatt und scharf, das Lumen im Normalfall echoleer. In der FKDS lassen sich die Hauptvenen bis auf die Ebene zweiter und dritter Ordnung darstellen. Ihr Fluss zeigt im Normalfall die in Kapitel 13 beschriebene kardiale Modulation mit kurzfristig sistierendem oder retrogradem Fluss während der atrialen Systole. Im ergänzenden Power-Modus gelingt es zumeist auch, die versorgenden Venen des Lobus caudatus darzustellen (Abb. 12.**11b**).

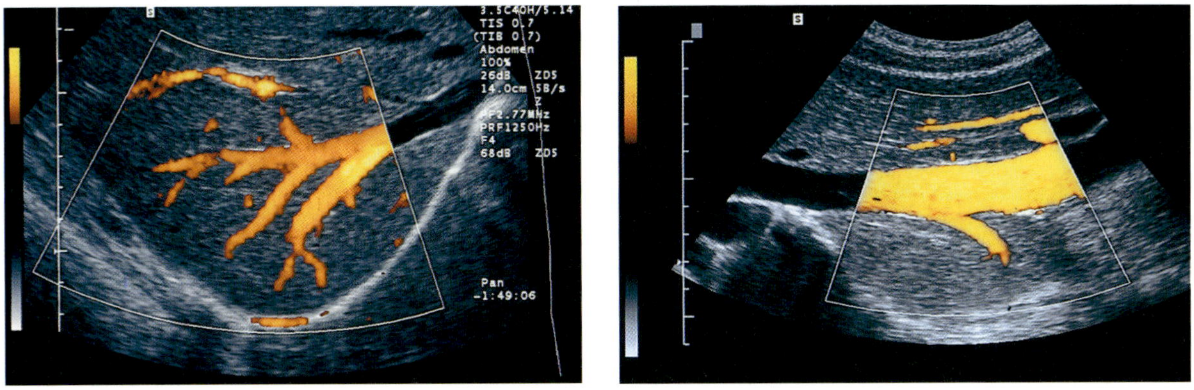

a b

Abb. 12.**11 a** u. **b** V. hepatica dextra sowie versorgende Venen des Lobus caudatus (Power-Modus).

a Subkostaler Schrägschnitt mit V. hepatica dextra. Darstellung des Hauptstammes sowie der Äste erster und zweiter Ordnung.

b Längsschnitt mit V. cava inferior und Lobus caudatus. Kaudal erkennt man den Hauptstamm der den Lobus drainierenden Venen. Diese können beim subakuten Verschluss der großen Lebervenen eine Versorgung des Lobus caudatus sicher stellen, der dadurch beim Budd-Chiari-Syndrom kompensatorisch hypertrophieren kann.

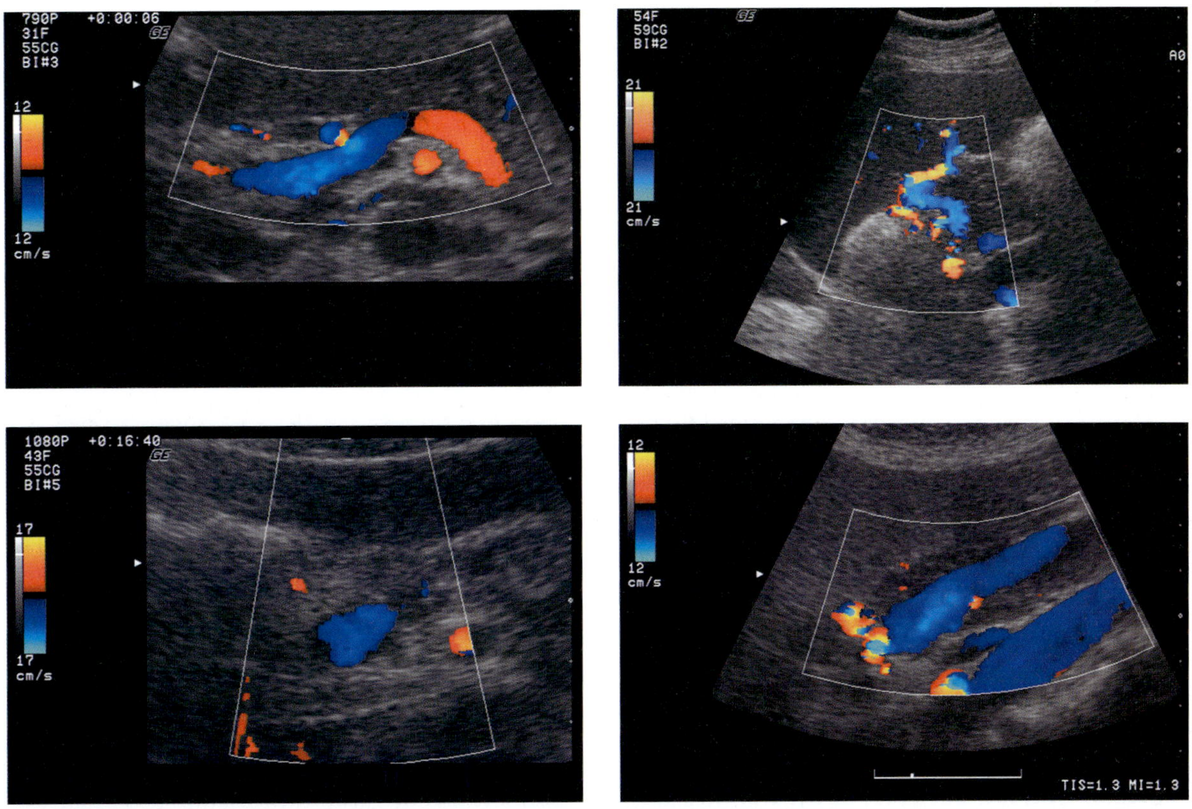

a b c d

Abb. 12.**12a–d** Konfluenz mit V. lienalis und V. mesenterica superior.

a Oberbauchquerschnitt mit Konfluenz und bogig verlaufender V. lienalis.

b Schnitt von lateral durch den Milzhilus mit angeschnittenem Pankreasschwanz. A. und V. lienalis stellen sich jeweils rot und blau kodiert dar.

c Querschnitt durch den Mittelbauch mit A. und V. mesenterica superior.

d Längsschnitt mit V. mesenterica superior. Dorsal davon liegt die V. cava inferior.

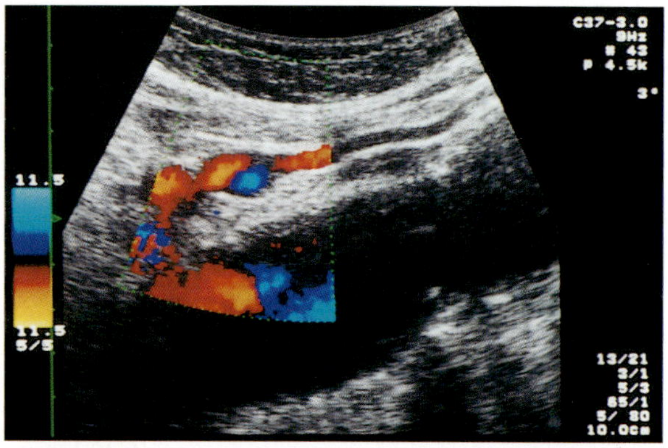

a

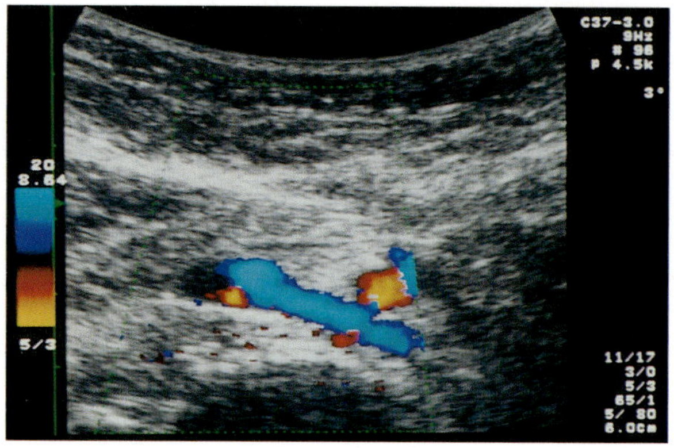

b

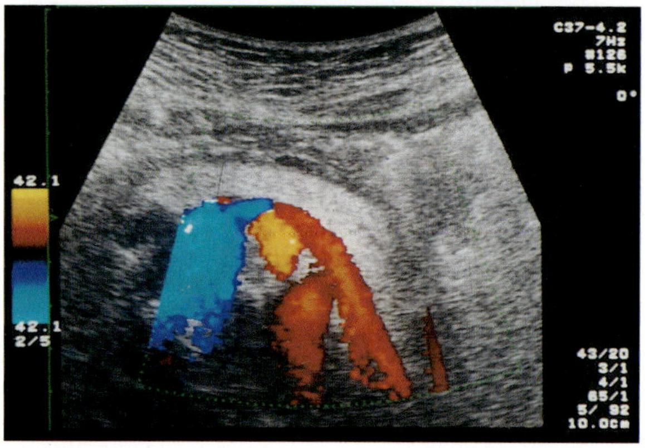

c

Abb. 12.**13 a–c** Varianten im Flussmuster der V. mesenterica superior und inferior.
a Längsschnitt mit inhomogenen Verwirbelungen und perlschnurartiger Auftreibung.
b Querschnitte mit einmündenden mesenterialen Ästen. Die Vv. jejunales verlaufen vor der Einmündung hinter der A. mesenterica superior.
c Mündung der V. mesenterica inferior in die V. mesenterica superior. Vor der Einmündung verläuft sie oberhalb der A. mesenterica superior (rot-orange kodiert).

Portales und mesenteriales Venensystem

Pfortadersystem. Die normale V. portae stellt sich im B-Bild als glatt begrenztes echofreies bzw. bei adipösen Patienten durch Streuungseffekte echoarmes Band dar (s.a. Kapitel 13). Im Unterschied zur V. cava inferior, deren Durchgängigkeit anhand des typischen Doppelschlages und respiratorischer Lumenänderungen bereits oft mit dem B-Bild allein beweisbar ist, zeigt sie nur geringe atemabhängige Kaliberschwankungen.

In der FKDS ist die V. portae vollständig und homogen mit Farbsignalen gefüllt (Abb. 13.**10**). Der Fluss ist leberwärts gerichtet mit einer meist nur im ergänzenden Spektrum erkennbaren respiratorischen und kardialen Modulation. Geschwindigkeitsmessungen schwanken im Normalfall zwischen 10 und 25 cm/s (s.a. Tabelle 13.**6**). Die Maximalgeschwindigkeit kann jedoch nach Nahrungsaufnahme auf über 40 cm/s ansteigen. In ganzer Länge lässt sich die V. portae von ventral in etwa 87% der Fälle verfolgen. Eine Darstellung von rechts lateral-interkostal ist dagegen fast immer möglich.

Die wichtigsten sonographisch sichtbaren Zuflüsse der V. portae sind die V. lienalis und die V. mesenterica superior; beide sind bei über 80% der Patienten beurteilbar. Die V. mesenterica inferior ist häufig wegen Luftüberlagerung nicht oder nur abschnittsweise nachweisbar. Alle Gefäße zeigen wie die V. portae in der FKDS einen kontinuierlichen leberwärts gerichteten, zumeist laminaren Fluss (Abb. 12.**12**).

Bedingt durch ihren bogenförmigen Verlauf, zeigt die V. lienalis einen Farbumschlag. In den Abschnitten, die parallel zum Schallkopf verlaufen, ist eine Flussdetektion nicht möglich (s.a. Kapitel 5). Am Zusammenfluss mit der V. mesenterica superior erkennt man Verwirbelungen, die ohne Krankheitswert sind. Das distale Drittel der Vene, das bei Meteorismus häufig der Untersuchung von ventral entgeht, lässt sich im Allgemeinen von lateral in einem Schnitt zusammen mit der Milzarterie im Hilus erfassen (Abb. 12.**12**).

Mesenteriales System. Die V. mesenterica superior ist ebenfalls kontinuierlich durchströmt, sie zeigt jedoch bei Exspiration eine mäßiggradige Fluss- und Volumenzunahme. Bereits geringer Druck mit dem Schallkopf reicht, um sie zu komprimieren. Mit neueren Geräten lassen sich schon im B-Bild jejunale und ileale Venen sowie der Truncus gastropancreaticoduodenalis lokalisieren. Mit der FKDS stellen sich die ersten 2–4 Vv. jejunales sowie die V. ileocolica in 60–72% der Fälle dar (30). Im Power-Doppler gelingt es, zusätzlich Äste zweiter und dritter Ordnung abzugrenzen. In Einzelfällen erscheint die V. mesenterica superior in Höhe der einmündenden Äste perlschnurartig erweitert (Abb. 12.**13**). Dies erklärt sich durch den Einstrom der jejunalen Äste, die die A. mesenterica superior von dorsal kreuzen und in die V. mesenterica superior münden. Die V. mesenterica inferior lässt sich an ihrem Verlauf oberhalb der A. mesenterica superior identifizieren. Die V. pancreaticoduodenalis superior posterior zeigt sich als längliche, langsam durchströmte Struktur im bzw. am dorsalen Rand des Pankreaskopfes und kann meist nur durch das ergänzend abgeleitete Doppler-Spektrum von den arteriellen Pankreasarkarden abgegrenzt werden.

Pathologische Befunde – Einleitung

Wie im arteriellen Schenkel, gibt es auch im venösen System zahlreiche Erkrankungen, die die Gefäße entweder primär befallen oder sekundär einbeziehen. Größte Bedeutung haben dabei die Thrombosen, die gerade im Abdomen häufig unterschätzt werden. Sie können aszendierend auf dem Boden einer tiefen Beinvenenthrombose oder an beliebiger Stelle im venösen oder portalvenösen System primär neu entstehen. Ihre Ätiologie ist vielfältig:

- Schock und Herzinsuffizienz führen neben der hypoxischen Schädigung zu einem verlangsamten Blutfluss und begünstigen damit einen Gerinnungsthrombus.
- Hämatologische Veränderungen, Gerinnungsstörungen, paraneoplastische Erkrankungen, Exsikkose sowie Entzündungen sind weitere ätiologische Faktoren.

Die klinische Symptomatik einer Thrombose hängt von Ort und Kaliber des Gefäßes sowie vom zeitlichen Ablauf ab. Langsam fortschreitende Verschlüsse mit guter Kollateralisation bzw. gleichzeitiger Rekanalisation können asymptomatisch bleiben. Im Folgenden werden für die V. cava inferior, die Vv. renales und für das mesenteriale System die wichtigsten sonographisch bzw. in der FKDS fassbaren Erkrankungen zusammengestellt. Die primär intrahepatischen Gefäßerkrankungen und die portale Hypertension werden im Kapitel 13 behandelt.

V. cava inferior, Vv. lumbales, renales und ovaricae – Pathologien

Varianten und Malformationen

Abdominalvenen. Aufgrund der komplexen embryologischen Entwicklung des venösen Systems sind zahlreiche Varianten und Malformationen möglich (Abb. 12.**14**). Die Spannweite der Befunde reicht von der partiellen Aplasie bis zur Doppelung der V. cava inferior (s.a. S. 276). Im Allgemeinen sind die Patienten beschwerdefrei, der Nachweis dieser Anomalien ist jedoch vor größeren abdominalen Eingriffen und vor der Implantation von Kavafiltern lebenswichtig. Bei der kompletten V. cava-Aplasie sowie beim Azygos- bzw. Hemiazygos-Continuation-Syndrom muss ergänzend

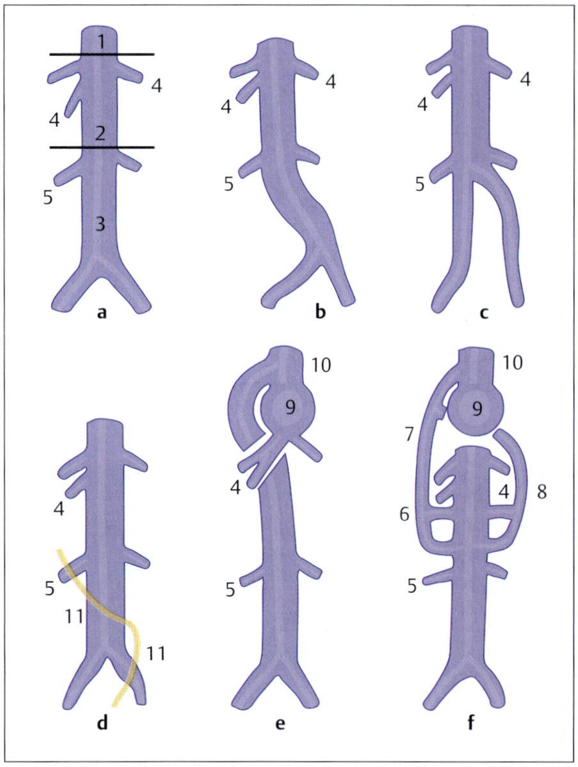

Abb. 12.**14 a–f** Varianten der V. cava inferior (Schema nach Lusza: 38).
Normale Entwicklung (**a**), linksseitige V. cava inferior (**b**), Doppelung der V. cava (**c**; s.a. Abb. 12.**4**), retrokavaler Ureter (**d**), partielle Agenesie (**e**), kongenitale Obstruktion (**f**).
1 = Pars hepatica, 2 = Pars subcardinalis, 3 = Pars supracardinalis, 4 = Vv. hepaticae, 5 = Vv. renales, 6 = Vv. lumbales, 7 = V. azygos, 8 = V. hemiazygos, 9 = rechter Vorhof, 10 = V. cava superior, 11 = Ureter.

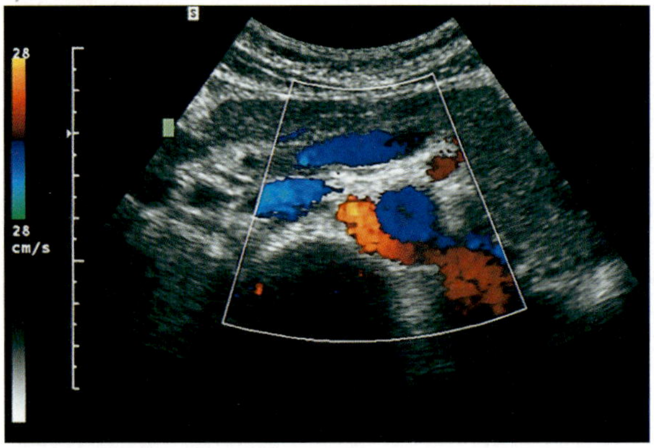

Abb. 12.**15** Retroaortale Nierenvene in der FKDS. Im Unterschied zum regulären, präaortalen Verlauf der linken Nierenvene, zeigt die retroaortale V. renalis (rot kodiert) einen bogigen Verlauf nach dorsal und zieht hinter der Aorta zur V. cava inferior.

nach begleitenden Herzerkrankungen gesucht werden. Umgekehrt ist bei Herzerkrankungen und einem Polyspleniesyndrom an das gehäufte Auftreten venöser Malformationen zu denken.

Diagnosen wie eine Dopplung der V. cava sind oft bereits vom B-Bild her möglich. Andere Gefäßvarianten, wie die retroaortale Nierenvene, lassen sich mit der FKDS beweisen (Abb. 12.**15**).

Weitere Anomalien sind obstruierende Klappen der V. cava inferior, die zu einer Budd-Chiari-artigen Symptomatik führen, sowie aortokavale Fisteln (s. Kapitel 9). Eine dilatierte Vene, verstärkter Fluss mit Arterialisation sowie lokalisierte, massive Vibrationsartefakte in der FKDS sind der Beweis (8).

Thoraxvenen. Eine seltene Variante des thorakalen venösen Systems, die vom Abdomen diagnostizierbar ist, ist das 1836 erstmals beschrieben Scimitar-Syndrom. Fehlangelegte Lungenvenen ziehen nach kaudal durch das Zwerchfell in die V. cava inferior. Die Patienten können beschwerdefrei sein oder bei großem Shuntvolumen eine zunehmende Herzinsuffizienz entwickeln. Oft liegen zahlreiche weitere Abnormalitäten des kardiopulmonalen Systems vor. Charakteristisch ist auf den Thoraxübersichtsaufnahmen eine typische, türkensäbelartige Verschattung rechts parakardial. Kippt man den Schallkopf nach kranial, lassen sich die atypischen Venen erkennen. Durch die Farbkodierung wird diese bisher seltene Anomalie zunehmend häufiger diagnostiziert (14, 25, 42).

Stenosen und Verschlüsse, Tumorkompression

Stenosen und Verschlüsse der V. cava inferior sind meist auf einen malignen Prozess zurückzuführen.

Kompression von außen. Eine Kompression von außen ist in jeder Höhe möglich. Häufigste Ursache sind retroperitoneale Lymphknoten bzw. bei Kindern Nieren- und Nebennierentumoren. Weitere mögliche Ursachen einer Kompression von außen sind primäre retroperitoneale Tumoren, Aneurysmen, die retroperitoneale Fibrose, Aszites sowie die Schwangerschaft. Lymphknoten und knollige Tumoren führen zur Pelottierung, eine glatt begrenzte tubuläre Stenose weist auf einen fibrosierenden Prozess hin. Die Abgrenzung einer unkomplizierten Tumorkompression von einer Gefäßwandinvasion ist sonographisch nicht immer möglich. Der Nachweis der echodichten, parakavalen bzw. um die V. renalis anliegenden Fettlamelle spricht für einen noch bestehenden Sicherheitsabstand zwischen Tumor und V. cava inferior.

Die FKDS hilft, bei subtotaler Stenose ein noch vorhandenes Restlumen zu identifizieren sowie Ausmaß und Verlauf der Kollateralen zu beurteilen. Je nach Grad der Kompression zeigt sich eine Flussbeschleunigung, die sich entsprechend als Hellkodierung oder sogar als kontinuierliches Vibrationsphänomen zu erkennen gibt.

Intraluminale Obstruktion. Sie entsteht durch Thrombosen, intraluminale Tumoren bzw. Tumorzapfen.

Bei den Thrombosen der V. cava inferior handelt es sich entweder um aszendierende Thrombosen aus der Becken-Bein-Etage (Appositionsthromben) oder um ortsständige Gerinnungsthromben, z.B. nach Laparotomie. Sie können sich spontan oder unter Therapie wieder auflösen (Abb. 12.**16**) oder organisieren. Mit gleichzeitiger Hyalinisierung und Organisation durch einsprossende Gefäßwandzellen und Retraktion der Fibrinfäden wird der Thrombus inhomogen und echodicht. Alte Thromben verkalken u.U. partiell. Bei der Agenesie der V. cava inferior ist mit ein- oder beidseitigen Thromben in den Bein- und Beckenvenen zu rechnen (29).

Primäre intraluminale Tumoren der V. cava sind selten. Am häufigsten finden sich Leiomyome und Leiomyosarkome. Letztere sind maligne mesenchymale Tumoren, die von der glatten Gefäßwandmuskulatur ausgehen. Das Muster der Tumoren und Tumorzapfen ist echodicht, sodass sie sich in der V. cava inferior bereits im B-Bild gut abgrenzen lassen.

Eine Invasion in die V. cava inferior findet man bei hepatozellulären Karzinomen (HCC). Retroperitoneale Sarkome, Nieren- und Nebennierenkarzinome infiltrieren v.a. die Vv. renales. Der Nachweis dieser Tumorthromben hat für die Operationsplanung größte

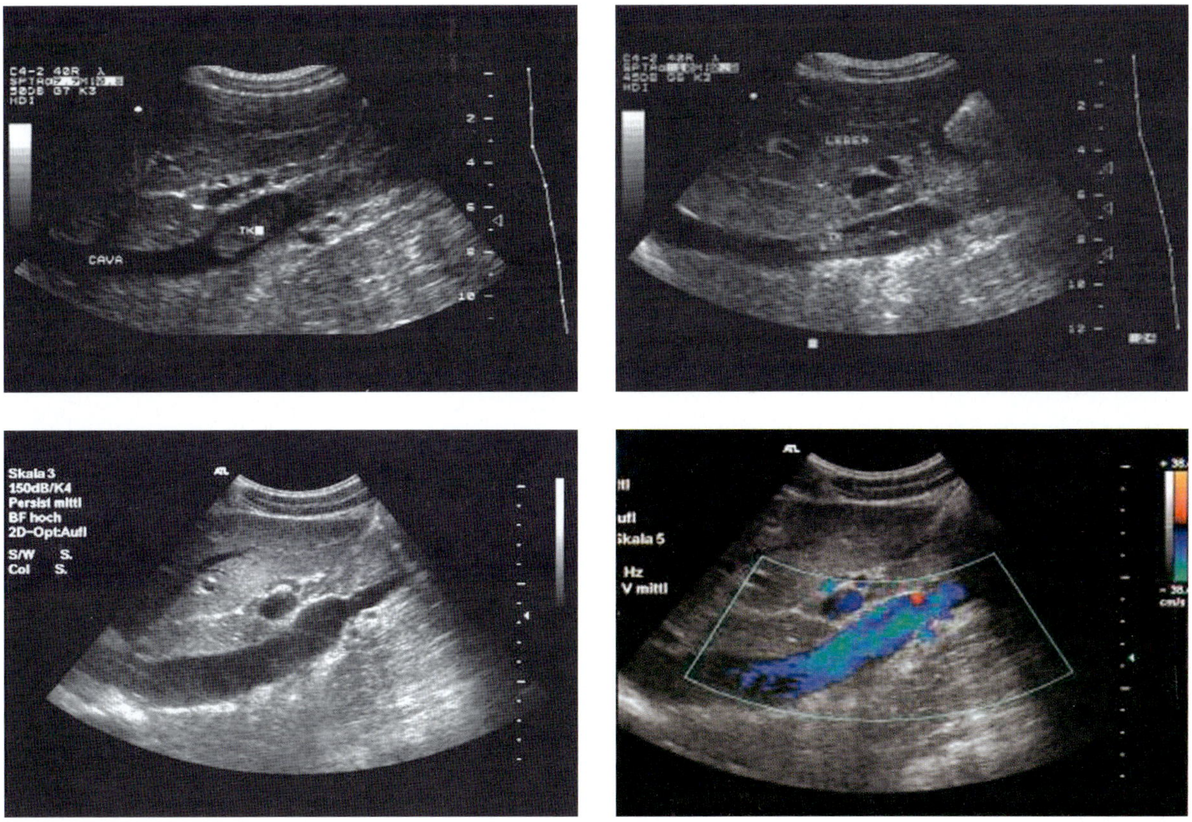

a b c d

Abb. 12.**16 a–d** Verlauf einer Thrombose der V. cava inferior bei Leistenabszessen. Bei Aufnahme zeigte sich kugeliges, intraluminales z.T. wandadhärentes Thrombusmaterial (**a**). Im Verlauf retrahierte der Thrombus zunächst (**b**), dann löste er sich komplett auf (**c**, **d**).

Bedeutung. Das Ausmaß des Tumoreinbruchs wird in vier Stadien eingeteilt:

- Stadium I beinhaltet das knopfartige Hervorragen des Tumorzapfens aus der Nierenvene in die V. cava inferior.
- Im Stadium II liegt die Kuppel noch unterhalb der kranialen Begrenzung der Nierenveneneinmündung.
- Im Stadium III hat der Tumorzapfen den Abgang der Lebervenen erreicht.
- Im Stadium IV reicht er bis zum rechten Vorhof.

Intraluminale Tumoren und Tumorthrombosen sind sonographisch wie ältere organisierte Thromben an ihrer Echotextur zu erkennen und lassen sich im B-Bild bereits gut abgrenzen. Die FKDS beweist den Tumorzapfen und ermöglicht es, die kraniale Ausdehnung und das umspülte Restlumen abzuschätzen (Abb. 12.**17**). Nach Kontrastmittelgabe ist eine Darstellung der Tumorgefäße möglich (s.a. Abb. 10.**20**).

Primäre Nierenvenenthrombose. Eine Sonderstellung haben die primären Thrombosen der Vv. renales. Sie entstehen am häufigsten auf dem Boden eines Nephrotischen Syndroms bei Glomerulonephritis (28), bei Kollagenosen und Amyloidosen, post partum sowie bei Kindern durch Dehydratation und Sepsis (Tabelle 12.**2**).

Tabelle 12.**2** Primäre und sekundäre Thrombose

I	Primäre Thrombose bei erhöhter Gerinnungsbereitschaft
	– Nephrotisches Syndrom, Antithrombin-III-Mangel – Dehydratation/Sepsis – Schwangerschaft/Einnahme von Kontrazeptiva – Paraneoplastisches Syndrom – Kortikoidgabe
II	**Sekundäre Thrombose bei gestörtem renalen Blutfluss**
	– Tumoreinbruch bei Nierentumor – Aszendierende Thrombosen der V. cava – Abflussbehinderungen durch Aortenaneurysmata und paraaortale Lymphknotenmetastasen – Traumafolge

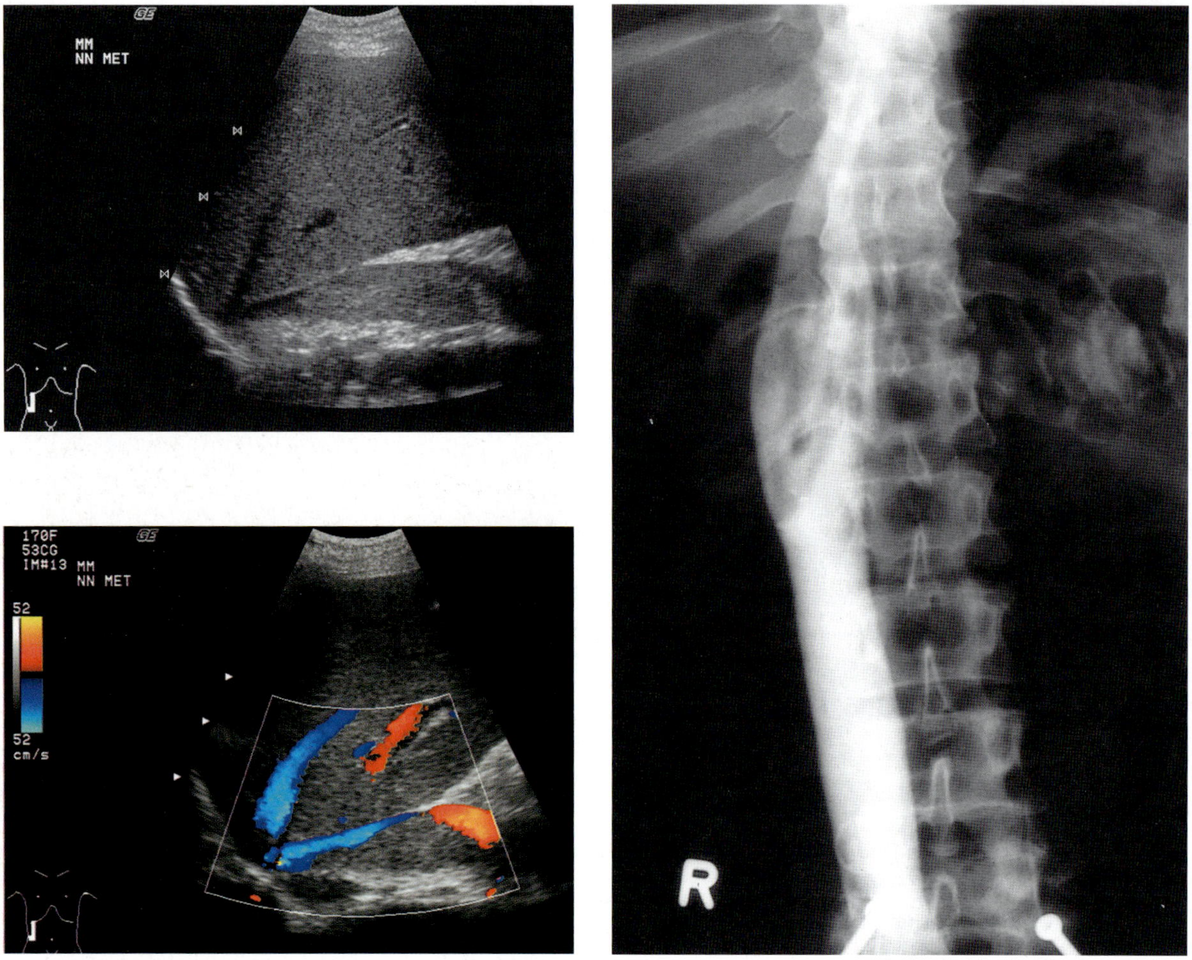

a b c

Abb. 12.**17 a–c** Nierenkarzinom rechts mit Tumorzapfen bis in die V. cava inferior.
a Längsschnitt im B-Bild mit echodichtem Material in der V. cava inferior.
b In der FKDS lässt sich der Thrombus von einem ventralen, durchströmten Restlumen gut abgrenzen.
c Kavographie eines vergleichbaren Patienten mit umspültem Tumorzapfen.

Flankenschmerz und eine große Niere sind die ersten Warnzeichen und sollten die FKDS veranlassen. Nur die frühzeitige Diagnose ermöglicht ein Überleben der Niere.

Frische Thrombosen zeigen sich im B-Bild meist echoarm bis echoleer und sind besonders bei muskulösen/adipösen Patienten zunächst nicht erkennbar. Ihr Nachweis ist nur duplexsonographisch bzw. mit der FKDS möglich (Abb. 12.**18**). Ein kompletter Verschluss lässt sich durch fehlenden Fluss beweisen, eine vermutete Thrombose bei freier Durchgängigkeit ausschließen. Ein indirektes Zeichen für eine akute Thrombose der Nierenvene ist die fehlende diastolische Flusskomponente im arteriellen Spektrum. Die Arterien sind nur noch schmächtig, der Widerstandswert (RI) kann Werte von über 1,0 annehmen (s.a. Kapitel 10). Dies erklärt sich durch eine reflektorische Vasokonstriktion und ähnelt den Befunden bei der vaskulären Abstoßung (s.a. Kapitel 10). Nach 5 Stunden bis zu 3 Tagen normalisiert sich das Spektrum wieder.

Nebennierenvenenthrombose. In seltenen Fällen ist der Nachweis von Tumorzapfen bzw. -thromben in der Nebennierenvene möglich. Berichtet sind sie bei malignen Nebennierentumoren (33). Diagnostiziert werden sie im Allgemeinen erst, wenn sie die V. cava inferior erreicht haben. Die Farbkodierung kann die oft nur kleinen Zapfen leicht überschreiben, sodass zunächst das B-Bild sorgfältig analysiert werden sollte.

Ovarialvenenthrombose. Ein häufig zu spät erkanntes Krankheitsbild ist die Ovarialvenenthrombose, die v.a. während oder kurz nach der Schwangerschaft auftritt (5, 6). Die Beschwerden sind uncharakteristisch und

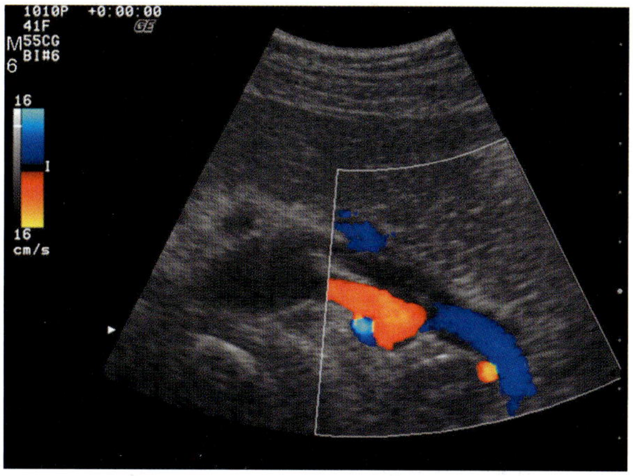

Abb. 12.**18** Frische partielle Thrombose in der V. renalis sinistra (Patientin mit Nephrotischem Syndrom). Querschnitt mit Aorta, Nierenarterie (rot kodiert) und V. renalis sinistra (blau kodiert). In der FKDS zeigt sich eine auch mit höchster Empfindlichkeit konstant nachweisbare umschriebene Aussparung. Der Abstrom erfolgt teilweise retrograd über die V. ovarica sowie über Kollateralen zu einem ureteralen Gefäß.

meist im Unterbauch lokalisiert. Differenzialdiagnostisch ist eine Appendizitis nur schwer abzugrenzen. Sonographisch finden sich eine verdickte Adnexe sowie eine erweiterte, nicht mehr durchströmte V. ovarica. Eine begleitende Entzündung mit verdicktem perivaskulären Gewebe ist häufig. Nach kranial kann sich die Thrombose bis in die V. cava entwickeln und lässt sich sonographisch in ihrer Ausdehnung gut darstellen.

Im B-Bild lässt sich bei genauer anatomischer Kenntnis, die frische, aufgetriebene Ovarialvenenthrombose im Flankenschnit von lateral in unmittelbarer Nachbarschaft des M. psoas als echoarmes Band darstellen (Abb. 12.**19**). In der FKDS sind die Thombuskuppe sowie ein evtl. in die V. cava inferior reichender Zapfen abgrenzbar. Diese Entität ist zwar sonographisch erfassbar, eine Vergleichsstudie mit CT und MRT an 9 Patienten zeigte jedoch für die Sonographie nur eine Sensitivität von 55% (35).

Kavafilter. Hilfreich ist die FKDS bei der Therapieplanung und Verlaufskontrolle von Kavafiltern (52). Es handelt sich um Stahlkörbchen unterschiedlicher Architektur, die perkutan zur Prophylaxe einer Lungenembolie bei tiefen Bein- oder Beckenvenenthrombosen in ausgewählten Fällen eingesetzt werden. Sie werden unterhalb der Nierenvenenmündung platziert. Die Metallstreben des Filters sind im B-Bild als hyperreflexive bandförmige Strukturen mit partieller (abhängig vom Filtertyp) dorsaler Schallauslöschung zu erkennen. Der Filter verursacht eine turbulente Blutströmung, die in der FKDS durch die Farbänderung zu erkennen ist. Appositionsthromben können sicher erfasst werden, sodass zur Beurteilung der Durchgängigkeit nach der Implantation von Kavafiltern Kavographie und CT meist nicht mehr erforderlich sind (37). Zur Dokumentation schwerwiegender Komplikationen wie der Filterpenetration durch die Venenwand empfehlen sich jedoch weiterhin konventionelle Röntgenübersichtsaufnahmen, die bei veränderter Filterkonfiguration oder -lage durch ein CT ergänzt werden.

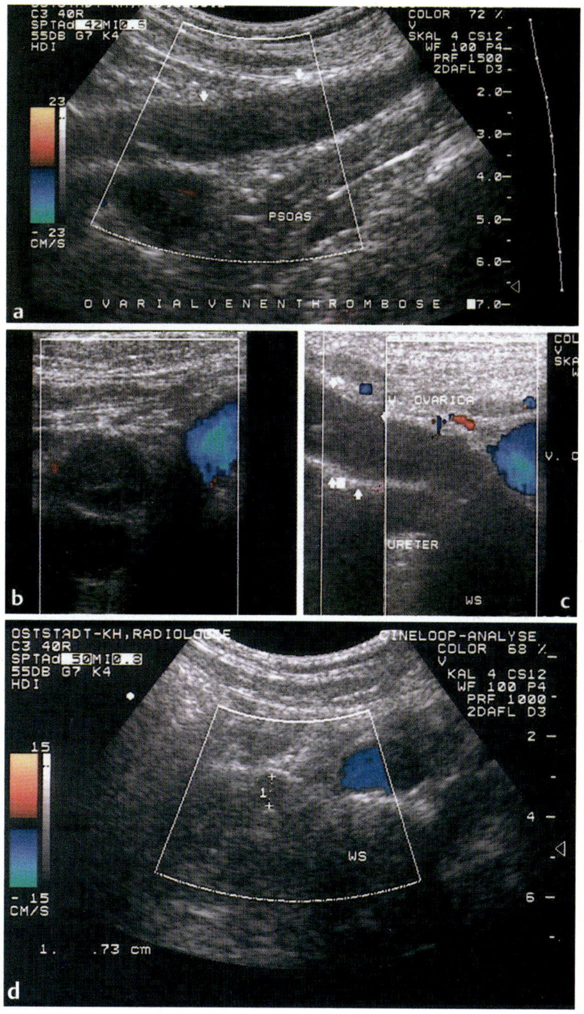

Abb. 12.**19 a–d** Ovarialvenenthrombose rechts – Verlauf über 6 Monate.

a Im Längsschnitt von lateral stellt sich ein aufgetriebenes echoarmes Gefäß dar (Pfeile).

b Im Querschnitt zeigt sich bei Aufnahme der Patientin ein voluminöser Thrombus mit einem Durchmesser von 3 cm.

c Die Kuppe des Thrombus reicht bis an die Mündungsstelle heran. Die V. cava ist jedoch noch frei.

d In der Verlaufskontrolle nach 6 Monaten zeigt sich die V. ovarica weiterhin verschlossen. Zunehmende Retraktion des Thrombusmaterials mit Obliteration der V. ovarica führen zu einer Lumenreduktion (Durchmesser in vergleichbarer Höhe zu **b** = 0,7 cm).

Umgehungskreisläufe und Varizen

Bei langsam entstehendem Verschluss der V. cava inferior entstehen Kollateralen, die z.T. extreme Ausmaße annehmen und den Verschluss vollständig kompensieren können. Wichtigste Umgehungskreisläufe sind die vertebralen und paravertebralen Leitungsbahnen, die über Anastomosen zu den Vv. lumbales und der V. azygos rechts bzw. der V. hemiazygos links das Blut zur V. cava superior transportieren. Dieser zentrale Umgehungskreislauf hat die größte funktionelle Bedeutung. Symptomatik und Kollateralenverteilung hängen von der Verschlusshöhe ab.

Kaudaler Verschluss. Er entsteht häufig durch Kompression oder als Folge systemischer Gefäßkrankheiten. Wie beim beidseitigen Beckenvenensyndrom, klagen die Patienten über Beinödeme, sekundäre Varizen, Hämorrhoidalleiden sowie in schweren Fällen über ein chronisches Stauungssyndrom. Kraniale Begrenzung des Verschlusses ist meist die Mündung der Nierenvenen, die aufgrund ihres hohen Einstroms eine weitere Progredienz des Thrombuswachstums verhindern.

Der Verschluss in Höhe der Nierenvenenmündung ist am häufigsten tumorbedingt oder Folge einer Bestrahlung. Wichtigste Kollateralkreisläufe sind neben renolumbalen Anastomosen v.a. die zentralen Umgehungsbahnen und der portale Kollateralkreislauf. Hauptsymptom ist bei Mitbeteiligung der V. renalis ein Dauerschmerz in der Nierengegend.

Kranialer Verschluss. Der kraniale Verschluss ist meist angeboren (kongenitale Agenesie, Membranen) oder tumorbedingt. Der venöse Abstrom erfolgt in erster Linie über den Plexus paravertebralis und das V.-lumbalis-ascendens-azygos-System (zentraler Kollateralkreislauf) sowie über die oberflächlichen Venen der Bauchwand.

Befunde. Allen Verschlusstypen der V. cava inferior gemeinsam ist im akuten Fall eine ausgeprägte venöse Stauung im Bereich des Rumpfes und der unteren Extremitäten. Der chronische Verschluss ist asymptomatisch und wird häufig zufällig entdeckt. Die stellenweise teilthrombosierten Kollateralen stellen sich als echoarme Tumorpakete dar und sind besonders für die Computertomographie auch nach Kontrastmittelgabe in Einzelfällen schwer einzuordnen. In der FKDS lässt sich der Stopp lokalisieren. Die varikös erweiterten Kollateralen stellen sich als charakteristische, langsam durchströmte, farbkodierte Konglomerate dar (45), deren weiterer Abstrom sich in der FKDS verfolgen lässt. Unter Umständen ist der Fluss so langsam, dass er sich nur im niedrigsten Geschwindigkeitsbereich und mithilfe eines Wandfilters von unter 100 Hz darstellen lässt. Dies führt im Abdomen manchmal zu starken, peristaltikbedingten Artefakten, die eine Spasmolytikumgabe erfordern.

V. portae, V. lienalis und Vv. mesentericae superior et inferior — Pathologien

Varianten und Malformationen

Lagevarianten und Fehlbildungen der V. portae und ihrer Zuflüsse wurden bisher selten beschrieben. Sie entstehen durch Störung der embryologischen Venenentwicklung oder sind Folge einer Malrotation des Darmes.

Malrotation. Liegt die V. mesenterica superior links der A. mesenterica superior, so ist in allen Fällen, liegt sie ventral, so ist in 28% der Fälle mit einer Malrotation zu rechnen (19). Der umgekehrte Schluss gilt nur bedingt, da bei einer Malrotation in 4% der Fälle ein normaler Verlauf der V. mesenterica superior gesehen wird. Dennoch bleibt diese in der FKDS leicht zu identifizierende Lageanomalie ein wertvoller Hinweis auf eine Malrotation des Darms.

Verbindungen zu Lungenvenen. Weitere Anomalien finden sich durch atypische Verbindungen zu den Lungenvenen. Die Spannbreite der möglichen Befunde reicht von atypischen Mündungen der Lungenvenen in die extra- oder intrahepatischen Pfortaderäste (14), in die V. cava inferior (S. 286) oder direkt in die Vv. hepaticae (42).

Pfortaderanomalien. Anomalien der V. portae sind selten. Berichtet werden Reduplikationen, Strikturen, obstruierende Klappen, Atresie und Hypoplasie der V. portae, die sich aus der komplexen Embryologie ergeben. Zunehmend häufiger wird über kongenitale Shuntformen berichtet, die die Lebervenen mit Ästen der V. portae verbinden. Sie können sich beim Säugling spontan zurückbilden oder persistieren (24, 36).

Portocavaler Shunt. Beim extrahepatischen portocavalen Shunt wird das Blut aus Milz und Mesenterium statt in die Leber in die V. renalis oder direkt in die V. cava inferior geleitet. Er kann komplett oder inkomplett sein und ist meist angeboren (c-PCS). Intrahepatische Pfortaderäste fehlen oder sind nur partiell angelegt. Seit der Erstbeschreibung durch Abernethy 1793 wurden bisher 19 Fälle beschrieben (27, 39, 53; Zusammenstellung mit Literaturübersicht bei 31, 34). Durch den Einsatz der FKDS wird diese Erkrankungsentität zunehmend häufiger diagnostiziert (34).

Befunde bei portocavalem Shunt. Typisch ist der sonographische Nachweis der Verbindung zwischen V. lienalis, V. mesenterica superior und V. cava inferior (Abb. 12.**20**). Das Kaliber der V. cava nimmt nach der

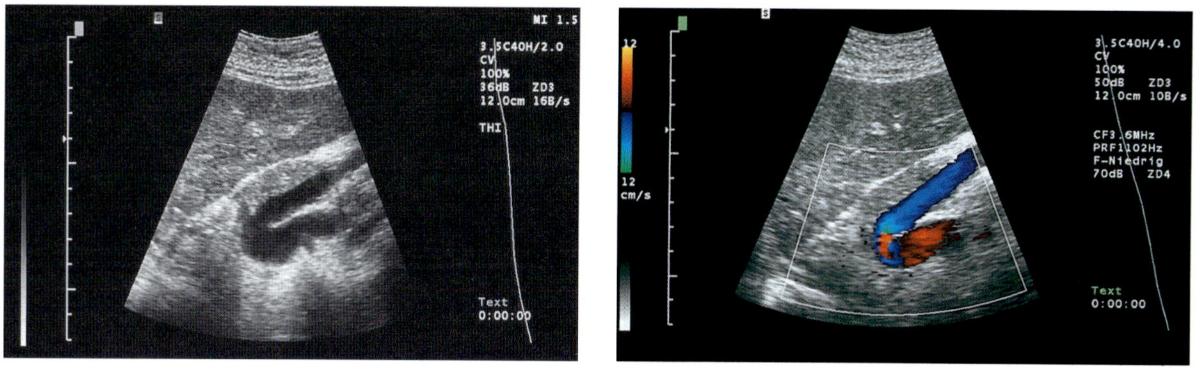

a b

Abb. 12.**20** **a** u. **b** Kongenitaler portokavaler Shunt in B-Bild (**a**) und FKDS (**b**). Modifizierter Längsschnitt durch den Leberhilus von ventral. Vom Konfluenz aus lässt sich kein Pfortaderhauptstamm in die Leber verfolgen. Stattdessen biegt der gemeinsame Stamm von V. lienalis und V. mesenterica superior (blau kodiert) am Pankreas um und mündet in der V. cava inferior (rot kodiert).

Shuntmündung zu, die FKDS zeigt direkt den Einstrom. Die intrahepatischen Äste der V. portae fehlen, der Pfortaderstamm ist nicht nachweisbar oder mündet atypisch direkt in die V. cava inferior. Die A. hepatica ist hypertrophiert, ihre Äste sind bis weit in die Peripherie nachweisbar. Als indirekten Beweis für den Shunt können die Doppler-Spektren aus V. mesenterica superior und V. lienalis statt des physiologischerweise bandförmigen Flusses eine kardiale Modulation aufweisen, wie sie für die V. cava inferior typisch ist.

Nebenbefunde. Über 75% der publizierten Fälle sowie 80% der Betroffenen aus dem eigenen Patientengut wiesen Tumoren und Hyperplasien auf. Als Ursache wird eine reaktive Hyperplasie bei fehlender portalvenöser Blutversorgung oder ein Mangel an hepatotrophen Faktoren diskutiert, der über eine fehlende Ausdifferenzierung der Hepatozyten zu einer fortlaufenden Proliferation und damit Tumorpromotion führt (51). Aus obigen Erwägungen sollte stets gleichzeitig nach Lebertumoren gefahndet werden.

Aneurysmen. Aneurysmen des portalvenösen Systems galten bis vor kurzem als Rarität, seit Anwendung der FKDS werden sie häufiger erkannt. Sie kommen in jeder Alterstufe vor und finden sich entweder direkt oberhalb der Konfluenz oder weiter distal im Verlauf der Pfortaderäste. Ihre Ätiologie wird noch kontrovers diskutiert. Sie sind angeboren oder iatrogen verursacht (7), es gibt jedoch auch Hinweise, dass sie auf dem Boden einer portalen Hypertension entstehen. Das Aneurysma kann durch Kompression einen Aufstau der Gallenwege verursachen.

Befunde. Sonographisch zeigt sich eine zystische Läsion, die je nach Lage mit einer Pankreaspseudozyste, einer Leber- oder Choledochuszyste verwechselt werden kann. Der Flussnachweis in der FKDS beweist die

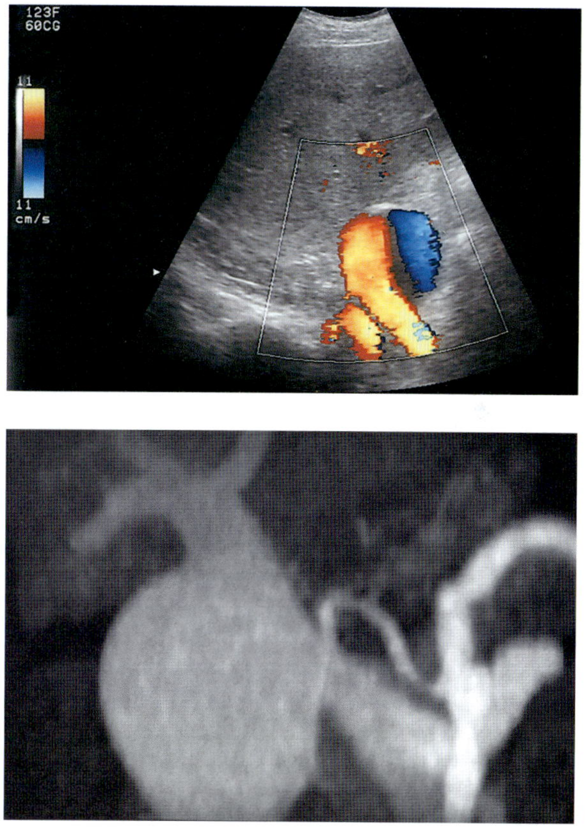

a b

Abb. 12.**21** **a** u. **b** Portalvenenaneurysma im Leberhilus.
a Im B-Bild zeigt sich eine echoarme Raumforderung von 3 cm Größe (hier nicht dargestellt), in der FKDS eine turbulent durchströmte Aussackung der V. portae von 3,5 cm Größe. Kein Hinweis auf eine intraluminale Thrombose.
b In den rekonstruierten computertomographischen Aufnahmen (MIP) bestätigt sich ein sackförmiges exzentrisches Aneurysma der V. portae.

Gefäßmalformation: Das Aneurysma ist durch turbulenten Fluss ausgefüllt (Abb. 12.**21**) und kann damit als Blickdiagnose richtig eingeordnet werden (47). Eine Beurteilung von Fluss- und Flussrichtung sowie die Beziehung des Aneurysmas zum Gallenwegsystem (z.B. Aufstau) sollten die Untersuchung vervollständigen. Eigene Verlaufsbeobachtungen (Beobachtungszeitraum 6 Monate bis 14 Jahre) zeigen zwar nur ein geringgradiges Wachstum, in der Literatur werden jedoch Blutungskomplikationen bis zu 41% berichtet (11), sodass eine prophylaktische Operation zu erwägen ist.

AV-Fisteln. Extrahepatische arterioportale Fisteln sind meist Folge eines Traumas oder einer Operation (s.a. Kapitel 11). Sie führen zu einer Druckerhöhung im portalvenösen System. Bei großem Fistelvolumen kann sich die V. portae aneurysmatisch erweitern, der Abstrom aus dem mesenterialen Venensystem ist behindert.

Befunde. In der FKDS erkennt man eine erweiterte V. portae mit erheblichen Turbulenzen. Das bei AV-Fisteln in der Peripherie erkennbare typische mosaikartige Farbartefakt ist nicht obligat und kann fehlen. Ist der Druckanstieg erheblich, so findet sich im Stamm der V. portae sowie in der V. mesenterica superior ein verminderter oder retrograder Fluss.

Thrombosen, Stenosen und Verschlüsse

Häufigste Ursache der prähepatischen oder segmentalen portalen Hypertension (s.a. Kapitel 13) sind der primäre oder sekundäre thrombotische Verschluss der V. portae bzw. der V. lienalis und der V. mesenterica superior.

Ätiologie. Auslöser sind toxische Endothelschäden, Flussverlangsamung bei Leberzirrhose und Tumoreinbruch, Abszesse, Cholangitiden, eitrige Lymphadenitis, entzündliche Darmerkrankungen sowie Pankreatitis und bei Neugeborenen Nabelschnurinfektionen. Weitere Risikofaktoren für abdominale Thrombosen sind Neoplasien bzw. paraneoplastische Syndrome, hämatologische Erkrankungen wie die Polycythaemia vera, Antithrombin-III-Mangel, erhöhte Antiphospholipide sowie Genom-Schädigungen, z.B. am Prothrombin G20210A oder am Gentotyp TT667 (Methylene Tetrahydrofolatreduktase), deren Bedeutung gerade für die Mesenterialvenenthrombose evaluiert wurde (4, 9, 22).

Klinik und Therapie. Das Spektrum klinischer Beschwerden ist insbesondere bei der Mesenterialvenenthrombose breit (16). Es reicht von unspezifischen Bauchschmerzen mit Fieber und Leukozytose bis zum akutem Abdomen. Der akute komplette Verschluss

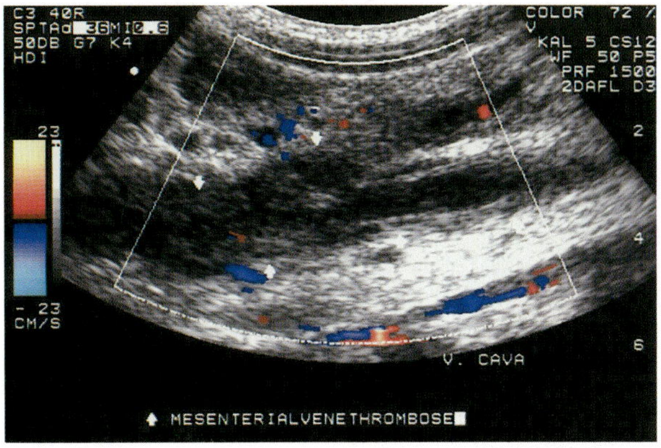

Abb. 12.**22** Frischer Verschluss der Vv. mesentericae superior und inferior.
Im Flankenschnitt von links-lateral erkennt man die Mündungsstelle der V. mesenterica inferior in die V. mesenterica superior. Beide Gefäße sind erweitert und durch echoarmes Thrombusmaterial ausgegossen.

kann lebensbedrohlich sein, bei langsamer Verlegung entwickeln sich schnell und ausreichend Kollateralen. Therapeutische Optionen sind:

- die Antikoagulation,
- in Einzelfällen die transhepatische mechanische Thrombektomie (41, 43) mit anschließender Thrombolyse,
- die Lyse über einen liegenden Katheter in der A. mesenterica superior oder der A. lienalis.

Befunde. Charakteristische sonographische Zeichen einer Thrombose der V. portae, der V. lienalis oder der V. mesenterica superior sind anfänglich echoarme oder inhomogene Thrombusmassen mit Dilatation des befallenen Gefäßabschnitts (Abb. 12.**22**). Die Kompressibilität – wenn durchführbar – des Gefäßes ist eingeschränkt. Im B-Bild findet man neben den erwähnten allgemein gültigen sonographischen Kriterien an der V. mesenterica superior bei der isolierten Thrombose dilatierte Seitenäste (32). Leberwärts weisen ein diskrepant schmales Kaliber der V. portae sowie je nach Stadium der Erkrankung Kokkarden auf ödematöse Darmschlingen hin (49). Die Relation des Durchmessers zwischen thrombosierter Vene und Arterie hat sich an über 40 Fällen als Hinweis auf das Thrombosealter bewährt (30).

Bei frischen Thrombosen ist der Gefäßdurchmesser anfänglich noch erweitert (Abb. 12.**23**). Im weiteren Verlauf nimmt das Volumen des Thrombusmaterials ab, es wird echodicht. Vom umgebenden Fettgewebe kann es schlecht abgrenzbar sein. Die FKDS beweist die Thrombose durch fehlenden Fluss und ermöglicht den Nachweis von wandständigen, noch frei durchströmten Arealen (Abb12.**24**).

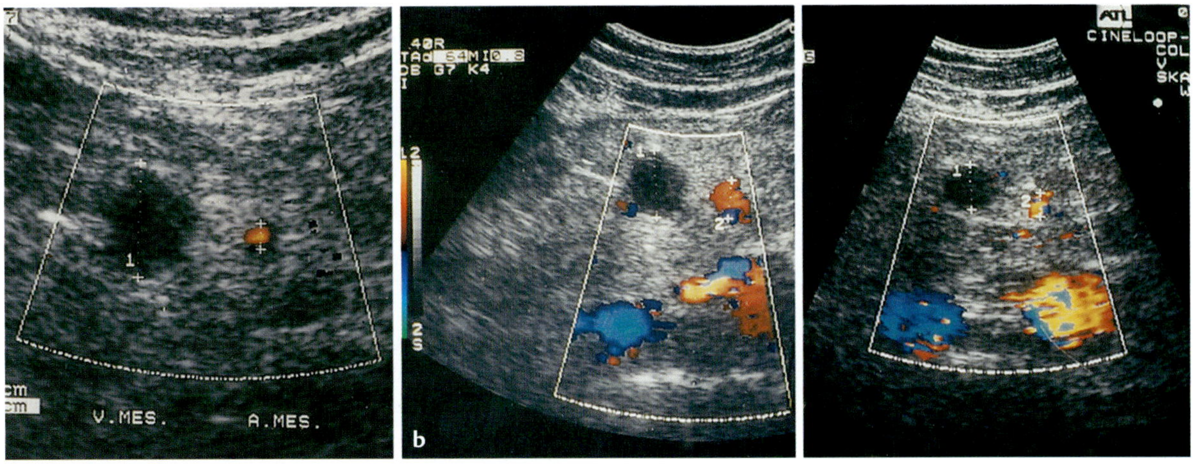

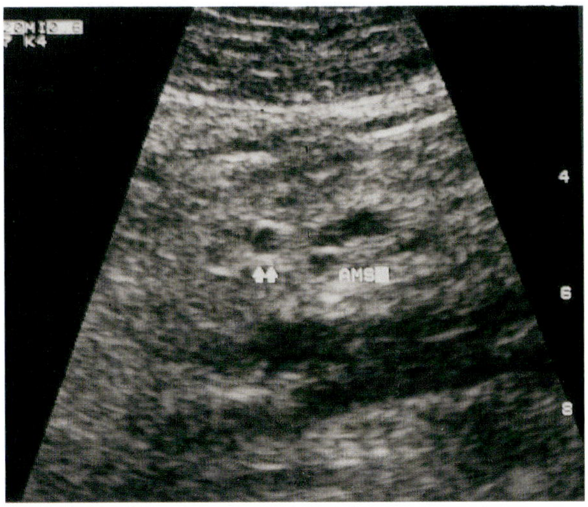

Abb. 12.**23 a–d** Verlauf einer persistierenden Thrombose mit Retraktion des Thrombusmaterials.

a Bei Aufnahme zeigt sich eine Aufweitung der V. mesenterica auf über 2 cm. Die A. mesenterica superior ist schmächtig (1. Tag nach Beschwerdebeginn).

b Im weiteren Verlauf bleibt das Gefäß verschlossen. Der Querdurchmesser nimmt durch Retraktion des Thrombusmaterials ab (3. Woche nach Aufnahme: 1,5 cm) Die zunächst kompensatorische Engstellung der A. mesenterica superior ist verschwunden.

c Nach weiteren 2 Wochen zunehmende Retraktion.

d Spätkontrollen nach 2 Jahren lassen nur einen 4-5 mm dicken organisierten Strang erkennen (Doppelpfeil).

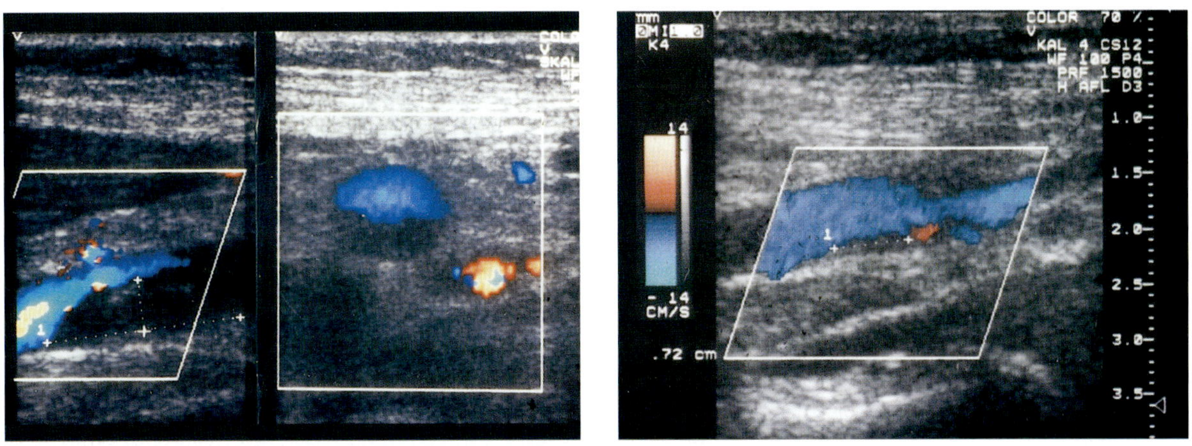

Abb. 12.**24 a** u. **b** Frische, noch umspülte Thrombose der V. mesenterica superior mit Verlauf.

a In der FKDS Nachweis einer bergartigen, noch partiell umspülten Thrombose (Längs- und Querschnitt).

b Unter i. v.-Heparingabe klinische Besserung. In der Nachkontrolle nach 6 Monaten zeigt sich nur noch ein kleiner, wandständiger, organisierter Thrombusrest.

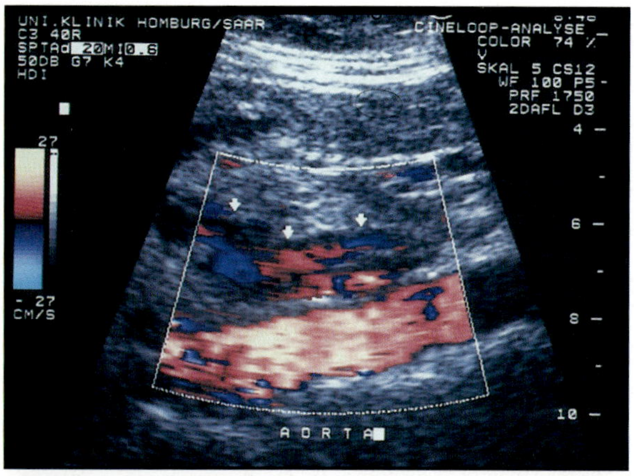

a

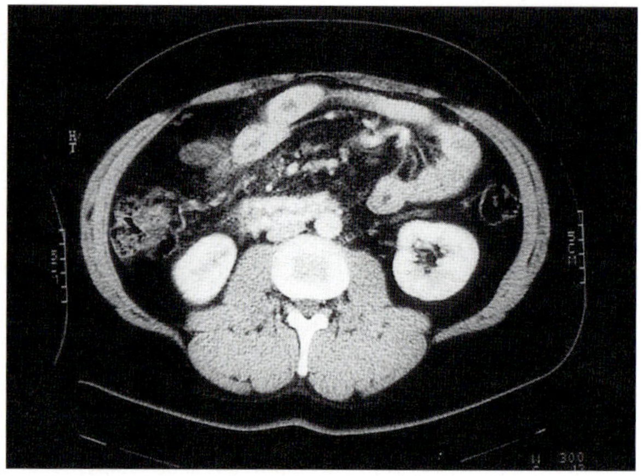

b

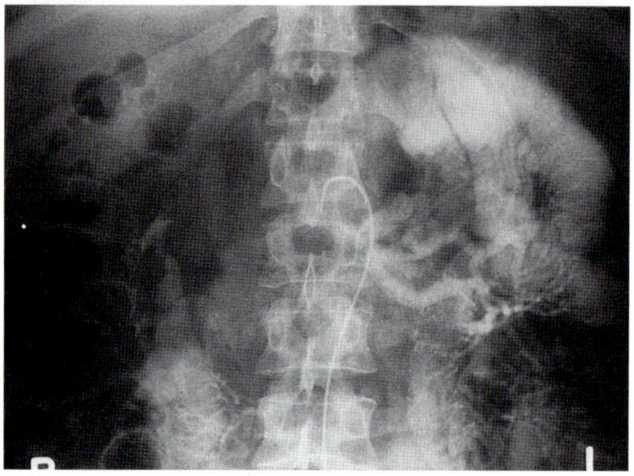

c

Abb. 12.**25 a–c** Duodenalvarizen bei alter Mesenterialvenenthrombose (ca. 3 Jahre alt).
a Aufnahme mit rezidivierenden gastrointestinalen Blutungen. Im B-Bild Nachweis einer schienenstrangartigen Darmwandverdickung, die sich in der FKDS als perlschnurartige Varizenbildung erklärt.
b Im Kontrastmittel-CT zeigt sich ein deutliches Wandenhancement in der portalvenösen Phase.
c Angiographisch bestätigt sich in der Spätphase ein kompletter Verschluss der V. mesenterica superior mit exzessiven Kollateralen.

Kollateralenbildung. Unter Therapie kann der Thrombus rekanalisieren oder sich komplett auflösen. In der Mehrzahl der Fälle bleibt das Gefäß jedoch verschlossen (30). Innerhalb von 2–5 d bilden sich Kollateralen über mesenteriale Seitenäste. Weitere, sehr effektive Kollateralen sind gastrorenale und splenorenale Anastomosen, die sich als Gefäßkonvolute am Milzhilus, am kaudalen Milzpol sowie zur linken Niere hin darstellen lassen. Die pankreatikoduodenalen Venen drainieren Kolon, Duodenum und Pankreas und stehen mit der V. cava inferior in Verbindung. Sie können beim kompletten Verschluss von V. mesenterica superior und inferior massive Ausmaße annehmen (Abb. 12.**25**). Zusammen mit den peripankreatischen Venen, die die V. lienalis, die V. portae und die V. mesenterica superior miteinander verbinden, können sie eine partielle Thrombose der V. mesenterica superior überbrücken.

Beim isolierten Verschluss der V. lienalis bilden sich die Kollateralen über 3 Kanäle: Der erste Weg läuft über die Vv. gastroepiploicae entlang der großen Kurvatur des Magens zur V. mesenterica superior. Diese sind sonographisch oft nicht darstellbar. Wesentlich effektiver ist die Verbindung über die Vv. gastricae breves und den Venenplexus des Magens zur V. coronaria ventriculi, die das Blut weiter zur V. portae führen. Wird ihre Mündung tangiert, entstehen Ösophagusvarizen.

Neben den großen, präformierten Kollateralen führt die allgemeine Druckerhöhung beim Verschluss der V. portae zusätzlich zur Hypertrophie präexistenter kleiner Venen, die das Lymph- und Gallenwegsystem umgeben. Sie werden als feines Netzwerk sichtbar. Ihr hepatopetaler Abfluss erfolgt z.T. über varikös erweiterte Gefäße der Gallenblasenwand und das Gallenblasenbett in die intrahepatischen Pfortaderäste. Diese Kollateralen sind in der FKDS nachzuweisen und von anderen Veränderungen, die mit einer Gallenblasenwandverdickung einhergehen, zu unterscheiden.

Wertigkeit der FKDS und Methodenvergleich

Zur Diagnostik des venösen Systems stehen die Phlebographie und Kavographie sowie zur Darstellung der V. portae und der Mesenterialvenen die Angiographie mit der indirekten Splenoportographie zur Verfügung.

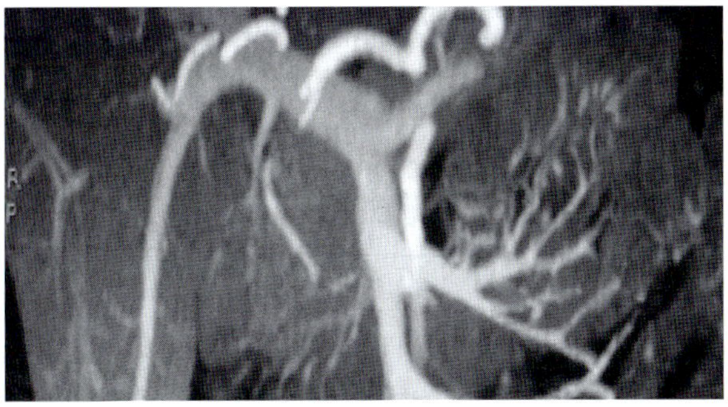

Abb. 12.**26** Darstellung der mesenterialen und portalen Achse im CT (Multi-Slice). Rekonstruktionen aus den kontrastmittelgestützen axialen Bildern ergeben ein angiographieähnliches Bild mit übersichtlicher Darstellung der großen mesenterialen Venenäste sowie der V. portae.

Alternativen sind die Computertomographie (CT), die Magnetresonanztomographie (MRT) und in ausgewählten Fällen die Szintigraphie.

CT. Insbesondere die CT hat sich in der Diagnostik des venösen Systems bewährt (2, 10, 12, 40). Eine frische Thrombose ist an der Aufweitung des Gefäßes zu erkennen und kann kurzzeitig hyperdens erscheinen. Nach Kontrastmittelgabe stellen sich Thromben als Aussparung dar, erlauben also eine sichere Beurteilung der V. cava und der Beckenvenen sowie der V. portae und der V. mesenterica superior. Multi-Slice-Geräte mit der Möglichkeit, 4 oder mehr Schnitte gleichzeitig zu erfassen, erlauben es, große Abschnitte angiographieähnlich darzustellen (Abb. 12.**26**).

MRT. Ein weiteres Verfahren ist die MRT, die bereits ohne Kontrastmittel Thromben nachweisen kann. Die Wertigkeit dieser Methode wurde zunächst kontrovers diskutiert. Neue MRT-Sequenzen in 2D-/3D-Technik, FISP und Ultrafast-Flash-Techniken, Breathhold-Techniken sowie der routinemäßige Einsatz von Kontrastmittel haben die Diagnostik deutlich verbessert (21, 50). Die Sensitivität für abdominale Gefäßerkrankungen wird mit 90% angegeben.

Szintigraphie. Die Szintigraphie erlaubt nach radioaktiver Markierung von Thrombozyten den Nachweis und die Lokalisation von größeren Thrombosen. Sie ist heute jedoch nur noch selten indiziert, z.B. bei adipösen Patienten, die sonographisch nicht beurteilbar sind und mit CT bzw. MRT u.U. wegen einer Niereninsuffizienz nicht untersucht werden können.

Die Wahl des primären diagnostischen Verfahrens hängt von der Fragestellung, der Verfügbarkeit sowie von den logistischen Gegebenheiten ab.

V. cava inferior, Vv. renales, Vv. ovaricae und Vv. lumbales

Verfahren der ersten Wahl zur Beurteilung der V. cava inferior und ihrer Zuflüsse war bisher die Kavographie über eine Punktion der V. femoralis in der Leiste. In der Übersichtskavographie lassen sich Leber- und Nierenvenen unter Pressen durch Reflux im Mündungsbereich oder als Einstromartefakt mit Aussparung im Lumen identifizieren. Im Vergleich zur Phlebographie und Kavographie hat sich der Gefäßultraschall für das venöse System bereits als wertvolle Ergänzung erwiesen.

Thrombosen. Bei bekannter Thrombose der Becken-/Beinetage erlaubt es die FKDS häufig besser und mit weniger Aufwand, die kraniale Begrenzung einer aszendierenden Thrombose zu erfassen. Mittlerweile ist auch die primäre Diagnostik von Thrombosen der V. cava und der Nierenvenen möglich. Im Gegensatz zur Diagnostik der Beinvenen, bei denen oft bereits die Kompressionstechnik ausreichend ist, ist die Wertigkeit der reinen B-Bild-Sonographie gering. Erst die FKDS ermöglichte über den Nachweis von Fluss bzw. von Aussparungen im durchströmten Lumen den Thrombosenachweis bzw. -ausschluss. Eine Beurteilung der V. cava inferior mit der FKDS ist beim Erwachsenen in über 95% der Fälle realistisch. Der Nachweis von kleinen, hämodynamisch nicht wirksamen wandständigen Thromben sowie die Beurteilung der Beckenvenen bei adipösen Patienten kann jedoch schwierig sein. Hier ist die MRT mit einer Sensitivität und Spezifität von 93% bzw. 100% überlegen. Für die Diagnostik der Ovarialvenenthrombosen wird im Gegensatz zu MRT (100%) und CT (77%) nur eine Sensitivität von 55% berichtet (35).

Eine Beurteilbarkeit der Nierenvenen ist zumindest für die mündungsnahen Abschnitte in über 90% der Fälle möglich. Bei geplanter Tumornephrektomie ist die FKDS ausreichend. Soll jedoch eine Tumorenukleation erfolgen, so müssen auch ein partieller Verschluss und ein Einbruch in kleinere, intrarenale Gefäße ausgeschlossen werden. Hier bleibt die Kavographie mit selektiver Darstellung der Nierenvenen oder in Zukunft die CT in Multislice-Technik Methode der ersten Wahl.

Gefäßanomalien. Bei Anomalien der V. cava inferior und der Beckenvenen kann der Nachweis von Kollateralen oder atypischen Gefäßen aufgrund des Verdünnungseffekts phlebographisch schwierig sein. Hier hat die FKDS Vorteile (45). Seit ihrem routinemäßigem Einsatz nimmt die Zahl der früher als selten angesehenen Varianten deutlich zu. Die genaue Einordnung erfordert jedoch die Analyse aller Venen einschließlich der V. azygos und V. hemiazygos, sodass eine Spiral-CT oder MRT ergänzt werden sollte.

Mesenteriale und splenoportale Achse

Für die Erfassung von Erkrankungen der splenoportalen Achse und der mesenterialen Venen galt zunächst die direkte Splenoportographie mit Milzpunktion als Goldstandard. Sie wurde von der indirekten Splenoportographie bzw. Mesenterikographie abgelöst, mit der sich in der Spätphase das Venensystem abbilden lässt (Abb. 12.**6**).

Thrombosen in der FKDS. Erste Beobachtungen zeigten, dass bereits das B-Bild sowie die CT in der Lage sind, in Einzelfällen eine Mesenterialvenenthrombose zu erkennen (49). Seit der Einführung der FKDS ist die komplette Beurteilung der splenoportalen Achse (s.a. Kapitel 13) sowie der V. mesenterica möglich geworden. Eine Darstellung der V. portae ist nativ bereits in über 98% der Fälle möglich, mit heutigen Geräten sowie ggf. mit Ultraschallkontrastmittel zur Signalverstärkung in über 96% auch die der V. mesenterica superior mit ihren Hauptästen (30). Die Abschätzung von Thrombusvolumen, Restdurchblutung und Kollateralen ermöglicht eine frühzeitige und gezielte Therapie. Eine prospektive Studie an z.Z. über 60 Patienten zeigte, dass sich durch die Früherfassung der Mesenterialvenenthrombose das therapeutische Management geändert hat: Wenn das Thrombusmaterial noch voluminös und echoarm ist und keine Darmwandverdickung als Ausdruck der Dekompensation erkennbar wird, ist die Antikoagulation Therapie der Wahl. Weitere Alternativen sind die indirekte Lyse über Kathetereinlage in die A. mesenterica superior sowie bei Thrombosepersistenz gelegentlich auch die direkte Lyse in TIPSS-Technik (41, 43).

Weitere Verfahren. Eine ergänzende Methode bei unklaren Befunden ist die Spiral-CT, die mit der Multislice-CT für das portale und mesenteriale System übersichtliche, angiographieähnliche Bilder liefert (Abb. 12.**26**). Die Flussrichtung kann damit jedoch nicht beurteilt werden. Alternative ist die MRT, die bereits mit Standardsequenzen eine Thrombose der V. portae sicher erfasst und in ersten Ansätzen Aussagen über das Thrombosealter erlaubt. Vorteil der MRT ist die übersichtliche Darstellung der Kollateralkreisläufe (18, 23).

Die Beurteilung einer Gefäßinfiltration ist bei Tumoren mit einer Sensitivität von 81% und einer Spezifität von 96% möglich, sodass in der präoperativen Diagnostik von Pankreaskarzinomen die alleinige MRT mit Kontrastmittel als Kombination von axialen Aufnahmen, MRCP und MRA für ausreichend gehalten wird (20).

Ausblick. Die Verfügbarkeit und die hohen Kosten von MRT und Multi-Slice-CT bleiben jedoch weiterhin die limitierenden Faktoren, sodass in der Primärdiagnostik der splenoportalen und mesenterialen Achse z.Z. die Sonographie Methode der ersten Wahl bleibt.

Literatur

1. Abernethy J. Account of two instances of uncommon formation in the viscera of the human body. Philos. Trans. R. Soc. 1793; 83: 59–66.
2. Allgayer B, Reiser M, G, Ries, Feuerbach S. Computed tomographic demonstration of venous thrombosis of different etiologies. Eur J Radiol. 1981; 1: 204–6.
3. Arlart IP. MR-Angiography: Venen des Abdomens. Radiologe. 1997; 37: 554–65.
4. Armitrano L, Branccacio V, Guardascione MA, Margaglione M, Iannaccone L. High prevalence of thrombophilic genotypes in patients with acute mesenteric vein thrombosis. AM J Gastroenterology. 2001; 96: 146–9.
5. Baka JJ, Lev-Toaff AS, Friedman AC, Radecki PD, Caroline DF. Ovarian vein thrombosis with atypical presentation: role of sonography and duplex Doppler. Obstet. Gynecol. 1989; 73: 887–9.
6. Baran GW, Frisch KM. Duplex Doppler evaluation of puerperal ovarian vein thrombosis. Am J Roentgenol. 1987; 149: 321–2.
7. Bezzi M, Mitchell DG, Needleman L, Goldberg BB. Iatrogenic aneurysmal portal-hepatic venous fistula. Diagnosis by color Doppler imaging. J. Ultrasound Med. 1988; 7: 457–61.
8. Bolognesi R, Tsialtas D, Manca C. Diagnosis of an aortocaval fistula by echo 2D color Doppler flow imaging and echocardiographic probe. Cardiology. 1991; 79: 151–5.
9. Brandenburg VM, Frank RD, Wasmuth HE, Gartung C. Elevated Levels of factor VIII: C as a possible risk factor for portal, splenic and mesenteric vein thrombosis. Gastroenterology. 2001; 120: 1563–4.
10. Bruce DW, Loud PA, Klippenstein DL, Grossman DZ, Katz DS. Combined CT venography and pulmonary angiography: how much venous enhancement is routinely obtained? Am J Roentgenol. 2001; 176: 1281–5.
11. Caligaro KD, Ahmad S, Dandara R, et al. Venous Aneurysms: Surgical Indications and review of the literatur. Surgery. 1995; 117: 1–6.
12. Castillo M, Nunez D, Morillo G. Review of computed tomography findings in thrombosis of the major abdominal venous pathways. J Comput Tomogr. 1986; 10: 205–14.
13. Chermet J, Bigot JM. Venography of the inferior vena cava and its branches. Heidelberg: Springer; 1980.
14. Chevalier JM, Jimenez M, Sorain F, Choussat A, Baudet E. Retour veineux pulmonaire anormal total infracardiaque. Interet de l´echocardiographie Doppler couleur. Arch franc Pediat. 1990; 47: 515–8.
15. Chuang VP, Mena CE, Hoskins PA. Congenital anomalies of the inferior vena cava. Review of embryogenesis and presentation of a simplified classification. Brit J Radiol. 1974; 47: 206–13.
16. Clavien P A, Dürig M, Harder F. Venous mesenteric infarction: a particular entity. Br J Surg. 1988; 75: 252–5.
17. Colletti J, Halls M. Color Doppler sonography of portocaval shunts. J Clin Ultrasound. 1990; 18: 379–81.
18. Debatin JF, Zahner B, Romanowski MCB, Schoepke W, Marincek B, Fuchs WA. Azygos blood flow. Phase contrast quantification in volunteers and patients with portal hypertension, pre- and post intrahepatic shunt placement. Hepatology. 1996; 24: 1109-15.
19. Dufour D, Delaet MH, Dassonville M, Cadranel S, Perlmutter N. Midgut malrotation, the reliability of sonographic diagnosis. Pediatr Radiol. 1992; 22: 21–3.
20. Gaa J, Richter A, Lorenz D, Post S, Georgii M, Trede M. Kernspintomographische Diagnostik von Pankreastumoren. Dtsch Ärzteblatt. 2001; 98: 392-4.

21. Gehl HB, Bohndorf K, Klose C. Inferior vena cava tumor thrombus: demonstation by GD-DTPA enhanced MR. J Comp Assist Tomography. 1990; 14: 479–81.
22. Herzberg M S, Underwood T, Falvaloro EJ. Mesenteric vein thrombosis secondary to combined protein C deficiency and double heterozygosity for factor V Leiden and prothrombin G20210A. Am J Hematology. 1999; 62: 199–200.
23. Hughes LA, Hartnell GG, Finn JF, et al. Time of Flight Angiography of the portal venous system: value compared with other imaging procedures. Am J Roentgenol. 1996; 166: 375–8.
24. Jabra AA, Taylor GA. Ultrasound diagnosis of congenital intrahepatic portosystemic venous shunt. Pediat. Radiol. 1991; 21: 529–30.
25. Jimenez M, Hery E, van Doesburg NH, Guerin R, Spier S. Inferior vena cava stenosis in scimitar syndrome: a case report. J Am Soc Echocardiogr. 1988; 1: 152–4.
26. Kadir S. Atlas of Normal and Variant Angiographic Anatomy. Philadelphia: Saunders; 1991.
27. Kerlan RK, Sollenberger DR, Palubinskas AJ, Raskin NH, Callen PW, Ehrenfeld WK. Portal-systemic encephalopathy due to a congenital portocaval shunt. Am J Roentgenol. 1982; 139: 1013–5.
28. Keusch G. Thrombotische Komplikationen beim nephrotischen Syndrom. Schweiz. med. Wschr. 1989; 119: 1080–5.
29. Klessen C, Deutsch HJ, Karasch T, Landwehr P, Endmann E. Thrombose der tiefen Bein- und Beckenvenen bei angeborener Agenesie der V. cava inferior. DMW. 1999; 124: 523–6.
30. Köhler M. Sonographische Diagnostik der Mesenterialvenenthrombos. Dissertation, Homburg 1998.
31. Kubale R. Histologische Veränderungen beim congenitalen portocavalen Shunt. Dissertation Hannover 1984.
32. Kubale R, Heger N, Guettner B, Walter P, Köhler M, Kramann B. Möglichkeiten der nichtinvasiven Diagnostik von Thrombosen der V. mesenterica superior. Zentralblatt Radiologie. 1993; 147: 805–6.
33. Kubale R, Weskott HP. Nebenierenvenethrombosen – Möglichkeiten und Probleme der Diagnostik. Ultraschall in der Medizin. 1997; 1(18): 34–5.
34. Kubale R, Wermcke W, Hoyer FP, Schwaiger C, Vonname FJ, Gebel M. The congenital porto-caval shunt: Diagnostic features and Clinical Relevance. Radiology. 1999; 213: 209–10.
35. Kubik-Huch AR, Hebisch G, Huch R, Hilfekur P, Debatin JF, Krestin GP. Role of duplex color Doppler, computed tomography and MR angiography in the diagnosis of septic purpural vein thrombosis. Abdom Imaging. 1999; 24: 85–91.
36. Lalonde L, Van Beers B, Trigeaux JP, Delos M, Melange M, Pringot J. Focal nodular hyperplasia in association with spontanous porto-systemic venous shunts. Gastrointest. Radiology. 1992; 17: 154–6.
37. Lang W, Gunther E, Becker D, Sturm M, Heyder N, Schweiger H. Follow-up of V. cava filter with Doppler Ultrasound. Ultraschall Med. 1994; 15: 312–6.
38. Lusza G. Röntgenanatomie des Gefäßsystems. Budapest 1972
39. Ollig und Olson 1974
40. Prokop M. Multislice CT Angiography. Eur J Radiology. 2000; 36: 86–96.
41. Rosen M, Sheiman PR. Transhepatic mechanical thrombectomy followed by infusion of TPAQ into the superior mesenteric artery to treat acute mesenteric vein thrombosis. J Vascular and Interventional Radiology. 2000; 11: 195–8.
42. Satomi G, Takao A, Momma K, et al. Detection of drainage site in anomalous pulmonary venous connections by two-dimensional Doppler color flow mapping echocardiography. Heart and Vess. 1986; 2: 41–4.
43. Sehgal M, Haskal ZJ. Use of transjugular intrahepatic portosystemic shunts during lytic therapy of extensive portal and mesenteric venous thrombosis. J Vasc Interv Radiol. 2000; 11: 61–5.
44. Seib GA. The azygos system of veins in in American Whites and American Negroes, including observations in on the inferior caval venous system. Am J Antropol. 1934; 19: 39–163.
45. Seitz KH, Kubale R. Duplexsonographie der abdominellen und retroperitonealen Gefäße. Weinheim: VCH; 1987.
46. Spitzer CE, Sostmann HD, Wilkes DC, Coleman RE. Deep venous thrombosis: Experience with gardient-echo MR-imaging in 66 patients. Radiology. 1990; 177: 235–41.
47. Tanaka S, Kitamura T, Fujita M, Iishi H, Kasugai H, Nakanishi K, Okuda S. Intrahepatic venous and portal venous aneurysms examined by color Doppler flow imaging. J Clin Ultrasound. 1992; 20: 89–98.
48. Tismer H. Truncus gasto-colicus. Eine klinisch-anatomische Studie. Ultraschall Klin. Prax. 1996; 5(Suppl.): x-y.
49. Tranquet T, Bescos JM, Reparaz B. Noninvasive Methods in the Diagnosis of Isolated Superior Mesenteric Vein Thrombosis: US and CT. Gastrointest Radiol. 1989; 14: 321–5.
50. Van Hoe L, de Jagere T, et al. Breath-hold contrast-enhanced three dimensional MRT of the abdomen time resolved imaging versus single phase imaging. Radiology. 2000; 214: 149–56.
51. Vonnahme FJ, Dubuisson L, Kubale R, Klempnauer R, Grün M. Ultrastructural characteristics of hyperplastic alterations in the liver of congenital portacaval-shunt rats." Br J Exp Pathol. 1984; 65: 585–96.
52. Vorwerk D, Guenther RW, Bohndorf K. Erste Erfahrungen mit der Angiodynographie (farbcodierten Duplexsonographie) in der Kontrolle von Kavafiltern. Ultraschall in Med. 1987; 8: 259–62.
53. Yosidome H, Edwards MJ. An embryological perspective on congenital portocaval shunt: A rare anomaly in a patient with hepatocellular carcinoma. Am J Gastroenterology. 1999; 94: 2537–9.

13 Leber und portalvenöses System

H.-P. Weskott, R. Kubale

Allgemeine Bemerkungen

„We believe that imaging of the liver is complicated" (7).

Die farbkodierte Duplexsonographie (FKDS) wird seit etwa 10–12 Jahren in der klinischen Routine eingesetzt. In dieser Zeit ist die technische Entwicklung rasch fortgeschritten: Eine deutlich verbesserte Sensitivität bei der Detektion langsamer und niedrigvolumiger Blutflüsse, die Einführung des Amplituden- (Power-) Dopplers sowie der Einsatz von Ultraschallkontrastmitteln zur Signalverstärkung führten zu einer zunehmenden Substitution der diagnostischen Angiographie (indirekte Splenoportographie). Wesentliche Verbesserungen der B-Bild-Qualität, wie zuletzt durch das Tissue-Harmonic-Imaging-Verfahren (THI) und die Entwicklung neuer Schallköpfe sorgten dafür, dass sich der diagnostische Ultraschall kontinuierlich weiterentwickeln konnte. 1999 wurde der B-Flow zur B-Bild-Darstellung fließenden Blutes eingeführt.

Parallel dazu hat sich das Spektrum der therapeutischen Möglichkeiten erweitert:

- Neue Entwicklungen der Tumorchirurgie und Embolisation sowie thermische und chemische Ablationsverfahren von Tumoren,
- die Interferon-Therapie bei diffusen Lebererkrankungen,
- radiologisch-interventionelle Verfahren wie der perkutane transjuguläre portosystemische Shunt (TIPSS)

führten zu neuen und höheren Ansprüchen an die Bildgebung.

Im folgenden Kapitel werden Möglichkeiten und Grenzen der FKDS sowie der neueren Verfahren der Gefäßdiagnostik zur Erfassung von Erkrankungen der Leber und der Lebergefäße behandelt.

Anatomie und häufige Varianten

Sauerstoffversorgung der Leber. Die Leberversorgung erfolgt zu etwa 70% über die Portalvene und zu etwa 30% über die Leberarterie(n). Durch die sinusoidalen Anastomosen und die Existenz präsinusoidaler arterieller und portalvenöser Sphinkteren wird dabei der arterielle und portalvenöse Zufluss gegenseitig reziprok beeinflusst. Nur wenige Untersuchungen liegen zu Messungen an den Leberarterien vor. Für intraoperativ gemessene Flussvolumina bei Patienten mit portaler Hypertension werden in der Literatur stark voneinander abweichende Werte angegeben (91–1100 ml/min, im Mittel 414 ml/min [nach 90]).

Arterielle Zuflüsse. Die arterielle Leberversorgung erfolgt über die A. hepatica propria, einem Ast der A. hepatica communis, die i.d.R. aus dem Truncus coeliacus (TC) entspringt. Die Gefäßversorgung zeigt eine große Vielfalt, deren Kenntnis insbesondere für die Planung von Operationen im Oberbauch und nach Lebertransplantation von großer Bedeutung ist: Ein Drittel aller Erwachsenen weist Abgangs- oder Verlaufsvarianten des Truncus coeliacus und der A. mesenterica superior auf. Es wird zwischen akzessorischen und aberranten Varianten unterschieden (66).

- Sowohl die aberrante (11%, Michels Typ III) als auch die akzessorische A. hepatica dextra (7%, Michels Typ IV) entspringen aus der A. mesenterica superior und verlaufen dann dorsal der Portalvene im portokavalen Raum.
- Eine weitere wichtige Variante ist die aberrante A. hepatica communis (2,5–4,5%, Michels Typ IX) aus der A. mesenterica superior.
- Die aberrante A. hepatica sinistra entspringt vom ventralsten Punkt der A. gastrica sinistra (10%, Michels Typ II) und verläuft im Lig. venosum zum linken Leberlappen.
- Aus der A. hepatica sinistra kann in 8% die A. gastrica sinistra entspringen und mit retrogradem Fluss im Lig. venosum verlaufen.
- Beim Truncus coeliacomesentericus liegt ein gemeinsamer Gefäßstamm beider großen Gefäße vor.

Die häufigsten Varianten sind in Abb. 13.**1** zusammengestellt.

Pfortader. Die V. portae entsteht hinter dem Pankreasisthmus aus dem Zusammenfluss der V. mesenterica superior mit der V. lienalis. Ihr extrahepatischer Anteil ist 8–10 cm lang und zieht zwischen dem Ductus hepatocholedochus und der A. hepatica im Lig. hepatoduodenale schräg nach lateral in die Leberpforte. Beim nüchternen Patienten beträgt ihr Durchmesser

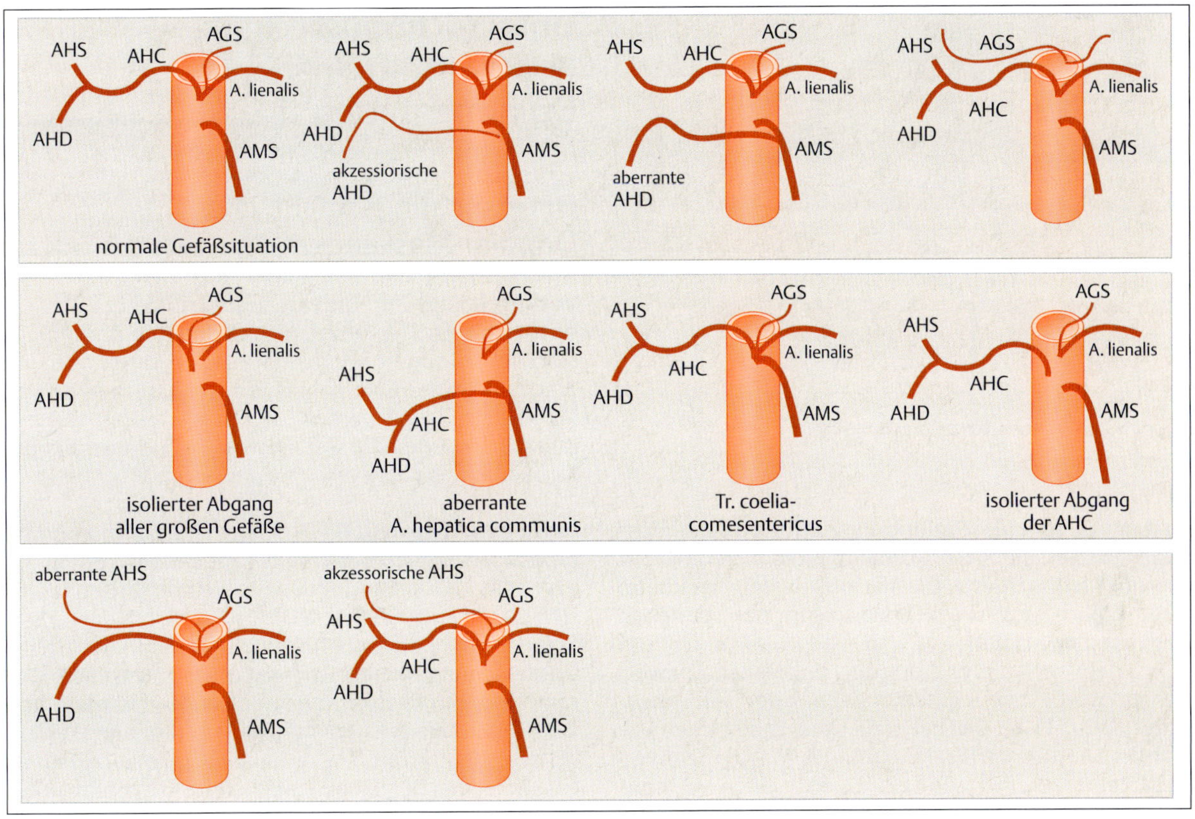

Abb. 13.1 Die häufigsten Abgangsvarianten der Leberarterien aus der Aorta (modifiziert nach 66, 73). AGS = A. gastrica sinistra, AHC = A. hepatica communis, AHD = R. dexter a. hepaticae, AHS = R. sinister a. hepaticae, AMS = A. mesenterica superior.

8–13 mm. Nach ihrem Eintritt in die Leber teilt sie sich und verläuft zusammen mit den Ästen der A. hepatica und den Gallenwegen. Am häufigsten teilt sie sich in 2 Hauptäste:

- Der rechte Ast zweigt sich nach 1–3 cm in einen anterioren und einen posterioren Ast auf, die den rechten Leberlappen versorgen. Diese zweigen sich in jeweils einen superioren und inferioren Ast auf.
- Der linke Ast zieht in den linken Leberlappen und verläuft dann als Pars umbilicalis nach kranioventral. In seiner Verlängerung stellt sich das Lig. falciforme als echogenes Band dar, die obliterierte Umbilikalvene, die sich bei einer portalen Hypertension wiedereröffnen kann.

Der Lobus caudatus wird von feinen Venenästen aus dem linken Portalvenenast versorgt. Die Vv. cysticae münden im Allgemeinen gemeinsam in den rechten Haupttast der V. portae bzw. in seltenen Fällen direkt in den Hauptstamm. Sie vereinen sich mit den Venen des Ductus hepatocholedochus und können sich bei einem Verschluss der V. portae als Netz von Kollateralen darstellen.

Intrahepatische Gefäßverläufe. Intrahepatisch verlaufen Leberarterien und Portalvenen parallel mit den Gallengängen in den Periportalfeldern. Nach der Aufzweigung in die präterminalen und terminalen Äste entleert sich das Blut aus dem portalvenösen System zusammen mit dem Blut der begleitenden arteriellen Endäste in die Sinusoide. Der gemeinsame venöse Abstrom aus der Leber erfolgt direkt aus den Sinusoiden über die Zentralvenen der Leberläppchen und die sublobulären Venen in die Segmentvenen. Diese vereinigen sich im Normalfall zu 3 großen Hauptvenen, die das Blut aus der Leber direkt subdiaphragmal in die V. cava inferior leiten, also kurz vor deren Einmündung in den rechten Vorhof.

Varianten. Zu den wichtigsten Varianten zählt das Fehlen der V. hepatica media. Ein doppelter Abfluss der 4 zentralen Segmente ist damit nicht mehr gegeben. In 30% der Fälle finden sich mehr als 3 Hauptvenen (47). Zusätzlich zu den Varianten der Hauptabflüsse gibt es eine unterschiedliche Zahl von Nebenabflüssen. Diese verlaufen v.a. im Bereich der Anhaftungsstelle der Leber am Zwerchfell. Die wichtigsten akzessorischen Venen

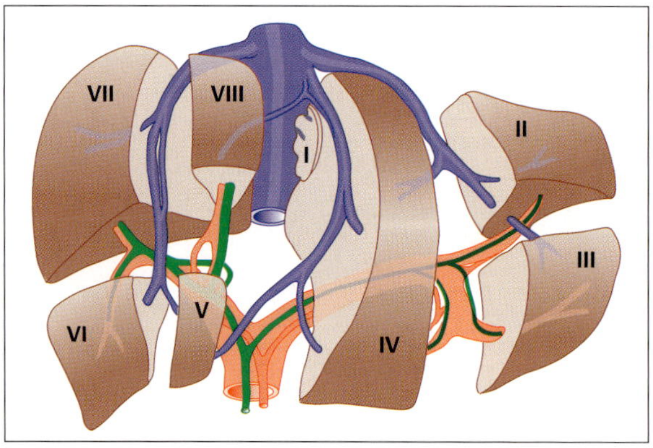

Abb. 13.2 Segmenteinteilung der Leber.

sind die Vv. phrenicae inferiores dextrae und Vv. hepaticae dorsales, die Vv. lobi caudati und Kollateralen zur V. suprarenalis dextra. Die Vv. lobi caudati sind beim Budd-Chiari-Syndrom die Erklärung für das Überleben des Patienten (43, 59).

Aus dem Verlauf der Pfortader- und Venenaufzweigungen wurde eine Segmenteinteilung der Leber abgeleitet (Abb. 13.2). Sie hat sich trotz zahlreicher Varianten als hilfreich für das operative Managment von Lebertumoren erwiesen (22, 47, 81): Jedes Segment wird zentral von einem Portalvenenast gespeist, die Lebervenen laufen an der Segmentperipherie und trennen diese voneinander.

Der linke Leberlappen besteht aus den Segmenten II, III und IV, der rechte aus den Segmenten IVa (kraniales Subsegment) und IVb (kaudales Subsegment). Letzteres wird nach medial hin vom Lig. falciforme begrenzt und nach lateral von der mittleren Lebervene. In der Leberaufsicht werden die Segmente im Uhrzeigersinn nummeriert:

- Lateral der mittleren Lebervene befindet sich kaudal das Segment V, kranial das Segment VIII.
- Lateral der rechten Lebervenen sind die Segmente VI (kaudal) und VII (kranial).

Untersuchungstechnik, Kontrastmittelgabe, Dokumentation

Untersuchungsablauf und Doppler-Messungen

Vorbereitung. Zur Untersuchung sollte der Patient nüchtern sein. Die Untersuchung findet in Rückenlage statt. Insbesondere wenn quantitative Messungen geplant sind, sollte eine Nahrungsmittelkarenz von mehr als 4 h eingehalten werden.
Zunächst werden die Gefäße vom B-Bild und aus der Farbkodierung analysiert.

Vorgehen: Arterien. Die Aa. hepaticae communis und propria sucht man vom Trunkus aus auf und verfolgt sie bis in das Lig. hepatoduodenale. Intrahepatisch lassen sich die Äste parallel zu den Pfortaderästen darstellen. Der geeignete Messort für die duplexsonographische Untersuchung richtet sich nach den zu messenden Parametern. Zur Bestimmung der Geschwindigkeit und des Blutvolumens ist ein möglichst geradliniger Gefäßverlauf wichtig, um eine optimale Winkelkorrektur zu ermöglichen. Der Messwinkel sollte 60° nicht überschreiten (s.a. Kapitel 5). Im Leberhilus verläuft die A. hepatica propria meist geschlängelt, sodass eine Winkelkorrektur oft nicht sicher durchführbar ist.

Vorgehen: Pfortader. Die V. portae wird in Längsschnitten vom Konfluenz ausgehend bis in den Leberhilus verfolgt. Neben der Darstellung vom rechten Epigastrium aus bietet sich der Zugang von rechts lateral interkostal an, der wegen des günstigen Einstrahlwinkels zwischen Schallebene und Gefäßachse eine bessere Flussbeurteilung ermöglicht. Vom linken bzw. rechten Portalvenenast aus sucht man die segmentversorgenden Portalvenenäste auf und verfolgt sie weiter:

- Vom Epigastrium aus gelingt es, die Aufzweigung der Pars umbilicalis des linken Portalvenenastes einzustellen (Segmentäste II, III und IV).
- In Höhe der Medioclavicularlinie (MCL) lassen sich im subkostalen Querschnitt die Aufzweigungen des rechten Portalvenenastes darstellen (Segmentäste V,VI,VII und VIII).

Der Lobus caudatus wird durch kleine Venenäste aus dem linken Ast der V. portae versorgt. Während bei ausreichend kleinem Doppler-Winkel die Geschwindigkeitsmessung in der V. portae mit guter Reproduzierbarkeit möglich ist, hat sich die Bestimmung des portalvenösen Flussvolumens sowohl methodisch (nüchtern und ohne Einnahme gefäßaktiver Medikamente, Einstellen des Messortes, ovaläre bis runde Gefäßfläche) als auch vonseiten der Methodik bzw. unterschiedlicher Messergebnisse verschiedener Geräte als problematisch erwiesen. Entsprechend groß ist die Streubreite der in der Literatur angegebenen Normalwerte.

Vorgehen: Lebervenen. Die Vv. hepaticae erkennt man am besten im subkostalen Schrägschnitt und in Longitudinalschnitten durch den linken und rechten Leberlappen. Sie verlaufen bei lebergesunden Patienten in einem harmonischen Bogen von der Peripherie zur V. cava mit Verzweigungswinkeln von unter 45°. Ihre Begrenzung ist glatt und scharf, das Lumen im Normalfall echoleer. In der FKDS lassen sich die Hauptvenen bis auf die Ebene zweiter und dritter Ordnung darstellen. Ihr Fluss ist kardial moduliert mit kurzfristig retrogradem Fluss während der atrialen Systole. Bei der duplexsonographischen Lebervenenuntersuchung scheint der Zeitpunkt der letzten Nahrungsaufnahme für die Doppler-Messungen unwesentlich zu sein (98).

Standards. Um Standardbedingungen für intraindividuelle Folgeuntersuchungen zu haben, sollte bei den Doppler-Messungen ein möglichst leicht reproduzierbarer Messort gewählt werden.

Zur Quantifizierung und Dokumentation der Flusscharakteristik bieten sich neben der Geschwindigkeitsbestimmung an geradstreckigen Abschnitten v.a. an der A. hepatica die winkelunabhängige Bestimmung von Indizes an (RI- und PI-Werte). Bei deren Bewertung und im Follow up muss jedoch bedacht werden, dass es im Verlauf der Leberarterien von extra- nach intrahepatisch zu einer relativen Änderung des diastolischen Flusses und damit einem Abfall der Widerstandstandsindizes kommen kann (80). Da sich nicht nur der Volumenfluss in Leberarterie und Portalvene, sondern auch ihr Verhältnis zueinander ändern kann, wurde eine Reihe neuer Indizes eingeführt. Sie dienen dem Ziel, die hämodynamischen Veränderungen besser quantifizieren zu können.

Tabelle 13.**1** Kombinierte Indices zur der Leberperfusionsbeurteilung (s. Text)

$$\mathrm{PCI} = \frac{\text{PV Querschnittsfläche}}{\text{Mittlere PV Geschwindigkeit}}$$

$$\mathrm{LVI} = \frac{\text{Mittlere PV Geschwindigkeit}}{\text{PI Leberarterie}}$$

$$\mathrm{DPI} = \frac{\text{Volumenfluss AH}}{\text{Volumenfluss AH + PV}}$$

- Der Doppler-Perfusions-Index (DPI, 49) korreliert Leberarterien- und Portalvenenfluss.
- Der Liver-Vascular-Index (LVI, 40) setzt Portalvenengeschwindigkeit mit dem Pulsatilitätsindex (PI) aus der Leberarterie miteinander ins Verhältnis.
- Der an der Portalvene gemessene Portal-Congestive-Index (PCI, 51) setzt Portalvenenquerschnitt und mittlere Geschwindigkeit in Beziehung.

Für alle Messgrößen gilt, dass sie nur als Mittelwert aus mindestens 3 Einzelmessungen in nüchternem Zustand diagnostisch verwertet werden sollen.

Geräteeinstellung und Verfahren zur Flussdetektion

Schallkopf. Die Wahl des Schallkopfes sowie der B-Bild- und FKDS-Frequenz hängen von der Lage des zu untersuchenden Gewebeareals und der klinischen Fragestellung ab: Schlanke Patienten und Kinder können mit einem 5-MHz-Schallkopf untersucht werden, muskulöse und adipöse Patienten erfordern niedrigere Frequenzen. Die erste Übersicht erfolgt mit einem Curved-Array-Schallkopf, die Verwendung eines Phased Array von interkostal ist insbesondere bei kleiner Leber sinnvoll.

B-Bild. Zunächst analysiert man das B-Bild und stellt dazu Sendeleistung, Empfangsverstärkung, Tiefenausgleich und Fokuslage so ein, dass sich das Leberparenchym homogen darstellt (s.a. Abb. 5.**1**). Gleichzeitig sollten die Gefäßlumina echoarm erscheinen.

Bei vielen Patienten kann ein Spontankontrast v.a. in den Lebervenen und der V. cava inferior gesehen werden – ein Befund ohne Krankheitswert (Abb. 13.**3**). Der

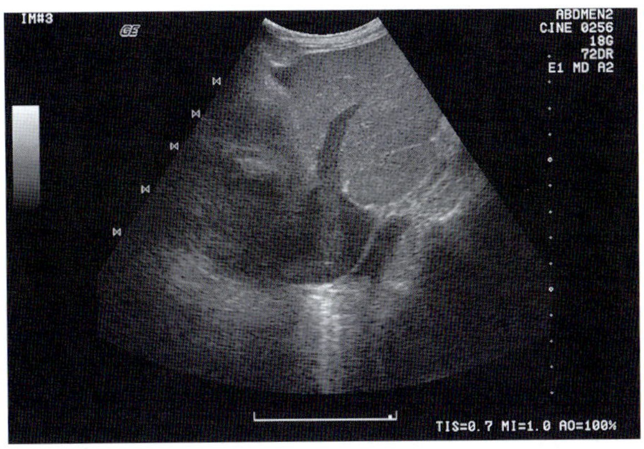

Abb. 13.**3** Venöser Spontankontrast im THI-Modus. Längsschnitt mit Einmündung der linken Lebervene in die V. cava und den linken Vorhof.

Spontankontrast scheint am ehesten mit einer Geldrollenbildung der Erythrozyten zusammenzuhängen, die größere und damit signalstärkere Reflektoren darstellen (28). Mit Einführung des THI-Modus und dem Einsatz höherfrequenter Sonden nimmt die Häufigkeit eines das Lumen ausfüllenden Spontankontrastes in den Lebervenen zu.

Doppler-Techniken. Zur Analyse des Fließverhaltens in den Lebergefäßen werden verschiedene Doppler-Techniken eingesetzt. Mit dem gepulsten Doppler kann nach Winkelkorrektur die Flussgeschwindigkeit errechnet werden. Ihre Zuordnung zur kardialen Phase (wichtig bei Lebervenen und zur Berechnung von Zeitintervallen zwischen EKG und Spektralkurve) ist durch die simultane EKG-Registrierung möglich. PRF und Nulllinie („baseline") werden den Flussverhältnissen angepasst.

Die FKDS stellt eine mittlere bzw. modale Geschwindigkeit von Blutflüssen in einem vorgewählten Fenster (Color Box) dar. Über wechselnde Farbintensitäten und einen Farbumschlag können bereits ohne Einsatz des gepulsten Dopplers lokale Geschwindigkeitsveränderungen erkannt werden. Hierzu wird die PRF, ggf. auch die Farbverstärkung (Color-Gain) der Geschwindigkeit des zu untersuchenden Gefäßes angepasst. Die kurze atriale Rückflusskomponente des Lebervenenflusses kann bei zu hoher Wandfiltereinstellung oder PRF im Farbmodus übersehen werden. Es empfiehlt sich im Allgemeinen, die Untersuchung mit der FKDS zu beginnen.

Der Amplituden-Doppler bietet den Vorteil, sehr langsame Volumenflüsse in kleinlumigen Gefäßen bei ungünstigem Doppler-Winkel darstellen zu können (108). Aussagen über die Flussrichtung erhält man damit jedoch nicht. Einige Gerätehersteller bieten daher eine Technik an, bei der dem Amplitudensignal ein Doppler-Signal anteilig zugemischt wird, sodass auch in diesem Darstellungsmodus eine Richtungserkennung möglich wird (Convergent Doppler).

Neue Techniken wie das Tissue Harmonic (THI) und Pulse (Phase) Inversion Imaging sowie harmonische Subtraktionsverfahren (z.B. Coded Harmonic Angio, CHA) werden zunehmend in der kontrastverstärkten Leberdiagnostik eingesetzt.

Kontrastmitteldiagnostik

Ultraschallkontrastmittel (US-KM) setzt man zur Verstärkung der Echosignale aus der Blutbahn ein. Sie können für alle Doppler-Verfahren genutzt werden. Dazu gibt es verschiedene Ansätze (Tabelle 13.**2**). Für die Abdomenuntersuchung ist zurzeit lediglich das US-KM Levovist (Fa. Schering) sowie Sonovue (Fa. Bracco/Byk Gulden) zugelassen. Mit der Zulassung weiterer Kontrastmittel in den nächsten Jahren ist zu rechnen.

Das Ausmaß des signalverstärkenden Effekts hängt im Wesentlichen von 3 Größen ab:

- der Geräteeinstellung (z. B. Höhe der akustischen Energie),
- der Kontrastmittelmenge (einmalige oder intermittierende Bolusgabe, kontinuierliche Pumpeninfusion) und -konzentration,
- den Schalleigenschaften des zu untersuchenden Patienten.

Stimulierte akustische Emission. Im gepulsten Doppler wird der signalverstärkende Effekt für die Ableitung der Doppler-Spektren genutzt. Misst man die Signalstärke über die Zeit, so erhält man Kurven (time intensity curves), die auch Aussagen zu diffusen Lebererkrankungen zulassen (9, 3).

Das Verhalten und der Einsatz des Kontrastmittels ist von der eingeschalteten Leistung abhängig (Abb. 13.**4**). Mit Erhöhung der akustischen Energie kommt es nach Reflexion (niedrige Schallenergie) zum Oszillieren (mittlere Schallenergie) und schließlich bei hoher Schallenergie zum Platzen der Bläschen (burst).

Diese Zerstörung der Bläschen führt zu einem mosaikartigen Farbartefakt im Farbfenster bzw. in den harmonischen B-Bild-Verfahren als Signalanhebung

Tabelle 13.**2** Derzeit verfügbare Ultraschallkontrastmittel (s.a. Kapitel 4)

Hersteller	Bezeichnung	Gasbestandteil	Hülle	Zulassungssituation*
Bracco	SonoVue	Sulfurhexafluorid	Phospholipid	erteilt, verfügbar ab 9/01
DuPont**	Definity	Perfluorpropan	Liposom	beantragt
Mallinckrodt***	Optison	Perfluorpropan	Albumin	nur für kardiologische Fragestellungen
Nycomed	Sonazoid	Perfluorkarbon	Lipid	beantragt
Schering	Levovist****	Luft	Lipid	erteilt, verfügbar seit 1991
Schering	Echovist	Luft	Galaktose	erteilt, verfügbar seit 1996

*: bezieht sich auf Deutschland, wenn nicht anders erwähnt
**: DuPont wurde 6/01 von BMS erworben
***: wird nicht mehr von dieser Firma vertrieben
****: nicht lungenkapillargängig

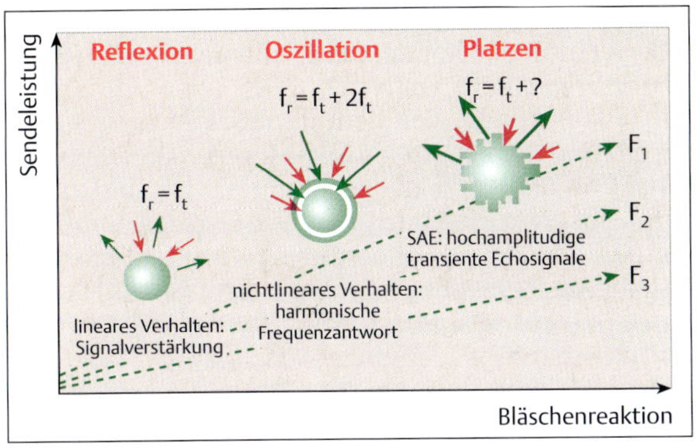

Abb. 13.**4** Beziehung zwischen Frequenz, Schallenergie und Bläschenreaktion. Bei niedriger Schallenergie wird die Signalstärke durch Reflexion angehoben. Mit steigender Schallenergie und/oder sinkender Frequenz kommt es zur Oszillation, durch die harmonische Frequenzen entstehen. Eine weitere Anhebung der Schallenergie bewirkt ein Platzen der Bläschen (SAE-Effekt s. Text).
f_r = Empfangsfrequenz, f_t = Sendefrequenz

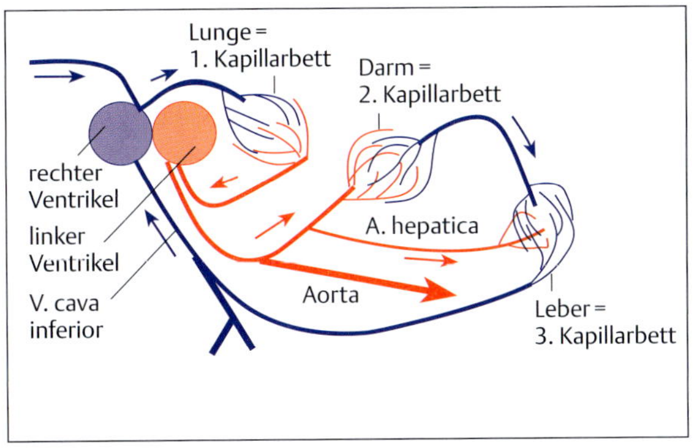

Abb. 13.**5** Weg des Kontrastmittels nach der Injektion. Ein periphervenös injiziertes Kontrastmittel gelangt zunächst in das rechte, dann über die Lungenstrombahn in das linke Herz und in die arterielle Strombahn des großen Kreislaufs. Die Leber wird im Kurzschluss durch die A. hepatica und später, nach der Darmkapillarpassage, über die Portalvene mit Kontrastmittel gefüllt.

(Enhancement) dargestellt wird. Das 1997 erstmals beschriebene Phänomen der stimulierten akustischen Emission (SAE) ermöglicht es, analog zum Enhancement in der CT, einen Gewebekontrast des Leberparenchyms zu erzeugen, in dem sich Tumorgewebe besser abgrenzt.

Der bei einem Individuum in einer bestimmten Geweberegion erreichte Schalldruck kann mit kommerziell erhältlichen Geräten nicht berechnet werden. Ein in vitro bestimmbarer Wert, der sich auf einen einzelnen abgegebenen Puls bezieht, ist der dimensionslose mechanische Index (MI-Wert), der größer als 1,0 sein sollte, um eine verlässliche Bläschenzerstörung zu bewirken. Zur Darstellung der Gefäße sollte der MI Wert deutlich niedriger liegen (unter 0,3), was jedoch auch zu einem Qualitätsverlust des B-Bildes führen kann. Der MI-Wert hängt ebenfalls von der eingeschallten Frequenz ab: MI = negativer Spitzendruck/$\sqrt{\text{Frequenz}}$).

Verfahren auf SAE-Basis. Stellt der SAE-Effekt das gewünschte, vorherrschende bildgebende Prinzip dar, wird es im Folgenden Color Acoustic Emission Imaging (C-AEI) genannt, wenn ein farbkodierendes Doppler-Verfahren eingesetzt wird. Unter Tissue Acoustic Emission Imaging (T-AEI) wird ein Verfahren verstanden, welches die SAE im B-Bild-Verfahren darstellt. Dem T-AEI können verschiedene B-Bildverfahren zugrunde liegen: das Tissue Harmonic Imaging (THI), das Pulse (bzw. Phase) Inversion Imaging (PII) und das kürzlich vorgestellte Coded Harmonic Angio (CHA). Bei letzterem handelt es sich um ein Subtraktionsverfahren von im Gewebe entstandenen harmonischen Frequenzen (Bildbeispiele: Abb. 13.**33**, Abb. 13.**43**).

Kontrastmittelanflutung und -verweilzeiten. Nach periphervenöser Bolusinjektion (meist über die Kubitalvene) erreicht das Ultraschallkontrastmittel zunächst die Leberarterie, danach die Portalvene und wird schließlich über die Lebervenen in die V. cava eliminiert (Abb. 13.**5**). In der Leber unterscheidet man dementsprechend analog zur CT 3 aufeinander folgende Kontrastmittelphasen (68, 3):

- die arterielle Phase,
- die portalvenöse Phase,
- eine postvaskuläre Phase.

Levovist kann im Unterschied zu vielen anderen US-KM noch sehr spät in der Leber und Milz nachgewiesen werden (s.u.). Zusätzlich gibt Wermke (106) noch Zeiten für eine früharterielle Phase (15–20 s) und eine kapilläre Phase (20–35 s) nach Kontrastmittel-Bolusgabe an. Die ersten Bläschen können mit neueren Darstellungstechniken bereits nach 10 s nachgewiesen werden.

Die letzte, sehr späte sog. leberspezifische Phase kann bis zu 30 min gesehen werden und überdauert die postvaskuläre Phase deutlich (Abb. 13.**6**). Sie wird als Parenchym- oder Kupfferzell-Phase bezeichnet, da ein Teil des Kontrastmittels entweder in den Sinusoiden haften bleibt oder möglicherweise von den Kupffer-Sternzellen (RES) phagozytiert wird. Auch das in Zulassung befindliche Sonozoid (NC100100, Fa. Nycomed) hat eine solche RES-vermittelte leberspezifische Spätphase. Tabelle 13.**3** gibt Richtgrößen für das Zeitintervall nach Levovist-Gabe wieder.

Die Zeitangaben für den Kontrastmitteleinstrom treffen nur zu, wenn kein pathologisch verändertes Herzminutenvolumen und physiologische AV-Shuntvolumina in Lunge, Darm oder Leber vorliegen. Vor dem

Tabelle 13.**3** Zeitintervall zwischen Levovist-Gabe bis zur größten Signalverstärkung in den Lebergefäßen

arterieller Einstrom	15 ± 3,4 s nach i.v.-Bolusgabe
portalvenöse Phase	21,6 ± 7,3 s nach i.v.-Bolusgabe
Transitzeit Lebervenen	Mittlere Ankunftszeit: 49,8 s Max. KM-Konzentration: 97,5 s
leberspezifische Phase	ab etwa 2–3 min nach i.v.-Bolusgabe

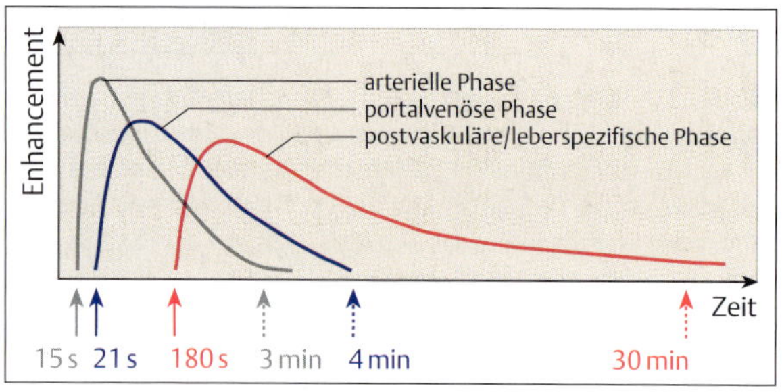

Abb. 13.**6** Anflutungsphasen in der Leber nach Kontrastmittelgabe im Bolus (nach 68, 106).

Wiedereintritt in den rechten Ventrikel hat das Kontrastmittel 3 Kapillarpassagen hinter sich. Über die A. hepatica wird ein großes physiologisches Shuntvolumen direkt der Leber zugeführt (Abb. 13.**5**). Nach Albrecht erreicht Levovist nach ca. 50 s die Lebervenen, um hier nach etwa 100 s das Konzentrationsmaximum zu erreichen (3).

Untersuchungsablauf. Im Unterschied zur kontrastverstärkten CT oder MRT gibt es noch keine allgemein akzeptierte Untersuchungsstrategie mit Ultraschallkontrastmittel. Abbildung 13.**7** gibt ein mögliches Untersuchungsschema für den Einsatz des Kontrastmittels Levovist wieder.

In der Frühphase wird bei kontinuierlicher Beschallung der arterielle Kontrastmitteleinstrom erfasst: Stark arteriell versorgte Tumoren lassen ihn nach bereits 10–15 s erkennen. Von dem in dieser Phase erkennbaren Grad der arteriellen Versorgung hängt das weitere Vorgehen ab. Je ausgeprägter sie ist, desto eher kann mit dem zweiten Untersuchungsabschnitt begonnen werden. Darin wird mithilfe einer Intervallbeschallung (Synonyme: Intermittent Scanning, Interval Delay Imaging, Flash Echo Imaging) der Kontrastmitteleinstrom nach einer Schallpause (Intervall) erfasst. Mit der Entstehung des nächsten Intervallbildes wird frisch nachgeströmtes Kontrastmittel durch eine hohe Schallleistung (hoher MI) wieder zerstört; vaskularisiertes Gewebe erscheint damit „heller". Der Grad der Schallverstärkung („Enhancement") spiegelt sich in der Helligkeitszunahme des B-Bildes im T-AEI wider; das C-AEI-Bild zeigt das typische mosaikartige Farbbild.

Im zweiten Untersuchungsabschnitt ist eine 3D-Darstellung der Gefäße möglich, die neben den Arterien auch die portalvenösen Gefäße darstellt. Schließlich erhält man in der Spätphase mit einem Schwenk (sweep) über ein Leberareal den Überblick über den Blutpool des Lebergewebes. Läsionen, die eine vergleichsweise geringere Kontrastmittelbeladung aufweisen, fallen durch eine nur minimale oder gar fehlende Helligkeitszunahme auf und grenzen sich als echoarme Areale vom umgebenden Lebergewebe ab. Dieses Verhalten weisen v.a. maligne Tumoren auf, die überwiegend arteriell versorgt werden und kein RES enthalten (Detektionsverfahren in der postvaskulären oder leberspezifischen Spätphase). Mit einem zweiten Bolus oder einer Infusion können bestimmte Aspekte dann noch einmal besser herausgearbeitet werden.

Auswertung. Das An- und Abflutungsverhalten des Ultraschallkontrastmittels (Kontrastmittelkinetik) kann zwischen gesundem Lebergewebe und einer Leberläsion stark differieren und damit einen Tumor charakterisieren. Einige Gerätehersteller bieten ein in die

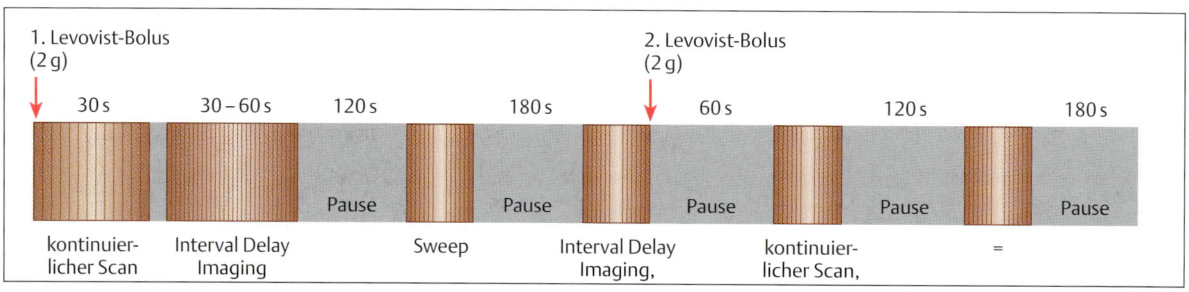

Abb. 13.**7** Untersuchungstechnik zur Charakterisierung einer Leberläsion (Schema). Nach Bolusgabe von 2 g Levovist (400 mg/ml) wird die Kontrastmittelanflutung zunächst in der arteriellen Phase erfasst. In der zweiten Phase wird neu ankommendes Kontrastmittel durch intermittierend abgegebenen Schall in SAE-Technik dargestellt. Je nach Fragestellung und Untersuchungsbedingungen kann mit dem Schema der Abb. 13.**8** fortgefahren werden oder der Kontrastmittelrest als 2. Bolus bzw. mit einer Pumpe kontinuierlich gegeben werden.

Geräte integriertes Auswertungsprogramm an, das solche Berechnungen (time intensity curves) über einen längeren Zeitraum vornimmt.

Bis zu etwa 30 min kann das SAE-Phänomen nach Levovist-Gabe noch ausgelöst werden, vorausgesetzt, diese Region wurde zuvor nicht beschallt (leberspezifische Spätphase). Ob sich der lange Aufenthalt der Bläschen durch Phagozytose von ortsständigen Abwehrzellen des RES oder durch einen prolongierten (durch das RES induzierten) Verbleib im Dissé-Raum erklären lässt, ist noch nicht entschieden. Möglicherweise sind beide Annahmen richtig (57). Wenn es zu einer Phagozytose in das RES kommt, dann träfe die Annahme, dass Levovist eine reine Blutpoolsubstanz ist und sich ausschließlich im Intravasalraum verteilt, nicht zu.

Geräteeinstellung. Das regionale Blutvolumen und damit i.d.R. die Gefäßdichte eines Gewebes (der sog. Blutpool) kann durch ultraschallinduzierte Zerstörung der Bläschen abgeschätzt werden. Im C-AEI-Modus ist das SAE unabhängig von der PRF. Zur Vermeidung von Bewegungsartefakten sollte die PRF wenigstens so hoch eingestellt werden, dass Bewegungsartefakte sicher ausgeschlossen sind (empfohlene PRF > 2000 Hz). Schallabgabeleistung (acoustic output) und mechanischer Index sind hierfür möglichst hoch zu wählen. Die Frage nach der günstigsten Fokuspositionierung und ggf. der Menge an Fokuszonen hängt vom eingesetzten Gerät ab.

Vor der Untersuchung muss also geklärt sein, welche Fragestellung mithilfe des Kontrastmittels untersucht werden soll. Ist lediglich eine Signalverstärkung z.B. zur Darstellung der Gefäßarchitektur gewünscht, so sollten harmonische B-Bild-Verfahren mit niedrigem MI eingesetzt werden.

Der Untersuchungsablauf ist für die 4 wichtigsten Untersuchungsstrategien im Folgenden nochmals zusammengefasst:

C-AEI-Modus. Einstellung der Color Box vor US-KM-Gabe, Positionierung des/der Fokuspunkte im CDI-Modus, PRF ≥2000 Hz, sodass Bewegungsartefakte sicher vermieden werden. Nach Bolusgabe wird 2 min gewartet (Erreichen der Parenchymphase). Ggf. die ROI (Region of Interest) im fundamentalen B-Bild aufsuchen (Vermeidung frühzeitiger Bläschenzerstörung). Bei Atemstillstand in den FKDS-Modus umschalten, dann kontinuierlich über die ROI schwenken. Auswertung über analoge oder besser

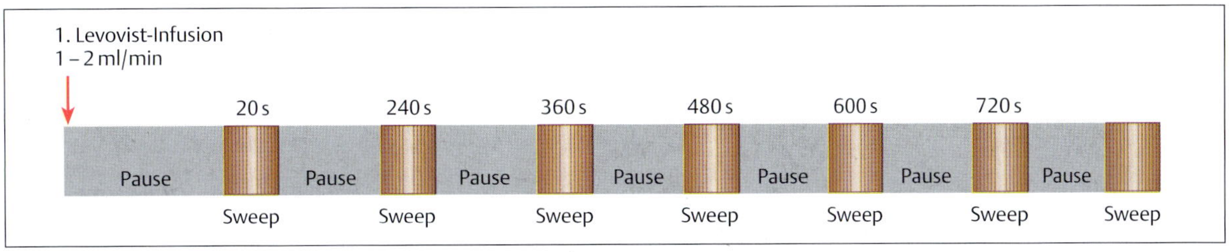

Abb. 13.**8** Kontinuierliche Ultraschallkontrastmittelgabe mit intermittierender Beschallung (Sweep).

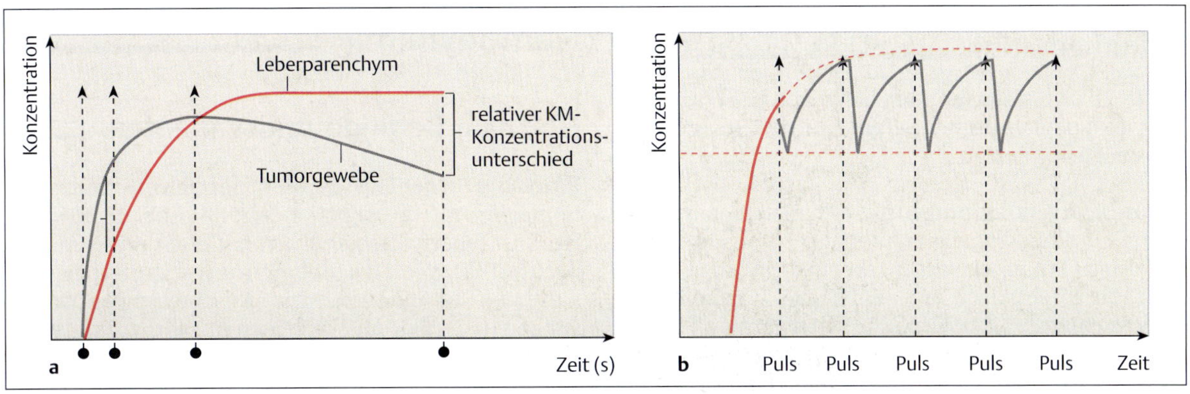

Abb. 13.**9 a** u. **b** Untersuchung im Intermittent-Delay-Modus.
a Kontrastmittelanflutung (Schema). Durch die arterielle Tumorversorgung besteht anfangs eine höhere Kontrastmittelkonzentration im Tumor. In späteren Phasen kommt es durch Kontrastmittelabfluss aus dem Tumor und Erreichen der postvaskulären Phase im Parenchym zu einer Konzentrationsumkehr zwischen Parenchym und Läsion.
b In der Schallpause zwischen 2 Bildern füllt sich das Gewebeareal wieder mit Ultraschallkontrastmittel auf.

digitale Videoaufzeichnung oder Cine Loop. Cave: Es sollte niemals simultan im THI- und FKDS-Modus untersucht werden (Zerstörung der Mikrobläschen durch hohe akustische Energie des THI-Modus, bevor die Bläschen die Color Box erreichen).

T-AEI-Modus. Wahl der ROI im konventionellen B-Bild (fundamentale Frequenz). Festlegung des Bildausschnitts, Wechsel in den THI-, PII- oder CHA-Modus. Festlegung der Zahl (PII und CHA ein Fokuspunkt) und Position der Fokuszonen (PII Fernfeld, CHA in Höhe der ROI). Den maximalen Wert für die akustische Leistungsabgabe wählen. US-KM im Bolus geben. 2 min später über die ROI schwenken bzw. einen Querschnitt des linken Leberlappens, der mittleren Lebersegmente und dann der lateralen Lebersegmente. darstellen. Nach erneuter Bolusgabe und 1–2 min Schallpause folgt eine subkostale Längsschnittuntersuchung des linken, dann des rechten Leberlappens. Danach wird der rechte Leberlappen in gleicher Technik von interkostal lateral untersucht (Untersuchungsschema in Abb. 13.**7** u. Abb. 13.**8**).

Intermittent-Modus. Mit dem Intermittent-Modus (Synonyme: Interval Delay Imaging, Flash Echo Imaging) wird eine zeitgetriggerte Darstellungstechnik eingesetzt (ggf. auch EKG-gesteuert). Nach vorgewählten Zeitintervallen (oder RR-Abständen) wird die gewünschte Region in Einzelbildern dargestellt; jedes Einzelbild führt zu einem SAE-Effekt. Zwischen 2 Pulsabgaben fließt in der Schallpause neues Kontrastmittel in die Untersuchungsregion (Refill Technik, Reperfusionsbilder: Abb. 13.**9**).

Low MI Imaging. Im Unterschied zu den oben wiedergegebenen Untersuchungstechniken kann mit dem neu zugelassenen US-KM Sonovue mit sehr niedriger akustischer Energie (niedriger MI) im real-time-Modus der Kontrastmitteleinstrom und seine Verteilung dargestellt werden.

Dokumentation

Der Dokumentationsumfang hängt von der Fragestellung, dem pathologischen Befund und den Dokumentationsmöglichkeiten ab.

Diffuse Lebererkrankungen. Als Minimalprogramm zur Beurteilung diffuser Lebererkrankungen sind jeweils ein subkostaler Schrägschnitt der Leber und ein Längsschnitt mit Lebervorderfläche und -unterrand aufzunehmen. Der Durchmesser der V. portae wird vermessen, Abgrenzbarkeit und Füllungszustand der Lebervenen beschrieben (s.a. Abb. 5.**1**). Nach Zuschalten der Farbe dokumentiert man einen Längsschnitt der V. portae mit ihrer Aufzweigung. Flussrichtung und -charakteristik der V. portae (hepatopetal/-fugal) und der Lebervenen (mono-, bi- bzw. triphasisches Profil) sind festzuhalten. Doppler-Spektren werden aus dem Hauptstamm der V. portae und aus einer hilusnahen Leberarterie abgeleitet und zusammen mit einem Spektrum aus der V. hepatica dextra dokumentiert. Für die A. hepatica druckt man nach der Ausmessung Geschwindigkeitsgipfel, Akzeleration und Akzelarationszeit, RI, PI mit aus.

Fokale Leberläsionen. Bei der Analyse fokaler Leberläsionen sind ihre Gefäßversorgung und der Flusscharakter in den versorgenden Gefäßen von Interesse; ebenso das Ausmaß der Gefäßversorgung (hypo- bzw. hypervaskularisiert, nichtvaskularisierte nekrotische Areale). Bei einigen hypervaskularisierten Läsionen können korkenzieherartig gewundene versorgende Arterien beschrieben werden (z.B. FNH, HCC). Im PW-Doppler hält man den Flusscharakter fest; auch der RI-Wert kann den Blutfluss in Tumorgefäßen charakterisieren. Gerade der Nachweis ganz unterschiedlicher RI-Werte ist für einen malignen Tumor typisch. Areale vermehrter Gefäßdichte und scheinbar avaskuläre Areale werden bildlich festgehalten und ggf. vermessen.

Weitere Aspekte. Nicht alle Befunde lassen sich in statischen Bildern abspeichern oder ausdrucken. Hier eignen sich am besten digital abgespeicherte Cine Loops oder Mitschnitte auf einem digitalen Videorecorder, v.a. bei Kontrastmitteluntersuchungen.

Eine neue Dokumentationshilfe stellt das Panoramabildverfahren dar (Synonym: Extended Field of View). Hierbei wird ein größeres Schnittbild des Abdomens durch Linienaddition bei der Schallkopfbewegung erstellt, was v.a. für den nicht bei der Untersuchung Anwesenden eine übersichtlichere Dokumentationsform darstellen kann (Abb. 5.**3**). In diesem Sinne kann auch die 3D-Darstellung helfen, Läsionen in ihrer topographischen Lage besser zu demonstrieren.

Normalbefunde und Hämodynamik

Normale Befunde und Varianten

Pfortader. In der FKDS ist die V. portae vollständig und homogen mit Farbsignalen gefüllt (Abb. 13.**10**). Der Fluss ist leberwärts gerichtet, mit einer meist nur im Spektral-Doppler erkennbaren respiratorischen und kardialen Modulation. Die Geschwindigkeitsmessungen in der Portalvene zeigen im Normalfall Werte zwischen 10 und 25 cm/s. Die maximale Geschwindigkeit kann jedoch nach Nahrungsaufnahme bis auf über 40 cm/s ansteigen. Von ventral lässt sich die V. portae in ganzer Länge in ca. 80% der Fälle verfolgen. Eine Darstellung von rechts lateral-interkostal ist dagegen fast immer möglich. Varianten sind selten. Neben einer präduodenalen Lage sind Doppelungen, Aplasien und

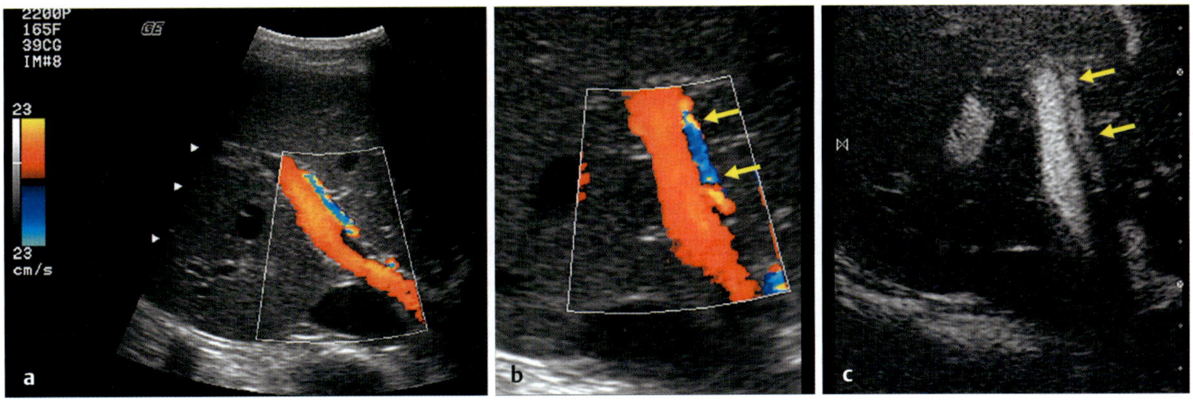

Abb. 13.**10 a–c** Hilusgefäße der Leber (FKDS und CHA). Einstellung der Hilusgefäße von rechts interkostal aus (**a**) mit ergänzender Darstellung im Zoom (**b**). Teildarstellung der Leberarterie mit Aliasing im FKDS-Modus (= gelbe Pfeile). Durch das „color blooming" verschmilzt die rote Farbkodierung von Leberarterie und Portalvene (gleiche Flussrichtung in beiden Gefäßen). In der Schwarz-Weiß-Darstellung (**c**) sind beide Gefäße gut zu unterscheiden.

Fehleinmündungen berichtet (s.a. Kapitel 12). Sie werden sicher erkannt, wenn man versucht, den Pfortaderverlauf von ihren Zuflüssen über die Konfluenz bis in den Leberhilus zu verfolgen (s.a. Abb. 12.**6**).

A. hepatica. Die A. hepatica lässt sich als kräftiges Gefäß vom Trunkus aus verfolgen (s.a. Kapitel 11). Sie zeigt in der Farbkodierung einen kontinuierlichen, leberwärtsgerichteten Fluss (Abb. 13.**10**). Wird die Einstellung der PRF auf die V. portae optimiert, so kann sie ein Aliasing aufweisen. Die Abgrenzbarkeit zur V. portae kann schwierig sein, sodass eine ergänzende Untersuchung im B-Flow-Modus oder im Coded-Harmonic-Angio-Modus empfehlenswert ist. Neben den in Abb. 13.**1** zusammengestellten Varianten kann im Unterschied zur akzessorischen A. hepatica sinistra aus der A. gastrica sinistra (Abb. 13.**11**) in seltenen Fällen auch umgekehrt die A. gastrica sinistra von der linken Leberarterie abgehen. Das arterielle Gefäß im Lig. venosum weist dann einen hepatofugalen Fluss auf. Die Gabe von Zytostatika über einen Port in die A. hepatica communis kann in diesem Fall zu Ulcera ventriculi, schweren Magenblutungen und Perforationen führen.

Hämodynamik

Dopplersonographisch weisen die Leberarterien das für organversorgende Arterien typische, monophasische Flussprofil auf. Widerstandsindex (RI) und Pulsatilitätsindex (PI) der Leberarterien sinken im Verlauf zur Peripherie. Postprandial kann der Widerstandsindex deutlich ansteigen (im Mittel 31%; 71).
Das Doppler-Spektrum der V. portae ist altersabhängig. Während bei jüngeren Patienten eine kardiale Modulation vorliegt (Abb. 13.**12a**), findet man beim älteren Menschen eine überwiegend bandförmige Flusscharakteristik.

Flusscharakter. Wie in anderen Gefäßen, kann auch in der Portalvene ein spiralförmiger Fluss vorliegen: Im Spektraldoppler zeigen sich dadurch reverse Flussanteile. In der FKDS lassen Geräte mit hoher örtlicher Geschwindigkeitsauflösung gelegentlich ein oder 2 „hellere" exzentrische Flussbänder („flow jets") neben dem Zentrum der Portalvene erkennen. Im Querschnitt können in der Portalvene blaue und rote Flussanteile ohne Aliasing autreten. Diese FKDS- und PW-Doppler-

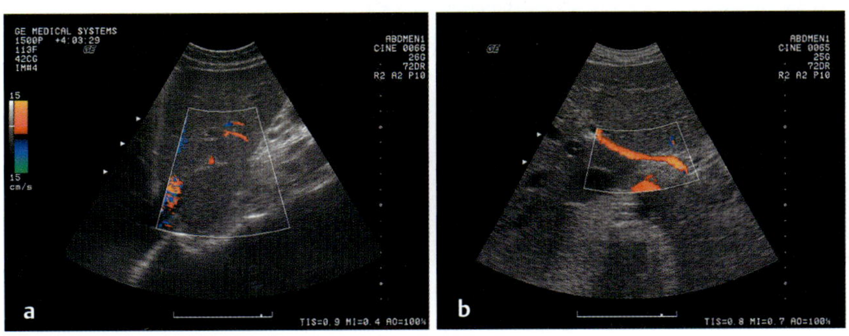

Abb. 13.**11 a** u. **b** Akzessorische linke Leberarterie aus der A. gastrica sinistra.
a Längsschnitt durch die Leber mit Anschnitt der akzessorischen A. hepatica sinistra im Lig. venosum.
b Darstellung der akzessorischen A. hepatica sinistra im Längsschnitt (= Pfeile). Im Unterschied zur Variante eines Gefäßabgangs aus der A. hepatica ist hier der Fluss leberwärts gerichtet (rot).

Befunde sind Ausdruck des spiralen Flusscharakters. Sie führen zu einem Spectral Broadening und bei der Spektralanalyse gelegentlich winkelabhängig zum Eindruck eines Pseudorückflusses. Ein kurzer, hepatofugaler Flussanteil während der atrialen Systole kann v.a. bei gesunden Jugendlichen beobachtet werden.

Flussvolumen. Das Flussvolumen – und damit auch die maximale Flussgeschwindigkeit – unterliegt nahrungsabhängigen Schwankungen: Etwa 30 min postprandial steigen Geschwindigkeit und Flussvolumen durch den vermehrten Zufluss über die Mesenterialvenen an. Für dopplersonographische Verfahren liegt die Flusssteigerung nach der Untersuchung von Fisher jedoch noch in der Größenordnung der Interobserver-Variabilität (29).

Flussgeschwindigkeit. Die Flussgeschwindigkeiten in den Lebervenen hängen von den rechtsatrialen Druckverhältnissen ab und spiegeln deren zeitliche Schwankungen über einen kardialen Zyklus wider (Abb. 13.**12b**). Auch respirationsbedingte, intrathorakale Druckschwankungen, intraabdominale Druckerhöhungen mit Zwerchfellhochstand und die Lagerung des Patienten haben Einfluss auf die Spektralkurven. Bei tiefer Inspiration nimmt der intraabdominale Druck zu, wodurch der venöse Rückfluss des Blutes abnimmt.

Dopplersonographische Messungen in den Lebervenen sollten daher endexspiratorisch und ohne Pressen durchgeführt werden. Da in Endexspiration eine physiologische kurze Atempause entsteht, ergibt sich der Vorteil, auch wenig kooperationsfähige Patienten untersuchen zu können. In einigen Publikationen erfolgten die dopplersonographischen Messungen in Atemmittellage.

Auswertung. Vor der Auswertung der Flusskurven muss die kardiale und pulmonale Situation des Patienten bekannt sein (Rhythmus!). Bei physiologischem Blutfluss weist die Spektral-Doppler-Kurve in den Lebervenen ein triphasisches, W-förmiges Flussmuster auf: Es reflektiert die venösen Druckschwankungen während der atrialen Systole, der ventrikulären Systole und Diastole. Zur Leberperipherie hin nimmt die maximale Flussgeschwindigkeit leicht ab. Abbildung 13.**12b** zeigt ein normales, triphasisches Flussprofil in der mittleren Lebervene. Die Bezeichnung der Geschwindigkeitsmaxima und -minima lehnt sich an die in der Kardiologie verwendete Terminologie an (h-, a-, c-, x-, v- und y-Welle).

a- und c-Welle. Die a-Welle entsteht durch die Vorhofsystole und stellt den ersten zur V. cava hin gerichteten Geschwindigkeitsgipfel nach der P-Welle dar. Mit dem Trikuspidalklappenschluss lässt sich auch im Lebervenen-Doppler gelegentlich eine c-Welle darstellen, die richtungsgleich mit der a-Welle und zeitgleich mit dem Trikuspidalklappenschluss entsteht. Ohne simultane EKG-Registrierung kann zwischen einer c-Welle (nach der P-Welle im EKG) und h-Welle (vor der P-Welle) nicht unterschieden werden. Mit zunehmendem Alter sinkt die Zahl derer, die eine h- oder c-Welle aufweisen.

x- und v-Welle. Während der atrialen Füllungsphase fällt bei geschlossener Trikuspidalklappe der Vorhofdruck ab; das Blut entleert sich aus den Lebervenen in die V. cava, bis die maximale Geschwindigkeit der x-Welle erreicht ist. Mit dem Anstieg des atrialen Druckes nimmt der hepatofugale Fluss aus den Lebervenen wieder ab, bis mit der Trikuspidalklappenöffnung die v-Welle den niedrigsten Geschwindigkeitswert erreicht hat.

y-Welle. Mit dem Blutabfluss aus dem Vorhof in den rechten Ventrikel nimmt der Abfluss in die V. cava wieder zu, bis der Gipfel der y-Welle erreicht ist. In der nachfolgenden Füllungsphase steigt der atriale Druck erneut, die hepatofugale Geschwindigkeit nimmt folglich wieder ab (14).

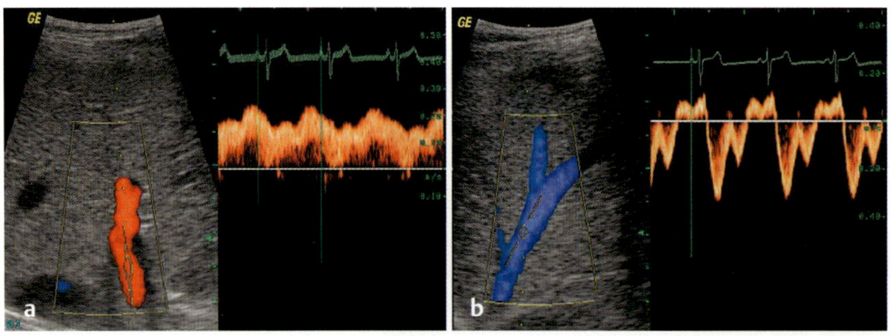

Abb. 13.**12 a** u. **b** Normales Doppler-Flussprofil aus der Leber- und Portalvene.
a Flankenschnitt von lateral mit FKDS und Spektralkurve aus der Portalvene. Im Normalfall zeigt sich ein leberwärts gerichteter Fluss, der bei jungen Patienten eine kardiale Modulation aufweist.
b FKDS mit Doppler-Spektrum aus der V. hepatica dextra. Die grüne Hilfslinie wurde an den Anfang der P-Welle des EKG gesetzt. Zeitlich davor erkennt man mit hepatopetaler Flussrichtung die h-Welle, danach die a-Welle, aus der sich rasch die kurzzeitige c-Welle entwickelt. x- und y-Welle weisen einen hepatofugalen Fluss auf, dazwischen liegt die v-Welle, die ebenfalls einen geringen hepatofugalen Flussanteil aufweisen kann.

Kurvenvariationen. Die Doppler-Spektralkurve spiegelt so die atriale Druckkurve wider. Nur gelegentlich lassen sich im Doppler-Spektrum a- und c-Welle voneinander differenzieren, meist erscheinen sie als eine Welle. Die maximalen Geschwindigkeiten der x- und y-Welle können differieren; meist ist der diastolische Geschwindigkeitsgipfel etwas geringer. Endsystolisch kommt es in etwa der Hälfte der Untersuchungen zu einer kurzzeitigen Flussumkehr mit niedrigen Geschwindigkeiten (79).

In Inspiration kann die Phasenhaftigkeit des Blutflusses leicht abnehmen. Der durch die Vorhofkontraktion bedingte Geschwindigkeitsgipfel flacht in der Inspiration ab und verliert seine retrograde Flussrichtung. Das Verhältnis x÷y nimmt von Exspiration zu Inspiration von 1,4 auf 1,8 zu (1). Während der Schwangerschaft ändern sich die Phasen der Doppler-Spektralkurve. Mit zunehmender Schwangerschaftsdauer wird aus einem triphasischen Geschwindigkeitsmuster ein monophasisch abgeflachtes bandförmiges Doppler-Profil (80% im letzten Trimenon, 85).

Die Tabellen 13.**4**–13.**7** geben eine Zusammenstellung der wichtigsten dopplersonographischen Messdaten der Lebergefäße an.

Tabelle 13.**4** Flusscharakteristika und Doppler-sonographische Messgrößen der Lebergefäße

Gefäß	Form	Geschwindigkeit	Volumenfluss	Indizes
Lebervene	triphasisch	a, x, v, y	–	a ÷ x
Portalvene	monophasisch, kardial moduliert	V_{max}, V_{min}, V_{mean}	+	$V_{min} \div V_{max}$; DPI
Leberarterie	monophasisch	V_{max}, V_{min}, V_{mean}	+	RI, PI, DPI

RI: Resistive Index; PI: Pulsatile Index, DPI: Doppler Perfusions Index

Tabelle 13.**5** Messwerte der Leberarterie sowie DPI, LVI und PCI

TAV A. hepatica communis (cm/s)	AZ (ms)	RI Hilus	RI intrahepatisch	PI
18,4 ± 8,1[3] 19,6 ± 11,3[9] 20,4 ± 13,5[12]	125 ± 42[7]	0,69 ± 0,08[7] 0,80 ± 0,04[9] 0,79 ± 0,04[10]	0,64 ± 0,08[12] 0,64 ± 0,02[2] (Mittelwert intrahepatisch und A. hepatica propria)	1,27 ± 0,27[2] Hilus 0,95 ± 0,17[1] rechte A. hepatica 0,92 ± 0,1[13] Hilus
Volumenfluss (ml/min)+	**DPI**	**LVI**	**PCI**	
195,1 ± 103,5[3]	0,17 ± 0,06[3]	17,2 ± 4,3[1]	0,106 ± 0,05[26]	
216 ± 136[9]	0,15 ± 0,07[9]			
194 ± 125[10] 228 ± 161[12]	0,14 ± 0,06[10] 0,13 ± 0,07[12]			

RI: Resistive Index; PI: Pulsatile Index, DPI: Doppler Perfusions Index, TAV: Time average velocity, AZ: Akzelerationszeit, LVI: Liver vascular index, PCI: Portal congestive index

Tabelle 13.**6** Messwerte der V. portae (Hilus)

TAV	LVI	Volumenfluss	PI
15,9 ± 2,8[1] 13,7 ± 5,2[3] 16,6 ± 1,7[4] 15,9 ± 6,2[9] 17,9 ± 6,6[12]	17,2 ± 4,3[1]	1040,1 ± 497,4[3] 835 ± 187,4[4] 1301 ± 596[9] 1200 ± 572[10] 1542 ± 586[12]	0,81[11]

Tabelle 13.**7** Messwerte der Lebervenengeschwindigkeiten von a-, x-, v- und y-Welle in cm/s (mittlere/rechte Lebervene)

a-Welle	x-Welle	v-Welle	y-Welle	a ÷ x
+10 ± 0,15* +10,2 ± 4,86** +10,08	-29,9 ± 0,25 -298	-1,38	-18 ± 0,165 -238	-0,4 ± 0,16**

1: (40), 2: (21), 3: (104), 4: (18), 5: (98), 6: (110), 7: (78), 8: (1), 9,10: (50,51), 11: (37), 12: (52), 13: (91), +: gemessen in der A. hepatica communis, *: mittlere Lebervene in Atemmittellage, **: mittlere und rechte Lebervene endexspiratorisch

Einfluss kardialer Erkrankungen auf die Hämodynamik

Bei einer Rechtsherzbelastung (Abb. 13.**13**) kommt es zunächst zu einer Erhöhung der a-Welle auf Werte über 10 cm/s (normal: 10,2 ± 4,2 cm/s). Der Quotient zwischen a- und x-Welle, (normal: -0,4 ± 0,1) steigt an und kann positiv werden (110).

Mit zunehmender Rechtsherzinsuffizienz kann es zum systolischen Rückfluss in die Leber kommen, die a-Welle wird kleiner: Je nach Grad der Klappeninsuffizienz flacht zunächst die systolische Flusskurve ab, bis sie schließlich durch einen Richtungswechsel gleichsinnig mit der atrialen Flussrichtung wird und mit ihr verschmelzen kann. Hieraus resultiert mit dem kardialen Zyklus eine M-Form der Lebervenen-Spektralkurve. Bei schwerer Rechtsherzinsuffizienz kann die Vorhofwelle fehlen, da sie dann hämodynamisch kaum wirksam ist. Es kommt zu einem sinusartigen Pendelfluss in den Lebervenen.

Besteht eine absolute Arrhythmie, fehlt ggf. der vorhofbedingte Kurvenanteil, bei noch hämodynamisch relevantem atrialen Schlagvolumen sind aber evtl. auch mehrere a-Wellen erkennbar. Eine Verschmelzung von a- und hepatofugaler x-Welle führt zu einem sägezahnartigen Flussprofil in den Lebervenen.

Bei schwerer Rechtsherzinsuffizienz kann es auch in den Portalvenenästen zu einem ausgeprägten pulsatilen Fluss mit hepatopetaler und -fugaler Flusskomponente kommen (84). Bei älteren Patienten (> 60 Jahre) ist ein Pendelfluss i.d.R. Ausdruck einer schweren Rechtsherzinsuffizienz, bei jungen Patienten (< 30 Jahre) kann er auch bei Gesunden relativ häufig beobachtet werden. Die Spektralkurven lassen eine Differenzierung zwischen pulmonaler oder kardialer Grunderkrankung nicht zu (Abb. 13.**14**).

Schwierig ist die Beurteilung bei Leberzirrhose und Herzinsuffizienz, z.B. bei gleichzeitig bestehender ethyltoxisch bedingter dilatativer Kardiomyopathie. Der monophasische bandartige Lebervenenfluss kann infolge der Herzinsuffizienz wieder Phasen erkennen lassen, die Spektralkurve ist evtl. normal. Die Höhe der a-Welle und das a÷x-Verhältnis werden von beiden Organerkrankungen gegensinnig moduliert.

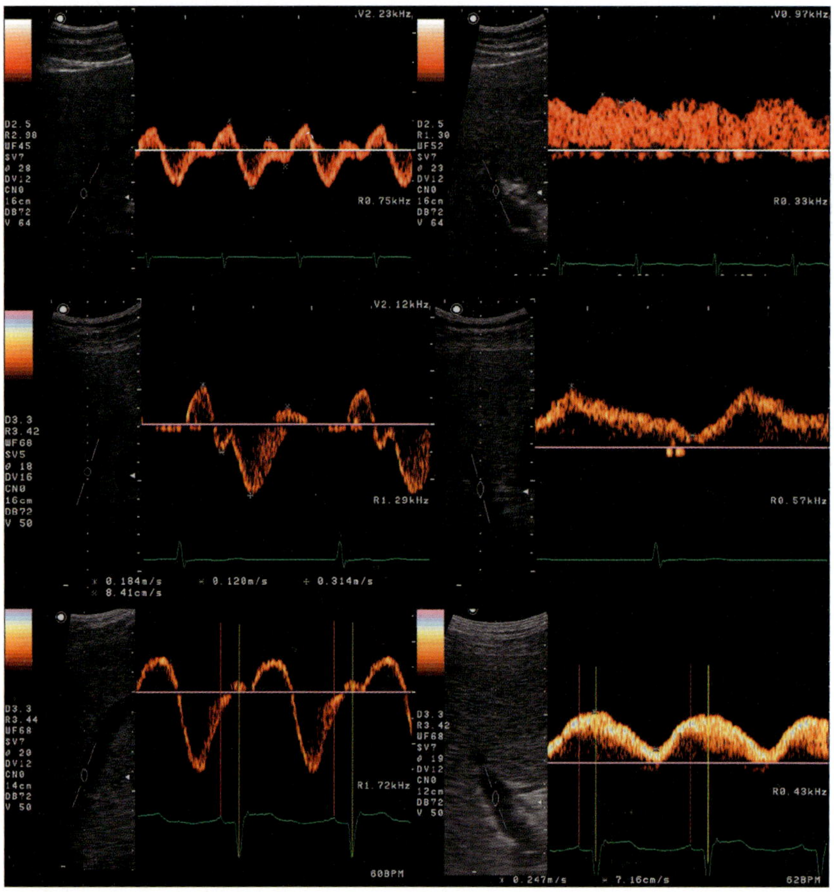

Abb. 13.**13** Spektralkurven aus der rechten Lebervene und der Portalvene bei Patienten mit ischämischer und dilatativer Kardiomyopathie.
Linke Bildreihe: Zunehmende Änderung des Geschwindigkeitsmaximums der x-Welle bei noch hepatofugalem Fluss, unten links systolische Flussumkehr. Auch das Geschwindigkeitsverhältnis (a- zu x-Welle) weist auf eine Rechtsherzbelastung hin (links oben -0,85/a-Welle: 18cm/s, links Mitte -1,5/a-Welle: 18cm/s, links unten +0,53/a-Welle: 6,3cm/s).
Rechte Bildreihe: Die Spektralkurven aus den Portalvenen der zugehörigen Patienten zeigen einen abnehmenden Verhältniswert zwischen minimaler und maximaler Geschwindigkeit.

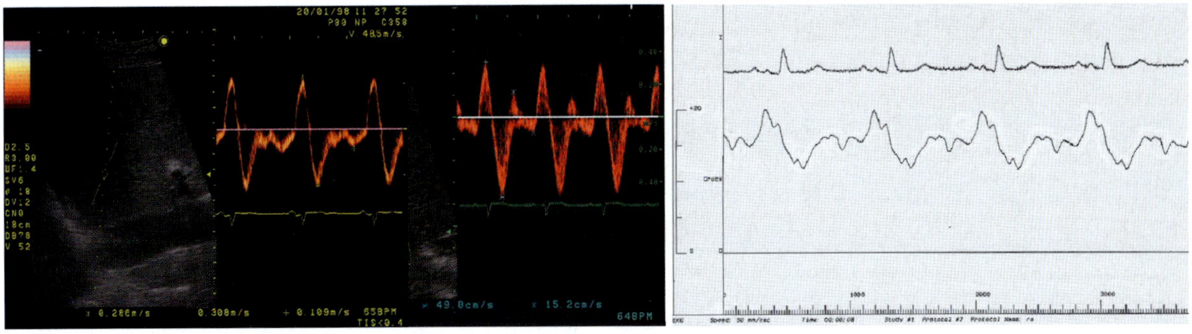

a b/c

Abb. 13.**14 a–c** Schwere pulmonale Hypertonie und dilatative Kardiopathie.
a 28-jährige Patientin mit schwerer pulmonaler Hypertonie. Spektrum aus der rechten Leberhauptvene mit hoher a-Welle und erhöhtem a÷x-Verhältnis (28 cm/s; a÷x = -0,93).
b/c 45-jährige Patientin mit dilatativer Kardiomyopathie (33 cm/s; a÷x = -0,67). Rechts atriale Druckkurve dieser Patientin mit typischen Schleuderartefakten, die zu einer Doppelgipfligkeit der a- und x-Welle führen.

Gefäßmalformationen

Arterielles System

Aneurysmen. Aneurysmen der Leberarterie sind selten. Sie werden bei asymptomatischen Patienten zufällig im Rahmen der bildgebenden Diagnostik entdeckt. Im Unterschied zu Aneurysmen anderer Viszeralarterien sollen sie mit bis zu 80% eine höhere Rupturgefahr haben (72). Neben degenerativen Wandveränderungen und Trauma können Aneurysmen Folge entzündlicher Gefäßerkrankungen (mykotisches Aneurysma, Vaskulitiden; 24) sein. Sie werden teils operativ saniert, teils ist eine perkutane Embolisation mit Spiralen oder Gelfoam-Partikeln möglich.

Befunde. Im B-Bild erkennt man eine echofreie oder echoarme Raumforderung. In der ergänzenden Farbkodierung zeigt sich meist ein turbulenter Fluss (s.a. Kapitel 11). Nach der Embolisation können die eingesetzten Spiralen dargestellt und eine mögliche Rest- oder Reperfusion ausgeschlossen werden (s.a. Kapitel 11). Im weiteren Verlauf retrahiert das Thrombusmaterial und das Aneurysma verkleinert sich. Nach 2 Jahren bleibt nur noch ein geschrumpfter Aneurysmasack erkennbar.

Portalvenöses System

Lagevarianten und Fehlbildungen der V. portae wurden bisher selten beschrieben. Sie entstehen vorwiegend extrahepatisch durch eine gestörte embryologische Venenentwicklung oder sind Folge einer Fehlrotation des Darms. Eine präduodenale Lage der V. portae oder kongenitale obstruierende Klappen können den Einstrom in die Leber behindern.

Extrahepatische Shunts. Über kongenitale extrahepatische portokavale Shunts gibt es nur einzelne Berichte (s.a. Kapitel 14). Es fehlt der portalvenöse Einstrom. Statt in die Leber wird das Blut aus Milz und Mesenterium in die V. renalis oder direkt in die V. cava inferior geleitet. Bei Patienten mit kompletter Ableitung des portalvenösen Zustroms finden sich in der Leber multiple Adenome und fokal noduläre Hyperplasien (48).

Befunde. Typischer sonographischer Befund ist die Verbindung zwischen V. lienalis, V. mesenterica superior und V. cava inferior sowie die fehlende Darstellung intrahepatischer Pfortaderäste mit kompensatorisch erweiterten Arterien, die bis in die Peripherie zu verfolgen sind. Grundsätzlich sollte bei dieser Anomalie immer nach Lebertumoren gefahndet werden.

Intrahepatische Shunts. Intrahepatische portosystemische Shunts (Abb. 13.**15**) stellen eine direkte Verbindung in der Leber zwischen Portal- und Lebervenen oder V. cava inferior dar. Die Hälfte der in der Literatur berichteten Fälle treten bei Leberzirrhose und portaler Hypertension auf. Ein Teil ist jedoch möglicherweise angeboren. Nach Park (77) werden 4 Typen unterschieden. Sie sind in Tabelle 13.**8** zusammengestellt.

Tabelle 13.**8** Einteilung der intrahepatischen portosystemischen Shunts (77)

- Shunt zwischen rechtem Portalvenenast und V. cava
- Shunt zwischen Portalvene und Lebervene in der Peripherie eines Lebersegments
- peripherer Shunt zwischen Portalvene und Lebervene über ein Aneurysma
- zahlreiche Shuntverbindungen zwischen Portalvene und Lebervene in beiden Leberlappen

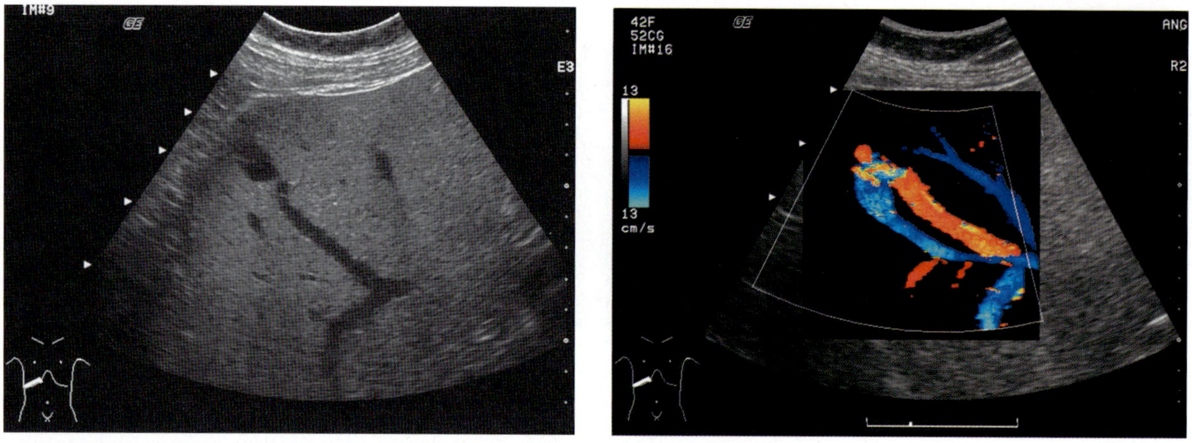

a b

Abb. 13.**15** **a** u. **b** Peripherer intrahepatischer Shunt zwischen Portal- und Lebervene.
a Im B-Bild erkennt man eine umschriebene Aufweitung eines Pfortaderastes.
b In der 3D-Darstellung lassen sich zuführender Pfortaderast (rot kodiert), die Shuntstelle selbst sowie die abführende Vene (blau kodiert) angiographieähnlich darstellen.

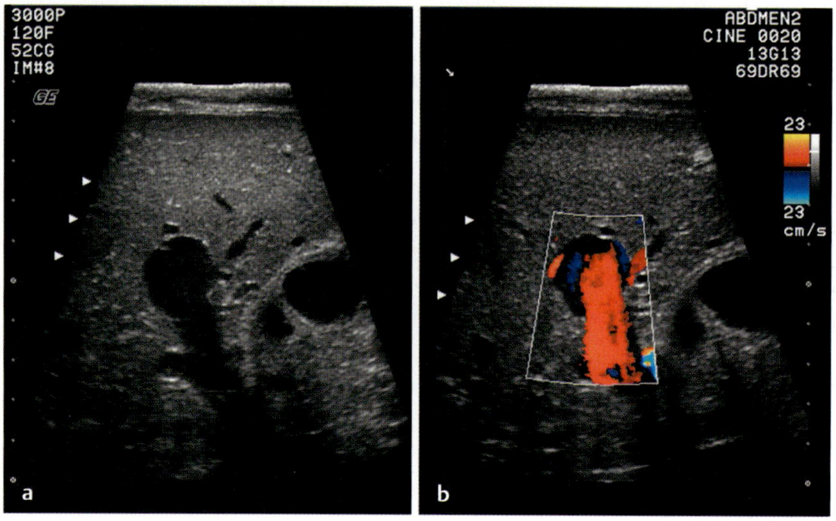

Abb. 13.**16** **a** u. **b** Venöses Aneurysma an der Aufzweigung in den linken und rechten Portalvenenast.
a B-Bild mit zystischer Raumforderung im Leberhilus (7 MHz, Trapezbild, Linearschallkopf).
b In der FKDS zeigt sich ein 2 cm großes Aneurysma der Portalvenengabel.

Aneurysmen. Aneurysmen des portalvenösen Systems galten bis vor kurzem als Rarität, seit der Verwendung der FKDS werden sie zunehmend häufiger erkannt. Sie kommen in jedem Alter vor und finden sich entweder im Hauptstamm direkt oberhalb der Konfluenz (s.a. Kapitel 14) oder weiter distal im Verlauf der Pfortaderäste (Abb. 13.**16**). Ihre Ätiologie wird noch kontrovers diskutiert. Sie sind angeboren oder iatrogen verursacht (8); es gibt jedoch auch Hinweise, dass sie auf dem Boden einer portalen Hypertension entstehen. Das Aneurysma kann durch Kompression einen Gallestau verursachen.

AV-Fisteln. Arterioportale Fisteln sind meist Folge eines Traumas oder einer Operation. Sie führen zu einem erhöhten Druck im portalvenösen System. Bei großem Fistelvolumen erweitert sich das Portalvenenlumen teilweise aneurysmatisch, der Abstrom aus dem mesenterialen Venensystem kann dann behindert sein (s.a. Kapitel 14).

Befunde. In der FKDS erkennt man eine mehr fusiform erweiterte V. portae mit turbulentem Fluss. Das bei AV-Fisteln in der Peripherie typische mosaikartige Farbartefakt ist nicht obligat und kann fehlen. Ist der Druckanstieg erheblich, so findet sich im Portalvenenstamm distal der Fistel und in der V. mesenterica superior ein verminderter oder retrograder Fluss.

Hereditäre Hämorrhagische Teleangiektasie (Morbus Osler-Weber-Rendu)

Der Morbus Osler ist eine autosomal dominante Erkrankung, die neben sichtbaren Herden an der Haut und den Schleimhäuten auch beinahe jedes parenchymatöse Organ betreffen kann. Bei einer Prävalenz von 1–2/100.000 soll die Leber in 8%–31% mitbetroffen sein. Es lassen sich dann arterioportale und portovenöse Shunts, Aneurysmen und typischerweise ein korkenzieherartiger intraparenchymatöser Verlauf der Leberarterien nachweisen (17).

Befunde. In der FKDS sind je nach Shuntvolumen die arterioportalen und portovenösen Shunts nachweisbar. Die Leberarterien sind meist erweitert und verlaufen korkenzieherartig elongiert (Abb. 13.**17**). Die Geschwindigkeiten in den oft auch dilatierten Leberarterien wurden von Naganuma et al. (69) im Vergleich zu Gesunden signifikant höher gemessen (153 cm/s ± 65,2 cm/s gegenüber 64,9 cm/s ± 11,4 cm/s). Bei der großen Varianz im Krankheitsbild, sind ggf. auch die hämodynamischen Veränderungen variabel: Das Flussvolumen im Truncus coeliacus und in der A. hepatica communis kann zunehmen, ein erhöhtes Herzminutenvolumen durch hohe Shuntvolumina und die Entwicklung einer portalen Hypertension sind möglich.

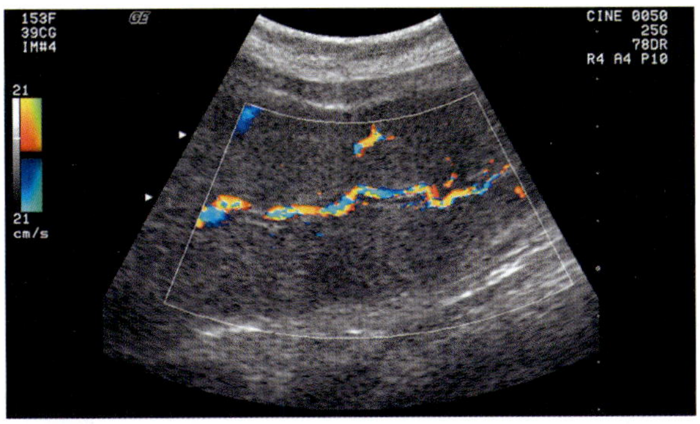

Abb. 13.**17** Geschlängelter Verlauf einer dilatierten Leberarterie im Segment VI bei Morbus Osler.

Budd-Chiari-Syndrom und venookklusive Erkrankungen

Die postsinusoidale portale Hypertension beruht auf einer Obstruktion der Lebervenen. Je nach Lokalisation unterscheidet man

- eine trunkuläre Form (Budd-Chiari-Syndrom) mit einem primärem Befall der großen Lebervenen,
- einen faszikulären Typ, der auf der Ebene der Zentral- und Sublobularvenen beginnt (VOD = Venoocclusive Disease).

Ursache der Obstruktion sind v.a. Thrombosen bzw. Thrombophlebitiden, Tumorthrombosen, Kompression sowie in seltenen Fällen kongenitale Anomalien wie obstruierende Klappen.

Budd-Chiari-Syndrom. Bei dem nach Budd (1845) und Chiari (1899) benannten Krankheitsbild handelt es sich um einen partiellen oder kompletten Verschluss der großen Lebervenen, der klinisch durch Hepatomegalie, Aszites und Oberbauchschmerzen auffällt. Die Ätiologie bleibt in fast zwei Dritteln der Fälle unklar. Koagulopathien, Tumorinvasion durch maligne Erkrankungen, Trauma oder – sehr selten – ein angeborenes membranöses Septum können die Ursache sein.

Befunde. Sonographisch findet sich neben einem vergrößerten linken Leberlappen ein sehr großer Lobus caudatus. Bereits im B-Bild kann ein thrombotischer Verschluss bei echogenen Binnenreflexen vermutet werden (Abb. 13.**18**). Die Duplex-, v.a. aber die farbkodierte Untersuchung tragen wesentlich zur Diagnosesicherung bei (32). Die komplexe intrahepatische Kollateralenbildung und der fehlende oder reverse Fluss in den betroffenen Lebervenen sind nahezu pathognomonisch (11).

Wichtig ist die Flussdarstellung des retrohepatischen Anteils der V. cava inferior, die im B-Bild wegen der Größe des Lobus caudatus und des linken Leberlappens oft nicht ausreichend beurteilbar ist.

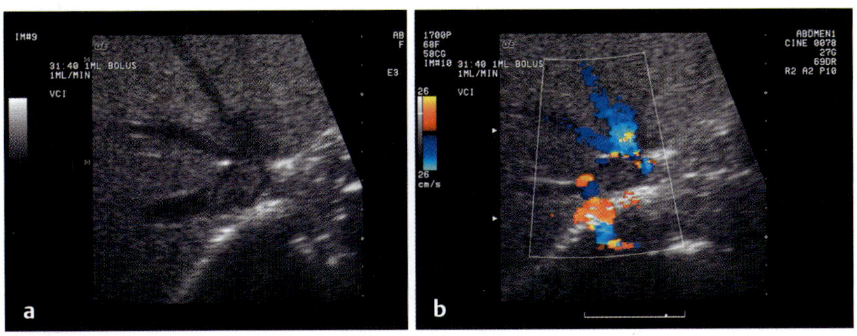

Abb. 13.**18** **a** u. **b** Thrombus in der V. cava inferior in Höhe der Lebervenenmündung.
a Im B-Bild erkennt man bereits echodichtes Material im Lumen der V. cava.
b In der FKDS zeigt sich ein umspülter Thrombus. Die Leberhauptvenen sind noch frei durchgängig.

VOD. Als venookklusive Erkrankungen (VOD) werden postsinusoidale Lebervenenveränderungen verschiedener Lokalisation und unterschiedlicher Ätiologie zusammengefasst. Sie beginnen initial am Epithel der Zentral- und Sublobularvenen und führen zur kompletten bindegewebigen Verödung der Venenäste. Ursächlich kommen neben Spontanthrombosen infolge Gerinnungsstörungen, Fibrinnetze (webs), primär membranöse Obstruktionen (Bestrahlung) oder tumorbedingte Obstruktionen infrage. Die VOD findet sich gehäuft bei Polycythaemia vera und besonders häufig nach Knochenmarktransplantation durch die Kombination von Bestrahlung und Chemotherapie (62; 42). Diese therapieinduzierte Endothelschädigung der Lebervenen betrifft vorwiegend die kleinen terminalen Lebervenenäste. Die histologische Diagnose korreliert gut mit den typischen klinischen Zeichen der VOD: Gewichtszunahme, Größenzunahme der Leber und/ oder Druckschmerzhaftigkeit im rechten Oberbauch, Ikterus und/oder Bilirubinerhöhung in den ersten 20 d nach der Knochenmarktransplantation. Je nach Ausprägung kann es klinisch zu einem milden bis fulminanten Verlauf mit Leberparenchymnekrose und Tod durch Multiorganversagen kommen (36).

Befunde. Sonographisch finden sich Hepatosplenomegalie, Aszites, Gallenblasenwandverdickung, Lebervenenkompression und eine inhomogene Echogenitätszunahme des Leberparenchyms. Auch kann es zu einem veränderten Portalvenenfluss bis hin zur Flussumkehr kommen. Kurz nach der Transplantation aufgetretene pathologische Befunde in der Sonographie sind trotz entsprechenden klinischen Zeichen für eine VOD nur in 50% zu finden. Ähnliche Befundänderungen sind jedoch auch in der Gruppe ohne VOD zu finden. Damit stellt die Sonographie keine große Hilfe im Management der Patienten mit venookklusiver Erkrankung nach Knochenmarktransplantation dar (36). Bei geplanter Knochenmarktransplantation werden daher zur Früherkennung eine Ausgangsuntersuchung vor der Operation und Verlaufskontrollen unter standardisierten Bedingungen empfohlen (16; 35). Die Ergebnisse werden jedoch noch kontrovers diskutiert: Während Brown (16) in einem Fall beim Auftreten einer VOD über einen kontinuierlichen Abfall der dopplersonographisch gemessenen mittleren Geschwindigkeiten in der V. portae und in 3 Fällen über eine Flussumkehr berichtete, konnten diese Ergebnisse von Herbetko (35) in einer größeren Studie mit 65 Patienten nicht bestätigt werden. 19–20 Episoden mit VOD waren jedoch mit einem Anstieg des RI-Wertes der A. hepatica assoziiert. Die Werte lagen mit einem RI von 0,8 gegenüber 0,7 im Vergleichskollektiv höher. Dies könnte Ausdruck einer Gegenregulation auf zentraler oder sinusoidaler Ebene sein. Es fehlen jedoch noch Studien mit größeren Fallzahlen zur abschließenden Klärung.

Budd-Chiari-Syndrom und VOD laufen unterschiedlich ab, die Patienten zeigen jedoch je nach Akuität des Verschlusses das gleiche klinische Bild mit Stauungsleber und portaler Hypertonie.

Diffuse Lebererkrankungen

Diffuse Lebererkrankungen können zu einer veränderten Hämodynamik in allen 3 Lebergefäßen führen, weshalb Doppler-Untersuchungen der Lebergefäße zunehmend an Bedeutung gewinnen. Sie erhöhen die Sicherheit der sonographischen Diagnostik.

Disproportionierte Verfettung, Fettleber und Fettleberhepatitis

Fettleber. Bei der Fettleber ist die Hämodynamik meist unverändert. Bei stärkerer Ausprägung mit verminderter Compliance verschwindet zunächst die atriale Rückflusskomponente im Lebervenenfluss. Das Flussprofil kann aber auch einen fast vollständigen Phasenverlust aufweisen.

Fettleberhepatitis. Die Fettleberhepatitis kann in Abhängigkeit von Schwere und Akuität zu hämodynamischen Veränderungen führen, wie sie sich auch bei der Leberzirrhose finden (S. 316).

Da diffuse Erkrankungen der Leber nicht alle Segmente gleich stark betreffen müssen, ist es wichtig, den Fluss in allen großen Lebergefäßen zu untersuchen. Periphere Gefäßäste sind bisweilen nur schwer oder gar nicht im B-Bild zu sehen, während ihr Fluss mit der FKDS darstellbar wird.

Disproportionierte Veränderungen. Fokale Minderverfettungen sind Ausdruck der regionalen Perfusionsverhältnisse. Im Bereich des Leberhilus am dorsalen Segment IV und im Bereich des Gallenblasenbettes finden sich häufig echoarme, minderverfettete Regionen. Gelegentlich kann eine hierfür verantwortliche akzessorische rechte V. gastrica nachgewiesen werden (Abb. 13.**19**).

Fokale Mehrverfettungen sollten differenzialdiagnostische Überlegungen veranlassen (Hämangiom, Tumor). Der Einsatz von Ultraschallkontrastmittel kann v.a. mit Aufnahmen in der leberspezifischen Spätphase die Ursache klären.

Akute und chronische Hepatitis

Abgesehen von den klinisch schweren Verlaufsformen sind die FKDS und der gepulste Doppler für die Diagnostik der akuten Hepatitis kaum klinisch relevant. Nach Tanaka kommt es bei der akuten Hepatitis zu

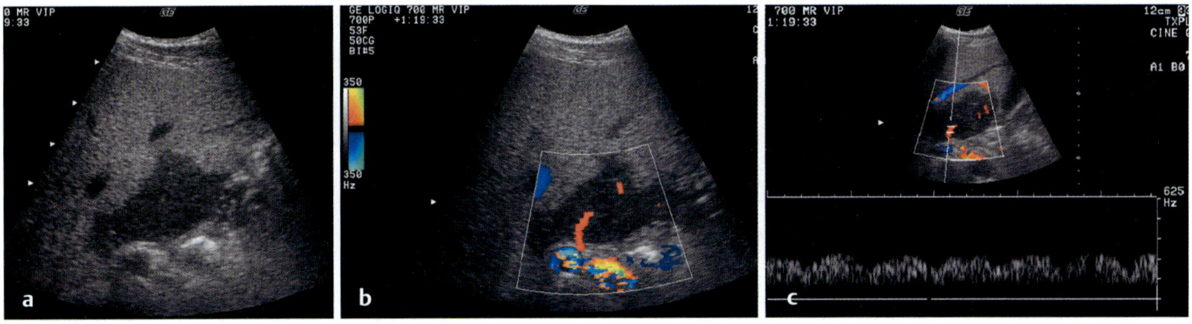

Abb. 13.**19 a–c** Fokale Minderverfettung im Leberhilus.
a Im B-Bild zeigt sich eine segmentförmige Minderverfettung.
b/c In der FKDS Nachweis einer akzessorischen V. gastrica (rot kodiert), deren Flussverhalten im PW-Doppler untersucht werden kann.

einem erhöhten Volumenfluss in der Leberarterie. Der RI-Wert sinkt in der akuten Entzündungsphase, um später in der Genesungsphase wieder auf normale Werte zu steigen (96).

Die chronische Hepatitis führt zu einem mehr als 100%igen Anstieg des Volumenflusses in der Leberarterie. Erst bei fortgeschrittenem Leberumbau nimmt auch der Volumenfluss in der Portalvene ab (104). Der DPI steigt nach Walsh deutlich und hochsignifikant von 0,17 auf 0,27 an. Der RI-Wert, ermittelt aus dem hilusnahen linken oder rechten Leberarterienast, ist bei Patienten mit chronischer Hepatitis höher als bei Gesunden (0,69 gegenüber 0,64; nach 80). Der Anstieg des peripheren Widerstandsindex wird im Vergleich mit den postprandial gemessenen Werten noch evidenter. Der RI-Wert steigt postprandial geringer an als bei Gesunden. Der Anstieg korreliert dabei mit dem Fibrosegrad: je ausgeprägter die Fibrose, desto höher der RI-Ausgangswert und desto geringer der postprandiale RI-Anstieg (80; 71).

Mittlere Geschwindigkeit und Volumenfluss in der Portalvene unterscheiden sich im Vergleich zu Gesunden kaum. Damit treten erst in den Endstadien von chronischen Lebererkrankungen dopplersonographisch verlässliche Veränderungen auf (104).

Leberzirrhose

Auch ohne den Einsatz der FKDS und des PW-Dopplers kann mit der Sonographie in 82–88% eine Leberzirrhose diagnostiziert werden (5). Die dopplersonographische Untersuchung ist jedoch eine wichtige Ergänzung der B-Bild-Diagnostik, die für Diagnose und Prognose der Leberzirrhose unerlässlich geworden ist. Mit ihr können wichtige hämodynamische Änderungen in allen 3 Lebergefäßen gefunden werden, die mit dem Schweregrad der Erkrankung und damit auch ihrer Prognose korrelieren.

Bei den meisten Patienten mit Leberzirrhose besteht eine hyperdyname Kreislaufsituation. Sie ist durch einen erniedrigten peripheren Gesamtgefäßwiderstand sowie einen niedrigen systolischen und diastolischen Blutdruck gekennzeichnet. Schlagvolumen und Portalvenendruck sind erhöht. Diese Veränderungen nehmen mit der Schwere der Erkrankung zu (34, 63, 64). Im Endstadium kommt es bei bis zu 23% der Patienten zunehmend zu intrahepatischen arteriovenösen Shunts (65).

Lebervenen

Lokale Stenosen. Phasenausprägung und Geschwindigkeit des Lebervenenflusses hängen von den kardial und pulmonal bedingten Druckverhältnissen ab. Eine veränderte Leberparenchym-Compliance und lokale Stenosen modulieren den intrahepatischen Fluss ebenfalls. Diffuse Lebererkrankungen können zu umschriebenen Stenosen führen (Abb. 13.**20**), die vom Submillimeterbereich bis zu einer Länge von mehreren Zentimetern reichen können (60). Mit zunehmendem venösen Stenosegrad verflacht das Flussprofil distal der Stenose immer weiter, bis schließlich nur noch ein monophasischer bandförmiger Fluss nachweisbar ist (Abb. 13.**20**). Wird die lokale Stenose beseitigt (Stent-Therapie) kann sich der biphasische Fluss wieder einstellen (74). Ursache umschriebener Lebervenenstenosen ist nicht nur eine Kompression von außen, sondern gelegentlich sind lokale Thrombosen, die mit dem Wachstum von Knoten entstehen, ursächlich beteiligt (105).

Klassifikation zirrhotisch bedingter Flussveränderungen. Auch ohne lokale Stenosen kommt es beim zirrhotisch umgewandelten Leberparenchym zu einer zunehmenden Versteifung (11) mit Verlust des typischen Kurvenverlaufs in den Lebervenen. Abhängig von der Erkrankungsschwere lassen sich Flussänderungen

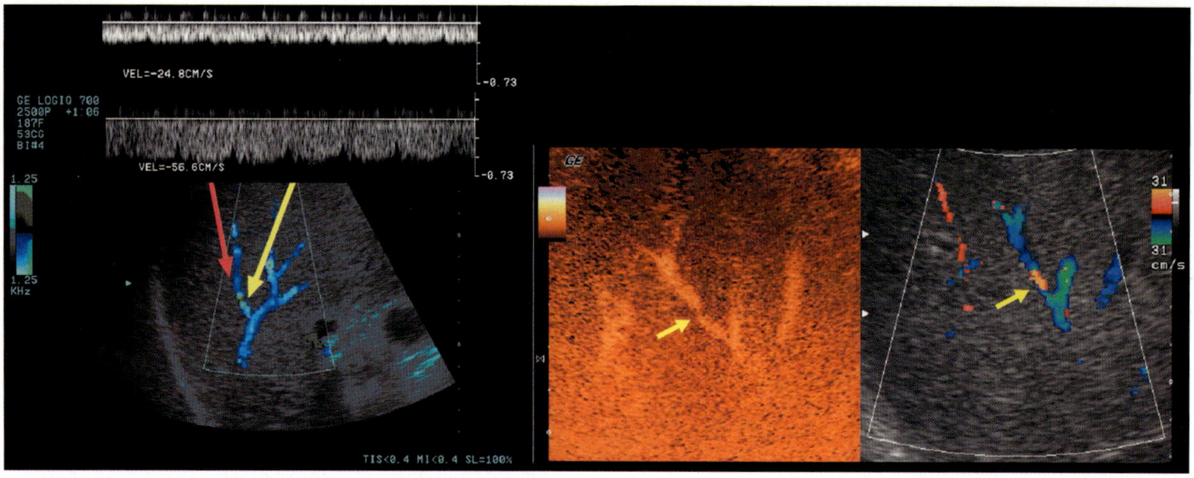

Abb. 13.**20** Lebervenenstenose bei knotigem Umbau der Leber.
Die umschriebene Lebervenenstenose wird durch die FKDS detektiert (Cave: Winkelfehler) und durch die Geschwindigkeitsbestimmung in (gelber Pfeil) und distal der Stenose (roter Pfeil) verifiziert. Im B-Flow erkennt man die durch den knotigen Umbau bedingte Stenose besser. Sie wird in der FDKS in beiden Ebenen überschätzt.

beschreiben, die von Bolondi und später von Otha klassifiziert wurden (Abb. 13.**21**).

Nach Bolondi (11) wiesen in einer Gruppe von 120 Zirrhosekranken 50% einen triphasischen Fluss auf, 31,7% einen HV1- und 18,3% einen HV2-Fluss (s. Abb. 13.**12a**). Dem Phasenverlust kommt neben der diagnostischen v.a. eine prognostische Bedeutung zu: Unabhängig von der Leberfunktion hatten nach Ohta (75) die Patienten mit einem bandförmigen Lebervenenfluss eine Lebenserwartung von unter 2 Jahren; dieser stellt nach dieser Studie einen eigenständigen Prognosefaktor dar.

Prognostische Bewertung. Erst eine Lebervenenkompression und/oder eine schwere Compliancestörung des Gewebes führt zur Abflachung der Doppler-Spektralkurve mit Phasenverlust. Damit ist zu erklären, dass in der Studie von Ohta (74) bei etwa 30–50% der Zirrhosepatienten noch ein normales triphasisches Flussprofil detektierbar war. Nach Colli (21) hat ein pathologisches Flussmuster in den Lebervenen für die Child-A-Leberzirrhose infolge einer chronischen Hepatitis C eine diagnostische Genauigkeit von 77% und eine Spezifität von 78%.

Veränderungsablauf. Mit Fortschreiten des zirrhotischen Umbaus wird das triphasische Flussprofil durch Verlust der atrialen Rückflusskomponente biphasisch. Im Farb-Doppler ist kein Farbumschlag mehr darstellbar. Die Geschwindigkeiten gleichen sich immer mehr an, bis schließlich nur noch ein bandförmiger Fluss detektierbar wird (Abb. 13.**22**).

Weitere Ursachen für einen Phasenverlust. Abgesehen vom physiologischen Auftreten in der Spätschwangerschaft ist ein Phasenverlust immer als pathologisch zu werten. Er ist aber nicht für die Leberzirrhose spezifisch. Er kann – mit allen o.g. Übergangsphasen – ebenfalls bei stark ausgeprägten Organverfettungen (21) auftreten (s.a. entzündliche Lebererkrankungen), ebenso als Folge des Ödems und fokaler Entzündungen bei einer Abstoßungsreaktion nach Transplantation (15).

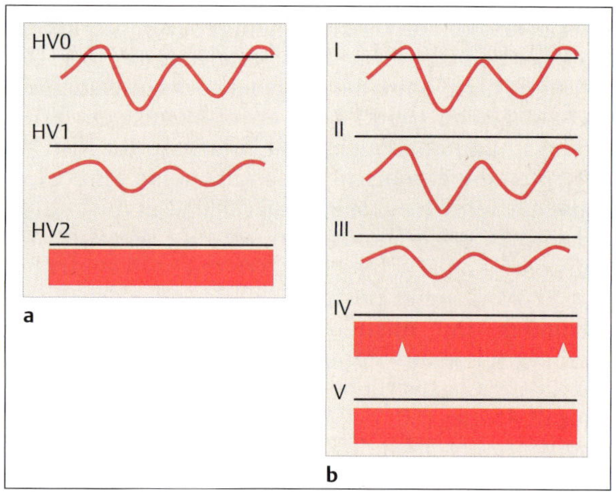

Abb. 13.**21 a** u. **b** Spektralkurvenveränderungen der Lebervenen durch diffuse Lebererkrankungen (Schema).
a Einteilung nach Bolondi et al. (11). Im Normalfall (HV0) zeigt sich ein triphasisches Flussverhalten mit Flussumkehr durch die atriale Systole. Mit zunehmendem Umbau flacht die Kurve zunehmend ab (HV1), bis es zu einem monophasischen bandförmigen Signal kommt (HV2).
b Einteilung nach Ohta et al. (74). Analoge Einteilung wie in (a), jedoch mit insgesamt 5 Kategorien (I bis V).

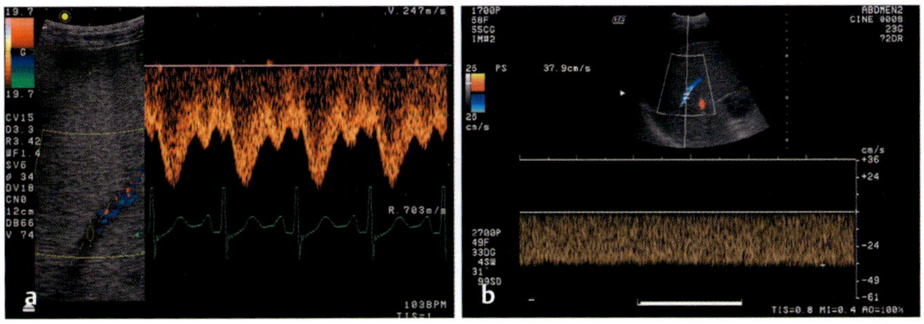

Abb. 13.**22** **a** u. **b** Verändertes Spektrum der Lebervenen bei diffusen Lebererkrankungen.
a Patient mit mäßig ausgeprägter Fettleber und biphasischem Flussprofil (HV1 nach Bolondi und III nach Ohta).
b Bandförmiger Lebervenenfluss (HV2 nach Bolondi, V nach Ohta).

Biphasische Geschwindigkeitskurven werden auch bei infektiöser Mononukleose und bei Patienten mit diffuser Leberinfiltration durch Non-Hodgkin-Lymphome beobachtet.

Flussveränderungen bei akut entzündlichen Lebererkrankungen oder nekrotischen Leberveränderungen werden dagegen meist vermisst.

Portalvene

Die mittlere Flussgeschwindigkeit korreliert mit dem Venendruck, der invasiv mit der Subtraktion zwischen freiem und geblocktem Lebervenendruck gemessen werden kann (97). Abbildung 13.**23** zeigt die Veränderungen von mittlerer Geschwindigkeit, Durchmesser (Fläche) und Flussvolumen in Abhängigkeit von der Schwere der Zirrhose. Bei Patienten mit Aszites sind mittlere Geschwindigkeit und Volumenfluss signifikant (<0,01) niedriger als bei Patienten ohne Aszitesbildung (10,6 cm/s gegenüber 14,4 ± 3,3 cm/s und 528 ± 120,9 ml/min gegenüber 684 ± 102 ml/min). Ähnliches gilt für den Vergleich zwischen Gruppen mit und ohne Enzephalopathie (18). Bei absoluten Werten muss bedacht werden, dass sie in der Literatur stark schwanken.

Der portalvenöse Fluss ist bei der Zirrhose reduziert. Dennoch kann es bei der Leberzirrhose zu einer hyperdynamischen Zirkulation im Splanchnikusgebiet kommen: Das Herzzeitvolumen ist in Ruhe deutlich erhöht, ein Großteil des Blutvolumens wird über Kollateralen an der Portalvene und damit an der Leber vorbeigeführt.

Leberarterien

Die Zirrhose führt zu einem Umbau der Parenchymstruktur, der Fließwiderstand steigt auch im Stromgebiet der Leberarterien. Die arterielle Compliance (systolischer minus diastolischer Blutdruck) korreliert bei der Leberzirrhose mit dem Grad des Umbaus (34).

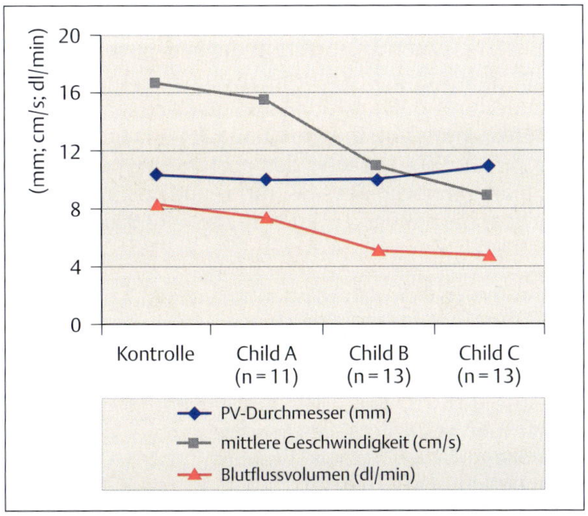

Abb. 13.**23** Hämodynamische Veränderungen in der Portalvene (PV) in Abhängigkeit vom Schweregrad der Zirrhose. Vergleich mit einem Kontrollkollektiv (modifiziert nach 18). Mit zunehmendem Child-Stadium sinken die mittlere portalvenöse Geschwindigkeit und das Volumen.

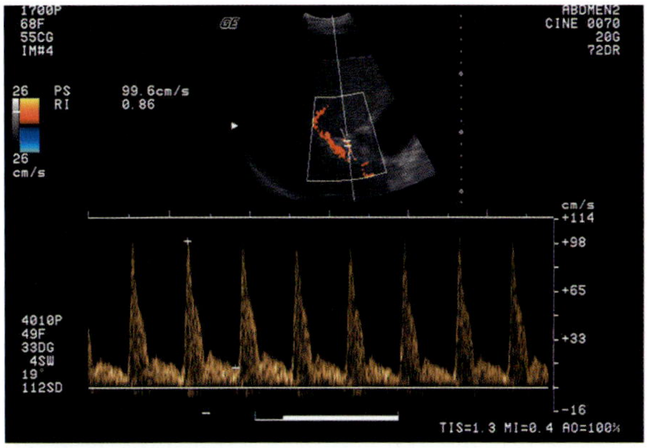

Abb. 13.**24** Widerstandsänderungen in der A. hepatica bei Leberzirrhose. Die Spektraldoppler-Kurve wurde aus der A. hepatica propria abgeleitet. Der RI-Wert bei Leberzirrhose ist mit 0,86 erhöht.

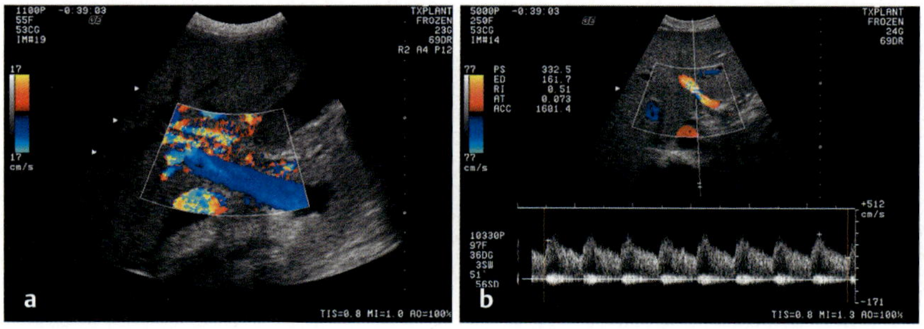

Abb. 13.**25** **a** u. **b** Patientin mit schwerer Fettleberhepatitis mit Flussumkehr in der Portalvene.
a Retrograder Fluss in der V. portae (blau kodiert).
b Kompensatorisch erhöhter Fluss in der Leberarterie mit deutlicher Flussbeschleunigung auf über 3 m/s und einem niedrigen RI von 0,51.

Mit fortschreitendem zirrhotischen Umbau der Leber sorgen arteriovenöse Shunts für eine rasche Blutpassage von den Leberarterien zu den Lebervenen (3). Die erhöhte arterielle Compliance kann mit verschiedenen dopplersonographischen Parametern erfasst werden. Einige Autoren weisen darauf hin, dass die Werte der Widerstandsindizes von der Lage des Gefäßes in der Leber abhängen (Hilus, rechte, linke Leberarterie, hilusnahe oder in der Peripherie; Abb. 13.**24**). Auch das Patientenalter könnte zusätzlich einen Einfluss auf den RI-Wert haben: so steigt mit zunehmendem Alter der RI-Wert bei Leberzirrhose signifikant an.

Einige Autoren bevorzugen den PI gegenüber der RI-Bestimmung, da er sensitiver die Unterschiede des peripheren Widerstandes anzeigen kann (91). Zwischen den verschiedenen Child-Stadien konnten mit dem RI keine signifikanten Widerstandsänderungen gesehen werden.

Portale Hypertension

Der Druck in der V. portae liegt 2–3 mm Hg über dem der V. cava inferior. Er ist vom Einstrom aus dem Intestinum und der Milz, vom intrahepatischen Widerstand, vom Gefäßwandtonus sowie vom Ausstrom über die Vv. hepaticae und die V. cava inferior abhängig. Zusätzlich wird über Sphinkteren auf der Ebene der Lebersinusoide die Relation des Blutflusses zwischen arteriellen und portalvenösen Ästen geregelt. Ein Missverhältnis dieser Faktoren führt zu einer portalen Hypertension. Die portale Hypertension ist definiert als länger bestehende Druckerhöhung auf mehr als 12 mm Hg. Sind nicht alle Abschnitte des Pfortadersystems davon betroffen, spricht man – wie beim isolierten Verschluss der V. lienalis – von einer segmentalen portalen Hypertonie.

Befunde. Bei vermuteter portaler Hypertension sind systematisch neben den intrahepatischen Gefäßen und der splenoportalen Achse die mesenterialen Venen und die Region potenzieller Kollateralen abzusuchen. Die diagnostische Bedeutung einer „weiten V. portae" ist gering. Hilfreiche Kriterien zur Frühdiagnostik sind
- der Verlust des zumeist ovalen Venenquerschnitts,
- weite Leberarterien,
- eine prall gefüllte V. mesenterica superior mit fehlender respiratorischer Lumenänderung,
- der Nachweis einer V. coronaria ventriculi mit einem Durchmesser > 6 mm (103).

Die portale Hypertension stellt die häufigste und prognostisch wichtigste Komplikation der Patienten mit Leberzirrhose dar und liegt bei etwa 60% dieses Patientenklientels vor. In Europa und Amerika ist die Zirrhose in ca. 90% Ursache der portalen Hypertension (13). Man unterscheidet prä-, intra- und posthepatische Ursachen; die häufigsten sind in Tabelle 13.**9** aufgeführt.

Tabelle 13.**9** Ursachen der portalen Hypertension (modifiziert nach 13, MacMathuna et al. 1992)

prähepatisch	**intrahepatisch**
▪ Portalvenenthrombose	▪ Zirrhose (toxisch, viral, biliär, autoimmun)
▪ Milzvenenthrombose	▪ nicht- bzw. präzirrhotische Ursachen
▪ tropische Splenomegalie	- alkoholtoxische / Fettleberhepatitis
▪ arterioportale Fistel	- drogeninduzierte Hepatitis
posthepatisch	- Sarkoidose
▪ Portalvenenthrombose	- kongenitale Leberfibrose
▪ Milzvenenthrombose	- hyperplastische Regeneratknoten
▪ tropische Splenomegalie	- Schistosomiasis
▪ arterioportale Fistel	- idiopathische portale Hypertension

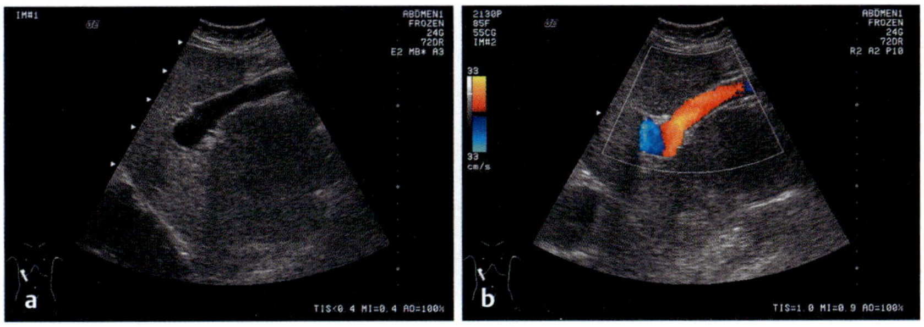

Abb. 13.**26 a** u. **b** Cruveilhier-von-Baumgarten-Syndrom. Meist kann bereits im B-Bild (**a**) die wiedereröffnete Umbilikalvene als echoarme tubuläre Struktur identifizieren, die sich in der FKDS (**b**) mit hepatofugaler Flussrichtung im Lig. teres hepatis bis zum Bauchnabel verfolgen lässt.

Pathophysiologie. Mit ansteigendem Portalvenendruck kann es über vasoaktive Mediatoren zu einer Steigerung des Herzzeitvolumens kommen. Im Rahmen eines Kompensationsmechanismus entwickeln sich Shuntverbindungen zwischen Portalvenensystem und systemischen Venen. Sie bestehen aus embryonal angelegten Gefäßen oder bereits bestehenden portosystemischen Verbindungen: submuköse Venen von Ösophagus, Magen, Rektum, Bauchdecke, Shunt zwischen Milzvene und linker Nierenvene sowie die wiedereröffnete Umbilikalvene im Lig. teres hepatis (64).

Diagnostik und Auswertung. Bei Patienten mit V.a. portale Hypertension erfolgt zunächst die Farbduplexuntersuchung der 3 Lebergefäße (S. 300). Prognostisch ungünstige Zeichen sind ein bandförmiger Fluss in den Lebervenen und eine Flussumkehr in der Portalvene (Abb. 13.**25**).

Bei der Suche nach Kollateralen wird auf eine wiedereröffnete Umbilikalvene (Abb. 13.**26**) geachtet, die bei Patienten mit fortgeschrittener Zirrhose häufiger zu finden ist (56,8% bei Child C; 87). Dies trifft auf etwa ein Drittel der Zirrhosepatienten zu. Portalvenengeschwindigkeit und -volumen sind bei Patienten mit wiedereröffneter Umbilikalvene höher als bei Zirrhosepatienten mit geschlossener Vene. Nach Limberg (58) und Ludwig (61) kommt es zu einer im Vergleich zu Gesunden signifikant geringeren postprandialen Volumen- bzw. Geschwindigkeitszunahme in der Portalvene, die sich umgekehrt proportional zur Schwere der portalen Hypertension verhält.

Analyse der Kollateralen. Eine portale Hypertension gilt mit dem Nachweis von Kollateralen als bewiesen. Sie können unterschiedlich stark ausgebildet sein und u.U. das gesamte portalvenöse Blut ableiten. Ihr Verlauf sollte systematisch analysiert werden, um Richtung und Ausmaß des Shuntvolumens abzuschätzen. Der

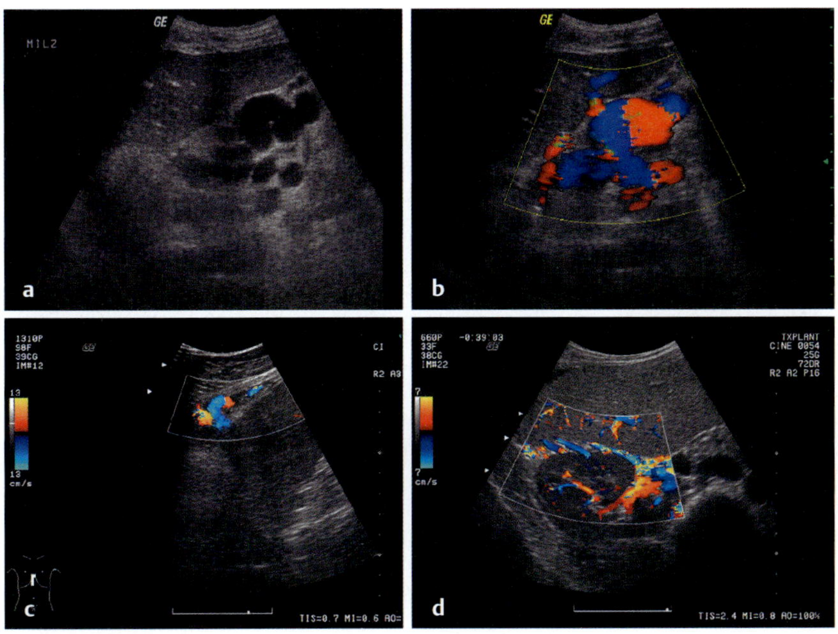

Abb. 13.**27 a–d** Kollateralen bei portaler Hypertension.
- **a/b** Varikös erweiterte Venenkonvolute am Milzhilus im B-Bild und in der FKDS.
- **c** Längsschnitt im Epigastrium mit Darstellung geschlängelt verlaufender Varizen.
- **d** Variköse pararenale Venen mit Abfluss in die Nierenvene bei einem Patienten mit hepatofugalem Fluss in der Portalvene.

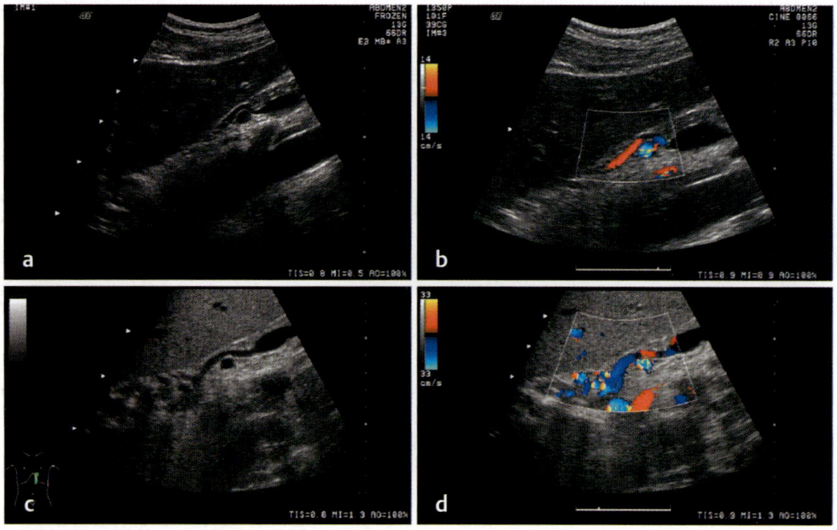

Abb. 13.**28 a–d** V. gastrica sinistra mit orthogradem und retrogradem Fluss (B-Bild und FKDS).
a/b Regulärer Abstrom in die V. lienalis (Normalbefund).
c/d Reverser hepatofugaler Fluss (portale Hypertension).

sonographische Nachweis der erweiterten Paraumbilikalvenen im Lig. falciforme gilt als sensitivster Parameter. Sie drainieren Blut vom linken Pfortaderast durch das Lig. falciforme nach kaudal und anastomosieren über die Vv. epigastricae mit der V. iliaca externa. Die V. coronaria und die Vv. gastricae breves führen Blut nach kranial zum Ösophagus. Sie verbinden Magen, den venösen Plexus des Ösophagus und die paraösophagealen Gefäße mit der V. portae. Ihre Existenz beweist eine portale Hypertension. Ein Lumen der V. coronaria ventriculi (> 6 mm, s.o.) ist Zeichen dafür, dass mit Ösophagus- und Fundusvarizen zu rechnen ist. Eine Differenzierung zwischen paraösophagealen Venen (keine Blutungsgefahr) und Ösophagusvarizen ist mit der FKDS jedoch nicht möglich.

Bei der Untersuchung ist ferner auf Varizen in der Gallenblasen-, Duodenal- und Magenwand (hypertensive Gastropathie), sowie auf Varizen am Milzhilus und ventral des linken Leberlappens zu achten (Abb. 13.**27**).

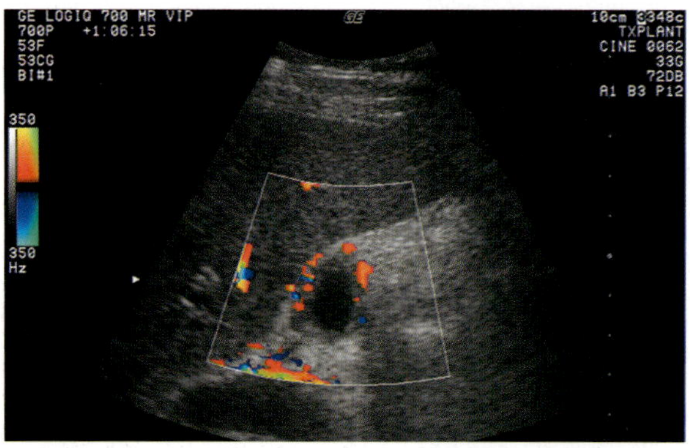

Abb. 13.**29** Verdickte Gallenblasenwand mit intramuralen Varizen.

Bei der Darstellung der V. coronaria ventriculi wird neben dem Gefäßlumen im B-Bild auch die Flussrichtung analysiert.

Die dopplersonographische Untersuchung der linken Magenvene ist auch prognostisch wichtig: Neben dem Kaliber kommt v.a. der Flussrichtung eine große Bedeutung zu. Bei reversem, hepatofugalem Fluss ist die Wahrscheinlichkeit einer Varizenblutung erhöht. Die Gefäßweite kann dabei gleich sein, sodass ohne Farbe hier keine Differenzierung möglich ist (Abb. 13.**28**). Liegt bei portaler Hypertension ein hepatopetaler Fluss vor, könnte dies mit einem geringeren Risiko für eine Varizenblutung einhergehen (103).

Weitere, sehr effektive Kollateralen entstehen durch gastrorenale und splenorenale Anastomosen, die sich als Gefäßkonvolute am Milzhilus, am kaudalen Milzpol und zur linken Niere hin darstellen lassen. Die pankreatikoduodenalen Venen drainieren Kolon, Duodenum und Pankreas und stehen mit der V. cava inferior in Verbindung. Zusammen mit den peripankreatischen Venen, die V. lienalis, V. portae und V. mesenterica superior miteinander verbinden, können sie eine partielle Thrombose der V. mesenterica superior überbrücken.

Neben den großen, präformierten Kollateralen führt die allgemeine Druckerhöhung beim Verschluss der V. portae zusätzlich zur Hypertrophie präexistierender kleiner Venen, die das Lymph- und Gallenwegssystem umgeben. Sie werden als feines Netzwerk sichtbar. Ihr hepatopetaler Abfluss erfolgt z.T. über varikös erweiterte Gefäße der Gallenblasenwand (Abb. 13.**29**) und des Gallenblasenbettes in die intrahepatischen Pfortaderäste. Diese Kollateralen sind in der FKDS nachzuweisen und von anderen Veränderungen, die mit einer Gallenblasenwandverdickung einhergehen, zu unterscheiden.

Thrombosen der splenoportalen Achse

Häufigste Ursache der prähepatisch bedingten portalen Hypertension ist der primäre oder sekundäre thrombotische Verschluss von V. portae bzw. V. lienalis und V. mesenterica superior (s.a. Kapitel 14). Auslöser sind toxische Endothelschäden, Flussverlangsamung bei Leberzirrhose und Tumoreinbruch, Entzündungen wie Abszesse, Cholangitiden, eitrige Lymphadenits, entzündliche Darmerkrankungen, Pankreatitis und Infektionen der Nabelschnur (iatrogen nach Katheteruntersuchung der offenen Umbilikalvene) sowie bei Koagulopathien. Die Spannweite der klinischen Symptomatik ist breit. Sie reicht von unspezifischen Bauchschmerzen mit Fieber und Leukozytose bis zum akuten Abdomen. Der akute komplette Verschluss kann lebensbedrohlich sein, bei langsamer Verlegung entwickeln sich schnell und ausreichend Kollateralen.

Befunde. Charakteristische sonographische Zeichen der Thrombosen von V. portae, V. lienalis und V. mesenterica superior sind anfänglich echoarme oder inhomogene Thrombusmassen mit Dilatation des befallenen Gefäßabschnitts, mangelnde Kompressibilität und fehlende respiratorische Kaliberschwankungen (Abb. 13.**30** und Abb. 13.**31**). Die Diagnose kann im Grauwertbild daher unmöglich sein und erst durch die FKDS bewiesen werden. Die farbkodierte Doppler-Untersuchung oder die Gabe von Kontrastmittel beweisen die Thrombose durch fehlenden Fluss und ermöglichen den Nachweis von wandständigen noch frei durchströmten Arealen (Abb. 13.**31**). Im weiteren zeitlichen Verlauf nimmt das Volumen des Thrombusmaterials ab, es wird echogen, die Abgrenzbarkeit zum Lebergewebe kann schwierig werden. Unter Therapie kann der Thrombus rekanalisieren oder sich komplett auflösen. Wandständige Reste sind noch für längere Zeit erkennbar und führen je nach Ausmaß der noch vorhandenen Verlegung zu lokalen Turbulenzen.

Ätiologie. Meist ist der thrombotische Portalvenenverschluss Symptom einer oft auch sonographisch erkennbaren Grunderkrankung: Die häufigste Ursache sind hepatozelluläre Karzinome auf dem Boden einer Leberzirrhose (Abb. 13.**30**). Weitere Ursachen sind u.a. Leberzirrhose, Pankreatitis, Pankreaskarzinom, Peritonitis und Gerinnungsstörungen. Lokale Stenosen können dem Verschluss vorausgehen (Abb. 13.**32**).

Weitere Befunde. Ein Portalvenenverschluss wirkt sich auf den Fluss in der Leberarterie aus: PI und RI steigen im Vergleich zu Zirrhosepatienten mit offener Portalvene noch weiter an (87).

Thromben in der V. portae stellen sich als intravasale, meist echogene Strukturen dar. Sehr frische Thromben können – wie in peripheren Venen – echofrei erschei-

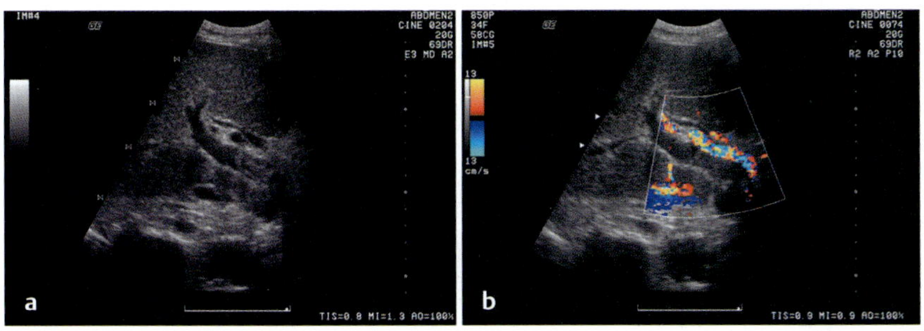

Abb. 13.**30 a** u. **b** Tumorassoziierte Portalvenenthrombose mit kompensatorisch vermehrtem Fluss in der Leberarterie.

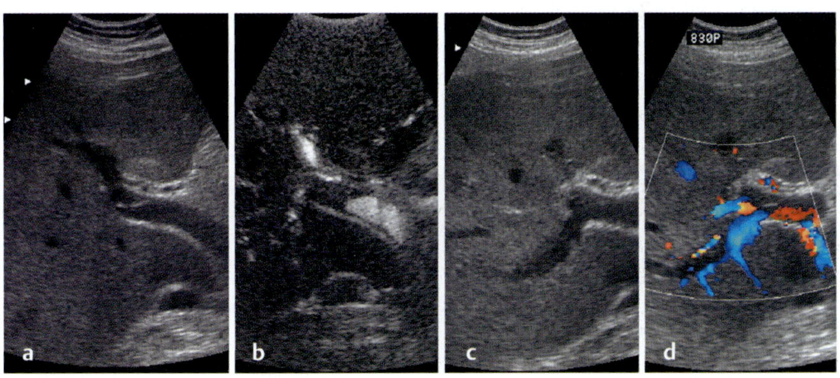

Abb. 13.**31 a–d** Teilthrombose in der V. portae (CHA nach Kontrastmittelgabe sowie FKDS). Thrombose im Portalvenenstamm (**a, b**) sowie in einem rechtsseitigen Segmentast des rechten Portalvenenastes (**c, d**).

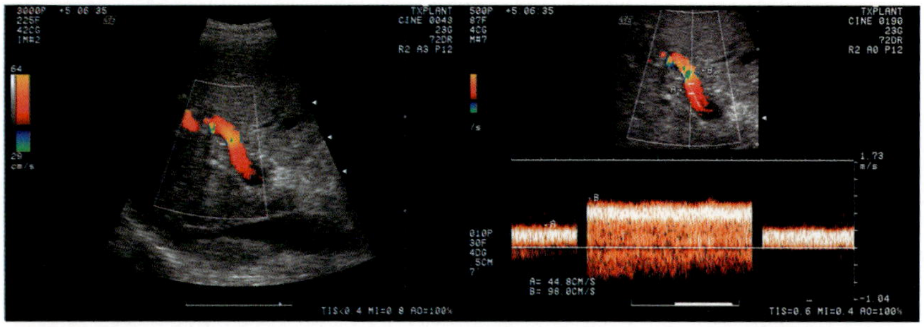

Abb. 13.**32** Portalvenenstenose durch Metastase eines Nierenzellkarzinoms. In der FKDS Nachweis einer umschriebenen Flussbeschleunigung, die durch Aliasing (blau-grün) markiert ist. Im ergänzend abgeleiteten Doppler-Spektrum wurde das „sample volume" zunächst vor, dann in die Stenose gelegt, sodass die Geschwindigkeitszunahme in der Spektralkurve dargestellt wird.

nen. Damit ist der Flussnachweis am Thrombusrand durch Duplex- oder Farb-Doppler-Sonographie entscheidend. Liegt eine maligne Genese (meist ein HCC) vor, findet sich der Tumor in unmittelbarer Nähe des betroffenen Portalvenenastes. Ein Flussnachweis in den pathologischen Gefäßen des Tumorzapfens beweist die maligne Genese des Portalvenenverschlusses (27). Bei weiterer Progression der Thrombose kann es zum Verschluss der gesamten splenoportalen Achse und der V. mesenterica superior kommen. Eine schwierig zu untersuchende Region stellt das Gebiet dorsal des Magenfundus im Bereich des Übergangs vom Pankreaskorpus zum Pankreasschwanz dar. Eine isolierte Thrombose in diesem Venenabschnitt kann oft nur durch die zahlreichen Kollateralen angenommen werden.

Kleine Thromben im peripheren Portalvenensystem oder inkomplett an der Wand haftende Thromben gehen oft ohne klinische Symptomatik einher (Abb. 13.**33**).

Die kavernöse Transformation der V. portae ist Spätfolge des Umbaus einer thrombosierten V. portae mit partieller Rekanalisation und Ausbildung von Kollateralen. Es entsteht ein Konglomerat von wurmartigen Strukturen, das den Verschluss funktionell zu überbrücken versucht. Die V. portae selbst ist nicht mehr darstellbar (Abb. 13.**34**).

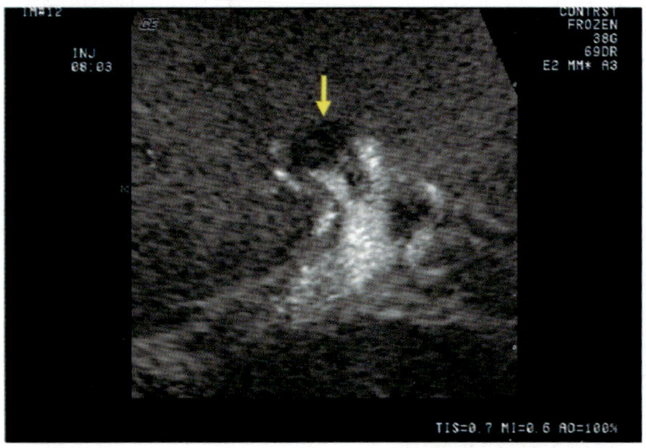

Abb. 13.**33** Tumorbedingte Teilthrombose der Pars umbilicalis des linken Portalvenenastes. Blutflussdarstellung während Ultraschallkontrastmittel-Pumpeninfusion (1 ml/min) in einem Second-Harmonic-Subtraktions-Modus (= CHA). Die perfundierten Pfortaderäste stellen sich weiß dar. Die Teilthrombose ist durch den Pfeil markiert.

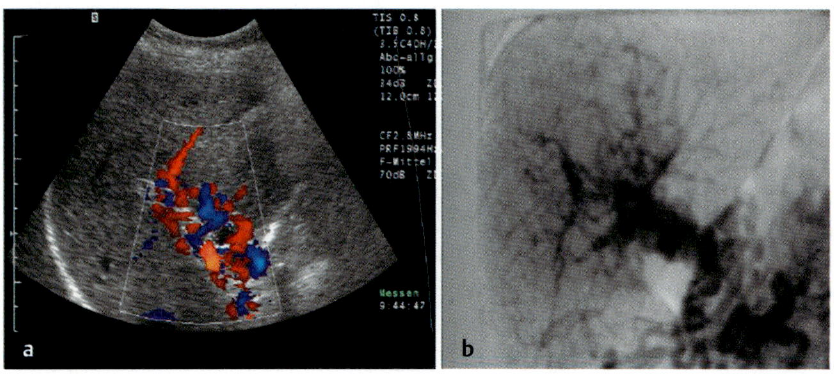

Abb. 13.**34** **a** u. **b** Kavernöse Transformation der V. portae.

a Längsschnitt von lateral interkostal. Statt einer durchgehenden V. portae zeigt sich ein Knäuel regenwurmartiger Kollateralen.

b Korrespondierende Angiographie (DSA) mit Gefäßkonvoluten im Leberhilus.

Benigne fokale Leberläsionen

Zyste, Abszess, septische Embolie

Zysten. Zystische Läsionen weisen im Grauwertbild typische, akustische Phänomene auf, die jedoch nicht sicher genug eine solide Läsion oder eine Gefäßanomalie ausschließen. Die FKDS leistet einen Beitrag zur Differenzierung: Der Nachweis intratumoraler Gefäße schließt eine Zyste aus (Abb. 13.**35**), eine Kontrastmittelaussparung in der C-AEI nach Bolusgabe sichert die Diagnose einer Zyste bzw. avaskulärer Bereiche.

Leberabszess. Bei entsprechender Vorgeschichte, klinischer Symptomatik und typischen B-Bild-Befunden wie z.B. Lufteinschlüssen, kann mit der B-Bild-Sonographie (ohne kontrastverstärkte FKDS) die Diagnose eines Leberabszesses gestellt werden. Der Einsatz der C-AEI hilft in funktioneller Hinsicht, da es mit dieser Untersuchungstechnik gelingt, durch Nachweis von intravasalem Kontrastmittel zwischen vitalem und avitalem Gewebe zu differenzieren (vor Punktion, Drainage und als Verlaufskontrolle).

Septische Embolien. Septische Organembolien finden sich gehäuft bei immunschwachen Patienten, infiziertem thrombotischen Material in der Aorta und bei Endokarditis. Kleine Herde können im B-Bild oft nicht erkannt werden. Ihr Nachweis ist jedoch nach Ultraschallkontrastmittelgabe im T-AEI möglich (Abb. 13.**36**).

Hämangiom

Befunde. Über 20% aller Erwachsenen haben benigne Lebertumoren, 7–8% sind Hämangiomträger. Typische Hämangiome sind echogen und zum Lebergewebe scharf begrenzt. Sie sind meist unter 2–3 cm groß und liegen eher peripher an Lebervenen (Abb. 13.**37**). Etwa ein Drittel aller Hämangiome zeigt ein atypisches Echoverhalten: Große Hämangiome stellen sich inhomogen mit echoarmen Arealen dar, kleinere Hämangiome können echoarm sein, oft mit echogenem Saum.

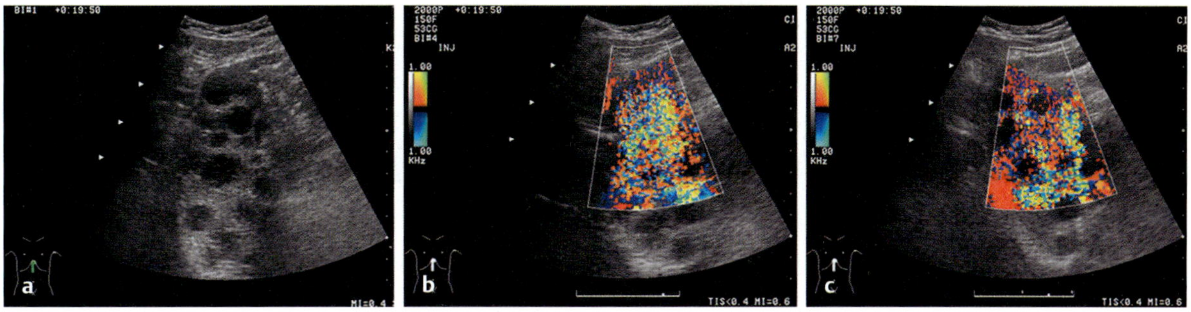

Abb. 13.**35 a–c** Charakterisierung „zystischer" Läsionen durch Kontrastmittelgabe.
a Zystische Läsionen im linken Leberlappen (hoch malignes Non-Hodgkin-Lymphom).
b 15 s nach Bolusgabe von 2,5 g Levovist zeigt sich eine fast komplette Farbbelegung im C-AEI-Modus.
c In der postvaskulären Phase 2,5 min nach Injektion sind die Infiltrate wieder als Aussparung zu erkennen.

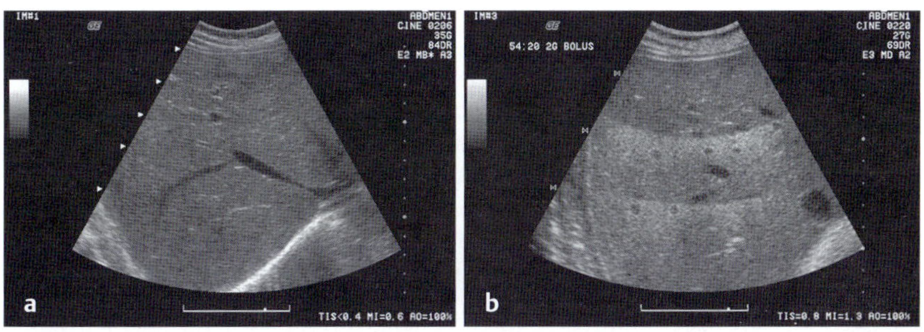

Abb. 13.**36 a** u. **b** Septische Organembolien bei einer Patientin nach Chemotherapie und mit therapierefraktärem Fieber.
a Im B-Bild zunächst keine Auffälligkeiten (subkostaler Schrägschnitt).
b Nach Kontrastmittelgabe waren in der postvaskulären Phase im THI-Modus (hier: 2 min nach Injektion) zahlreiche kleine Herde als Aussparung zu erkennen (Größe zwischen 2 und 8 mm = gelbe Pfeile). Im Kontrast-CT sowie durch Feinnadelpunktion konnten septische Leberherde gesichert werden.

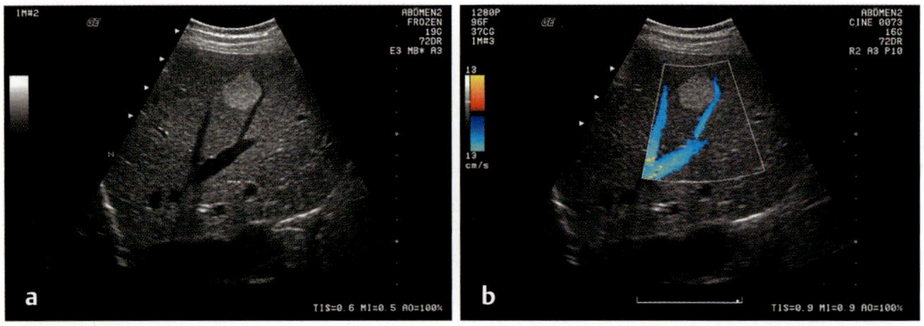

Abb. 13.**37 a** u. **b** Typisches Hämangiom in unmittelbarer Nähe eines Lebervenenastes.
a Im B-Bild zeigt sich eine echodichte, glatt begrenzte Raumforderung in unmittelbarer Nachbarschaft einer Lebervene.
b In der FKDS unauffällige Darstellung der Lebervenen. Kein Flussnachweis im Hämangiom.

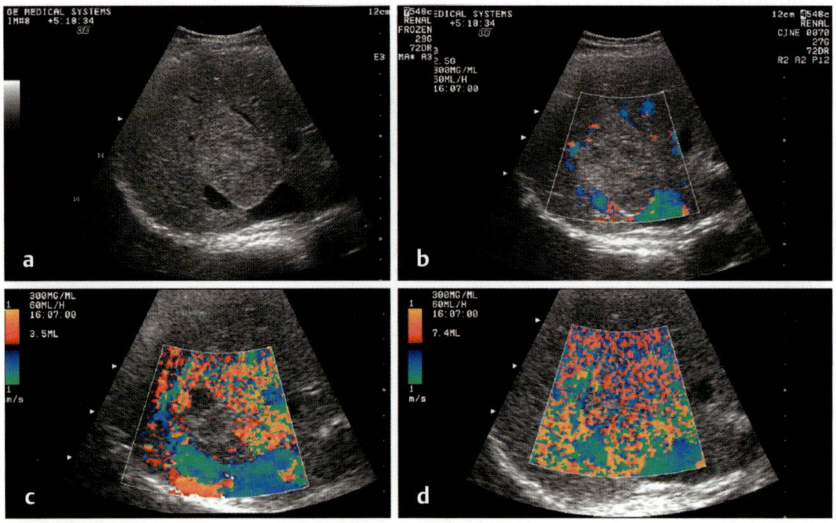

Abb. 13.**38 a–d** Anflutungscharakteristik eines typischen Hämangioms. Scharf begrenztes, 5,5 cm großes Hämangiom (**a**). Unter kontinuierlicher Gabe von 1 ml Levovist/min kommt es zu einer langsamen, zentripetalen Kontrastmittelfüllung (**b**, **c**; Irisblendenphänomen). Erst nach 11 min ist das Hämangiom fast vollständig mit Kontrastmittel gefüllt (**d**).

Diagnostische Probleme. Da im Allgemeinen auch 7–8% aller Tumorpatienten Hämangiome aufweisen, müssen diese von Metastasen differenziert werden. Dies ist erschwert, da Metastasen Hämangiome vortäuschen können.

Vorsicht ist bei der Interpretation echogener Läsionen geboten, wenn ein Verfahren eingesetzt wird, bei dem die Echoamplitude Grundlage für die Flussdetektion ist (Amplituden-Doppler, B-Flow). Im Amplituden-Doppler können sich gering bewegende, reflexreiche Strukturen farbkodiert darstellen. Wird die Leber mit dem Schallkopf komprimiert, werden die echogenen Strukturen eines Tumors im Amplituden Doppler ebenfalls farbkodiert. Der diagnostische Wert dieses Verfahrens muss bei echogenen Läsionen der Leber kritisch gesehen werden (44, 107).

Kontrastmitteluntersuchung. Typische kleine, aber auch die meisten größeren kapillären Hämangiome nehmen nur langsam Ultraschallkontrastmittel auf. Die dabei entstehende Geschwindigkeit der Bläschen ist viel zu langsam, um die Bewegung über ein Geschwindigkeitsdetektionsverfahren erfassen zu können (1 ml Blut benötigt etwa 1 Jahr für die Passage einer 1 cm langen Kapillare). Hämangiome weisen bezüglich ihrer Kontrastmittelkinetik besonders typische Eigenschaften auf: Im Unterschied zu malignen Läsionen wird das Ultraschallkontrastmittel nicht in der arteriellen Frühphase oder der portalvenösen Phase aufgenommen, vielmehr kommt erst sehr spät zu einer kompletten Füllung des Hämangioms von peripher nach zentral (Irisblenden-Phänomen). Auf den ersten Aufnahmen bleiben die Hämangiome daher in der C-AEI ausgespart (Abb. 13.**38**). Eine Ausnahme stellen die sog. High-Flow-Hämangiome dar, die eine starke arterielle Versorgung aufweisen (Abb. 13.**39**). Größe und Echogenität gestatten keine Voraussage in Bezug auf ihre Kontrastmittelkinetik.

Mithilfe von Ultraschallkontrastmittel in Verbindung mit einer dynamischen Detektion der Kontrastmitteldistribution mittels Farb-Doppler oder Power-Doppler könnte sich eine ähnlich hohe Spezifität im Nachweis dieser Läsionen ergeben, wie sie mit der nuklearmedizinischen Diagnostik beschrieben wird (108).

Befunde nach Kontrastmittelgabe. Bei der Untersuchung von echoarmen Hämangiomen unter 3 cm sieht man meist ein sehr rasches Einströmen des Kontrastmittels im Intermittent-Modus (Zeitintervall 2–4 s). Im Unterschied zur FNH oder hypervaskularisierten Lebertumoren können keine größeren versorgenden Gefäße dargestellt werden. Zur Abgrenzung von anderen echoarmen Tumoren, die sich ebenfalls rasch wieder auffüllen, muss zur Diagnosesicherung ein Sweep in der Spätphase erfolgen, und der Tumor muss dann noch komplett mit Kontrastmittel gefüllt sein. Bislang liegen für die Charakterisierung von Hämangiomen mit Ultraschallkontrastmitteln jedoch noch zu wenige Studien vor, die eine vergleichende Wertung zu anderen bildgebenden Verfahren erlauben würden.

Hämangiome mit echogenem Halo und echogleichem bis echoarmem Zentrum können im Coded Harmonic Imaging oder Tissue Harmonic Imaging im Vergleich zur Umgebung deutlich an Echogenität gewinnen (Abb. 13.**39** und Abb. 13.**40**).

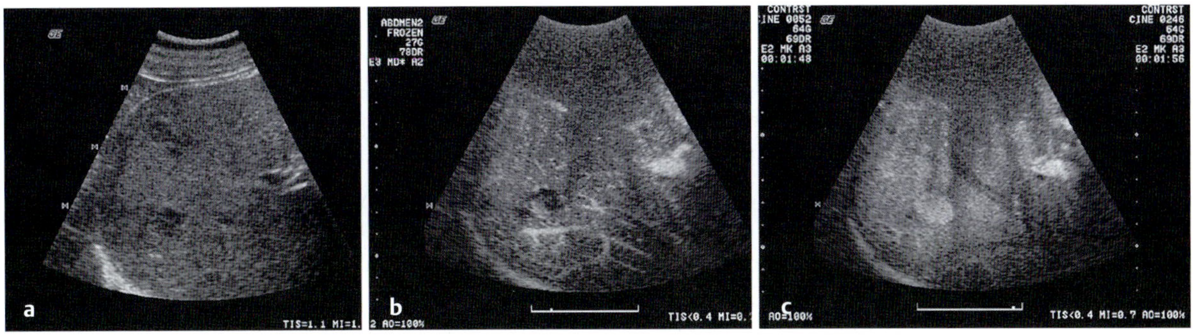

Abb. 13.**39 a–c** Atypisches Hämangiom (high flow Hämangiom) im rechten Leberlappen.
Im B-Bild Nachweis einer echoarmen Raumforderung (**a**). In der Intermittent-Scanning-Technik zeigt sich eine erste Anflutung des Ultraschallkontrastmittels bereits nach 1 s (**b**). Weitere 4 s später komplette Kontrastmittelfüllung des Hämangioms (**c**).

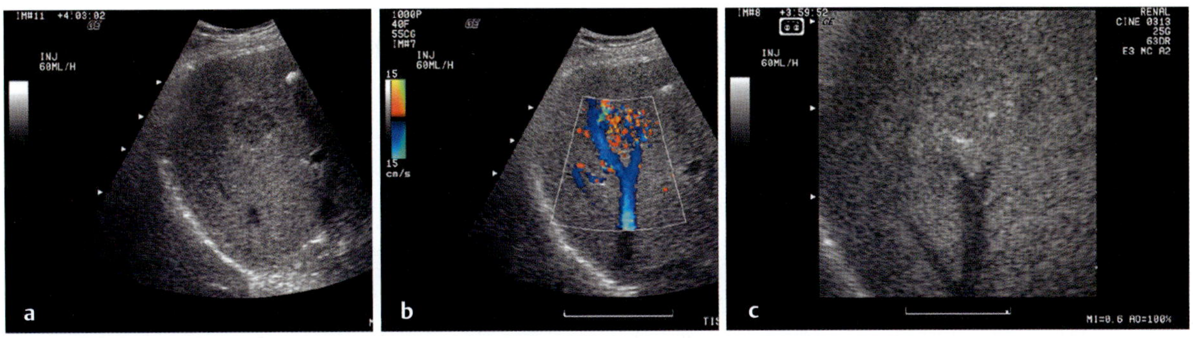

Abb. 13.**40 a–c** Atypisches, echoarmes Hämangiom (FKDS und T-AEI).
a Im B-Bild zeigt sich ein echoarmer Tumor mit echogenem Halo.
b In den ersten Bildern in der Spätphase 2 min post injectionem ist das Hämangiom bereits mit Ultraschallkontrastmittel gefüllt. Durch die im Vergleich zum umgebenden Lebergewebe höhere Konzentration (im Hämangiom) stellen sich kurzfristig die Gefäße im Hämangiom dar.
c Effekt der Bläschenzerstörung im Tissue-Harmonic-Imaging-Modus (T-AEI, Zoom). Das Hämangiom ändert seine Echogenität und wird zu einem „hellen" Tumor.

Tabelle 13.**10** Diagnostische Kriterien für das Hämangiom

- Kontrastmittelfüllung in der Spätphase
- schnelle/langsame Kontrastmittelfüllung (meist größenabhängig)
- in echoarmen Hämangiomen < 3 cm rasche Kontrastmittelfüllung in wenigen Sekunden (Reperfusionsbilder)
- Irisblendenzeichen (zentripetaler Kontrastmitteleinstrom)
- Cotton-wool-Zeichen (Gefäßfüllung am Hämangiomrand)
- keine einzelnen Gefäße darstellbar

Fokal noduläre Hyperplasie (FNH)

Befunde. Bereits in der B-Bild-Darstellung kann die FNH ein typisches sonomorphologisches Bild zeigen (Narbenstern). Die Darstellung einer typischen Gefäßarchitektur des hypervaskularisierten, benignen Tumors mit den vom Zentrum zur Peripherie laufenden Gefäßen und einer versorgenden Arterie sichert die Diagnose. Im Second-Harmonic-Verfahren (Abb. 13.**41**) kann eine avaskuläre zentrale Narbe dargestellt werden (nicht spezifisch für eine FNH).

Der Wert der präoperativen Diagnostik wird dennoch unterschiedlich eingeschätzt. Trotz Anamnese, Laboruntersuchungen, Einsatz verschiedener bildgebender Verfahren und Leberbiopsie war es nach De Carlis (23) nur in 71% möglich, eine korrekte präoperative Differenzialdiagnose zwischen FNH und Leberadenom zu stellen. Nach Bartolozzi et al. (6) kann die Sicherheit der FKDS von 68% auf 90% im Amplituden- (Power-) Doppler gesteigert werden.

Bei hochwertigen Geräten kann eine typische Gefäßanordnung bereits ohne den Einsatz von Kontrastmittel nachgewiesen werden. Damit kommt der FKDS bei der Differenzialdiagnose einer FNH eine hohe Aussagekraft zu (Abb. 13.**42**).

Kontrastmitteluntersuchung. Ultraschallkontrastmittel ergänzen die Diagnostik hinsichtlich der Kontrastmittelkinetik und der vollständigeren Darstellung der Vaskularisation (Abb. 13.**41** bis Abb. 13.**43**). In der FKDS und im Second-Harmonic-Verfahren wird die zentrale Narbe als nicht Ultraschallkontrastmittel aufnehmendes Areal dargestellt. Bereits in der frühen arteriellen Phase kommt es zu einer kompletten Farbdeckung der FNH.

Der Widerstandsindex (RI) der versorgenden Arterie (sog. Feeding Artery) wurde von Uggowitzer mit im Mittel 0,51 ± 0,08 gemessen und war damit hoch signifikant niedriger als in der Leberarterie (0,65 ± 0,06) des gleichen Patienten (102).

Auch in der Spätphase kommt es zu einem akustischen Emissionsphänomen. Dies liegt am ehesten an der Kontrastmittelaufnahme in die vorhandenen Kupffer-Sternzellen der FNH (Phagozytose von Levovist-Bläschen). Damit kann das SAE in der postvaskulären Phase sowohl in der FNH als auch in Hämangiomen gesehen werden und stellt kein sicheres differenzialdiagnostisches Zeichen zwischen FNH und Hämangiom dar.

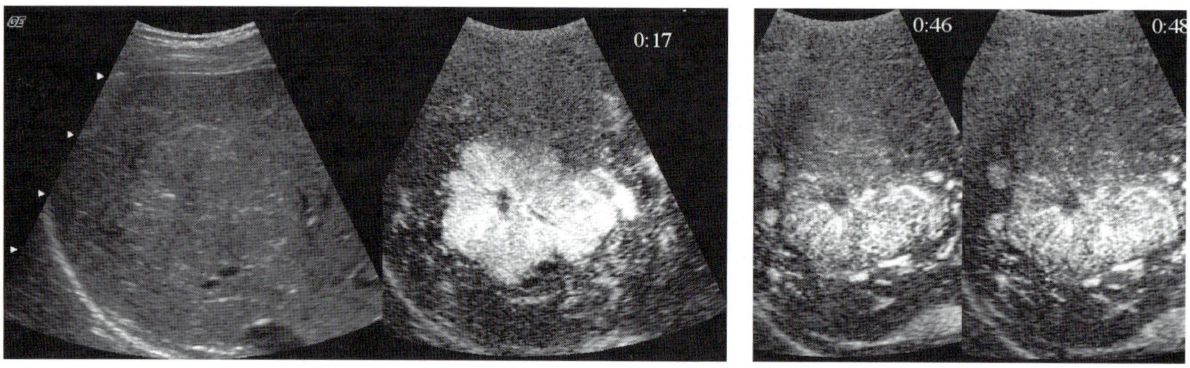

Abb. 13.**41** FNH in der arteriellen Frühphase und später im Intermittent-Modus. Gut erkennbar sind die zentrale Narbe sowie die radiär ins Zentrum laufenden Gefäße (CHA-Technik).

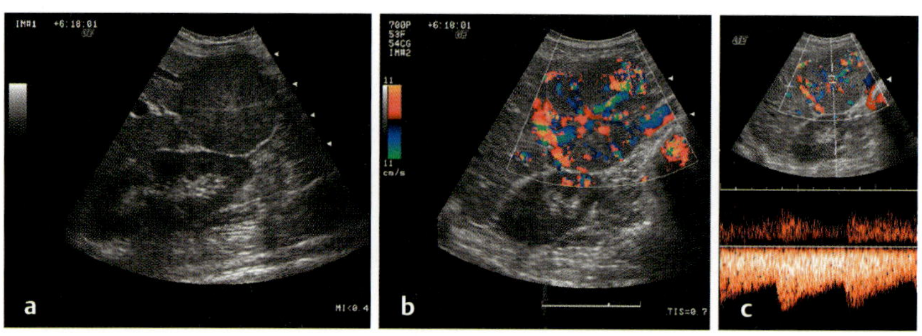

Abb. 13.**42 a–c** Typische FNH (Nativ-Darstellung) in B-Bild, FKDS und Doppler-Spektrum. Im B-Bild erkennt man bereits den zentralen Narbenstern (**a**). In der FKDS zeigt sich meist bereits ohne Ultraschallkontrastmittel eine radspeichenartige Gefäßanordnung (**b**) mit einer zentralen Arterie (**c**).

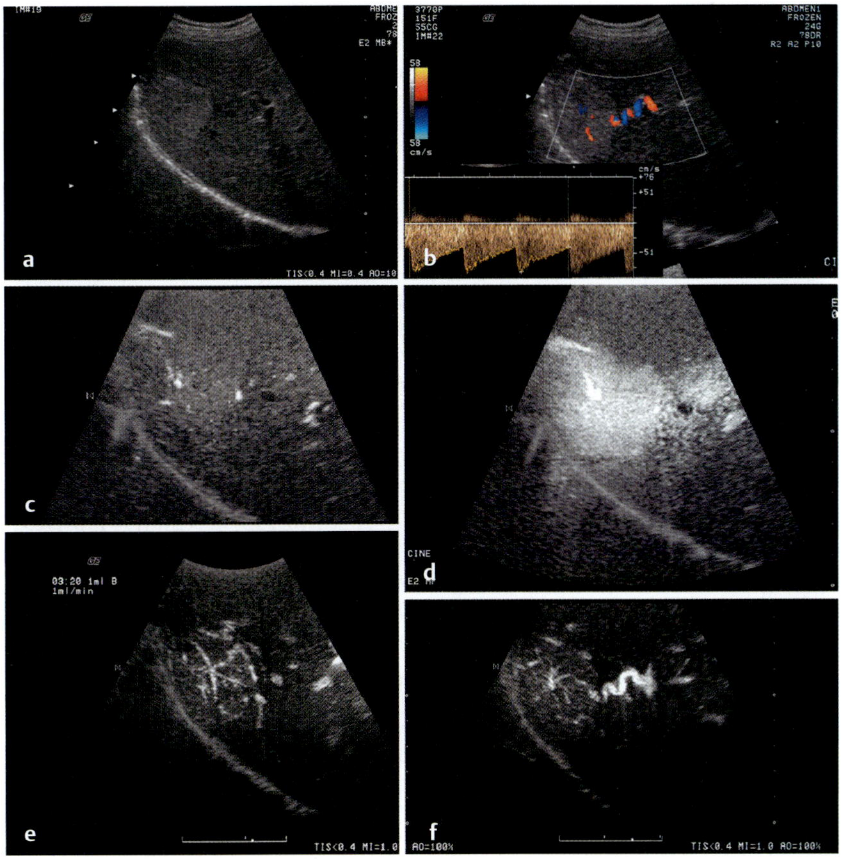

Abb. 13.**43 a–f** FNH im Segment VIII. Vergleich von B-Bild, FKDS, Intermittend Scanning und CHA.

a/b B-Bild, FKDS und PW-Analyse. Eine korkenzieherartig gewundene, versorgende Arterie stellt sich dar; RI: 0,51.

c/d Intermittant Scanning (Zeitintervall 2 s): Nach bereits 20 s arterielle Füllung der FNH; das umgebende Lebergewebe weist noch kein Enhancement auf.

e/f Bei kontinuierlicher Beschallung (Pumpeninfusion 1 ml/min) stellen sich in einem Second-Harmonic-Subtraktions-Modus (CHA) die versorgende Arterie und das typisch sternförmig angeordnete Gefäßmuster dar.

Tabelle 13.**11** Diagnostische Kriterien für die FNH

- versorgende Arterie oft geschlängelt (RI niedrig)
- radspeichenartige Gefäßanordnung
- rasche früharterielle Kontrastmittelfüllung
- rasche Wiederauffüllung bei Reperfusionsbildern
- zentrale Narbe (fehlende Verstärkung)
- Verstärkung noch in der Spätphase (bei Levovist)

Weitere Tumoren

Leberadenom. Im Unterschied zur FNH stellt die Diagnose eines Leberadenoms wegen der möglichen Blutungs- und Entartungspotenz (HCC) eine Indikation für die operative Therapie dar. Die Differenzialdiagnose zwischen Adenomen und HCC ist oft schwierig, sodass eine weitere ggf. auch invasive Klärung der Läsion erwogen werden muss. Wichtiges FKDS-Kriterium ist der Nachweis ausschließlich venöser Flusssignale ohne intratumorale arterielle Gefäße (6, 45). Wie bei den HCC können im Randbereich von Adenomen arterielle Signale detektierbar sein.

Lipom, Angiomyolipom. Andere benigne echogene Areale können umschriebenen Verfettungszonen im Parenchym entsprechen. Auch das Lipom und das Angiomyolipom stellen sich als echogene Tumoren dar (s.u.). Die FKDS spielt in der Diagnostik dieser Läsionen keine Rolle. Eine allenfalls relativ frühe Aufnahme von Ultraschallkontrastmittel kann die echogenen Lipome von Hämangiomen unterscheiden, mittels B-Bild-Charakteristika ist die Differenzialdiagnose sicherer zu stellen (geringes Shadowing hinter Lipomen im THI-Modus). Beweisend ist die ergänzende CT, die fetttypische negative Dichtewerte zeigt.

Maligne fokale Leberläsionen

Trotz aller Fortschritte in der sonographischen Diagnostik sind Biopsien bei der Differenzialdiagnostik fokaler Läsionen oft unabdingbar. Der Einsatz radiologischer und nuklearmedizinischer Verfahren sollte sich mit den neuen Ultraschalltechniken jedoch reduzieren lassen. Nach der konventionellen B-Bild-Diagnostik führt die FKDS (ohne Kontrastmittel) bisher zu keiner verbesserten Detektionsrate fokaler Läsionen. Bezüglich ihrer Charakterisierung können die FKDS und der gepulste Doppler ebenfalls nur einen geringen Beitrag leisten. Grund hierfür ist das Fehlen einer charakteristischen Gefäßarchitektur bei malignen Läsionen und die zu geringe Sensitivität bei der Detektion kleinster Tumorgefäße. Weder mit Geschwindigkeitsbestimmungen bzw. Doppler-Shiftfrequenzen noch mittels Indizes kann mit genügender Sicherheit die Dignität angegeben werden. Der Fluss in Tumorgefäßen kann als Folge von AV-Shunts oder nachgeschalteten Gefäßverschlüssen sehr variieren.

Primäre Lebertumoren: Hepatozelluläres Karzinom (HCC)

Ätiologie und Differenzialdiagnosen. Zu den wichtigsten Risikofaktoren für das HCC zählen die Hepatitis B und C, die Leberzirrhose (ethyltoxisch oder viral bedingt), Porphyria cutanea tarda sowie die Hämochromatose. Die Detektionsrate des HCC hängt vom akustischen Verhalten ab. Bei gleicher Echogenität wie ihre Umgebung sind Läsionen über indirekte Zeichen wie z.B. die Verdrängung benachbarter Strukturen aber auch durch Gefäßeinbrüche erkennbar. Nach Tumordetektion und Artdiagnose stellt sich präoperativ die Frage nach der zu erwartenden postoperativen Organfunktion, wozu die sonographischen Techniken derzeit nur wenig beitragen können. Eine wichtige und oft schwierige Differenzialdiagnose zum HCC stellen die Regeneratknoten und Leberadenome dar.

In der ganz überwiegenden Zahl der Fälle entsteht das HCC in einer Leber, die von den akustischen Gewebeeigenschaften her bereits durch eine chronische Lebererkrankung verändert ist. In einer Studie von 200 histologisch aufgearbeiteten, explantierten Lebern nach orthotoper Lebertransplantation wies die präoperative Sonographie lediglich eine 45%ige Sensitivität für das HCC auf (26). In einer weiteren Studie mit 46 Patienten kam die CT auf 58% und die arterielle Portographie-CT auf 85% (94).

Nutzen der Doppler-Sonographie. Der Einsatz der Doppler-Sonographie bei Patienten, die ein vermehrtes Risiko haben, ein HCC zu entwickeln, erhöht weder die diagnostische Sensitivität noch Spezifität (93). Es wird berichtet, dass die Doppler-Sonographie bei erkannten Läsionen die Sensitivität auf 70–75% und die Spezifität bis zu 95% steigern kann (83; 95; 70). Die höchste Sensitivität wird dem intraoperativen US zugeschrieben (20).

Der Power-Doppler scheint der FKDS hinsichtlich der Detektion kleiner Tumorgefäße überlegen zu sein (39). Dopplersonographische Zeichen, die für das Vorliegen eines HCC sprechen, sind das Basket Sign (95) und arterielle Signale mit einer Shiftfrequenz von 4,5 kHz, die intratumorale AV-Shunts repräsentieren. Falsch negative Befunde gibt es bei nekrotisch zerfallenden Tumoren. Als typisch wird auch ein geschlängelter Verlauf der Tumorarterien angesehen (Abb. 13.**44**).

Kontrastmitteluntersuchung. Wird ein stark arterialisierter Tumor nach Kontrastmittelgabe in Einzelbildern bei einem Zeitintervall von wenigen Sekunden beschallt, so kommt es zu einer Schallverstärkung des Tumor-Blutpools im Vergleich zum umgebenden Lebergewebe (Abb. 13.**45**). Abbildung 13.**46** zeigt jedoch die große Varianz duplexsonographischer Messungen bei einem Patienten mit multifokalem HCC.

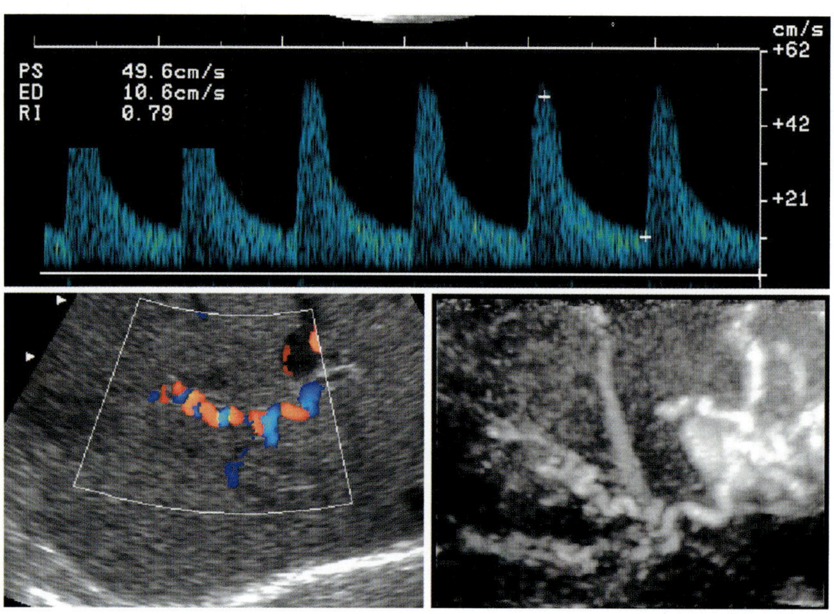

Abb. 13.**44** Hepatozelluläres Karzinom bei Hämochromatose. In der FKDS stellt sich eine stark gewundene versorgende Arterie dar. Im Unterschied zur FNH weist sie mit 0,79 einen hohen RI-Wert auf (s. Beispiel FNH, Abb. 13.**42**). Rechts: Gefäßbaum in der kontrastmittelverstärkten Flussdarstellung im CHA-Modus.

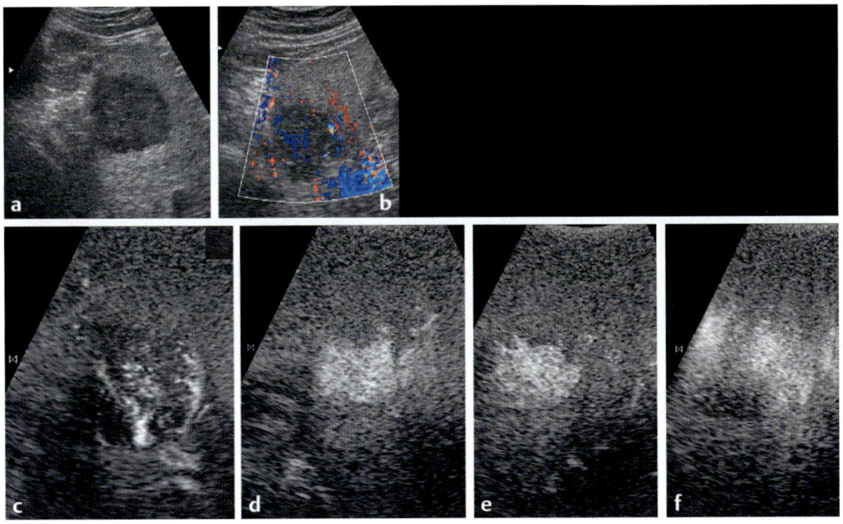

Abb. 13.**45 a–f** Zwerchfellnahes hepatozelluläres Karzinom im linken Leberlappen.

a/b In der B-Bild Darstellung erkennt man eine echoarme Läsion. Die FKDS-Untersuchung weist bei der PRF von 620 Hz zahlreiche, störende Bewegungsartefakte auf.

c-f Ultraschallkontrastmittel-Bilder im CHA-Modus. Bei kontinuierlicher Beschallung stellt sich die arterielle Tumorversorgung nach 35 s dar (**c**). Weitere Ableitungen in der Intervalltechnik nach 63, 95 und 126 s zeigen einen flächigen Tumorkontrast gegenüber der Leber. Erst im letzten Bild nach 126 s tritt die Gewebeverstärkung des Leberparenchyms im Vergleich zum Tumorgewebe stärker hervor.

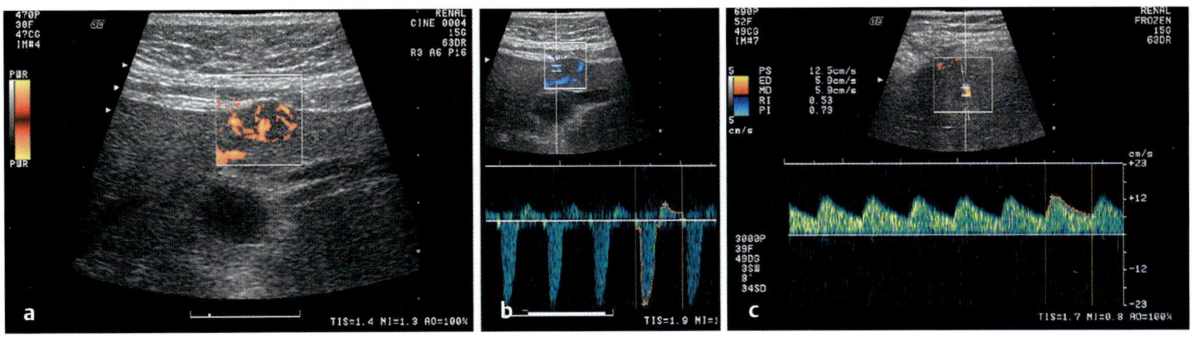

Abb. 13.**46 a–c** Spannbreite der RI-Werte von Tumorgefäßen bei einem multilokulären hepatozellulären Karzinom.

a Kleines, subkapsuläres hepatozelluläres Karzinom im linken Leberlappen. Die Gefäßdarstellung mit dem Amplituden-Doppler zeigt ein „basket sign" mit intratumoralen Gefäßen.

b Doppler-Spektren aus dem Tumor zeigen ein biphasisches, arterielles Flussprofil als Hinweis auf einen hohen peripheren Widerstand.

c Doppler-Spektren aus einem weiteren hepatozellulären Karzinom in derselben Leber zeigen monophasische Flussprofile mit niedrigem RI.

Eine rasche Anflutung von Ultraschallkontrastmittel in der arteriellen Phase mit der Darstellung von kräftigen arteriellen Gefäßen in der Tumorperipherie und Ästen, die in den Tumor einsprießen, sowie die Kontrastmittelelimination in der Spätphase sind für ein HCC typisch. Oft finden sich kräftige, im Verlauf gewundene oder korkenzieherartige Arterien.

Bei etwa 25% der HCC kommt es zur Gefäßinvasion bzw. Thrombosen der Portal- oder Lebervenen.

Tumorbedingte Thromben lassen sich durch eine Vaskularisation des Thrombus sichern, v.a. mit dem Nachweis arterieller Flusssignale (27).

Bei der Differenzialdiagnose fokaler Läsionen in einer Zirrhoseleber spricht – v.a. in der Abgrenzung zum Regeneratknoten – der Nachweis zahlreicher arterieller Flusssignale mit hoher Doppler-Schiftfrequenz für ein HCC.

Primäre Lebertumoren: Cholangiokarzinom

Cholangiokarzinome sind selten (weniger als 1% der neu entdeckten Malignome in den USA). Prädisponierende Faktoren sind die primär sklerosierende Cholangitis, Choledochuszysten und die bakterielle Cholangitis. Etwa 25% der Cholangiokarzinome entstehen am Zusammenfluss von rechtem und linkem Ductus hepaticus (Klatskin-Tumor). Sie können ein papilläres, noduläres oder ein infiltrierendes Wachstum aufweisen.

Befunde. Die Darstellung des Gallengangskarzinoms kann, selbst bei Aufstau des intrahepatischen Gallengangsystems, in der B-Bild-Sonographie schwierig sein. Auch die FKDS liefert keinen Beitrag in der Diagnostik des Cholangiokarzinoms. Die Endosonographie hat Limitationen in der Tumordarstellung, wenn die Sonde wegen eines zu geringen Restlumens nicht weiter vorgeschoben werden kann. Bei einem unklaren Aufstau des biliären Systems kann die kontrastverstärkte T-AEI das Cholangiokarzinom in der Spätphase darstellen und die Lagebeziehung zu den umgebenden Strukturen (meist der Hilus) aufzeigen.

Lebermetastasen

In der Tumordiagnostik und insbesondere in der Metastasenchirurgie stellen sich der Sonographie 4 diagnostische Aufgaben:

- Nachweis von fokalen Läsionen (Tumordetektion),
- Tumorcharakterisierung und Differenzialdiagnose,
- Lokalisation und Größenbestimmung,
- Nachweis lokaler Tumorkomplikationen (z.B. Thrombosen).

Differenzialdiagnostik. Seit der Einführung der FKDS hat sich die Gerätequalität deutlich verbessert, sodass sich zunehmend häufiger Tumorgefäße auch in Metastasen zeigen lassen (Abb. 13.**47**). Mit dem Flussnachweis ist zwar ein Vitalitätsnachweis erbracht, eine Dignitätsbeurteilung gelingt anhand dopplersonographischer Kriterien jedoch zumeist nicht. Auch die Differenzierung zwischen verschiedenen Lebermetastasen ist nicht möglich, wenngleich bestimmte Metastasen, z.B. von neuroendokrinen Tumoren, hypervaskularisiert erscheinen. Der Einsatz von Ultraschallkontrastmittel kann eingeschränkt einen Beitrag zur Charakterisierung von Leberherden liefern: So kann die Ultraschallkontrastmittel-Kinetik eine wichtige, differenzialdiagnostische Hilfe bei der Abgrenzung von Hämangiomen, der FNH, primärer Lebermalignome und von Lebermetastasen sein.

Metastasen bei kolorektalem Karzinom. Lebermetastasen werden überwiegend arteriell versorgt (ca. 80% arteriell, 20% venös). So lässt sich auch erklären, warum bei Lebermetastasen kolorektaler Tumoren ein vermehrter Fluss in der A. hepatica und ein verminderter Fluss in der Portalvene gemessen wurde (56, 33). Hieraus hat Leen den Doppler-Perfusionsindex berechnet (= DPI: arterieller Volumenfluss durch Summe aus arteriellem und portalvenösem Fluss). Werte über 0,3 waren durch bereits detektierte Lebermetastasen bedingt, oder die Patienten entwickelten im Verlauf des Folgejahres Lebermetastasen. Der erhöhte arterielle Volumenfluss ist also auch bei Patienten mit noch nicht nachweisbaren Lebermetastasen vorhanden. Nach Leen (51, 53) stellt die DPI-Bestimmung die sensitivste Methode in der Detektion kolorektaler Lebermetastasen dar.

Allerdings erfordert diese Untersuchungstechnik einen hohen Zeitaufwand, ist stark geräteabhängig und wurde bislang in nur wenigen Zentren eingesetzt (s.u.).

> Die Daten über den Volumenfluss in der Leberarterie und Portalvene zeigen, dass der erhöhte arterielle Leberzufluss bei einer Leberfiliarisierung mit einer Reduktion des Portalvenenflusses einhergeht, sodass das gesamte zufließende Blutvolumen konstant bleibt.

Lymphominfiltration. Neben einem regionalen Gallengangsaufstau und venösen Thrombosen führen Metastasen häufig zu umschriebenen venösen Stenosen (Abb. 13.**48**). Bei der differenzialdiagnostischen Beurteilung von Leberinfiltraten durch Lymphomerkrankungen stellt die FKDS keine Hilfe dar. Systematische Untersuchungen des Kontrastmittelverhaltens bei Lymphominfiltraten liegen noch nicht vor.

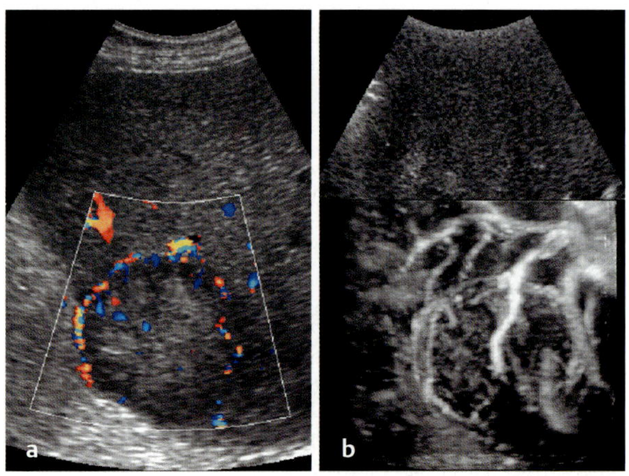

Abb. 13.**47** **a** u. **b** Hypervaskularisierte Metastase eines Nierenzellkarzinoms.
a 2D-Gefäßdarstellung im FKDS-Modus.
b 3D-Darstellung nach Ultraschallkontrastmittel im CHA-Modus.

Volumenfluss	Kontrollgruppe ml/min (n = 30)	Lebermetastasen ml/min (n = 55)	Zirrhose ml/min (n = 20)
A. hepatica	194 ± 125	633 ± 338*	453 ± 248*
V. portae	1200 ± 572	691 ± 344*	604 ± 507*
Summe	1394 ± 642	1304 ± 583	966 ± 425**
DPI	0,14 ± 0,06	0,49 ± 0,13*	0,48 ± 0,19*

Tabelle 13.**12** Volumenfluss und Widerstandsindex (RI) bei Patienten mit Lebermetastasen und Leberzirrhose (50)

*: p = 0,0001; **: p = 0,0004

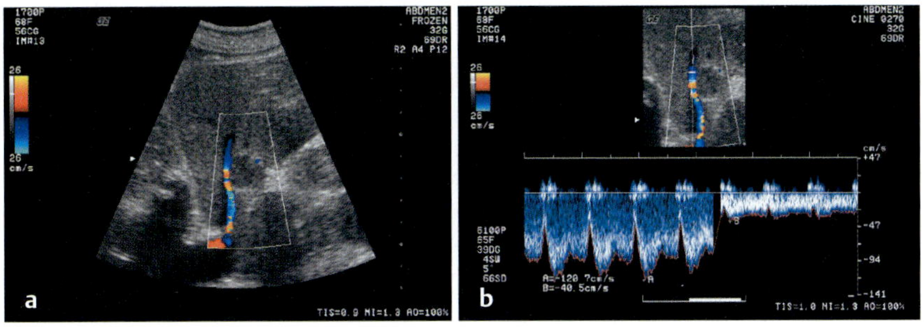

Abb. 13.**48 a** u. **b** Umschriebene Lebervenenstenose durch eine Lebermetastase, die im FKDS-Bild durch Aliasing auffällt (**a**). Im ergänzenden Doppler-Spektrum (**b**) Nachweis einer umschriebenen Flussbeschleunigung. Vor der Diagnose einer venösen Stenose muss ein Winkelartefakt ausgeschlossen sein.

Detektion von Leberläsionen

Die Zahl der auffindbaren Lebermetastasen hängt ganz wesentlich von der Erfahrung des Untersuchers und in zweiter Linie von den individuellen Schallbedingungen und dem verwendeten Gerät ab. Der Nachweis dann noch unentdeckt gebliebener Metastasen kann ggf. durch den intraoperativen Ultraschall geführt werden. Bei kolorektalen Karzinomen muss von einem 30%igen Anteil okkulter Lebermetastasen ausgegangen werden.

Zwei methodische Ansätze zur Detektion von im B-Bild unentdeckten Lebermetastasen werden beschrieben. Beide beruhen auf dem Umstand, dass Metastasen ganz überwiegend arteriell versorgt werden. Bei einer Lebermetastasierung nimmt der arterielle Volumenfluss in der Leberarterie zu, der portalvenöse Fluss wird gedrosselt. Die Arbeiten von Leen haben gezeigt, dass es mit der Doppler-Sonographie möglich geworden ist, diese Änderung in den Flussvolumina diagnostisch zu nutzen.

DPI. Nach dem von Leen eingeführten hämodynamischen Parameter wird die arterielle Leberperfusion ins Verhältnis zur Summe aus arteriellem und portalvenösem Blutfluss gesetzt (s.o.). Der DPI weist eine klinisch akzeptable Intra- und Interobserver-Reproduzierbarkeit auf (76). Bei Patienten mit in kurativer Absicht durchgeführter Kolonteilresektion bei Kolonkarzinom (Dukes A und B) waren nach 5 Jahren 89% mit einem DPI unter 0,3 rezidivfrei, hingegen nur 22% mit einem DPI von 0,3 und höher (55). Der gleiche Autor geht davon aus, dass der DPI der Dukes-Stadieneinteilung hinsichtlich der Prognose kolorektaler Metastasen deutlich überlegen ist (54).

Kontrastmitteluntersuchung. Ein zweiter diagnostischer Weg nutzt den Umstand, dass intravenös gegebenes Ultraschallkontrastmittel in der arteriellen Phase in den Metastasen anflutet, in der Spätphase aus den Tumorgefäßen bereits wieder ausgewaschen ist. Aufgrund der unterschiedlichen Konzentration des Ultraschallkontrastmittels in Tumor- und Lebergewebe können fokale Läsionen durch ihre unterschiedliche Konzentration besser abgegrenzt werden (Abb. 13.**49**). Bezüglich der Detektionsrate von fokalen Läsionen sind die neuen B-Bild-Techniken (wie Pulse/Phase Inversion

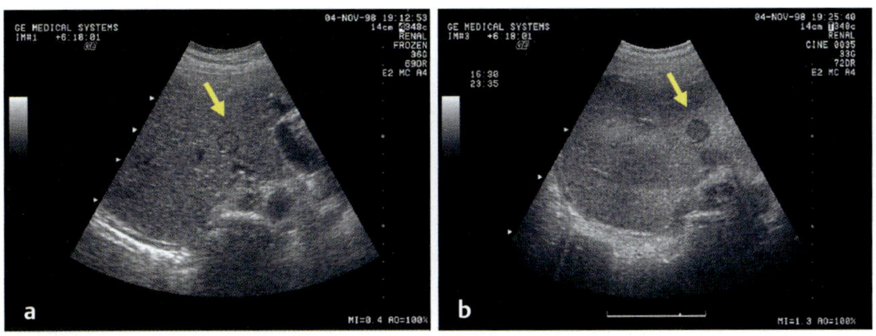

Abb. 13.**49 a** u. **b** Verbesserte Detektion von Metastasen durch Ultraschallkontrastmittel (T-AEI-Technik). Patientin mit metastasierendem Mammakarzinom. Im B-Bild (**a**) ist die Lebermetastase am echoarmen Randsaum zu erahnen. Nach der Gabe von Levovist ist die Metastase klar abgrenzbar (**b**; postvaskuläre Phase im THI, 2 min post injectionem).

oder Coded Harmonic Angio) den konventionellen sonographischen Techniken bei weitem überlegen und der Spiral-CT gegenüber ebenbürtig (Weskott 1999, Albrecht et el. 1999).

Charakterisierung von Metastasen

Kriterien. Neben den akustischen Tumoreigenschaften im B-Bild lässt sich ein Tumor durch die folgenden 5 auf der Doppler-Technik beruhenden Kriterien bzw. durch ein typisches Kontrastmittelverhalten charakterisieren:

- Gefäßnachweis (z.B. Flussnachweis in einem Tumorthrombus),
- Flusscharakteristik (z.B. tumorbedingte AV-Shunts),
- Gefäßarchitektur (z.B. FNH),
- gleichmäßige oder ungleichmäßige Gefäßdichte (z.B. nichtthrombosiertes Hämangiom, Metastase),
- Ultraschallkontrastmittelkinetik (FNH, Hämangiom, Metastase).

Bewertung. Allein der Nachweis intratumoraler Gefäße ändert bei zystisch wirkenden Läsionen die Diagnose grundsätzlich. Der Nachweis arterieller Flusssignale in einem Portalvenenthrombus sichert die maligne Genese. Einige benigne Tumoren – wie z.B. die FNH – weisen eine typische Gefäßarchitektur auf. Auch die intratumorale Gefäßdichte nach Kontrastmittelgabe wird für die Tumorcharakterisierung herangezogen und stellt einen Verlaufsparameter beim Tumormonitoring dar. Die zeitabhängige Konzentrationsänderung des Ultraschallkontrastmittels (Abb. 13.**50**) kann ebenfalls einen Tumor charakterisieren (Time Intensity oder Wash-in-/Wash-out-Kurve): Lebermetastasen werden arteriell versorgt, und arteriovenöse Shunts sind häufig. Damit kann sich die Ultraschallkontrastmittel-Passagezeit bis zum Erreichen der Lebervenen verkürzen.

Vitalitätsnachweis. Leen wies dopplersonographisch nach, dass der arterielle Volumenfluss bei Lebermetastasen steigt. Bei der Ultraschallkontrastmittel-Diagnostik weist man intratumorale Gefäße deshalb in der arteriellen Phase nach. In der postvaskulären Phase ist das Ultraschallkontrastmittel abgeflossen, und es treten regionale Konzentrationsunterschiede auf, die man sich im C-AEI und T-AEI zunutze macht. Die kontrastverstärkte Untersuchung stellt die sensitivste Ultraschalltechnik zur Unterscheidung zwischen vitalen oder avitalen Leberherden dar (s. Abb. 13.**35** u. Abb. 13.**51**). Eine wichtige Einschränkung stellt ein hoher intratumoraler Druck durch vermehrte Gefäßwandpermeabilität der Tumorgefäße dar: es kann zu einer Gefäßkompression kommen, wodurch scheinbar avitale Herde vorgetäuscht werden können.

Vaskularisationsausmaß. Neben dem Vitalitätsnachweis von Gewebe gelingt mit der kontrastverstärkten Sonographie die Differenzierung von hyper- und hypovaskularisierten Metastasen. In hypervaskularisierten Metastasen (z.B. von neuroendokrinen Karzinomen, dem Nierenzellkarzinom, Mammakarzinom u.a.) stellen sich bereits in der arteriellen Frühphase Tumorarterien dar. In Reperfusionsbildern ist die starke Arterialisation ebenfalls nachweisbar. Die meist fehlende Kontrastverstärkung in der Spätphase stellt nicht nur eine Hife bei der Tumordetektion dar, sondern charakterisiert diese Tumoren bezüglich ihres dominierenden Gefäßversorgungstyps. Damit scheint eine klare Abgrenzung zu Hämangiomen und der FNH möglich zu sein.

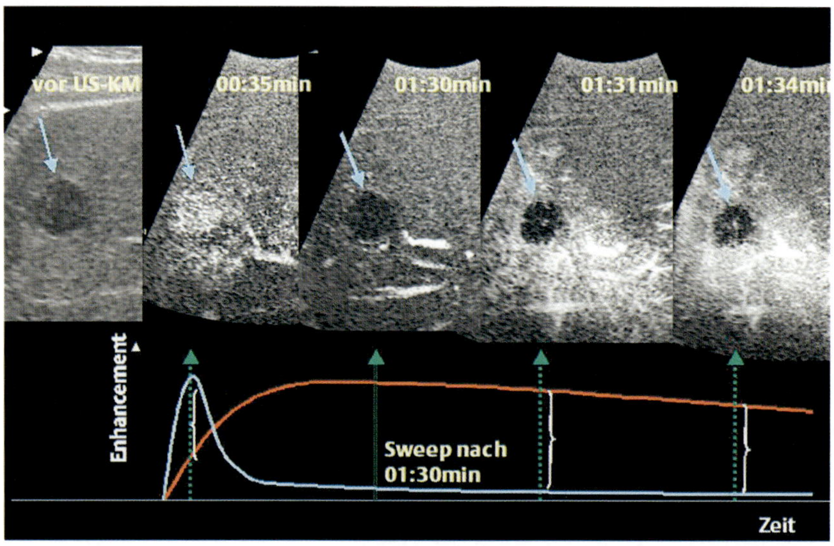

Abb. 13.**50** Kontrastverhalten einer Lebermetastase (hier eines Leiomyosarkoms, blaue Pfeile). Nach US-KM-Gabe erkennt man in der Frühphase nach 35s im Intermittent Delay Imaging Mode (IDM) ein fast vollständiges Enhancement. Beim Wiederaufsuchen der Läsion in einem Sweep wird das US-KM weitgehend zerstört, daher keine Signalverstärkung aus dem Tumor oder dem Leberparenchym. Die folgenden Bilder im IDM in der portalvenösen Phase weisen im Unterschied zum Lebergewebe kaum noch ein Tumorenhancement auf (US-KM: Levovist). Blaue Kurve: Idealisiert dargestellte KM-Kinetik im Tumor. Rote Kurve: KM-Kinetik im Lebergewebe. Die Klammern zeigen den Unterschied in der Signalverstärkung zwischen Tumor- und Lebergewebe (vgl. Untersuchungstechnik, S. 304)

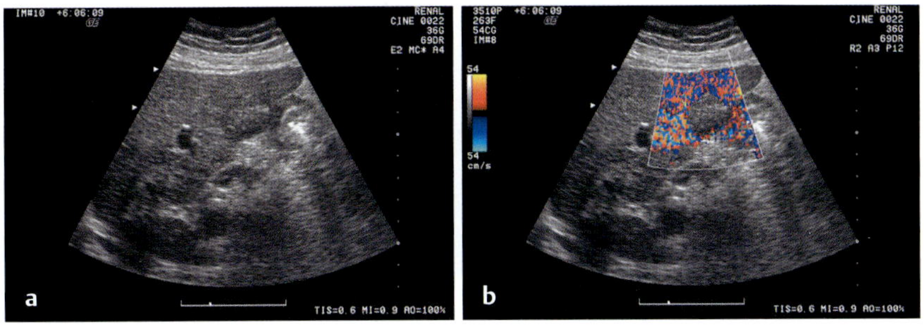

Abb. 13.**51** **a** u. **b** Postinterventionelle Kontrolle nach Ethanol-Therapie eines hepatozellulären Karzinoms.
a Im B-Bild stellt sich das hepatozelluläre Karzinom 2 Wochen nach Ethanol-Injektionstherapie inhomogen mit echoarmem Randsaum dar.
b In der C-AEI-Technik kann die Läsion in der postvaskulären Phase als avaskulärer „Tumor" dargestellt werden.

Therapiemonitoring

Zunehmend werden nichtoperable primäre und sekundäre Tumoren mit Chemoembolisation, Alkoholablation oder Kryochirurgie behandelt. Der Einsatz von Ultraschallkontrastmittel mit der Pulse-Inversion-Technik oder dem THI stellen die wohl sensitivsten sonographischen Verfahren zum Nachweis einer kompletten Tumornekrose dar, z.B. eines durch perkutane Ethanol-Injektion (PEI) therapierten HCC (Abb. 13.**51**). Diese Untersuchungstechnik ist eine gesicherte Indikation für den Einsatz von z.B. Levovist; auf weitere bildgebende Verfahren kann wahrscheinlich verzichtet werden.

Präoperative und präinterventionelle Diagnostik

Weitere Indikationen der FKDS in der Hepatologie sind die Vorbereitung und Durchführung von operativen und interventionellen Eingriffen an Leber und Galle sowie die Verlaufskontrolle nach Interventionen wie TIPSS. Hier hat sich die FKDS zur Planung und Risikominimierung bewährt:

- Komplizierende Erkrankungen vor laparoskopischer Cholezystektomie, z.B. Kollateralen bei Zirrhose oder die kavernöse Transformation bei Pfortaderverschluss, sowie extra- und intrahepatische Gefäßvarianten, z.B. weite, bis unmittelbar unter die Leberkapsel reichende Lebervenen (67), stellen potenzielle Blutungsquellen dar, die präoperativ erkannt werden können.
- Bei der Klärung einer akuten Leberblutung kann die Sonographie helfen, z.B. Tumoren oder eine AV-Fistel als mögliche Ursachen aufzudecken. Die Angiographie ermöglicht dann gegebenfalls die Therapie durch selektive bzw. superselektive Sondierung mit Embolisation des blutenden Gefäßes.
- Bei der Lebertransplantation gehören Sonographie und Spiral-CT mittlerweile zum Standard für Planung, Durchführung und die Überwachung nach Transplantation. Mit korrekturbedürftigen Komplikationen ist dabei in bis zu 11% der Fälle zu rechnen.

Diagnostische Einschränkungen. Die V. portae und Vv. hepaticae lassen sich bereits mit der FKDS sicher beurteilen. Die komplette Darstellung der arteriellen Versorgung kann jedoch v.a. wegen der zahlreichen Normvarianten (s.a. Abb. 13.**1**), insbesondere im Versorgungsgebiet des linken Leberlappens, schwierig sein (82). Auch nach ergänzender Levovist-Gabe war es im Vergleich zur DSA nur in 13 von 14 Fällen möglich, alle relevanten Varianten zu erkennen, sodass die Angiographie präoperativ zur Erkennung von Gefäßvarianten erste Wahl bleibt.

Shuntdiagnostik. Shuntoperationen werden seit dem routinemäßigen Einsatz der endoskopischen Sklerosierung von Varizen und durch die Entwicklung der perkutan möglichen, transjugulär angelegten portosystemischen Shunts (TIPSS) nur noch selten durchgeführt. In Einzelfällen muss jedoch noch mit Patienten gerechnet werden, deren Shuntdurchgängigkeit zu beurteilen ist. Vom Prinzip her lassen sich 2 Shunttypen unterscheiden (Abb. 13.**52**):

- „Nichtselektive Shunts" entlasten das gesamte portalvenöse System. Sie sind operationstechnisch einfacher, haben aber den Nachteil, die Restdurchblutung der Leber zu verschlechtern. Häufigste Shuntformen sind
  - der portokavale Shunt, der End-zu-Seit oder Seit-zu-Seit angelegt wird,
  - die proximale splenorenale Anastomose,
  - die mesenterikokavale Anastomose mit Interponat.
- Beim den sog. „selektiven Shuntformen" wird versucht, die Leberdurchblutung weitgehend zu erhalten, trotz Druckentlastung auf der gastroösophagealen bzw. gastrolienalen Seite. Der häufigste selektive Shunt ist der distale splenorenale Shunt (Warren-Shunt). Die Milzvene wird mobilisiert und durchtrennt, der zentrale Anteil verschlossen, der distale mit der linken V. renalis anastomosiert. Die Leber erhält weiterhin Blut aus der V. mesenterica superior.

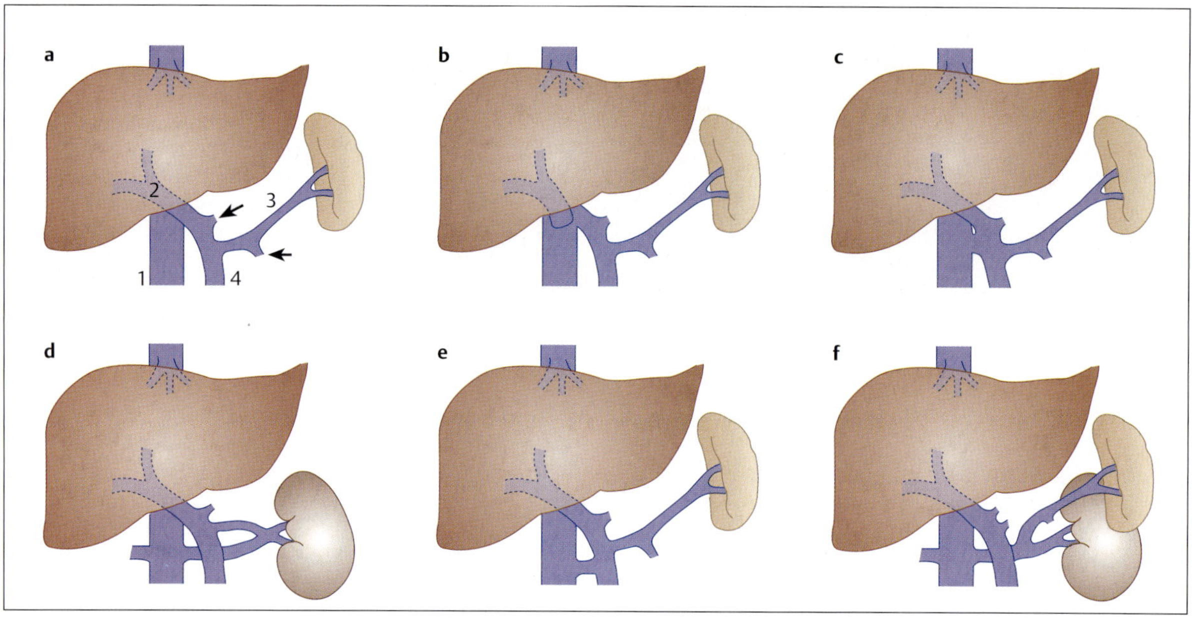

Abb. 13.**52 a–f** Die am häufigsten angewendeten Techniken portosystemischer Shunts bei portaler Hypertonie (Schema nach Rikkers).
a Normalbefund mit V. cava inferior (= 1), V. portae (= 2), V. lienalis (= 3) und V. mesenterica superior (= 4), von der V. mesenterica inferior und der V. coronaria ventriculi sind die Einmündungen gezeichnet (Pfeile).
b Klassischer portokavaler Shunt mit End-zu-Seit angelegter Anastomose.
c Portokavaler Shunt mit Seit-zu-Seit angelegter Anastomose.
d Distale splenorenale Anastomose nach Linton; die Milz wird entfernt, die Milzvene End-zu-Seit mit der linken V. renalis anastomosiert.
e Mesenterikokavale Anastomose mit Interposition einer Kunststoffprothese (nach Drapanas).
f Distale (zentrale) splenorenale Anastomose nach Warren.

Indikationen für die FKDS sind die präoperative Klärung der Gefäßsituation und die Kontrollen nach dem Eingriff.

Präoperative Untersuchung. Voraussetzung für die Operation ist die Durchgängigkeit von V. portae, V. mesenterica und V. lienalis. Diese kann die FKDS an V. portae, Konfluenz und V. mesenterica im Allgemeinen problemlos darstellen. Schwachstelle ist jedoch die nicht immer komplett erfassbare splenoportale Achse.

Shuntkontrolle. Die nichtselektiven Shunts sind im Allgemeinen sonographisch gut darstellbar.

- Direktes Kriterium ihrer Durchgängigkeit ist der Flussnachweis im Shunt. Er kann bei enger Shuntöffnung jetartig beschleunigt sein. In der V. cava inferior findet man im Einstrombereich erhebliche Verwirbelungen.
- Indirekte Zeichen sind der funktionelle Kalibersprung der V. cava kranial der Einmündungsstelle und eine kardiale Modulation im anastomosenahen portalvenösen Schenkel, die als Doppelschlag im B-Bild oder im Doppler-Spektrum zu erkennen sind (s.a. S. 308).
- Beim distalen splenorenalen Shunt findet sich in der V. lienalis ein hepatofugaler Fluss, die V. renalis ist weit und kavawärts durchblutet. Der Shunt selbst ist allerdings in der FKDS wegen Überlagerung mit Darmgas oft nicht erkennbar. Eine normale Perfusion in den hilusnahen Abschnitten der V. lienalis (die immer dargestellt werden können) beweist jedoch die freie Durchgängigkeit.

TIPSS. Eine weitere, mittlerweile etablierte Alternative zur operativen Therapie der portalen Hypertension ist der transjugulär angelegte, intrahepatische portosystemische Shunt mit Stent (TIPS oder TIPSS): Unter Ultraschallkontrolle wird nach transjugulärer Sondierung zumeist der V. hepatica dextra die Pfortader nahe dem Leberhilus durch das Leberparenchym punktiert. Der gebohrte Kanal wird dilatiert und durch einen Stent offen gehalten (Abb. 13.**53**). Wie effektiv diese Kurzschlussverbindung zwischen Lebervene und Pfortader zur Drucksenkung der portalen Hypertension ist, hängt von der Shuntweite und der Möglichkeit ab, ihn permanent offen zu halten. Mit den heute zur Verfügung stehenden Stents lassen sich auch großbogige, über

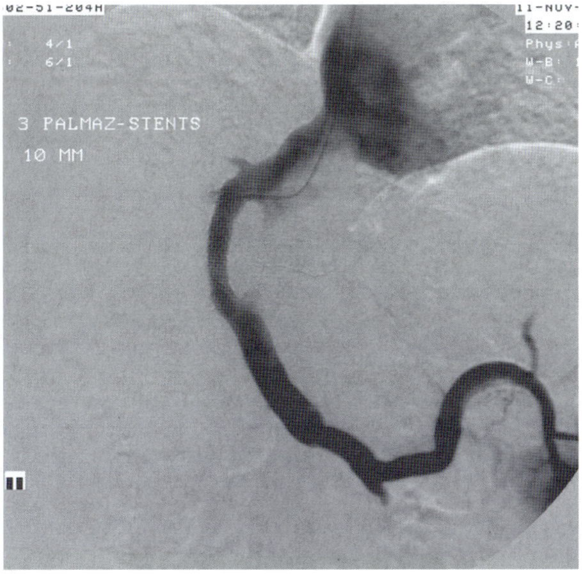

a

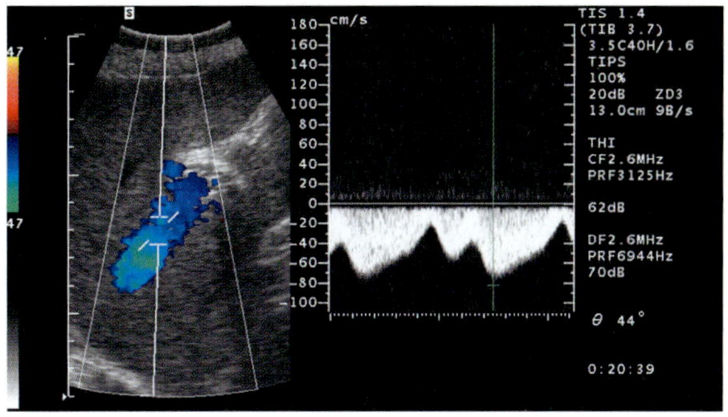

b

Abb. 13.**53** **a** u. **b** TIPSS – Angiographie und FKDS im Vergleich.
a Angiographie nach Einlage des intrahepatischen Stents mit retrograder Darstellung von Stent, V. portae und Kollateralen.
b FKDS von lateral mit freier Durchgängigkeit des Stents. Die ergänzende Doppler-Messung zeigt eine Spitzengeschwindigkeit von 82,3 cm/s (mit freundlicher Genehmigung von Herrn Prof. Ochs, Freiburg).

9 cm lange portosystemische Shunts modellieren und offen halten (59).

- Durch den *prä*interventionellen Einsatz der FKDS lassen sich Indikationen und Kontraindikationen schnell gegeneinander abwägen.
- Durch ihre *intra*interventionelle Anwendung lässt sich die Technik vereinfachen: Die Darstellung von Lebervenen und Pfortaderästen sowie der Nadelspitze ermöglicht es, den kürzesten Punktionsweg zu wählen.
- *Post*interventionell werden mit der FKDS die Durchgängigkeit des Shunts und Änderungen der Hämodynamik (Fluss und Flussrichtung) in den Kollateralen überprüft.

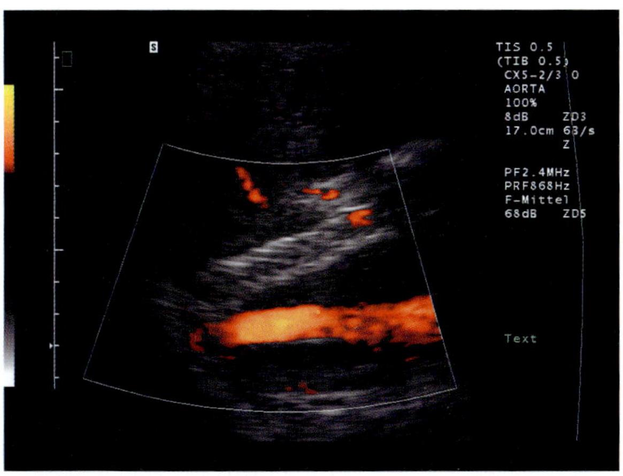

Abb. 13.**54** TIPSS-Verschluss. Längsschnitt von lateral mit verschlossenem Stent. Dorsal davon ist im Power-Modus die noch unauffällig durchströmte V. cava inferior zu erkennen.

Frühverschlüsse werden in 30%, Spätverschlüsse in bis zu 20% berichtet (Abb. 13.**54**). Stenosen lassen sich diagnostizieren und können im Verlauf kontrolliert oder durch Nachdilatation beseitigt werden. Flussmessungen helfen, ein zu hohes Shuntvolumen frühzeitig zu erkennen, um eine hepatische Enzephalopathie zu vermeiden. Mehr als 2,5 l Flussvolumen sind Indikation für eine Shuntrevision bzw. die perkutane Kaliberreduktion durch erneute Stenteinlage.

Bei kleinen derben Lebern kann die direkte Darstellung des TIPPS durch hohe Schallabschwächung oder fortgeleitetete Bewegungsartefakte des Herzens erschwert sein. Zugeschaltete Pulsationsfilter und/oder die Gabe von Ultraschallkontrastmitteln verbessern die Beurteilbarkeit.

Wertigkeit der FKDS und Methodenvergleich

Nachdem noch in den frühen 60er Jahren neben der Angiographie lediglich die Szintigraphie als einziges apparatives Verfahren zur Leberdiagnostik zur Verfügung stand, haben sich mittlerweile Ultraschall, CT und seit kurzem die MRT als bildgebende Verfahren etabliert (s.a. Kapitel 19 und 10). Sowohl die CT als Spiral- (100) bzw. Multislice-CT mit ergänzender MIP (Abb. 13.**55**), als auch die MRT mit Gadolinium und neuen leberspezifischen Kontrastmitteln haben die Erkennung und Differenzierbarkeit von fokalen Leberläsionen und Gefäßveränderungen erheblich verbessert. Für Gefäßerkrankungen der splenoportalen Achse zeigten Studien im Vergleich zur 2D-TOF-MRA eine gute Korrelation zwischen Sonographie, CT, DSA und

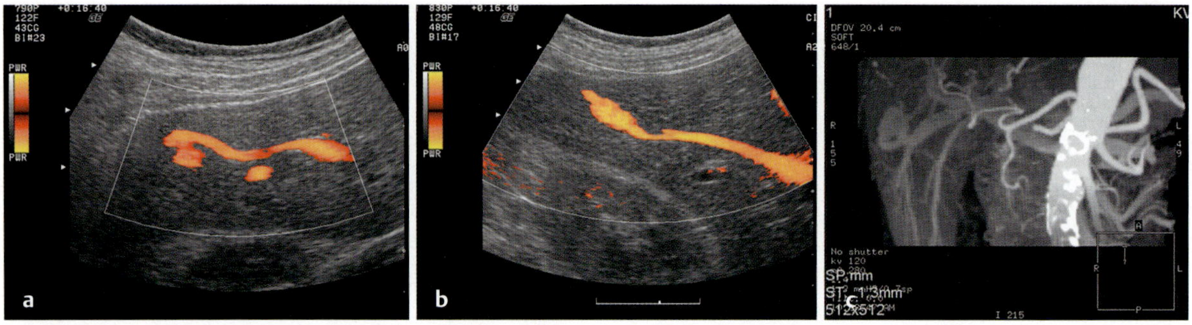

Abb. 13.**55 a–c** FKDS und Multislice-CT im Vergleich. Kongenitaler intrahepatischer portovenöser Shunt mit zuführendem Pfortaderast (**a**) und drainierender Vene (**b**). In der ergänzenden Computertomographie (Multislice-Technik) zeigt sich in den angiographieähnlichen MIP (Maximum-Intensitäts-Projektionen) der genaue anatomische Lagebezug (**c**).

dem intraoperativen Befund. Vorteil der MRA, v.a. mit Kontrastmittel, ist zwar die übersichtliche Darstellung insbesondere von Varizen und spontanen portosystemischen Shunts (38), die einfache Bestimmung von Fluss- und Flussrichtung, die geringe Patientenbelastung, die Kosten sprechen jedoch für die Sonographie.

Insgesamt ergeben sich z.Z. in der klinischen Routine für die Gefäßsonographie 3 Hauptindikationen:

- die Erfassung von primären und sekundären Gefäßerkrankungen,
- die Diagnostik von primären Lebertumoren und Metastasen,
- die Diagnostik vor und nach Operation bzw. nach interventionellen perkutanen Eingriffen.

> MIP (Maximum Intensitäts Projektion): Aus den kontrastmittelgestützten computertomographischen Aufnahmen werden die jeweils dichtesten Messwerte extrahiert und als zweidimensionale Projektion angiographieähnlich dargestellt.

Primäre Gefäßerkrankungen der Leber

Pfortaderthrombose. Der Nachweis von Tumorthrombosen und älteren Verschlüssen der V. portae ist meist bereits vom B-Bild her möglich. Frische, noch echoarme Thrombosen und Stenosen im portalvenösen System werden durch den Einsatz der FKDS erkannt. Der sonographische Ausschluss einer Thrombose erfordert dabei einen deutlich geringeren Zeitaufwand als die Angiographie, die somit weitgehend überflüssig ist. Dasselbe gilt für die Diagnostik der kavernösen Transformation und die Erfassung von Kollateralen.

Lebervenenthrombose. Der Nachweis eines frischen Verschlusses der Lebervenen erfordert den Einsatz der Duplexsonographie bzw. der FKDS. Das Thrombusmaterial ist im B-Bild häufig erst mit zunehmender Organisation zu erkennen.

Budd-Chiari-Syndrom. Bei primär unauffälliger Leber ist der Nachweis problemlos möglich. Ist die Leber vorgeschädigt, insbesondere durch eine Zirrhose, bereitet die umbaubedingte Venenkompression bzw. -rarefizierung bei allen Verfahren Probleme. Die Differenzialdiagnose zur chronischen Verlaufsform des Budd-Chiari-Syndroms bzw. zur VOD ist hier nur durch die ergänzende Lebervenenphlebographie in Wedged-Technik oder – bei Risikopatienten, z.B. nach Knochenmarktransplantation – durch Verlaufsmessungen mit einer Baseline-Untersuchung möglich.

Varianten, Fehlbildungen. Varianten und Malformationen wurden zunächst unterschätzt und werden mit zunehmendem Einsatz der FKDS häufiger beschrieben. Scheinbar unkomplizierte, z.T. über Jahre kontrollierte Zysten erwiesen sich in der FKDS später als Aneurysmen. Seltene Varianten wie der kongenitale portocavale Shunt erwiesen sich als Ursache für ein gehäuftes Auftreten von Lebertumoren.

Zunehmende Bedeutung gewinnt die FKDS durch die verbesserten Möglichkeiten der interventionellen Radiologie: Die Budd-Chiari-Erkrankung kann durch eine Ballondilatation der Lebervenen und ggf. mithilfe eines intrahepatischen Shunts therapiert werden. Arterioportale Fisteln als mögliche Ursache einer portalen Hypertension können frühzeitig erkannt und elektiv embolisiert werden.

Sekundäre Veränderung am Gefäßsystem bei diffusen Lebererkrankungen

In der bildgebenden Diagnostik diffuser Lebererkrankungen steht weiterhin das B-Bild an erster Stelle. Größe, Muster, Kontur und Konsistenz sowie die Abgrenzbarkeit der Lebergefäße sind die wichtigsten Kriterien. Die Wertigkeit ist jedoch abhängig von Ausmaß und Art der Veränderungen.

Virushepatitis. Bei der akuten Virushepatitis haben B-Bild und FKDS nur geringe Bedeutung. Bei der chronischen Hepatitis (Typ C) sind ein verdichtetes Lebermuster und vergrößerte, im Muster veränderte Lymphknoten im Lig. hepatoduodenale charakteristisch. Neuere Ansätze, über Doppler-Perfusionsindizes auf das Ausmass der entzündlichen Aktivität, der Parenchymschädigung und z.B. auf den Therapieeffekt von Interferon schließen zu können, haben sich nicht bestätigt (104).

Leberzirrhose. Die Diagnose einer Leberzirrhose ergibt sich v.a. aus dem B-Bild: Man erkennt zunächst eine Parenchymvergröberung, bei Palpation eine Konsistenzvermehrung und dann eine zunehmend irreguläre Oberfläche. Neben Parenchymmuster und -konsistenz hat v.a. die Oberflächenform eine hohe Sensitivität. In einer prospektiven Studie erwies sich in der hochauflösenden Sonographie die Beurteilung der ventralen Leberkontur im Vergleich zur Histologie als sensitivster Parameter. Die Lebervenen werden schmächtig und verlaufen irregulär.

Das Kriterium der welligen oder oberflächlichen Kontur ermöglicht die Diagnose einer Leberzirrhose mit einer Sensitivität und Spezifität von 91 bzw. 93,5%. Durch multivariante Verfahren von Kriterien der B-Bild-Sonographie und dopplersonographischen Parametern erreichten Aube et al. (5) jedoch nur eine Genauigkeit von 82–88%. Kontrastmittelgestützte Transitzeitbestimmungen von der Kontrastmittelinjektion bis zu seiner Messbarkeit in den Lebervenen lassen bezüglich der Ankunftszeit und der Zeit bis zum Anflutungsmaximum signifikante Unterschiede zu Gesunden erkennen (18 bzw. 55 s bei Zirrhose gegenüber 49 bzw. 97 s).

Trotz der methodischen Probleme quantitativer Messungen hat sich die Duplex-Sonographie zur Beschreibung pathophysiologischer Veränderungen und zur Kontrolle von pharmakologischen Therapieeffekten bewährt: Ergebnisse zur Wirkung von Propranolol (Reduktion der Portalvenengeschwindigkeit um 27% bei Gesunden), Glukagon (Anstieg der Portalvenengeschwindigkeit nur bei Gesunden um 20,6%) wurden von Seitz 1988 publiziert (92). Nach Bolognesi (10) kam es nach zweimonatiger Therapie mit β-Blockern (Nadolol) bei Patienten mit Leberzirrhose und portaler Hypertension zu einer Geschwindigkeitsabnahme in der Portalvene von 11,7 ± 2,9 cm/s auf 9,1 ± 2,3 cm/s. Bereits kurz nach Therapieeinleitung wurde in einer kleineren Patientengruppe eine Geschwindigkeitsreduktion von 11,8 ± 3,0 cm/s auf 10,4 ± 3,0 cm/s gemessen. Der PI-Wert in der Leberarterie stieg von 1,26 auf 1,39. Bezüglich der Reduktion des Portalvenenflusses kam Sabba zu vergleichbaren Ergebnissen bei der Therapie mit Propranolol (86).

Fokale Leberläsionen

Die heutigen Therapieoptionen wie perkutane Ethanolinjektion, Vereisung, Radiofrequenzablation, die selektive Tumorembolisation und ausgefeiltere chirurgische Techniken der Leberteilresektion erfordern eine möglichst genaue Diagnostik fokaler Leberläsionen. Nach der Detektion sind Charakterisierung und Segmentzuordnung und damit die Beurteilung des Gefäßbezugs Hauptaufgaben der Diagnostik.

Metastasendetektion

Sonographie, CT. Korrelationsstudien zur Sensitivität der Sonographie bei der Metastasendetektion im Vergleich zu CTAP, MRT und Spiral-CT lagen noch vor 5 Jahren bei enttäuschenden 45–60%. Die Ergebnisse differierten je nach Metastasengröße. Durch die verbesserte Gerätetechnik und den Einsatz von Ultraschallkontrastmitteln in der Spätphase hat sich die Sensitivität der Sonographie jedoch deutlich verbessert. Neue Impulse gaben Arbeiten von Blomley et al. (9), die durch den SAE-Effekt auch kleine, vorher nicht erkennbare Herde zeigten. Bei Karzinoidmetastasen wurde über die ersten Herde berichtet, die weder in MRT noch Spiral-CT gesehen wurden und lediglich in der ergänzenden Octeotrid-Szintigraphie erkennbar waren.

Szintigraphie. Die Szintigraphie gilt bei vielen Indikationen bereits als abgelöst. Hilfreich ist sie noch bei der Diagnostik neuroendokriner Tumoren als Somatostatin-Rezeptor-Szintigraphie. In einer Studie an 81 Patienten lagen im Vergleich die Sensitivität für Szintigraphie, CT und Sonographie mit 89%, 81% und 88% nahe beieinander (Chiti et al. 1999).

PET. Die Stellung des PET ist noch unklar. In einer kleinen Studie bei Patienten mit Rezidiven kolorektaler Metastasen wurden nur 82% als Metastasen erkannt (Yasuda et al. 1998).

MRT. Nach anfänglicher Skepsis ist die MRT durch neue, mittlerweile etablierte Kontrastmittel und Untersuchungssequenzen etabliert: Dynamische Untersuchungen der Leber mit extrazellulären Kontrastmitteln wie Gadolinium-Chelate ermöglichen z.T. eine Differenzierung. Wichtige Zusatzinformationen erbringen insbesondere arterielle und portalvenöse Ableitungen, die durch schnelle Gradienten und sog. Breath-hold-Sequenzen möglich geworden sind. Statische Untersuchungen mit intrazellulären Kontrastmitteln, z.B. SPIO oder MnDPDP, verbesserten die Detektionsrate. Mit neueren Kontrastmitteln ist eine Kombination aus dynamischer Untersuchung und Spätphasenaufnahmen möglich. Die Entwicklung organspezifischer superparamagnetischer Kontrastmittel brachte einen weiteren Fortschritt: Sie reichern sich im Gewebe (in Kupffer-Sternzellen) an und führen zur Abschwächung bzw. Auslöschung des nativen MRT-Signals. Gesundes Lebergewebe zeigt sich entsprechend dunkel, Tumorgewebe setzt sich dagegen hell ab. Der Mechanismus der Tumordetektion ist dem Late Phase Imaging vergleichbar. Die Detektierbarkeit steigt auf bis zu über 93%. Entsprechend verbessern sich die Möglichkeiten der Differenzialdiagnostik. Nachteile sind der z.T. noch hohe Zeitaufwand und die Kontrastmittelkosten (z.Z. ca. 200–250 € für Endorem versus 50–93 € DM für Levovist).

Ausblick

Trotz aller Euphorie ist der Einsatz neuer Ultraschallverfahren – v.a. die kontrastmittelgestützte Sonographie bei Lebertumoren, mit Ausnahme der Frühdetektion von Metastasen – z.Z. noch mit kritischer Distanz zu werten, da bislang nur kleinere Studien vorliegen. Zudem fehlt der Vergleich mit neueren MRT-Kontrastmittelstudien und mit Multislice-CT-Geräten neuester Bauart.

Die Entwicklung von Sonographie, CT und MRT ist derzeit so im Fluss, dass eine abschließende Wertung noch nicht möglich ist: Beschränkt man sich auf die ursprünglichen Kernfragen nach primären und sekundären Lebergefäßveränderungen, so hat die FKDS bereits die konventionelle Angiographie ersetzt und bietet neue physiologische und pathophysiologische Information. Neue Sequenzen in der MRT und die Entwicklung der Multislice-CT mit 4–8 gleichzeitig erfassbaren Schnitten helfen ergänzend zur Sonographie, übersichtliche angiographieähnliche Bilder zu erstellen (Abb. 13.**55**).

Durch den Einsatz von Ultraschallkontrastmitteln mit neuen Techniken (Phase/Pulse Inversion, Coded Harmonic Angio und Pulse Inversion Doppler) ist mit einer weiteren Verbesserung der Tumordetektion und -charakterisierung über die Tumorgefäßdarstellung zu rechnen.

Literatur

1. Abu-Jussuf MM. Normal and respiratory variations of the hepatic and portal venous Duplex Doppler waveform with simultaneous electrocardiographic correlation. J. Ultrasound Med. 1992; 11: 263–8.
2. Albrecht T, Urbank A, Mahler M, et al. Prolongation and optimization of Doppler enhancement with a microbubble US contrast agent by using continuous infusion: preliminary experiance. Radiology. 1998; 207: 339–47.
3. Albrecht T, Blomley MJ, Cosgrove DO, Taylor-Robinson SD, Jayaram V, Eckersley R, Urbank A, Butler-Barnes J, Patel N. Non-invasive diagnosis of hepatic cirrhosis by transit time analysis of an ultrasound contrast agent. Lancet. 1999; 353: 1579–83.
4. Albrecht T, Hoffmann ChW, Schettler St. Improved detection of liver metastases with contrast enhanced wideband harmonic imaging: update in 100 patients. Ultraschall in Med. 1999; 20: 44.
5. Aube C, Oberti F, Korali, et al. Ultrasonographic diagnosis of hepatic fibrosis or cirrhosis. J Hepatol. 1999; 30: 472–8.
6. Bartolozzi C, Lencioni R, Paolicci A, et al. Differentiation of hepatocellular adenome and focal nodular hyperplasia of the liver: comparison of power Doppler imaging and conventional color Doppler sonography. Eur Radiol. 1997; 9: 1410–5.
7. Bennett WF, Bova JG. Review of hepatic imaging and a problem-orientated approach to liver masses. Hepatology. 1990; 12: 761–75.
8. Bezzi M, Mitchell DG, Needleman L, et al. Iatrogenic aneurysmal portal-hepatic venous fistula. Diagnosis by color doppler imaging. J Ultrasound Med. 1988; 7: 457–61.
9. Blomely MJ, Albrecht T, Cosgrove DO, et al. Liver vascular transit time analysed with dynamic hepatic venography with bolus injections of an ultrasound agent: early experiance in seven patients with metastases. Radiology. 1998; 210: 862–6.
10. Bolognesi M, Sacerdoti D, Merkel, et al. Effects of chronic therapy with nadolol on portal hemodynamics and on splanchnic impedance indices using Doppler sonography: comparison between acute and chronic effects. J Hepatol. 1997; 27: 305–11.
11. Bolondi L, Bassi SL, Gaiani S, et al. Liver cirrhosis: changes of Doppler waveform of hepatic veins. Radiology. 1991; 178: 513–6.
12. Bolondi L, Gaiani S, Bassi SL, et al. Diagnosis of Budd-Chiari Syndrome by pulsed doppler ultrasound. Gastroenterology. 1991; 100: 1324–31.
13. Bolondi L, Gaiani S, Gebel M. Portohepatic vascular pathology and liver disease: diagnosis and monitoring. European J Ultrasound. 1998; 7(Suppl. 3): 41–52.
14. Braunwald E. Heart disease. A Textbook of cardiovascular medicine. Philadelphia: WB Saunders; 1984.
15. Britton PD, Lomas DJ, Coulden RA, et al. The role of hepatic vein Doppler in diagnosing acute rejection following paediatric liver transplantation. Clin Radiol. 1992; 45: 228–32.
16. Brown BP, Abu-Joussef M, Farner R, et al. Doppler Sonography: A noninvasive method for evaluation of hepatic venoocclusive disease. AJR. 1990; 154: 721–4.
17. Buscarini E, Buscarini L, Civardi G, et al. Hepatic vascular malformations in hereditary hemorrhagic telangiectasia: imaging findings. AJR. 1994; 163: 1105–10.
18. Chawla Y, Santa N, Dhiman RK, et al. Portal hemodynamics by duplex doppler sonography in different grades of cirrhosis. Dig Dis Sci. 1998; 43: 354–7.

19. Chevalier JM, Jimenez M, Sorain F, et al. Retour veineux pulmonaire anormal total infracardiaque. Interet de l´echocardiographie Dioppler couleur. Arch Franc Pediat. 1990; 47: 515–8.
20. Choi BI, Han JK, Song IS, et al. Intraoperative sonography of hepatocellular karzinoma. Detection of lesions and validity in surgial resection. Gastrointest Radiol. 1991; 16: 329–33.
21. Colli A, Cocciolo M, Riva C, et al. Abnormalities of Doppler waveform of the hepatic veins in patients with chronic liver disease: correlation with histologic findings. AJR. 1994; 162: 833–???.
22. Couinaud C. Le foie: etudes anatomiques et chirurgitale. Paris: Masson; 1957.
23. DeCarlis L, Pirotta V, Rondinara GF, et al. Hepatic adenoma and focal nodular hyperplasia: diagnosis and criteria for treatment. Liver Transpl Surg. 1997; 3: 160–5.
24. den Bakker MA, Tangkau PL, Steffens TW, et al. Rupture of a hepatic artery aneurysm caused by Wegner`s granulomatosis. Pathol. Res Prac 1997; 193: 61–6.
25. Dietrich ChF, Caspary WF. Sie-Scape – Panoramabildverfahren. Klinischer Wert? Der Internist. 2000; 41: 24–8.
26. Dodd GDIII, Miller WJ, Baron RL. Detection of malignant tumors in end-stage cirrhotic livers: efficacy of sonography as a screening technique. AJR. 1992; 159: 727–33.
27. Dodd GDIII, Memel DS, Baron RL, et al. Portal vein thrombosis in patients with cirrhosis: does sonographic detection of intrathromus flow allow differentiation of benign and malignant thrombus? AJR. 1995; 165: 573–7.
28. Fatkin D, Loupas T, Low J, et al. Inhibition of red cell aggregation prevents spontaneous echocardiographic contrast formation in human blood. Circulation. 1997; 96: 889–96.
29. Fisher AJ, Paulson EK, Kliewer MA, et al. Doppler sonography of the portal vein an hepatic atery: measurement of a prandial effect in healthy subjects. Radiology. 1998; 207: 711–5.
30. Gaa J, Hatabu H, Jenkins RL, Finn JP, Edelmann RR. Liver masses: Replacement of conventional T2-weighted spinecho MR imaging with breath-hold MR imaging. Radiology. 1996; 200: 459–64.
31. Gorka W, Gorka TS, Lewall DB. Doppler ultrasound evaluation of advanced portal vein pulsatility in patients with normal echocardiograms. Eur J Ultrasound. 1998; 8: 119–23.
32. Grant EG, Perrella R, Tessler FN, et al. Budd-Chiari Syndrome: The results of duplex- and color Doppler Imaging. AJR. 1989; 152: 377–81.
33. Hemingway DM, McCurrach G, Bessent RG, et al. Dynamic hepatic scintigraphy: the effect of using high administrated activity on reproducebility of hepatic perfusion index value. Nucl Med Commun. 1991; 12: 811–6.
34. Henricksen JH, Moller S, Schifter, et al. Increased arterial compliance in decompensated cirrhosis. J Hepatol. 1999; 31: 712–8.
35. Herbetko JA, Grigg AR, Buckley AR, et al. Venoocclusive liver disease after bone marrow transplantation: findings at duplex sonography. AJR. 1992; 158: 1001–5.
36. Hommeyer St, Teefey SA, Jacobson AF, Higano CS, Bianco JA, Colacurio CJ. Venocclusive Disease of the Liver: Prospective Study of US Evaluation. Radiology. 1992; 184: 683–6.
37. Hosoki T, Arisawa J, Marukawa T, et al. Portal blood flow in congestive heart failure: pulsed doppler sonographic findings. Radiology. 1990; 174: 733–6.
38. Hughes LA, Hartnell GG, Finn JP, Longmaid HE, Volpe J, Wheeler HG, Clouse ME. Time-off-flight MR angiography of the portal venous system: value compared with other imaging procedures. AJR. 1996; 166: 375–8.
39. Imamura M, Shiratori Y, Shiina S, et al. Power Doppler sonography for hepatocellular karzinoma: factors affecting the power doppler signals of the tumors. Liver. 1998; 18: 427–43.
40. Iwao T, Toyonaga A, Oho K, et al. Value of Doppler ultrasound parameters of portal vein and hepatic artery in the diagnosis of cirrhosis and portal hypertension. AJG. 1997; 92: 1012–7.
41. Jabra AA, Taylor GA. Ultrasound diagnosis of congenital intrahepatic portosystemic venous shunt. Pediat Radiol. 1991; 21: 529–30.
42. Jones RJ, Lee KS, Beschorner WE, et al. Venocclusive disease of the liver following bone marrow transplantation. Transplantation. 1987; 44: 778–83.
43. Kadir S. Atlas of nomal and variant angiographic anatomy. Philadelphia: Saunders; 1991.
44. Kim TK, Han JK, Kim AY, et al. Signal from hepatic hemangiomas on power Doppler US: Real or Artifactual. Ultrasound Med Biol. 1999; 25: 1055–61.
45. Koito K, Namieno T, Morita K. Differenzial diagnosis of small hepatocellular karzinoma and adenomatous hyperplasia with power doppler sonography. AJR. 1998; 170: 157–61.
46. Kubale R, Vonnahme FJ, Broelsch Ch, et al. Der kongenitale portocavale Shunt – eine seltene Variante. Ultraschall Klein Prax. 1987; (Suppl. 1): 8.
47. Lafortune M, Patriquin H, Pomier G, et al. Segmental anatomy of the liver: A sonographic approach to the Couinaud nomenclature. Radiology. 1991; 181: 443–8.
48. Lalonde L, VanBeers B, Trigaux JP, et al. Focal nodular hyperplasia in association with spontaneous intrahepatic portosystemic venous shunt. Gastroint Radiol. 1992; 17: 154–6.
49. Leen E, Goldberg JA, Robertson JA, et al. The use of duplex sonography in the detection of colorectal hepatic metastases. Br J Cancer. 1991; 63: 323–6.
50. Leen E, Goldberg JA, Anderson JA, et al. Hepatic perfusion changes in patients with liver metastases: comparison with those patients with cirrhosis. GUT. 1993; 34: 554–7.
51. Leen E, Goldberg JA, Robertson J, et al. Image-directed doppler ultrasonography: A novel technique for the diagnosis of colorectal liver metastases. J Clin Ultrasound. 1993; 21: 221–30.
52. Leen E, Angerson WJ, Wotherspoon H, et al. Comparison of the doppler perfusion index and intraoperative ultrasonography in diagnosing colorectal liver metastases. Ann Surg. 1994; 220: 663–7.
53. Leen E, Angerson WJ, Wotherspoon H, et al. Radiology. 1995; 195: 113–6.
54. Leen E. The detection of occult liver metastasis of colorectal karzinoma. J Hepatobiliary Pancreat Surg. 1999; 6: 7–15.
55. Leen E, Goldberg JA, Angerson, et al. Potenzial role of Doppler perfusion index in selection of patients with colorectal cancer for adjuvant chemotherapy. Lancet. 2000; 335: 34–7.
56. Leveson SH, Wiggins PA, Giles GR, et al. Deranged liver blood flow patterns in the detection of liver metastases. Br J Surg. 1985; 72: 128–30.
57. Lewin R, Hauff P, Albrecht T, Fritzsch T. Late phase uptake of Levovist-what is it's cause. The fifth heart centre european symposium on ultrasound contrast imaging. 2000: 33.
58. Limberg B. Duplexsonographische Diagnose der portalen Hypertension bei Leberzirrhose. Einfluss einer standardisierten Testmahlzeit auf die portale Hämodynamik. Dtsch Med Wochenschr. 1991; 116: 1384–7.
59. Longo JM, Bilbao JI, Rousseau HP, et al. Color Doppler guidance in transjugular placement of intrahepatic portosystemic shunts. Radiology. 1992; 184: 281–3.

60. Lorenz J, Winsberg F. Focal liver stenoses in diffuse liver disease. J Ultrasound Med. 1997; 15: 313–6.
61. Ludwig D, Schwarting K, Korbel CM, Bruning A, Schiefer B, Stange EF. The postprandial portal flow is related to the severity of portal hypertension and liver cirrhosis. J Hepatol. 1998; 28: 631–8.
62. McDonald GB, Sharma P, Matthews DE, Shulman HM, Thomas ED. Venoocclusive disease of the liver after bone marrow transplantation: diagnosis, incidence, and predisponating factors. Hepatology. 1984; 4: 116–22.
63. MacMathuna P, Vlavianos P, Westaby D, Williams R. Pathophysiology of portal hypertension. Dig Dis. 1992; (Suppl. 1): 3–15.
64. MacMathuna PM. Mechanisms and consequences of portal hypertension. Drugs 1992; 44 (Suppl. 2): 70–2.
65. Marn CS, Rubin JM, Platt JF, et al. Arteriovenous shunts in cirrhosis: Pitfalls in the Doppler evaluation of focal hepatic lesions. Radiology. 1990; 177: 156–7.
66. Michels NA. Newer anatomy of the liver and ist variant blood supply and collateral circulations. Am J Surg. 1966; 112: 337–47.
67. Misawa T, Koike M, Suzuki K, Unemura Y, Murai R, Yoshida K, Kobayashi S, Yamazaki Y. Ultrasonographic assessment of the risk of injury to branches of the middle hepatic vein during laparoscopic cholecystectomy. Am J Surg. 1999; 178: 418–21.
68. Moriyasu F. Ultrasound contrast assessment of liver diseases. 3rd European symposium on ultrasound contrast imaging.
69. Naganuma, H., H. Ishida, M. Niizawa et al.: Hepatic involvement in Osler-Weber-Rendu disease: findings on pulsed and color Doppler sonography. AJR. 1995; 165: 1421–1425
70. NinoMurica M, Ralls PW, Jeffrey RB. Color flow doppler characterisation of focal liver lesdions. AJR. 1992; 159: 1195–7.
71. Numata K, Tanaka K, Kiba T, et al. Hepatic artery resistance after mixed-meal ingestion in healthy subjects and patients with chronic liver disease. J Clin Ultrasound. 1999; 27: 239–48.
72. Oddi A, Borgna E, Tomassetti S. Aneurysm of the hepatic artery. Case report and review of the literature. G Chir. 1997; 18: 277–82.
73. Ohgiya Y, Gokan T, Hashimoto, et al. Demonstration of the aberrant hepatic and gastric arteries with routine axial biphasic helical CT. Radiology. 1998; 209: 560.
74. Ohta M, Hashizume M, Tomikawa M, et al. Analysis of hepatic vein waveform by doppler ultrasonography in 100 patients with portal hypertension. AJG. 1994; 89: 170–5.
75. Ohta M, Hashizume M, Kawanaka H, et al. Prognostic significance of hepatic vein waveform by doppler ultrasonography in cirrhotic patients with portal hypertension. AJG. 1995; 90: 1853–7.
76. Oppo K, Leen E, Angerson WJ, et al. Doppler Perfusion index: an interobserver and intraobserver reproducibility study. Radiology. 1998; 208: 453–7.
77. Park JH, Cha SH, Han JK, et al. Intrahepatic portosystemic venous shunt. AJR. 1990; 155: 527–8.
78. Paulson EK, Kliewer MA, Frederick MG, et al. Hepatic artery: variability in measurement of resistive index and systolic acceleration time in healthy volunteers. Radiology. 1996; 200: 725–9.
79. Pennestri F, Loperfido, Salvatori MP, et al. Assessment of tricuspid regurgitation by pulsed Doppler ultrasonography of the hepatic veins. J Cardiol. 1984; 54: 363–8.
80. Piscaglia F, Gaiani Z, Gramantieri, et al. Intra- and extrahepatic arterial resistances in chronic Hepatitis and liver cirrhosis. Ultrasound Med Biol. 1997; 23: 675–92.
81. Priesching A. Leberresektionen. Chirurgische Anatomie, Indikationen, Technik. München: Urban & Schwarzenberg; 1986.
82. Puttemans T, Gibbs P, van Bers B, Goffette Otte PJB, Genari F, Lerut J, Pringot J. Living-related liver transplantation: Is doppler Sonography sufficient to define the hepatic artery anatomy before surgery? Eur J Ultrasound. 1999; 9: 155–9.
83. Reinhold C, Hammer L, Taylor CR, et al. Characterization of focal hepatic lesions with duplex sonographic findings in 198 patients. AJR. 1995; 164: 1131–5.
84. Rengo C, Brevetti G, Sorrentino G, et al. Portalvein pulsatility ratio provides a measure of right function in chronic heart disease. Ultrasound Med Biol. 1998; 24: 327–32.
85. Roobottom CA, Hunter JD, Weston MJ, Dubbins PA. Hepatic venous Doppler waveforms: Changes in Pregnancies. J Clin Ultrasound. 1995; 23: 477–82.
86. Sabba C, Ferraioli G, Buonamico P, et al. A randomized study of propranolol on postprandial portal hyperemia in cirrhotic patients. Gastroenterology. 1992; 102: 1009–16.
87. Sacerdoti D, Bolognesi M, Bombonato G, Gatta A. Paraumbilical vein patency in cirrhosis: effects on hepatic hemodynamics evaluated by Doppler sonography. Hepatology. 1995; 22: 1689–94.
88. Sacerdoti D, Merkel C, Bolognesi M, et al. Hepatic arterial resistance in cirrhosis with and without portal vein thrombosis: relationships with portal hemodynamics. Gastroenterology. 1995; 108: 1152–8.
89. Satomi GA, Takao A, Momma K, et al. Detection of drainage site in anomalous pulmonary venous connections by two-dimensional Doppler color flow mapping echocardiographiy. Heart and Vess. 1986; 2: 41–4.
90. Schiff L, Schiff ER. Diseases of liver. 5th ed. Philadelphia, Toronto: JB Lippincott.
91. Schneider AW, Kalk JF, Klein CP. Hepatic arterial pulsatile index in cirrhosis: correlaation with portal pressure. J. Hepatology. 1999; 30: 876–81.
92. Seitz K, Kubale R. Duplexsonographie der abdominellen und retroperitonealen Gefäße. Weinheim: VCH, Edition Medizin, 1988.
93. Solbiati L, Cova L, Ierace T, et al. Liver cancer imaging: The need for accurate detection of intrahepatic disease spread. J Comput Assist Tomogr. 1999; 23: 29–37.
94. Sprefico C, Marchiano A, Mazzaferro V, et al. Hepatocellular karzinoma in patients who undergo liver transplantation: sensitivity of CT with iodized oil. Radiology. 1997; 203: 457–60.
95. Tanaka S, Kitamura T, Fujita M, et al. Small hepatocellular karzinoma: Differentiation from adenomatous hyperplastic nodule with color doppler flow imaging. Radiology. 1992; 182: 161–5.
96. Tanaka K, Mitsui K, Morimoto M, et al. Increased hepatic arterial blood flow in acute viral hepatitis: Assessment by color Doppler sonography. Hepatology. 1993; 18: 21–7.
97. Taourel P, Blanc P, Dauzat M, et al. Doppler study of mesenteric, hepatic, and portal circulation in alcoholic cirrhosis: Relationship between quantitative Doppler Measurements and the severity of portal hypertension and hepatic failure.
98. Teichgräber UKM, Gebel M, Benter T, Manns MP. Duplexsonographische Charakterisierung des Lebervenenflusses bei Gesunden. Ultraschall in Med. 1997; 18: 267–71.
99. Teichgräber U, Gebel Schiff L, Schiff ER. Diseases of the liver. 5 ed. JB Lippincott Co, Philadelphia, Toronto M, Manns MP. Duplexsonographie der Lebervenen. 1997. Ullstein Mosby.
100. Terrier F, Grossholz, M, Becker, CD. Spiral CT of the Abdomen. Berlin: Springer, 1999.

101. The liver cancer study group of Japan. Primary liver: cancer in Japan. Clinicopathologic features and results of surgical treatment. Ann Surg. 1990; 211: 277–87.
102. Uggowitzer M, Kugler C, Groll R, et al. Sonographic evaluation of focal nodular hyperplasia (FNH) of the liver with a transpulmonary galactose-based contrast agent (Levovist). Br J Radiol. 1998; 71: 1026–32.
103. Wachsberg RH, Simmons MZ. Coronary vein diameter and flow direction in patients with portal hypertension: evaluation with duplex sonography and correlation with variceal bleeding. Am J Roentgenol. 1994; 162: 637–41.
104. Walsh KM, Leen E, McIver RN, et al. Hepatic blood flow changes in chronic hepatitis C measured by duplex Doppler color sonography. Relationship to histological features. Dig Dis Sci. 1998; 43: 2584–90.
105. Wanless IR, Wong F, Blendis LM, et al. Hepatic and portal thrombosis in cirrhosis: Possible role in development of parenchymal extinction and portal hypertension. Hepatology. 1994; 20: 105A.
106. Wermke W, Gassmann B. Tumordiagnostik der Leber mit Echosignalverstärker. Springer, 1998.
107. Weskott HP. Amplitude Doppler ultrasound: Slow flow detection level tested with a flow phantom. Radiology. 1997; 201: 125–30.
108. Weskott HP. Dynamische Akustische Emissionssonographie (D-AES): Ein neues Verfahren zur Charakterisierung großer Leberhämangiome. Ultraschall in Med. 1999; 20: 57.
109. Weskott HP. Stimulated acoustic emission in CDI and THI mode helps to detect and characterize liver lesions. Ultrasound Med. 1999: 117.
110. Weskott HP, Bongs K, Schäfer C, Fürste T, von Leitner ER. Doppler based measurements in hepatic liver veins indicate increased right atrial pressure. Radiology. 1999; 213: 280.

14 Duplexsonographie des Penis

H. Derouet, R. Kubale

Allgemeine Bemerkungen

Durch die Ende der sechziger Jahre beginnende sexuelle Liberalisierung und Aufklärung und die damit verbundene Enttabuisierung der Sexualsphäre kommt der Sexualpathologie in der heutigen Medizin ein wachsender Stellenwert zu (6). Während Heite et al. (8) noch den Anteil der durch psychogene Faktoren verursachten erektilen Dysfunktion auf 85% der Fälle bezifferten, wird der Anteil organischer, meist vaskulärer Faktoren heute mit 30–85% angegeben.

Epidemiologie von Erektionsstörungen. Nach der bekanntesten Studie zur Prävalenz von Erektionsstörungen, der „Massachusetts Male Aging Study" sind in der Altersgruppe zwischen 40 und 70 Jahren 17,2% der Männer von einer leichten, 25,2% von einer mittelschweren und 9,6% von einer vollständigen Erektionsstörung betroffen (3). Die bei 1290 Männern durchgeführte Untersuchung zum Zusammenhang von Alter und Gesundheit bestätigt die starke Altersabhängigkeit erektiler Funktionsstörungen. Signifikant höhere Prozentsätze fanden sich in dieser Studie zudem bei Männern, die unter Diabetes mellitus (28%), Herzkrankheiten (39%) und Bluthochdruck (15%) litten. Da die erektile Dysfunktion ein multifaktorielles Geschehen ist, kommt trotz der Verfügbarkeit neuer oral wirksamer Therapeutika wie dem Sildenafil (Viagra) der Ursachensuche weiterhin ein wichtiger Stellenwert zu, um den Patienten angesichts der Vielzahl der zur Verfügung stehenden Therapieoptionen adäquat beraten zu können.

Ätiologie. Eine ungestörte, zeitlich koordinierte Interaktion von Nerven und Blutgefäßen bei Intaktheit der muskulären, elastischen und bindegewebigen Anteile des penilen Stützapparates sind die Voraussetzung für eine normale Erektion. Wesentliche Einflussfaktoren sind die Funktionsfähigkeit der versorgenden Arterien, Venen, Nerven, des endokrinen Systems sowie ein erektionsbegünstigender psychischer Status. Zusätzlich können Schäden im erektilen Gewebe Ursache einer erektilen Dysfunktion sein. Vaskuläre Störungen gelten heute als häufigste Ursache organischer Erektionsstörungen (9) während neurogene Störungen mit ca. 10% und endokrine Störungen mit ca. 5% deutlich seltener auftreten.

Diagnostik. Sonographische Untersuchungen des Penis werden als diagnostisches Verfahren bei der Evaluierung der erektilen Dysfunktion und der näheren Differenzierung lokaler peniler Erkrankungen eingesetzt. Die Duplexsonographie stellt die derzeit beste nichtinvasive Untersuchungsmethode zur Erfassung des arteriellen penilen Blutflusses und damit einer Einstromstörung als mögliche organische Ursache der erektilen Dysfunktion dar. Zur Differenzierung von Störungen des venösen Verschlussmechanismus als weitere organische Ursache nimmt die Duplexsonographie ebenfalls einen bedeutenden Stellenwert ein, wenn auch die invasivere Kavernosometrie/Kavernosographie noch als Goldstandard gilt. Voraussetzung einer sinnvollen Anwendung der sonographischen Diagnostik am Schwellkörper sind Kenntnisse der lokalen Anatomie, der Physiologie und Pathophysiologie der erektilen Funktion.

Anatomie, Physiologie der Erektion und Untersuchungstechnik

Anatomie des Penis

Die funktionell wichtigsten Teile des Penis sind
- der Penisschwellkörper (Corpus cavernosum penis),
- der Harnröhrenschwellkörper (Corpus spongiosum penis).

Das Corpus cavernosum penis entspringt proximal mit paarigen Crura von den unteren Schambeinästen, die sich vor der Symphyse vereinigen. Durch das beim Menschen inkomplette Schwellkörperseptum, welches einen Bluttransfer zwischen den Corpora cavernosa zulässt, wird der vordere Schwellkörper zu einer Funktionseinheit. Eine Furche auf deren Unterseite nimmt den Harnröhrenschwellkörper auf, der schließlich mit der Eichel (Glans penis) endet. In einer Furche auf der Oberseite verlaufen die paarigen Aa. dorsales penis, die V. dorsalis penis profunda sowie die paarigen Nn. dorsales penis. Diese Strukturen werden von der tiefen Pe-

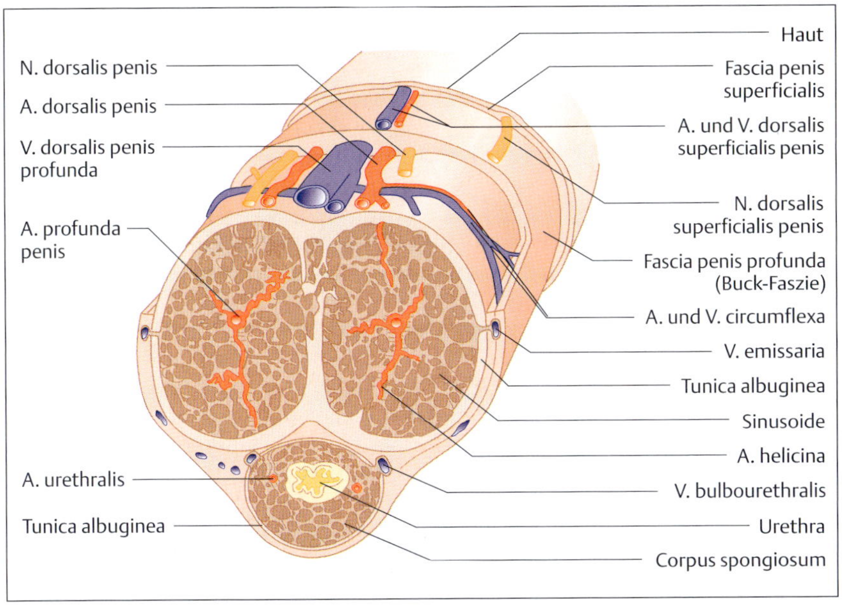

a

Abb. 14.**1 a–c** Querschnitt durch den Penis (Anatomie, B-Bild und FKDS).

a Anatomischer Querschnitt durch den Penis in Höhe des proximalen Schaftes (nach Hinman). Die Blutversorgung erfolgt hauptsächlich über die im Inneren des Schwellkörpers liegenden Aa. profundae penis, die als Endäste der Aa. pudendae internae aus den Aa. iliacae internae entspringen.

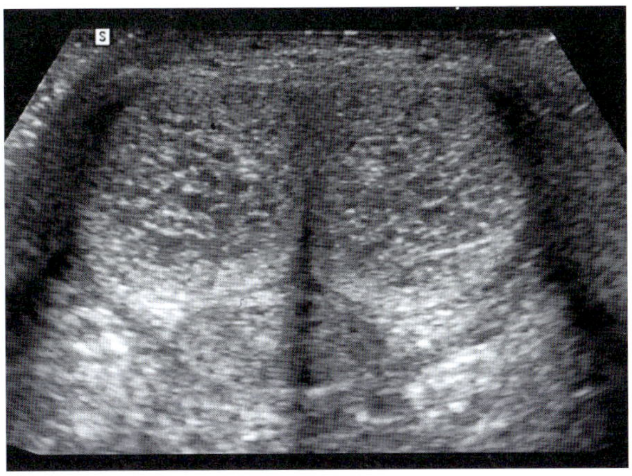

b

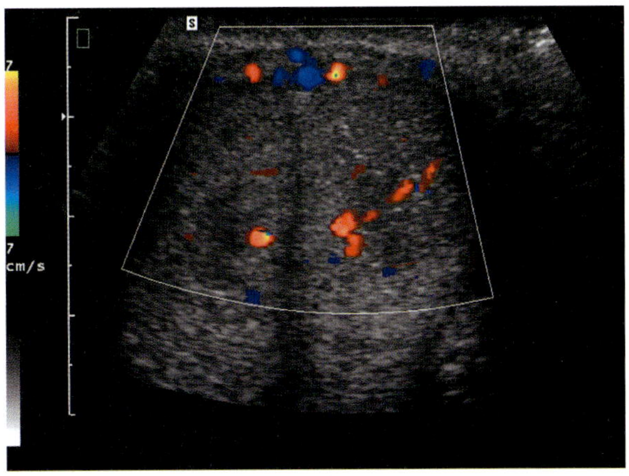

c

b Querschnitt (B-Bild) mit Corpus cavernosum (cc), Corpus spongiosum (cs) und Tunica albuginea (ta). Das Septum (senkrecht getroffen) verursacht eine Schallauslöschung.

c Querschnitt (FKDS) mit Aa. dorsales et profundae penis (rot kodiert). Zwischen den paarig angelegten Aa. dorsales penis erkennt man je 2 Venen, die durch die Buck-Faszie (BF) getrennt sind. Oberhalb der Faszie verläuft die V. dorsalis penis superficialis, unterhalb die V. dorsalis penis profunda.

nisfaszie (Buck-Faszie) umhüllt. Die für die Hautdrainage verantwortlichen, äußerlich bereits gut erkennbaren Vv. dorsales penis superficiales liegen außerhalb dieser Faszie in der Subkutis. Die proximalen Anteile des Penis werden von den paarigen ischiokavernösen und bulbospongiösen quergestreiften Muskeln umhüllt, die von einem perinealen Ast des N. pudendus versorgt werden.

Schwellkörperbinnenstruktur. Eine sehr feste, etwa 1 mm dicke bindegewebige Hülle, die Tunica albuginea, umschließt das kavernöse Gewebe (Abb. 14.**1a**). Der schwammartig aufgebaute Schwellkörper besteht aus einem Netzwerk von Bindegewebsbalken, die neben elastischen Fasern glatte Muskulatur enthalten, an der Oberfläche von Endothel bedeckt sind und ein Labyrinth von feinen venösen Bluträumen, die sog. Lakunen begrenzen. Tunica albuginea und Bindegewebe bilden das der Stabilisierung dienende fibröse Schwellkörperskelett (5).

Gefäße. Die Schwellkörper werden arteriell über die in ihrem Inneren verlaufenden Aa. profundae penis versorgt, Endäste der Aa. pudendae internae, die aus den Aa. iliacae internae entspringen (Abb. 14.**2**). Äste aus den Aa. dorsales penis versorgen die Glans, können

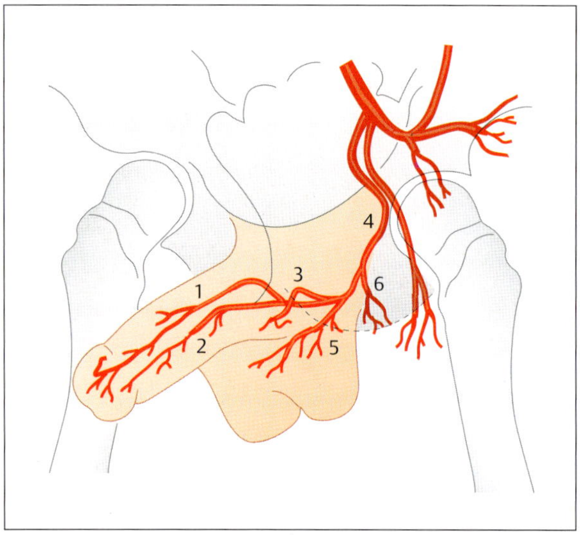

Abb. 14.**2** Arterielle Versorgung des Penis (Schema der normalen Anatomie). Die Penisarterien werden im Wesentlichen aus der A. iliaca interna versorgt. Zwischen linker und rechter Seite bestehen Anastomosen. 1 = A. dorsalis penis, 2 = A. profunda penis, 3 = A. bulbaris penis, 4 = A. pudenda interna, 5 = A. perinealis, 6 = A. rectalis inferior.

aber durch perforierende Äste auch zur Schwellkörperversorgung beitragen. Der venöse Abfluss erfolgt vorwiegend über die V. dorsalis penis profunda und über in der Tiefe des Schwellkörpers lokalisierte crurale Venen, die zum periprostatischen Plexus drainieren.

Physiologie der Erektion

Neuronale Steuerung. Die männliche Erektion ist ein neuronal gesteuertes hämodynamisches Ereignis, in das eine Reihe komplexer physiologischer Schritte involviert ist. Sie wird im zerebralen Sexualzentrum eingeleitet, dem im Temporallappen lokalisierten limbischen System. Die vom Großhirn ausgelöste erektile Stimulation bahnt ihren Weg über das thorakolumbale Zentrum in den Segmenten Th11–L3, welches afferent sympathische Fasern über die Grenzstrangganglien zum Plexus hypogastricus superior und inferior abgibt. Diese vereinigen sich mit parasympathischen Fasern aus den Sakralsegmenten S2–S4. Beide vegetativen Anteile erreichen als durch das Becken ziehendes Nervengeflecht den Penis, wobei der exakte Verlauf der einzelnen Plexusanteile innerhalb des Beckens nicht exakt bekannt ist.

Hämodynamik. Das Erreichen und Aufrechterhalten einer Erektion beinhaltet ein neuronal reguliertes ständiges hämodynamisches Gleichgewicht zwischen arteriellem Bluteinstrom und venösem Blutausstrom. Entscheidende Bedeutung kommt dabei dem Tonus der trabekulären glatten kavernösen Muskelzellen zu. Im Ruhezustand überwiegt dabei ein über das sympathische Nervensystem vermittelter konstriktorischer Einfluss auf die Muskelzellen über relaxierende Effekte, die durch das parasympathische Nervensystem vermittelt werden. Die kontrahierten Muskelzellen erlauben lediglich einen arteriellen Bluteinstrom, der die Ernährung von Muskelzellen, Nerven und Bindegewebe sicherstellt.

Sexuelle Stimulation bewirkt durch Erhöhung parasympathischer Einflüsse die Relaxation der glatten kavernösen Schwellkörpermuskulatur. Der dadurch erniedrigte Gefäßwiderstand lässt arterielles Blut in die lakunären Räume einströmen. Mit zunehmendem Volumen wird das intrakorporale fibröse Skelett bis zu seinen Grenzen gedehnt und der venöse Abstrom aus dem Schwellkörper durch Kompression des subalbuginealen Venenplexus und der Emissarvenen auf Ebene der Tunica albuginea gedrosselt (11). Die Kompression der proximalen Corpora cavernosa durch Kontraktion der ischiokavernösen Muskulatur führt dann zur Gliedrigidität, bei der suprasystolische Blutdruckwerte erreicht werden (13, 16).

Untersuchungstechnik und Dokumentation

Schallkopf und Lagerung. Die duplexsonographische Untersuchung des Penis („Pharmako-Duplex") findet am liegenden Patienten statt, wobei der Penis entweder in Ruhelage oder auf der Bauchhaut liegend untersucht werden kann (Abb. 14.**3**). Zur Anwendung kommen hochfrequente Linear-Array-Schallköpfe mit 7,5–10 MHz Sendefrequenz. Die Penisgefäße können von dorsal, ventral und lateral dargestellt werden. Ist die Durchblutung in den Penisarterien vermindert, sollte man ergänzend die Aorta und die Iliakalarterien untersuchen.

Patientenvorbereitung und -aufklärung. Die Untersuchung lässt sich am besten am tumeszenten Penis durchführen; daher ist die Kombination mit einer artifiziellen Erektion durch intrakavernöse Pharmakoninjektion sinnvoll. Der Schwellkörperinjektionstest ist ein wichtiger Bestandteil der Diagnostik bei erektiler Dysfunktion. Mittel der ersten Wahl ist das glattmuskulär relaxierende Prostaglandin E_1 (Caverject, Viridal), das seltener prolongierte Erektionen verursacht als eine Papaverin-Phentolamin-Mischung (Androskat). Da die Untersuchung eine vollständige Relaxation der glatten kavernösen Muskulatur voraussetzt, diese jedoch nicht erfasst werden kann, verwenden einzelne Untersucher auch Medikamentenkombinationen zur besseren kavernösen Relaxation (1).

Diese Kombinationen erhöhen jedoch die Gefahr einer prolongierten Erektion. Der Patient muss darüber aufgeklärt sein, dass eine Erektion über 3 h Dauer durch intrakavernöse Injektion von Sympathikomimetika abgebrochen werden muss, da sonst ein Priapismus mit irreversiblem Erektionsverlust droht.

Dokumentation. Dokumentiert wird zunächst das B-Bild mit etwaigen Strukturstörungen und Verkalkungen. Danach werden nach Gabe vasoaktiver Substanzen (SKAT) die Aa. dorsales et profundae penis in der Farbkodierung aufgesucht und jeweils aus Längsschnitten Doppler-Spektren abgeleitet. Gemessen werden Fs_{max}, die Anstiegssteilheit der systolischen Flanke sowie der Widerstandsindex (RI). Entscheidend für die Diagnostik sind die Messwerte aus der A. profunda penis. Dokumentiert werden die Werte unmittelbar nach der Injektion, nach 5, 10 und 15 min sowie bei persistierendem diastolischen Fluss auch nach 20 und 30 min.

Normalbefunde und Varianten

B-Bild. Das zunächst ohne Farbzuschaltung gewonnene B-Bild gestattet Aussagen über die Intaktheit des fibrösen Schwellkörperskeletts (2). Gemäß dem trabekulären Aufbau des Schwellkörpers kennzeichnen zarte Echos von regelmäßiger Struktur ein sonographisch unauffälliges intrakorporales Strukturmuster (Abb. 14.**1b** und Abb. 14.**3b**).

FKDS. Nach Zuschalten der Farbkodierung werden die Profundaarterien von der Penisbasis bis in den Schwellkörper verfolgt. Ohne SKAT zeigt sich nur ein schwaches, inkomplett ausgebildetes Gefäßsignal (Abb. 14.**4**). Nach Gabe von vasoaktiven Substanzen lassen sich die Aa. profundae penis meist bis zur Glans verfolgen. Mit Geräten neuester Bauart sowie im Power-Modus ist es meist möglich, auch Äste erster und zweiter Ordnung abzugrenzen (Abb. 14.**5** und 14.**6**). Der Nachweis urethraler Äste erklärt die Wirksamkeit neuer Therapieoptionen, in denen Pellets mit vasoaktiven Substanzen in die Harnröhre eingeführt werden.

Anschließend sollte die A. dorsalis penis aufgesucht (Abb. 14.**7**) und möglichst in kompletter Länge dargestellt werden, um Varianten und Kollateralen zu erkennen.

Doppler-Ableitungen. Dopplersonographische Messungen sollten 5, 10, 15 sowie ggf. bis 30 min nach der Injektion mit Winkelkorrektur erfolgen: Bereits wenige Minuten nach der Injektion zeigt sich ein deutlicher Anstieg des systolischen sowie während der Einstromphase vorübergehend auch des diastolischen Flusses. Für die arteriellen Spektren wird eine Spitzengeschwindigkeit von mindestens 25 cm/s als normal angesehen. Die Akzelerationszeit liegt in Abhängigkeit von der Herzfrequenz unter 120 ms. Mit zunehmender Schwellkörperfüllung und des damit ansteigenden intrakavernösen Druckes mit Okklusion gehen die Geschwindigkeitswerte zurück mit progredientem Verlust der diastolischen Flusskomponente.

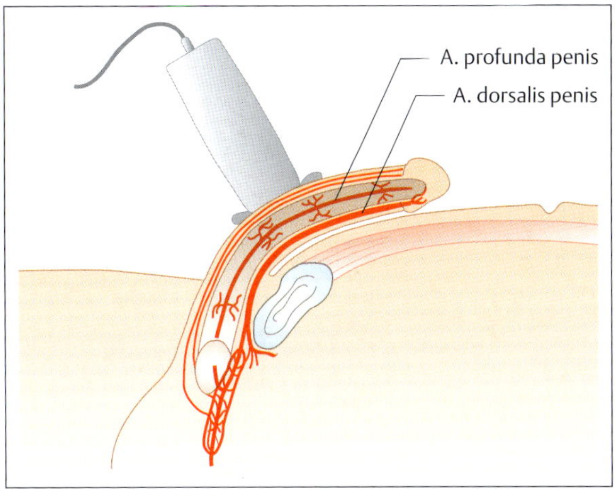

b

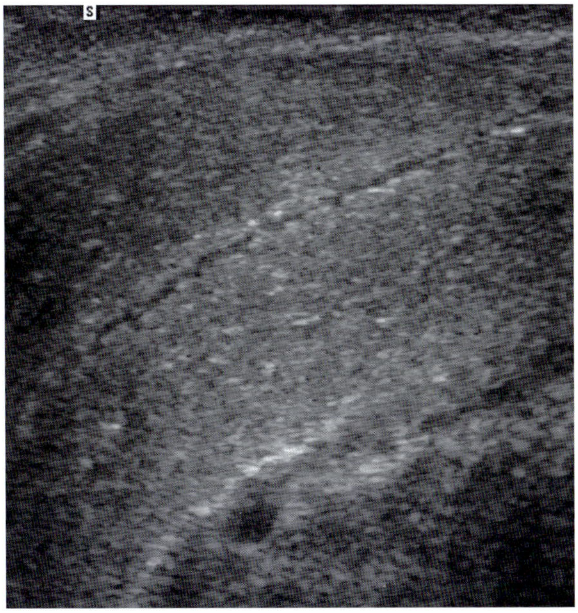

b

Abb. 14.**3 a** u. **b** Untersuchungstechnik (Skizze). Untersucht wird nach intrakavernöser Injektion am tumeszenten Schwellkörper. Nach orientierender Querschnittsuntersuchung im B-Bild (s.a. Abb. 14.**1b**) werden beide Schwellkörper im Längsschnitt dargestellt. Nach Zuschaltung der Farbe werden jeweils die A. profunda sowie die A. dorsales penis aufgesucht und so weit wie möglich verfolgt.
a Lagerung und Schallkopfführung (Schema).
b Längsschnitt im B-Bild mit homogenem Muster der Schwellkörper.

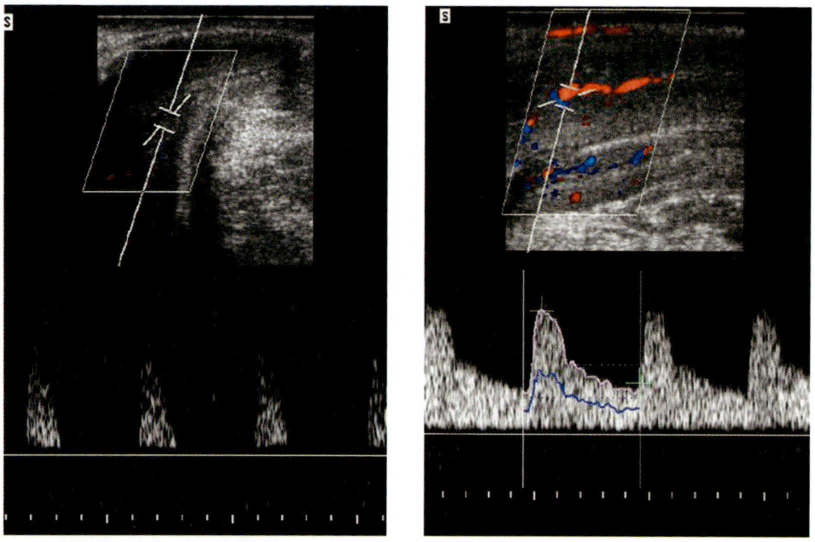

a b

Abb. 14.4 **a** u. **b** A. profunda penis vor und nach intrakavernöser Injektion vasoaktiver Substanzen (SKAT).
a Vor SKAT ist die A. profunda penis nur zu erahnen. Das Doppler-Spektrum ist schwach und zeigt keinen diastolischen Fluss.
b 5–10 min nach SKAT nehmen Flussgeschwindigkeit und Intensität zu. Der hier auch nach 15 min persistierende hohe diastolische Restfluss ist ein Hinweis auf eine venöse Okklusionsstörung des Schwellkörpers.

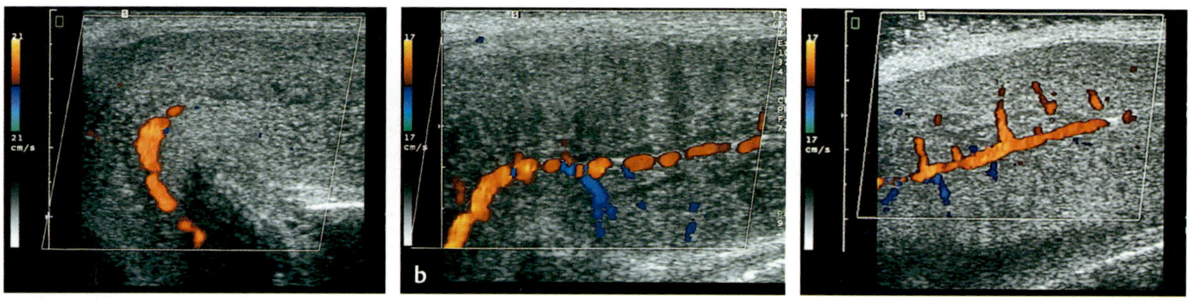

a b c

Abb. 14.5 **a–c** Duplexsonographische Normalbefunde der A. profunda penis mit Ästen (FKDS).
a Nach SKAT: Bogiger Verlauf im Bereich der Peniswurzel.
b Im proximalen Drittel inkomplette Darstellung bei ungünstigem Doppler-Winkel.
c Mittleres Drittel mit intrakavernösen Ästen (s. Abb. 14.**1a**).

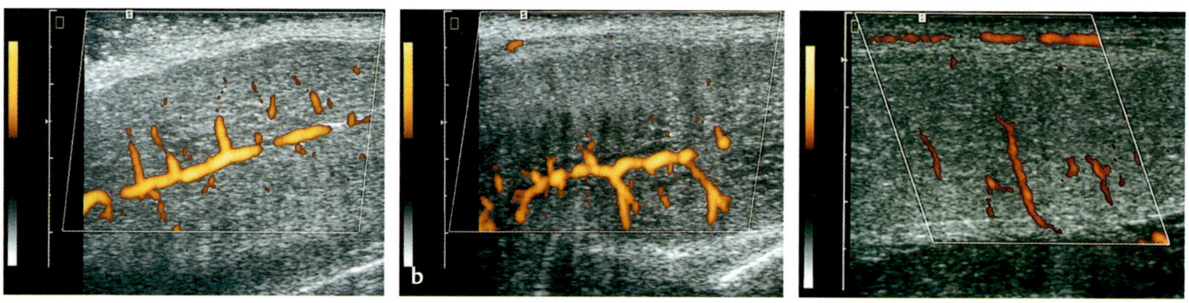

a b c

Abb. 14.6 **a–c** Duplexsonographische Normalbefunde:
A. profunda penis proximal und distal im Längsschnitt. Im Power-Modus lassen sich die intrakavernösen Äste erster (**a**) sowie z.T. erster und zweiter Ordnung (**b**) nachweisen. Einzelne Äste können bis zur Urethra verfolgt werden (urethrale Äste; **c**).

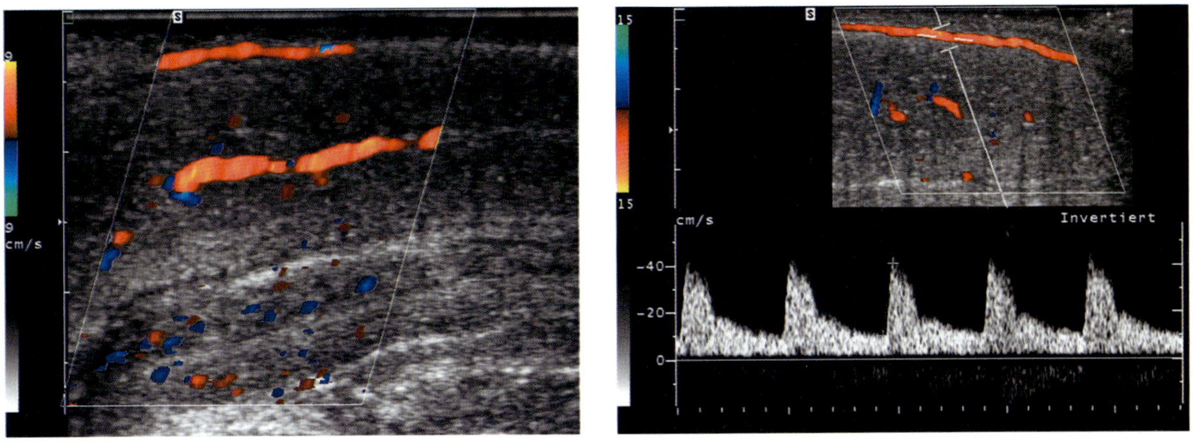

a b

Abb. 14.**7 a** u. **b** Duplexsonographische Normalbefunde: A. dorsalis penis proximal und distal (FKDS).
a Längsschnitt durch den Penis im proximalen Drittel mit gleichzeitiger Darstellung eines Abschnittes der A. profunda penis sowie der A. dorsalis penis.
b Längsschnitt in Höhe des Übergangs zur Penisspitze mit unauffälliger A. dorsalis penis (homogen rot kodiert. Das Doppler-Spektrum wurde zu Beginn der Tumeszenzphase abgeleitet.

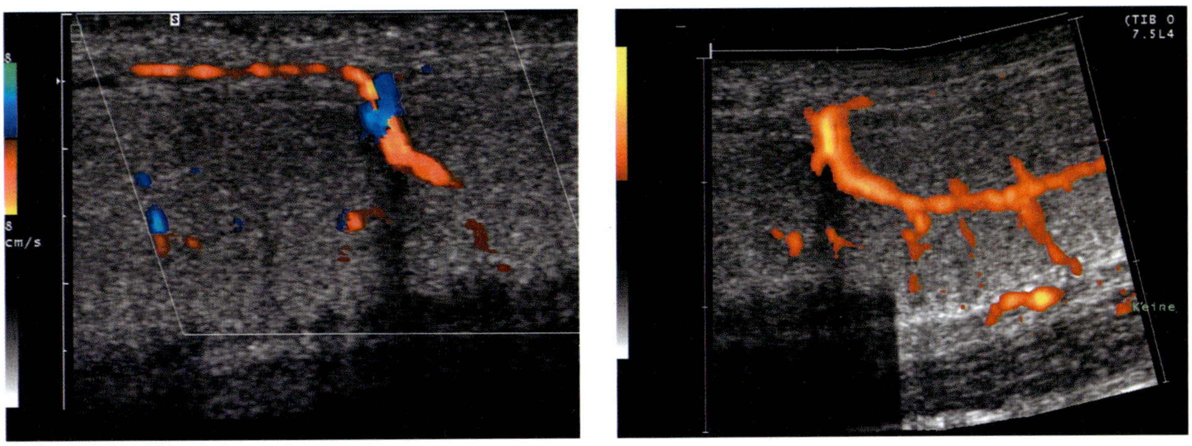

a b

Abb. 14.**8 a** u. **b** Schwellkörperversorgung aus der A. dorsalis penis (Normvariante).
a In der FKDS lässt sich ein kommunizierender Ast durch die Tunica albuginea aus der A. dorsalis penis (rot) nachweisen; überkreuzende Emmisarvene (blau).
b In Power-Modus und Panoramatechnik Verlaufsdarstellung mit weiterführender A. profunda penis.

Aufgrund des kleinen Arteriendurchmessers ist die Zunahme der Gefäßweite nach Pharmakostimulation nicht als zuverlässiger diagnostischer Parameter verwendbar. Allerdings werden Wandverkalkungen der Arterien erkannt und ggf. als diagnostischer Hinweis auf eine penile Arteriopathie gewertet.

Varianten. Varianten sind entweder angeboren oder erworben, z.B. durch Verletzungen:

- Bei Verschluss oder Hypoplasie der A. profunda penis können ihr kommunizierende Äste aus der A. dorsalis penis durch die Tunica albuginea Blut zuleiten (Abb. 14.**8**).
- Eine weitere Variante ist die transseptale Versorgung des gegenseitigen Schwellkörpers von der benachbarten A. profunda penis (Abb. 14.**9**).

Diese Varianten waren in der früher üblichen CW-Doppler-Sonographie häufig Ursachen für Fehlinterpretationen. Weitere Veränderungen sind altersabhängig: Während beim jungen Patienten die Arterien noch gerade und glatt verlaufen, lässt sich mit zunehmendem Alter eine Elongation bzw. ein Kinking nachweisen.

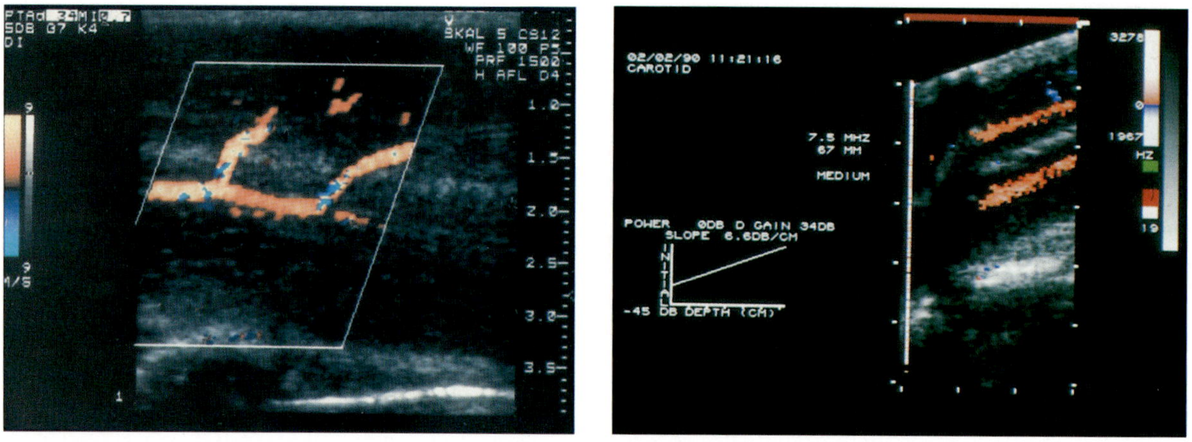

a b

Abb. 14.**9a** u. **b** Transseptale Versorgung bei einseitig angelegter A. profunda penis (Normvariante).
a Längsschnitt von lateral: Schwellkörperversorgung aus einer einzeln angelegten A. profunda penis mit transseptaler Versorgung des gegenseitigen Schwellkörpers (unilateraler Versorgungstyp).
b Vergleichbarer Schnitt wie in a bei einem gesunden Patienten (32 Jahre). Reguläre Darstellung von 2 symmetrisch angelegten Aa. profundae penis mit geradem Verlauf.

Pathologische Befunde

Bindegewebserkrankungen. Beide Schwellkörper sind von der ca. 2–3 mm dicken, echodichten Tunica albuginea umhüllt. Bindegewebserkrankungen wie die Induratio penis plastica fallen durch lokale Verdickungen der Tunica albuginea, so genannte Plaques, auf (Abb. 14.**10**). Diese stellen sich sonographisch als echoreiche umschriebene Gewebsverdichtungen dar, in denen kalzifizierte Bezirke durch Schlagschattenbildung auffallen können. Neben der Größenausdehnung der Plaques kann sonographisch zwischen noch bindegewebigen und bereits kalzifizierenden Prozessen unterschieden werden. Auch ihr Übergang auf das Schwellkörperseptum bzw. auf das intrakavernöse Gewebe ist darstellbar. Ausgedehnte Zerstörungen des Schwellkörpergewebes, wie z.B. nach Priapismus, zeigen dem Untersucher sehr schnell, dass rekonstruktive Therapieverfahren hier kaum möglich sind.

Trauma. Lokale Traumen können zu umschriebenen Kalzifikationen im Penis führen oder durch Gefäßverletzung zu lokaler aneurysmatischer Gefäßaufweitung, die dann hervorragend im Farb-Doppler dargestellt werden kann.

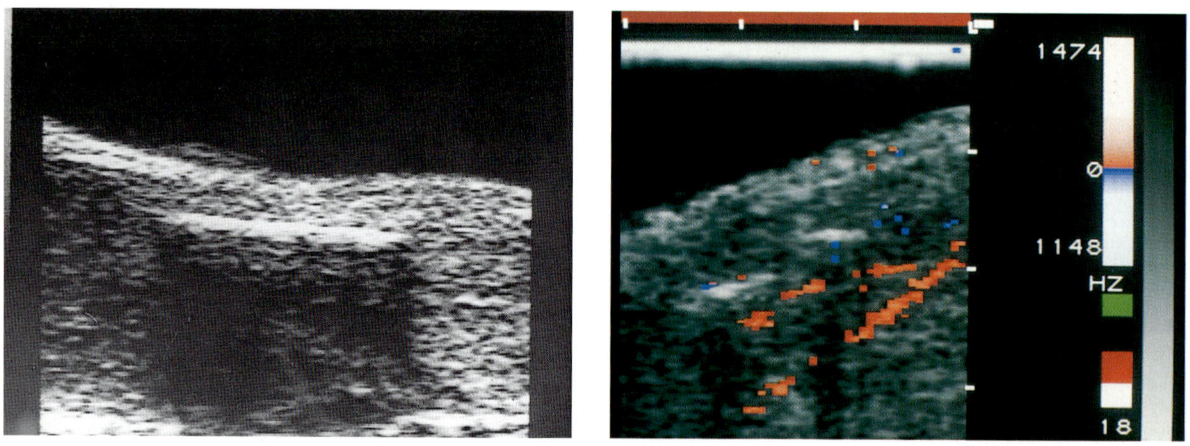

a b

Abb. 14.**10 a** u. **b** Erkrankungen des fibrösen Stützapparates (B-Bild).
a Ausgedehnte Längsverkalkungen subtunikal bei Induratio penis plastica.
b Zwei intrakavernöse Kalzifikationen (rot: A. profunda penis).

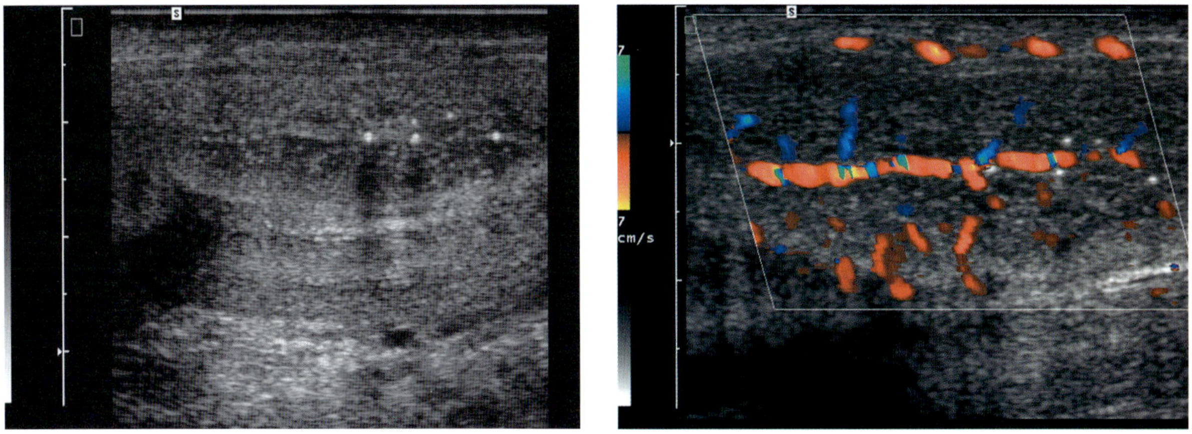

a b

Abb. 14.**11a** u. **b** Arterielle Erkrankungen (Lokalbefunde).

a Arteriopathie mit kleinen Kalzifikationen in der Arterienwand. Größere Kalzifikationen sind an ihren Schlagschatten zu erkennen.

b In der FKDS Nachweis lokaler Flussbeschleunigungen durch Aliasing.

Arterielle Ursachen der Erektionsstörung

Vaskuläre Störungen der Erektion können zum einen im arteriellen Einstromgebiet, zum anderen im venösen Stromgebiet lokalisiert sein. Bei den arteriellen Ursachen sind entweder die Penisgefäße selbst involviert (Abb. 14.**11**) oder/und der arterielle Einstrom reduziert. Ursache sind arteriosklerotische, traumatische und kongenitale Stenosen oder Verschlüsse im vorgeschalteten Stromgebiet (Aorta, Iliakalarterien, A. pudenda interna u.a.). Diese können

- entweder direkt diagnostiziert werden, z.B. beim Leriche-Syndrom bzw. bei der beidseitigen Abgangsstenose der A. iliaca interna,
- oder indirekt durch Dämpfungsphänomene mit verzögertem und vermindertem Fluss vermutet werden.

Untersuchungszeitpunkt. Bei der Beurteilung der Penisarterien ist der Untersuchungszeitpunkt von großer Bedeutung, da die systolische Flussgeschwindigkeit bereits vor Erreichen der vollen Erektion auf ihren Maximalwert ansteigt. Zur besseren Erfassung der Hämodynamik sind daher mehrere Messungen bis zu 30 min nach Injektion sinnvoll. Dies bezieht sich in erster Linie auf die für die Erektion entscheidenden Profundagefäße.

Diagnostische Parameter. Parameter zur Beurteilung der Integrität des penilen arteriellen Einstroms ist die maximale systolische Flussgeschwindigkeit (Peak Systolic Flow Velocity, PSV) der Profundaarterien. Als unterer Normwert wird eine Cut-off-Geschwindigkeit von 25 cm/s angegeben (4).

Man muss dabei berücksichtigen, dass die Flussminderung einer Seite durch die kontralaterale Seite über intrakavernöse bzw. transseptale Verbindungen ausgeglichen werden kann. Die Diagnose einer arteriellen Minderversorgung sollte deshalb nicht nur anhand eines Messwertes gestellt werden.

Als weiteres Bewertungskriterium wird daher die Summe der Flusswerte beider Profundaarterien vorgeschlagen, die über 50 cm/s liegen sollte (10). Für die Dorsalarterien wird ein Cut-off-Wert von 30–40 cm/s angegeben.

Zusätzlich ist die abgeleitete Pulskurvenform mit in die Beurteilung einzubeziehen. Liegt die systolische Anstiegsgeschwindigkeit (Akzelerationszeit) unter 110 ms, ist von einer Integrität der arteriellen Perfusion auszugehen (14). Eine Akzelerationszeit von mehr als 122 ms deutet auf eine schwere arterielle Perfusionsstörung hin (Abb. 14.**12**).

Die Kombination beider Parameter hat sich zur Abgrenzung arterieller Störungen als hilfreich erwiesen und sollte ggf. Indikation zur Angiographie bzw. Dilatation der A. iliaca interna sein.

Venöse Ursachen der Erektionsstörung

Mit der FKDS sind auch Funktionsstörungen des kavernös-venösen Verschlussmechanismus (venookklusive Dysfunktion, venöses Leck) als weitere organische Ursache einer erektilen Dysfunktion diagnostizierbar (15). Diese Störung ist durch einen raschen Blutausstrom aus dem Schwellkörper mit sekundärem Erektionsverlust gekennzeichnet. Ihre Genese ist multifaktoriell; der

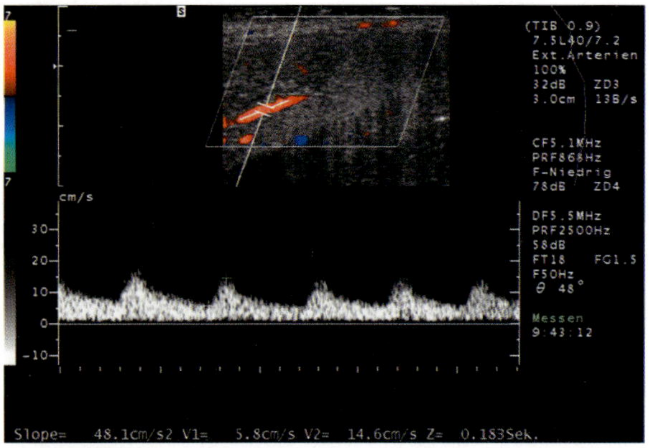

Abb. 14.**12** Arterielle Erkrankung (Dämpfung bei vorgeschalteten Stenosen).
In der Farbkodierung erwies sich die A. dorsalis penis als schmächtig. Winkelkorrigierte Doppler-Spektren zeigen eine mit 18 cm/s verminderte Flussgeschwindigkeit, einen verzögerten Anstieg sowie eine Dämpfung des Doppler-Spektrums mit verzögerter Anstiegsflanke (Akzelerationszeit > 180 ms).

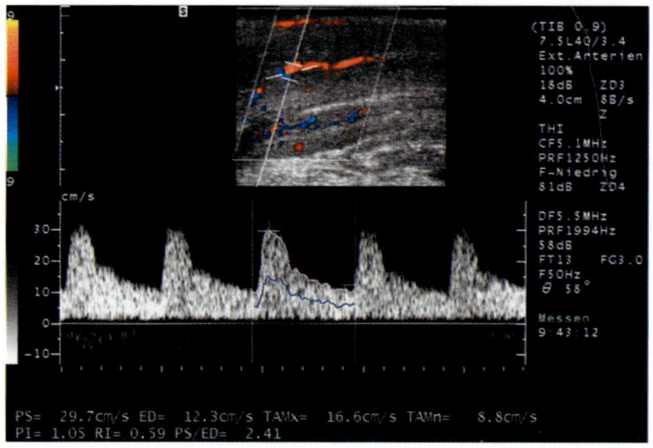

Abb. 14.**13** Venöse Erkrankungen (Widerstandsverminderung).
Doppler-Spektrum aus der A. profunda penis 10 min nach Injektion. Im Unterschied zu normalen Verhältnissen zeigt sich hier ein persistierend hoher diastolischer Fluss. Der auf unter 0,06 verringerte Widerstand weist auf eine venöse Okklusionsstörung des Schwellkörpers hin.

arterielle Einstrom ist i.d.R. normal, Begleitarteriopathien sind jedoch möglich.

Diagnostische Parameter. Parameter einer venookklusiven Dysfunktion sind

- die enddiastolische Flussgeschwindigkeit (EDV: End Diastolic Velocity), die über 3–5 cm/s bei einer PSV > 30 cm/s liegen sollte,
- der Widerstandsindex (RI).

Der RI (= PSV-EDV/PSV) hängt vom arteriellen Einstrom und vom intrakorporalen Druck ab. Letzterer ändert sich in Abhängigkeit von den verschiedenen Phasen der Erektion:

Wenn der intrakavernöse Druck sich dem diastolischen Blutdruck annähert oder ihn übersteigt, ist der arterielle Zustrom zum Penis annähernd = 0, und der RI liegt annähernd bei 1,0. Bei voller Rigidität kann sich der diastolische Fluss in den Profundaarterien umkehren und ein RI > 1,0 errechnet werden. Bei unvollständiger kavernosaler Relaxation oder bei venöser Verschlussstörung persistiert der antegrade diastolische arterielle Blutfluss und es errechnet sich ein RI ≤ 1,0. Daher wird ein RI < 0,9 während der Erektion als verdächtig auf eine venookklusive Dysfunktion des Schwellkörpers angesehen, die u.U. eine weiter gehende Klärung mittels Kavernosometrie/Kavernosographie erfordert (Abb. 14.**13**). Tabelle 14.**1** fasst die Kriterien für eine vaskuläre Störung während der Erektion zusammen.

Die Kriterien für die venookklusive Dysfunktion gelten nur für die Messwerte frühestens ab der 5.–10. min nach der Injektion und sind in Anbetracht der großen Streubreite sowie der dosisabhängigen unterschiedlichen Relaxation der Muskulatur nur als grober Hinweis anzunehmen.

Tabelle 14.**1** Kriterien der FKDS zur Beurteilung arterieller und venöser Störungen

Hinweise auf eine penile Arteriopathie (Einstrombahn)

- Kalzifikationen der Profundaarterienwände oder im Schwellkörpergewebe
- PSV: A. profunda penis < 25 cm/s, A. dorsalis penis < 30 cm/s
- Akzelerationszeit > 122 ms

Hinweise auf eine venookklusive Dysfunktion

- PSV > 30 cm/s und EDV > 5cm/s oder RI < 0,9
- bei pharmakologisch inadäquater Provokation der Gliedsteife (< E4 im SKAT-Test nach Bähren und Stief)

Aneurysmen und Malformationen

Aneurysma. Aneurysmen der Penisarterien sind selten und bisher nur als Einzelkasuistiken beschrieben. Im eigenen Patientengut konnte ein traumatisches Aneurysma embolisiert werden (Abb. 14.**14**). Das Aneurysma zeigt sich im B-Bild als aufgelockertes echoarmes Areal mit turbulentem, in der FKDS nachweisbaren Fluss.

AV-Fisteln. AV-Fisteln im Schwellkörper treten gelegentlich posttraumatisch auf und führen meist zu einem Priapismus. In 6 Fällen konnten sie interventionell radiologisch therapiert werden. In der FKDS

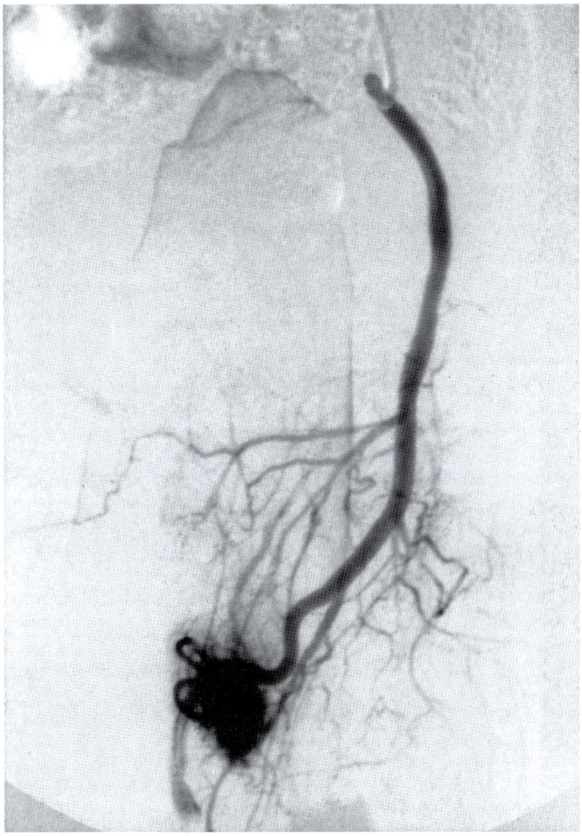

Abb. 14.**14** Aneurysma bei traumatischer AV-Fistel der A. profunda penis. Selektive Angiographie der A. pudenda mit kräftiger A. profunda penis und nur schmächtig erkennbarer A. dorsalis penis. Das Aneurysma stellt sich als kontrastmittelgefüllter Sack dar.

zeigt sich ein mosaikartiges Flussphänomen mit deutlich erniedrigten RI-Werten.

Weitere Gefäßvarianten wie interkavernöse- und dorso-kavernöse Gefäßverbindungen sind mit der FKDS erfassbar und sollten bei der Bewertung der penilen Vaskularisation berücksichtigt werden (12).

Befundkontrolle nach Therapie

Da in Einzelfällen die operative Revaskularisation der Penisarterien zu einer verbesserten Erektion führt, kann die FKDS nach peniler Gefäßanastomose nichtinvasiv die Durchgängigkeit des zu- und abführenden Gefäßes sowie die Anastomosensuffizienz nachweisen. Im europäischen Raum kommt als Revaskularisationsverfahren v.a. die Anastomose zwischen A. epigastrica inferior und A. dorsalis penis unter gleichzeitiger Verbindung mit der V. dorsalis penis profunda als sog. Triple-Shunt nach Hauri zur Anwendung.

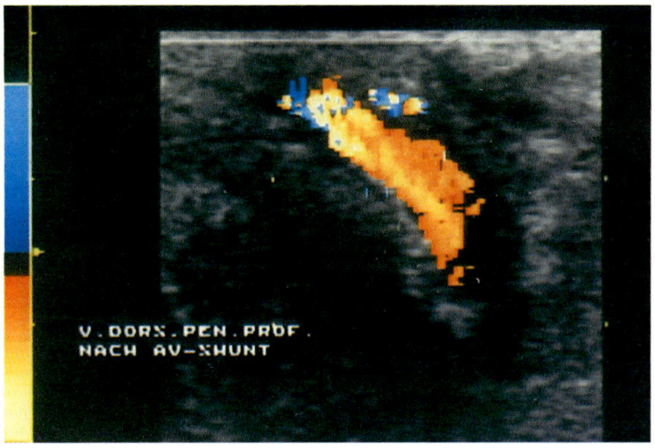

Abb. 14.**15** Darstellung der Anastomose bei Hauri-Shunt. Arterialisation der V. dorsalis penis profunda durch die A. epigastrica inferior als Hinweis für die intakte Gefäßanastomose.

Als physiologisches Prinzip der Hauri-Anastomose vermutet man

- ein vermehrtes Blutangebot zum Schwellkörper über perforierende Äste der A. dorsalis penis,
- ein durch die venöse Arterialisierung erhöhter Druck (und damit größerer Abstromwiderstand) in der tiefen Dorsalvene.

Sonographisch lässt sich die Gefäßanastomose median auf dem Penisrücken unter der Haut orten und kann ohne Anwendung vasoaktiver Substanzen leicht auf ihre Funktionsfähigkeit überprüft werden (Abb. 14.**15**).

Wertigkeit der FKDS und Methodenvergleich

Da die Differenzierung zwischen einer vaskulären und einer nichtvaskulären Ursache für die Abklärung einer erektilen Dysfunktion essenziell ist, braucht man eine einfach zu praktizierende, wenig invasive, aussagekräftige und damit für das Patientenscreening geeignete Untersuchungsmethode. Diese Bedingungen werden derzeit am besten von der FKDS bei pharmakologisch induzierter Erektion erfüllt.

Bedeutung invasiver Methoden. Invasive Untersuchungsmethoden wie die penile Pharmakoangiographie bzw. die Pharmakokavernosometrie/-graphie gelten zwar noch als Goldstandard, kommen aber nur nach Ausschöpfung der nichtinvasiven Diagnostik bzw. vor geplanten Operationen oder bei gutachterlichen Fragen zur Anwendung. Insbesondere bei traumabedingten Veränderungen im Beckenbereich bleibt allerdings die Pharmakoangiographie unverzichtbar.

B-Bild und MRT. Im B-Bild der FKDS können lokale kongenitale bzw. erworbene Erkrankungen oder posttraumatische Veränderungen des Penis diagnostiziert werden. Dies ist mit höherem Kosten- und Zeitaufwand auch mit der MRT möglich; Lokalisation und Verlaufskontrolle bei Penisfrakturen sind in Einzelfällen sogar besser erfassbar (17, 18). Dies trifft auch für die Induratio penis plastica zu, da die MRT in artifizieller Erektion den gesamten Penis einschließlich der basalen Schwellkörperanteile abbildet und dadurch u.U. die Krankheitsausdehnung morphologisch besser darstellt.

Flussmessungen. Neben der Erfassung anatomischer arterieller Gefäßvarianten deuten erniedrigte Flusswerte in den Profundaarterien auf eine arterielle Minderversorgung des Penis hin. Da jedoch nur Messgeschwindigkeiten und nicht der quantitative Blutfluss zum Penis erfasst werden können, zudem die Arterien untereinander auf lokaler peniler Ebene einen Bluttransfer zulassen, fehlt der Beweischarakter für eine arterielle Durchblutungsstörung. Persistierende hohe enddiastolische Flusswerte und ein niedriger RI weisen auf eine venöse Verschlussstörung des Schwellkörpers hin. Die Unterscheidung von einer situativ bedingten unvollständigen kavernösen Relaxation trotz Anwendung von Pharmaka ist jedoch nicht immer möglich.

Fazit. Da die erektile Dysfunktion multifaktoriell verursacht ist, stellt die FKDS immer nur einen Teilaspekt der Ursachensuche dar und sollte auch nur im Zusammenhang mit allen anderen Befunden gewertet werden. Wurde dagegen eine penile Arteriopathie als Ursache diagnostiziert, sollte dies eine systematische Suche nach weiteren Prädilektionsstellen einer Arteriopathie veranlassen, z.B. Koronarien, Karotiden, Aorta (Leriche-Syndrom), da die erektile Dysfunktion erstes Symptom einer generalisierten Arteriosklerose sein kann.

Literatur

1. Aversa A, Bonifacio V, Moretti C, Frajese G, Fabbri A. Redosing of prostaglandin-E1 versus prostaglandin E1 plus phentolamin in male erectile dysfunction: a dynamic color power doppler study. Int J Impot Res. 2000; 12: 33–40.
2. Derouet H, Steffens J, Scheffler P, Caspari D, Ziegler M. Stellenwert der Schwellkörper-Sonographie nach Gabe vasoaktiver Substanzen bei der Diagnostik von Patienten mit erektiler Dysfunktion. Urologe A. 1990; 29: 96–101.
3. Feldman H, et al. Impotence and its medical and psychosocial correlates. Results of the Massachusetts male Aging Study. J Urol. 1994.
4. Fitzgerald SW, Erickson SJ, Foley WD, Lipchik EO, Lawson TL. Color doppler Sonography in the evaluation of erectile dysfunction. Am J Roentgenol. 1991; 157: 331.
5. Goldstein AMB, Padma-Nathan H. The microarchitecture of the intracavernosal smooth muscle and the cavernosal fibrous skeleton. J Urol. 1990; 144: 1144–6.
6. Haeberle EJ. Die Sexualität des Menschen. Landbuch und Atlas. 2. erweiterte Aufiage, Berlin: de Gruyter; 1985.
7. Hauri D. Operative Möglichkeiten in der Therapie der vaskulär bedingten erektilen Impotenz. Urologe. 1989; 5: 260–4.
8. Heite HJ, Wokalek H. Männerheilkunde. Stuttgart: Gustav Fischer Verlag; 1980.
9. Juenemann KP, Persson-Juenemann C, Alken P. Pathophysiology of erectile dysfunction.Semin. Urol. 1990; 8: 80.
10. Lopez JA, Espeland MA, Jarow JP. Interpretation and quantification of penile blood flow Studies using duplex ultrasonography. J Urol. 1992; 146: 1271.
11. Lue TF, Tanagho EA. Functional anatomy and mechanism of penile erection in the treatment of venogenic impotence. In: Tanagho EA, Lue TF, McClure RD: Contemporary management of male impotence and infertility. Baltimore; 1988.
12. Mancini M, Bartolini M, Maggi M, Innocenti P, Forti G. The persence of arterial anatomical Variations can affect the results of duplex sonographic evaluation of penile vessels in impotent patients. J Urol. 1996; 155: 1919.
13. Michal V, Simana J, Rehak J, Masin J. Haemodynamics of erection in man. Physiologia Bohemoslovaca. 1983; 32: 497–9.
14. Oates CP, Pickard RS, Powell PH, Murthy LNS, Whittingham TAW. The use of duplex ultrasound in the assessment of arterial supply to the penis in vasculogenic impotence. J Urol. 1995; 153: 354–7.
15. Rajfer J, Rosciszweski A, Mehringer M. Prevalence of corporeal venous leakage in impotent Men. J Urol. 1988; 140: 69.
16. Shetty SD, Farah RN. Anatomy and physiology of male sexual function. In: Kirby RS, Kirby MG, Farah RN, eds.: Men's health. Oxford, UK: Isis Medical media; 2000: 5–10.
17. Uder M, Derouet H, Kujat C, Ziegler M, Kramann B. Kernspintomographie lokaler Veränderungen des Penis. Akt Radiol. 6. 1996; 5: 288–9.
18. Uder M, Derouet H, Humke U, Siemer S, Schneider G, Ziegler M, Kramann B. Penisfrakturen: Diagnose und Therapiekontrolle mit der Kernspintomographie. RÖFO. 1997; 166: 203–4.

15 Hämodialyseshunt

G. Walker, R. Kubale

Allgemeine Bemerkungen

Shuntformen. Ein sicherer und leicht zugänglicher Gefäßzugang ist eine wesentliche Voraussetzung für die lebenserhaltende Hämodialysetherapie. Der Durchbruch zum permanenten Gefäßzugang gelang

- Quinton, Dillard und Scribner 1960 (44) durch die Einführung des externen arteriovenösen Shunts,
- Brescia und Cimino (8) mit der Epoche machenden Vorstellung einer internen arteriovenösen Fistel 1966.

In den folgenden Jahren kam es in rascher Folge zu zahlreichen Modifikationen der arteriovenösen Anastomose und zur Entwicklung alternativer Gefäßzugänge wie V.-saphena-Interponate, boviner Bioprothesen, Umbilikal-Cord-Vein-Grafts aus vorbehandelter menschlicher Nabelschnur, Dacron-Prothesen, Vorhofkatheter und Portsysteme. Als Gefäßprothese der Wahl gilt heute die ePTFE-Prothese (ePTFE: expanded Polytetrafluorethylen), die sowohl ein gutes Einwachsen als auch eine gute Punktierbarkeit zeigt.

Punktionsprobleme sowie Folgen der unphysiologisch hohen Flussraten wie z.B. die Intimaproliferation der Shuntvene führen häufig zu Stenosen oder Verschlüssen. Literaturangaben über die Durchgängigkeitsrate von Brescia-Cimino-Fisteln und Gefäßimplantaten differieren in Abhängigkeit von Patientenauswahl, Studienkriterien sowie chirurgischer Technik und Erfahrung (1, 16, 9, 18, 23, 26–29, 41, 45, 46, 48, 51).

Durchgängigkeitsraten. Die Ein-Jahres-Durchgängigkeit (Patency Rate) von Brescia-Cimino-Shunts wird mit 80–90% angegeben. Nach 2 Jahren sind 63–87% bzw. nach 4 Jahren 65% der Shunts noch offen. Die Rate funktionierender Kunststoffimplantate wird mit 62–90% nach einem Jahr, mit 50–79% nach 2 Jahren und mit etwa 40% nach 4 Jahren angegeben. Miller et al. (39) kommen in einer prospektiven Studie über körpereigene (native) arteriovenöse Fisteln zu einem deutlich schlechteren Ergebnis: Weniger als 50% der Unter- und Oberarmfisteln zeigten zu Beginn der Dialyse einen adäquaten Blutfluss von mehr als 350 ml/min, sodass eine Shuntrevision erforderlich wurde.

Die Lebensqualität des Hämodialysepatienten, seine Morbidität und Mortalität stehen in engem Zusammenhang mit einem gut funktionierenden Gefäßzugang. Die durch Shuntprobleme bedingte Morbidität verursacht enorme Kosten (17, 55): Etwa 20% aller Krankenhausaufenthalte des Dialysepatienten sind shuntbedingt. Um diese Situation zu verbessern, ist neben einem shunterfahrenen Chirurgen ein suffizientes bildgebendes Verfahren erforderlich, das die Probleme nichtinvasiv frühzeitig erkennen und darstellen kann. Hier hat sich neben der Real-Time-Sonographie insbesondere die FKDS als Verfahren der ersten Wahl etabliert. Die frühzeitige Erfassung einer Stenose bzw. der Nachweis eines Verschlusses mit Beurteilung von Verschlussmaterial und -länge des betroffenen Gefäßes hilft, eine radiologische oder chirurgische Intervention zu planen. Die sorgfältige präinterventionelle Darstellung hat dabei entscheidenden Einfluss auf die Prognose des Shunts (4, 5, 33).

Anatomie und Shuntvarianten

Grundsätzlich unterscheidet man zwischen Hämodialyseshunts mit körpereigenen Gefäßen (native Shunts) und Gefäßprothesen. Prinzip der am häufigsten verwendeten inneren Fistel ist es, eine subkutane Vene mit einer Arterie chirurgisch zu verbinden, sodass es aufgrund des herabgesetzten Widerstands zu einer erheblich gesteigerten Durchflussrate in der Arterie und der anastomosierten Vene kommt. Die hohe venöse Durchflussrate führt zur Dilatation und Wandverdickung der Vene, die es erlauben, das Shuntgefäß mehrmals pro Woche mit großlumigen Nadeln zu punktieren und mit einer Flussrate von 200–350 ml/min die Hämodialyse durchzuführen. Stehen keine ausreichend langen Venenabschnitte für die Entwicklung zur Shuntvene zur Verfügung, so kann deren Funktion von einer Gefäßprothese (i.d.R. ePTFE) übernommen werden, die als arteriovenöse Anastomose fungiert.

Operationsprinzipien. Bei der Anlage eines Dialyseshunts muss von vornherein mit der Möglichkeit von Reeingriffen gerechnet werden. Soweit es die Gefäßverhältnisse zulassen, folgt man dem Grundsatz „soweit distal wie möglich"; d.h. die erste Fistel wird handgelenksnah angelegt. Dabei erfolgt die innere, veno-arterielle Anastomose überwiegend in End-zu-Seit-Technik (25, 30), damit das distal der Anastomose gelegene Arteriensegment auch im Falle eines Anastomosen- oder Shuntvenenverschlusses offen bleibt. Diese Technik ermöglicht bei Stenosen, die nicht durch eine PTA behoben werden können, eine Reanastomosierung der Shuntvene nur wenige Zentimeter proximal der ursprünglichen AV-Verbindung.

Formen des Dialyseshunts

Brescia-Cimino-Shunt

Diese Form der AV-Fistel wurde 1966 zum ersten Mal beschrieben und ist auch noch heute Verfahren der Wahl bei der Erstanlage eines Dialyseshunts. Unter der klassischen Brescia-Cimino-Fistel versteht man eine distale Anastomose zwischen der A. radialis und der V. cephalica antebrachii (Unterarmshunt). Im Gegensatz zu der ursprünglich beschriebenen Seit-zu-Seit-Technik wird heute der Venen-End-zu-Arterien-Seit-Konstruktion der Vorzug gegeben (Abb. 15.**1a u. b**, Abb. 15.**2**). Durch abschnittsweise „Proximalisierung" der arteriovenösen Verbindung kann bei anastomosennahen Shuntproblemen auch im Rahmen des Reeingriffs die grundsätzliche Shuntkonstruktion beibehalten werden.

Alternativen. Alternativ zur Radialis-Cephalica-Fistel können auch Anastomosen zwischen A. ulnaris und V. basilica antebrachii zu einem effektiven Unterarmshunt führen. Eine ähnliche Konstruktion ist der Oberarmshunt mit einer Fistelverbindung zwischen A. brachialis und V. cephalica oder V. basilica (Abb.15.**1b**),

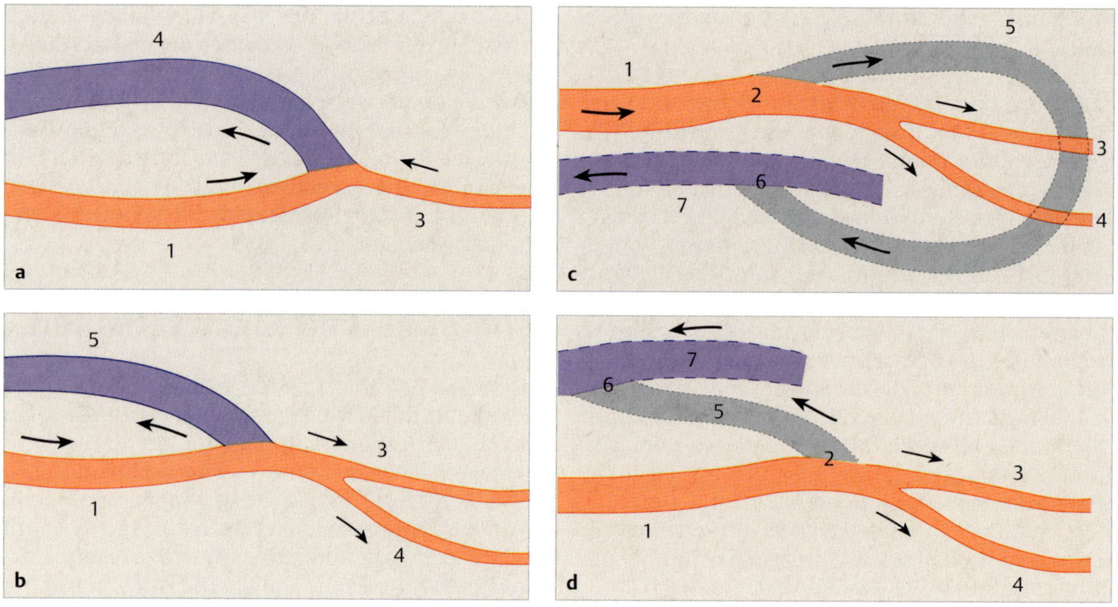

Abb. 15.**1a–d** Gebräuchlichste Formen der chirurgisch angelegten arteriovenösen Fistel zur Hämodialyse (Dialyseshunt). Die Pfeile zeigen die Blutströmungsrichtung an.
a Unterarmshunt (nach Brescia-Cimino).
1 = zuführende Arterie (meist A. radialis), 2 = Seit-zu-End-AV-Anastomose, 3 = distal der Anastomose gelegene A. radialis, bei suffizientem Hohlhandbogen meist retrograd durchströmt, 4 = Shuntvene.
b Oberarmshunt (nach Brescia-Cimino).
1 = zuführende Arterie (A. brachialis), 2 = Seit-zu-End-AV-Anastomose, 3 = A. radialis, 4 = A. ulnaris, 5 = Shuntvene.
c Prothetischer Shunt in Schleifenform am Unterarm. Die Anastomosen (2 = arteriell, 6 = venös) liegen meist am distalen Oberarm.
1 = zuführende Arterie (A. brachialis), 3 = A. radialis, 4 = A. ulnaris, 5 = Prothesenschleife (Punktionsstrecke), 7 = abführende Vene.
d Prothetischer Interponatshunt am Oberarm.
1 = zuführende Arterie (A. brachialis), 2 = arterielle Anastomose, 3 = A. radialis, 4 = A. ulnaris, 5 = Protheseninterponat (Punktionsstrecke), 6 = venöse Anastomose, 7 = abführende Vene.

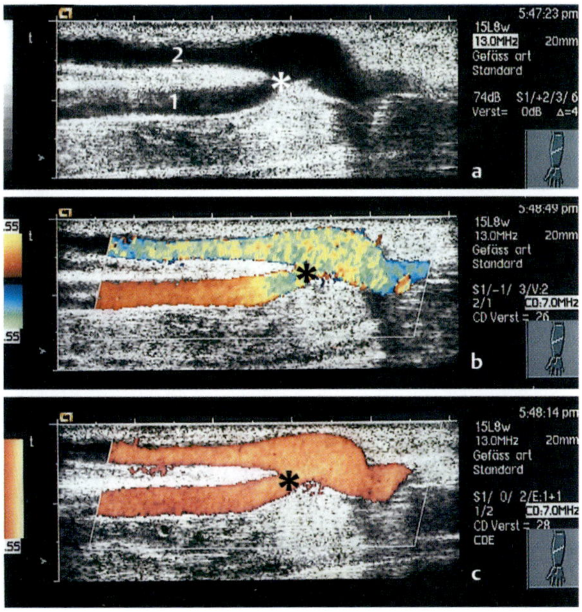

a

b

c

Abb. 15.**2 a-c** Radialis-Cephalica-Fistel (Seit-zu-End): Normalbefund einer Brescia-Cimino-Fistel. Längsschnitt mit zuführender Shuntarterie, Seit-zu-End angelegter Anastomose (∗) und Shuntvene im B-Bild, FKDS sowie im Power-Modus (linke Bildseite = proximal).

a Im B-Bild stellen sich A. radialis (= 1) und V. cephalica (= 2) echofrei dar. Im Bereich der Anastomose verzieht sich die Arterie zur typischen „Kobrakopf-Konfiguration".

b In der FKDS zeigt sich die Arterie rot kodiert, die Vene ist blaugrün dargestellt und weist ein Aliasing-Phänomen im anastomosennahen Bereich auf. Der distale, weiterführende Arterienschenkel (rechts im Bild) stellt sich blau kodiert dar. Dies erklärt sich hier durch einen retrograden Bluteinstrom in die anastomosierte Shuntvene von distal (Stealphänomen).

c Darstellung desselben Schnittes im Power-Modus mit angiographieähnlicher einheitlicher Farbschattierung; weitgehend winkelunabhängig.

wobei gelegentlich durch Mobilisation der geplanten Shuntvene (V. basilica) nach subkutan ein längeres, für die Punktion geeignetes Venensegment präpariert werden muss.

„Reifungszeit". Die primäre Brescia-Cimino-Fistel ist üblicherweise nicht sofort punktionsbereit, da die Dilatation und Wandverdickung der Vene eine Anpassung mit organischem Umbau voraussetzt. Die mittlere „Reifungszeit" eines primären AV-Shunts beträgt 3–4 Wochen (25). Wird bei einem zunächst funktionierenden Shunt wegen anastomosennaher Stenosen eine erneute Operation mit Proximalisierung der Anastomose durchgeführt, so kann i.d.R. ein Teil der früheren Punktionsstrecke weiter verwendet werden, sodass in diesen Fällen der Dialyseshunt direkt postoperativ punktiert werden kann.

ePTFE-Shunt

Sind die Venenverhältnisse entweder primär oder nach vorangegangenen Shuntanlagen am Unterarm problematisch, können Kunststoffimplantate die Funktion der Shuntvene ersetzen. Dabei hat sich als Material das Polytetrafluorethylen (ePTFE) durchgesetzt (Abb. 15.**3**). Die Knoten- und Fibrillenstruktur der Teflonprothese bedingt im Allgemeinen ein gutes Einwachsen in die Umgebung, eine gute Punktierbarkeit und eine Auskleidung der Innenwand durch eine Neointima. Die Prothese ist in allen erforderlichen Größen und Längen verfügbar und leicht zu handhaben. Der Standarddurchmesser einer PTFE-Prothese liegt bei etwa 6–8 mm.

Durch Verwendung einer sich im Durchmesser konisch ändernden Prothese (z.B. 4 mm im Anastomosenbereich, 7 mm in der Punktionsstrecke) kann das Shuntflussvolumen reduziert werden, um z.B. bei vorbestehender arterieller Verschlusserkrankung ein An-

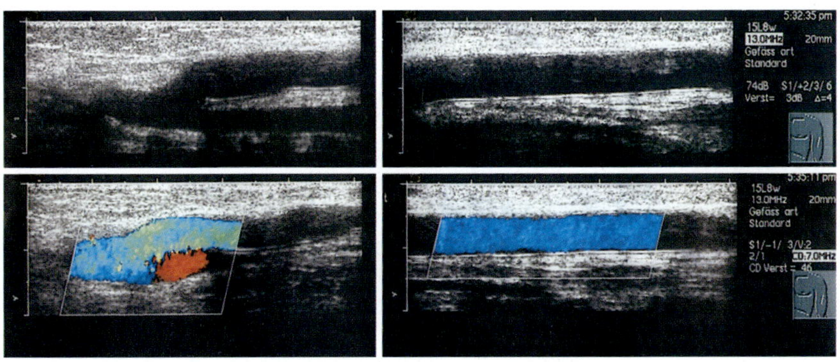

a

b

c

d

Abb. 15.**3 a–d** ePTFE-Loop – Normalbefund mit venöser Anastomose und venösem Shuntschenkel.

a/b Venöse Anastomose in B-Bild und FKDS. Der von kaudal angesetzte ePTFE-Loop ist bogig End zu Seit auf die V. basilica aufgesetzt. Retrograder Fluss im distalen Schenkel der anastomosierten Vene (rot kodiert). In der Anastomose nur geringgradige Hellkodierung durch Richtungsänderung (kleinerer Doppler-Winkel – keine signifikante Flussbeschleunigung).

c/d Venöser Schenkel des ePTFE-Loops mit typischer Doppelkontur im B-Bild und laminarem Fluss in der FKDS (linke Bildseite = proximal).

zapfsyndrom mit peripherer Ischämie (S. 366) zu vermeiden oder eine bestehende Herzinsuffizienz nicht durch zu große Fistelvolumina zu belasten. Problematisch bei diesen Prothesen ist jedoch die Intimahyperplasie, die bei kleinen Durchmessern zu einem früheren Shuntverschluss führen kann.

Operationstechnik. Für einen Shunt am Arm sind 2 wesentliche Operationsformen des ePTFE-Grafts gebräuchlich (Abb. 15.**1c–d**):

- Die Prothese selbst kann als U-förmige Schlaufe am Unterarm subkutan eingezogen und mit der V. basilica (Abb. 15.**3**) oder V. brachialis verbunden werden (Unterarm-PTFE-Loop).
- Man verlegt das Prothesenmaterial als geradliniges Interponat zwischen A. brachialis und V. basilica/ V. cephalica/V. brachialis/V. axillaris (Oberarm-ePTFE-Interponat).

Bei beiden Formen wird die distale A. brachialis als zuführendes Gefäß verwendet (Prothese-End-zu-Arterie-Seit), da sie aufgrund ihres größeren Durchmessers für die Anastomose mit dem Fremdmaterial bessere Bedingungen bietet als die Unterarmarterien. Schleifenförmige Prothesenverläufe sind auch am Oberarm möglich, wenn arterielle und venöse Anastomose weiter proximal liegen (z.B. A./V. axillaris).

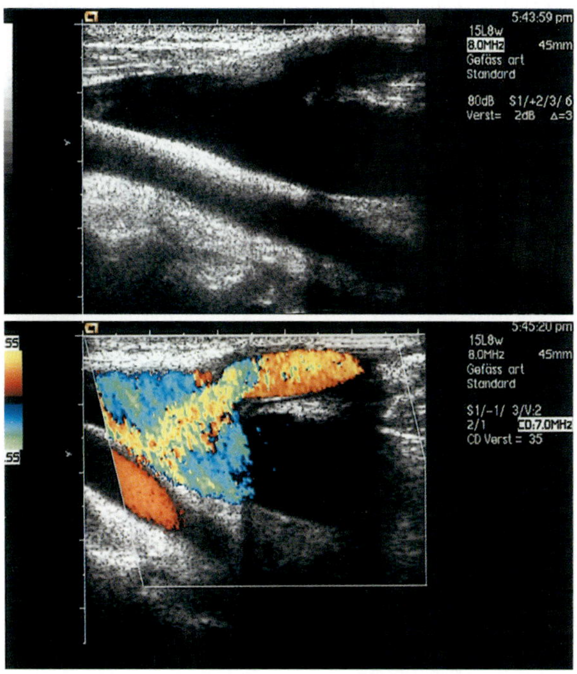

a

b

Abb. 15.**4 a** u. **b** V.-jugularis-Anastomose eines arteriovenösen ePTFE-Interponats bei Subklaviaverschluss.
a Längsschnitt im B-Bild mit A. carotis (= 1) und dilatierter V. jugularis (= 2). Flach-polypöse Intimahyperplasie am Ende der PTFE-Prothese (linke Bildseite = kranial).
b Reguläre Farbfüllung der A. carotis (rot kodiert). Die Bypass-Mündung zeigt einen Einstrom-Jet bis zur Hinterwand (gelbgrün). Das von kranial nach kaudal fließende Blut der Vene ist hellblau kodiert.

Weitere prothetische Shunts

Eine gute Alternative bei Shuntproblemen an der oberen Extremität ist die Shuntanlage am Oberschenkel mit einer Gefäßprothese zwischen A. femoralis superficialis und V. saphena magna bzw. der V. femoralis communis. Die native arteriovenöse Fistel mit der V. saphena magna hat sich nicht bewährt (31).

Steht bei gut funktionierender AV-Anastomose einer Brescia-Cimino-Fistel durch Veränderungen der Shuntvene kein ausreichend langes Punktionssegment zur Verfügung, kann nach Resektion des betroffenen Venenabschnitts und Interposition einer ePTFE-Prothese mit End-zu-End-Anastomose der Shunt erhalten bleiben (veno-venöses ePTFE-Interponat).

Früher verwendete autologe V.-saphena-magna-Interponate oder heterologe – meist bovine – Interponate haben sich aufgrund der schlechten Langzeitergebnisse nicht durchgesetzt. Auch der Scribner-Shunt hat nur noch historische Bedeutung. Er wurde vollständig durch den zentralen Vorhofkatheter bzw. in letzter Zeit auch durch Hämodialyse-Portsysteme ersetzt. In seltenen Fällen sind atypische ePTFE-Interponate erforderlich, wie z.B. bei vollständigem Subklaviaverschluss die spazierstockartige ePTFE-Verbindung zwischen A. brachialis und noch offener V. jugularis interna (Abb. 15.**4**). In aussichtslosen Fällen mit fehlenden Anschlussvenen kann ein arterio-arterieller Bypass – meist als Loop – im Bereich der A. femoralis superficialis und der A. subclavia oder ein zentraler Dauerkatheter angelegt werden (21, 49, 50).

Untersuchungstechnik und Dokumentation

Klinische Untersuchung und Anamnese

Klinische Untersuchung. Die Untersuchung mit der FKDS sollte – wenn möglich – entweder vor der Dialyse oder an einem dialysefreien Tag erfolgen, um eine untersuchungsbedingte Infektion oder eine Nachblutung im Bereich der letzten Punktionsstelle zu vermeiden. Bei akuten Problemen, die evtl. ein rasches Eingreifen erfordern (v.a. bei V.a. frische Thrombosierung), kann die Untersuchung jedoch auch bei liegender Nadel oder Verband durchgeführt werden. In diesem Fall sollte als Ankopplungsmaterial Sprühdesinfektionsmittel oder steriles Ultraschallgel verwendet werden.

Anamnese. Vor der sonographischen Shuntdarstellung wird zunächst eine spezielle Shuntanamnese erhoben:

- Zahl der bereits angelegten Shunts,
- Alter des aktuellen Shunts nach Primäroperation bzw. nach PTA/operativer Revision,
- frühere Shuntinfektionen,
- Grunderkrankungen mit möglicher Auswirkung auf die Gefäßsituation,
- Punktionstechnik (Ein-Nadel-System, Zwei-Nadel-System),
- Art des Dialyseproblems, z.B. Abnahme des arteriellen Angebots an der Dialyse, Rücklaufdruckerhöhung, Punktionsprobleme, Ausbildung von Kollateralvenen, ineffektive Dialyse trotz ausreichender Flussrate, Nachblutung/Hämatom, Schmerzen oder Schwellung an der shunttragenden Extremität, zunehmende Herzinsuffizienz bei zu hohem Fistelflussvolumen, Shuntinfektion.

Quantitative Angaben über die maximal mögliche Pumpengeschwindigkeit während der Dialyse sowie über den venösen Rücklaufdruck bei vorgegebener Pumpengeschwindigkeit sollten bekannt sein. Der Untersucher sollte den Shunt selbst palpieren, um einen Eindruck über dessen Verlauf zu erhalten.

Untersuchungsablauf und Geräteeinstellung

Lagerung. Je nach räumlichen Bedingungen und klinischem Zustand des Patienten kann die Untersuchung des Dialyseshunts am sitzenden oder liegenden Patienten durchgeführt werden. Gehfähige Patienten sitzen i.d.R. an der Längsseite der Untersuchungsliege auf einem niedrigen Stuhl oder Hocker und legen den Arm leicht gebeugt auf die Untersuchungsliege. Der Untersucher sitzt dann dem Patienten gegenüber, das Ultraschallgerät und die Liege werden je nach Seite der untersuchten Extremität positioniert.

Schallkopf und Einstellung. Die Untersuchung wird mit einem hochfrequenten Linear-Array-Schallkopf durchgeführt (7,5–13 MHz). Wichtig ist die Möglichkeit eines elektronischen Schwenks („Beam Steering") bzw. – sofern noch verfügbar – einer keilförmigen Wasservorlaufstrecke, um einen Doppler-Winkel von unter 60° zu erzielen. Geschwindigkeit bzw. Pulsrepetitionsfrequenz (PRF), Leistung sowie der Wandfilter sind dem zu erwartenden Fluss anzupassen: Bei Überstrahlung können die PRF erhöht und die Leistung reduziert werden. Bei fehlendem Flussnachweis sollte ggf. mit minimalem Wandfilter und hoher Leistung sowie niedriger PRF nachgemessen werden, um einen peripheren Restfluss, wie z.B. bei hoher arterieller oder zentraler venöser Stenose, nicht zu übersehen.

Vorgehen. Die Untersuchung umfasst immer die Darstellung

- der zuführenden Arterien,
- der Anastomose,
- der eigentlichen Shuntvene (Punktionsstrecke),
- der abführenden Venen.

Je nach klinischer Fragestellung ist es evtl. zusätzlich erforderlich, auch die Arterien distal der Anastomose zu erfassen (z.B. beim V.a. ein Anzapfsyndrom).

Zuführende Arterien. Die Darstellung des arteriellen Schenkels beginnt möglichst in der A. subclavia, in der Axilla sollte die A. axillaris im Längsschnitt aufgesucht und nach distal verfolgt werden. Gleiches gilt für die A. brachialis und – je nach Shunttyp – die zuführende Unterarmarterie. Beurteilungskriterien sind – wie bei allen arteriellen Untersuchungen – die Lumenweite, Wandveränderungen und das Flussmuster. Stenosen und Verschlüsse sind so leicht und schnell auffindbar. Bei hohen Shuntflussvolumina muss meist eine relativ hohe PRF gewählt werden, da die Flussgeschwindigkeit im zuführenden arteriellen Gefäß deutlich gegenüber der Norm erhöht ist. Kann der zuführende Gefäßabschnitt nicht problemlos von proximal nach distal kontinuierlich dargestellt werden oder ist man sich in der anatomischen Zuordnung der shuntspeisenden Unterarmarterie unsicher, ist es manchmal sinnvoll, den arteriellen Schenkel von der Anastomose ausgehend von distal nach proximal in Quer- und Längsschnitten zu verfolgen.

> Bei körpereigenen Fisteln muss man den Schallkopf ab der Anastomose (wie auch bei der Untersuchung des venösen Shuntanteils) mit besonders geringem Druck aufsetzen, da die oberflächennah gelegenen Venen sonst komprimiert werden und damit eventuell falsch positive Befunde entstehen. Der Schallkopf sollte dabei nicht frei geführt, sondern durch einzelne Finger oder die Handkante, die auf der zu untersuchenden Extremität aufliegen, abgestützt werden. Es hat sich dabei bewährt, den Schallkopf nicht gerade auf die Vene aufzusetzen, sondern den maximalen Druckpunkt etwas neben den Scheitelpunkt der Vene zu legen; zur Darstellung des Gefäßlängsschnitts im maximalen Querdurchmesser muss der Schallkopf dann etwas um die Schallkopflängsachse gekippt werden. Zur besseren Ankopplung wird dazu reichlich Ultraschallgel verwendet. ePTFE-Grafts sind – unabhängig vom intravaskulären Druck – weniger leicht kompressibel. Sie erfordern bei höherfrequenten Schallköpfen gegebenfalls eine leichte Erhöhung des Farb-Gains.

Anastomose. Den Bereich der arteriovenösen Anastomose sollte man zunächst im Querschnitt darstellen, um Verlauf und Lumenweite abschätzen zu können. Die anschließende Darstellung im Längsschnitt sollte die zuführende Arterie, die anastomosennahe Shuntvene und ggf. den distal der Anastomose gelegenen arteriellen Gefäßabschnitt umfassen; aufgrund der Abbildung in 2 Ebenen ist es i.d.R. möglich, die chirurgische Konstruktion zu erkennen (z.B. End-zu-Seit).

Shuntvene, -prothese. Anschließend wird die Shuntvene bzw. die Prothese im gesamten Verlauf im Quer- und Längsschnitt von distal nach proximal dargestellt. Man muss dabei auf

- umschriebene oder diffuse Wandverdickungen,
- Lumeneinengungen und -erweiterungen,
- venöse Gefäßverzweigungen,
- perivaskuläre Raumforderungen (Hämatom, Abszess),
- die Tiefe der Shuntvene in Beziehung zur Hautoberfläche

achten. Geschlängelte Shuntvenenverläufe und venöse Kollateralen werden besser im Querschnitt als im Längsschnitt erfasst; Kollateralvenen sollten, wenn sie in großer Zahl (mehr als 2 Gefäße) oder mit relativ großem Lumen (Durchmesser mehr als etwa ein Drittel der Hauptshuntvene) vorkommen, einzeln weiterverfolgt werden, um die Hauptdrainagevene zu identifizieren.

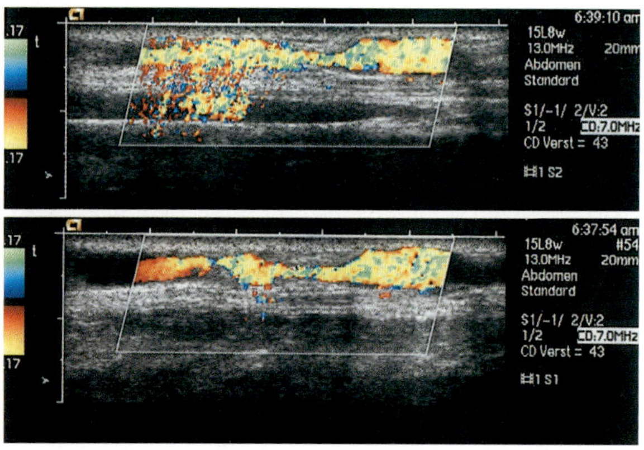

Abb. 15.**5 a** u. **b** Verbesserte Darstellung von hochgradigen Shuntstenosen durch Kompression.
a Shuntvene im Längsschnitt mit grobem, wandüberschreitenden Vibrationsartefakt (linke Bildseite = proximal). Die Vene ist rot kodiert.
b Nach Kompression der zuführenden Arterie erkennt man neben der längerstreckigen, durch eine Intimaproliferation bedingte Enge eine umschriebene filiforme Stenose, die Ursache für das obige Vibrationsphänomen war.

Weitere Strukturen. Die Notwendigkeit, weiter proximal liegende Venen ebenfalls zu beurteilen, richtet sich nach der Art der Shuntkonstruktion und nach dem klinischen Problem. Bei Gefäßprothesen ist die Darstellung der venösen Anastomose und der angrenzenden, körpereigenen Venenabschnitte zwingend erforderlich, da Shuntstenosen hier am häufigsten auftreten. Liegen klinische Hinweise auf ein proximales, venöses Abflusshindernis vor (Armschwellung, Schmerzen, hoher venöser Rücklaufdruck), müssen – je nach Shuntkonstruktion – die V. basilica bzw. die V. cephalica, die V. brachialis, die V. axillaris und die V. subclavia dargestellt werden (s.a. Kapitel 16).

Die proximalen Abschnitte der V. subclavia sowie die Mündung der V. brachiocephalica sind sonographisch i.d.R. nur ungenügend einsehbar; gelegentlich können durch die Beobachtung des Blutflusses in der ipsilateralen V. jugularis interna indirekte Hinweise für Obstruktionen der V. brachiocephalica gewonnen werden.

> Besonderheiten. Aufgrund der z.T. hohen Flussgeschwindigkeiten kommt es häufig schon bei unauffälligen Shunts, sehr häufig aber im Bereich von Stenosen zu Vibrationsphänomenen der Gefäßwand und der angrenzenden Weichteile, v.a. in der Anastomosenregion und der Shuntvene. Diese auch auskultatorisch und bei Palpation als Schwirren erkennbaren Vibrationen führen in der FKDS zu mosaikartigen, das Gefäßlumen überschreitenden Artefakten, die die Gefäßbeurteilung erschweren (38). Durch manuelle Kompression der zuführenden Arterie oder der Shuntvene lässt sich der Shuntfluss reduzieren und dieses Artefakt meist vollständig eliminieren (s.a. Abb. 15.**5** und Abb. 15.**8**), sodass eine störungsfreie Darstellung des Gefäßabschnitts möglich wird. Dabei muss die Kompression so dosiert sein, dass noch ein ausreichender Blutfluss für die farbkodierte Darstellung erhalten bleibt.

Doppler-Untersuchung. Durch die richtungsabhängige Kodierung des Blutflusses in 2 Farben ist die Orientierung auch bei komplizierten Shuntverläufen meist problemlos möglich. Im arteriellen Schenkel kann die Form des Doppler-Spektrums als indirektes Kriterium Hinweise auf eine höhergradige Shuntobstruktion liefern (Abb. 15.**11**). Deshalb sollte routinemäßig ein arterielles Doppler-Spektrum in der zuführenden Arterie abgeleitet und dokumentiert werden. Zusätzlich ist bei Unterarmshunts auch ein Spektrum aus der nicht shuntspeisenden Arterie abzuleiten, um eine Beteiligung z.B. der A. ulnaris an einem Radialisshunt über den Hohlhandbogen nachzuweisen.

Die venöse Flussmessung hat wegen des hohen Messfehlers ihre ursprüngliche Bedeutung verloren. Beim Oberschenkelshunt ist prinzipiell die gleiche Untersuchungstechnik anzuwenden wie am Arm.

Flussvolumenmessung. Die hämodynamische Relevanz pathophysiologischer Shuntveränderungen lässt sich am besten durch Flussvolumenmessungen abschätzen (43). Erste Arbeiten propagierten die kombinierte Messung an der Vene bzw. im Bereich der Punktionsstrecke. Dies ist insbesondere beim alten Shunt durch Kaliberänderungen, sich entwickelnde Seitenäste und die Kompressibilität der oberflächlich liegenden Gefäße mit großen Problemen behaftet. Beim jungen Shunt zeigen venöse und arterielle Messungen eine gute Korrelation. Mit zunehmendem Alter und Kaliberunregelmäßigkeiten der Vene wird die Messung jedoch fehlerhaft, sodass die notwendigen intraindividuellen Verlaufsmessungen auf der Basis venöser Ableitungen unmöglich sind. Die beste Reproduzierbarkeit erzielt man durch Messung in der versorgenden Hauptarterie am Oberarm. Der Restfluss in den nichtshuntspeisenden Arterien kann man dabei im Allgemeinen vernachlässigen (43).

Nach Berechnung der mittleren Flussgeschwindigkeit werden Durchmesser und Querschnitt ermittelt und durch Integration das Flussvolumen pro Minute bestimmt. Dabei ist es sinnvoll, 3 Messungen durchzuführen und zu mitteln. In den meisten der heute verfügbaren Geräten ist ein Flussvolumenprogramm integriert, das diese Berechnungen automatisch durchführt (Abb. 15.**6**).

> Bei unterschiedlichen Ultraschallgeräten ist zu bedenken, dass die Volumenmessungen teilweise um bis zu 30% differieren können. Dieses liegt zum einen an unterschiedlichen Ansätzen der Querschnittsflächenberechnung (direkte versus indirekte Bestimmung durch Berechnung aus dem Durchmesser), zum anderen verwenden einige Hersteller als Integral die mittlere Spitzenfrequenz bzw. -geschwindigkeit, andere gehen vom Median aus. Diese Unterschiede sind für die intraindividuelle Verlaufsmessung irrelevant. Beim Wechsel eines Gerätes sollten jedoch Eichmessungen mit Bestimmung etwaiger Umrechnungs- und Korrekturfaktoren durchgeführt werden.

Dokumentation

Bei der Untersuchung des Dialyseshunts ist es besonders wichtig, die z.T. komplexe individuelle Gefäßsituation nachvollziehbar zu dokumentieren. Dazu werden entweder repräsentative Szenen des Untersuchungsablaufs mit eindeutiger Beschriftung auf ein Videoband aufgezeichnet oder als repräsentative Bilder festgehalten. Folgende Befunde und Messungen sollten mindestens dokumentiert werden:

- Längsschnitt und Spektrum der shuntversorgenden Arterie sowie Fluss- und Flussrichtung des weiteren Arterienverlaufs, um ein Stealphänomen auszuschließen oder zu beweisen

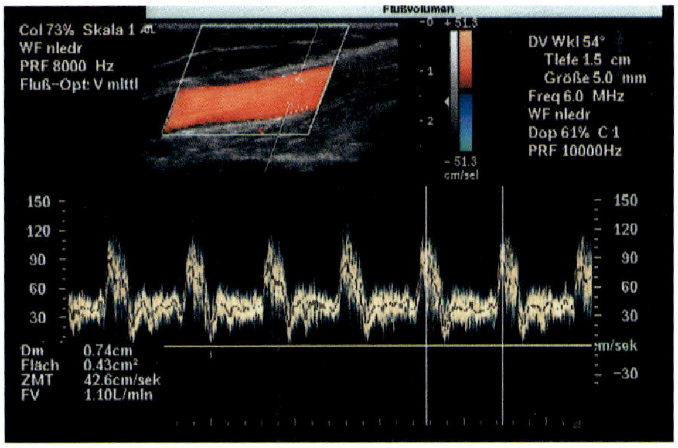

Abb. 15.**6** Quantitative Blutflussmessungen in der A. brachialis (Shuntvolumenbestimmung). Längsschnitt mit Doppler-Spektrum mit regulärer homogener Farbfüllung der A. brachialis (rot kodiert). Nach Positionierung des „sample volumes" und Winkelkorrektur (hier DVWkl 54°) sowie Markierung des Gefäßdurchmessers werden Durchmesser, Querschnittfläche, die mittlere Geschwindigkeit sowie das Flussvolumen pro Minute ausgedruckt.

- Längs- und Querschnitt der Anastomosenregion,
- Längs- und Querschnitt der Shuntvene mit Ausmessung des Gefäßquerdurchmessers
- Längs- und gegebenenfalls Querschnitt der pathologischen Befunde mit Doppler-Spektrum.

Zu jeder Untersuchung gehört – neben einem schriftlichen Befund – eine Skizze der jeweiligen Shuntsituation, die entweder frei oder auf vorgefertigten Schemata angefertigt wird, in die die größeren Arterien schon eingezeichnet sind. Art der Shuntkonstruktion, beteiligte Gefäße, Stenosen und Verschlüsse, Aneurysmen und große Kollateralen sollten eingetragen werden.

Bei speziellen Shuntproblemen, die eine veränderte Punktionsstrategie erfordern, kann es hilfreich sein, den Shuntverlauf mit wasserfestem Stift auf der Haut nachzuzeichnen und Regionen zu markieren, die sich für die Punktion besonders eignen oder unbedingt vermieden werden sollten. Gelegentlich ist es auch erforderlich, die Person, die den Shunt i.d.R. punktiert, zu der Untersuchung hinzuzuziehen und ihr den individuellen Shuntverlauf zu demonstrieren.

Normalbefunde

Aufgrund des niedrigen peripheren Gefäßwiderstands im venösen System kommt es in der shuntspeisenden Arterie und in der Shuntvene zu einem vermehrten, kontinuierlichen Blutfluss: Das physiologische bi- oder triphasische arterielle Doppler-Spektrum wird durch ein monophasisches Signal mit hohem diastolischen Flussanteil abgelöst (Abb. 15.**6**).

Brescia-Cimino-Shunt. Dieser Shunt stellt sich im B-Bild kobrakopfartig dar. In der FKDS zeigen Arterie und Vene im Normalfall eine homogene Farbfüllung (Abb. 15.**2**). Im Bereich der Anastomose treten im Allgemeinen eine mässiggradige Flussbeschleunigung sowie Turbulenzen auf. Weiter proximal ist das Flussmuster zumeist wieder laminar. Im Gegensatz zu nativen Venen ist bei funktionierenden Shunts meist keine respiratorische Modulation des Spektrums mehr zu erkennen (s.a. Kapitel 16).

Der niedrige Widerstand im Shunt kann bei funktionierendem Hohlhandbogen zu einem zusätzlichen Zufluss aus der primär unbeteiligten Arterie führen. Dies ist an Spektralveränderungen in der nichtshuntversorgenden Arterie (Aufhebung des bi-/triphasischen Charakters) und am retrograden Fluss im distal der Anastomose gelegenen Abschnitt der shuntspeisenden Arterie zu erkennen.

Je nach Alter des Dialyseshunts, Zustand der Vene und Durchflussrate dilatiert die Shuntvene einer Brescia-Cimino-Fistel auf einen Durchmesser von etwa 6–10 mm. Auch größere Venendurchmesser sind mit einer guten Shuntfunktion vereinbar, kleine Gefäßdurchmesser führen jedoch zu gehäuften Punktionsproblemen und damit zu stärkeren Wandverletzungen mit der erhöhten Gefahr von Stenosen.

Shuntprothesen. Prothetische Shunts aus Kunststoff (ePTFE) lassen sich sonographisch ebenso untersuchen wie körpereigene Shunts. Die Wand des Implantates stellt sich als gerade, scharf gezeichnete Doppelkontur dar (Abb. 15.**3**). In der Prothese ist der Fluss aufgrund des vorgegebenen gleichmäßigen Durchmessers – abgesehen vom anastomosennahen Abschnitt – zumeist frei von Turbulenzen und dadurch homogen. Das Prothesenmaterial absorbiert die Schallwellen stärker als Venen mit einer meist nur mäßigen Schallabschwächung bei höheren Untersuchungsfrequenzen hinter der Prothese.

Flussvolumina. Die Werte der mittleren Durchflussvolumina in körpereigenen sowie in prothetischen Shunts liegen nach der Literatur im Allgemeinen zwischen 300 und 1200 ml/min (3, 7, 15, 24, 40). Eigentliche „Normalwerte" des Shuntdurchflussvolumens existieren nicht. Wesentlich zur Durchführung einer effektiven Dialyse ist ein Blutflussangebot, das eine Blutpumpengeschwindigkeit von 250–350 ml/min zulässt. Oberhalb eines Flussvolumens von 500 ml/min ist bei regelrechtem Shuntverlauf und korrekter Punktion die Dialyse im Allgemeinen effektiv möglich. Bei Flusswerten unter 500 ml/min kann es bereits bei kleinen zusätzlichen Störfaktoren wie Venenverzweigung oder Blutdruckabsenkung während der Dialyse zu Problemen kommen. Duplexsonographisch ermittelte Flussvolumina, die unter 200 ml/min (300 ml/min für ePTFE-Gefäße) liegen, führen fast immer zu einer Beeinträchtigung der Dialyse (2). Inwieweit sehr hohe Shuntvolumina (> 1500–2000 ml/min) individuell als normal angesehen werden dürfen, hängt v.a. von der kardialen Ausgangssituation ab.

Pathologische Befunde – Einleitung

Der permanente Gefäßzugang hat für Lebensqualität und Prognose des Dialysepatienten zentrale Bedeutung. Trotz erheblicher Fortschritte in der Diagnostik und Dialysetechnik nimmt jedoch die Zahl der Shuntprobleme zu. Die möglichen Ursachen sind vielfältig. Sie lassen sich entweder anatomisch nach der Lokalisation oder nach klinischen Gesichtspunkten einteilen. Zum einen handelt es sich um ein Zu- oder Abstromproblem, zum anderen kommen funktionelle hämodynamische Veränderungen oder mechanische Probleme wie zu dünne oder zu tief liegende Shuntvenen infrage. Es sind 6 Ursachengruppen zu unterscheiden:

- ungenügender Fluss in der gesamten Fistel bei der Dialyse infolge Stenosen oder Verschlüssen im arteriellen oder venösen Schenkel des Shunts,
- erniedrigtes Flussvolumen in Teilen der Fistel (venöser Abschnitt) aufgrund von venösen Verzweigungen,
- Missverhältnis von Angebot und Abstrom mit Zeichen der venösen Abstrombehinderung (High-Pressure-Syndrom),
- erhöhtes Flussvolumen mit Zeichen der Herzinsuffizienz,
- erniedrigtes Flussvolumen in der Peripherie mit Ischämie (Anzapfsyndrom),
- Punktionsprobleme durch zu tief liegende oder zu kleine Gefäße sowie perivaskuläre Veränderungen.

Morphologie und klinische Auswirkung bestimmen die Therapie: z.B. Shunt-PTA, operative Revision, Neuanlage, Fistelverschluss, Aneurysmaresektion, Unterbindung von Kollateralen.

Stenosen und Verschlüsse

Die häufigsten Komplikationen eines Shunts sind Stenosen und Verschlüsse im abführenden venösen oder zuführenden arteriellen Schenkel. Beides führt zu einer Reduktion des Shuntvolumens. Ein Festsaugen der Nadel spricht für ein primär arterielles Problem, ein erhöhter venöser Restlaufdruck für eine Behinderung auf der venösen Seite. Die Ursachen hierfür werden derzeit noch kontrovers diskutiert (53, 54): Zum einen werden primär hämodynamische Faktoren angenommen, zum anderen vermutet man als auslösendes Agens die Freisetzung von Gewebshormonen (s.u.).

Venöser Schenkel und Anastomose

Intimaproliferation. Nahtbedingte Stenosen sind heute Raritäten. Die meisten anastomosennahen bzw. venösen Probleme entstehen fast ausschließlich durch eine Wucherung der Intima. Sie beginnt im Allgemeinen 4–6 Wochen nach Shuntanlage mit unterschiedlicher Progredienz und Verteilung. Zahlreiche Ursachen werden diskutiert (22, 36, 53, 54). Turbulenzbildung im Anastomosenbereich, Intimaverletzungen bei Operation oder Punktion mit Freisetzung von PDGF (Platelet Derived Growth Factor) sind wahrscheinlich die wichtigsten auslösenden Faktoren. Weitere möglichen Ursachen sind Scherkräfte mit chronischer Schädigung und Reparation mit Stimulation der glatten Muskelzellen. Eine Verstärkung dieses Effekts findet sich bei Prothesen durch eine im Experiment nachgewiesene, ePTFE-induzierte vermehrte Ausschüttung von TNF (Tumor Nekrose Faktor) durch Leukozyten (36). Weitere Ursachen sind vorgeschädigte Venenabschnitte, z.B. durch Punktionen vor Shuntanlage, und sklerosierte Klappenareale so wie in seltenen Fällen die lokale Kompression durch den N. cutaneus antebrachii medialis und/oder Bindegewebsstränge.

Befunde. Das sonographische Bild der Stenose ist von Ursache und Ausmaß der Flussbehinderung abhängig. Die Stenosen können ihrer Genese entsprechend exzentrisch oder konzentrisch, kurz oder langstreckig sein (Abb. 15.**7** bis Abb. 15.**10**). Die beginnende Intimaproliferation grenzt sich als echoarme Flussaussparung im durchströmten, farbgefüllten Lumen ab (Abb. 15.**7**). Mit zunehmender Progredienz zeigt sich das Material inhomogen echoarm oder echodicht mit Verkalkungen.

Akut auftretende Stenosen erklären sich entweder durch organisierte, wandständige Thrombosen oder durch intramurale Einblutungen (Abb. 15.**10**).

Das hämodynamische Erscheinungsbild einer Shuntstenose entspricht prinzipiell dem einer Stenose in einer Arterie (s.a. Kapitel 4). Direkte Kriterien sind Flussbeschleunigung, Turbulenzen oder Vibrationsartefakte (Abb. 15.**8** und 15.**10**). In gekrümmten Gefäßabschnitten sind sie jedoch z.T. schwer zu erkennen. Intra- und v.a. poststenotisch sind die Turbulenzen stärker ausgeprägt als bei arteriellen Stenosen am Bein, da

- zum einen die prästenotische Strömungsgeschwindigkeit häufig höher ist,
- zum anderen bei Dialysepatienten der Hämatokritwert meist deutlich erniedrigt ist, was demnach auch auf die Blutviskosität zutrifft.

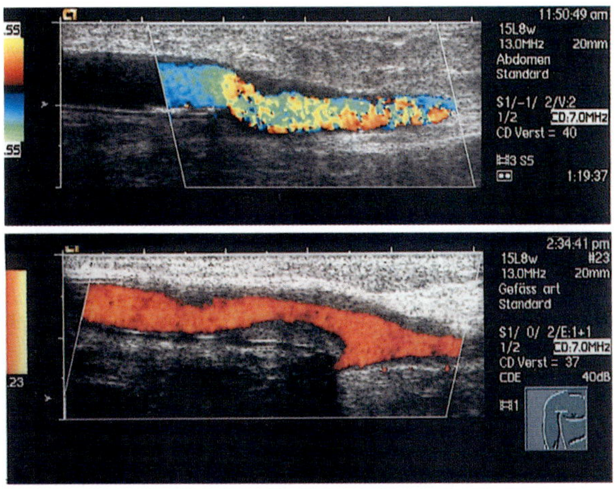

a b

Abb. 15.**7a** u. **b** Geringgradige Stenosen durch Intimaproliferation. Intimaproliferation in venöser Anastomose bei ePTFE-Loop im Oberarm. Die Proliferation grenzt sich als echoarme Flussaussparung gegenüber dem noch durchströmten farbgefüllten Lumen ab (Längsschnitt; rechte Bildseite = proximal).

a Frühe Veränderungen im Anastomosenbereich mit Beteiligung der Vene. In der FKDS Nachweis einer Flussbeschleunigung mit Aliasing und nachgeschalteten Turbulenzen.

b Langstreckige Intimaproliferation einer vor 2 Jahren angelegten Gefäßprothese mit Beteiligung der Vene und Übergreifen auf das Protheseninnenlumen (Power-Modus).

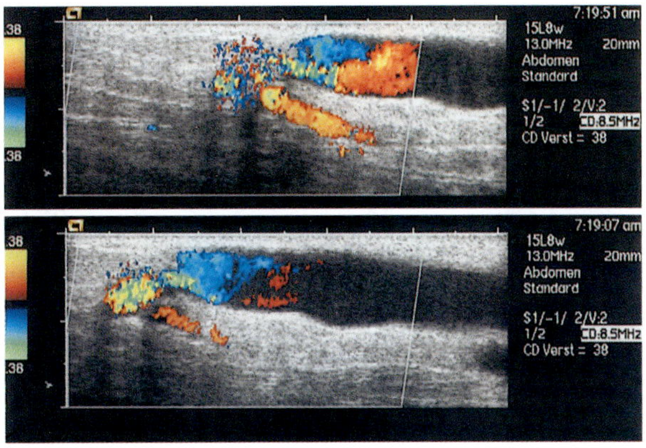

a b

Abb. 15.**8** Hochgradige Anastomosenstenose mit Vibrationsartefakt (vor und nach Kompression). Periphere Brescia-Cimino-Fistel im Unterarm mit zuführender Arterie (rot kodiert) und Shuntvene.

a Vor Kompression zeigt sich ein mosaikartiges Konfettiphänomen (Vibrationsartefakt).

b Nach Kompression erkennt man eine kurzstreckige, hochgradige Stenose am proximalen Ende des Kobrakopfes (Längsschnitt; rechte Bildseite = proximal).

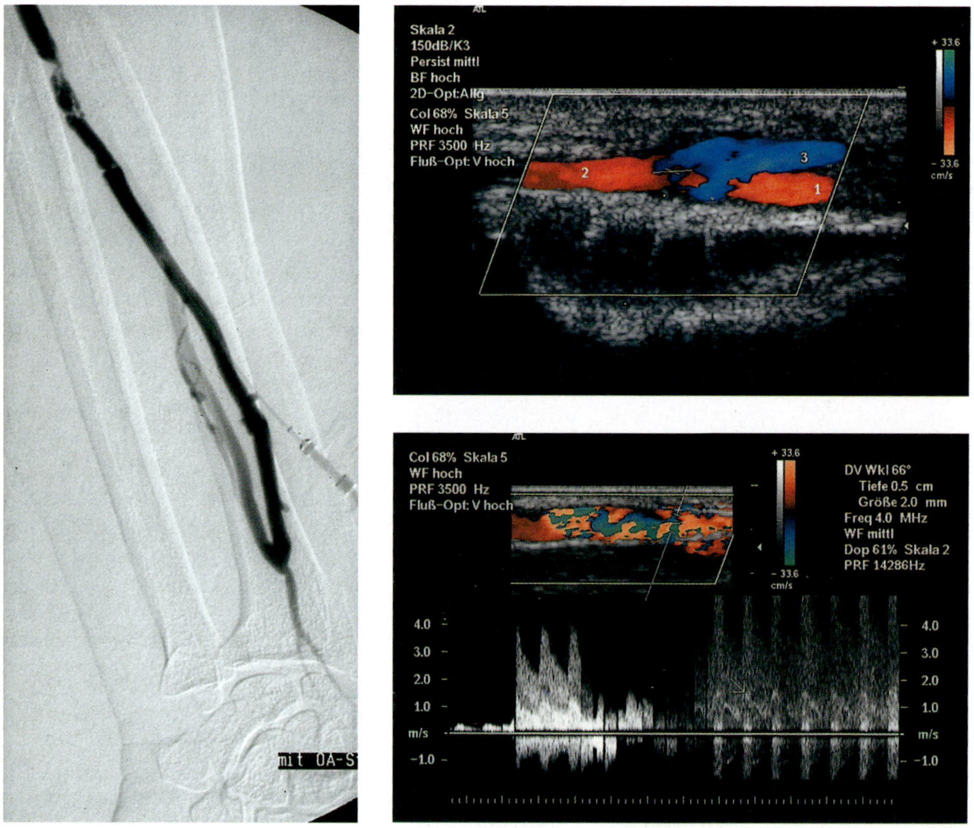

a b c

Abb. 15.**9 a–c** Tandemstenose in der Shuntvene vor PTA (Vergleich Angiographie – FKDS).
a Angiographie einer Ciminofistel mit unauffälliger Anastomose und orthogradem Fluss in der shuntfernen A. radialis. In der abführenden Vene zeigt sich eine Tandemstenose.
b Anastomose mit unauffälligem Zu- und Abstrom in der FKDS. A. radialis vor (= 1) und hinter (= 2) dem Shunt. Die proximale, noch unauffällige Shuntvene ist blau kodiert (= 3).
c FKDS mit Duplex-Spektren handbreit distal der Anastomose. Prästenotisch zeigt sich ein verminderter Fluss mit umschriebener Flussbeschleunigung auf 4 m/s in der ersten Stenose. In der bei Turbulenz und Aliasing in der Farbkodierung nicht weiter abgrenzbaren 2. Stenose lässt sich eine umschriebene Flussbeschleunigung auf über 5 m/s mit harmonischem, hochfrequentem „Juchzen" nachweisen.

Ein weiterer Grund ist die bei Venen ausgeprägtere poststenotische Dilatation. Intrastenotisch kommt es wegen des hohen Flusses häufig zu Aliasing. Die intrastenotische Strömungsgeschwindigkeit kann deshalb auch aus dem Doppler-Spektrum meist nicht quantifiziert werden.

Proximal gelegene Stenosen und Thrombosen sind im Allgemeinen bis in das distale Drittel der V. subclavia in der FKDS nachweisbar. Auch die Einmündung der V. cephalica in die V. subclavia (häufige Prädilektionsstelle bei Brachialis-Cephalica-Fisteln) lässt sich zumeist noch beurteilen.

Weiter proximal gelegene Stenosen und Verschlüsse lassen sich meist nur indirekt aus dem Doppler-Spektrum in der zuführenden Arterie erfassen. Im Normalfall zeigt sich ein hoher diastolischer Fluss. Mit zunehmender Stenose im nachgeschalteten Stromgebiet nimmt die diastolische Flusskomponente ab, mit entsprechender Zunahme des Widerstandsindex (Abb. 15.**11**). Der komplette Verschluss führt zu einem triphasischen Signal. Findet sich in (intraindividuellen) Verlaufsmessungen ein zunehmender Anstieg des Widerstandswertes, so sollte frühzeitig in Dilatationsbereitschaft angiographiert werden.

Thrombose. Thrombotische Verschlüsse entstehen
- auf dem Boden vorbestehender Stenosen,
- als Komplikation der Dialyse (Dissektion, Wandhämatom).

Begünstigende Faktoren für eine akute Thrombosierung sind hypotone Phasen, Hypovolämie, Shuntinfektion, zu starke Kompression oder ungünstige Lagerung des Armes.

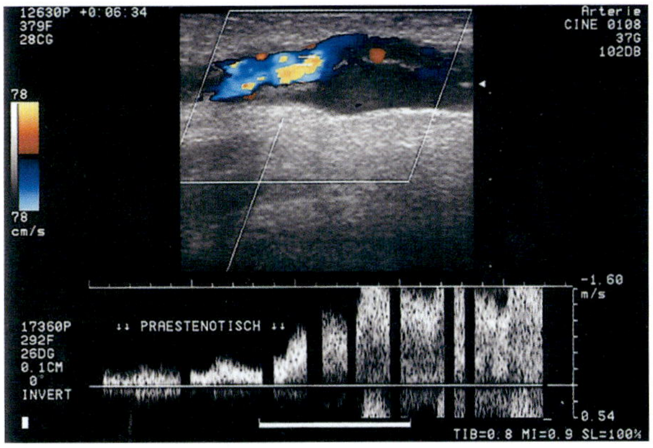

Abb. 15.**10** Hochgradige Stenose durch intramurale Einblutung nach Fehlpunktion (direkter Nachweis). Die Shuntvene ist um mehr als 2/3 des Lumens durch ein echoarmes, intramurales Hämatom eingeengt. In der FKDS zeigen sich ein beschleunigter Fluss (hellblau bis gelb kodiert) mit Turbulenzen sowie eine Geschwindigkeitszunahme im Doppler-Spektrum über die Aliasinggrenzen hinaus.

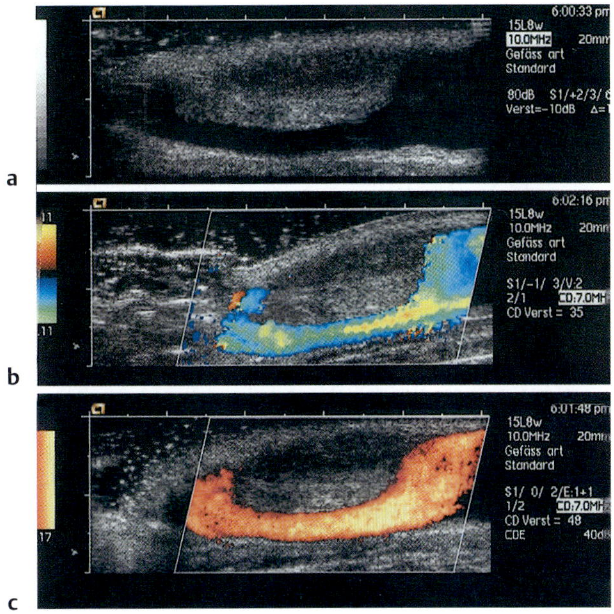

Abb. 15.**12 a–c** Teilthrombosierte Shuntvene mit noch umflossenem Thrombus.

a Längsschnitt durch die Shuntvene mit inhomogenem, z.T. geschichtetem, wandständigem Thrombus.

b In der FKDS ist der Thrombus umflossen; proximal ist der Fluss beschleunigt (hellblau kodiert), distal bestehen Turbulenzen.

c Vergleichsbild im Power-Modus.

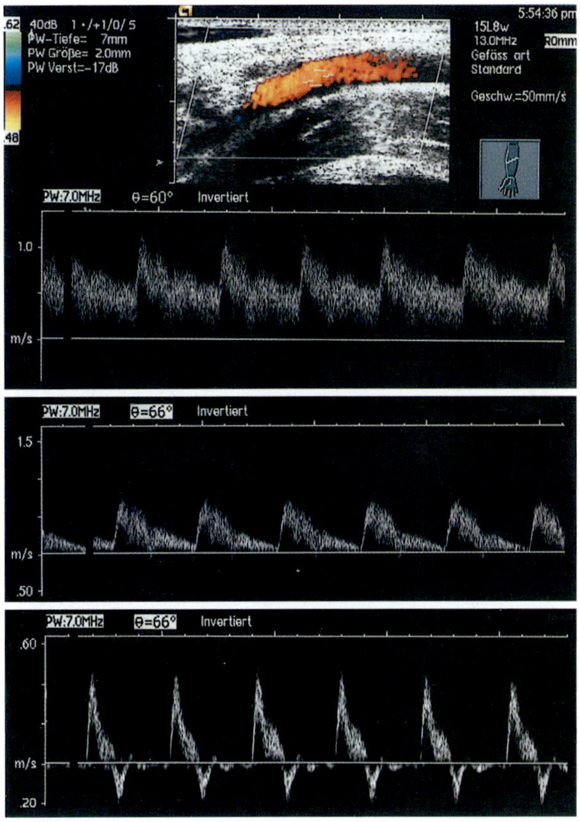

Abb. 15.**11 a–c** Progrediente Stenose mit Shuntverschluss (indirekter Nachweis).

a Längsschnitt der A. brachialis mit unauffälligem Doppler-Spektrum kurz nach Shuntanlage mit hohem diastolischen Restfluss.

b Zunehmender Verlust der diastolischen Flusskomponente als Indiz für eine Widerstandserhöhung bei stenosierter Shuntvene.

c Triphasisches Spektrum der Arterie nach Shuntvenenverschluss.

Partielle Thrombosen zeigen sich als inhomogene umflossene Aussparung (Abb. 15.**12**). Sie können sich auflösen, organisieren oder zum kompletten Verschluss führen (Abb. 15.**13**). Kommt es zu einer Thrombose im Anastomosenbereich, so thrombosiert i.d.R. das angrenzende Venensegment mit, während die Arterie meist offen bleibt.

Beim chronischen Verschluss können sich Kollateralen über verzweigte oberflächliche Venen oder über Perforansäste zum tiefen Venensystem des Armes entwickeln (Abb. 15.**14**). Deshalb zeigen sich im Einzelfall trotz Verschluss keine oder nur geringe klinische Abflussprobleme. Alte venöse Verschlüsse sind gelegentlich nur noch als narbige Stränge oder an der abrupten Richtungsänderung des Shuntverlaufs zum Kollateralenabgang zu erkennen.

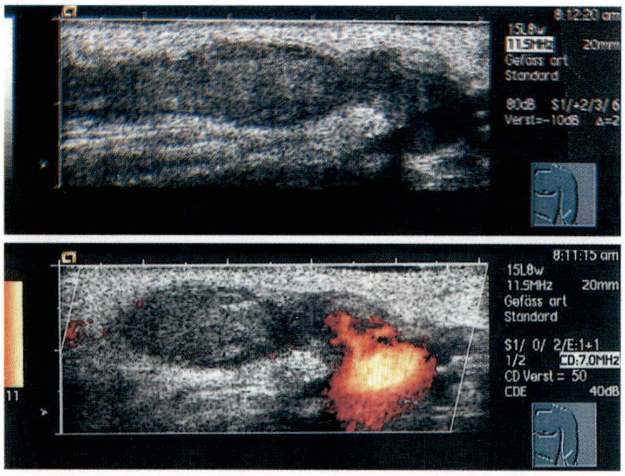

a

b

Abb. 15.**13a** u. **b** Frische komplette Shuntvenenthrombose.

a B-Bild mit aufgeweiteter Shuntvene. Im Lumen ist inhomogenes, teils echoarmes, teils echoreiches Material zu sehen (Längsschnitt; linke Bildseite = proximal).

b Im Power-Doppler stellt sich kein Fluss in der Shuntvene dar; Restfluss im Kobrakopf-Bereich der Anastomose.

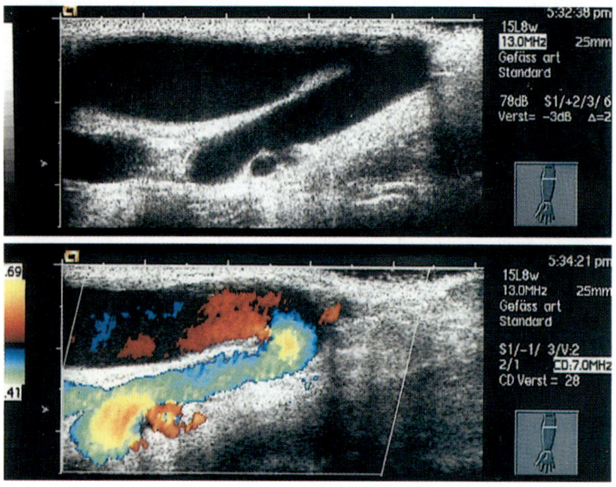

a

b

Abb. 15.**14 a** u. **b** Kompletter Verschluss der V. mediana cubiti basilica mit Abstrom über einen Perforansast (V. anastomotica) zum tiefen Venensystem des Armes. Im B-Bild (**a**) ist die quer angeschnittene A. brachialis abgrenzbar, die sich in der ergänzenden FKDS (**b**) orange darstellt. Das Blut in der V. anastomotica fließt handwärts (blau). Die thrombosierte V. mediana cubiti basilica ist nur noch als organisierter, fibrotischer Stang erkennbar.

Arterieller Schenkel

Arterielle Stenosen, die ja i.d.R. einer Ballondilatation gut zugänglich sind, stellen etwa 2% der Dialyseshuntprobleme dar (18, 19) und dürfen als Ursache einer Shuntinsuffizienz nicht übersehen werden.

In der B-Bild-Sonographie erkennt man oft Verkalkungen bzw. eine schollige Mediasklerose, wobei letztere nicht mit einer stenosierenden Angiopathie gleichzusetzen sind. Beweisend für die Relevanz sind Flussbeschleunigung und Turbulenzen in der FKDS. Eine Flussreduktion und Dämpfung sind Hinweise auf eine vorgeschaltete zentrale, oft direkt nicht einsehbare Stenose. Die Kriterien sind im Kapitel 5 ausführlich beschrieben.

Aneurysmen und perivaskuläre Veränderungen

Bei den Shuntaneurysmen muss man wie im übrigen Gefäßsystem zwischen echten (Aneurysma verum) und falschen Aneurysmen (Aneurysma falsum oder Aneurysma spurium) unterscheiden. Prinzipiell sind Aneurysmen in allen Abschnitten der AV-Fistel möglich, die Mehrzahl kommt jedoch im Bereich der Shuntvene vor (Abb. 15.**15**). Auch arterielle Aneurysmen (v.a. nach akzidenteller Punktion der Shuntarterie mit einer großlumigen Dialysenadel) sind möglich.

Aneurysma verum. Beim echten Aneurysma liegt eine mehr oder weniger umschriebene Dilatation des gesamten Gefäßes unter Einbeziehung aller Gefäßwandschichten vor. Diese Form kommt fast nur bei körpereigenen Shunts vor und ist entweder als überschießende Dilatation der Shuntvene im Rahmen der Arterialisierung oder durch Turbulenzen im anastomosennahen Shuntbereich zu erklären. Wann eine Shuntvenenerweiterung als Aneurysma bezeichnet wird, ist vom absoluten Gefäßdurchmesser und vom lokalen Kalibersprung abhängig. Der Querdurchmesser einer körpereigenen Shuntvene über 15 mm oder eine umschriebene Durchmesserzunahme um 50% entspricht einem Aneurysma.

Aneurysma spurium. Das falsche Aneurysma ist eine Komplikation der Gefäßnaht oder der Gefäßpunktion, bei der es aus einem kleinen Leck zu einer abgekapselten Blutung kommt, die bei fehlender oder inkompletter Blutstillung persistiert und so die Perfusion eines neu geschaffenen Hohlraums unterhält. Das falsche Aneurysma kann bei allen Shuntformen vorkommen. Nicht selten ist es mit einer umschriebenen Stenose am Ein- oder Ausgang der Gefäßaussackung kombiniert.

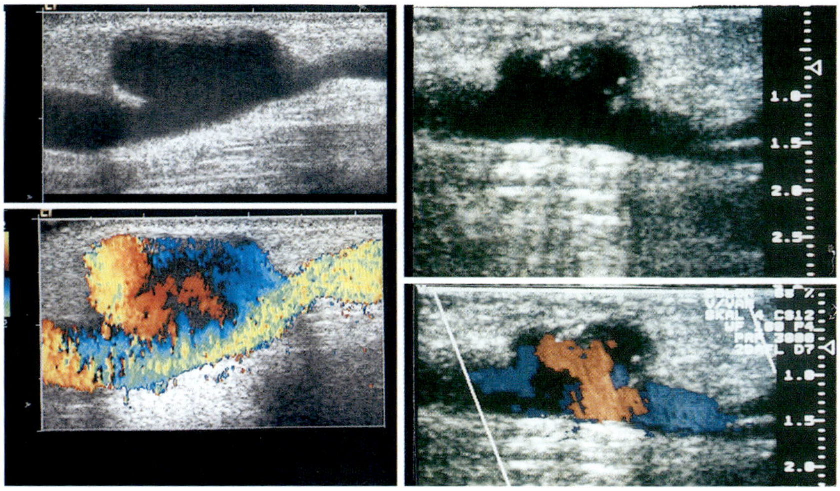

a b c d

Abb. 15.**15 a–d** Aneurysma und punktionsbedingtes Pseudoaneurysma einer ePTFE-Prothese.
a/b Shuntvenenaneurysma mit waschmaschinenartigem Flussphänomen in der FKDS.
c/d Pseudoaneurysma nach punktionsbedingter Zerstörung einer ePTFE-Prothese. Im B-Bild stellen sich kleine Verkalkungen in der Pseudokapsel dar.

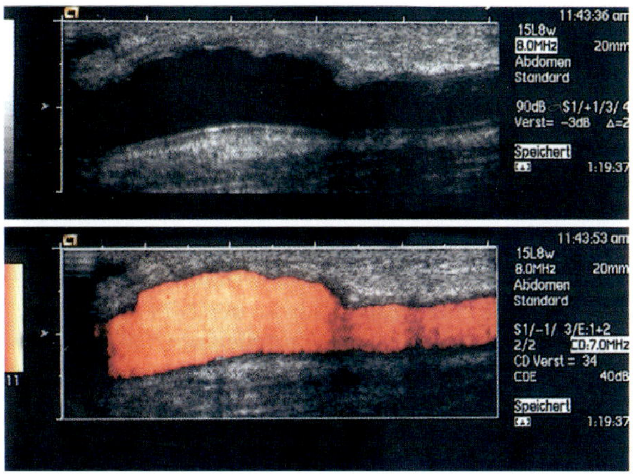

a b

Abb. 15.**16 a** u. **b** Zerstörung der ventralen Prothesenwand mit beginnendem Pseudoaneurysma.
a B-Bild mit intakter dorsaler ePTFE-Wandstruktur (Doppelkontur). Ventral ist die Wand ausgefranst und irregulär. Beginnende aneurysmatische Aufweitung proximal.
b Darstellung wie in **a** mit Farbkodierung. Aneurysmatische Aufweitung ohne Hinweis für einen intraluminalen Thrombus.

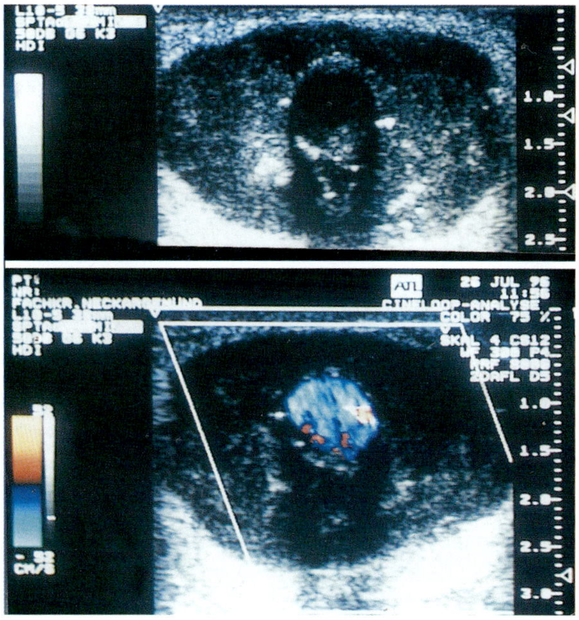

a b

Abb. 15.**17 a** u. **b** Prothesenabszess um eine ePTFE-Prothese mit echoreichem Muster in B-Bild (**a**) und FKDS (**b**).

Pseudoaneurysmen bei Prothesen entstehen durch die punktionsbedingte zunehmende Destruktion der ePTFE-Wandstruktur mit Ausfransung und zunehmender Durchlöcherung der Wand (Abb. 15.**16**).

Aneurysmafolgen. Probleme durch Aneurysmen können entstehen durch

- Kompression von Nachbarstrukturen (Gefäße, Nerven),
- Einschränkung der Punktionsstrecke (keine Punktion in ein umschriebenes Aneurysma, v.a. gilt dies für das Aneurysma spurium!),
- Thrombosierung (kann jedoch, wenn die Thrombose sich auf das Aneurysma beschränkt, beim Aneurysma spurium erwünscht sein und zum Aneurysmaverschluss führen),
- Ruptur/Blutung,
- Flussvolumenreduktion infolge einer direkt benachbarten Stenose.

Befunde. Shuntaneurysmen sind mit der FKDS leicht zu erkennen. Neben der Gefäßerweiterung ist die Aufhebung des regulären, im Idealfall laminaren Strö-

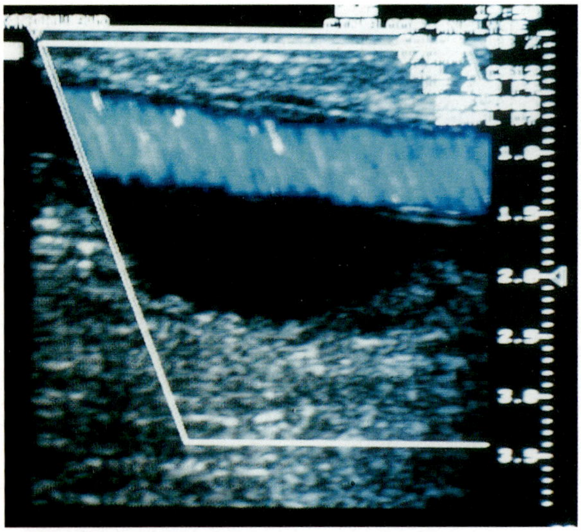

Abb. 15.**18** Perigraft-Reaktion nach ePTFE-Anlage. Im Unterschied zur Abszedierung stellt sich die Perigraft-Reaktion kurz nach der Implantation als echofreies Flüssigkeitsareal dar (halbmondförmiger, liquider Bezirk dorsalseitig der Gefäßprothese).

mungsprofils mit Ausbildung grober Wirbel oder Turbulenzen typisch (Abb. 15.**15a u. b**). Randständige Thromben sind aufgrund des dort fehlenden Flusssignals leicht vom perfundierten Lumen zu unterscheiden. Bei Aneurysmen, die schon längere Zeit bestehen, können sich Wandverkalkungen bilden, die an der hohen Echogenität und am Schallschatten zu erkennen sind.

Die FKDS bietet gegenüber der Angiographie den Vorteil, neben dem durchströmten Gefässlumen auch die Gefäßwand und die umgebenden Weichteile darstellen zu können. Hämatome, Serome und Abszesse in der Nachbarschaft eines Dialyseshunts sind gut erfassbar und können wegen der fehlenden Flusssignale leicht gegen ein falsches Aneurysma abgegrenzt werden. Mit heute üblichen hochfrequenten Schallköpfen stellen sich Abszesse und superinfizierte Hämatome eher echodicht dar (Abb. 15.**17**). Ein echoarmer bis echofreier Saum um eine Kunststoffprothese ist typisch für eine Perigraft-Reaktion und spricht nicht für eine infizierte Prothese (Abb. 15.**18**).

Funktionelle Probleme

Anzapfsyndrom und Ischämie

Aufgrund des geringen peripheren Widerstands im venösen System kommt es nicht nur zu einer Umleitung arteriellen Blutes aus der Shunthauptarterie in die Shuntvene, sondern häufig auch zum zusätzlichen Anzapfen anderer arterieller Stromgebiete (Anzapf- oder Steal-Phänomen).

Auf die bei der Radialis-Brescia-Cimino-Fistel üblicherweise auftretende Flussumkehr in der distal der Anastomose gelegenen A. radialis durch Anzapfen des Hohlhandbogens mit Flussvermehrung in der A. ulnaris wurde schon hingewiesen. Diese Situation allein verursacht normalerweise keine klinischen Symptome. Ein echtes Steal-Syndrom mit peripherer Belastungs- oder Ruheischämie (13) tritt erst dann auf, wenn zusätzlich eine arterielle Verschlusserkrankung besteht. Stenosen/Verschlüsse von Digitalarterien oder eine weiter proximal liegende Obstruktion (z.B. der A. ulnaris) können bei gleichzeitigem Radialisshunt eine Minderperfusion von Fingern oder sogar der ganzen Hand verursachen, die in seltenen Fällen bis zur Gangrän führt. Faktoren der stealbedingten Ischämie sind dabei v.a. das Shuntflussvolumen und das Ausmaß der arteriellen Obstruktionen der nicht am Shunt beteiligten Arterie.

Ein sehr hoher Shuntfluss kann auch schon bei gering ausgeprägter arterieller Verschlusskrankheit zu einer relevanten Ischämie führen.

Diagnostik. Über eine Flussmessung mit der FKDS schätzt man ab, ob der Shunt verkleinert werden kann. Insbesondere Doppler-Spektren aus mehreren Digitalarterien ohne und mit kompletter Kompression der Shuntvene helfen einzuschätzen, ob das Sistieren des Shuntflusses (Simulation der Shuntligatur) zu einer erhöhten peripheren arteriellen Durchblutung führt. Prinzipiell ist ein Anzapfsyndrom bei jeder Art des Dialyseshunts denkbar. Nach (11) stellen proximale Shunts und Seit-zu-Seit-Anastomosen prädisponierende Faktoren für die Entwicklung eines Steal-Syndroms dar. Sehr hohe Fistelvolumina sollen in Einzelfällen auch für die Entwicklung zerebraler Anzapfsyndrome verantwortlich sein.

Erhöhtes Shuntvolumen

Bei sehr weiter Anastomose und dilatierter Shuntvene kann es – v.a. bei Oberarmshunts – zu Fistelvolumina über 1500–2000 ml/min kommen. Diese Werte sind wegen der Begrenzung der Dialysatoren auf eine mögliche Pumpengeschwindigkeit von maximal 500 ml/min während der Dialyse nicht abschätzbar und nichtinvasiv lediglich mittels dopplersonographischer Methoden erfassbar. Aus diesem Grund wird häufig erst der V.a. einen zu hohen Fistelfluss geäußert, wenn klinische Probleme wie Herzinsuffizienz, Schwellneigung der Shuntextremität oder Anzapfsyndrome auftreten.

Die klinische Relevanz eines hohen Fistelflussvolumens hängt v.a. von der kardialen Ausgangssituation ab. Ist das Herz nicht vorgeschädigt, können auch hohe Shuntvolumina über lange Zeit klinisch unbemerkt bleiben.

Allerdings treten umgekehrt im Falle einer Vorschädigung auch bei einem nur mäßig erhöhten Shuntfluss oder Flusswerten im oberen Normbereich (800–1000 ml/min) Symptome der Herzinsuffizienz auf. Man muss also immer eine individuelle Korrelation zwischen Shuntvolumen und kardialer Situation herstellen.

Herzinsuffizienz. Gegebenenfalls ist bei zu hohen Shuntvolumina eine chirurgische Fistelverkleinerung oder der Fistelverschluss mit Shuntneuanlage erforderlich (12, 15). Inwieweit hohe Shuntflussvolumina bei asymptomatischen Patienten geduldet werden können, ist bisher nicht prospektiv untersucht worden, obwohl ein kausaler Zusammenhang zwischen der Entwicklung einer Herzinsuffizienz und einer chronischen Volumenbelastung des Herzens plausibel ist. Grosser et al. (15) geben als absoluten oberen Grenzwert ein Shuntflussvolumen von 1600 ml/min an, oberhalb dessen eine chirurgische Intervention angestrebt werden sollte.

Stauung. Bei proximal gelegenen Venenstenosen ist das Fistelflussvolumen ein wichtiger Faktor bei der Entwicklung einer venösen Stauungssymptomatik.

Je größer die Obstruktion der proximalen Strombahn und je schlechter die venöse Kollateralisation ist, desto kleiner ist das Fistelflussvolumen, das für eine Dekompensation des venösen Abflusses am Shuntarm mit Kongestionszeichen wie Ödem, Schmerzen und trophischen Störungen erforderlich ist.

Nach eigenen Erfahrungen liegt der mittlere Shuntfluss bei Patienten mit proximal gelegenen Stenosen, die durch venöse Stauungssymptome auffielen, bei etwa 860 ml/min. Nach erfolgreicher PTA der Stenose stieg das Durchflussvolumen im Mittel auf 1340 ml/min an, die venöse Stauungssymptomatik war jedoch bei allen Patienten durch Reduktion der Stenose beseitigt.

Prä- und postinterventionelle Untersuchungen

Präinterventionell. Inwieweit vor Shuntanlage eine routinemäßige Gefäßdiagnostik mit einem bildgebenden Verfahren erforderlich ist, wird zur Zeit noch kontrovers diskutiert (33). Vorteil ist die frühzeitige Erfassung potenzieller Probleme. Insbesondere bei Patienten mit arterieller Verschlusskrankheit sollte präoperativ die arterielle Durchgängigkeit der shunttragenden Extremität mit der FKDS überprüft werden.

Die Untersuchung vor PTA hilft, die Intervention zu planen. Verschlussmaterial und -länge sowie die exakte Lokalisation sind gut erfassbar, sodass Punktionsort und Kathetermaterial optimiert werden können.

Postinterventionell. Nach Shuntangioplastie (PTA) und nach operativer Revision ist eine nichtinvasive Erfolgskontrolle mit der FKDS anzustreben. Nach PTA muss v.a. auf Rezidivstenosen und Komplikationen der Ballondilatation wie Dissektion und Aneurysma spurium geachtet werden. Auch nach Implantation von Gefäßstents in den Dialyseshunt ist eine Therapiekontrolle möglich, da die Maschenkonstruktion des Stents eine ausreichende Penetration von Ultraschallwellen erlaubt (25). Zentrale Bedeutung für die funktionelle Kontrolle des Therapieresultats hat die Messung des Shuntflusses. Eine verbesserte Dialysefähigkeit nach PTA korreliert eng mit dem Anstieg des mit der FKDS gemessenen Flussvolumens (32). Einen erneuten Flussabfall sollte man als Hinweis auf eine Restenosierung oder Rethrombosierung werten, der eine frühzeitige Reintervention ermöglicht (2, 4, 6, 42).

Wertigkeit der FKDS und Methodenvergleich

Der permanente, gut funktionierende Gefäßzugang hat für die Lebensqualität und die Prognose des Dialysepatienten zentrale Bedeutung. Durch die zunehmende Zahl älterer Dialysepatienten sowie durch eine bessere und effektivere Nierenersatztherapie mit verlängerter Lebenserwartung nehmen Shuntprobleme zu (34, 47). Ursächlich für die Shuntkomplikationen sind neben primär arteriellen Problemen bei Arteriosklerose und Diabetes mellitus vor allem Stenosen und Verschlüsse der arterialisierten Vene durch Gefäßwandverletzungen, Thrombosen und Intimahyperplasie. Die Früherkennung dieser Probleme ermöglicht die gezielte operative oder interventionelle Therapie und ist Schlüssel für eine lange Verwendbarkeit des Shunts.

Neben chirurgischen Therapiemethoden mit Thrombektomie, Patcherweiterung und der Shunt-Neuanlage als ultima ratio stehen zunehmend verfeinerte radiologisch-interventionelle Verfahren zur Rekanalisation (PTA, Thrombolyse) zur Verfügung. Die Wahl des therapeutischen Verfahrens sowie die Prognose der radiologischen oder chirurgischen Intervention hängen von genauen Angaben über das betroffene Gefäßsegment ab. Methoden zur Darstellung sind neben der Palpation vor allem Sonographie und Angiographie. Spiral-CT und die kontrastmittelgestützte MRT (MR-Angiographie, MRA) sind als neue Verfahren hinzugekommen (20, 35, 37).

Angiographie. Die Angiographie war bisher der Goldstandard, an dem sich neue Verfahren messen lassen mussten. Zur Darstellung des Dialyseshunts wird sie entweder nach Feinnadelpunktion der A. brachialis oder nach Punktion der Shuntvene durchgeführt; letztgenannte Methode erfordert die suprasystolische proximale Stauung des Armes zur retrograden Darstellung der Anastomose und der Shuntarterie. Die DSA bietet gegenüber der konventionellen Angiographie den Vorteil, mit geringeren Kontrastmittelvolumina und kleinerem Punktionstrauma Aufnahmen ohne Knochenüberlagerung zu liefern.

- Vorteile der Angiographie sind die kontinuierliche Gefäßdarstellung und die Anschaulichkeit der angiographischen Röntgenbilder.
- Nachteile sind die gelegentlich erschwerte Beurteilbarkeit komplexer Shuntvenenverläufe aufgrund der Überlagerung zahlreicher Venen (zusätzliche Aufnahmeserien in unterschiedlichen Ebenen erforderlich), die Invasivität, das erforderliche Röntgenkontrastmittel und die Strahlenbelastung.

Bei Patienten mit Kontrastmittelallergie oder grenzwertiger Nierenfunktion ist alternativ eine Darstellung mit CO_2-Gas möglich.

CT. Versuche mit der Computertomographie wurden bisher nur in ausgewählten Fällen zum Ausschluss eines zentralen Tumors oder eines Hämatoms durchgeführt. Neuere Arbeiten mit Spiral-CT (34) zeigten, dass es möglich ist, durch Maximum Intensitäts Projektion (MIP) angiographieähnliche Bilder zu erhalten und Stenosen zu erkennen. Bisher ließen sich jedoch lediglich umschriebene Gefäßabschnitte darstellen.

MRT. Erste Versuche mit der MRT, Dialyseshunts nichtinvasiv darzustellen, führten in konventioneller „Time-off-Flight- (TOF-)Technik zu einer systematischen Überschätzung von Stenosen mit Pseudookklusion (38). Erst die gadoliniumgestützte MRA ermöglicht eine artefaktfreie, übersichtliche Darstellung gerade komplexer Fälle; jedoch ist auch sie derzeit noch auf umschriebene Gefäßabschnitte beschränkt und zeitaufwändig.

Sonographie. Während die B-Bild-Sonographie vorwiegend Informationen über Gefäßwand und den perivaskulären Raum bietet, hat sich die FKDS zur Darstellung von Stenosen, Verschlüssen, Aneurysmen und Shuntverzweigungen als ein der Angiographie ebenbürtiges Verfahren erwiesen. Im Vergleich mit der konventionellen Duplexsonographie erlaubt sie eine wesentlich rationellere und übersichtlichere Darstellung des Dialyseshunts. Sensitivität und Spezifität der FKDS im Vergleich mit der DSA liegen in der Beurteilung der Shuntarterie, der Anastomose und der Shuntvene bei 91–100% versus 93–98%. Lediglich bei der Darstellung zentralvenöser Obstruktionen ist die Angiographie der FKDS deutlich überlegen; hier liegt die Sensitivität bei 36%.

Aufgrund der fehlenden Invasivität, des Schnittbildcharakters und der Einbeziehung funktioneller Informationen durch ergänzende Flussmessungen zeigt die Sonographie gegenüber der Angiographie mehrere wichtige Vorteile:

- Flussmessungen beantworten die Frage, ob ein pathologisch hohes Flussvolumen vorliegt.
- Stenoseausmaß, Verschlusslänge und -material, Abfluss und Hämodynamik können beurteilt werden, um eine gezielte Intervention zu planen.
- Die Nichtinvasivität erlaubt dabei eine beliebige Wiederholung ohne Risiko für den Patienten.

Zwar ist die Anschaulichkeit der angiographischen Bilddokumentation derjenigen der FKDS überlegen, bei Hinzuziehung des Shunt-Chirurgen oder des Dialysepersonals zur Untersuchung selbst ist jedoch die Akzeptanz der FKDS sehr hoch. Eine Markierung relevanter Befunde auf der Haut zwecks Änderung der Punktionstechnik oder als Orientierung für den Chirurgen vor einer Operation bzw. für den Radiologen vor einer PTA ist mit der FKDS einfach und genau durchzuführen. Neuere Techniken wie die Panorama-Darstellung längerer Gefäßsegmente und neue Methoden wie die B-Flow-Untersuchung ermöglichen eine artefaktfreie übersichtliche Darstellung.

Fazit. Insgesamt ist die FKDS aufgrund der Kombination aus morphologischer und funktioneller Information das Verfahren der ersten Wahl in der Abklärung von Dialyseshuntproblemen. In den meisten Fällen können eine vollständige Diagnose gestellt und die Entscheidung über die geeignete Therapie getroffen werden. Nur bei unklarem Befund bei der Suche nach zentralvenösen Obstruktionen ist eine angiographische Abklärung erforderlich.

Literatur

1. Ahmad S, Blagg CR, Scribner BH. Center and home chronic hemodialysis. In: Schrier RW, Gottschalk CW, eds. Diseases of the kidney. 4th ed., Boston: Little, Brown; 1998: 3281–322.
2. Bay WH, Henry ML, Lazarus JM, Lew NL, Ling J, Lowrie EG. Predicting Hemodialysis Access Failure with Color Flow Doppler Ultrasound. Am J Nephrol. 1998; 18: 296–304.
3. Bergmann H, Brücke P, Gross C. Nichtinvasive Flowmessung beim Cimino-Shunt mittels Ultraschall. Wiener Med Wschr. 1982; 11: 245–7.
4. Blankestijn PJ, Smits JHM. How to identify the haemodialysis access at risk of thrombosis? Are flow measurements the answer? Nephrol Dial Transplant. 1999; 14: 1068–71.
5. Bonucchi D, D'Amelio A, Capelli G, Albertazzi A. Management of vascular access for dialysis: an Italian survey. Nephrol Dial Transplant. 1999; 14: 2116–8.
6. Bosman JP, Boereboom FTJ, Eikelboom BC, Koomans HA, PJBlankestijn. Graft flow as a predictor of thrombosis in hemodialysis grafts. Kidney International. 1998; 54: 1726–30.
7. Bouthier JD, Levenson JA, Simon AC, Bariety JM, Bourquelot PE, MESafar. A noninvasive determination of fistula blood flow in dialysis patients. Artif Org. 1983; 7: 404–9.

8. Brescia MJ, Cimino JE, Appel K, Burwich BJ. Chronic hemodialysis using venipuncture and a surgically created arteriovenous fistula. New Engl J Med. 1966; 275: 1089–92.
9. Brittinger WD, Twittenhoff W-D, Walker G, Konrad N. Revaskularisation des Dialyseshunts. Nieren- und Hochdruckkrankheiten. 1996; 25(1): 4–9.
10. Bussel JA, Abbott JA, Lim RC. A radial steal syndrome with arterio-venous fistula for hemodialysis. Ann intern Med. 1971; 75: 387–94.
11. Castro LA. Permanente Gefäßzugänge für die Dauerdialysebehandlung. In: Wetzels E, Colombi A, Dittrich P, Gurland HJ, Kessel M, Klinkmann H (Hrsg.): Hämodialyse, Peritonealdialyse, Membranplasmapherese und verwandte Verfahren. Berlin: Springer; 1986: 157–83.
12. Compty CM, Shapiro FL. Cardiac complications of regular dialysis therapy. In: Drukker W, Parsons FM, Maher JF (eds.): Replacement of renal function by dialysis. 2nd ed. Boston: Martinus Nijhoff; 1988: 595–610.
13. Duncan H, Ferguson L, Faris I. Incidence of the radial steal syndrome in patients with Brescia fistula for hemodialysis: its clinical significance. J Vasc Surg. 1986; 4: 144–7.
14. Ezzahiri R, Lemson MS, Kitslaar PJEHM, Leunissen KML, Tordoir JHM. Haemodialysis vascular access and fistula surveillance methods in The Netherlands. Nephrol Dial Transplant. 1999; 14: 2110–5.
15. Grosser S, Kreymann G, Kühns A. Duplex-sonographisch quantifiziertes Shuntvolumen und dessen klinische Relevanz. Angio Archiv. 1991; 22: 74–7.
16. Haimov H, Giron F, Jacobsen JH. The expanded polytetrafluoroethyelene graft. Three years' experience with 362 grafts. Arch Surg. 1979; 114: 673–7.
17. Hakim R, Himmelfarb J. Hemodialysis access failure: A call to action. Kidney International. 1998; 54: 1029–40.
18. Harnoss B-M, Keller F, Häring R, Distler A, Maurer PC (Hrsg.). Der Dialyseshunt als chirurgische und nephrologische Aufgabe. Angio Archiv. 1991; 22.
19. Haug M. Der komplizierte a.v. Shunt infolge arterieller Probleme. Angio Archiv. 1991; 22: 15–9.
20. Henk CB, Mostbeck GH, Schroder M, Kontrus M, Winkelbauer F, Turnher S, Lammer J. Assessment of Hemodynamics in Hemodialysis Shunts: From Catheter Probe to Magnetic Resonance Imaging. Seminars in interventional Radiology. 1997; 14: 91–9.
21. Hickman RO, Buchner CD, Clift RA, Sanders JE, Stewart P, Thomas ED. A modified right atrial catheter for access to the venous system in marrow transplant recipients. Surg Cynecol Obstet. 1979; 148: 871.
22. Hofstra L, Bergmans DCJJ, Leunissen KML, Hoeks APG, Kitslaar PJEHM, MTordoir JH. Prosthetic Arteriovenous Fistulas and Venous Anastomotic Stenosis: Influence of a High Flow Velocity on the Development of Intimal Hyperplasia. Blood Purif. 1996; 14: 345–9.
23. IfuduO, Mayer JD, Mathew JJ, Fowler D, Friedman EA. Haemodialysis dose is independent of typ of surgically-created vascular access. Nephrol Dial Transplant. 1998; 13: 2311–6.
24. Kathrein H, König P, Dittrich P, Judmeier G. Nichtinvasisve Beurteilung von Cimino-Brescia-Fisteln und PTFE-Shunts mit der Duplexsonographie. Vasa (Suppl). 1988; 26: 39–41.
25. Keller F, Harnoss B-M,, Czerlinsky H. Umfrageergebnisse zur Technik der Ciminofistel. Angio Archiv. 1991; 22: 7–9.
26. Keller F, Loewe HJ, Bauknecht KJ, Schwarz A, Offermann G. Kumulative Funktionsraten von orthotopen Dialysefisteln und Interponaten. Dtsch Med Wschr. 1988; 113: 332–6.
27. Kemkes BM. Shunt-Fibel: Technische Anleitungen für Gefäßchirurgen und Nephrologen. 2. Aufl. Melsungen.
28. Kjellstrand CM. The Achilles' heel of the hemodialysis patient. Arch intern Med. 1978; 138: 1063–4.
29. Koch Ch, Ernst M, Schaefer K, Harnoss B-M,. Ergebnisse der Shuntchirurgie im UK Steglitz. Angio Archiv. 1991; 22: 30–3.
30. Konner K. A primer on the av fistula – Achilles' heel, but also Cinderella of haemodialysis. Nephrol Dial Transplant. 1999; 14: 2094–8.
31. Korzets A, Ori Y, Baytner S, Zevin D, Chagnac A, Weinstein T, Herman M, Agmon M, Gafter U. The femoral artery-femoral vein polytetrafluoroethyelene graft: a 14-year retrospective study. Nephrol Dial Transplant. 1998; 13: 1215–20.
32. Landwehr P, Lackner K. Color Doppler flow imaging of the hemodialysis shunt. Acta Radiol. 1991; 377(Suppl.): 15–9.
33. Lemson MS, Leunissen KML, Tordoir JHM. Does preoperative duplex examination imprive patency rates of Brescia-Cimino fistulas? Nephrol Dial Transplant. 1998; 13: 1360–1.
34. Lin SL, Huang CH, Chen HS, Hsu WA, Yen CJ, Yen TS. Effects of Age and Diabetes on Blood Flow Rate and Primary Outcome of Newly Created Hemodialysis Arteriovenous Fistulas. Am J Nephrol. 1998; 18: 96–100.
35. Lin Y-P, Wu M-H, Ng Y-Y, Lee R-C, Liou Y-K, Yang W-C, Wang J-H, Teng MMH, Huang T-P. Spiral Computed Tomographic Angiography – A New Technique for Evaulation of Vascular Access in Hemodialysis Patients. Am J Nephrol. 1998; 18: 117–22.
36. Mattana J, Effiong C, Kapasi A, Singhal PC. Leukocyte-polytetrafluoroethylene interaction enhances proliferation of vascular smooth muscle cells via tumor necrosis factor-α secretion. Kidney International. 1997; 52: 1478–85.
37. Middleton WD, Picus DD, Marx MV, Melson GL. Color Doppler sonography of hemodialysis vascular access: Comparison with angiography. Amer J Roentgenol. 1989; 152: 633–9.
38. Middleton, W. D., S. Erickson, D. L. Melson: Perivascular color artifacts: Pathologic significance and appearance on color doppler US images. Radiology. 1989; 171: 647–652
39. Miller PE, Tolwani A, Luscy CP, Deierhoi MH, Bailey R, Redden DT, Allon M. Predictors of adequacy of arteriovenous fistulas in hemodialysis patients. Kidney International. 1999; 56: 275–80.
40. Moran MR, Rodriguez JMR, Boyero MR, Enriquez AA, Morin AI. Flow of dialysis fistulas. Noninvasive study performed with standard Doppler equipment. Nephron. 1985; 40: 63–6.
41. Munda R, First MR, Alexander JW, Linnemann CC, Fidler JP, Kittur D. Polytetrafluoroethyelene graft survival in hemodialysis. J Am Med Ass. 1983; 249: 219–22.
42. Neyra NR, Ikizler TA, May RE, Himmelfarb J, Schulman G, Shyr Y, Hakim RM. Change in access blood flow over time predicts vascular access thrombosis. Kidney International. 1998; 54: 1714–9.
43. Nonnast-Daniel B-M. Stellenwert der konventionellen und farbkodierten Duplexsonographie für die morphologische und funktionelle Beurteilung von Dialysefisteln. Habilitationsschrift, Abt. Nephrol., Med. Hochschule Hannover, 1994.
44. Quinton W, Dillard D, Scribner BH. Cannulation of blood vessels for prlonged hemodialysis. Trans Amer Soc artif intern Org. 1960; 6: 104–13.
45. Reilly DT, Wood RFM, Bell PRF. Prospective study of dialysis fistulas: problem patients and their treatment. Brit J Surg. 1982; 69: 549–53.
46. Rodriguez JA, Armadans L, Ferrer E, Olmos A, Codina S, Bartolomé J, Borrellas J, Piera L. The function of permanent vascular acces. Nephrol Dial Transplant. 2000; 15: 402–8.

47. Röhrich B, von Herrath D, Asmus G, Schaefer K. The elderly dialysis patient: management of the hospital stay. Nephrol Dial Transplant. 1998; 13: 69–72.
48. Sabanayagam P, Schwartz AB, Soricelli RR, Lyons P, Chinitz J. A comparative study of 402 bovine heterografts and 225 reinforced expanded PTFE grafts as AVF in the ESRD patient. Trans Amer Soc artif intern Org. 1980; 26: 88–91.
49. Settmacher U, Heise M, Scholz H. Das arterioarterielle Interponat als Dialysezugang. Gefäßchirurgie. 1998; 3: 11–3.
50. Shaldon SL, Chiandussi L, Higgs B. Hemodialysis by percutaneous catherization of the femoral artery and vein with regional heparinization. Lancet. 1961; II: 857.
51. Tellis VA, Kohlberg WI, Bhat DJ, Driscoll B, Veith FJ. Expanded polytetrafluoroethylene graft fistula for chronic hemodialysis. Ann Surg. 1979; 189: 101–5.
52. Vorwerk D, Günther RW, Bohndorf K, Asgarzadeh A, Borchers K. Farbkodierte Duplexsonographie (Angiodynographie) in der Beurteilung arteriovenöser Shunts. Fortschr Röntgenstr. 1988; 148: 265–8.
53. Weber U, Scherer W, Stelzer K, Köhler H. Die Dialysefistel im Wechselspiel zwischen Hämodynamik und Morphologie. Nieren- und Hochdruckkrankheiten. 1996; 25; 12: 589–93.
54. Winuds DW. Permanent Vascular Access: A Nephrologist's View. American Journal of Kidney Diseases 21. 1993; 5: 457–71.
55. Woods JD, Port FK. The impact of vascular access for haemodialysis on patient morbidity and mortality. Nephrol Dial Transplant. 1997; 12: 657–9.
56. Woods JD, Turenne MN, Strawderman RL, Young EW, Hirth RA, Port FK, Held PJ. Vascular Access Survival Among Incident Hemodialyses Patients in the United States. American Journal of Kiney Diseases 30. 1997; 1: 50–7.

16 Arterien der oberen Extremität

Th. Karasch

Allgemeine Bemerkungen

Die kritische Ischämie der oberen Extremität ist sehr viel seltener als im Bereich der Becken- und Beinarterien und macht nur etwa 5% aller arteriellen Durchblutungsstörungen aus (1).

Während im Bereich der Becken- und Beinarterien die Arteriosklerose in der Ätiologie arterieller Durchblutungsstörungen ganz im Vordergrund steht, liegen bei Arm- und Fingerarterienstenosen und -verschlüssen häufig nichtarteriosklerotische Ursachen zugrunde, die später ausführlich besprochen werden sollen:

- entzündliche Gefäßerkrankungen (z.B. Takayasu-Arteriitis, Kollagenosen, Erkrankungen des rheumatischen Formenkreises, Thrombangiitis obliterans),
- Embolien in Arm- und Fingerarterien,
- vaskuläre Kompressionssyndrome,
- iatrogene Arterienverletzungen (Kathetertechnik nach Sones),
- Vibrationstraumen,
- Hypothenar-Hammer-Syndrom.

Zahlenmäßig überwiegen die beiden zuerst aufgeführten Ursachen. Im Falle einer akralen Ischämie führen entzündliche Gefäßerkrankungen mit knapp 40%, gefolgt von Embolien mit 20%, zu einer kritischen Durchblutungsstörung.

Diagnostik. Der Verdacht auf Stenosen oder auf Verschlüsse der Armarterien wird zunächst durch die konventionelle, seitenvergleichende Blutdruckmessung erhoben. Hinweise auf Gefäßobliterationen der Armarterien lassen sich auch im Rahmen einer dopplersonographischen Untersuchung der hirnversorgenden Arterien gewinnen, bei der der proximale Abschnitt der A. subclavia mit erfasst wird. Formanalytisch werden diese ihrem Schweregrad nach ebenso eingeordnet wie an den Arterien der unteren Extremität. Wenn es nicht gelingt, von transjugulär den Aortenbogen und die Abgänge des Truncus brachiocephalicus sowie der A. subclavia sinistra einzusehen, sind vorgeschaltete Stenosen oder Verschlüsse nur indirekt anhand der poststenotischen oder postokklusiven Frequenzspektren zu beurteilen.

Anatomie und Varianten

Die Anatomie der Armarterien ist relativ einfach, da nur eine Gefäßachse nach distal zieht, die sich im Unterarm in 2 Arterien aufzweigt. Lediglich im Bereich der Hand- und Fingerarterien ist die anatomische Zuordnung der Gefäße komplexer.

Die Untersuchungstechnik ist daher klar vorgegeben und die Darstellbarkeit der Arterien aufgrund des meist geringen Weichteilmantels am Arm mit hohen Sendefrequenzen (7-12 MHz) gut möglich.

Aortenbogenäste. Aus dem Aortenbogen entspringen 3 große Arterien:

- der Truncus brachiocephalicus dexter,
- die A. carotis communis sinistra,
- die A. subclavia sinistra.
- Der Truncus brachiocephalicus teilt sich nach 3–5 cm in die A. carotis communis dextra und A. subclavia dextra. Abbildung 16.**1** zeigt eine schematische anatomische Übersicht der großen Aortenbogenäste.

In ca. 15% liegen anatomische Varianten vor (Abb. 16.**2**); mit 8–10% am häufigsten ein Truncus bicaroticosubclavius sinister mit allein abgehender linker A. sub-

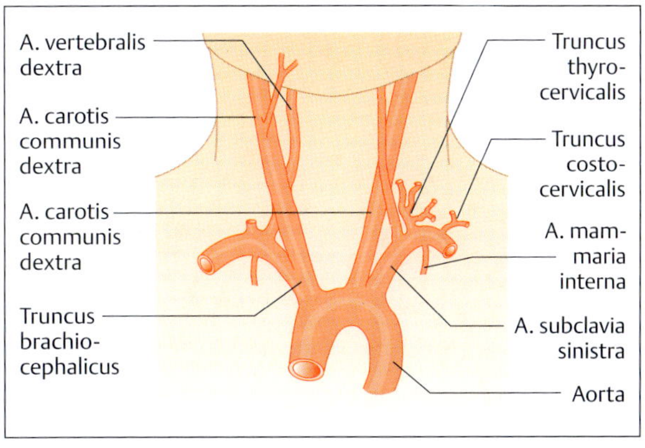

Abb. 16.**1** Aortenbogen mit Abgang des Truncus brachiocephalicus, der A. carotis communis sinistra und der A. subclavia sinistra (Schema).

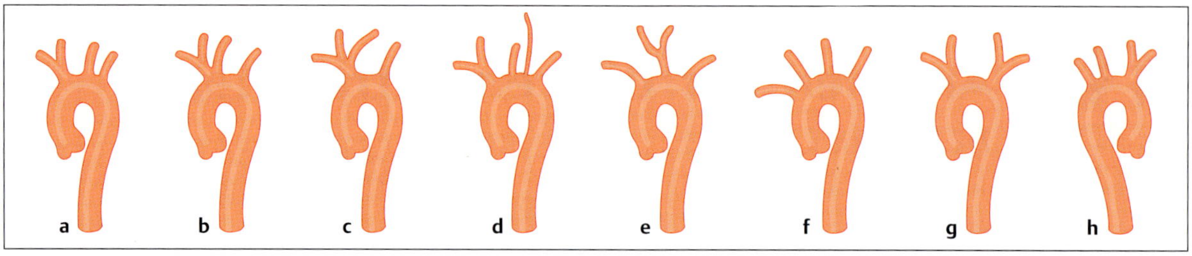

Abb. 16.**2 a–h** Schematische Darstellung des Aortenbogens mit Abgang der großen Aortenbogenäste (**a**) und anatomischer Varianten (**b-e**). Gemeinsamer Abgang des Truncus brachiocephalicus und der linken A. subclavia (**b**). Beim Truncus communicans persistens besteht eine kurze gemeinsame Gefäßstrecke vom Truncus brachiocephalicus und A. carotis communis sinistra (**c**). Direkter Abgang der A. vertebralis sinistra aus dem Aortenbogen (**d**). Truncus bicaroticus (**e**) und separater Abgang aller 4 Aortenbogenäste (**f**). Bei einem gemeinsamen Stamm von A. carotis und A. subclavia sinistra spricht man von einem beidseitigem Truncus brachiocephalicus (**d**). Der umgekehrte Aortenbogen ist eine Rarität (**h**).

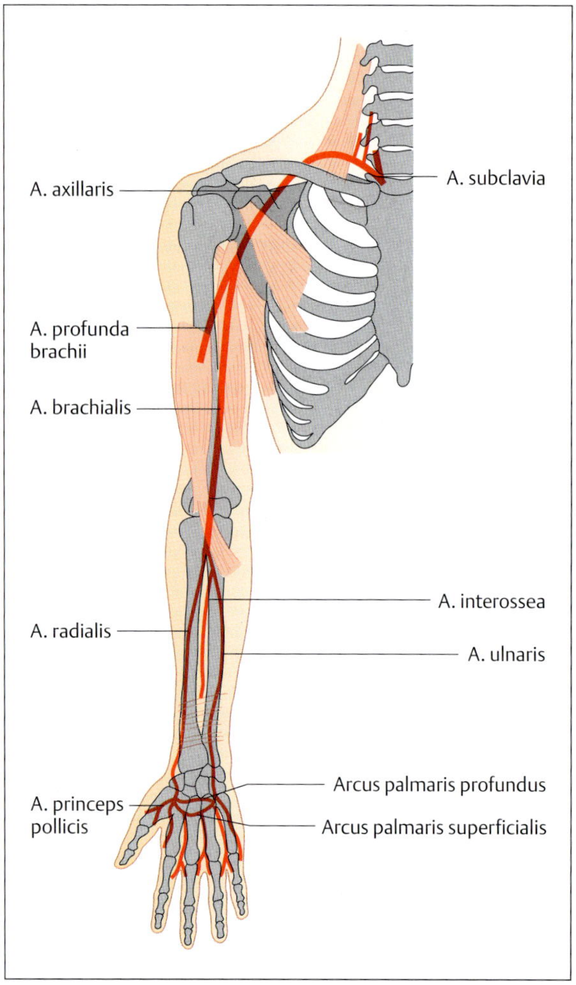

Abb. 16.**3** Verlauf der Schulter-, Arm- und Fingerarterien (Schema).

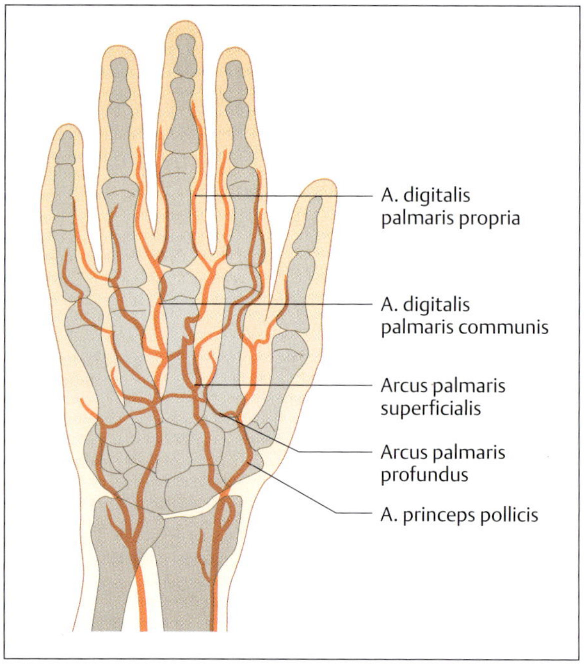

Abb. 16.**4** Verlauf der distalen Unterarm- und Handarterien mit tiefem und oberflächlichem Hohlhandbogen (Schema).

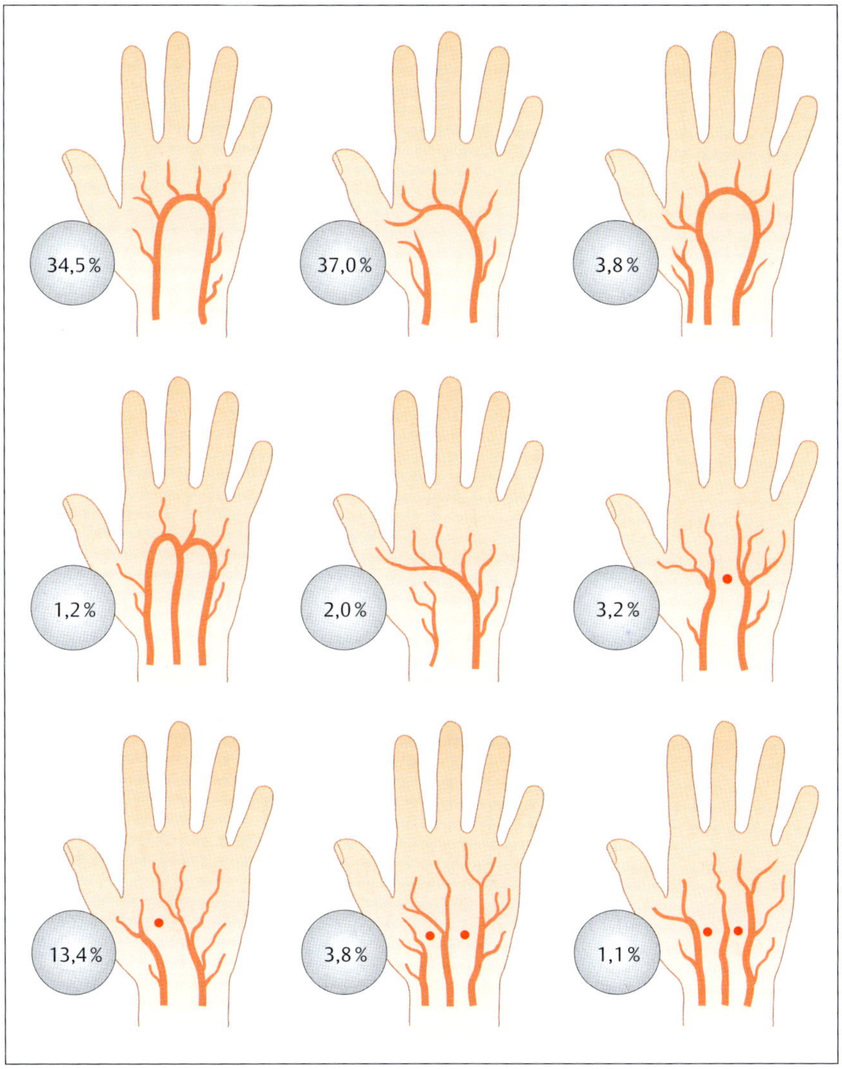

Abb. 16.**5** Wichtige anatomische Varianten des Arcus palmaris superficialis mit Angabe der Häufigkeit ihres Auftretens.

clavia. In 5% entspringt die A. vertebralis sinistra direkt aus dem Aortenbogen. Wesentlich seltener ist ein Truncus bicaroticus mit solitär entspringenden Armarterien oder der separate Abgang aller 4 Gefäße aus der Aorta.

A. subclavia und A. axillaris. Die linke A. subclavia zieht bogenförmig über die Pleurakuppel. In ihren Verlauf gibt sie 5 Äste ab: Als erster Ast zieht die A. vertebralis nach kranial, ihr gegenüber die A. thoracia interna (A. mammaria interna) an der Innenfläche der Brustwand nach kaudal. Nach kranial entspringen dann im Verlauf der Truncus thyrocervicalis und der Truncus costocervicalis sowie die nach dorsolateral verlaufende A. scapularis.

Die A. subclavia tritt zwischen dem ventral gelegenen M. scalenus anterior, dem dorsal gelegenen M. scalenus medius und der kaudal gelegenen ersten Rippe durch die Skalenuslücke und heißt ab dem unteren Klavikularand bis zum distalen Rand des M. pectoralis major A. axillaris. Als seltene Variante können aus ihr die A. profunda brachii oder eine hoch abgehende A. radialis entspringen.

A. brachialis, A. radialis, A. ulnaris. Nach Abgabe einiger Muskeläste wird die A. axillaris im Bereich des Oberarms als A. brachialis bezeichnet. Von der Medialseite geht am Oberarm die A. profunda brachii ab, die dem N. radialis angelagert ist. Etwa 10–20 mm unter der Ellenbeuge teilt sich die A. brachialis in die A. radialis und A. ulnaris (Abb. 16.**3**). Aus der A. ulnaris entspringt die A. interossea communis, die sich in die A. interossea anterior und A. interossea posterior aufteilt. Diese sehr kleinkalibrigen Gefäße ziehen zwischen A. radialis und A. ulnaris ventral und dorsal der Membrana interossea antebrachii nach peripher.

In etwa 10% der Fälle entspringt die A. radialis dem proximalen Brachialisdrittel (hoher Ursprung). Sie verläuft dann an der radialen, ventralen Seite des Unterarms, gibt auf Höhe des Handgelenks die A. princeps pollicis ab und speist im weiteren Verlauf in der Hohlhand den Arcus palmaris profundus (Abb. 16.**4**).

Der Hauptzufluss zum Arcus palmaris superficialis erfolgt durch die A. ulnaris. Beide Hohlhandbögen sind untereinander mit der kontralateralen Arterie verbunden und geben Gefäße für die Finger ab. Jeder Finger hat eine doppelte Versorgung durch die Aa. digitales palmares propriae (2). Abbildung 16.**5** zeigt häufige anatomische Varianten im Bereich der Handarterien (3).

Der Abgang der A. subclavia aus dem Aortenbogen kann bei geeigneter Lagerung des Patienten gut dargestellt werden. Die weitere Beschallung der Arterie macht unterhalb des Schlüsselbeins wegen der Schallauslöschung des Knochens Schwierigkeiten. Die Übergänge zur A. axillaris und A. brachialis sind jedoch wie die beiden Unterarmarterien sonographisch gut zu verfolgen (Abb. 16.**6**).

Untersuchungstechnik

Voruntersuchungen und apparative Voraussetzungen

Voruntersuchungen. Hämodynamisch wirksame Schulter- oder Armarterienstenosen und -verschlüsse lassen sich klinisch oft schon an

- niedrigeren Blutdruckwerten auf der betroffenen Seite,
- dem fehlenden oder abgeschwächten Radialispuls,
- auskultatorisch erfassbaren Strömungsgeräuschen über der Fossa supraclavicularis erkennen.
- Die Auskultation sollte in Ruhe und nach körperlicher Belastung der Armmuskulatur (Handgrip, Heben von Hanteln) oder während Provokationsmanövern des Armes oder Kopfes (S. 389ff) durchgeführt werden. Eine Blutdruckdifferenz > 20 mm Hg gibt Anlass zu weiteren Untersuchungen.

Apparative Voraussetzungen. Farbduplexsonographische Untersuchungen sind eng an eine gute B-Bildsonographische Darstellung der Gewebe- und Gefäßstrukturen und an eine optimale Strömungsdarstellung gekoppelt; sie gewährleisten eine sichere anatomische und morphologische Orientierung (4). Wegen der oberflächlichen Gefäßlage können Linearschallköpfe mit hoher B-Bild-Sendefrequenz (7–13 MHz) benutzt werden. Bei adipösen oder sehr muskulösen Patienten ist die Verwendung einer niedrigeren Sendefrequenz um 5 MHz sinnvoll, um eine höhere Eindringtiefe zu erreichen. Moderne Multifrequenz-Schallköpfe erlauben, diese Frequenzen in jedem Modus zu variieren und damit der Untersuchungstiefe die jeweils noch höchstmögliche Sendefrequenz anpassen zu können. Dabei liegen die verwendeten Frequenzen für den B-Bild-Aufbau meist über denen, die für die einzelnen Doppler-Verfahren zur Anwendung kommen (5).

Als jüngste Erweiterung des diagnostischen Spektrums bietet die B-Flow-Technologie die Möglichkeit, reflektierte Echosignale des Blutes direkt im B-Bild darzustellen. Die Abgrenzung von durchflossenem Lumen und Wandstrukturen ist sehr scharf. In einer Stenose lässt sich, besonders im Querschnitt, exakt das noch durchströmte Gefäßlumen definieren. Poststenotisch gelingt die Erfassung von Verwirbelungen durch die optische Darstellung der verschiedenen Strömungsrichtungen. Farbartefakte, wie das „Übermalen“ von Gefäßrändern, Plaques oder Vibrationsartefakte, treten auch bei hohen Strömungsgeschwindigkeiten in Stenosen nicht auf. Dabei ist die

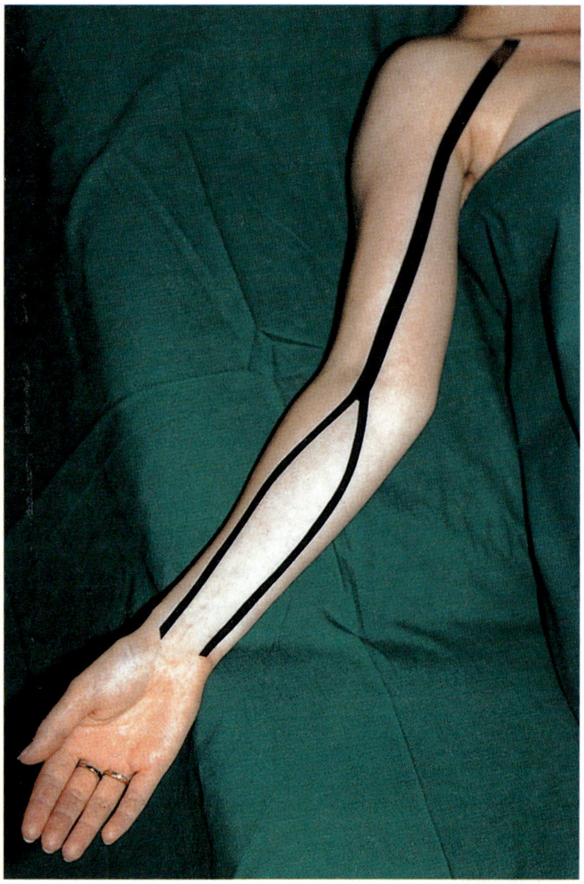

Abb. 16.**6** Schnittführung für die Untersuchung der A. axillaris, A. brachialis, A. radialis und A. ulnaris.

Geräteadjustierung wesentlich einfacher, als im Farb-Doppler-Modus (6).

Bei der Untersuchung der Arterienabgänge aus der Aorta kommt i.d.R. ein Sektorschallkopf (3,5–5 MHz) mit kleiner Auflagefläche zum Einsatz, um vom Jugulum aus den Aortenbogen, den Truncus brachiocephalicus und die Aa. subclaviae zu erfassen.

Patientenlagerung und Position des Untersuchers

Große Arterien. Die Beschallung der A. subclavia gelingt am besten in Rückenlage oder sitzender Position des Patienten. Insbesondere bei längeren Untersuchungszeiten ist auf eine bequeme Untersuchungsposition für den Patienten und den Untersucher zu achten, da andernfalls eine erschwerte Schnittbildführung die Qualität der Befunderhebung beeinträchtigen kann. Zur seitenvergleichenden Erfassung der A. subclavia und A. axillaris bietet sich die Untersuchung vom Kopfende des Patienten an. Die Armarterien lassen sich gut neben dem Patienten sitzend untersuchen, wenn der Arm ein wenig abduziert auf der Untersuchungsliege liegt (Abb. 16.**6**).

Die Untersuchung der Abgangsregion der großen Aortenbogenäste (Truncus brachiocephalicus, A. subclavia sinistra) gelingt unter Verwendung eines Schallkopfes mit schmaler, möglichst halbkugeliger Auflagefläche (Appretur) bei rekliniertem Kopf von der Fossa jugularis. Für diese Untersuchung eignen sich auch entsprechend geformte mechanische Schallköpfe. Eine kleine Nackenstütze kann zur stabilen Lagerung des Kopfes des Patienten hilfreich sein.

Der Untersucher sollte bei allen Vorgängen sitzen, um eine stabile Haltung von Schallkopf bzw. Sonde zu erreichen. Hilfreich ist ein höhenverstellbarer Untersuchungsstuhl und eine ebenso verstellbare Untersuchungsliege, um die optimale Untersuchungshaltung einnehmen zu können. Zur ruhigeren und stabileren Schallkopfführung sollte die Hand oder der Unterarm des Untersuchers ebenfalls auf der Untersuchungsliege oder gelegentlich auch am Patienten abgestützt werden können. Dies gilt insbesondere für die Untersuchung der sehr schmalkalibrigen Digitalarterien.

Fingerarterien. Mit hochauflösenden Schallköpfen lassen sich auch die Geschwindigkeitskurven über Fingerarterien duplexsonographisch ableiten. Bei den Digitalarterien ist das Strömungsmuster stark von der Raum- und Hauttemperatur abhängig (7): Die Fingerdurchblutung nimmt bei Kälteexposion ab. Wesentlich vereinfacht wird ihre Untersuchung daher durch ein Warmwasserbad (Abb. 16.**7**). Zum einen kann so eine weitgehend konstante und reproduzierbare Untersuchungstemperatur gewährleistet werden, zum anderen lassen sich funktionelle Engstellungen der Gefäße und kältebedingte Gefäßspasmen durchbrechen. Darüber hinaus werden Kompressionsartefakte durch zu starken Andruck der Ultraschallsonde an die sehr oberflächlich gelegenen Arterien vermieden.

Untersuchungsablauf

Die farbkodierte Darstellung der Blutströmung hat die Untersuchung der Oberarm-, Unterarm- und besonders der Fingerarterien deutlich erleichtert. Die arterielle Strömung wird rot, die der Venen blau kodiert. Es ist

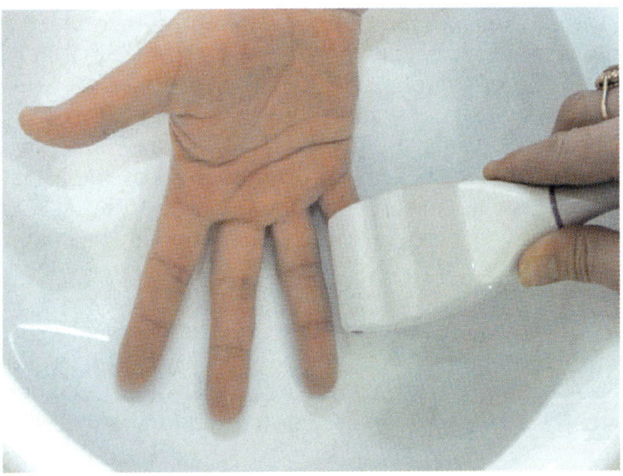

Abb. 16.**7** Untersuchung der Fingerarterien im Warmwasserbad bei 37 °C.

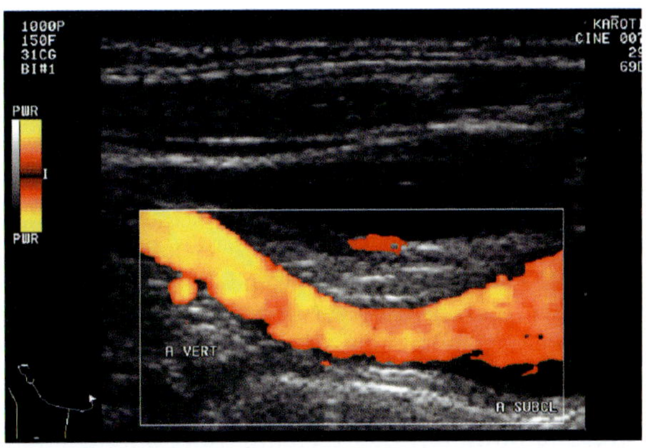

Abb. 16.**8** Längsschnitt an der rechten Halsseite mit Darstellung der A. subclavia (quer angeschnitten) am rechten Bildrand. Im Längsschnitt ist der Abgang der A. vertebralis nach kranial zu erkennen. Im Power-Modus zeigt sich ein normal weites Gefäß ohne Lumeneinengung. Auch im Querschnitt homogene Farbbelegung der A. subclavia (s. Abb. 16.**9**).

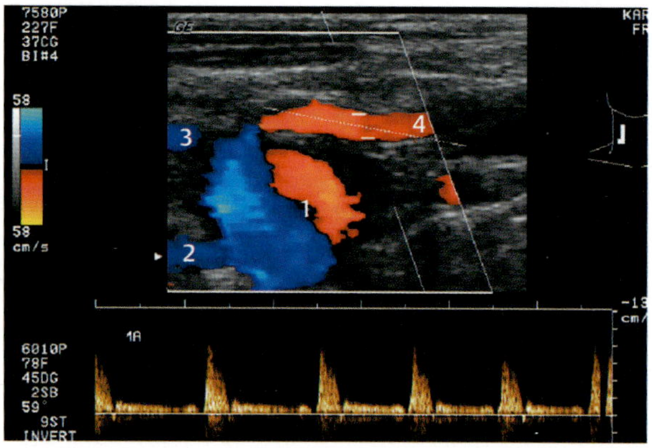

Abb. 16.**9** Längsschnitt an der rechten Halsseite mit Darstellung der A. subclavia (quer angeschnitten) (1), der A. vertebralis (2) im Abgang (blau kodiert), des Truncus thyreocervicalis (3), und der kranialen Anteile der A. mammaria interna dextra (rot kodiert) (4). Das Doppler-Frequenz-Zeit-Spektrum aus der A. mammaria interna zeigt ein normales Profil mit mittlerem peripheren Widerstand und sieht Flussprofilen aus der A. carotis externa ähnlich. Die A. subclavia weist rot und blau kodierte Strömungsanteile auf, da der Farb-Doppler das Gefäß im Querschnitt in einem Winkel nahe 90° trifft.

notwendig, auf Zonen mit Farbaufhellungen (Zunahme der Strömungsgeschwindigkeit) oder Alias-Phänomene zu achten und Gefäßabbrüche zu identifizieren. Diese werden außerdem durch den Ausstrom in dünnere Kollateralgefäße markiert. Bei Nutzung der Farbdopplersonographie muss die Strömungsgeschwindigkeit in den interessierenden Regionen mithilfe des gepulsten Dopplers gemessen werden.

Vorgehen. Im Rahmen der Stufendiagnostik einer arteriellen Verschlusskrankheit im Armbereich gelingt es duplexsonographisch, Aussagen über Morphologie und Funktion arterieller Gefäßsegmente zu gewinnen.

Bei der Untersuchung im Längsschnitt wird der Schallkopf so aufgesetzt, dass das dargestellte kraniale Arterienende im Bild immer links erscheint. Bei einer transversalen Schnittführung (Querschnitt) muss die rechte Patientenseite am linken Bildrand abgebildet werden, d. h., analog zur Dokumentation bei einer Computertomographie schaut man auch bei sonographischen Bildern „von unten in den Patienten".

Strombahnhindernisse. Durchführung und Ausmaß der Untersuchung richten sich nach der klinischen Fragestellung. Bei V.a. ein Strombahnhindernis im Abgangsbereich der A. subclavia aus der Aorta sollte zunächst der proximale Gefäßabschnitt im lateralen Halsbereich untersucht werden, um dann bei pathologischen Doppler-Strömungskurven die transjuguläre Darstellung der Gefäße anzustreben. Eine wichtige Region ist der Durchtritt der A. subclavia zwischen Klavikula und erster Rippe, der nicht selten mechanisch eingeengt ist und dann zu funktionellen oder dauernden Stenosen führen kann. Eine Darstellung dieser Region ist wegen der knöchernen Strukturen auch duplexsonographisch nicht einfach (8).

Besteht der V.a. ein Strombahnhindernis im Verlauf des Armes, müssen die A. axillaris und die beiden Unterarmarterien über die volle Länge untersucht werden. Bei besonderen Fragestellungen wird sich dann die Darstellung der Hand und Fingerarterien anschließen (s.a. Abb. 16.**13**).

Besondere Fragestellungen. In seltenen Fällen setzt man die Duplexsonographie ein, um bei Diabetikern mit am Arm gemessenen Blutdruckwerten > 250 mm Hg die Diagnose einer Mediasklerose morphologisch zu sichern.

Während der Untersuchung der A. brachialis zur Bestimmung der Endothelfunktion ist besonders auf eine konstante Armlagerung und eine stabile Schallkopfführung zu achten (9). Günstig ist eine kombinierte B-Bild- und M-Modus-Registrierung des Arterienlumens. Im M-Modus lassen sich systolische und diastolische Kaliberbestimmungen reproduzierbar vermessen.

Dokumentation

Die Dokumentation der in der dynamischen Untersuchung erhobenen Befunde steht vor der Schwierigkeit, dass die Information aus der morphologischen und funktionellen Beurteilung der Gefäßsituation in ein statisches Bild zu komprimieren ist, das dann die Befunde adäquat wiedergeben muss.

Morphologische Aspekte der Arterienanatomie (z.B. Hypoplasie, Wandauflagerungen, Plaques, Aneurysmen) lassen sich durch ein repräsentatives B-Bild in mindestens 2 Ebenen noch vergleichsweise gut wiedergeben. Der funktionelle und quantifizierbare Aspekt der Strömungsdarstellung muss mithilfe eines Doppler-Frequenz-Zeit-Spektrums erfasst und dokumentiert werden, da hier das Strömungsprofil in Systole und Diastole über mehrere Sekunden in einem Bild abgebildet werden kann.

Dynamische Dokumentation. Zur dynamischen Dokumentation eignet sich besonders die Videoaufzeichnung exemplarischer Untersuchungssequenzen. Auch wenn diese Art der Untersuchungsdokumentation besonders zu empfehlen ist, weil sie neben der akustischen Aufzeichnung des Doppler-Frequenz-Zeit-Spektrums auch optimal die Information des bewegten Farbdoppler-, B-Flow- oder Power-Modus erlaubt, ist ihre Praktikabilität in der raschen Präsentation der Befunde an aufwändigere technische Voraussetzungen gebunden. In den nächsten Jahren wird die digitale Dokumentation bewegter Bilder in kurzen Sequenzen auf verschiedenen Datenträgern an Bedeutung gewinnen.

Normalbefund. Bei einem Normalbefund sollte darauf geachtet werden, dass von den entscheidenden Regionen, wie proximaler A. subclavia, A. axillaris, den Unterarmarterien oder den Palmararterien repräsentative Längsschnitte unter gleichzeitiger Ermittlung eines Frequenzspektrums dokumentiert werden. Eine farbkodierte Darstellung ersetzt nicht die genaue Messung der Strömungsgeschwindigkeit mit dem gepulsten Doppler-Modus und die Formanalyse der Doppler-Strömungskurve. Wird eine Geschwindigkeitsskala verwendet, muss die Messung der Strömungsgeschwindigkeiten winkelkorrigiert erfolgen.

Stenose/Verschluss. Besteht eine Stenose oder ein Verschluss, sollte aus dem vorgeschalteten gesunden, dem pathologischen und dem nachgeschalteten Gefäßsegment ein Frequenzspektrum abgeleitet werden. Bei einer Stenose werden die maximale Strömungsbeschleunigung prä- und intrastenotisch und ggf. die poststenotischen Turbulenzen dokumentiert. Sind die Gefäßkaliber auffällig (Hypoplasie, Aneurysma, Besonderheiten einer Anastomose), ist die Darstellung in 2 Ebenen mit Vermessen der Gefäßdurchmesser notwendig. Die Befundung sollte beschreibend oder graphisch anhand eines Gefäßschemas mit beschreibendem Text und formulierter Diagnose erfolgen.

Dokumentationsrichtlinien

In Deutschland hat die KBV (Stand Februar 2002) für die Duplexsonographie der Armarterien (EBM 668 und 689) hinsichtlich Untersuchungsablauf und Dokumentation im Rahmen ihrer Leistungsabrechnung folgende Richtlinien erlassen (10):

Untersuchungsvorgaben. Bestandteile der Untersuchung müssen nacheinander folgende Gefäße sein, die im Längsschnitt unter gleichzeitiger Ermittlung eines winkelkorrigierten Geschwindigkeitsprofils bzw. des Frequenzspektrums und im Querschnitt zu erfassen sind:

- A. subclavia supraklavikulär,
- A. axillaris,
- A. brachialis,
- bei gegebener Fragestellung Unterarmarterien,
- bei gegebener Fragestellung Digitalarterien.

Dokumentation des Normalbefundes. Bei einem Normalbefund sind einzeln im Längsschnitt, jeweils mit winkelkorrigierter Geschwindigkeitsmessung zu dokumentieren:

- A. subclavia,
- A. axillaris,
- distale A. brachialis,
- ggf. Unterarm- und Digitalarterien.

Dokumentation pathologischer Befunde. Zu dokumentieren sind

- bei einer Stenose oder einem Verschluss das Doppler-Frequenz-Zeit-Spektrum im Längsschnitt aus dem vorgeschalteten und pathologischen Segment,
- ein Aneurysma in 2 Ebenen unter Angabe der maximalen Größe.

Wird die farbkodierte Duplexsonographie als Leistung abgerechnet, so hat die Dokumentation der Blutströmung in Farbe zu erfolgen. Die Richtlinien für alle Untersuchungsregionen sind in (11) publiziert.

Anmerkungen zu den Dokumentationsrichtlinien. Die von der KBV erlassenen Richtlinien sind zur Erbringung und Abrechnung der Leistungen hinsichtlich Untersuchungsgang und Dokumentation verbindlich. Trotzdem muss angemerkt werden, dass eine Untersuchung der Armarterien im Querschnitt allenfalls zur Orientierung, dass heißt zum Aufsuchen eines Gefäßes sinnvoll ist. Ein routinemäßiges Abfahren der Ober- und Unterarmarterien auf ganzer Länge macht aufgrund des sehr ungünstigen und nicht bestimmbaren Doppler-Winkels wenig Sinn. Geschwindigkeitsmessungen sind in dieser Schnittführung deshalb ebenfalls nicht sinnvoll.

Im Falle eines pathologischen Befundes ist zwar zur Bestimmung der Peak Velocity Ratio (PVR), wenn sie denn berechnet wird, die Dokumentation eines Doppler-Frequenz-Zeit-Spektrums aus einem der Obliteration vorgeschalteten Gefäßsegment nötig. Viel aussagekräftiger wäre jedoch die Dokumentation eines Frequenzspektrums aus der nachgeschalteten Gefäßstrombahn, da hier die typischen, diagnoseweisenden pathologischen Veränderungen (Verwirbelungen, Turbulenzen, reduzierter Fluss, Kollateraleinstrom) auftreten. Die Dokumentation dieser Strömungsphänomene sollte deshalb obligat sein.

Normalbefunde

Intima-Media-Komplex. Die Arterien der oberen Extremität lassen sich als echoarme bis echofreie, pulsierende Gefäße sonographisch leicht identifizieren. Ihre Wand stellt sich im Vergleich zu Venen mit einem kräftigen Echo dar. Zum Lumen gerichtet, lässt sich in den großen Gefäßen die Tunica adventitia von der Tunica intima und Tunica media (Intima-Media-Komplex) abgrenzen. Tunica intima und Tunica media führen gemeinsam zu einem echoärmeren und echoreicheren, zum Binnenlumen gelegenen Grenzzonenreflex.

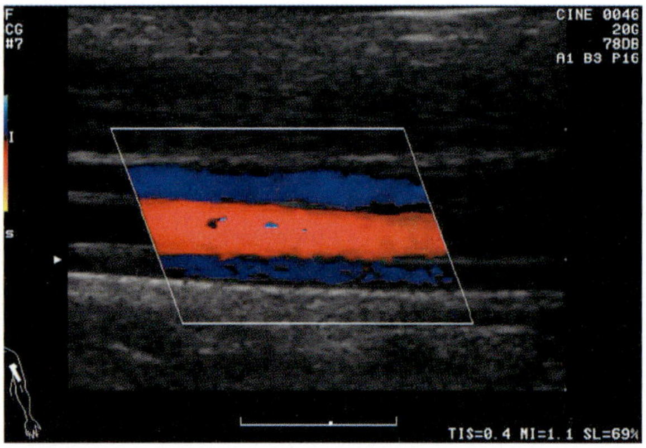

Abb. 16.**10** Farbdopplersonographische Darstellung der A. brachialis am Oberarm von medial (rot kodiert). Im Längsschnitt ist der relativ gerade Verlauf der Arterie parallel zu 2 gleichnamigen Venen (blau dargestellt) zu erkennen, die medial und lateral der Arterie liegen.

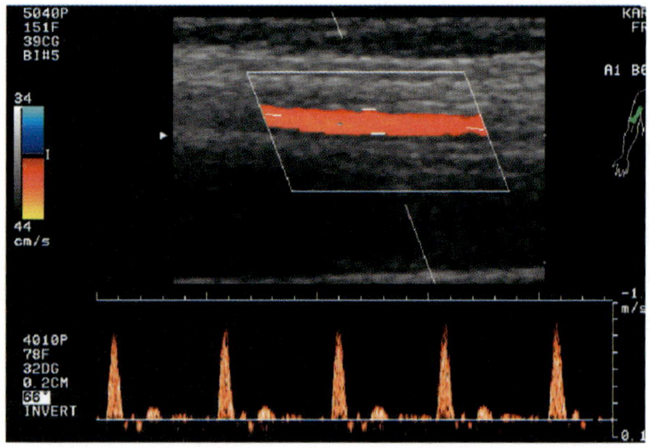

Abb. 16.**11** Farbdoppler-mode und Doppler-Frequenz-Zeit-Spektrum aus der distalen A. brachialis. Gut zu erkennen sind die diastolischen Nachschwankungen bei sehr elastischer Gefäßstrombahn eines jungen Patienten. Die maximale systolische Strömungsgeschwindigkeit liegt bei 100 cm/s, die diastolische Rückstromgeschwindigkeit bei 10 cm/s. In der mittleren und späten Diastole sistiert die Strömung.

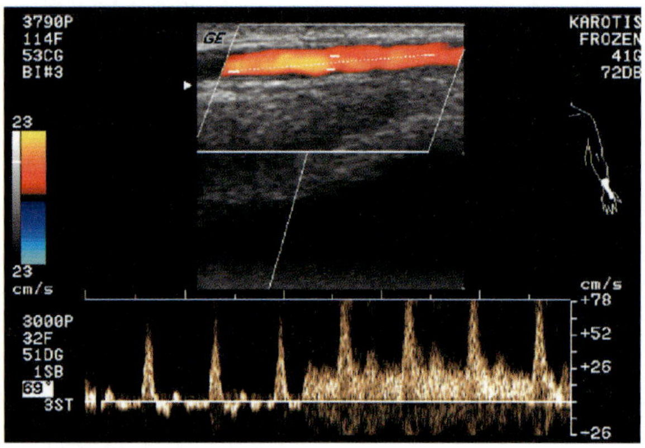

Abb. 16.**12** Farb-Doppler-Sonographie der A. radialis. Im Doppler-Frequenz-Zeit-Spektrum zeigt sich in den ersten 3 Zyklen während moderater Anspannung der Fingermuskeln ein triphasisches Profil mit hohem peripheren Widerstand. Nach Entspannung der Muskulatur nimmt der diastolische Anteil deutlich zu. Das Frequenzspektrum wird bei unverändert normaler Anstiegsgeschwindigkeit der systolischen Vorwärtsbewegung monophasisch.

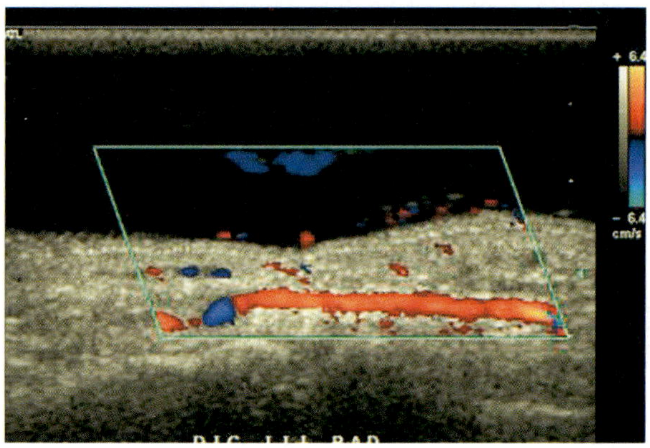

Abb. 16.**13** Darstellung der ulnaren Fingerarterie D IV im Wasserbad, wie in Abb. 16.**7** gezeigt. Der schallkopfnahe echofreie Raum entspricht dem Wasser und dient gleichzeitig als Vorlaufstrecke.

A. brachialis, A. radialis und A. ulnaris werden i.d.R. von paarig angelegten Venen begleitet und verlaufen weitgehend gerade. Abbildung 16.**10** zeigt einen farbdopplersonographischen Normalbefund der proximalen A. brachialis am Oberarm.

- Die A. brachialis weist am distalen Oberarm einen Durchmesser vom etwa 3–4 mm auf, ihre Intima-Media-Dicke liegt 2–6 cm proximal des Ellenbogens bei etwa 0,5 mm (33).
- Der Durchmesser der A. ulnaris liegt bei Frauen um 1,8 ± 0,32 mm, bei Männern um 2,2 ± 0,46 mm (12).

Strömungskurven. Die normalen dopplersonographisch gewonnenen Strömungskurven der A. subclavia, A. axillaris und A. brachialis (Abb. 16.**11**) zeigen einen triphasischen Verlauf, wie es für extremitätenversorgende Gefäße, die überwiegend Blut zur Muskulatur transportieren, typisch ist. In der Frequenzspektrumanalyse werden im Normalfall ein hoher systolischer Vorwärtsfluss mit steilem Anstieg und schnellem Abfall, in der frühen Diastole ein Rückstromanteil und in der späten Diastole ein kurzer Vorwärtsfluss erfasst.

Zur Berechnung quantitativer Indizes wird auf die

entsprechenden Ausführungen im nächsten Kapitel verwiesen (s. Kapitel 17). Dieses normale Strömungsverhalten ist farbdopplersonographisch schon an der pulsatilen Farbdarstellung erkennbar. Bei nicht zu hoher Pulsrepetitionsrate stellen sich auch der frühdiastolische Rückstrom blau kodiert und der zweite diastolische Peak wieder rot kodiert dar, sodass ein triphasisches Strömungsprofil im Farb-Doppler-Modus visuell erfasst werden kann.

Im Vergleich zu den Strömungsprofilen der Becken- und Beinarterien ist die Elastizität in der A. subclavia und der A. brachialis eher noch etwas höher, sodass insbesondere bei jüngeren Patienten ggf. eine zweite Nachschwankung des Doppler-Frequenzspektrums in der frühen bis mittleren Diastole auftritt (s.a. Abb.16.**19**).

Individuelle Variabilität. Da der vegetativ regulierte Tonus der Hautgefäße großen individuellen und zeitlich intraindividuellen Schwankungen unterworfen ist (kalte, warme, feuchte Hände), reflektiert auch das Frequenzspektrum in den Unterarm- und Fingerarterien diese Änderungen. In den distalen Unterarm- und Fingerarterien können auch bei Gefäßgesunden Frequenzspektren mit kontinuierlichem oder sogar relativ hohem diastolischen Strömungsanteil abgeleitet werden, wenn der Gefäßwiderstand physiologisch niedrig ist. Verstärkt werden die Einflüsse des peripheren Widerstandes darüber hinaus noch durch eine auch nur leichte Anspannung der Fingermuskulatur (Erhöhung des Widerstandes). Dabei zeigt sich ein tri- oder mehrphasisches Spektrum, das bei Entspannung in ein monophasisches Kurvenbild wechseln kann. Hierbei bleibt zumeist die hohe Anstiegsgeschwindigkeit der systolischen Vorwärtsbewegung erhalten (Abb. 16.**12**). Somit ist eine Abgrenzung zum monophasischen poststenotischen oder postokklusiven Profil möglich, bei dem die systolische Anstiegsgeschwindigkeit deutlich abnimmt.

➤ Normale Strömungsgeschwindigkeiten in den Digitalarterien liegen systolisch > 20 cm/s.

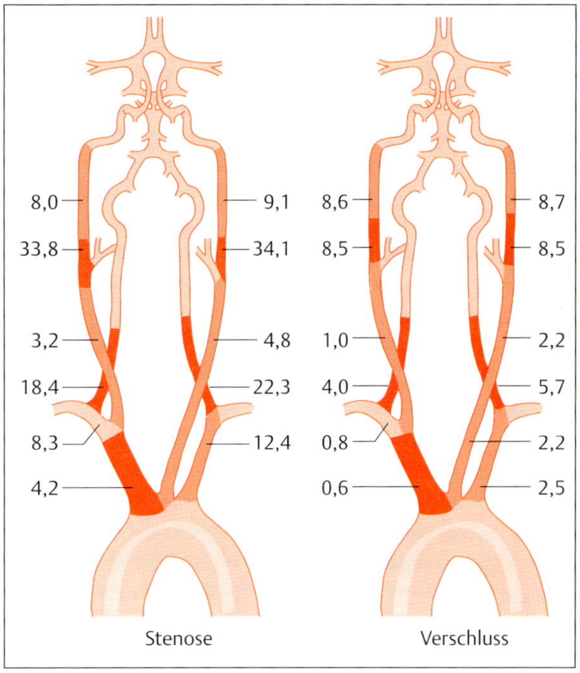

Abb. 16.**14** Prozentuale Häufigkeit arteriosklerotischer Obstruktionen an den arm- und hirnversorgenden Arterien. Bei fast 70% der Patienten in diesem Kollektiv war die Abgangsregion einer A. carotis interna, in 40% der Abgang einer A. vertebralis betroffen (aus 16; nach 21).

Pathologische Befunde — Einleitung

Die Manifestation einer arteriosklerotisch bedingten Verschlusskrankheit im Bereich der Arm- und Fingerarterien ist sehr viel seltener als an den Becken- oder Beinarterien. Näherungsweise kann von einem Verhältnis von 1 : 20 ausgegangen werden. Darüber hinaus sind die abgangsnahen Segmente der Armarterien im Vergleich zu obliterierenden Prozessen an der A. carotis und A. vertebralis wesentlich seltener betroffen (Abb. 16.**14**).

Viel häufiger als im Bereich der Becken- und Beingefäße ist bei entsprechender Symptomatik an nicht-arteriosklerotisch bedingte, stenosierende Arterienerkrankungen zu denken, die z.B. im Rahmen eines Thoracic-Outlet-Syndroms oder einer entzündlichen Gefäßerkrankung zu entsprechenden Beschwerden führen können.

Die Etage der Gefäßobliteration bestimmt die klinische Symptomatik und, in Beachtung der vermutlichen Genese, das therapeutische Konzept, das aufgrund der sonographischen Befunde präzise geplant werden kann.

Klinik der arteriellen Verschlusskrankheit

Claudicatio-intermittens-Symptomatik. Hämodynamisch wirksame Stenosen oder Verschlüsse der proximalen Armarterien können zu einer Claudicatio-intermittens-Symptomatik mit belastungsabhängigen Schmerzen im Ober- oder Unterarm führen. Für die Versorgung der A. axillaris, A. brachialis und der Unterarmarterien ist der kollaterale Zufluss über die A. vertebralis bei hochgradigem Strömungshindernis in der A. subclavia meist so suffizient, dass sich Beschwerden im Sinne einer Arm-Claudicatio erst nach höherer Belastung (schwerem Tragen oder Überkopfarbeit)

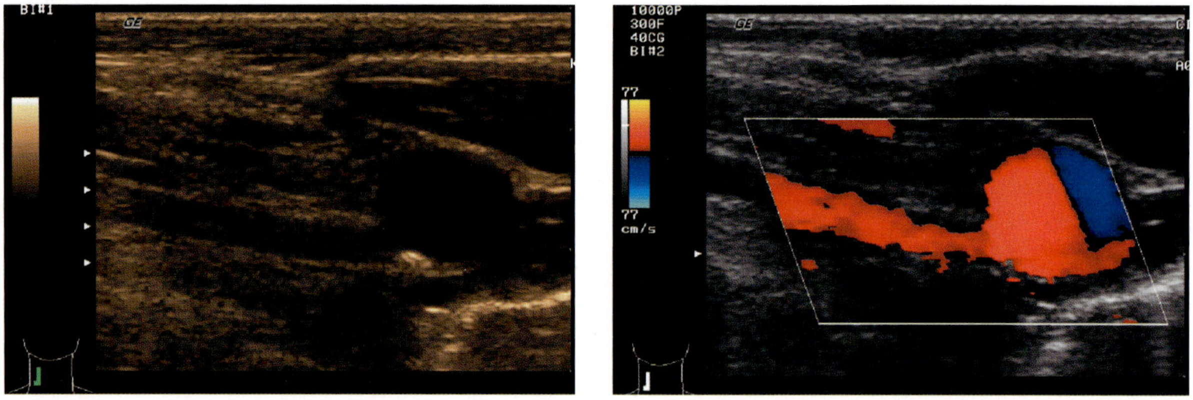

a　b

Abb. 16.**15 a** u. **b** Anterolateraler Längsschnitt an der rechten Halsseite. Der Abgang der A. vertebralis aus der A. subclavia ist longitudinal getroffen, Letztere im Querschnitt mit rundem Gefäßkaliber abgebildet (**a**). Im Abgangsbereich der A. vertebralis ist eine kleine, in der A. subclavia gelegene echoreiche Plaque zu erkennen. In der Farb-Doppler-Darstellung (**b**) zeigt sich eine normale Strömung in beiden Arterien. Aufgrund der schlechteren Ortsauflösung des Farb-Doppler-Modus "übermalt" die Farbe die Plaque. Ohne eine sorgfältige B-Modus-Darstellung vor Einsatz des Farb-Doppler-Modus hätte diese übersehen werden können.

bemerkbar machen. Voraussetzung für diesen Kollateralweg ist, dass die A. vertebralis aus der proximalen A. subclavia entspringt und nicht als Normvariante direkt aus dem Aortenbogen abgeht. In diesem Fall würden die Arme über Äste der Trunci thyrocervicales und costocervicales oder aus Schilddrüsenarterien beider Seiten versorgt. Typischerweise ist die linke A. subclavia von arteriosklerotischen Obliterationen viel häufiger als die rechte betroffen. Der Grund für die seitendifferente Manifestation ist bislang nicht hinreichend geklärt.

Raynaud-Symptomatik, Nekrosen. Bei distaler oder akraler Lokalisation der Gefäßeinengungen oder -verschlüsse werden die Beschwerden durch eine Raynaud-Symptomatik oder, im fortgeschrittenen Stadium, durch distale Fingernekrosen bestimmt. Besonders bei diesen Patienten kommen differenzialdiagnostisch neben der akralen Form der arteriosklerotisch bedingten peripheren arteriellen Verschlusskrankheit

- entzündliche Gefäßerkrankungen,
- Gefäßobliterationen im Rahmen von Systemerkrankungen (z.B. Kollagenosen, Sklerodermie),
- Vibrationsschäden

in Betracht, die häufig durch umfangreiche serologische und immunologische Untersuchungen sowie eine genaue Berufsanamnese weiter differenziert werden müssen. Möglicherweise sind auch Infektionskrankheiten als Verschlussursache abzuklären (13).

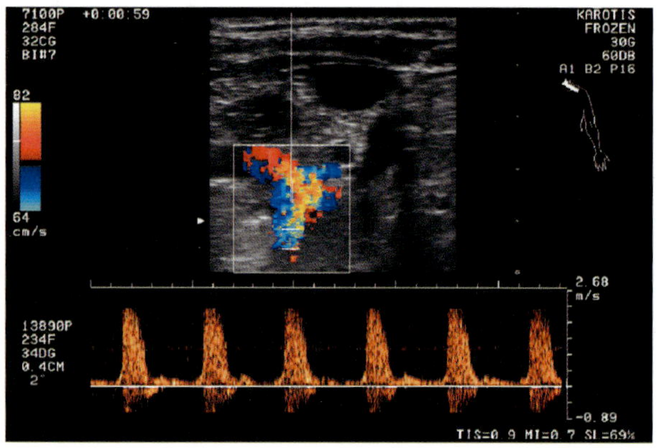

Abb. 16.**16** Mittel- bis hochgradige Stenose eines proximalen Subclavia-Abschnitts links. Im Farb-Doppler-Modus ist die hohe mittlere Strömungsgeschwindigkeit in der Stenose anhand des Alias-Phänomens bei hoher Pulsrepetitionsrate zu vermuten. Das Frequenzspektrum ist deutlich verbreitert und weist systolisch retrograde Frequenzanteile auf. Die systolische Maximalgeschwindigkeit konnte nicht exakt bestimmt werden, da es nach Überschreiten des Nyquist-Limits bei relativ tief liegendem Gefäß zu einem Alias-Phänomen auch im Bereich des gepulsten Dopper-Modus gekommen ist. Näherungsweise liegt die maximale Geschwindigkeit bei 270 cm/s.

Hypothenar-Hammer-Syndrom. Selten werden akrale Durchblutungsstörungen in den Fingern D II–D V durch – meist rezidivierende – Traumen der ulnaren Handkante (Hypothenar) verursacht. Das Hypothenar-Hammer-Syndrom entsteht bei Patienten, die ihre Handkante regelmäßig als Schlagwerkzeug benutzen, oder bei Hand- und Volleyballspielern durch einen traumatischen Verschluss der A. ulnaris und mehrerer Digitalarterien. Als Pathogenese wird ein Gefäßspasmus mit konsekutiver arterieller Thrombose oder, sel-

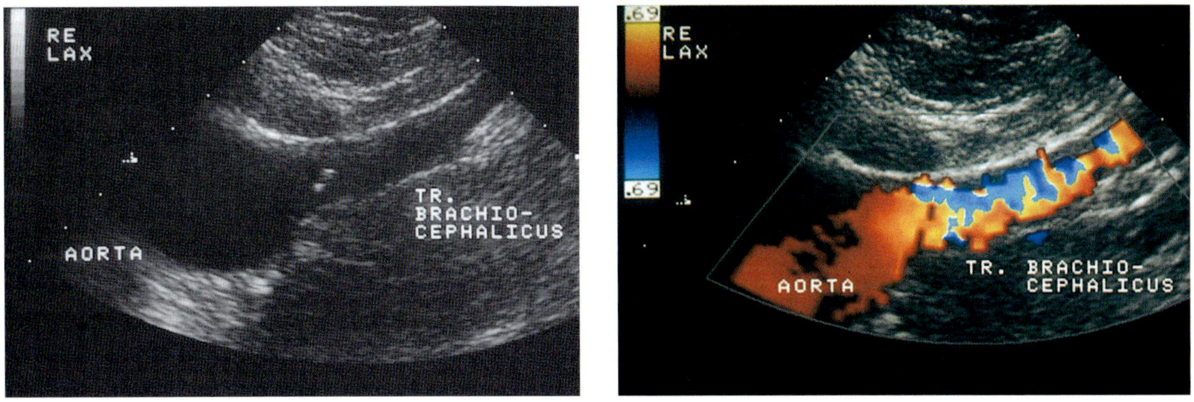

a b

Abb. 16.**17** **a** u. **b** Darstellung einer hochgradigen Abgangsstenose des Truncus brachiocephalicus von der Fossa jugularis. Im B-Bild lässt sich die Einengung des Gefäßes durch relativ echoarmes Material mit kleinen Verkalkungen am Abgang erahnen (**a**). Farbdopplersonographisch zeigt sich anhand des Alias-Phänomens eine deutlich erhöhte mittlere Strömungsgeschwindigkeit im Stenoseareal (**b**). Die dopplersonographisch gemessene, maximale Strömungsgeschwindigkeit lag bei 340 cm/s.

tener, ein traumatisches Ulnarisaneurysma mit Thrombosierung und Embolisation angenommen (12). Diese Befunde lassen sich in der FKDS verifizieren.

Plaques und Stenosen

Plaques

Die Diagnose arteriosklerotischer Wandauflagerungen im B-Bild (Abb. 16.**15**) spielt im Bereich der Armarterien nicht die Rolle, die der Plaqueerkennung und -differenzierung im Bereich der Karotisstrombahnen beigemessen wird. Gleichwohl sollte bei jeder B-Bild-sonographischen Untersuchung auf Plaques oder Wandverdickungen geachtet werden, wie auch das Gefäßkaliber stets kontrolliert werden sollte.

Stenosen

Häufigkeit. Arteriosklerotische Wandveränderungen an den Arterien der oberen Extremitäten sind selten (14). Am häufigsten ist die Abgangsstenose der A. subclavia sinistra. Nach Vollmar (15) sind 16% der supraaortischen Gefäßverschlüsse dort lokalisiert. Nach der Joint-Studie ist die linke A. subclavia in 14,9% der Fälle, die rechte nur in 9,2% betroffen (16, 17).

Befunde. Strombahneinengungen der A. subclavia können anhand einfacher klinischer Untersuchungen und quantitativ durch die Bestimmung des Blutdrucks in den Armarterien erfasst werden. Bei grenzwertigen Befunden mit einer Blutdruckdifferenz um 5–15 mm Hg kann ein Belastungstest im Sinne von 20 Faustschlüssen helfen, das hämodynamisch wirksame Strombahnhindernis zu erkennen.

In einer Stenose kommt es aufgrund der Querschnittsreduktion zu einer lokalen Zunahme der Strömungsgeschwindigkeit und zu typischen qualitativen Änderungen des Frequenzspektrums. Abbildung 16.**16** zeigt eine mittel- bis hochgradige linksseitige Subklaviastenose. Subklaviastenosen über 50% lassen sich duplexsonographisch mit einer Sensitivität von 73% und einer Spezifität von 91% nachweisen (18).

Kollateralen. Bei höhergradigen Stenosen und bei Verschlüssen der proximalen A. subclavia können verschiedene Kollateralsysteme einspringen. Bei einseitigen proximalen Subklaviastrombahnhindernissen wird der Fluss häufig über die beiden Aa. vertebrales umgeleitet. Die ipsilaterale A. vertebralis zeigt mit zunehmender Versorgung des Armes zunächst ein systolisch reduziertes Strömungsprofil, das über eine Pendelströmung (inkomplettes Stealphänomen) bis zu einem komplett retrograden Fluss (komplettes Stealphänomen) übergehen kann. Der vollständige Untersuchungsgang zur Darstellung des Subclavian-Steal-Syndroms wird in Kapitel 6 dargestellt. Bei Subklaviastenosen ist in etwa 17% mit einem kompletten und in etwa 83% mit einem inkompletten Stealphänomen zu rechnen, während bei Verschlüssen das Verhältnis umgekehrt ist: in ca. 84% tritt ein komplettes und in etwa 16% ein inkomplettes Stealphänomen auf (15, 19).

Stenosequantifizierung. Zur Quantifizierung der Stenosen mittels Geschwindigkeitsmessung wird das Doppler-Messvolumen (Gate, Sample Volume) in der Region der maximalen Geschwindigkeitszunahme platziert. Hierzu ist der Einsatz des Farb-Doppler-Modus unentbehrlich. Die abgeleiteten Geschwindigkeitskurven werden nach den bei Extremitätenarterien üblichen Kriterien ausgewertet (S. 410ff). Oft muss man sich mit indirekten Kriterien im poststenotischen oder postokklusiven Bereich begnügen, da die Stenose- oder Verschlussregion nicht immer direkt dargestellt werden kann.

Abbildung 16.**17** zeigt den B-Bild- und farbdopplersonographischen Befund einer Abgangsstenose des Truncus brachiocephalicus. Durch eine Anlotung aus der Fossa jugularis gelingt der direkte Stenosenachweis in der Abgangsregion des Truncus aus der Aorta.

Verschlüsse

Bei den großen Armarterien ist ein Gefäßverschluss am häufigsten in der linken A. subclavia lokalisiert (Abb. 16.**18**). Auch der Truncus brachiocephalicus (10, 21) – vornehmlich im Abgangsbereich aus dem Aortenbogen – und die rechte A. subclavia können arteriosklerotisch obliteriert sein. Das Takayasu-Syndrom und andere entzündliche Gefäßkrankheiten führen u.U. ebenfalls zu Armarterienverschlüssen.

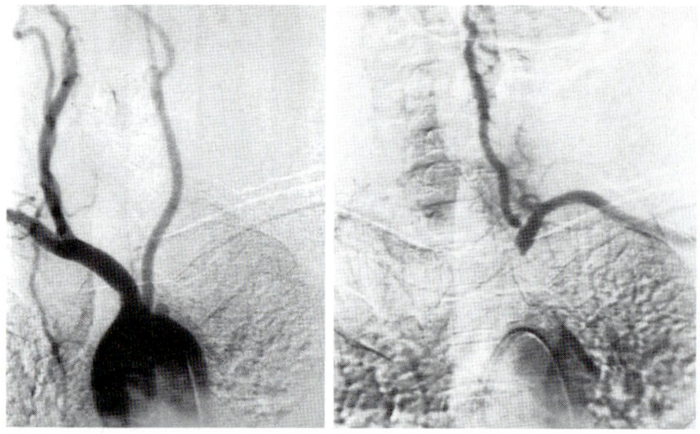

Abb. 16.**18** Verschluss der linken A. subclavia. Angiographisch ist in einer späten Aufnahme, in der das Kontrastmittel in Aortenbogen, Truncus brachiocephalicus und A. carotis communis sinistra schon abgeflossen ist, die verzögerte Wiederauffüllung der distalen A. subclavia sinistra über die ipsilaterale A. vertebralis erkennbar, die ihrerseits am Abgang hochgradig verengt ist.

A. subclavia. Farbdopplersonographisch ist der proximale Subklaviaverschluss nur bei direkter Beschallung des Aortenbogens erkennbar. Häufiger kommt hier die Frequenzspektrumanalyse im Bereich der supra- oder infraklavikulären A. subclavia zum Einsatz. Ein monophasisches Strömungsprofil mit niedrigen systolischen Strömungsgeschwindigkeiten und kontinuierlichem diastolischen Fluss sichert die Diagnose eines hochgradigen Strombahnhindernisses. Eine Differenzierung zwischen hochgradiger Stenose und Verschluss ist jedoch aufgrund der indirekten Kriterien im nachgeschalteten Arteriensegment nicht möglich. Abbildung 16.**19** zeigt 2 Doppler-Frequenz-Zeit-Spektren der Aa. axillares einer Patientin bei normaler Armstrombahn rechts und vorgeschaltetem Subklaviaverschluss links.

Ein Subklaviaverschluss infolge Katheterisierung im frühen Kindesalter ist bei guter Kollateralisation im Erwachsenenalter nur mehr an einer reduzierten Strömungsgeschwindigkeit des triphasischen Signals in einer inspektorisch hypotrophen Extremität zu erkennen (Abb. 16.**20**).

Truncus brachiocephalicus. In Abgrenzung zur Stenose der rechtsseitigen A. subclavia ist bei Truncusprozessen das Strömungsverhalten der ipsilateralen A. carotis communis und A. vertebralis immer pathologisch verändert. Abbildung 16.**21** zeigt synoptisch die Veränderungen bei 20 Patienten mit hochgradigen Stenosen und Verschlüssen des Truncus brachiocepha-

a

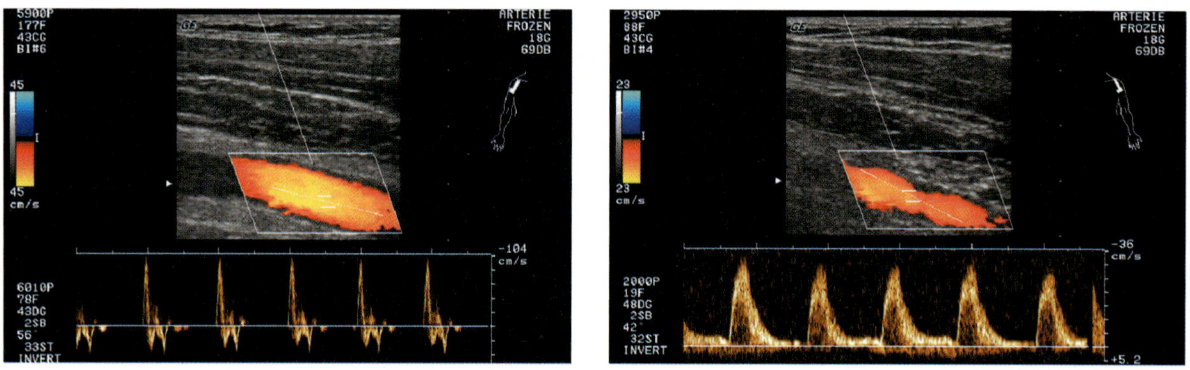

b

Abb. 16.**19 a** u. **b** Verschluss der A. subclavia sinistra. Farbdopplersonographische Darstellung der A. axillaris rechts (**a**) und links (**b**) mit dazugehörigen Doppler-Frequenz-Zeit-Spektren. Rechts kann ein normales Flussprofil mit steilem Anstieg der Strömungsgeschwindigkeit, normaler maximaler systolischer Geschwindigkeit (um 100 cm/s) und sistierender diastolischer Strömung abgeleitet werden. Kontralateral (**b**) zeigt sich ein verzögerter systolischer Anstieg, eine deutlich reduzierte maximale systolische Strömungsgeschwindigkeit (um 30 cm/s) und ein holodiastolischer Fluss in der A. axillaris als Zeichen des postokklusiv erniedrigten peripheren Widerstandes.

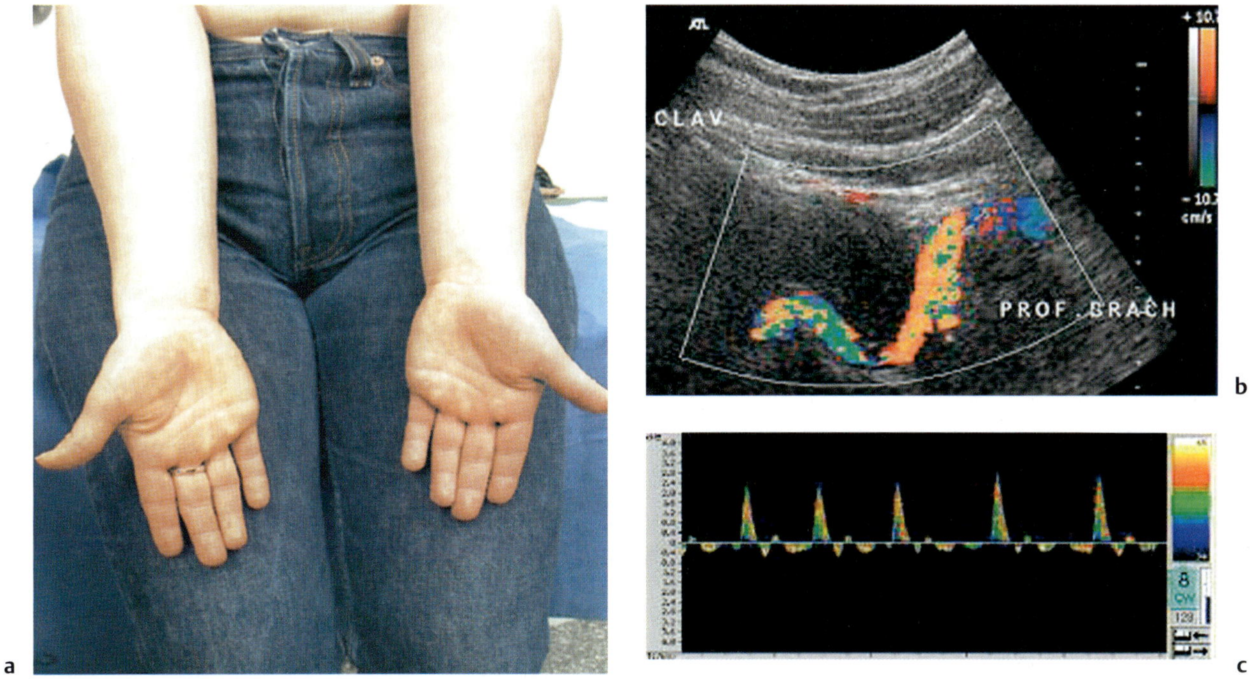

Abb. 16.**20 a–c** Klinischer Aspekt (**a**), Farb-Doppler- (**b**) und Frequenzspektrum (**c**) einer Patientin, bei der im Säuglingsalter beim Legen eines zentralvenösen Katheters versehentlich die linke A. subclavia punktiert wurde. Der linke Arm ist gering hypoplastisch. Der Blutdruck betrug in Ruhe rechts 120 und links 110 mmHg. Nach Belastung nahm die Blutdruckdifferenz auf 20 mmHg zu. Farbdopplersonographisch zeigte sich eine komplett verschlossene A. subclavia mit kräftig ausgebildeter und über Kollateralen aufgefüllter A. profunda brachii. Das Frequenzspektrum aus der A. radialis war in Ruhe komplett unauffällig.

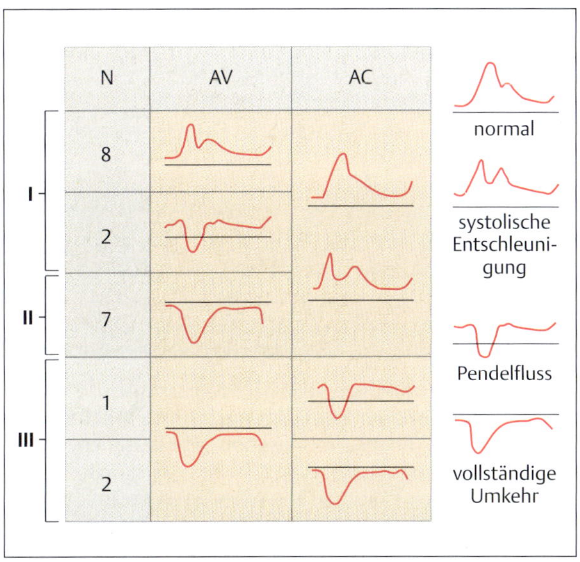

Abb. 16.**21** Strömungsveränderungen in der ipsilateralen A. vertebralis (AV) und A. carotis communis (AC) bei 20 Patienten mit hochgradiger Stenose oder Verschluss des Truncus brachiocephalicus (Schema; aus 22).

licus (22). Zum anatomischen Verständnis der Kollateralwege sei an dieser Stelle auf die Abbildung 16.**22** nach (23) verwiesen.

Hohlhandbögen. Die Durchblutung des oberflächlichen und tiefen Hohlhandbogens zu überprüfen, kann bei Gefäßverletzungen, nach punktionsbedingten Gefäßspasmen, -dissektionen oder -verschlüssen und vor Anlage eines Dialyseshunts wichtig sein. Der funktionelle klinische Allen-Test hat eine Fehlerquote von 13% und kann beim Patienten im posttraumatischen Kreislaufschock nicht eingesetzt werden (24). Der von Ruland et al. (25) beschriebene Hohlhandtest mithilfe der Doppler-Sonde zeigte bessere Ergebnisse. Das sicherste Kriterium war in dieser Studie die Strömungsumkehr in der distalen A. radialis bei proximaler Verschlusskompression der A. radialis am Rande des M. brachialis. Ebenso einsetzbar war die Prüfung der Strömungsrichtung in der radialen Daumenarterie unter Kompression der A. radialis an der typischen Pulspalpationsstelle. Die Zunahme der Strömungsgeschwindigkeit in der A. ulnaris oder A. radialis unter Verschlusskompression der Gegenarterie wies dagegen eine zu große Variationsbreite auf.

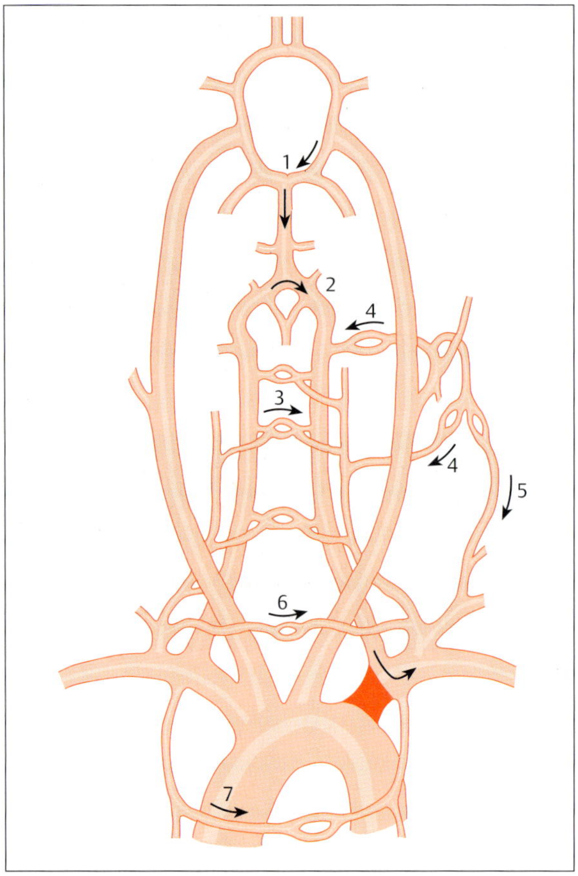

Abb. 16.**22** Potenzielle Möglichkeiten der Kollateralisation bei linksseitigem Verschluss der A. subclavia (aus 23; nach 21).
1 = „Anzapfen" des Circulus arteriosus cerebri mit retrograder Durchströmung der A. basilaris und der linken A. vertebralis (sehr selten).
2 = Retrograde Durchströmung der linken A. vertebralis über die rechte A. vertebralis (häufig).
3 = Retrograde Durchströmung der A. vertebralis oder des Truncus thyrocervicalis über segmentale, radikuläre Arterien.
4 = Retrograde Durchströmung der A. vertebralis über Anastomosen mit der A. occipitalis als Ast der A. carotis externa.
5 = Retrograde Durchströmung cervikaler Äste über Anastomosen mit dem Truncus thyrocervicalis.
6 = Retrograde Durchströmung der linken A. thyroidea über Anastomosen mit der rechten Schilddrüsenarterie.
7 = Retrograde Durchströmung der linken A. thoracica über Anastomosen von kontralateral.

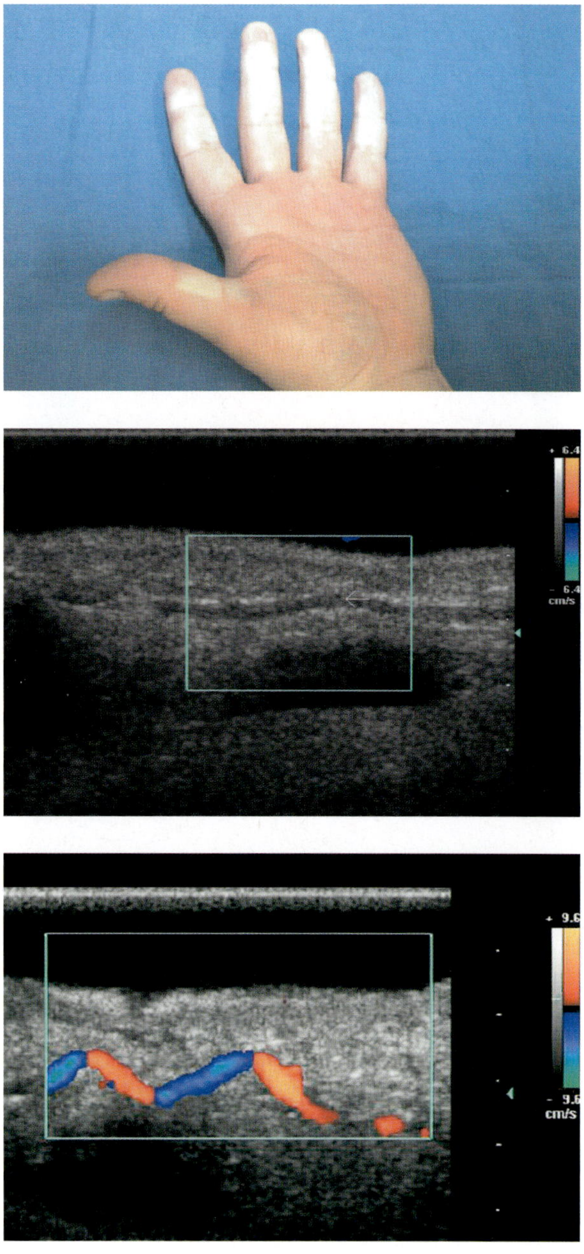

a

b

c

Abb. 16.**23 a–c** Klinisches Bild nach Faustschlussprobe bei einer 33-jährigen Patientin mit sekundärem Morbus Raynaud infolge distalem Ulnarisverschluss und Digitalarterienverschlüssen (**a**). Nach Anspannung der Fingermuskulatur fällt anstelle der physiologisch zu erwartenden Hyperämie die persistierende Blässe der Hand auf. Exemplarisch wurde die ulnare Digitalatarterie am linken Mittelfinger farbdopplersonographisch untersucht (**b**). Im B-Bild ist die verschlossene Arterie mit echoarmem Lumen gut abzugrenzen. Zum Vergleich zeigt **c** den normalen farbdopplersonographischen Befund an Digitalarterien der gesunden rechten Hand.

Akrale Strombahn. Bei Durchblutungsstörungen der akralen arteriellen Strombahn sind funktionelle Raynaud-Syndrome von akralen Gefäßverschlüssen zu trennen, die bisher eher mit pulsregistrierenden Verfahren oder Druckmessungen an den Fingerarterien diagnostiziert wurden. Gleichwohl gelingt mit hochauflösenden Linearschallköpfen um 10–13 MHz eine verlässliche Darstellung pathologischer Befunde der Aa. digitales palmares.

Folgende farbduplexsonographische Zeichen eignen sich zum Nachweis von Fingerarterienstenosen und -verschlüssen:

- lokale segmentale Zunahme der Strömungsgeschwindigkeit > 50% im Vergleich zum vorgeschalteten Gefäßsegment,
- Alias-Phänomene im Farb-Doppler bei korrekt eingestellter Pulsrepetitionsrate und Farbverstärkung,
- segmentale Gefäßabbrüche im Farb-Doppler-Modus,
- darstellbare Kollateralgefäße (Farb-Doppler),
- umschriebene Auftreibungen der Arterien,
- verstärkte Schlängelung der Gefäße (beim Morbus Winiwarter-Buerger),
- Reduktion der maximalen systolischen Strömungsgeschwindigkeit auf unter 15 cm/s.

Noch einmal erwähnt werden soll an dieser Stelle, dass eine Untersuchung im Wasserbad bei 37 °C funktionelle Gefäßspasmen auflösen kann und damit die Differenzierung primärer und sekundärer Raynaud-Phänomene auf einfache Weise erleichtert. Dieses Untersuchungsverfahren spart erheblich Zeit und wird derzeit routinemäßig bei der Abklärung eines Raynaud-Syndroms angewendet (Abb. 16.**23**).

Befunde bei Fingerarterienverschluss. Die Sensitivität und Spezifität der farbkodierten Duplexsonographie zur Diagnose von Fingerarterienverschlüssen lag in einer publizierten Studie (26) an 450 Fingerarterien (45 Hände) im Vergleich zur selektiven Handangiographie bei 86,3% bzw. 93,1%. Auch in später publizierten Daten derselben Arbeitsgruppe (27) erreichten Sensitivität und Spezifität bei nunmehr 500 untersuchten Fingerarterien (50 Hände, 46 Patienten, 34% Fingerarterienverschlüsse) 86,9% (95%-CI: 81–91%) respektive 93,8% (95%-CI: 91–96%). Der positive (PPW) und negative Vorhersagewert (NPW) lag bei 88,4% bzw. 93%.

Strömungsgeschwindigkeiten < 15 cm/s weisen auf vorgeschaltete Stenosen oder Verschlüsse hin. In seltenen Fällen lassen sich arteriovenöse Malformationen und Hämangiome an den Fingerarterien nachweisen (28).

Nicht unerwähnt bleiben sollte, dass diese Untersuchungen, wenngleich methodisch sicher durchführbar, nach eigenen Erfahrungen zur Untersuchung aller Fingerarterien beider Hände zeitaufwändig sind und nur bei entsprechender Erfahrung und einem ausgewähltem Patientenkollektiv eine wirklich sinnvolle diagnostische Hilfe bieten, aus der sich weitere differenzialtherapeutische Konsequenzen ergeben. Nicht selten wird eine selektive Handvergrößerungsangiographie nach Gabe vasodilatierender Substanzen die Frage nach organischen Gefäßverschlüssen schneller klären und besser dokumentieren können. Dies gilt umso mehr, wenn Arterien des oberflächlichen und tiefen Hohlhandbogens ebenfalls von Obliterationen betroffen sind.

Dissektionen, Aneurysmen, AV-Fisteln, Bypässe

Dissektionen

Spontane Dissektionen treten im Bereich der Schulter- und Armarterien sehr selten auf. Wird die A. brachialis als Zugangsweg für transbrachiale Angiographien der supraaortalen, peripheren oder koronaren Gefäße oder für Interventionen in diesen Gefäßbereichen genutzt, können dabei selten iatrogene Dissektionen entstehen. Spontandissektionen der A. subclavia können im Rahmen einer Stanford-A-(DeBakey-I-)Dissektion der Aorta ein- oder beidseitig auftreten. Sie lassen neben der B-Bild-sonographisch darstellbaren, beweglichen Dissektionsmembran in der Farb-Doppler- oder B-Flow-Sonographie meist 2 unterschiedlich durchströmte Lumina erkennen (s.a. Abb. 17.**35** bis Abb. 17.**37**). Sehr häufig sind die Geschwindigkeiten, gelegentlich auch die Flussrichtungen im wahren und falschen Lumen unterschiedlich.

Aneurysmen

Im Bereich der oberen Extremität dominieren die traumatischen Aneurysmen. Zahlenmäßig spielen Gefäßwandaussackungen im Vergleich zu Lokalisationen in den Becken- und Beinarterien eine untergeordnete Rolle. Periphere Embolien in Armarterien mit akuten Ischämiesymptomen sollten jedoch immer an die Möglichkeit eines Aneurysmas der A. subclavia, z.B. als Spätfolge eines Thoracic-Outlet-Syndroms denken lassen und eine sorgfältige Untersuchung dieser Gefäßregion veranlassen. Dabei neigen poststenotische Subklaviaaneurysmen bei Halsrippen besonders zur Emboliebildung. Häufig leiten auch neurologische Begleitsysmptome infolge nervaler Druckschädigungen durch das Aneurysma zur Diagnose.

Arteriovenöse Fisteln

Ätiologie und Häufigkeit. Unter einer AV-Fistel versteht man die kombinierte Verletzung einer Arterie und Vene an korrespondierender Stelle mit persistierender

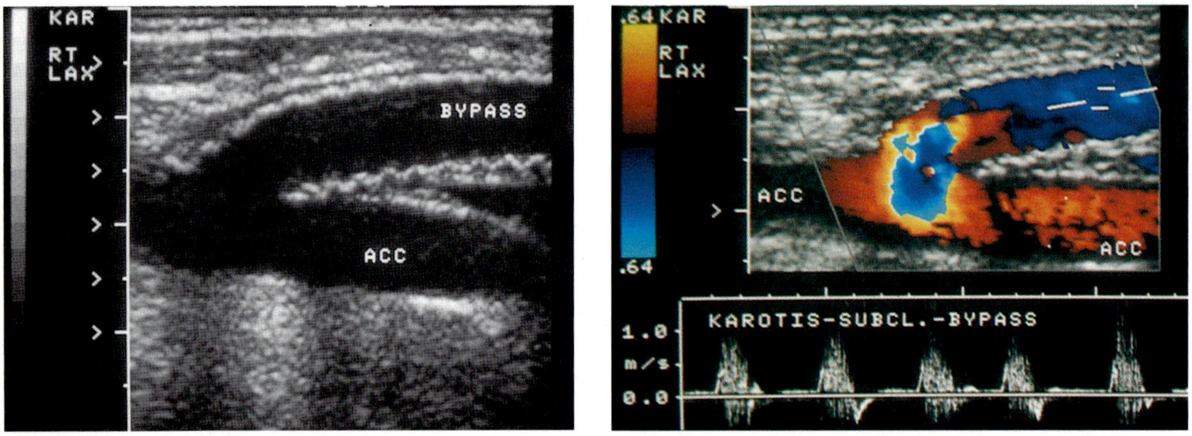

a b

Abb. 16.**24** **a** u. **b** Sonographische Darstellung der kranialen Anastomose eines Karotis-Subclavia-Bypass im B-Modus (**a**). Der Bypass überbrückt einen proximalen Verschluss der A. subclavia. Gut erkennbar ist die rifflige Struktur und Wandbeschaffenheit der Dacron-Prothese. Im Farb-Doppler-Modus (**b**) zeigt sich eine Verwirbelungszone mit Alias-Phänomenen in der Anastomosenregion, die physiologisch ist. Das Doppler-Frequenz-Zeit-Spektrum aus der proximalen Bypassregion weist schon 2 cm distal der Anastomose das typische triphasische Profil der A. subclavia auf, obwohl die Strömung in der der Anastomose vorgeschalteten A. carotis communis monophasisch ist. Der periphere Widerstand in der nachgeschalteten Strombahn bestimmt also das Flussprofil in den zuführenden Arterien entscheidend mit. Die im Frequenzspektrum erkennbaren Strömungsstörungen mit retrograden Anteilen in der Systole sind in der Anastomosenregion auch bei technisch optimaler Operationstechnik physiologisch.

direkter Kurzschlussverbindung (s.a. Abb. 17.**54**). Neben kongenitalen spielen heute vorwiegend erworbene AV-Fisteln eine Rolle. Die häufigste AV-Fistel am Arm ist der angelegte Hämodialyseshunt (s. Kapitel 15). Ätiologisch sind im Bereich der oberen Extremität iatrogene und traumatische Ursachen wichtig.

Traumatisch bedingte, AV-Fisteln betreffen insgesamt in etwa 26% Arterien des Schultergürtels und des Armes (29). Häufigste Lokalisation ist die untere Extremität (49%). Hals- und Kopfgefäße sind in etwa 23% und Gefäße des Körperstamms in nur 2% betroffen (s.a. Tabelle 17.**7**).

Befunde. Bei arteriovenösen Kurzschlussverbindungen im Armbereich kommt es in der Arterie proximal der Fistel zu einem Anstieg der systolischen Geschwindigkeit und bei entsprechendem Shuntvolumen zu einer holodiastolischen Vorwärtsströmung. In der Vene ist die Strömung pulsatil arterialisiert. Besteht die Shuntverbindung zwischen einer kleinen Arterie und Vene als Punktionsfolge, können die geschilderten hämodynamischen Veränderungen in der zuführenden Arterie fehlen, sodass hier die Diagnose nur über die direkte Fisteldarstellung möglich ist. Farbduplexsonographisch zeigt sich im Fistelkanal eine sehr hohe systolische und diastolische Strömungsgeschwindigkeit mit Aliasing im Farb-Doppler.

Um inhaltliche Wiederholungen zu vermeiden, sei an dieser Stelle auf die ausführliche Darstellung dieses Krankheitsbildes mit klinischen und farbduplexsonographischen Aspekten im Kapitel 17 verwiesen.

Bypässe

Zwingt die Symptomatik bei Verschlüssen der großen Aortenbogenarterien zur gefäßchirurgischen Intervention, so kommen neben der Thrombendarteriektomie verschiedene Bypassverfahren in Betracht:

- Bei einem Verschluss der A. subclavia sinistra intrathorakale Bypässe von der Aorta descendens oder extrathorakale Bypässe von der A. carotis communis sinistra zur A. subclavia (Abb. 16. **24**).
- Zusätzliche Obliterationen der A. carotis communis sinistra: Jump-Bypass von der rechten A. carotis communis zur linken A. carotis communis und A. subclavia (selten).

Endotheliale Dysfunktion, Entzündungen

Endotheliale Dysfunktion

Neuere Erkenntnisse lassen die Vermutung zu, dass eine verminderte endotheliale Vasoaktivität ein früher Indikator für eine Arteriosklerose sein könnte. Zur Bestimmung der endothelialen Dysfunktion eignet sich neben plethysmographischen Verfahren besonders die duplexsonographische Bestimmung des A.-brachialis-Durchmessers. Dabei haben Änderungen des Gefäßkalibers unter bestimmten Stimuli (Nikotin, Nitrate, „cold-pressure-test", intraarteriell verabreichte, gefäßaktive Sub-

Tabelle 16.**1** Häufigkeit der Arteriitiden großer Arterien in Westeuropa/USA (nach 3)

Takayasu-Arteriitis	1–3* pro 1 Mio. Einwohner und Jahr
Arteriitis temporalis	30–90 pro 1 Mio. Einwohner und Jahr
Polymyalgia rheumatica	290–540 pro 1 Mio. Einwohner und Jahr

*in Asien 10–30

stanzen) besondere Bedeutung (30). Auch bei endokrinen Störungen im Sinne eines Diabetes mellitus (31) oder eines primären Hyperparathyreoidismus lässt sich eine gestörte Endothelfunktion nachweisen (32, 33).

Die Veränderungen gehen immer mit einer verminderten endothelialen Reagibilität einher. Der Einfluss alimentärer Störungen mit Hypertriglyzeridämie oder Hypercholesterinämie auf die Endothelfunktion ist derzeit Gegenstand der Forschung (34).

Entzündliche Gefäßerkrankungen

Entzündliche Gefäßerkrankung im Bereich der Armarterien sind zwar absolut gesehen eine seltene Ursache für periphere Durchblutungsstörungen, ihre Erkennung ist aber unter differenzialdiagnostischen und -therapeutischen Aspekten äußerst wichtig. Tabelle 16.**1** zeigt die Häufigkeit der Arteriitiden großer Arterien in Westeuropa und Amerika (3).

Diagnostisch bietet die Duplexsonographie gerade bei entzündlichen Gefäßveränderungen mit hämodynamischer Wirksamkeit den Vorteil, neben der funktionellen Aussage wegweisende Informationen hinsichtlich der Wandbeschaffenheit und des perivaskulären Gewebes zu erlangen. Der segmentale Befall ohne Nachweis arteriosklerotischer Wandläsionen, der sich mit morphologisch und funktionell völlig gesunden Arterienabschnitten abwechselt, ist für die meisten entzündlichen Gefäßerkrankungen typisch.

Tabelle 16.**2** Differenzialdiagnostische Unterschiede zwischen Thrombangiitis obliterans und arteriosklerotisch bedingter peripherer arterieller Verschlusskrankheit (nach 36)

	Thrombangiitis obliterans	Arteriosklerose
Ursache	nicht bekannt	degenerative Gefäßwandveränderungen, Arteriosklerose
Geschlecht	Männer : Frauen = 7,5 : 1	< 50 Jahre: vorwiegend Männer, > 50 Jahre: Männer >> Frauen
Erstmanifestation	20–40 Jahre	meist > 40 Jahre, vorzeitige Erkrankung bei ausgeprägten Risikofaktoren
immunpathologische Befunde	häufig positiv	fehlend
Befall	segmental, lokalisiert	generalisiert
KHK	selten	häufig
Risikofaktoren		
endogen	nicht bekannt	häufig
exogen		
▪ Nikotin	▪ 92–99%, häufig suchtartig	▪ 43% der Pat. mit Claudicatio
▪ Diabetes mellitus	▪ normale Verteilung	▪ häufig
▪ arterielle Hypertonie	▪ normale Verteilung	▪ häufig
▪ Homocysteinämie	▪ häufig	▪ häufig
▪ Fibrinogenerhöhung	▪ häufig	▪ häufig
Klinik		
▪ Befall	▪ lokalisiert, segmental	▪ generalisiert
▪ Verschlusshöhe untere Extremität	▪ infrapopliteal	▪ meist femoropopliteal
▪ Armbeteiligung	▪ häufig	▪ selten
▪ Claudicatio	▪ Fußgewölbe	▪ häufig Waden
▪ Venenbeteiligung	▪ häufig Thrombophlebitis	▪ fehlend
▪ Befall der Koronarien und supraaortelen Gefäße	▪ selten	▪ häufig
Spontanverlauf	schubhaft	langsam progredient
Prognose		
▪ Nekrose/Amputation	▪ häufig	▪ 10%
▪ Lebenserwartung	▪ normal	▪ um etwa 10 Jahre verkürzt

Thrombangiitis obliterans (Morbus Winiwarter-Buerger)

Beim Morbus Buerger sind in der Regel die akralen Gefäße der oberen oder unteren Extremität betroffen (35, 36). Das Krankheitsbild ist in Europa mit etwa 0,5% aller Patienten mit peripherer arterieller Verschlusserkrankung sehr selten, in Indien liegt der Anteil bei 45–63%, in Korea und Japan bei 16–66% und in manchen Populationen aschkenasischer Juden bei 80% (37). Da die klinische Differenzierung zwischen peripherer arterieller Verschlusskrankheit und Thrombangiitis obliterans nicht immer einfach ist, fasst Tabelle 16.**2** wichtige klinische und epidemiologische Unterschiede zusammen (36).

Befunde. Als typisches duplexsonographisches Zeichen lassen sich Korkenzieherkollateralen als schraubenförmig gewundene Blutflüsse innerhalb verschlossener Stammgefäße nachweisen (38). Diese typischen Kollateralgefäße, die Anschluss an distale originäre Gefäßsegmente finden können, lassen sich auch an der oberen Extremität, sowohl im Bereich der Unterarm- wie auch der Hohlhand- und Fingerarterien nachweisen. Ein farbdopplersonographischer Befund von Korkenzieherkollateralen im Bereich des Unterschenkels ist in Abbildung 17.**61b** dargestellt.

Die genaue Entstehung des angiographisch als *Martorell-Zeichen* bekannten Phänomens ist noch nicht geklärt. Diskutiert werden

- intraluminale Kollateralen, die aus dem direkt vorgeschalteten, noch offenen Gefäßsegment entspringen (direkte Kollateralen),
- Kollateraleinsprossung aus parallel geschalteten Arterien (indirekte Kollateralen).
- Alternativ könnte es sich um großlumige Vasa vasorum der verschlossenen Gefäße handeln.

Die Gefäßwände der verschlossenen Arterien zeigen bei der Thrombangiitis obliterans keine sonomorphologischen Auffälligkeiten wie Wandverdickungen, Konturunterbrechungen oder Plaqueeinlagerungen. Der Durchmesser der meist mit echoarmem thrombotischem Material gefüllten Arterie ist deutlich reduziert. Das nachgeschaltete wieder aufgefüllte Gefäßsegment kann aufgrund des segmentalen Erkrankungsmusters wiederum völlig unauffällig imponieren. Als unspezifischer, aber differenzialdiagnostisch hilfreicher Befund ist der gleichzeitige Nachweis thrombotisch-thrombophlebitisch veränderter epi- oder subfaszialer Venen zu werten (38). Tabelle 16.**3** fasst summarisch typische farbdopplersonographische Befunde bei Patienten mit Thrombangiitis obliterans zusammen.

Tabelle 16.**3** B-Modus- und Farb-Doppler-Kriterien bei Morbus Winiwarter-Buerger (Thrombangiitis obliterans)

Gefäßquerschnitt	glatt begrenzt
Verschlussmaterial	echoarm
Wand	echoarm
Kollateralen	intraluminale Korkenzieher
Digitalarterien	disseminierte Verschlüsse
Lumenbegrenzung	glatt
Venen	Begleitphlebitis, -thrombose

Takayasu-Arteriitis, Horton-Arteriitis

Die Takayasu-Arteriitis wird, wie auch die Horton-Arteriitis, entsprechend der Chapel Hill Consensus Conference 1992 zur Gruppe der Vaskulitiden mit Befall der großen Arterien gerechnet. An dieser in Europa seltenen autoimmun bedingten, granulomatösen Arteriitis erkranken bevorzugt junge Frauen (38). Die Arterien der oberen Extremitäten sind ein häufiger Manifestationsort, obwohl es auch zu einem Befall der Becken- oder Beinarterien, der Aorta, der Viszeral- oder der Koronararterien sowie zu einer Aortenklappeninsuffizienz kommen kann.

Befunde. Typische Befunde sind diffus verdickte, das Lumen zunehmend einengende Gefäßwände. Die homogene entzündliche Wandverdickung ist dabei dem Grenzzonenreflex, der in der Regel weiterhin abgrenzbar bleibt, lumenfern angelagert (Abb. 16.**25**). Der

	Riesenzellarteriitis	Arteriosklerose
Gefäßdurchmesser	normal bis verbreitert, im chronischen Stadium reduziert	normal/verbreitert/reduziert
Grenzzonenreflex	normal bis fehlend	verbreitert bis fehlend
Wanddicke	segmental verbreitert	disseminiert verbreitert bis reduziert
Lumenbegrenzung	glatt	unregelmäßig
Verschlussmaterial	homogen, eher echoärmer	inhomogen, echoreicher

Tabelle 16.**4** Sonographische Befunde bei Riesenzellarteriitiden und arteriosklerotisch bedingten Gefäßveränderungen (nach 3)

a
b
c

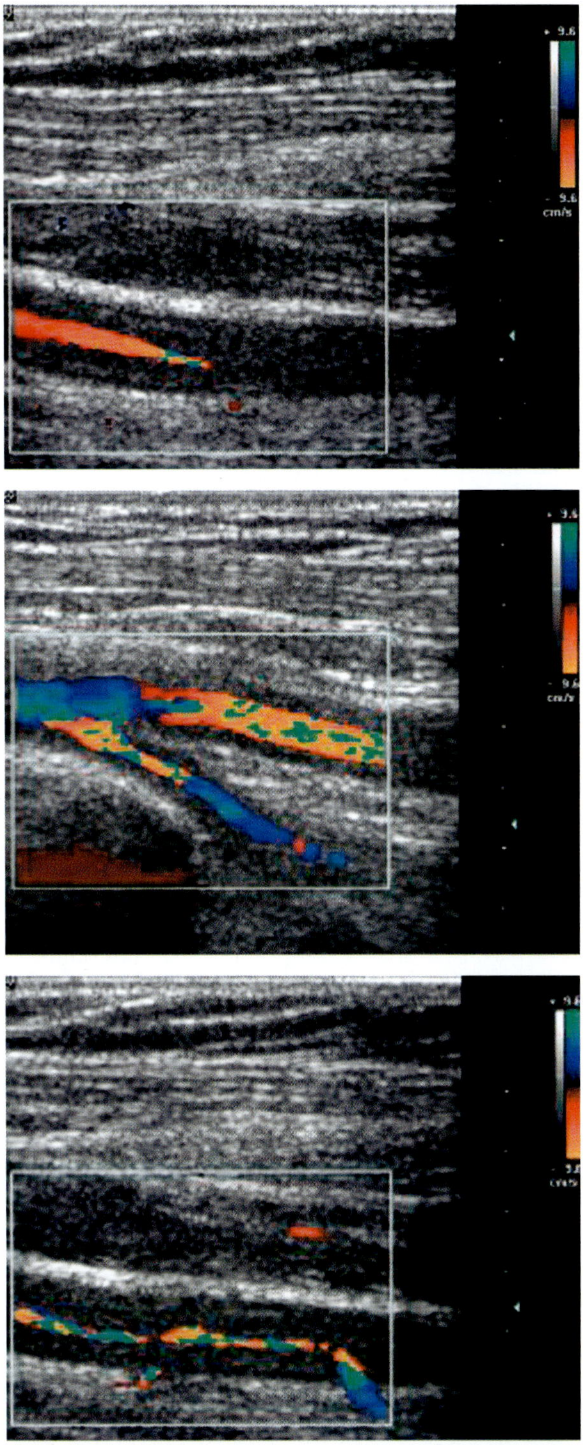

Abb. 16.**25 a–c** Riesenzellarteriitis mit **a**: fadenförmiger Lumeneinengung und distalem Verschluss der linken A. axillaris **b**: konzentrischer, homogener Wandverbreiterung der A. brachialis und der A. profunda brachii rechts sowie **c**: fadenförmiger, langstreckiger Stenose der A. brachialis und distalem Verschluss.

Gefäßdurchmesser ist im Allgemeinen nicht verändert, wenngleich bei dieser Gefäßerkrankung nicht selten, auch postoperativ, Aneurysmen auftreten können.
Die Riesenzellarteriitis Typ Horton ist duplexsonographisch kaum von der Takayasu-Arteriitis abgrenzbar. Ihre Abgrenzung zur Arteriosklerose gelingt farbduplexsonographisch anhand der in Tabelle 16.**4** aufgeführten Kriterien (s.a. Kapitel 6).

Vaskuläre Kompressionssyndrome

Von der oberen Thoraxapertur bis zur Axilla muss die A. subclavia zusammen mit der gleichnamigen Vene und Anteilen des Plexus brachialis 3 präformierte Engen passieren. Wenngleich sich ein neurovaskuläres Kompressionssyndrom vorwiegend neurologisch durch Schmerzen, Par- und Hypästhesien sowie motorische Ausfälle wechselnder Lokalisation manifestiert, ist in 1–5% mit einer arteriellen Beteiligung zu rechnen (15, 39). Venöse Komplikationen sind in 1–3% zu erwarten. Die Passage der A. subclavia durch knöcherne und muskuläre Strukturen zeigt Abbildung 16.**26**, auf der auch die Engpässe bezeichnet sind.

Bei anhaltender Kompression der A. subclavia entstehen auch organische Veränderungen mit poststenotischer Dilatation bis hin zum Aneurysma, sodass oft periphere Embolien in den Arterien der Finger indirekte Hinweise auf die Pathogenese geben.

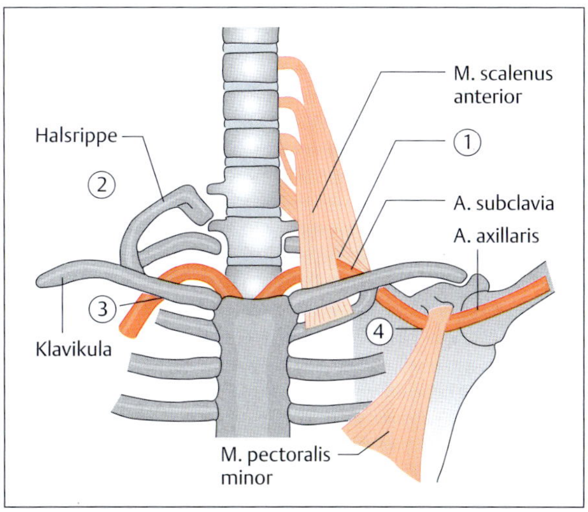

Abb. 16.**26** Muskuläre und knöcherne Engen im Verlauf der A. subclavia, die potenziell zu einem arteriellen Kompressionssyndrom führen können (Schema). Die Pathomechanismen der verschiedenen Kompressionen sind im Text erläutert.
1 Skalenussyndrom.
2 Halsrippensyndrom.
3 Kostoklavikuläres Syndrom.
4 Hyperabduktionssyndrom.

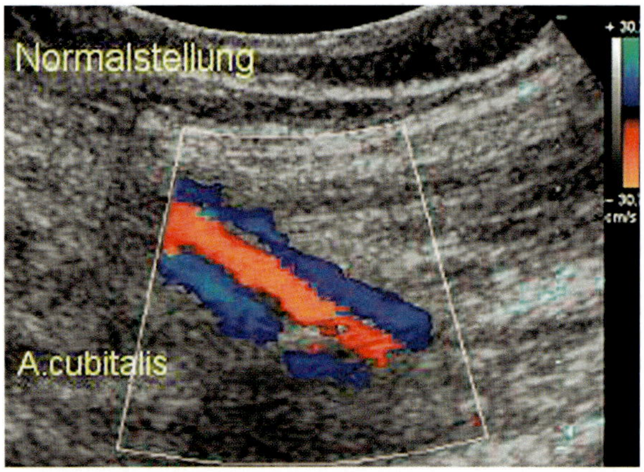

a

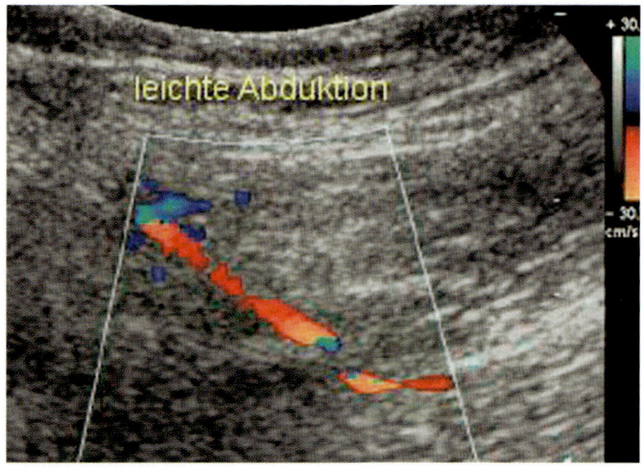

b

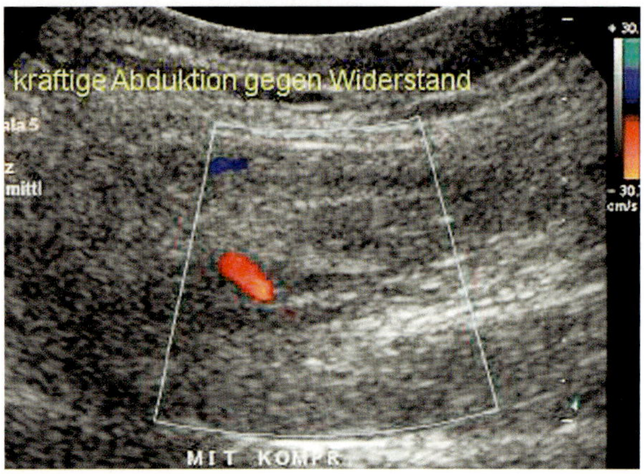

c

Abb. 16.**27 a–c** Provokationsmanöver zur Diagnose eines Kompressionssyndroms der A. brachialis bzw. der A. ulnaris durch die Flexorengruppe des Unterarms (Farb-Doppler). In **a** ist die normale Strömung in der A. brachialis und den begleitenden Venen erfasst. Bei moderater Beugung des Unterarms gegen einen Widerstand zeigt sich eine komplette Kompression der Venen und bereits eine beginnende Kompression der Arterie (**b**). Während der kräftigen Beugung gegen einen Widerstand kommt es zu einem kompletten Verschluss der A. brachialis (**c**).

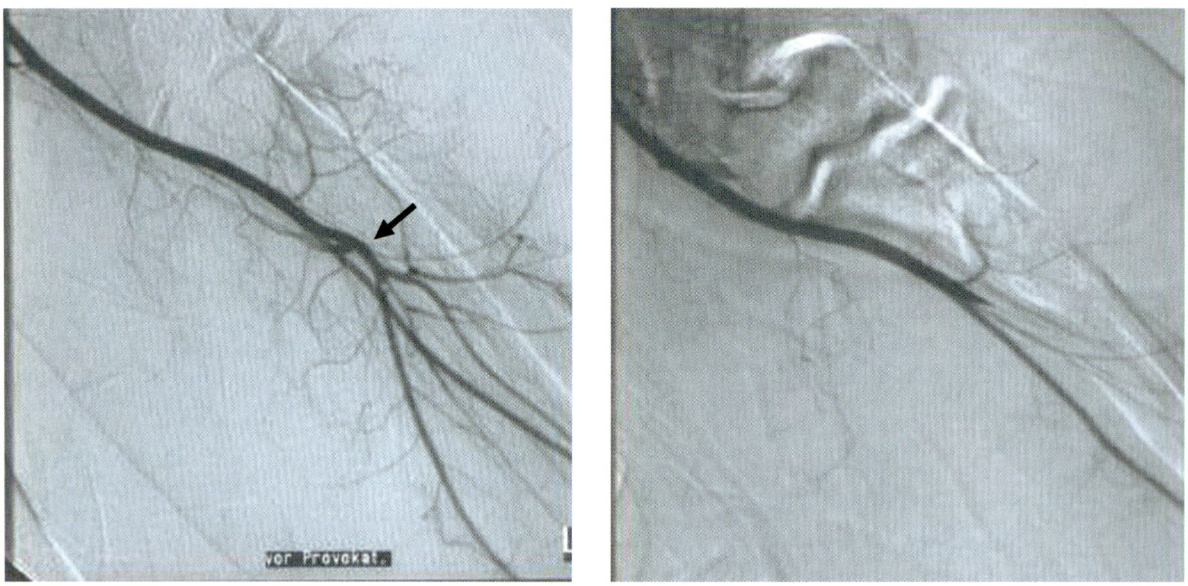

Abb. 16.**28 a** u. **b** Angiographische Darstellung der Arterien in der Ellenbeuge ohne Provokation mit unauffälligem Gefäßbefund (**a**) und plötzlichem, scharfen Abbruch der A. ulnaris während Abbduktion des Unterarmes gegen einen Widerstand (**b**).

Beim so genannten Thoracic-Outlet-Syndrom unterscheidet man 3 verschiedene Krankheitsbilder:

- Skalenus- bzw. Halsrippensyndrom,
- Kostoklavikuläres Syndrom,
- Hyperabduktionssyndrom.

Skalenus- bzw. Halsrippensyndrom. Das Syndrom wird durch eine Einengung der Skalenuslücke durch eine Halsrippe, Exostose der 1. Rippe oder abnorme Position bzw. Verdickung des M. scalenus anterior oder medius verursacht.

Die Prävalenz dieser Erkrankung liegt bei etwa 0,5–1% der Bevölkerung, wobei in etwa 47% der Patienten mit einer bilateralen Halsrippe zu rechnen ist. Insgesamt werden weniger als 10% dieser Patienten mit einer zunehmenden Stenose, einem Aneurysma, einem Gefäßverschluss oder arterioarteriellen Embolien symptomatisch (15). Klinisch kann das Skalenussyndrom, welches gehäuft bei Gewichthebern und Bodybuildern auftritt, durch eine Dorsalflexion des Kopfes mit Drehung zur symptomatischen Seite (Adson-Test) ausgelöst werden.

Kostoklavikuläres Syndrom. Das kostoklavikuläre Syndrom ist in 80% Ursache von funktionellen oder organischen Schäden im Bereich der A. subclavia. Hierbei führt eine Hyperabduktion des rechtwinklig gebeugten Armes zu einer Gefäßkompression im Bereich der Durchtrittsstelle zwischen Klavikula und 1. Rippe. Begünstigende Faktoren sind

- eine Schwäche der Schultergürtelmuskulatur,
- Rippenkallus,
- Exostosen der knöchernen Strukturen.

Bei der klinischen Beurteilung (Pulsverlust bei Hyperabduktion des Armes) ist jedoch zu beachten, dass bei 70% aller Menschen unter der genannten Provokation eine asymptomatische Kompression der A. subclavia auftritt.

Hyperabduktionssyndrom. Hier wird der Gefäßnervenstrang bei Abduktion und Elevation des Armes unter der Sehne des M. pectoralis minor oder Processus coracoideus komprimiert.

Befunde. Farbduplexsonographisch ist die hämodynamische Wirkung der geschilderten Provokationsmanöver auf die nachgeschaltete Strombahn nachweisbar. Das Doppler-Frequenz-Zeit-Spektrum wird monophasisch, oder der arterielle Fluss kommt völlig zum Erliegen. Schwieriger ist es, die maximale Einengung direkt darzustellen, da die knöchernen Strukturen nicht selten die Erfassung der morphologisch fixierten oder funktionellen Stenose verhindern. Die bildliche Darstellung ist vor allem zum Nachweis von Aneurysmen bzw. poststenotischen Dilatationen wichtig. Aus partiell thrombotischen Anteilen eines Aneurysmas kann es zur Ablösung kleiner Embolien kommen (40).

Mittels CW-Doppler-Sonographie kann man funktionelle Stenosen während des Provokationstestes nahezu immer erfassen. Bei peripheren Embolien in Unterarm- oder Fingerarterien ist daher differenzialdiagnotisch stets an die geschilderten Krankheitsbilder zu denken.

Im letzten Jahr haben wir 3 Patienten mit einem akuten Verschluss der A. brachialis oder ulnaris in der Ellenbeuge gesehen, der nach starker körperlicher Anstrengung der Arme aufgetreten war (Holzfällen, Austragen der Samstagsausgabe einer großen Zeitung, Gewicht heben). Nach erfolgreicher Thrombektomie ließ sich unter Provokation – Beugung des Unterarmes im Ellenbogengelenk gegen einen Widerstand – eine arterielle Kompression in der Region des Ellenbogengelenks durch die Flexorengruppe des Unterarmes farbdopplersonographisch nachweisen (Abb. 16.**27**). Angiographisch zeigt sich ein scharfer Abbruch des Gefäßes unter Provokation (Abb. 16.**28 a** u. **b**).

Fehlerquellen

Grundsätzlich können vorwiegend patientenspezifische und mehr technisch bedingte Fallstricke eine duplexsonographische Untersuchung erschweren oder zu falschen Befunden führen. Die Kenntnis potenzieller Fehlerquellen hilft, diese Probleme auf ein Minimum zu reduzieren. Patientenspezifische Fehlerquellen sind:

- Adipositas,
- Bewegungsartefakte,
- Herzrhythmusstörungen,
- unzureichende Ruheperiode; Armarbeit (Tragen schwerer Gegenstände) vor der Untersuchung,
- Lageanomalien, -varianten,
- Venenüberlagerung.
- Technisch bedingte Fehlerquellen sind:
- falsche Beschallungswinkel,
- ungünstige Farb-Doppler-Parameter,
- Spiegelartefakte,
- postoperativer Situs,
- Differenzierung zwischen filiformer Stenose/Verschluss.

Da die genannten Fallstricke grundsätzlich bei jeder duplexsonographischen Untersuchung der oberen und unteren Extremität vorhanden sein können und in beiden Untersuchungsregionen vergleichbar sind, soll an dieser Stelle auf das entsprechende Kapitel 17 verwiesen werden.

Spiegelartefakte. Im Bereich der A. subclavia besteht die Möglichkeit eines Spiegelartefakts an der Pleura, bei dem es zu einem vorgetäuschten Doppelbild mit Projektion des Phantombildes auf die Lunge kommt (41). Spiegelartefakte entstehen durch Mehrfachreflexionen von Ultraschall im Gewebe. Wenn ein Ultraschallimpuls nicht rechtwinklig, sondern schräg auf eine stark reflektierende Grenzfläche, wie z.B. die Pleura, trifft, wird er nicht zum Schallkopf zurückgeworfen, sondern seitlich abgelenkt. Trifft dieser abgelenkte Strahl nun auf Blutströmung, so kann die Reflexion auf gleichem Wege, wieder zum Schallkopf zurück finden. Unter Annahme einer linearen Schallausbreitung wird dann dieses Phantombild in das Gewebe hinter die Grenzfläche projiziert. Im Falle einer „gedoppelten" A. subclavia ist dieses Phänomen sicher als Artefakt auszumachen.

Wertigkeit der FKDS und Methodenvergleich

Die farbkodierte Duplexsonographie ist heute das Standard verfahren zur Diagnose arterieller Gefäßstenosen und -verschlüsse auch im Bereich der oberen Extremität, nachdem klinische und einfache apparative Voruntersuchungen (Pulsstatus, Auskultationsbefund, Doppler-Druckmessung, Oszillographie, Fingerdruckmessung oder Fingerplethysmographie) eine diagnostische Fragestellung begründet haben. Die diagnostische Validität farbduplexsonographischer Untersuchungen wurde schon, soweit evaluiert, in den einzelnen Gefäßregionen und anhand der spezifischen Fragestellungen erläutert.

Wertigkeit. Die Stärke der Duplexsonographie im Bereich der oberen Extremität liegt, wie auch in anderen Gefäßregionen, in der nichtinvasiven Erfassung der Strömungsverhältnisse. Wittenberg et al. (42) konnten im Vergleich der Farbduplexsonographie mit einer digitalen Angiographie an 297 arteriellen Gefäßsegmenten der oberen Extremität eine mittlere Sensitivität im Nachweis einer pathologischen Gefäßveränderung von 90% und eine Spezifität von 99% erreichen. Für die aortenbogennahe Region (21 Gefäßsegmente) lagen die Sensitivität bei 91% und die Spezifität bei 100%. In den Oberarmsegmenten (n = 58) lagen die Zahlen bei 93,3 und 100%, im Unterarm (201 Segmente) betrugen Sensitivität und Spezifität 88,6 und 98,7%.

Versierte Untersucher erreichen auch im Bereich der Digitalarterien eine Sensitivität und Spezifität von 86,9% (95% - CI: 81–91%) bzw. 93,8% (95% - CI: 91–96%; 27).

CW-Doppler. Fixierte oder funktionelle Stenosen, z.B. bei Provokationsmanövern zum Nachweis von Kompressionssyndromen im Bereich der oberen Thoraxapertur, können schon sicher mit der CW-Doppler-Sonographie erfasst werden. Der Nachweis poststenotischer Gefäßdilatationen oder Aneurysmen, thrombotischer Gefäßwandauflagerungen und besonders der Nachweis entzündlicher Gefäßerkrankungen und ihre Differenzierung zu arteriosklerotischen Prozessen bleibt jedoch der Duplexsonographie vorbehalten.

Angiographie. Aufgrund der stets nur segmentalen Darstellung eines kurzen Gefäßsegments kann und sollte die farbkodierte Duplexsonographie nicht mit einer „Übersichtsangiographie" konkurrieren. Dies wird besonders bei der Darstellung der Digitalarterien evident, bei der die Beurteilung aller Fingerarterien in einer Angiographie gelingen kann – entsprechende Untersuchungstechnik und Erfahrung vorausgesetzt – während für die sonographische Beurteilung ein hoher untersuchungstechnischer Aufwand und eine entsprechende Untersuchungsdauer kalkuliert werden müssen.

Fazit. Zusammengefasst liegt der Schwerpunkt der Farbduplexsonographie in der jederzeit wiederholbaren funktionellen Beurteilung arterieller Strömungsveränderungen, die in Zusammenschau mit einer klinischen Einschätzung der Folgen arterieller Stenosen oder Verschlüsse in den Armarterien eine definitive Therapieplanung erlauben. Eine Arteriographie im Bereich der großen Armarterien ist nur in Ausnahmefällen nötig. Zur Dokumentation von Fingerarterienobliterationen wird sie allerdings vorerst ihren Stellenwert behalten. Andere bildgebende Verfahren (CT-Angiographie, MRA) sind im Bereich der oberen Extremität zwar möglich (43), derzeit aber keine flächendeckend nutzbare Alternative.

Literatur

1. Edwards JM, Porter JM. Evaluation of upper extremity ischemia. In: Bernstein EF (Ed.) Vascular diagnosis. St. Louis: Mosby; 1993: 630–640.
2. Hafferl A. Lehrbuch der topographischen Anatomie. Berlin: Springer; 1969: 784.
3. Stiegler H. Venen und Arterien des Schultergürtels, der Arme und der Finger. In: Wuppermann T. Ultraschallkurs Gefäße. München: Urban & Fischer; 2000: 77–102.
4. Neuerburg-Heusler D, Karasch Th. Aktuelle Bedeutung der Ultraschalldiagnostik. VASA. 1999; 55 (Suppl.): 5.
5. Phillips DJ, Beach W, Primozich J, Strandness jr DE. Should results of ultrasound Doppler studies be reported in units of frequency or velocity? Ultrasound Med Biol. 1989; 15: 205–212.
6. Karasch Th. Strömungsdarstellung im B-Bild – Die B-Flow-Technologie. Med Klinik. 2001; 96 (Abstract-Band I): 92.
7. Voelckel S, Bodner G, Voelckel W, Stadlwieser C, De Koekkoek P, Springer P. Dopplersonographische Bestimmung des Gefäßwiderstandes in arteriellen Shunts der Fingerbeere. Ultraschall in Med. 1998; 19: 181–186.
8. Karasch Th, Ludwig MM. Doppler- und duplexsonographische Untersuchungsverfahren der extrakraniellen

arteriellen Vertebralis- sowie der Subklavia- und Armstrombahn. Herz Kreislauf. 1998; 30: 283–290.
9. Preik M, Lauer T, Heiß C, Tabery S, Strauer BE, Kelm M. Automated ultrasonic measurement of human arteries for the determination of endothelial function. Ultraschall in Med. 2000; 21: 195–198.
10. Ludwig M, Strauss A, Stein H, Horz R, Koop H, Arning Ch, Spengel F, Weber W. Leitlinien zur Qualitätssicherung in der Ultraschalldiagnostik der Gefäße. Ultraschall in Med. 1998; 19: M96–M101.
11. Richtlinien In: Ultraschall in Med. 1998; 19: M 96–M 101 und VASA. 1999; 28: 135–139.
12. Taute BM, Behrmann C, Cappeller WA, Podhaisky H: Das sonographische Bild des Hypothenar-Hammer-Syndroms. Ultraschall in Med. 1998; 19: 220–224.
13. Bär H, Pöhlmann G, Figulla HR. Akute akrale Ischämie aller Finger als mögliche Folge einer Borrelieninfektion. VASA. 2000; 29: 279–281.
14. Schlichting J, Faßbender D, Ziemssen P, Seggewiß H, Horstkotte D. A.-brachialis-Stenose als Ursache einer Claudicatio-Symptomatik des Armes. VASA. 1999; 55 (Suppl.): 95.
15. Vollmar J. Rekonstruktive Chirurgie der Arterien. Stuttgart: Thieme; 1996.
16. Hass WK, Fields WS, North RR, Kricheff II, Chase NE, Bauer RE: Joint study of extracranial arterial occlusion. II. Arteriography, techniques, sites and complications. J Amer med Ass. 1968; 203: 961–968.
17. Fields WS, Maslenikov W, Meyer JS, Hass WK, Remington RD, Macdonald M. Joint study of extracranial arterial occlusion. J Amer med Ass. 1970; 211: 1993–2003.
18. Ackerstaff RGA, Hoeneveld H, Slowikowski JM, Moll FL, Eikelboom BC, Ludwig JW. Ultrasonic duplex scanning in atherosclerotic disease of the innominate, subclavian and vertebral arteries. A comparative study with angiography. Ultrasound Med Biol. 1984; 10: 409–418.
19. Paivansalo M, Heikkila O, Tikkakoski T, Leinonen S, Merikanto J, Suramo I. Duplex ultrasound in the subclavian steal syndrome. Acta Radiol. 1988; 39: 183–188.
20. Hennerici M, Aulich A, Sandmann W. Stenosen und Verschlüsse des Truncus brachiocephalicus. Dtsch Med Wschr 1981; 106: 1697–1703.
21. von Reutern GM, Kaps M, von Büdingen HJ. Ultraschalldiagnostik der hirnversorgenden Arterien. Stuttgart: Thieme; 2000.
22. Brunhölzl Ch, Reutern von GM. Ultrasound Med Biol. 1989; 15: 201.
23. Gänshirt, H: Der Hirnkreislauf. Stuttgart: Thieme; 1972; Zitiert nach: Reutern von GM. Stuttgart: Thieme; 2000.
24. Fronek A: Noninvasive diagnostics in vascular disease. New York: McGraw-Hill; 1989. 310 p.
25. Ruland O, Borkenhagen N, Prien Th. Der Doppler-Hohlhand-Test. Ultraschall in Med. 1988; 9: 63–66.
26. Langholz J, Ladleif M, Blank B, Heidrich H, Behrendt C. Colour coded duplex sonography in ischemic finger artery disease – a comparison with hand arteriography. VASA. 1997: 26; 85–90.
27. Ladleif, M., J. Langholz, H. Heidrich, B. Blank: Wertigkeit der farbkodierten Duplexsonographie bei der Diagnostik von Fingerarterienverschlüssen. VASA. 1998; 52 (Suppl.; 44.
28. Hübsch et al. Vascular and soft tissue structures of the upper extremity, thoracic outlet and neck. In: Frühwald F, Blackwell DE(eds). Atlas of color-coded Doppler sonography. Wien: Springer; 1992.
29. Vollmar J: Traumatische arteriovenöse Fisteln, Erfahrungsbericht über 190 Fälle. Zbl Chir. 1964; 89: 1930.
30. Corretti MC, Plotnick GD, Vogel RA. Smoking correlates with flow-mediated brachial artery vasoactivity but not cold pressor vasoactivity in men with coronary artery disease. Int J Card Imaging. 1998; 14: 11–17.
31. Avena R, Curry KM, Sidawy AN et al. The effect of occult diabetic status and oral glucose intake on brachial artery vasoactivity in patients with peripheral vascular disease. Cardiovasc Surg. 1998; 6: 584–589.
32. Kosch M, Hausberg M, Vormbrock K, Kisters K, Gabriels G, Rahn H, Barenbrock M. Impaired flow-mediated vasodilatation of the brachial artery in patients with primary hyperparathyroidism improves after parathyroidectomy. Cardiovasc Res. 2000; 47: 813–818.
33. Kosch M., Hausberg M, Vormbrock K, Rahn KH, Barenbrock M. Studies on flow-mediated vasodilation and intima-media thickness of the brachial artery in patients with primary hyperparathyroidism. Am J Hypertens. 2000; 13: 759–764.
34. Schnell GB, Robertson A, Houston D, Malley L, Anderson TJ. Impaired brachial artery endothelial function is not predicted by elevated triglycerides. J Am Coll Cardiol. 1999; 33: 2038–2043.
35. Diehm C: Buerger Syndrom (Thrombangiitis obliterans). In: Handbuch akrale Durchblutungsstörungen. Epidemiologie, Pathogenese, Diagnostik und Therapie. Heidelberg: Barth; 1998. 185–203.
36. Diehm C, Allenberg JR, Nimura-Eckert K. Farbatlas der Gefäßerkrankungen. Das Buerger-Syndrom. Heidelberg: Springer; 1999. 204–211.
37. Olin LW. Thromboangiitis obliterans (Buerger's disease). N Engl J Med. 2000; 343: 864–869.
38. Amendt K. Takayasu-Arteriitis. In: Amendt K, Diehm C, (eds) Handbuch akrale Durchblutungsstörungen. Epidemiologie, Pathogenese, Diagnostik und Therapie. Heidelberg: Barth; 1998. 153–184.
39. Dunant J. Das neurovaskuläre Schultergürtelsyndrom. Bern: Huber; 1987.
40. Neuerburg-Heusler D, Hennerici M. Gefäßdiagnostik mit Ultraschall. Lehrbuch und Atlas. ; unter Mitarb v Karasch T, Rautenberg W. 3. Aufl. Stuttgart: Thieme. 1999.
41. Arning C. Fehlermöglichkeiten durch Artefakte im Farbdoppler-Bild. Ultraschall in Med. 1997; 18: 105–110.
42. Wittenberg G, Schindler T, Tschammler A, Kenn W, Hahn D. Wertigkeit der farbkodierten Duplexsonographie bei der Beurteilung von Armgefäßen – Arterien und Hämodialyseshunt. Ultraschall in Med. 1998; 19: 22–27.
43. Hahn D, Kenn W, Witterberg G, Krause U, Schultz G, Pabst T. Nichtinvasive Diagnostik. Dt Ärztebl. 2000; 97: A2527–A2532.

17 Arterien der unteren Extremität

Th. Karasch

Allgemeine Bemerkungen

Die farbkodierte Duplexsonographie mit ihren Möglichkeiten, Strömungen, Strömungsrichtungen und -geschwindigkeiten in peripheren Gefäßen darzustellen, hat vor nunmehr etwa einer Dekade breiten Einzug in die sonographische Gefäßdiagnostik peripherer Arterien erhalten. Erst die Farb-Doppler-Sonographie ermöglichte einen routinemäßigen Einsatz dieser nichtinvasiven Methode, da nunmehr auf einer langen Gefäßstrecke Stenosen und Verschlüsse sicher und mit vertretbarem Zeitaufwand lokalisiert werden können. Mit gepulsten oder kontinuierlichen Doppler-Verfahren können sie in ihrer hämodynamischen Wirksamkeit zudem genau graduiert werden.

Die heute verfügbaren sonographischen Techniken machen es auf der Grundlage klinischer Erfahrungen möglich, für die überwiegende Zahl der Patienten individuelle Therapiekonzepte zu entwickeln, ohne dass weitere bildgebende Verfahren bemüht werden müssen (Angiographie, CT, MRT). Damit werden aufwändigere und belastendere Untersuchungen eingespart und Kosten drastisch reduziert. Zur Nutzung aller Möglichkeiten ist allerdings eine entsprechende apparative Ausrüstung und ein nicht unbeträchtliches Maß an Erfahrung des Untersuchers und Kenntnis physikalisch-technischer Fallstricke Voraussetzung, und nur der stets kritische Umgang mit der Methode bewahrt vor allzu „bunten" Diagnosen.

Im Folgenden werden anatomische und apparative Grundlagen, Untersuchungstechniken, verschiedene Befundkonstellationen und Fehlerquellen erläutert sowie der Stellenwert der sonographischen Verfahren bei Arterienerkrankungen der unteren Extremität im Methodenvergleich dargestellt.

Anatomie und Varianten

Vorbemerkungen. Die Anatomie der Becken- und Beingefäße weist nur selten Besonderheiten auf. Bei den Arterien zieht ein großer „Strang" in die Peripherie, um sich im Unterschenkel in 3 Gefäße aufzuteilen. Er gibt nur in 2 Etagen große Seitenäste ab. Dies sind

- im Becken die A. iliaca interna,
- am proximalen Oberschenkel die A. profunda femoris.

Bei Obliterationen – besonders im Beckenbereich – können jedoch verschiedene Kollateralsysteme an der Durchblutung teilhaben (s.a. Abb. 17.**21**, S. 408). Ein bedeutsames präformiertes Kollateralsystem ist das Rete genu, das über Kollateralsysteme der A. profunda femoris Verschlüsse der A. femoralis superficialis in Höhe der A. poplitea wieder aufzufüllen vermag (Abb. 17.**2**).

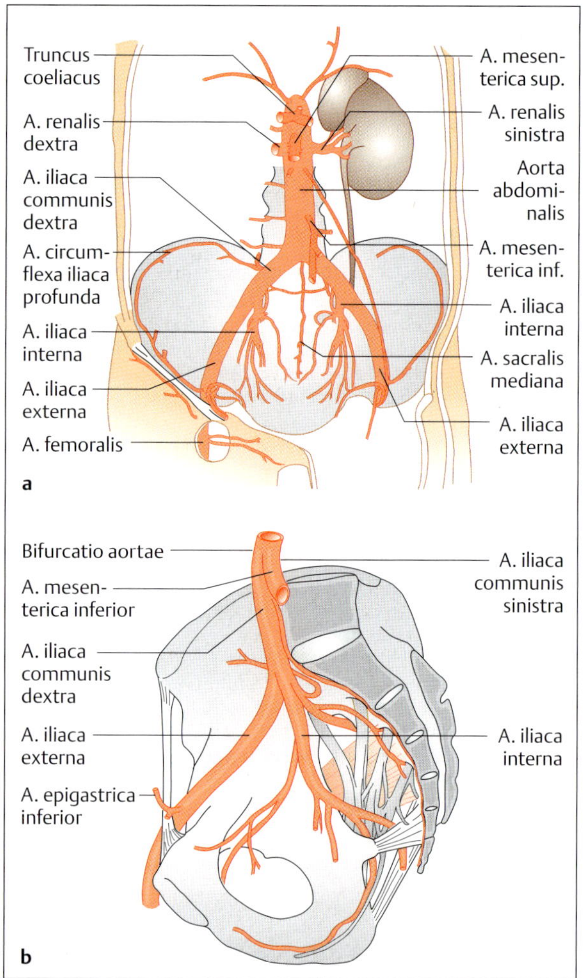

Abb. 17.**1** **a** u. **b** Verlaufsschema der Beckenarterien von vorne (**a**) und von links seitlich (**b**).

Aorta und Iliakalarterien. Die Aorta descendens dringt durch den Hiatus aorticus in Höhe des 12. Brustwirbels in den Bauchraum und misst, u.a. in Abhängigkeit von der Körpergröße, im Durchmesser etwa 16–25 mm. Sie zieht links der sagittalen Medianebene und ventral der Wirbelkörper gestreckt nach kaudal, um sich in Höhe des 4. Lendenwirbelkörpers in zwei Aa. iliacae communes aufzuteilen, deren Gefäßkaliber bei 10–12 mm liegt (17.**1**).

Etwa 4–8 cm distal der Aortenbifurkation geht aus der A. iliaca communis die A. iliaca interna ab und übernimmt die arterielle Versorgung der Beckeneingeweide, der Beckenwand und der Dammregion. Distal der Iliakalbifurkation läuft die A. iliaca communis als A. iliaca externa weiter. Ihr Durchmesser beträgt etwa 8–10 mm; sie zieht im Becken den M. iliopsoas entlang und gibt proximal des Leistenbandes die A. epigastrica inferior, die zur vorderen Bauchwand zieht, und die A. circumflexa ilium profunda ab.

Femoralarterien. Etwas abweichend von der anatomischen Nomenklatur, die diesen Begriff nicht kennt, wird die A. iliaca externa distal des Ligamentum inguinale von Angiologen, Gefäßchirurgen und Radiologen als A. femoralis communis bezeichnet, die lateral der V. femoralis communis liegt. Auf Angiogrammen ist der Hüftgelenksspalt die Grenze zur A. iliaca externa. Etwa 3–5 cm unterhalb des Leistenbandes teilt sich die Arterie in die A. femoralis superficialis und die A. profunda femoris (Abb. 17.**2**).

Die A. profunda femoris zieht zumeist nach posterolateral und versorgt die Oberschenkelmuskulatur. Sie gibt kurz nach ihrem Abgang 2 stärkere Äste ab: die Aa. circumflexae femores medialis und lateralis, deren Verlauf sich durch ihren Namen erklärt. Die Endäste der A. profunda femoris, besonders die A. circumflexa femoris lateralis, kollateralisieren in Höhe des Adduktorenkanals mit kleineren Seitenästen des Rete genu und bilden die wichtigste Kollateralversorgung bei proximal des Adduktorenkanals gelegenen Femoralisverschlüssen. Die A. circumflexa femoris lateralis wird deshalb auch als „Collateralia magna" bezeichnet. Äste der A. profunda femoris können auch als anatomische Variante direkt aus der A. femoralis superficialis entspringen.

Die A. femoralis superficialis verläuft zunächst medioventral, dann medial im Oberschenkel und nähert sich im mittleren und distalen Verlauf dem Femurschaft an. Am Übergang vom mittleren zum distalen Oberschenkeldrittel tritt sie mit der parallel verlaufenden V. femoralis superficialis und dem N. saphenus in den Canalis adductorius (Hunter-Kanal) und wendet sich nach dorsal. Der Adduktorenkanal wird aus einer ventral liegenden Aponeurose aus Fasern der Mm. adductores longus et magnus (Membrana vastoadductoria) sowie den dorsal gelegenen Anteilen der beiden genannten Muskeln gebildet.

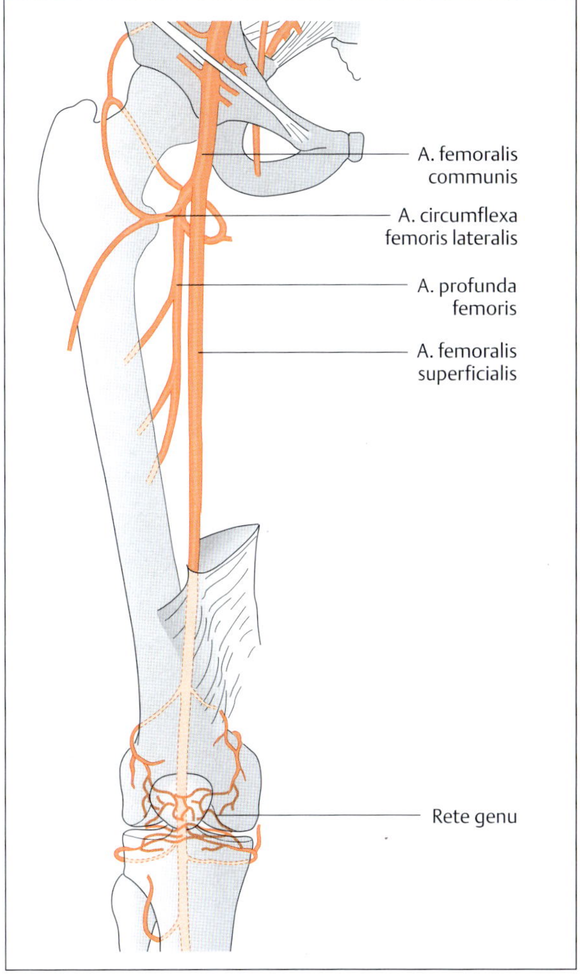

Abb. 17.**2** Verlaufsschema der Oberschenkelarterien.

A. poplitea, Unterschenkel-, Fußarterien. Die Fortsetzung der A. femoralis superficialis ist die A. poplitea, die mit ihrem proximalen Abschnitt am unteren Rand des Adduktorenkanals (Hiatus adductorius tendineus) beginnt und bis zum unteren Rand des M. popliteus reicht. Ihr Durchmesser beträgt 4–6 mm. Das 12–18 cm lange Gefäß wird in 3 Segmente (PI–III) unterteilt. Das proximale Segment (PI) reicht vom Adduktorenschlitz bis zum Gastroknemiustunnel, das mittlere Segment (PII) liegt im Gastroknemiustunnel direkt dorsal des Kniegelenkspaltes und das distale Segment (PIII) reicht vom Ende des Gastroknemiustunnels bis zum Soleusbogen. Hier entspringen der Arterie 3 kleinere Seitenäste (Aa. genus media, inferior medialis et lateralis), die auch als Rete genu bezeichnet werden.

Als erste Unterschenkelarterie gibt die A. poplitea die A. tibialis anterior ab (Abb. 17.**3**), die mit einem proximalen Durchmesser von 3–5 mm zwischen den Unterschenkelextensoren steil abwärts läuft und auf

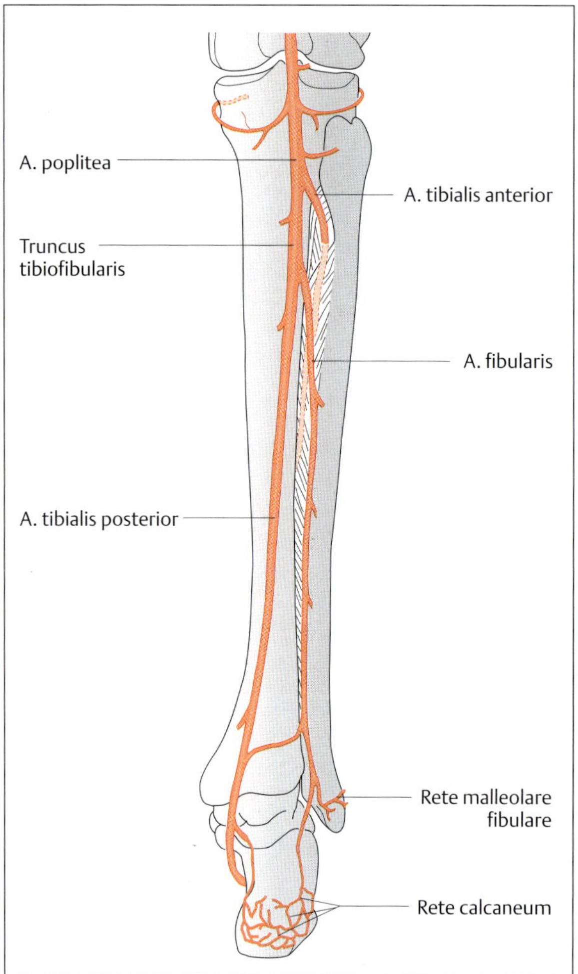

Abb. 17.3 Verlaufsschema der Unterschenkel- und Fußarterien von dorsal.

dem Fußrücken als A. dorsalis pedis den Fuß versorgt. Einer ihrer Endzweige beschreibt eine Biegung und gibt die 5 Aa. metatarsales dorsales ab.

Distal des Abgangs der A. tibialis anterior wird das Gefäß als Truncus tibiofibularis bezeichnet, der sich nach 1–2 cm in die A. tibialis posterior und A. fibularis aufzweigt. Eine Trifurkation mit Abgang aller 3 Unterschenkelarterien auf einer Höhe ist als seltene Variante möglich. Die A. tibialis posterior ist in der Regel die kräftigste Unterschenkelarterie. Sie läuft dorsal zwischen M. soleus und tiefen Flexorenmuskeln gestreckt abwärts. Hinter dem Malleolus medialis versorgt sie mit ihren Endästen A. plantaris tibialis und A. plantaris fibularis die Fußsohle und ist Hauptzufluss zum Arcus plantaris. Die A. fibularis läuft parallel zur A. tibialis posterior und mündet in der Knöchelregion im Rete malleolare fibulare.

Untersuchungstechnik

Voruntersuchungen

Obwohl mittlerweile die kontinuierliche Darstellung und Beurteilung peripherer Gefäße von der Aorta bis zu den Digitalarterien des Fußes möglich ist, wird die Methode erst rationell eingesetzt, wenn die Befunde bestimmter, einfacher und nichtinvasiver Voruntersuchungen vorliegen. Im Rahmen der Stufendiagnostik einer peripheren arteriellen Verschlusskrankheit sind dies die Anamnese, die sorgfältige Auskultation, der Pulsstatus sowie die systolische Knöchelarteriendruckmessung, Oszillographie und Plethysmographie. Mit ihrer Hilfe lassen sich arterielle Strombahnhindernisse nachweisen oder ausschließen und bereits eine erste topographische Zuordnung einer Stenose oder eines Verschlusses zu einer Gefäßetage treffen (73). Nach den von Ratschow beschriebenen anatomischen Lokalisierungstypen unterscheidet man dabei

- Beckenetage (Beckentyp),
- Oberschenkeletage (Oberschenkeltyp),
- Unterschenkel- und Fußarterien (peripherer Typ).

Dies versetzt den Untersucher auch in die Lage, eine erste prognostische Abschätzung möglicher therapeutischer Ansätze vorzunehmen und weiterführende duplexsonographische Untersuchungsverfahren und Fragestellungen sinnvoll einzusetzen. Bei präziser klinischer Vordiagnostik kann man u.U. die duplexsonographische Untersuchung auf die interessierenden Gefäßabschnitte beschränken.

Apparative Voraussetzungen

Duplex- und farbdopplersonographische Untersuchungen sind eng an eine gute B-Bild-Darstellung der Gewebe- und Gefäßstrukturen gekoppelt, die eine anatomische und morphologische Orientierung gewährleisten. Technische Voraussetzungen für die Duplexsonographie der Beckenarterien sind

- eine entsprechende Eindringtiefe des Ultraschalls,
- ein möglichst breites Untersuchungsbild, um eine längerstreckige Abbildung der Arterien in einem Bildausschnitt zuzulassen,
- eine angemessene Bildfolgerate,
- eine ausreichende Sensitivität der Doppler-Verfahren.

Schallköpfe. Um bis zu einer Eindringtiefe von 15–20 cm morphologische und dopplersonographische Signale erhalten zu können, sollten die Sendefrequenzen im B-Bild, Doppler-, Farb-Doppler-Modus und B-Flow-Verfahren des Sektor-, Vektor- oder Curved-Array-

Schallkopfes möglichst bei 2–4 MHz liegen. Moderne Multifrequenz-Schallköpfe erlauben zudem, diese Frequenzen in jedem Modus zu variieren, um der jeweiligen Untersuchungstiefe die höchstmögliche Sendefrequenz anpassen zu können. Dabei liegen die verwendeten Frequenzen für den B-Bildaufbau meist über denen, die für die einzelnen Doppler-Verfahren zur Anwendung kommen (130).

In der Stenose- und Verschlusserkennung ist ein gepulster, kontinuierlicher oder farbkodierter Doppler-Modus (2,5–5 MHz) essenziell, da die Beurteilung der Hämodynamik an den Extremitätenarterien die entscheidende Rolle spielt.

Die reine B-Bild-Betrachtung ist für die Beurteilung von Wandauflagerungen und für die örtliche Zuordnung der Plaques in der Diagnostik früher arteriosklerotischer Gefäßwandveränderungen (Intima-Media-Dicke, endotheliale Dysfunktion) von Bedeutung. Da die Beingefäße trotz eines sehr variablen Beinumfangs nicht so tief im Gewebe liegen, kommen in der Regel Linearschallköpfe mit einer Sendefrequenz von 5–10 MHz zum Einsatz. Bei sehr adipösen Patienten gelingt eine zuverlässige Abklärung häufig nur unter Verwendung eines 2–4 MHz Curved-Array-Schallkopfes.

Patientenlagerung und Position des Untersuchers

Räumliche Voraussetzungen. Für eine exakte duplexsonographische Befunderhebung sind – nicht nur bei komplexeren Fragestellungen und erschwerten Untersuchungsbedingungen – äußere Einflüsse von entscheidender Bedeutung. Wichtig ist, den Untersuchungsraum abdunkeln zu können, um bei optimaler Geräteeinstellung ein gutes Monitorbild zu erhalten. Darüber hinaus sollten Patient und Untersucher bequeme Untersuchungspositionen einnehmen können, da andernfalls, insbesondere bei längeren Untersuchungszeiten, die Schnittbildführung ggf. erschwert und die Befundqualität beeinträchtigt ist. Abb 17.**4** zeigt Schnittführungen für die kontinuierliche duplexsonographische Darstellung der Becken- und Beinarterien.

Lagerung, Untersucherposition. Die Untersuchung der Becken- (Abb. 17.**5**) und Oberschenkelarterien (Abb. 17.**6**) sowie der A. tibialis anterior und posterior (Abb. 17.**7**) erfolgt in Rückenlage des Patienten. Der Untersucher, der mit der rechten Hand den Schallkopf führt, sitzt links neben dem Patienten und bedient mit der linken Hand das Ultraschallgerät, das ebenfalls links neben der Untersuchungsliege steht. Hilfreich ist hier ein höhenverstellbarer Untersuchungsstuhl und eine ebenso verstellbare Liege, damit der Untersucher die Ultraschallsonde in einer entspannten Haltung führen kann. Dies ist insbesondere bei längeren Untersuchungszeiten

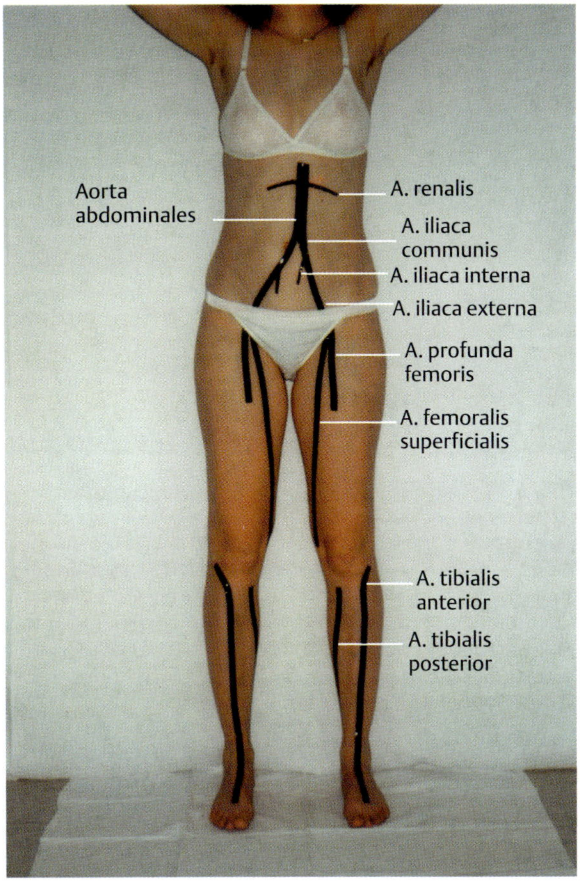

Abb. 17.**4** Schnitt- und Schallkopfführung für die duplexsonographische Darstellung der Aorta abdominalis sowie der Becken- und Beinarterien. Der femoropopliteale Übergang, die A. poplitea, der Truncus tibiofibularis und die A. fibularis werden von dorsal untersucht (s. Abb. 17.**8**).

wichtig, um nicht durch Verspannungen der Schulter- und Armmuskulatur die Untersuchungsqualität zu beeinflussen.

Die Untersuchung der A. poplitea, des Truncus tibiofibularis und der A. fibularis gelingt am besten in Bauchlage des Patienten, da die anatomische Zuordnung der Arterien bei einer Schallkopfführung von dorsal relativ einfach ist (Abb. 17.**8**).

Sollte der Patient nicht in der Lage sein, sich auf den Bauch zu drehen, ist ggf. auch die Seitlagerung möglich. Sollte eine Lagerungsänderung, wie bei beatmeten Patienten, nur unter größeren Umständen möglich sein, kann man auch das zu untersuchende Bein im Knie anwinkeln, um den Transducer von der Kniekehle und der Wade an das Gefäß heranzuführen. Allerdings ist diese Untersuchungsposition nach eigener Erfahrung am unübersichtlichsten.

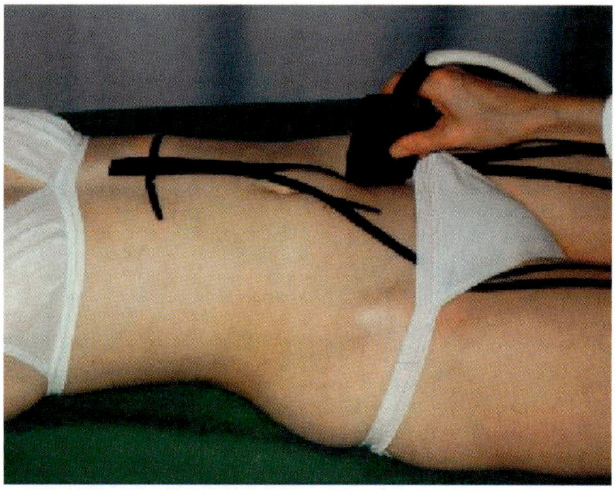

Abb. 17.**5** Schallkopfführung für die Untersuchung der Beckenarterien und der Aorta abdominalis in Rückenlage des Patienten. Der Transducer ist auf Höhe der linksseitigen Bifurkation der A. iliaca communis aufgesetzt. Die Schnittführung für die Darstellung der distalen Aorta abdominalis und der Iliakalbifurkation in Beziehung zum Bauchnabel ist gut zu erkennen. Zur Darstellung der A. iliaca interna muss der Schallkopf häufig leicht gekippt werden, um eine Schnittebene von ventral-medial nach dorsal-lateral abzubilden.

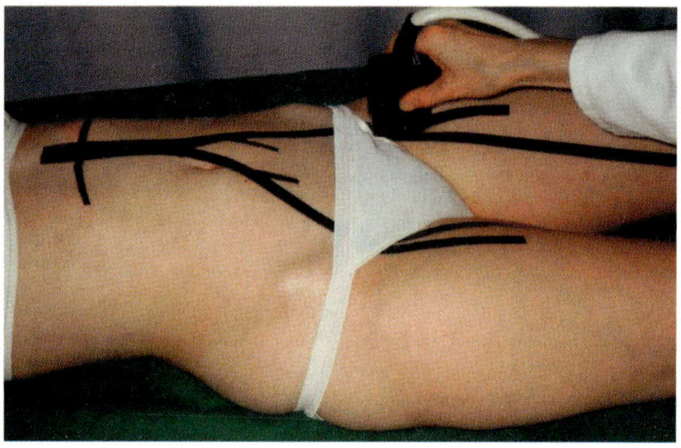

Abb. 17.**6** Schallkopfführung für die Untersuchung der A. femoralis communis mit Aufzweigung in die A. femoralis superficialis und A. profunda femoris. In dieser Schnittführung sollte jede duplexsonographische Untersuchung beginnen. Durch Beurteilung des Frequenzspektrums aus der A. femoralis communis lassen sich hämodynamisch wirksame Strombahnhindernisse der Beckenstrombahn indirekt erkennen und damit die Indikation zur kontinuierlichen Untersuchung der Iliakalgefäße stellen.

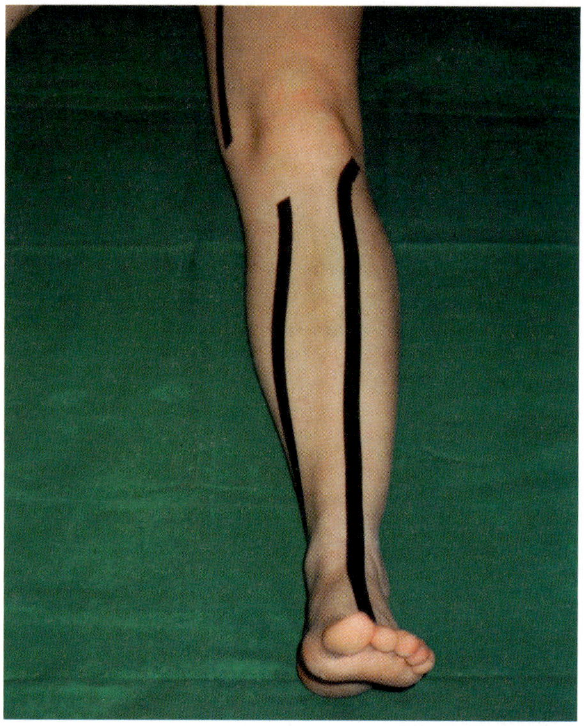

Abb. 17.**7** Schnittführungen für die Schallkopfhaltung bei der duplexsonographischen Untersuchung der A. tibialis anterior lateral der Tibiakante, der A. dorsalis pedis auf dem Fußrücken sowie der A. tibialis posterior an der Innenseite des Unterschenkels. Am Oberschenkel ist noch die Schnittführung für die distalen Anteile der A. femoralis superficialis zu erkennen.

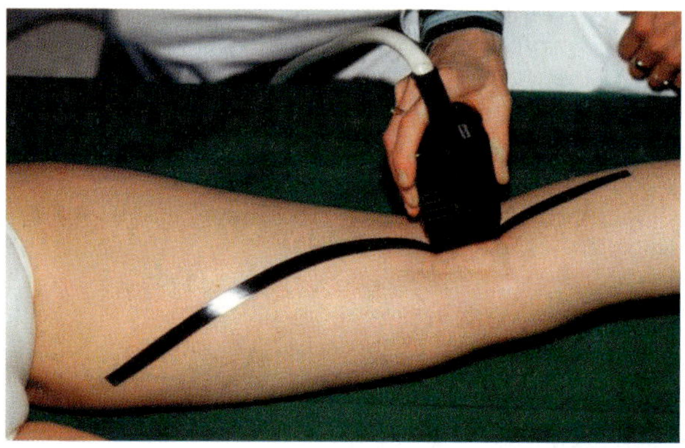

Abb. 17.**8** Schallkopfführung für die duplexsonographische Untersuchung der distalen A. femoralis superficialis, der A. poplitea und der proximalen Unterschenkelarterien unter Verwendung einer Fußrolle. Der Patient liegt in Bauchlage auf der Untersuchungsliege. In dieser Schnittführung lässt sich die A. femoralis superficialis bis zum proximalen Gefäßdrittel nach oben verfolgen.

Untersuchungsablauf

Im Rahmen der Stufendiagnostik einer peripheren arteriellen Verschlusskrankheit (pAVK) gelingt es duplexsonographisch, Aussagen über Morphologie und Funktion arterieller Gefäßsegmente zu gewinnen. Bei der Längsschnittuntersuchung wird der Schallkopf so aufgesetzt, dass das kraniale Arterienende im Bild immer links erscheint (Abb. 17.**9**).

Bei transversaler Schnittführung (Querschnitt) muss die rechte Patientenseite am linken Bildrand abgebildet werden (Abb. 17.**10**); analog zur Dokumentation bei einer CT schaut man also auch bei sonographischen Bildern „von unten in den Patienten".

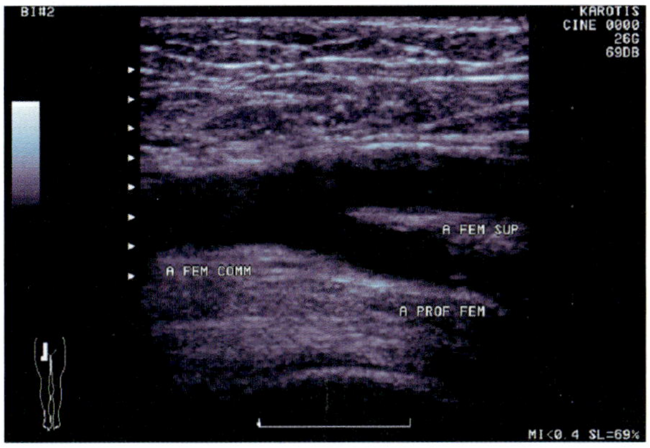

Abb. 17.**9** Sonographischer Längsschnitt im Bereich der rechten Leiste (B-Modus). Die A. femoralis communis teilt sich in die A. femoralis superficialis (schallkopfnah) und die A. profunda femoris, die von Schallkopf weg in die Tiefe zieht (linker Bildrand = kranial). Am unteren Bildrand ist der Hüftkopf dargestellt.

Durchführung und Ausmaß der Untersuchung richten sich nach der klinischen Fragestellung.

- Beim Verdacht auf ein Strombahnhindernis *proximal* des Leistenbandes sollten die Bauchaorta, die Beckenarterien und die A. femoralis communis im gesamten Verlauf kontinuierlich untersucht werden.
- Vermutet man ein Hindernis *distal* des Leistenbandes, sind die A. femoralis communis, die A. femoralis superficialis, der Abgang der A. profunda femoris und die femoropopliteale Gefäßstrecke in ihrer Gesamtlänge zu untersuchen.

Allerdings sind Koinzidenzen von Beckenarterienstenosen bei führender arterieller Verschlusskrankheit vom Oberschenkeltyp bzw. von Nierenarterienstenosen (20%) oder einem Aortenaneurysma (6%) häufig. Zur Statuserhebung sollten deshalb die Abdominal- und Beinarterien zusammen untersucht werden.

Farbkodierung. Die farbkodierte Darstellung der Blutströmung hat die Untersuchung der Extremitätenarterien deutlich erleichtert. Die arterielle Strömung sollte rot, die der Venen blau kodiert werden (Abb. 17.**11**).

Bei der Farb-Doppler-Sonographie ist auf Regionen mit Farbaufhellungen oder Alias-Phänomenen zu achten, die eine Zunahme der mittleren Strömungsgeschwindigkeit signalisieren. Gefäßverschlüsse zeigen sich am Abbruch der Farbkodierung, wobei sich häufig ein Ausstrom in dünnere Kollateralgefäße nachweisen lässt, die eine andere Gefäßachse aufweisen als das Hauptgefäß.

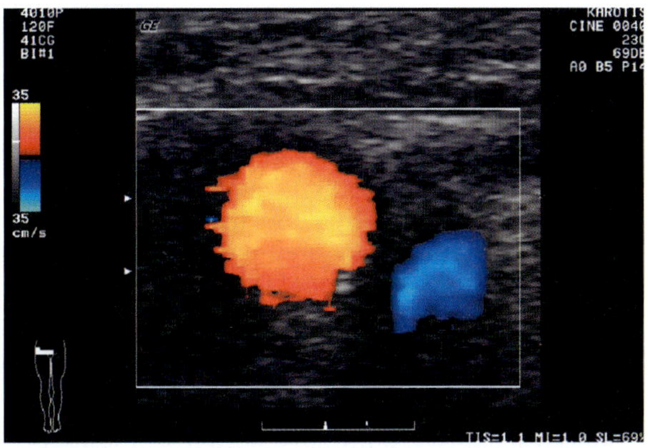

Abb. 17.**10** Transversalschnitt in der rechten Leiste. Die rot kodierte A. femoralis communis dextra liegt lateral (linker Bildrand), die blau kodierte V. femoralis communis dextra medial (rechter Bildrand).

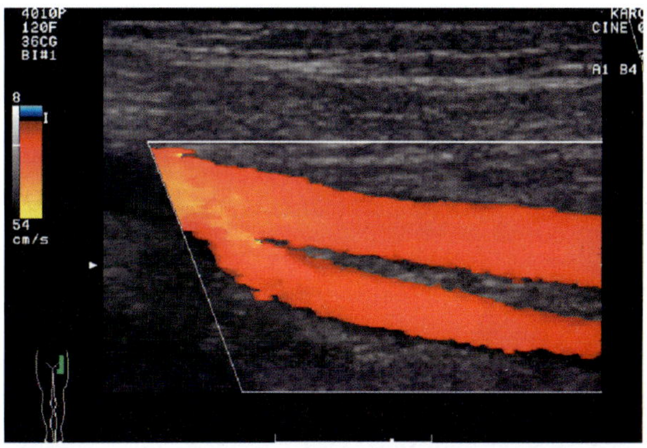

Abb. 17.**11** Farbdoppler-sonographischer Längsschnitt im Bereich der rechten Leiste. Dargestellt ist die Bifurkation der A. femoralis communis mit der A. femoralis superficialis (schallkopfnah) und der A. profunda femoris. Die arterielle Strömung ist vom Schallkopf weg gerichtet und wird rot kodiert.

Stenoseqantifizierung. Um die Stenosen quantifizieren zu können, muss die Strömungsgeschwindigkeit mithilfe des gepulsten Doppler-Messvolumens genau erfasst werden. Abbildung 17.**12** zeigt eine Darstellung im Amplituden- oder Power-Modus. Hierbei wird nicht mehr die Flussrichtung angegeben, sondern nur die Amplitude des Doppler-Signals. Man erkennt dies an derselben Farbe beider Farbbalken am linken Bildrand.

B-Flow. In Abbildung 17.**13** ist eine Femoralisbifurkation in der B-Flow-Technik zu sehen. Die Echosignale der Erythrozyten werden dabei extrem verstärkt (74, 180). Hiermit gelingt eine ausgezeichnete plastische Visualisierung der Strömungsphänomene in Gefäßen, die unabhängig von der Doppler-Technik ist, damit sehr viel weniger vom Einfallswinkel abhängt und einen 4-mal schnelleren Bildaufbau ermöglicht (75). Zudem entfallen andere Nachteile des Farb-Doppler-Modus, wie das „Übermalen" der Gefäßkonturen durch die Farbe und perivaskuläre Farbartefakte.

Untersuchungsdauer. Unabdingbare Voraussetzung für aussagefähige Ergebnisse ist eine angemessene Untersuchungsdauer. Die benötigte Zeit hängt dabei nicht nur entscheidend von der Erfahrung des Untersuchers und den individuellen Untersuchungsbedingungen des Patienten ab, sondern auch davon, ob ein unauffälliger oder aber ein pathologischer Befund erhoben wird, der z.B. aufwändigere Messungen der intrastenotischen sowie prä- und poststenotischen Strömungsgeschwindigkeiten erfordert.

Ultraschallkontrastmittel. Bei schwierigen Untersuchungsbedingungen, wie adipösen Patienten, sehr schmalkalibrigen Arterien oder extrem niedrigen Strömungsgeschwindigkeiten, kann der Einsatz von Ultraschalkontrastmittel nützlich sein. Es ermöglicht, Ultraschallsignale aus Gefäßsegmenten mit extrem niedriger Strömung oder schlechtem Rausch-Signalverhältnis zu erhalten (61). Durch die Applikation von extrem kleinen Luftblasen in die venöse Gefäßstrombahn, die die Lunge passieren können, ohne zu zerplatzen, gestatten diese Substanzen, Strömungssignale im Farb-Doppler-Modus und als Frequenzspektrum zu detektieren, die anders nicht oder nur sehr schwach darstellbar sind. Diese Flüssigkeiten (z.B. Levovist) werden auch als Echokontrast- oder Signalverstärker bezeichnet.

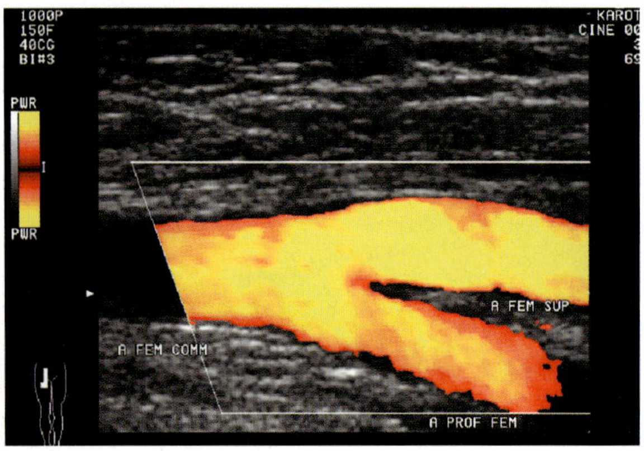

Abb. 17.**12** Normale Femoralisbifurkation im Power-Modus (Längsschnitt). Die Farbkodierung lässt die frei durchströmte Arterienbifurkation erkennen.

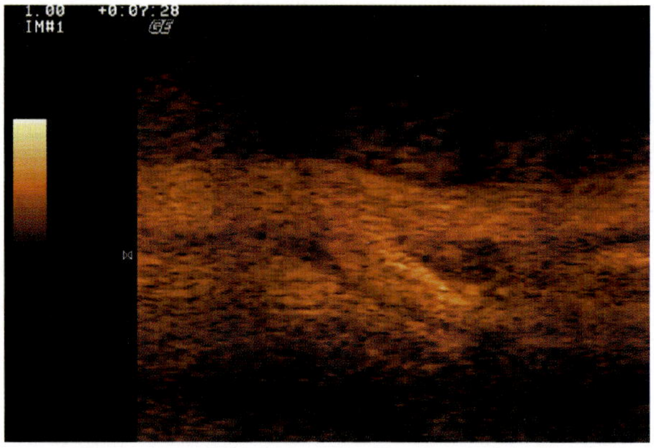

Abb. 17.**13** Normale Femoralisbifurkation im B-Modus (Längsschnitt). Mit Hilfe einer Art digitaler Subtraktionssonographie gelingt es, die Strömung in Gefäßen allein aus dem B-Bild, also ohne Einsatz der Doppler-Technik zu visualisieren.

Vorgehen: Beckenarterien

Untersuchungsgang. Die Gefäßdarstellung der Beckenarterien im B-Bild orientiert sich an der pulsierenden Arterienwand. Die Arterien werden dabei unter Kenntnis des anatomischen Verlaufs zunächst im Längsschnitt dargestellt. Der Querschnitt ist zum Auffinden der Gefäße v.a. in der Abgangsregion der A. iliaca communis (Aortenbifurkation) und der Aufzweigung der A. iliaca communis in A. iliaca externa und interna (Iliakalbifurkation) sinnvoll.

Bewährt hat sich ein Untersuchungsgang, der mit der A. femoralis communis im Bereich der Leiste beginnt. Nach ihrer optimierten Darstellung im B-Bild schaltet man den Farb-Doppler-Modus zu und muss ihn hinsichtlich Pulsrepetitionsrate, Verstärkung und Farbfilter so einstellen, dass die Strömung in einem normalen Gefäßabschnitt satt rot erscheint. Nach Ableitung und Dokumentation eines Doppler-Frequenz-Zeit-Spektrums wird das Gefäß im Längsschnitt kontinuierlich nach proximal verfolgt und einschließlich der infrarenalen Aorta farbdopplersonographisch dargestellt.

Besonderheiten des Gefäßverlaufs. Bei der Untersuchung der Iliakalgefäße ist zu beachten, dass die

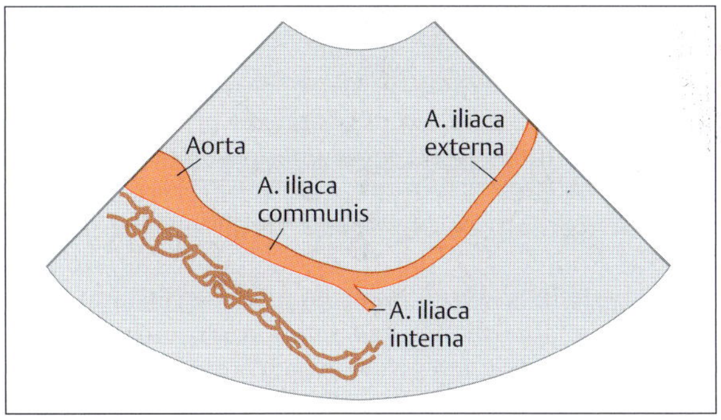

Abb. 17.**14** Verlauf der A. iliaca communis, A. iliaca externa und A. iliaca interna im Bereich des Beckens (Schema). Die A. iliaca communis zieht relativ weit nach dorsal. Nahe des am weitesten dorsal gelegenen Gefäßabschnitts entspringt häufig die A. iliaca interna. Die A. iliaca externa wendet sich dann wieder nach ventral, um als A. femoralis communis sehr oberflächennah zu liegen. Diese anatomischen Gegebenheiten sind bei der Schnittführung hinsichtlich des Doppler- und Farbdopplerwinkels zu berücksichtigen.

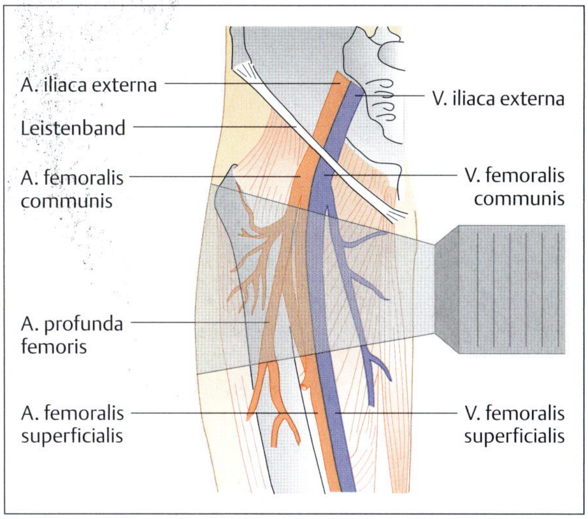

Abb. 17.**15** Anatomie der Leiste mit arterieller Femoralisbifurkation und tiefen Leitvenen (Schema).

A. iliaca communis im Becken auch nach dorsal zieht. Die A. iliaca interna entspringt häufig in der Nähe des „tiefsten", das heißt am weitesten dorsal gelegenen Gefäßabschnitts (Abb. 17.**14**). Von hier aus zieht die A. iliaca externa dann wieder nach ventral und liegt in der Leiste als A. femoralis communis sehr oberflächennah.

Der Untersucher sollte sich stets bemühen, den Abgang der A. iliaca interna farbdopplersonographisch darzustellen, um bei Beckenarterienstenosen zwischen A. iliaca externa und A. iliaca communis differenzieren zu können. Zum anderen können gerade im Abgangsbereich der A. iliaca interna ebenfalls Stenosen bestehen, die bei Männern u.U. zu einer arteriell bedingten, vaskulären Impotenz führen. Diese Stenosen sind duplexsonographisch erfassbar und können katheterinterventionell angegangen werden.

B-Bild-Untersuchung. Nachdem sich der Untersucher mit der Farbdarstellung eine Vorstellung von der Arterienlage gemacht hat, sollte die Gefäßstrombahn auch B-Bild-sonographisch untersucht werden. Hierbei ist besonders auf Plaques und Kaliberschwankungen zu achten. Sollte sich eine Gefäßaufweitung erfassen lassen, kommt obligatorisch die Darstellung im Transversalschnitt dazu.

Vorgehen: Beinarterien

Untersuchungsgang. Die Untersuchung der Oberschenkelstrombahn beginnt wiederum in der Leiste und erfolgt bis zu den distalen Anteilen der A. femoralis superficialis im Adduktorenkanal ebenfalls in Rückenlage des Patienten. Die Schallkopfposition erfasst zunächst in ventrodorsaler Sagittalebene die A. femoralis communis und den Bifurkationsbereich sowie die A. femoralis superficialis und A. profunda femoris im Längsschnitt (Abb. 17.**15**).

Häufig ist in einer longitudinalen Schnittführung auch der venöse Zusammenstrom von V. femoralis superficialis und V. profunda femoris zur V. femoralis communis darstellbar. Dieser liegt etwa 4–5 cm distal der Arterienbifurkation (Abb. 17.**16**).

Leistenregion. Nach interventionellen Kathetereingriffen mit Punktion der Leistenarterie bedarf diese Region besonderer Aufmerksamkeit, da sich bei entsprechender Symptomatik verschiedene iatrogene Komplikationen, wie Hämatome, falsche Aneurysmen und arteriovenöse Fisteln, nachweisen lassen (S. 417, 425ff).

Femoralisgabel. Im Bereich der Femoralisgabel ist neben dem Abgang der A. femoralis superficialis auch der Abgang der A. profunda femoris darzustellen. Aus dieser Gefäßregion wird ebenfalls ein Doppler-Frequenz-Zeit-Spektrum abgeleitet und dokumentiert. Besonders bei Diabetikern treten dort häufig Stenosen auf, die mit indirekten Untersuchungsmethoden kaum differenziert werden und auch angiographisch im a.-p.-Strahlengang übersehen werden können. Eine Verfolgung der normalen A. profunda femoris (ohne Kollateralfunktion) nach distal gelingt meist nur einige Zentimeter bis zu ihren ersten Aufzweigungen in Muskeläste.

Femoropoplitealer Übergang. Die Oberschenkelarterie wird im Verlauf nach distal in einer Schnittebene von ventromedial nach dorsolateral untersucht.

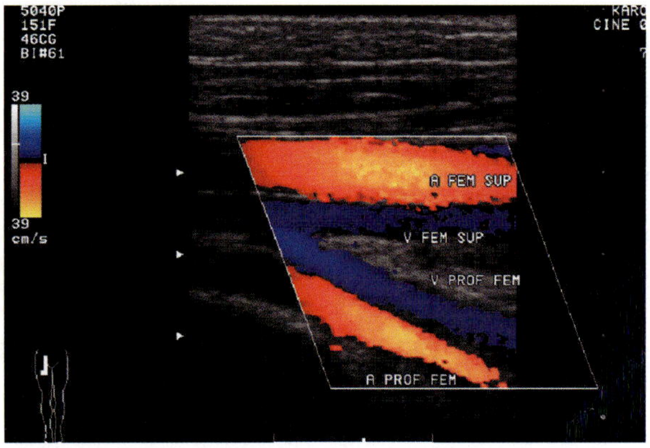

Abb. 17.**16** Farbdoppler-sonographischer Längsschnitt in der rechten Leiste. Dargestellt ist der Zusammenfluss von V. femoralis superficialis (V FEM SUP) und V. profunda femoris (V PROF FEM) zur V. femoralis communis. Ventral und dorsal der Venen liegen die gleichnamigen Arterien, die sich etwa 4 cm kranial aufgezweigt haben.

Die Region der distalen A. femoralis superficialis am Übergang in die A. poplitea im Adduktorenkanal (femoropoplitealer Übergang) verdient dabei besondere Aufmerksamkeit des Untersuchers. Die Beschallung der A. poplitea gelingt in Bauchlage des Patienten am besten – daher sollte ein Positionswechsel angestrebt werden. Darüber hinaus ist das femoropopliteale Gefäßsegment tiefer in die Muskulatur eingebettet und nicht selten Ort von Stenosen oder Wiederauffüllungen von Femoralisverschlüssen, sodass eine überlappende Untersuchung in beiden Untersuchungspositionen sinnvoll ist. Sollte sich der Patient nicht auf den Bauch drehen können, kann die Untersuchung der A. poplitea neben der Seitenlage auch in Rückenlage mit angewinkeltem Knie erfolgen.

Unterschenkelgefäße. Im Bereich der Unterschenkelstrombahn lassen sich die A. tibialis anterior und A. tibialis posterior kontinuierlich in Rückenlage des Patienten darstellen. Für die A. fibularis ist wiederum die Bauchlage zu bevorzugen, oder der Patient lässt den Unterschenkel im Sitzen von der Untersuchungsliege hängen. In dieser Position kann auch die Untersuchung der A. tibialis anterior und posterior erfolgen. Bei der A. tibialis posterior hat sich bewährt, das Gefäß dorsal des Malleolus medialis aufzusuchen und die Arterie dann kontinuierlich nach proximal zu verfolgen.

Wie auch im Beckenbereich sollten die Farb-Doppler-Parameter für die Darstellung der Beinarterien so vorgewählt werden, dass gesunde Gefäßsegmente eine satte Rotkodierung ohne Alias-Phänomene aufweisen. Ebenso wie in anderen Arterienabschnitten sind auch hier Strombahneinengungen und -verschlüsse durch die üblichen Zeichen (Farbaufhellung, Farbabbruch) schnell zu finden. Die quantitativen Messungen der Strömungsgeschwindigkeitskurven folgen mithilfe des gepulsten Doppler-Signals.

Dokumentation

Für die Dokumentation der duplexsonographischen Untersuchung müssen zentrale Gefäßregionen, wie die Femoralisbifurkation und der Abgangsbereich der A. femoralis superficialis und A. profunda femoris sowie der A. poplitea, routinemäßig dargestellt werden. Pathologische Befunde, wie Stenosen oder Verschlüsse, werden ausführlich dokumentiert.

Eine farbkodierte Darstellung ersetzt nicht die genaue Messung der Strömungsgeschwindigkeit mit dem gepulsten Doppler-Modus und die Formanalyse der Doppler-Strömungskurve. Die Bilddokumentation sollte die untersuchten Extremitätenarterien im Längsschnitt unter gleichzeitiger Ermittlung eines repräsentativen Frequenzspektrums erfassen. Wird die Strömungsgeschwindigkeit in cm/s erfasst, muss die Messung der Strömungsgeschwindigkeiten winkelkorrigiert erfolgen.

Hilfreich ist die Option neuester Ultraschallgeräte, eine Beinarterie über einen wesentlich längeren Abschnitt als eine Schallkopfbreite zu dokumentieren (Logic View, Siecape). Dies gelingt durch rechnergestützte Summierung und bildliche Addition der Bildinformation über eine längere Strecke. Abbildung 17.**17** zeigt die Abbildung einer A. femoralis superficialis auf ganzer Länge im Logic View.

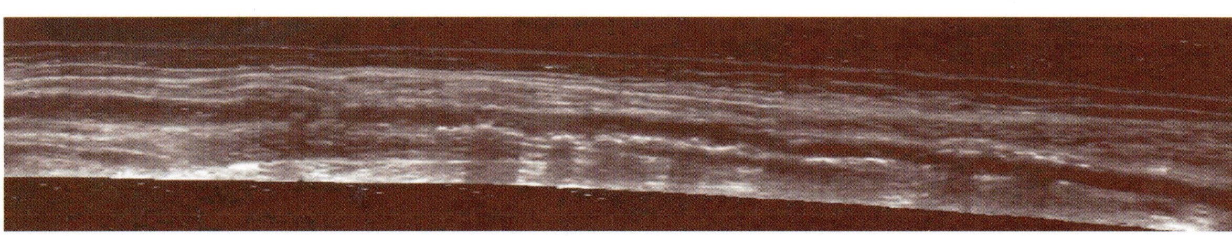

Abb. 17.**17** A. femoralis superficialis auf ganzer Länge im Logic-View-Modus. Durch Online-Summation der B-Bild-Informationen während des Scanvorgangs wird ein kontinuierliches Bild der Oberschenkelarterie errechnet, das den Gefäßverlauf über eine längere Strecke zeigt. Deutlich erkennbar sind die massiven arteriosklerotischen Wandauflagerungen im gesamten Arterienverlauf.

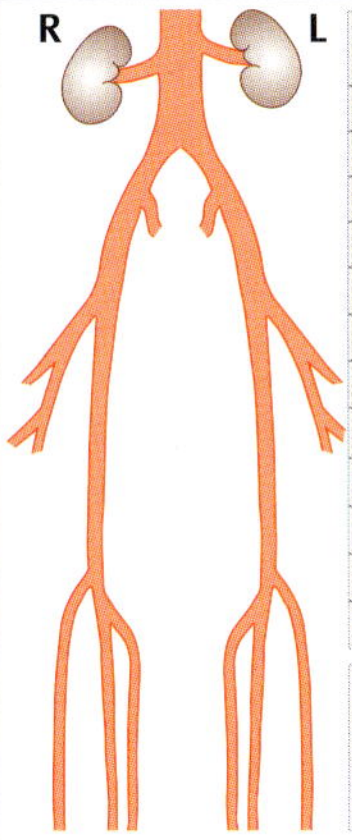

	rechts	links
A. iliaca communis		
A. iliaca externa		
A. iliaca interna		
A. femoralis communis		
A. femoralis superficialis prox.		
Mitte		
distal		
A. profunda femoris		
A. poplitea		
A. tibialis anterior		
A. tibialis posterior		
A. fibularis		

P = Plaque; St = Stenose; Ø = nicht zu orten;
V = Verschluss; T = Turbulenz; X = gestörte Strömung;
o. B. = unauffällig; ↑ = Strömungsbeschleunigung;
↓ = Strömungsverminderung; A = Aneurysma

Abb. 17.**18** Schema zur Dokumentation sonographischer Befunde. Im tabellarischen Befundschema (rechts) lassen sich die erhobenen Befunde mit beispielhaft angegebenen Kürzeln darstellen und jeder Gefäßregion genau zuordnen. Im Gefäßschema (links) können pathologische Befunde graphisch dargestellt werden. Die obligate schriftliche Befundbeschreibung erfährt hierdurch optische Plastizität.

Stenose/Verschluss. Besteht eine Stenose oder ein Verschluss, sind aus dem vorgeschalteten gesunden, dem pathologischen und dem nachgeschalteten Gefäßsegment Frequenzspektren abzuleiten. Im Falle einer Stenose sollte die maximale Strömungsbeschleunigung prä- und intrastenotisch und ggf. die poststenotischen Turbulenzen dokumentiert werden.

Kaliberveränderungen. Bei auffälligen Gefäßkalibern
- Hypoplasie
- Aneurysma
- Besonderheiten einer Anastomose

ist die Darstellung in 2 Ebenen mit Vermessen der Gefäßdurchmesser zu fordern.

Die Befundung sollte beschreibend oder graphisch anhand eines Gefäßschemas mit begleitendem Text und klar formulierter Diagnose erfolgen. Abbildung 17.**18** zeigt beispielhaft ein Gefäßschema mit der Möglichkeit, erhobene Befunde, wie z.B. die maximale Strömungsgeschwindigkeit, in „den Gefäßbaum" einzuzeichnen und die duplexsonographische Diagnose im rechten Teil tabellarisch darzustellen.

Dokumentationsrichtlinien

In Deutschland hat die KBV für die Untersuchung der peripheren Arterien und ihrer Dokumentation im Rahmen ihrer Leistungsabrechnung (EBM 668 und 689) folgende Richtlinien erlassen (Stand Januar 2002):

Zu untersuchen sind nacheinander im Längsschnitt unter gleichzeitiger Ermittlung eines winkelkorrigierten Geschwindigkeitsprofils beziehungsweise des Frequenzspektrums und im Querschnitt:
- A. femoralis communis,
- Bifurkation mit A. femoralis superficialis,
- A. profunda femoris,
- A. poplitea,

bei gegebener Fragestellung
- Unterschenkelarterien.

Normalbefund. Zu dokumentieren sind bei einem Normalbefund (im Längsschnitt jeweils mit winkelkorrigierter Geschwindigkeitsmessung):
- Aa. femorales communes,
- Aa. femorales superficiales,
- Aa. profundae femoris,
- Aa. popliteae,
- ggf. Unterschenkelarterien.

Pathologischer Befund. Bei einem pathologischen Befund wie einer Stenose oder einem Verschluss ist das Doppler-Frequenz-Zeit-Spektrum im Längsschnitt aus dem vorgeschalteten und pathologischen Segment zu dokumentieren. Ggf. ist die Peak Velocity Ratio (PVR) zu berechnen.

Ein Aneurysma ist in 2 Ebenen unter Angabe der maximalen Größe zu dokumentieren.

Wird die farbkodierte Duplexsonographie als Leistung abgerechnet, so hat die Dokumentation der Blutströmung in Farbe zu erfolgen.

Die ausführlichen Richtlinien für alle Untersuchungsregionen sind in (172 u. 173a) publiziert.

Anmerkungen zu den Dokumentationsrichtlinien. Die von der KBV erlassenen Richtlinien sind in ihrem Rahmen zur Leistungserbringung und -abrechnung hinsichtlich Untersuchungsgang und Dokumentation verbindlich. Trotzdem muss angemerkt werden, dass eine Untersuchung der Beinarterien im Querschnitt allenfalls zur Orientierung, d.h. zum Aufsuchen eines Gefäßes sinnvoll ist. Ein routinemäßiges Abfahren der Ober- und Unterschenkelarterien auf ganzer Länge macht aufgrund des sehr ungünstigen und nicht bestimmbaren Farb-Doppler-Winkels wenig Sinn. Geschwindigkeitsmessungen sind in dieser Schnittführung aufgrund des nicht bestimmbaren Doppler-Einfallwinkels ebenfalls unsinnig.

Im Falle eines pathologischen Befundes ist zur Bestimmung der Peak Velocity Ratio (PVR) die Dokumentation eines Doppler-Frequenz-Zeit-Spektrums aus einem der Obliteration vorgeschalteten Gefäßsegment nötig. Viel aussagekräftiger ist jedoch ein Frequenzspektrum aus der nachgeschalteten Gefäßstrombahn, da hier die typischen, diagnoseweisenden pathologischen Veränderungen (Verwirbelungen, Turbulenzen, reduzierter Fluss, Kollateraleinstrom) auftreten. Dies sollte obligater Standard der Dokumentation sein.

Normalbefunde

Beckenarterien

B-Bild. Im B-Bild stellen sich die Beckenarterien als glatt begrenzte, pulsierende Strukturen mit echofreiem Binnenlumen dar. Die sonographisch bestimmte Gefäßweite der A. iliaca externa beträgt etwa 8 mm. Für die A. iliaca communis werden röntgenanatomisch im Mittel 8,3 mm (links) und 8,9 mm (rechts) angegeben (105). Die normale Intima-Media-Dicke in der A. femoralis communis liegt nicht über 0,7 mm. Die bildliche Darstellung ist wertvoll zur Kalibermessung, zum Ausschluss von echten Aneurysmen im Verlauf der A. iliaca externa oder A. iliaca communis. Nach interventionellen oder gefäßchirurgischen Interventionen kann ein Aneurysma spurium, ein Hämatom oder ein Anastomosenaneurysma sonographisch ausgeschlossen werden.

Im Normalfall nimmt man, wenn vorausgegangene Untersuchungen mit Doppler-Druckmessung und/oder kontinuierlicher segmentaler Doppler-Sonographie wesentliche Strombahnhindernisse ausgeschlossen haben, eine Beschallung der Beckenstrombahn nur vor, um Aneurysmen nicht zu übersehen oder morphologische Informationen zu gewinnen.

Doppler-Spektren. Entscheidend für die hämodynamische Beurteilung der Beckenachse ist die Ableitung und Auswertung von Doppler-Frequenz-Zeit-Spektren an verschiedenen Stellen. Der Farb-Doppler-Mode ist zum leichteren Auffinden der Gefäße und Verfolgen der Gefäßachse besonders in der Beckenetage hilfreich. Der Ausschluss von Strombahneinengungen, pathologischen Strukturen oder aneurysmatischen Erweiterungen gelingt schnell und sicher.

Die normalen Extremitätenstrompulse sind triphasisch mit

- ➤ schmalem Frequenzband,
- ➤ steilem systolischen Anstieg (Akzeleration),
- ➤ schmalem Gipfel,
- ➤ schnellem Abfall (Dezeleration),
- ➤ einer Rückflusskomponente in der frühen Diastole, die etwa ⅕ der Höhe des systolischen Vorwärtsflusses ausmacht.

In der späten Diastole wird noch ein kurzer Vorwärtsfluss registriert (Abb. 17.**19**).

Die Entstehung dieses charakteristischen Wellenphänomens ist im Wesentlichen so zu deuten, dass die in der Peripherie reflektierte primäre Pulswelle das Arteriensystem retrograd durchläuft, an der inzwischen geschlossenen Aortenklappe reflektiert wird (Rückflusskomponente), dann abermals peripherwärts wandert und dort den zweiten Vorwärtsgipfel (Dikrotie) hervorruft („Pingpong-Phänomen"[18]).

Die Form der Extremitätenstrompulse wird durch den hohen peripheren Widerstand bestimmt, der in den Endstromgebieten (Haut, Muskulatur) der Extremitäten unter Ruhebedingungen herrscht. Im Normalfall weisen die Strömungsgeschwindigkeitskurven an den verschiedenen Ableitstellen in den Becken- und Beingefäßen die gleichen typischen triphasischen Formelemente auf (Abb. 17.**20**).

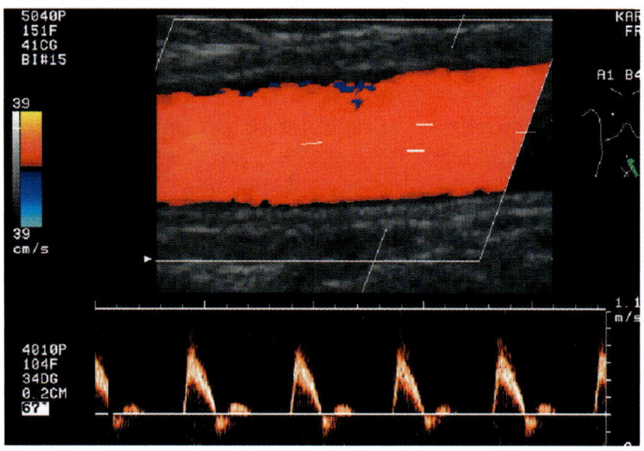

Abb. 17.**19** A. iliaca externa in der FKDS. Die Farbkodierung in der dokumentierten Systole zeigt eine normale gleichmäßige Strömung im dargestellten Gefäßsegment. Das Doppler-Frequenz-Zeit-Spektrum ist ebenfalls normal: triphasisches Profil bei steilem systolischen Anstieg, spitzem Gipfel, schnellem Abfall, kleinem Rückstromanteil in der frühen Diastole und kleinem zweiten diastolischen Vorwärtsfluss. Der abfallende Schenkel ist dabei etwas breiter, als der ansteigende.

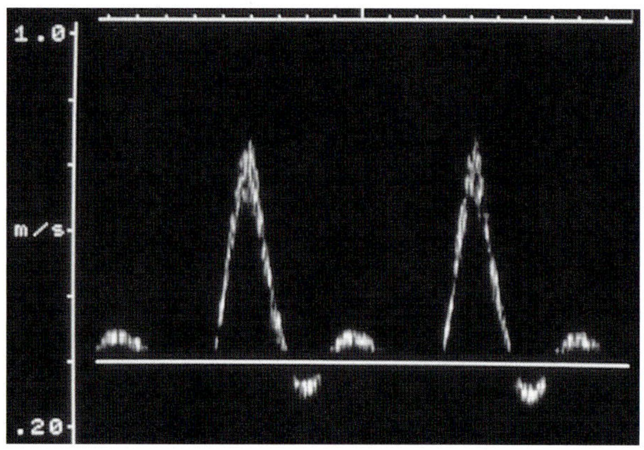

Abb. 17.**20** Normales triphasisches Spektrum aus der A. iliaca externa, wie es unter guten Untersuchungsbedingungen aus allen Arterienabschnitten der unteren Extremität abzuleiten ist. Das Frequenzspektrum ist schmal, weist einen steilen systolischen Anstieg und Abfall der Strömungsgeschwindigkeit auf, zeigt einen kurzen Rückflussanteil und eine kurze mittdiastolische Vorwärtsströmung, die enddiastolisch sistiert.

	V_{max}	V_{diast}	V_{DIP}
Distale Aorta	50–120	20–35	5–30
A. iliaca communis	90–130	20–40	9–25
A. iliaca externa	100–140	30–50	11–26
A. femoralis communis	90–140	30–50	8–25
A. femoralis superficialis	80–110	25–45	8–21
A. poplitea	55–82	18–38	4–16

Tabelle 17.**1** Normwerte für die maximale systolische (V_{max}), maximale diastolische (V_{diast}) und maximale Rückstromgeschwindigkeit (V_{DIP}) in den Becken- und Beinarterien in cm/s (nach 186)

Lediglich die Amplitudenhöhe verringert sich nach distal, da die Strömungsgeschwindigkeit in mehreren gleichgeschalteten Rohren abnimmt. Ein triphasisches Frequenzspektrum in der A. femoralis communis ohne Strömungsstörungen schließt daher indirekt eine höhergradige Stenose in der Beckenetage weitgehend aus.

Die maximale systolische Strömungsgeschwindigkeit beträgt in der A. iliaca externa etwa 120–140 cm/s. Wichtig ist die Beachtung des Einschallwinkels zur Gefäßachse, der bei quantitativen Messungen 60° nicht überschreiten sollte. Tabelle 17.**1** (nach 186) zeigt Normwerte für die maximalen systolischen und diastolischen Geschwindigkeiten in den Becken- und Beinarterien. Die Angaben sind als Anhaltswerte zu verstehen. In gesunden, schmalkalibrigen Gefäßen, besonders bei jüngeren Frauen, können höhere Werte gemessen werde, wie bei sehr großkalibrigem Gefäßdurchmesser auch niedrigere Geschwindigkeiten noch als normal einzuschätzen sind.

Beinarterien

Besonderheiten der Untersuchung. Die Oberschenkeletage ist durch den langstreckig geraden Verlauf der Femoralarterie über die gesamte Gefäßstrecke bis zum Adduktorenkanal schnell zu untersuchen. Der Farb-Doppler-Modus erleichtert das zügige Verfolgen der Arterien sowie im Normalfall den Nachweis einer frei durchgängigen arteriellen Strombahn. Im femoropoplitealen Übergang ist jedoch meist ein Lagerungswechsel notwendig und die kontinuierliche Darstellung des Gefäßverlaufs kann etwas erschwert sein, bei einiger Übung ist sie jedoch zuverlässig möglich. Die Kriterien der Beurteilung von Strömungsgeschwindigkeitskurven entsprechen der bei den Beckenarterien beschriebenen Formanalyse.

B-Bild. Unter physiologischen Bedingungen dient das B-Bild der Bestimmung von Gefäßweite und Gefäßverlauf, d.h. dem Ausschluss von aneurysmatischen Erweiterungen und von arteriosklerotischen Plaques und Wandauflagerungen oder dem Nachweis von Stents. Die sonographisch bestimmte Gefäßweite beträgt in der A. femoralis communis um 8–10 mm, in der proximalen A. femoralis superficialis 6 mm, im distalen Teil der Arterie um 5,5 mm und stimmt damit gut mit anatomisch gemessenen Kalibern überein (67).

Doppler-Messungen. Die Strömungsgeschwindigkeit bei Normalpersonen wurde von mehreren Autoren untersucht. In der A. femoralis communis liegt die maximale systolische Geschwindigkeit bei 90–115 cm/s, in der A. femoralis superficialis bei 90 cm/s (136) und in der A. profunda femoris abgangsnah bei 60 ± 14 cm/s. Die maximale systolische Strömungsgeschwindigkeit in der A. poplitea wurde in einer eigenen Studie durch vergleichende Messungen von 2 Untersuchern mit 2 Duplexgeräten ermittelt und betrug 89,7 cm/s (84), während andere Untersucher Mittelwerte zwischen 60 und 70 cm/s angaben.

A. poplitea. Hämodynamisch wirksame Strombahnhindernisse im Oberschenkelbereich werden wiederum indirekt durch Beschallung der A. poplitea ausgeschlossen. Eine triphasische Doppler-Kurve über der A. poplitea zeigt eine offene vorgeschaltete Gefäßstrecke an.

Unterschenkelarterien. Die Unterschenkelarterien weisen beim Gesunden ebenfalls im gesamten Verlauf einen steilen systolischen Anstieg und Abfall der Strömungsgeschwindigkeit auf. Idealerweise ist das abgeleitete Doppler-Frequenz-Zeit-Spektrum triphasisch. Ein hämodynamisch wirksames Strombahnhindernis kann in diesem Fall bei normalem Profil in den distalen Gefäßsegmenten ausgeschlossen werden. Verschlüsse nachgeschalteter Fußarterien führen zwar zu einer Widerstandserhöhung in den vorgeschalteten Unterschenkelarterien. Diese meist diskreten Veränderungen lassen sich jedoch nicht eindeutig zuordnen, sodass bei klinischem Verdacht auf Fußarterienobliterationen diese ebenfalls direkt untersucht werden müssen.

Bei der Interpretation der Frequenzspektren aus den Unterschenkelarterien ist zu beachten, dass der periphere Widerstand mehr als in den großen Extremitätenarterien vom Durchblutungszustand der Haut abhängt. Bei stärkerer Hautdurchblutung im warmen Räumen kann auch beim Gesunden – wie auch bei Hyperthyreose – gelegentlich einmal ein holodiastolischer Vorwärtsfluss normal sein, der dann nicht als Hinweis auf einen poststenotisch erniedrigten Widerstand fehlgedeutet werden darf.

Pathologische Befunde – Einleitung

Die Einteilung der peripheren arteriellen Verschlusskrankheit nach anatomischen Regionen geht auf die Lokalisierungstypen von Ratschow zurück (55). Hierbei werden 3 verschiedene betroffene Regionen unterschieden:

- Beckenetage (Beckentyp),
- Oberschenkeletage (Oberschenkeltyp),
- Unterschenkel- und Fußarterien (peripherer Typ).

Die proximale Verschlussetage bestimmt in der Regel die klinische Symptomatik und auch die möglichen therapeutischen Optionen, sodass farbduplexsonographisch, stets auch vor dem Hintergrund einer weiteren Therapieplanung, sehr präzise morphologische und hämodynamische Befunde in den Beckenarterien erhoben werden müssen, die eine diagnostische Angiographie entbehrlich machen können und sollten.

pAVK: Häufigkeiten. Obliterierende arteriosklerotische Gefäßprozesse der Beckenstrombahn finden sich in etwa 30%, wobei in ⅓ die A. iliaca communis und in ⅔ die A. iliaca externa betroffen ist. Die Oberschenkelstrombahn ist bei 40–50% der Patienten mit peripherer arterieller Verschlusskrankheit betroffen und 20% der Läsionen finden sich in den Unterschenkel- und Fußarterien. In der letzten Gruppe sind vermehrt Patienten mit einem Diabetes mellitus zu finden. Patienten mit isolierter aortoiliakaler Manifestation sind oft jünger als Patienten mit femoropoplitealen Stenosen oder Verschlüssen (91) und haben häufig eine Hypercholesterinämie oder einen exzessiven Nikotinkonsum.

Mehretagenerkrankungen. Auch wenn isolierte Verschlüsse der Beckenetage nur in etwa 10% angegeben werden, so ist doch der iliofemorale Zweietagenverschluss sehr häufig. Nach Vollmar (175) entfällt ein Drittel der peripheren Verschlussprozesse auf den aortoiliakalen Abschnitt. Von diesen sind aber 82% mit Verschlüssen der Peripherie vergesellschaftet. Eine genaue Bewertung der hämodynamischen Auswirkung einzelner Obstruktionen in den verschiedenen Etagen ist jedoch zur Planung lumeneröffnender Maßnahmen wichtig.

Bei allem Nutzen, den die Etagenzuordnung auch für die Therapieplanung bietet, darf man nicht vergessen, dass die Arteriosklerose eine Systemerkrankung darstellt und viele, wenn nicht alle Gefäßregionen der Becken- und Beinstrombahn – und natürlich auch die koronaren und hirnversorgenden Gefäße – in unterschiedlicher klinischer Ausprägung betroffen sein können.

In den peripheren Gefäßen spricht man – das morphologische Befallmuster beschreibend, analog zur Einteilung in Ein- oder Mehrgefäßerkrankung im Bereich der Koronararterien und hirnversorgenden Arterien – von einem so genannten Mehretagenbefall, wenn Gefäßobliterationen in mehreren Gefäßetagen auftreten. Dies ist bei etwa einem Viertel der Patienten bei Erstdiagnose der Fall. Über die Hälfte weisen bilaterale, nicht selten symmetrische Obliterationen auf.

Die Themen Stenose- und Verschlusserkennung, Aneurysmen und Dissektionen werden für die Becken- und Beinarterien in getrennten Abschnitten erläutert. Die Beschreibung und Kontrolle lumeneröffnender Maßnahmen, Gefäßprothesen und Bypässe, Stents sowie besondere Befundkonstellationen (Aneurysma spurium, arteriovenöse Fisteln) erfolgt dann für die Becken- und Beingefäße gemeinsam.

Klinik der arteriellen Verschlusskrankheit

Bei der klinischen Manifestation der arteriellen Verschlusskrankheit ist grundsätzlich zwischen akuten und chronischen (schleichenden) Gefäßobliterationen zu unterscheiden. Ein akuter Verschluss wird überwiegend durch Embolien, sehr viel seltener durch arterielle Thrombosen ausgelöst. Bei einer arteriellen Embolie ist wiederum in 80–90% eine kardiale Erkrankung Auslöser des akuten Gefäßverschlusses. Bei etwa 11% der Patienten führt dies zu einem Leriche-Syndrom, 13% betreffen die Beckenstrombahn und 54% der Embolien verschließen die Oberschenkeletage (179).

Akuter Verschluss. Für den akuten Verschluss eines vorher noch frei perfundierten Gefäßsegments sind plötzliche Schmerzen distal des Verschlusses, verbunden mit motorischen und sensiblen Ausfällen typisch. Die Extremität ist kühl und blass, arterielle Pulse lassen sich nicht tasten. Als Leitsymptome sind die „6 P“ einprägsam:

- **P**ain – Schmerzen
- **P**ulselessness – Pulsverlust
- **P**aleness – Blässe der Extremität
- **P**aresthesia – Sensibilitätsstörungen
- **P**aralysis – motorische Schwäche
- **P**rostration – Schock bei massiver Muskelischämie.

Chronische Obliteration. Bei chronischen Gefäßverengungen oder -verschlüssen treten belastungsabhängige, ziehende, auch krampfartig imponierende Schmerzen in der beanspruchten Muskulatur auf. Typischerweise sind die Schmerzen regelmäßig und reproduzierbar an eine bestimmte körperliche Belastung gebunden. Unter klinischen Gesichtspunkten ist die Stadieneinteilung der schmerzfreien Gehstrecke nach Fontaine üblich (Tabelle 17.**2**).

Kollateralen. Im chronischen Verlauf der Erkrankung nehmen Stenosen langsam in ihrer hämodynamischen Wirksamkeit zu. Gleichzeitig bestimmt die individuelle Ausbildung von Kollateralsystemen die Symptomatik. Dies erklärt, warum auch thrombotische Verschlüsse hochgradiger Stenosen dann keine gravierenden Ischämiesymptome mehr zur Folge haben, solange die Kollateralen nicht in den Verschlussprozess einbezogen werden.

Verschlusshöhe und Schmerzlokalisation. Die in vielen Lehrbüchern vertretene Auffassung, dass die Schmerzlokalisation (Gluteal-, Oberschenkel-, Unterschenkelmuskulatur, Fußgewölbe) immer eine Etage distal der Gefäßobliteration auftritt, ist zwar pathophysiologisch verständlich und möglich, aber nach eigener Erfahrung berichten viele Patienten mit Befall der Beckenetage oder A. femoralis communis vorwiegend über eine Waden-Claudicatio. Die Sensitivität der Anamnese zum Nachweis einer symptomatischen arteriellen Verschlusskrankheit und zur Höhenlokalisation des proximalen Strombahnhindernisses lag in einer eigenen Studie an über 80 Patienten mit 57% pathologischen Befunden bei knapp über 60% für die Diagnose einer pAVK und bei 51% für die Lokalisation des proximalen Strombahnhindernisses (52). Dies legt nahe, dass anamnestische Angaben der Patienten zu ihren Schmerzen nur sehr begrenzt zur genaueren Erfassung des klinischen Bildes beitragen.

Tabelle 17.**2** Stadieneinteilung der peripheren arteriellen Verschlusskrankheit nach Fontaine

Stadium I	AVK ohne Claudicatio intermittens
Stadium II **- II a** **- II b**	belastungsabhängige Schmerzen - schmerzfreie Gehstrecke > 200 m - schmerzfreie Gehstrecke < 200 m
Stadium III	ischämische Ruheschmerzen
Stadium IV	Nekrose, Gangrän

Stenosen und Verschlüsse der Beckenarterien

Klinische Untersuchungen. Die Diagnose von Verschlüssen und Stenosen der Beckenetage war vor Einsatz der Duplexsonographie ein besonderes diagnostisches Problem, da in dieser Region keine Manschettenmethode einsetzbar ist, also weder eine Druckmessung noch oszillographische Untersuchungen möglich sind. Klinisch-orientierende Untersuchungen umfassten lediglich

- die typische Anamnese,
- die Palpation des Leistenpulses,
- die Auskultation in Ruhe und nach körperlicher Belastung.

Auch die kontinuierliche Doppler-Sonographie konnte nur indirekte Informationen über Strombahneinengungen im Beckenbereich geben, da lediglich das monophasisch veränderte Flussprofil in der Leiste erkannt werden konnte. Zwischen hochgradigen Stenosen oder Verschlüssen ist klinisch nur bei auskultierbaren Strömungsgeräuschen zu unterscheiden, da sie indirekt auf eine Stenose im Beckenbereich schließen lassen. Allerdings kann bei hochgradigen Stenosen das Strömungsgeräusch fehlen.

Häufigkeiten/Indikationen. Verschlüsse und Stenosen sind am häufigsten im Bereich der Aortengabel, der A. iliaca communis und im Abgangssegment der A. iliaca externa zu finden. Die dezidierte Darstellung der Aa. iliacae internae bleibt speziellen Fragestellungen vorbehalten, z.B. einer vaskulären Impotenz, der Bestimmung der Zyklusphase bei extrauteriner Insemination oder der Kollateralisation eines Strombahnhindernisses der A. iliaca externa über diese kräftigen Seitenäste.

Kollateralenbildung. Bei länger bestehenden Okklusionen der Aorta abdominalis und der Becken- und Beinarterien kann es zur Ausbildung ausgeprägter Kollateralkreisläufe kommen. Dies ist insbesondere bei traumatischen Gefäßverschlüssen ohne arteriosklerotische Gefäßerkrankung, bei der Aortenisthmusstenose und der abdominellen Koarktation sowie bei jüngeren Patienten mit arterieller Verschlusskrankheit der Fall (82). Grundsätzlich sind die Möglichkeiten der Kollateralisation einer hochgradigen Stenose oder eines Verschlusses umso besser, je proximaler das Strombahnhindernis lokalisiert ist. Wichtig ist die anatomische Kenntnis und Zuordnung häufig vorkommender Umgehungskreisläufe, um

- diese sonographisch zu erkennen,
- ihre hämodynamische Relevanz zu beurteilen,
- kräftige Kollateralgefäße im Becken nicht zu übersehen (z.B. A. sacralis mediana),
- Kollateralgefäße nicht mit dem Hauptgefäß zu verwechseln.

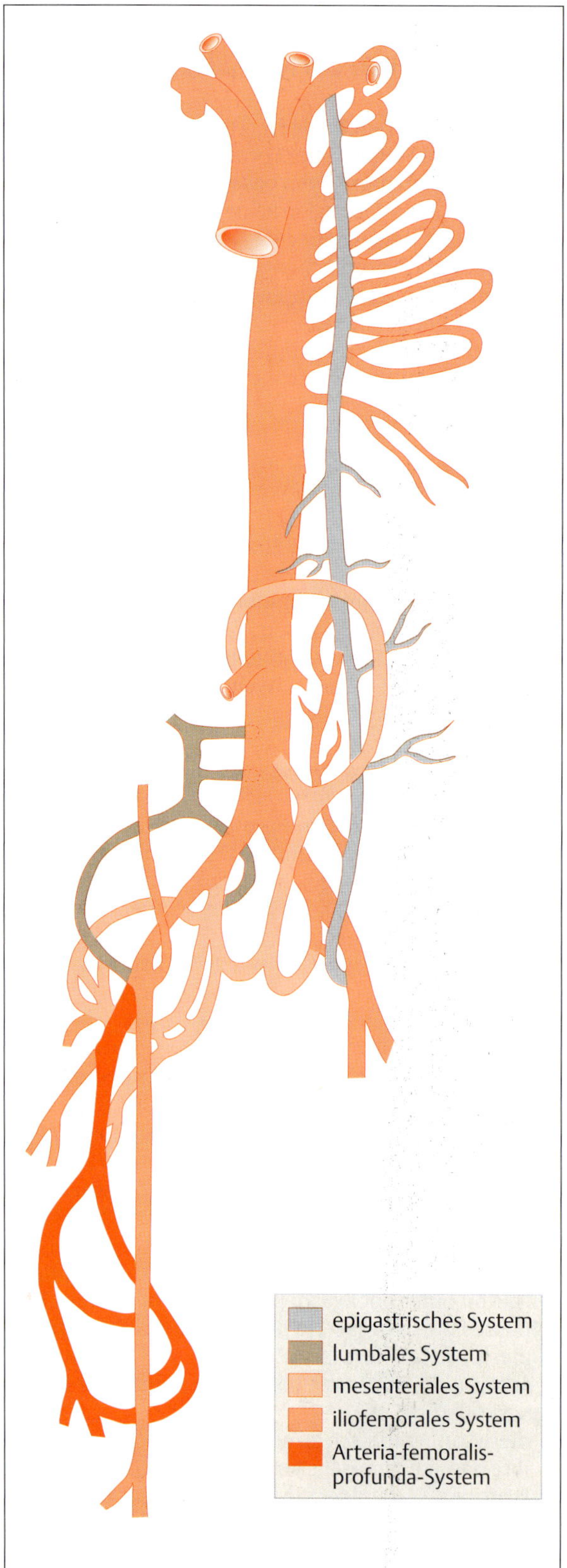

Auch wenn individuell sehr unterschiedliche Arterien an der Kollateralisation eines Strombahnhindernisses beteiligt sein können, gibt es häufiger vorkommende Kollateralwege. Abbildung 17.**21** zeigt typische Umgehungskreisläufe bei hochgradigen Stenosen und Verschlüssen der Aorta sowie der Becken- und Beinarterien. Bei unilateralen Verschlüssen der A. iliaca communis kommt es darüber hinaus häufig zur Ausbildung querverlaufender Gefäßbrücken zwischen Ästen der rechten und linken A. iliaca interna, sodass unilaterale segmentäre Okklusionen der A. iliaca communis am besten kollateralisiert sind.

Besonderheiten. Verschlussprozesse, die die Iliakalgabel und den Abgang der A. mesenterica inferior verlegen, blockieren die Verbindung zwischen den beiden wichtigsten Kollateralbahnen und rufen daher eine weitaus stärkere Ischämiesymptomatik hervor als Verschlüsse, die zwischen oder unterhalb dieser Gefäßetagen lokalisiert sind.

Vorgehen bei Stenoseverdacht. Ergibt sich der Verdacht auf vorgeschaltete Hindernisse im Beckenbereich, bewertet man in den vermutlich befallenen Gefäßregionen den Einengungsgrad

- sowohl qualitativ durch die Formanalyse der Doppler-Kurve,
- als auch durch quantitative Messungen.

Versuche, den Stenosegrad mithilfe des Druckgradienten – analog zur Messung bei der Echokardiographie – zu errechnen, wurden von einzelnen Autoren vorgenommen und zeigen ermutigende Ergebnisse.

Abb. 17.**21** Potenzielle Kollateralwege bei aortalen, aortoiliakalen und femoralen Verschlüssen (Schema).
Epigastrische Kollateralisation. Blutfluss über die A. epigastrica superior zur A. epigastrica inferior mit Anschluss an die A. femoralis communis.
Mesenteriale Kollateralisation. Kollateralisation über die A. mesenterica superior zur A. mesenterica inferior (Riolan-Anastomose) und weiter über die A. rectalis superior zur A. rectalis inferior mit Anschluss zur A. iliaca interna.
Lumbale Kollateralisation. Überbrückung eines aortoiliakalen Strombahnhindernisses über die Aa. lumbales mit Anschluss an die A. circumflexa ilium und darüber zur A. femoralis communis oder über die Aa. iliolumbales mit Anschluss an die Aa. iliacae internae.
Iliofemorale Kollateralisation. Äste der A. iliaca interna (A. glutea superior, A. glutea inferior, A. obturatoria) finden Anschluss an die A. circumflexa femoris medialis oder A. circumflexa femoris lateralis als Äste der A. profunda femoris.
Femoroprofundale Kollateralisation. Verschlüsse der A. femoralis superficialis können über die A. profunda femoris und ihre Seitenäste kollateralisiert werden, die Anschluss an Arterien des Rete genu zur A. poplitea gewinnen.

Plaques werden im B-Bild nach Lage, Größe, Form sowie nach Oberfläche, Echostruktur und Echogenität charakterisiert. Bei der Vielzahl der Wandauflagerungen kommt dem jedoch, wie bereits erwähnt, in dem langstreckigen Gefäßbett der Extremitätenarterien nicht die gleiche Bedeutung zu wie im Bereich der hirnversorgenden Arterien, da die möglichen Folgen einer Mikroembolisierung in der Peripherie eine geringere Rolle spielen als im empfindlicheren Hirnparenchym.

Stenosen

Befunde. Aus der Bewertung von Doppler-Strömungskurven über der Leiste kann der Schweregrad einer aortoiliakalen Obstruktion approximativ indirekt bewertet werden. Stenosen < 50–60% bewirken in der nachgeschalteten Strombahn meist keine Änderung der Kurvenform. Nicht konstant lässt sich eine Reduktion der Rückflusskomponente (DIP) nachweisen. Dieses Kurvenbild unterscheidet sich qualitativ nicht von dem bei offener Beckenstrombahn und nachgeschalteten Femoralisverschlüssen.

Vorgeschaltete Stenosen > 60–70% und Verschlüsse zeigen dagegen

- eine deutlich verminderte Amplitudenhöhe,
- eine reduzierte systolische Anstiegssteilheit,
- einen verzögerten Abfall in der Diastole ohne Rückflussanteil (Abb. 17.**22** u. 17.**23**).

Die Abschwächung der Doppler-Strömungskurven wird weitgehend von vorgeschalteten Strombahnhindernissen geprägt, nachgeschaltete Verschlüsse vermindern nur den Rückflussanteil (126).

Pulsatilitätsindex. Der Grenzwert des Pulsatilitätsindex (PI) liegt um 5 und zeigt im Normalfall häufig deutlich höhere Werte (bis 10 oder 12). Johnston et al. (70) belegten in einer umfangreichen Studie (n = 175 aortoiliakale Segmente) im Vergleich mit intraarteriellen Druckmessungen, dass ein Grenzwert > 5,5 die Erkennung von hämodynamisch wirksamen aortoiliakalen Stenosen oder Verschlüssen am besten zulässt. Der PI kann beim schlecht kompensierten Verschluss in der distalen Strombahn bis auf 1 sinken. In einer Studie von Neuerburg et al. (123) betrugen die Werte für den PI bei der Beschallung der A. femoralis communis

- beim Normalbefund 8,5 ± 3,5,
- bei isolierten Iliakalverschlüssen 2,8 ± 1,6,
- bei kombinierten Becken- und Oberschenkelverschlüssen 2,3 ± 1,0
- bei isolierten, nachgeschalteten Femoralisverschlüssen 6,3 ± 2,6.

Die Daten lassen erkennen, dass mit dem PI also nur vorgeschaltete Strombahnhindernisse nachzuweisen sind. Nachgeschaltete Verschlüsse entziehen sich der Diagnostik, da hier der PI in der proximalen Strombahn meist nicht verändert ist. Thiele et al. (166) erzielten bei einem PI-Grenzwert von 4 für isolierte aortoiliakale Obstruktionen eine Sensitivität von 94% und eine Spezifität von 82%, während die entsprechenden Werte bei Zweietagenverschlüssen 99% und 45% betrugen.

Bewertung der Doppler-Strömungskurve. Im Gegensatz zum Druck, der von nachgeschalteten Strombahnhindernissen nicht beeinträchtigt wird, ist die Doppler-Strömungskurve im direkt prästenotischen Abschnitt verändert. Der Rückflussanteil vermindert sich durch die Abnahme der vom Stromzeitvolumen abhängigen

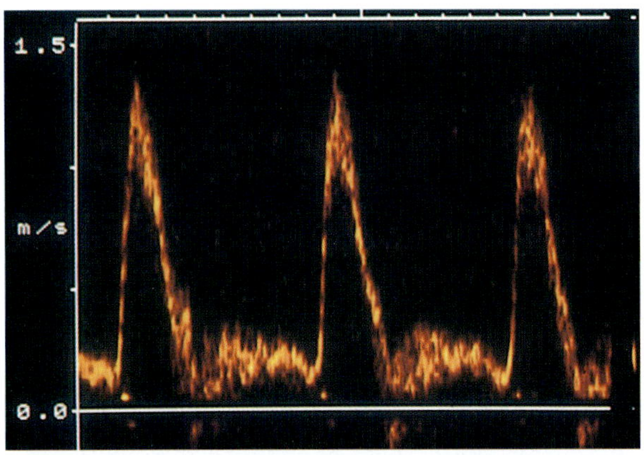

Abb. 17.**22** Doppler-Frequenz-Zeit-Spektrum aus der A. femoralis communis in Ruhe bei vorgeschalteter 70%iger Stenose der A. iliaca communis. Entgegen einer normalen Kurvenform (s. Abb. 17.**20**) ist der frühdiastolische Rückwärtsfluss nur angedeutet ausgebildet. Während der gesamten Diastole ist eine Vorwärtsströmung zu erkennen.

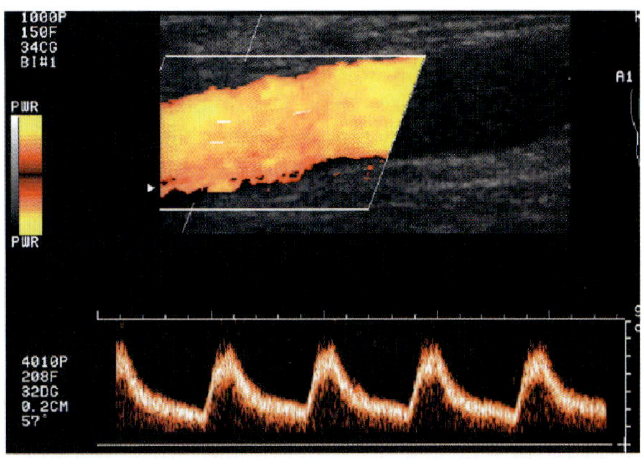

Abb. 17.**23** Monophasisches Strömungsprofil mit hohem holodiastolischen Fluss in der A. femoralis communis dextra. Ursache war bei dieser jungen Patientin eine hochgradige Aortenisthmusstenose vom Erwachsenentyp.

Reflexionswelle. Dieses Kurvenbild ist von poststenotischen Kurven geringer Strombahneinengungen < 50% proximal der Ableitungsstelle nicht zu unterscheiden.
Für die peripheren Arterien hat sich als wichtig erwiesen, eine approximative Stenosegradeinschätzung durch eine qualitative Beurteilung der Doppler-Kurve durchzuführen.

Als wichtiger orientierender Parameter ist auch die qualitative Bewertung des Doppler-Frequenz-Zeit-Spektrums aus der Stenoseregion vorzunehmen. Die Klassifizierung wird nach den Kriterien von Jäger u. Landmann (66) empfohlen:

- Normalbefund: triphasische Doppler-Kurve mit schmalem Frequenzband,
- bis 40%ige Stenose: triphasische Kurvenform, allenfalls diskrete Verbreiterung des Frequenzspektrums, Strömungsgeschwindigkeit nicht erhöht,
- 40- bis 60%ige Stenose: triphasische Kurvenform, Verbreiterung des Frequenzspektrums, Strömungsgeschwindigkeit u.U. diskret erhöht,
- 60- bis 75%ige Stenose: Verlust der Rückflusskomponente, sog. systolisches Fenster ausgefüllt, Strömungsgeschwindigkeit um ca. 100–200% erhöht,
- 75- bis 99%ige Stenose: Zunahme der Strömungsgeschwindigkeit meist > 300%; zusätzlich hoher diastolischer Ruhefluss mit amplitudenstarken niederfrequenten Signalen in der Systole und gleichzeitig retrograden Frequenzanteilen unterhalb der systolischen Strömungsspitze. In filiformen vor allem langstreckigen Stenosen kann es wieder zu einem Abfall der Strömungsgeschwindigkeit kommen.

Abbildung 17.**24** zeigt entsprechende Frequenzspektren bei zunehmendem Stenosegrad, die aufgrund des Strömungsmusters eine qualitative und quantitative Stenosegraduierung erlauben.

Bei dieser Klassifizierung der Stenosen ist zu beachten, dass bei geringgradigen Stenosen bis 50% die erwähnten Kriterien zwar prinzipiell zutreffen, insbesondere ex vitro in Strömungsmodellen, dass aber in der Untersuchungssituation am Patienten schon nicht ganz optimale Untersuchungsbedingungen ebenfalls zu einem verbreiterten Frequenzspektrum führen können, das dann nicht fehlinterpretiert werden darf.

B-Bild. Wie auch im Bereich der hirnversorgenden Arterien ist die Erkennung von Stenosen unter 50% Lumeneinengung (Plaques) eine Domäne der B-Bild-Sonographie. Im Vergleich zur Karotisstrombahn, in der arterioarterielle Embolien zu erheblichen Symptomen führen können, sind diese in der Becken- und Beinstrombahn in der Regel klinisch von untergeordneter Bedeutung, da die sehr häufig anzutreffenden Plaques in der Becken- und Oberschenkelstrombahn offenbar selten zu klinisch symptomatischen Unterschenkelarterienverschlüssen führen.

Tabelle 17.**3** Stenosequantifizierung anhand von ROC-Kurven

Stenose	V_{max} (cm/s)	Quotient
> 50%	120	1,4
> 70%	160	2,0
> 90%	180	2,9

Quantitative Messungen. Weitere Klassifikationen beruhen auf quantitativen Messungen. Die pathophysiologischen Grundlagen zum Verständnis der Stenosedetektion anhand hämodynamischer Messparameter sind im Kapitel 3 ausführlich dargestellt, sodass hier nur bewährte untersuchungsrelevante Messungen erläutert werden.
Am häufigsten werden die systolische Spitzengeschwindigkeit und der Quotient aus maximaler Geschwindigkeit innerhalb und 2 cm proximal (ggf. distal) der Stenose interpretiert (PVR, Peak Velocity Ratio). Sacks et al. (1994) haben folgende Grenzwerte bei Stenosen > 50% mithilfe von sog. ROC-Kurven ermittelt (Tabelle 17.**3**).

Diese ROC-Kurven werden konstruiert, indem die Sensitivität des Tests gegen seine Spezifität aufgetragen wird, bezogen auf unterschiedliche Grenzwerte. Im Allgemeinen bezeichnet man den Wert der optimalen Beziehung zwischen Sensitivität und Spezifität als besten Testwert (163).
Trotzdem sind die Werte von Sacks et al. niedriger als in den meisten anderen Studien, die in Stenosen < 50% einen Grenzwert von 180 cm/s für die systolische Spitzengeschwindigkeit und einen Quotienten von 2,5 ermittelten. Diese stimmen mit den Untersuchungen von Whyman et al. (181) überein, die in vivo einen Wert von 2,67 für die PVR bei Stenosen > 50% nachweisen konnten.

In einer Studie prüften Smet et al. (28) an 112 aortoiliakalen Segmenten verschiedene Parameter der Doppler-Kurve (maximale systolische Geschwindigkeit = peak systolic velocity = PSV, PSV-Ratio, PSV-Differenz und enddiastolische Strömungsgeschwindigkeit) gegen die blutige Druckmessung und die Querschnittsreduktion der Stenose anhand der Angiogramme.

Das beste Resultat erzielte die PSV-Ratio für den Nachweis von aortoiliakalen Stenosen > 50% bei einem Grenzwert des Quotienten von 2,8 mit einer 86%igen Sensitivität und 84%igen Spezifität. Angiographisch bestimmte Stenosen > 75% wurden durch eine PSV-Ratio von 5 gesichert, allerdings mit einer niedrigeren Sensitivität von 65%, jedoch einer hohen Spezifität von 91%.

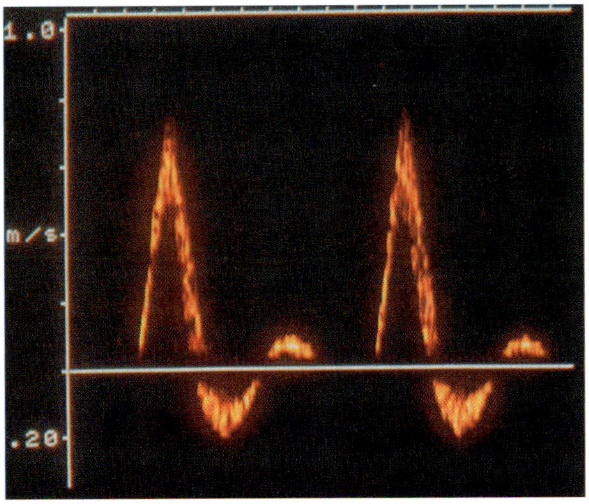

a

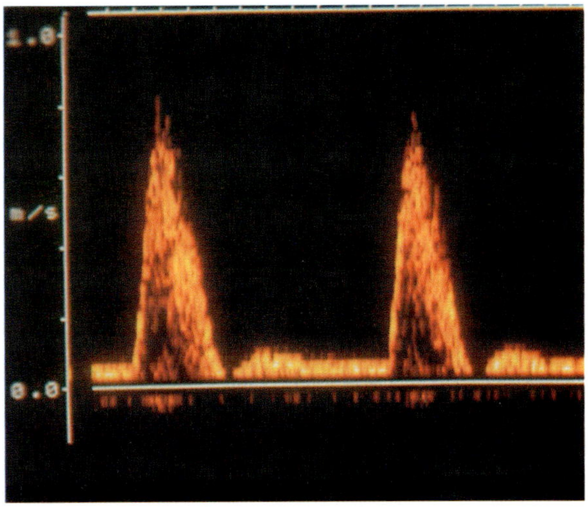

b

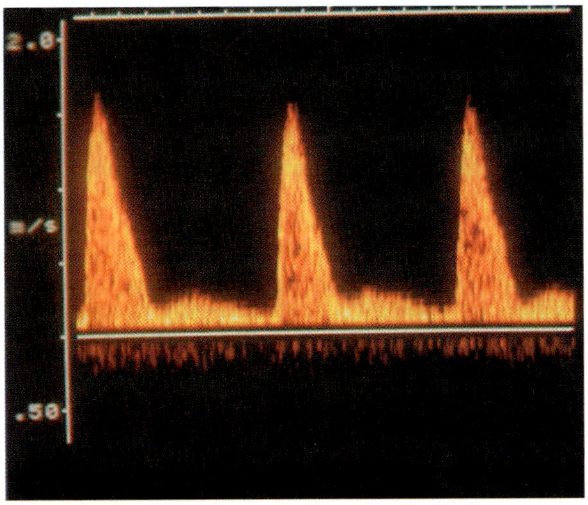

c

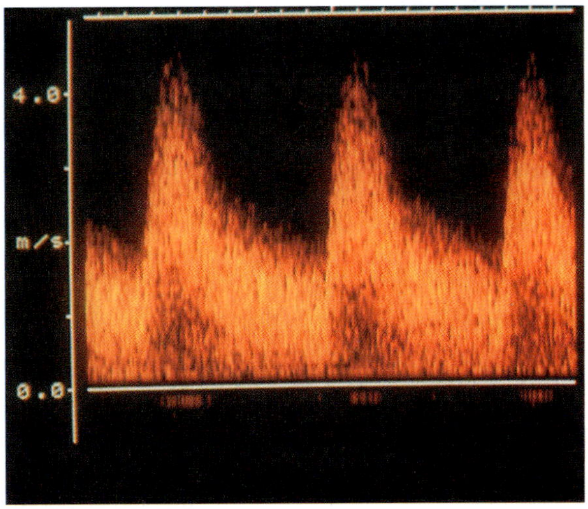

d

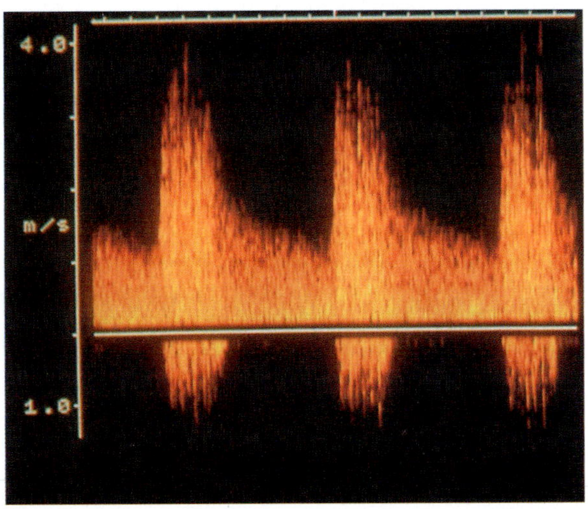

e

Abb. 17.**24 a-e** Veränderungen der Doppler-Frequenz-Zeit-Spektren bei zunehmendem Stenosegrad. Ausgehend von einem normalen triphasischen Spektrum mit schmalem Frequenzband (**a**) kommt es mit zunehmender, hämodynamisch wirksamer Lumeneinengung (40–60%) zu einer Verbreiterung des Frequenzbandes (**b**) und zum Verlust des retrograden Frequenzanteils (Dip). Bei etwa 60–75%iger Lumenreduktion steigt die Strömungsgeschwindigkeit an, das Frequenzspektrum ist deutlich verbreitert (**c**). Erreicht die Lumeneinengung 80% und mehr, nimmt die systolische Strömungsgeschwindigkeit deutlich zu; das Strömungsprofil zeigt zusätzlich einen hohen kontinuierlichen diastolischen Vorwärtsfluss (**d**). Hinter der maximalen Einengung treten zusätzlich zu den genannten Kriterien amplitudenreiche Signale ober- und unterhalb der Nulllinie auf (**e**).

Eine andere Stenosegradbestimmung ist die Berechnung des Druckgradienten nach der Bernouilli-Gleichung (analog zur Messung des Druckgradienten an der Aortenklappe). Diese Gleichung ist jedoch nur im Bereich größerer Arterien wie der iliakalen Strombahn einsetzbar.

Kohler et al. (89) fanden experimentell eine enge Korrelation mit der blutigen Druckmessung, die sich bei klinischen Studien von ihnen jedoch nicht reproduzieren ließ. Langsfeld et al. (94) dagegen konnten bei 11 Patienten eine Korrelation von r = 0,9 erzielen. Sie glauben, dass die Methode besonders für höhergradige Stenosen bei einer Spitzengeschwindigkeit von 2–4,5 m/s die beste Korrelation ergibt. Strauss et al. (155) erreichten bei 28 Patienten beim Vergleich des mittleren Druckabfalls über Stenosen einen Korrelationskoeffizient von r = 0,8. Legemate et al. (99) bewerten Sensitivität und Spezifität des Verfahrens mit 81 bzw. 88% für hämodynamisch wirksame Stenosen. Sie verglichen neben der Bemessung des Druckgradienten nach Bernoulli auch die Differenz zwischen maximaler systolischer Geschwindigkeit in der Stenose und der niedrigsten Maximalgeschwindigkeit proximal oder distal der Enge. Für diesen Parameter erzielten sie die gleiche Sensitivität und Spezifität. Die Korrelation mit blutig gemessenen Drucken betrug in dieser Studie für die Messung nach Bernoulli r = 0,62, für die Messung der Maximalgeschwindigkeit r = 0,72.

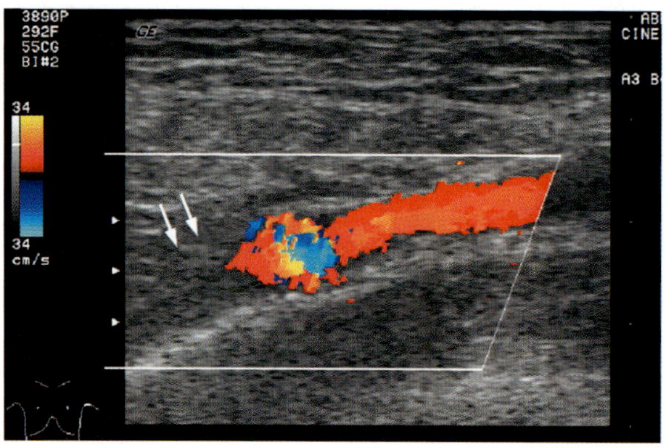

Abb. 17.**25** Wiederauffüllung bei Verschluss der A. iliaca externa in der Farbdoppler-Darstellung. Im B-Bild ist noch der distale Anteil des verschlossenen Gefäßsegments zu sehen (= Pfeile). Typisch ist das Alias-Phänomen in der wiederaufgefüllten Region der Hauptarterie. Ursache dafür ist einerseits eine relative Stenose der Kollateralgefäße beim Durchtritt durch die Tunica muscularis der Leitarterie mit relativ hoher Strömungsgeschwindigkeit. Andererseits liegt es häufig an einem sehr kleinen Einfallswinkel des Farbdoppler-Modus zur Strömungsrichtung der Kollateralgefäße, der einen hohen Doppler-Shift bedeutet.

Verschlüsse

Befunde. Bei Beckenarterienverschlüssen lässt sich mithilfe des Farb-Doppler-Modus das noch durchströmte Lumen in der vor- und nachgeschalteten Strombahn gut erkennen (Abb. 17.**25**). Insbesondere postokklusiv ist mit einer relativ niedrigen Strömungsgeschwindigkeit zu rechnen, sodass die Pulsfolgefrequenz (PRF) der Farbkodierung auf niedrige Geschwindigkeiten eingestellt werden sollte. Das Doppler-Frequenz-Zeit-Spektrum weist postokklusiv eine niedrige systolische und eine relativ hohe diastolische Strömungsgeschwindigkeit auf (s. Abb. 17.**23**). Systolischer Anstieg und diastolischer Abfall der Strömung sind deutlich vermindert.

Dissektionen

Spontandissektionen, wie sie in der Aorta, A. carotis und A. vertebralis beobachtet werden, sind in den Extremitätenarterien eine Rarität. Häufiger ist dagegen die iatrogene Dissektion in der A. femoralis communis oder den Beckenarterien nach Angiographien oder Angioplastien. Gelegentlich setzt sich eine thorakale und/oder abdominale Aortendissektion in die Beckenarterien fort (Abb. 17.**26**).

Befunde. Iatrogene Dissektionen können sich spontan zurückbilden, ohne das Lumen einzuengen oder zu bleibenden Stenosen oder Verschlüssen zu führen. Die Farbdopplersonographie bietet sich als Diagnoseverfahren der Wahl an (118). Typischerweise ist ein beweglicher Intimalappen inmitten des Arterienlumens zu erkennen (häufig einfacher im B-Bild ohne Farbe). Im

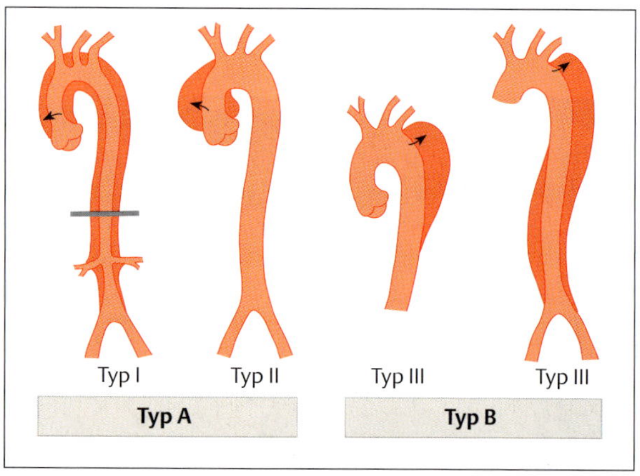

Abb. 17.**26** Dissektion der thorakalen und abdominellen Aorta. Klassifikation nach de Bakey (Typ I–III) und Stanford (Typ A und B). Wenn die Aorta descendens von der Dissektion erfasst wird, kann sich diese bis in die Beckengefäße erstrecken.

Farb-Doppler oder B-Flow zeigen sich inhomogene Strömungsphänomene in den beiden unterschiedlich durchströmten Lumina (Abb. 17.**34**, 17.**35** – 17.**37**).

Aneurysmen

Aneurysmen in Arterien der unteren Extremität sind am häufigsten arteriosklerotischer, seltener posttraumatischer, entzündlicher, degenerativer, mykotischer oder luetischer Genese. Ein erhöhtes Risiko haben

- Menschen mit den üblichen kardiovaskulären Risikofaktoren,
- Männer,
- > 65-Jährige.

Befunde. Charakteristisch für das Aneurysma verum (echtes Aneurysma) ist die Aussackung aller Gefäßwandanteile, die im B-Bild genau lokalisiert und hinsichtlich Ausdehnung und Morphologie beschrieben werden kann (Abb. 17.**27**).

Tabelle 17.**4** Komplikationen peripherer Aneurysmen in der Becken- und Beinstrombahn

- Aneurysmaruptur
- thrombotischer Arterienverschluss
- Embolie in die periphere Strombahn
- Kompression begleitender Venen
- Kompression begleitender Nerven

Im Aneurysmasack ist besonders auf thrombotische Wandablagerungen zu achten, da periphere Embolien aus Aneurysmen – besonders der A. poplitea, aber auch der Aorta und der Iliakalgefäße – zu den gefürchteten Komplikationen gehören (Tabelle 17.**4**).

Die sonographische Abgrenzung zu Hämatomen oder Zysten intrapelviner Organe gelingt durch die Herstellung der Kontinuität zur Beckenarterie. Da die häufigste Lokalisation peripherer Aneurysmen die A. poplitea ist, wird an entsprechender Stelle dieses Krankheitsbild noch genauer beschrieben (s.a. S. 418; Abb. 17.**28** und Abb. 17.**29**).

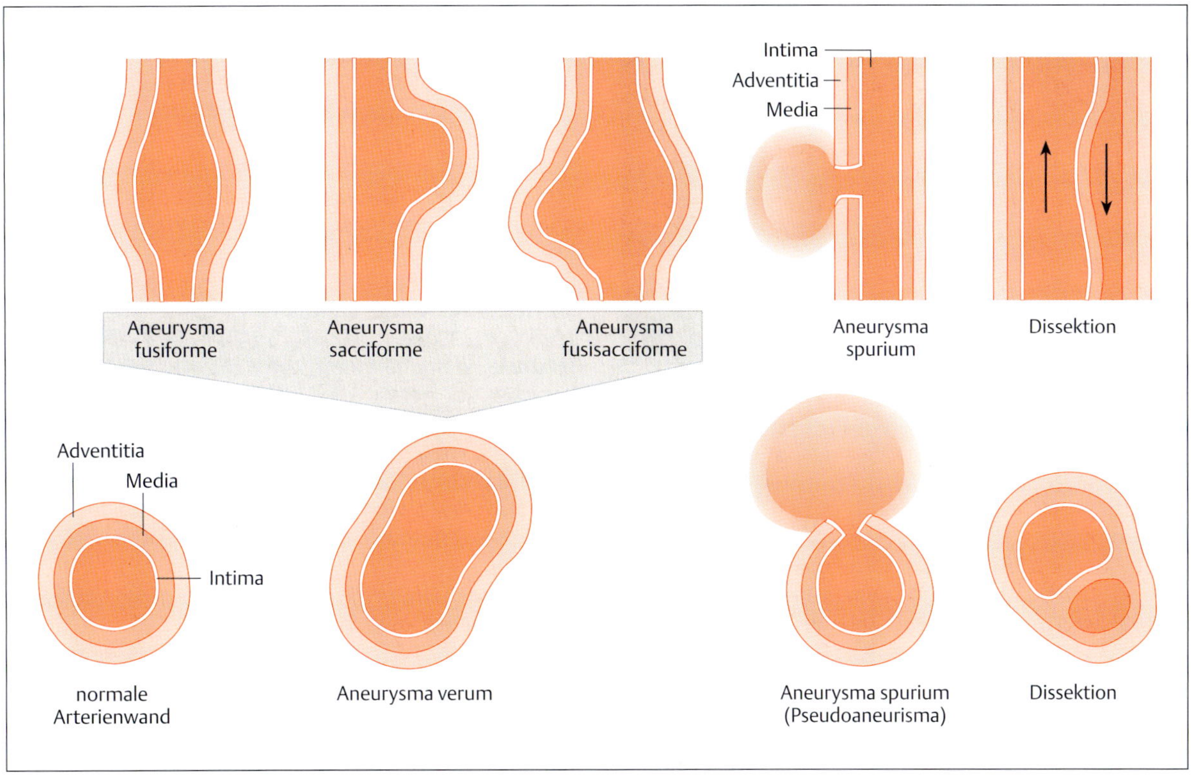

Abb. 17.**27** Schematische Darstellung verschiedener dilatativer und traumatischer Arterienveränderungen im Längs- und Querschnitt. Beim Aneurysma verum (echtes Aneurysma) sind stets alle Wandschichten von der Aussackung betroffen. Das echte Aneurysma wird morphologisch weiter klassifiziert: spindelförmig – fusiform, sackförmig – sacciform, spindel- und sackförmig – fusisacciform.
Das Aneurysma spurium stellt eine Erkrankung dar, bei der sich aufgrund einer Arterienverletzung eine persistierend blutdurchströmte Höhle ausbildet (s.a. Abb. 17.**48** – 17.**53**). Bei einer Dissektion kommt es zu einem Einriss der Gefäßwand, meist im Bereich der Tunica media, der zu 2 unterschiedlich durchströmten Lumina führt.

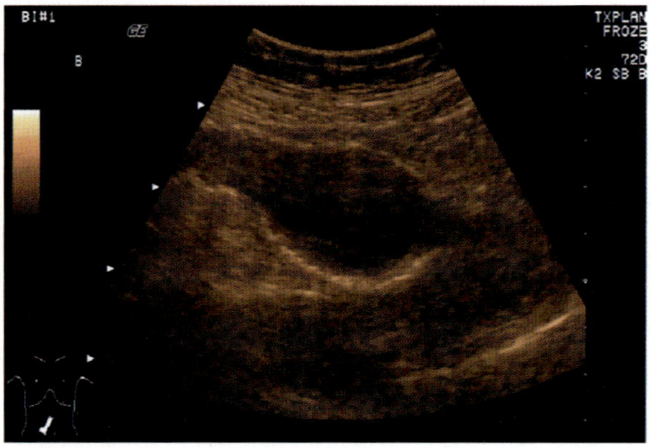

Abb. 17.**28** Gefäßachsenadaptierter Längsschnitt im Bereich einer rechten A. iliaca communis. Im B-Modus stellt sich die aneurysmatische Gefäßwandaufweitung gut dar. Der maximale Gefäßdurchmesser wurde – im Querschnitt – mit 2,8 cm bestimmt.

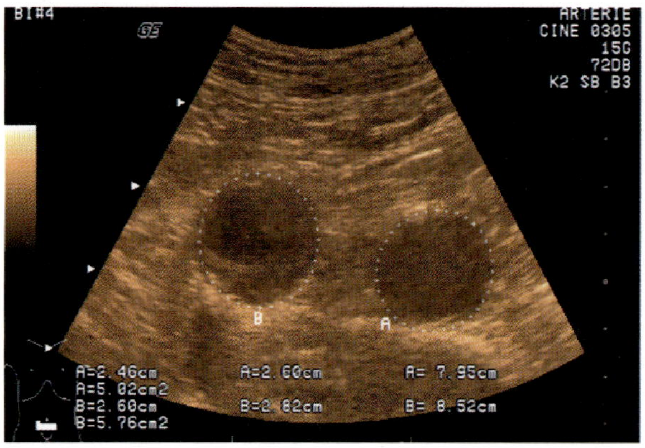

Abb. 17.**29** Aneurysmen der Aa. iliacae communes (Querschnitt). Das rechtsseitige Aneurysma zeigt eine maximale Ausdehnung von 28 mm, das linksseitige von 26 mm.

Besonderheiten. Eine Sonderstellung im Bereich der Beckenarterien nimmt das seltene Aneurysma einer persistierenden A. ischiadica ein. Aufgrund einer embryonal determinierten Hypo- oder Aplasie der A. iliaca externa und A. femoralis superficialis erfolgt die Blutversorgung des Beines meist über eine erweiterte A. iliaca interna, die sich via A. glutealis cranialis und caudalis in die A. ischiadica als Hauptversorgungsgefäß fortsetzt, um Anschluss an die A. poplitea zu finden. Dieser persistierende embryonale Blutleiter folgt in seinem Verlauf dem N. ischiadicus und neigt meist in der 2.–3. Lebensdekade zu degenerativen Aneurysmen und obliterierenden Prozessen.

Stenosen und Verschlüsse der Beinarterien

Die kontinuierliche Beschallung der Femoralisstrombahn als einer Prädilektionsstelle für die Arteriosklerose ist mithilfe der Farbkodierung außerordentlich vereinfacht worden. Stenosen sind an der Farbaufhellung schnell zu erkennen, sodass das gepulste Messvolumen exakt platziert werden kann. Femoralisverschlüsse sind durch den Farbabbruch und abgehende Kollateralen lokalisierbar, und die Verschlusslänge wird zuverlässig bestimmt (78). Auch nacheinander geschaltete Stenosen oder Verschlüsse entgehen der Farbdarstellung selten. Schwierigkeiten können entstehen, wenn die nachfolgende Strömungsgeschwindigkeit zu gering ist, um insbesondere bei schwer verkalkten Gefäßen ausreichend kodiert zu werden.

Stenosen

Prädilektionsstellen für Stenosen sind der Gabelbereich mit Abgang der A. femoralis superficialis und der A. profunda femoris sowie der Adduktorenkanal. Wichtigste Kollateralen bei Obliterationen in der A. femoralis superficialis sind die A. profunda femoris und die aus ihr entspringende A. circumflexa femoris lateralis, die als transportstarkes Gefäß Stenosen (und Verschlüsse) proximal des Adduktorenkanals gut zu kompensieren vermag. Empfängersegment ist häufig das PIII-Segment der A. poplitea über Arterien des Rete genu, die die distale A. poplitea und Unterschenkelarterien dann wieder auffüllen.

Befunde. Schnelle quantitative Information über den Stenosegrad liefert die Messung der systolischen Spitzengeschwindigkeit. Bei der Beurteilung einer Stenose ist wichtig, dass sich eine lokal hämodynamisch relevante Einengung unabhängig von der absoluten Strömungsgeschwindigkeit immer an einer relativen Zunahme der Strömungsgeschwindigkeit erkennen lässt.

Faustregel: Eine verdoppelte Ausgangsgeschwindigkeit zeigt eine Stenose > 50% an (115).

Da im Durchschnitt die maximale systolische Geschwindigkeit in der Femoralarterie 90–120 cm/s beträgt, hat eine Stenose > 50% annähernd eine Geschwindigkeit von > 180–200 cm/s (24, 133).

Es muss betont werden, dass diese Werte nur für isolierte Stenosen gelten (2). Zusätzliche Parameter der Frequenzanalyse wie die enddiastolische Strömungsgeschwindigkeit oder die mittlere Geschwindigkeit werden seltener benutzt. Abbildung 17. **30** zeigt eine geringgradige Abgangsstenose der A. profunda femoris.

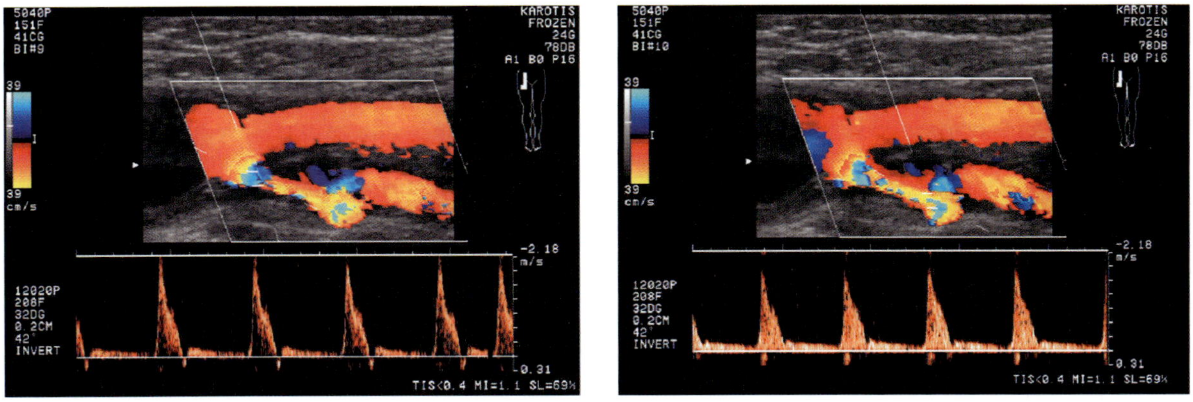

a b

Abb. 17.**30** **a** u. **b** Geringgradige Stenose im Abgangsbereich der rechten A. profunda femoris nach Implantation einer aortobifemoralen Y-Prothese. Die lokale Geschwindigkeitszunahme ist im Farbdoppler-Modus als Alias-Phänomen zu erkennen. Das Doppler-Frequenz-Zeit-Spektrum zeigt in der Stenose (**a**) bei steilem systolischen Anstieg und Abfall der Geschwindigkeit eine erhöhte systolische Strömungsgeschwindigkeit von 210 cm/s. Der holodiastolische Vorwärtsfluss ist zudem pathologisch. Wenige Millimeter distal der ersten Ableitstelle zeigt sich eine deutliche Verbreiterung des Frequenzspektrums mit wenigen retrograden Strömungsanteilen (**b**). Das systolische Fenster ist aufgehoben. Dieses Frequenzspekrum entspricht den Verwirbelungen distal des Stenosejets, der auch farbdopplersonographisch dargestellt ist.

Strauss et al. konnten 1989 in einer Studie nachweisen (158), dass sich bei einem Abgangsverschluss der A. femoralis superficialis die Strömungsgeschwindigkeit in der offenen A. profunda femoris verdoppelt (maximale Flussgeschwindigkeit in Ruhe 60 ± 15 cm/s, bei einem Verschluss der A. femoralis superficialis 142 ± 44 cm/s). Bei einer Kombination von Femoralisabgangsverschluss und Profundaabgangsstenose betrug die Geschwindigkeit in Stenosen > 50% mindestens das 2- oder 3fache des Ausgangswertes der Strömungsgeschwindigkeit (im Mittel 255 ± 60 cm/s).

Da die Bestimmung der absoluten Geschwindigkeit nicht die vor- oder nachgeschalteten Stenosen oder Verschlüsse berücksichtigt, haben sich neben dem Pulsatilitäts- (PI) und dem Widerstandsindex (RI) weitere Messparameter zur Bestimmung der Stenosegraduierung bewährt. Der Quotient der Spitzengeschwindigkeit (PVR) oder der mittleren Geschwindigkeit in der Stenose und wenige Zentimeter proximal davon ist der am häufigsten eingesetzte Parameter in neueren Validierungsstudien.

Verschlüsse

Häufigste Manifestation der pAVK an den Gliedmaßenarterien ist der Femoralisverschluss (ca. 48%). Meist geht er vom Adduktorenkanal aus. Hier besteht eine physiologische mechanische Einengung der Arterie durch die Sehne des M. adductor magnus. Dies ist möglicherweise der Grund für ständige Gefäßwandkompressionen mit der Folge einer mechanischen Endothelschädigung und letztlich Ausgangspunkt für Gefäßobliterationen.

Nicht selten verlängert sich der Verschluss bis zum Abgang der A. profunda femoris, die mit ihrem kräftigen Abstrom ein Appositionswachstum verhindert. Da Verschlüsse und Stenosen der Femoralarterien angioplastischen Maßnahmen sehr gut zugänglich sind, ist eine nichtinvasive Diagnostik dieser Region von besonderer Bedeutung (79, 80).

Befunde. Distal von Verschlüssen wird das Stromzeitvolumen unter Ruhebedingungen durch Senkung des peripheren Widerstandes weitgehend aufrechterhalten. Die Form der Strompulse gleicht denjenigen

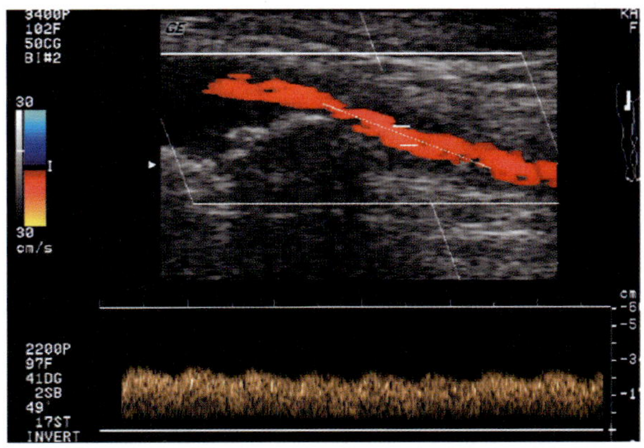

Abb. 17.**31** Farbdopplersonographische Darstellung des Abgangs der A. femoralis superficialis mit massiven Plaques im Bereich der dorsalen Wand. Die A. iliaca externa ist verschlossen. Das Doppler-Frequenz-Zeit-Spektrum zeigt infolgedessen eine nur wenig pulsatil modulierte Strömung bei deutlich erniedrigtem peripheren Widerstand. Die maximale systolische Strömungsgeschwindigkeit ist mit etwa 25 cm/s extrem erniedrigt. Im Farbdoppler zeigt die diskret helle Farbe die zusätzliche Stenose des Femoralisabgangs an.

in Gebieten physiologisch herabgesetzten Organwiderstandes (z.B. hirnversorgende Arterien, Nierenarterien). Der Rückflussanteil entfällt, die Amplitudenhöhe verringert sich, oft ist ein diastolischer Ruhefluss vorhanden (17). Der Schweregrad vorgeschalteter Strombahnhindernisse kann formanalytisch abgeschätzt werden (Abb. 17.**31**).

Walton et al. (177) konnten mit der visuellen Interpretation in einer prospektiven Studie eine Sensitivität von 87% für Verschlüsse und Stenosen > 50% im aortoiliakalen Bereich nachweisen.
Stenosen < 50% können dagegen formanalytisch nicht sicher von nachgeschalteten Femoralisverschlüssen unterschieden werden. Werden quantitative Messungen eingesetzt, so zeigte der Vergleich von mehreren Indizes – einzeln bewertet –, dass alle Parameter, nämlich
- der Pulsatilitätsindex,
- der Damping Factor,
- die Pulswellenlaufzeit,
- die Pulsanstiegszeit,

die Differenzierung von normal und leichtgradig pathologischen Befunden verfehlten (63). FitzGerald und Carr (36) wiesen dagegen bei Kombinationen mehrerer Indizes mit einer 93%igen Sensitivität Obstruktionen in 187 Arteriensegmenten nach.

Die Unterscheidung zwischen Stenose und Verschluss wird in einigen Studien nicht getrennt bewertet, für therapeutische lumeneröffnende Maßnahmen ist jedoch eine Aussage über die genaue Lokalisation und Länge der Verschlüsse, besonders im Hinblick auf eine Angioplastie, von großer Bedeutung. Der Nachweis von Verschlüssen gelang in einigen farbdopplersonographischen Studien mit einer Sensitivität von 81–98% und einer Spezifität von 99% (Tabelle 17.**8**).

Eine eigene Studie an 100 Extremitäten von 94 Patienten zeigte, dass die Längenbestimmung von Femoralisverschlüssen mit der Farbdopplersonographie bei einem Korrelationskoeffizient von r = 0,95 durchaus mit Angiographiebefunden Schritt halten kann (Abb. 17.**32**). Auch die segmentale Zuordnung der Verschlusslokalisation gelang in 95%. Hieraus ist zu folgern, dass eine rein diagnostische Angiographie lediglich bei unklaren duplexsonographischen Befunden indiziert ist bzw. nur gezielt selektiv in Angioplastiebereitschaft durchgeführt werden sollte.

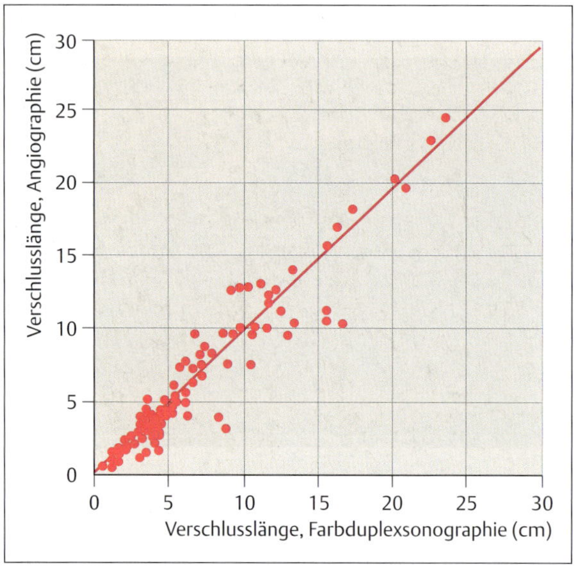

Abb. 17.**32** Korrelation zwischen intraarterieller Angiographie und farbkodierter Duplexsonographie in der Bestimmung der Verschlusslänge im Bereich der A. femoralis superficialis (aus 78).

Unterschenkel- und Fußarterien

Isolierte Arterienverschlüsse dieser Region finden sich in etwa 20% aller Beinarterienverschlüsse. Am häufigsten ist die A. tibialis anterior betroffen (Abb. 17.**33**), am seltensten die A. fibularis. In Kombination mit Oberschenkelverschlüssen sind die distalen Arterien häufig befallen und machen die größte Zahl der kombinierten Verschlusstypen aus (26%). Isolierte Fußarterienverschlüsse sind deutlich seltener und treten vorwiegend bei Diabetikern und Patienten mit entzündlichen Gefäßerkrankungen auf. Ihre Diagnostik ist nichtinvasiv durch die Knöchel- bzw. Zehenarteriendruckmessung möglich.

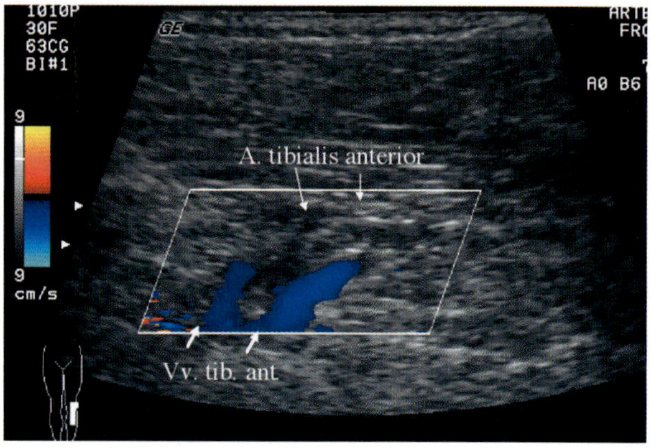

Abb. 17.**33** Proximaler Verschluss der A. tibialis anterior in der FKDS. Der Schallkopf wurde am proximalen Unterschenkel lateral der Tibiakante aufgesetzt. Das verschlossene Gefäß ist noch an der echoreichen Wand zwischen den beiden Vv. tibiales anteriores zu erkennen. Die fehlende Farbbelegung im Arterienlumen zeigt den Verschluss an.

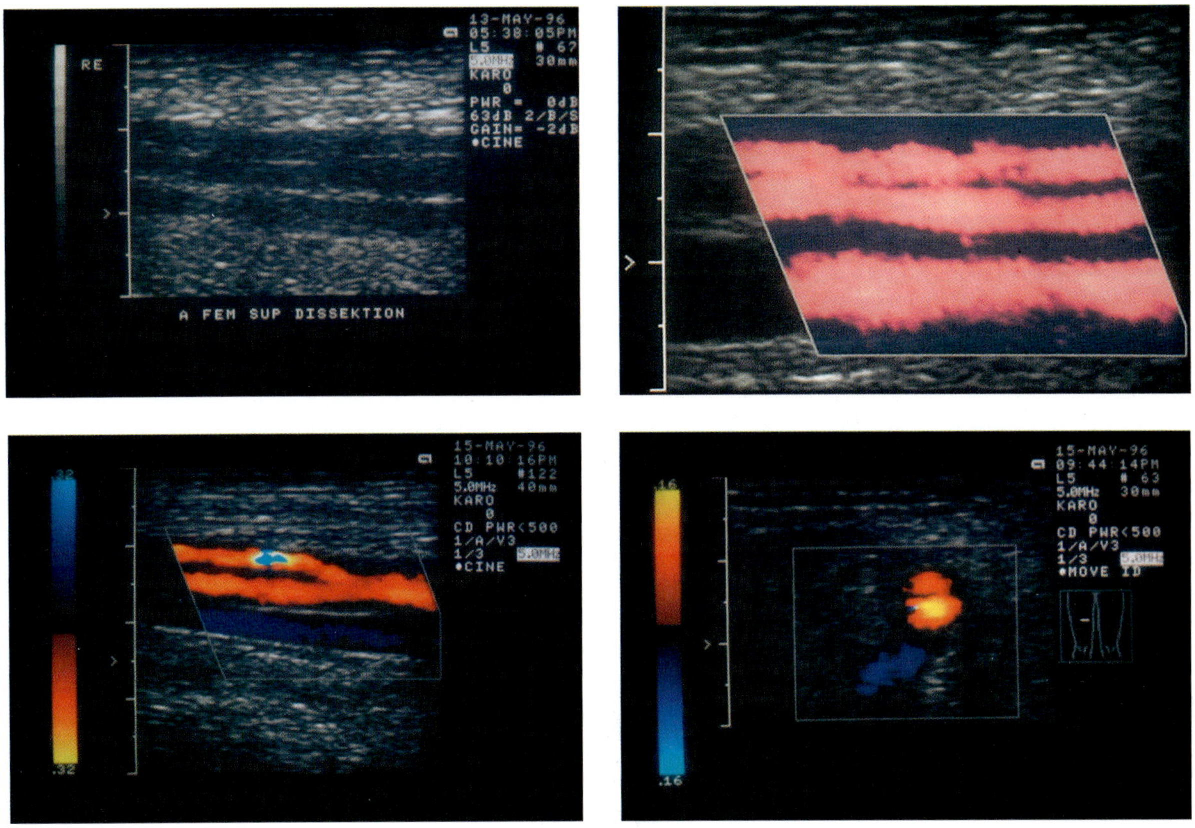

a b c d

Abb. 17.**34 a-d** Langstreckige Dissektion der A. femoralis superficialis im mittleren Drittel nach Angioplastie eines Gefäßverschlusses. Schon im B-Modus wird in der Arterie eine Membran abgebildet, die den Eindruck von 2 Fließlumina erweckt (**a**). Unterhalb der dissezierten Arterie zeigt sich das Lumen der Vene. Im Power-Modus sind 2 durchströmte Lumina in der Arterie (schallkopfnah) und die Strömung in der V. femoralis superficialis (am unteren Bildrand) zu erkennen (**b**). Im unteren Bild (Farbdoppler-Modus) ist das Reentry des falschen Lumens in das wahre Lumen zu erkennen (**c**). Proximal der Mündungsstelle zeigt sich anhand des Alias-Phänomens eine hämodynamisch wirksame Stenose. Distal des Reentry ist die Arterie wieder einlumig. Eine Gefäßdissektion muss obligat auch im Transversalschnitt dargestellt werden, der ebenfalls 2 Lumina nachweist (**d**). Dorsomedial der Dissektion ist im Farbdoppler-Modus auch die begleitende V. femoralis superficialis sichtbar.

Befunde. Mit der FKDS sind alle 3 Unterschenkelarterien darstellbar geworden (93), sodass bei präinterventionellen Fragestellungen nach den Abstromverhältnissen auch diese Gefäßregion untersucht werden muss.

Larch et al. erreichten 1997 (96) bei 50 Patienten im Vergleich der Duplexsonographie (2 Untersucher) gegen die intraarterielle DSA eine Sensitivität für die A. tibialis posterior und A. fibularis von 92–100% – bei einer allerdings sehr mäßigen Spezifität von 21–57%. Für die A. tibialis anterior lagen die Werte der Sensitivität und Spezifität bei 72–78% bzw. 62–71%.

Besonderheiten. Ein Problem im Bereich der Unterschenkelarterien stellt die Mediasklerose dar, die gehäuft bei Diabetikern und dialysepflichtigen Patienten mit chronischer Niereninsuffizienz auftritt. Aufgrund der begleitenden Neuropathie kommt es nicht selten zur einer peripheren Vasodilatation, die einer „Autosympathektomie" entspricht. Das monophasische Flussprofil mit hohem diastolischem Fluss kann so vorgeschaltete Strombahnhindernisse vortäuschen.

Dissektionen

Hierbei handelt es sich um Gefäßverletzungen, bei denen es zu einem Riss in der Arterienwand kommt. In den meisten Fällen reißt die Media in Längsrichtung ein, sodass im ursprünglichen Arterienlumen 2 Kanäle entstehen (Abb. 17.**34**). Wahres und falsches Lumen weisen meist verschiedene Strömungsgeschwindigkeiten auf (Abb. 17.**35**), gelegentlich auch verschiedene Strömungsrichtungen (Abb. 17.**36** und Abb. 17.**37**).

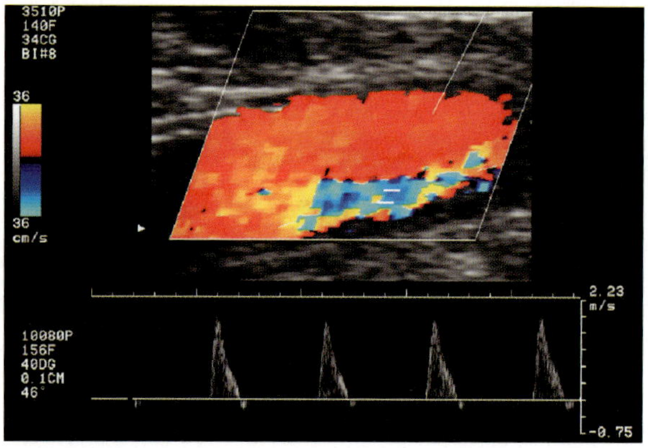

Abb. 17.**35** Dissektion der A. femoralis communis. Anhand der unterschiedlichen Farbbelegung lassen sich 2 unterschiedlich schnell durchströmte Lumina erkennen. Die Dissektionsmembran wird von der Farbe aufgrund der geringeren Ortsauflösung „übermalt". Anhand des Alias-Phänomens ist die Gefäßeinengung im falschen Lumen zu erkennen (V_{max} > 200 m/s). Die gemessene systolische Strömungsgeschwindigkeit im wahren, ventral gelegenen Lumen betrug maximal 140 cm/s.

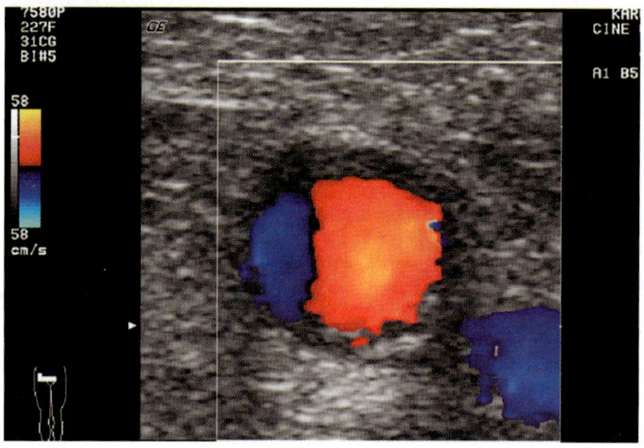

Abb. 17.**36** Dissektion der A. femoralis communis im Farbdopplermode (Transversalschnitt). Anhand der unterschiedlichen Farbbelegung im Lumen lassen sich 2 gegensätzlich durchströmte Lumina abgrenzen.

Den proximalen Beginn bezeichnet man als Entry. Findet das falsche wieder Anschluss an das wahre Gefäßlumen, wird diese Stelle als Reentry bezeichnet. Wenngleich diese Gefäßverletzungen auch spontan und nach Dezelerationstraumen auftreten können, so ist die häufigste Ursache heute ein iatrogener Schaden nach Arterienpunktionen, Angiographien, Katheterinterventionen (z.B. peripheren Angioplastien). Als Verletzungsmechanismus kommt eine direkte Arterienwandverletzung mit dem Führungsdraht, dem Katheter oder in unglücklichen Fällen auch durch den Strahl des Kontrastmittels in Betracht, der, unter eine Plaque gespült, die Gefäßwand spalten kann.

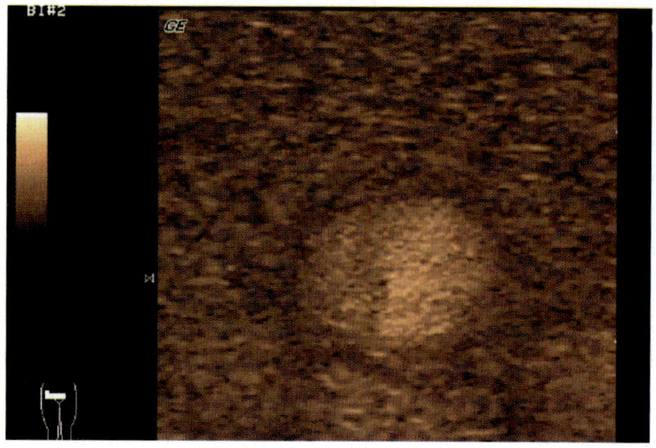

Abb. 17.**37** Dissektion der A. femoralis superficialis im B-Modus. Die unterschiedlichen Strömungsgeschwindigkeiten in beiden Lumina lassen sich anhand der höheren Echogenität des Blutflusses im medialen Lumen im Vergleich zum lateralen Lumen erkennen.

Aneurysmen

Die arteriellen Aneurysmen der unteren Extremität werden nach ätiologischen, morphologischen und klinischen Kriterien differenziert (Tabelle 17.**5**). Die A. poplitea ist vor der A. femoralis und den Beckenarterien mit Abstand die häufigste Prädilektionsstelle echter Aneurysmen (59, 102, 97); etwa 70% sind im Bereich der Kniekehle lokalisiert. Sie sind zumeist Folge

- arteriosklerotischer Veränderungen (häufig im Sinne einer dilatativen Arteriopathie),
- traumatischer Gefäßwandschädigungen (seltener),
- entzündlicher Gefäßwandschädigungen (seltener).

Die A. profunda femoris ist nur ausnahmsweise betroffen. Nichttraumatische infrapopliteale Aneurysmen der Unterschenkelarterien sind eine Rarität (116).

Koinzidenz weiterer Aneurysmen. Die hohe Prävalenz multipel auftretender Aneurysmen von 30–68% sowie eine Koinzidenz mit obliterierenden Arterienveränderungen in anderen Gefäßprovinzen von 30–40% (Hennerici 1991, 175) zwingen bei der Diagnose eines Aneurysmas zu einer systematischen angiologischen Untersuchung hinsichtlich weiterer stenosierender oder dilatierender Gefäßprozesse. Als besondere Prädilektionsstelle weiterer aneurysmatischer Gefäßveränderungen sei neben der Aorta abdominalis, die bis zu 30% Aneurysmen auf wies, die jeweils kontralaterale Gefäßstrombahn zu einem diagnostizierten Aneurysma genannt. In etwa 30% ist in den Becken- und Beingefäßen mit bilateralen Aneurysmen zu rechnen (148).

Tabelle 17.**5** Einteilung aneurysmatischer Gefäßwandveränderungen nach ätiologischen, morphologischen und klinischen Kriterien

Ätiologie	▪ kongenital ▪ arteriosklerotisch ▪ syphilitisch ▪ traumatisch ▪ mykotisch ▪ poststenotisch ▪ iatrogen
Morphologie s. a. Abb. 17.27	▪ Aneurysma verum (echtes Aneurysma) - sacciformis - fusiformis - sacci-fusiformis ▪ Aneurysma dissecans ▪ Aneurysma spurium (falsches Aneurysma)
Klinik	▪ intakte Wand ▪ rupturiert
	▪ offenes Lumen ▪ Teilthrombose ▪ thrombotischer Verschluss

Differenzialätiologisch ist an die seltenere Genese konnatal, syphilitisch oder mykotisch bedingter Aneurysmen zu denken.

Von den genannten ätiologischen Faktoren ist die poststenotische Dilatation der Gefäßwand abzugrenzen, die aufgrund einer strömungsmechanisch bedingten Zunahme des seitlichen Wanddrucks bei Abnahme der Strömungsgeschwindigkeit hinter einer Stenose entstehen kann (175).

Klinik. Klinisch wird der Verdacht auf ein Aneurysma in den unteren Extremitäten vorwiegend durch das akute Auftreten einer Claudicatio intermittens oder einer Ischämie geweckt. Die grundsätzlichen potenziellen Komplikationen, die bei allen Aneurysmen jeglicher Lokalisation bestehen, wurden schon für die Beckenarterien beschrieben (Tabelle 17.**4**, S. 413).

In einer Multicenterstudie fanden Varga et al. (173), dass bei 125 symptomatischen Poplitealaneurysmen in 58% eine Claudicatio intermittens, in 56% eine Ischämie und in 11% Embolien in den Gliedmaßen aufgetreten waren. In einer aktuellen Studie von Stiegler et al. (149) zeigte sich in der prospektiven Nachbeobachtung von 35 Patienten mit 46 Poplitealaneurysmen eine Komplikationsrate

- von 4,3% in 2,5 Jahren bezogen auf alle Aneurysmen,
- bzw. von 13% bei Aneurysmen > 2 cm Durchmesser bezogen auf 2,5 Jahre.

Phenprocoumon (Marcumar) scheint dabei in der Embolieprophylaxe Acetylsalicyssäure überlegen zu sein (149).

Befunde. Aneurysmatische Erweiterungen waren zuvor nur palpatorisch zu vermuten und angiographisch nur selten in ihrer gesamten Ausdehnung erkennbar, da mit der Angiographie nur eine Binnenlumendarstellung gelingt und der teilthrombosierte Anteil des Arterienlumens nicht mit abgebildet wird. Lediglich bei extremer Verkalkung der Gefäßwand ist gelegentlich eine native Darstellung der Gefäßwandaufweitung zu erkennen.

B-Bild-sonographisch kann die pathologische Aufweitung der Arterie erfasst und Größe und Form des Aneurysmas bestimmt werden (Abb. 17.**38** und Abb. 17.**39**). Wichtig ist dabei die Unterscheidung zwischen

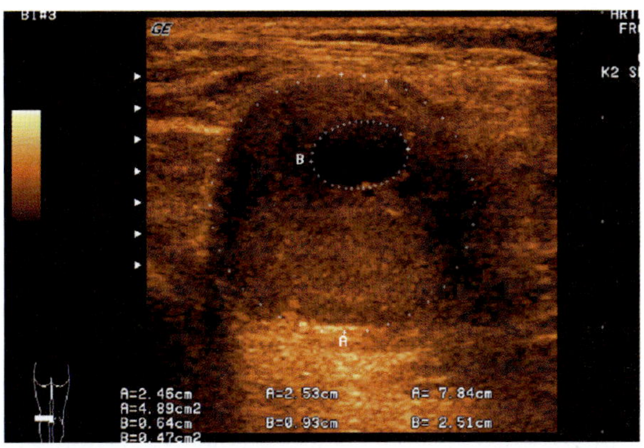

Abb. 17.**38** Transversalschnitt durch ein rechtsseitiges Poplitealaneurysma mit einem Durchmesser von 25 x 26 mm. Im B-Modus ist die ausgeprägte, homogen echoarme Thrombosierung erkennbar, die ein durchströmtes Restlumen von 6 x 9 mm aufweist.

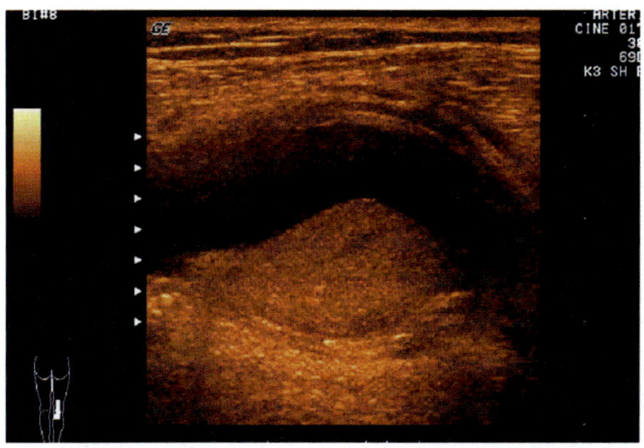

Abb. 17.**39** Längsschnitt (B-Modus) durch ein linksseitiges Poplitealaneurysma desselben Patienten wie in Abb. 17.**38**. Die Größenausdehnung ist in etwa identisch. Auch hier ist die ausgeprägte Thrombosierung zu erkennen, die relativ homogen von ventral in das Lumen hineinragt.

thrombosiertem und durchflossenem Lumen. Dies gelingt am effektivsten mit dem Farb-Doppler-Modus, der optisch und messtechnisch die Größenbestimmung erlaubt.

Komplikationen. In den peripheren Arterien stellen die Thrombosierung und damit der akute Arterienverschluss das höchste Risiko dar, während die Rupturgefahr, im Gegensatz zum Aneurysma der Aorta abdominalis, eher als gering angesehen werden kann (77).

Thompsen et al. (167) konnten zeigen, dass die Cholesterinkristallembolien, die von abdominalen Aneurysmen ausgehen, besonders nach intravaskulärem Stenting auftreten. Sie verglichen 2 Gruppen mit endovaskulärer bzw. konservativer Behandlung des Bauchaortenaneurysmas und registrierten die Emboli mit der bei der transkranialen Doppler-Sonographie bekannten Methode. Sie belegten, dass die Häufigkeit der Embolien bei dem endovaskulären Vorgehen viel höher war als bei konventionellen operativen Maßnahmen (221 versus 81 Emboli). Für periphere Aneurysmen liegen hierzu bisher keine Daten vor.

Differenzialdiagnose. Hämatome und Zysten, wie z.B. die Baker-Zyste in der Poplitealregion (Abb. 17.**40**), sind sonographisch erkennbar und müssen von einem Aneurysma unterschieden werden. Schwieriger ist die Differenzierung einer zystischen Adventitiadegeneration (s.a. Abb. 17.**62**, S. 434) oder eines Sarkoms, die beide ein teilthrombosiertes Aneurysma imitieren können und mittels Feinnadelpunktion weiter differenziert werden müssen.

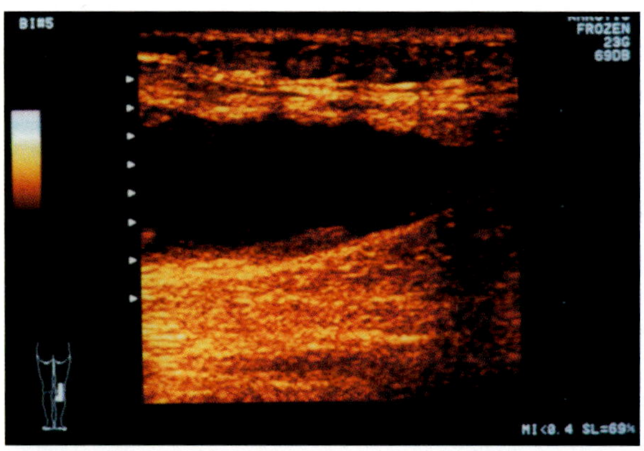

Abb. 17.**40** Längsschnitt durch die rechte Kniekehle von dorsal, wie in Abb. 17.**8** dargestellt. Die Baker-Zyste ist an ihrer völlig echofreien Binnenstruktur zu erkennen, die im Gegensatz zu einem echten oder falschen Aneurysma nie pulsiert. Die Zystenhöhle hat keinen Anschluss an die A. poplitea, sondern an das Kniegelenk (nicht dargestellt).

Kontrolle lumeneröffnender Maßnahmen

Die Kontrolle lumeneröffnender Maßnahmen nach verschiedenen Angioplastieverfahren (PTA, Atherektomie, Rotablation, Laserangioplastie) und die Beurteilung der Gefäßdurchgängigkeit nach Stentimplantationen spielen eine ebenso große Rolle wie die Überprüfung des Erfolgs gefäßchirurgischer Maßnahmen. Morphologische Kontrollen und Messungen der Strömungsgeschwindigkeit im eröffneten Arterienabschnitt, in zwischengeschalteten Prothesen oder in Bypässen erlauben es, Komplikationen und drohende Reverschlüsse frühzeitig zu erkennen. Nach perkutaner transluminaler Angioplastie können im B-Bild verbleibende Wandauflagerungen und partielle Dissektionen erfasst werden. Die Kombination von lokaler Lyse und Angioplastie wird ebenfalls mittels Duplexsonographie überwacht (86).

Perkutan transluminale Angioplastie (PTA)

Der Gebrauch der Duplexsonographie ist nicht nur für die direkte und spätere Ergebniskontrolle von Bedeutung. Das Lumen kann ebenso unter visueller Kontrolle ultraschallgeführt eröffnet werden (21, 87). Auch das Einführen des Katheters in einen verschlossenen femoropoplitealen Bypass wird unter duplexsonographischer Sicht erleichtert bzw. erst möglich.

In einer Arbeit von Mewissen (108) betrug die Offenheitsrate (6–12 Monaten) nach interventioneller Behandlung im femoropoplitealen Segment 84%, wenn die Strömung sich postinterventionell normalisiert hatte. Patienten mit einer postinterventionellen Peak Velocity Ratio (PVR) > 2,0 hatten in 85% Restenosen oder Verschlüsse. Diese Ergebnisse wurden tendenziell in anderen Studien bestätigt (137).
Henderson et al. (57) konnten bei 49 Läsionen zeigen, dass der Lumendurchmesser direkt nach der Angioplastie in 98% signifikant zunahm. Der Diameter des Gefäßes einschließlich der Gefäßwand vergrößerte sich bei 87,7% der Maßnahmen. Die mittlere Zunahme betrug 2,1 mm, die des gesamten Durchmessers 1,6 mm. 6 Monate nach Angioplastie reduzierten sich die Werte auf 1,1 mm bzw. 1,2 mm. In einer Studie von Spijkerboer et al. (146) wird bei Iliakalstenosen kein signifikanter Unterschied zwischen PTA-Ergebnissen bei einer PVR < 2,5 und > 2,5 ermittelt (bezogen auf Reststenosen), wobei in dieser Studie der Grenzwert relativ hoch angesetzt wird. Ein großer Teil der Reststenosen zeigte eine signifikante Besserung innerhalb des ersten Jahres nach PTA und entspricht der allgemeinen klinischen Erfahrung.

Baumgartner et al. (13) bestätigten ebenfalls, dass eine Reststenose < 50% nach endovaskulärer Behandlung nicht mit einem generell erhöhten Risiko für Restenosen innerhalb der Nachbeobachtungszeit behaftet ist. Sie fanden jedoch, dass eine schwächer echogene Wandverdickung direkt nach der dilatierenden Maßnahme ein Prädikator für Restenosen zu sein scheint.

Gefäßprothesen und Bypässe

Die Nachbeobachtung von Gefäßprothesen und Bypässen wird mit verschiedenen Ultraschallverfahren schon lange intensiv betrieben (Abb. 17.**41**). Reokklusionsraten bei Goretex-Bypässen von annähernd 50% und Venenbypässen von 20% innerhalb von 5 Jahren gelten als üblich (7).

Fragestellungen. Die quantitativen Messungen der Strömungsgeschwindigkeit und die qualitativen Formanalysen der Doppler-Strömungskurven geben Hinweise auf Bypass-Stenosen oder Aneurysmen sowie eine verminderte Förderleistung, die den drohenden Reverschluss anzeigt. Darüber hinaus können paravasale Komplikationen, wie Hämatone, Serome und Infektionen im B-Bild erkannt werden.

Kriterien zur Vorhersage von Bypassstenosen. In verschiedenen Studien wurden Werte zur Vorhersage pathologischer Veränderungen erarbeitet.

Bandyk et al. konnten bereits 1985 (8) mit der kontinuierlichen Doppler-Sonographie belegen, dass unterschiedlich lokalisierte Bypässe auch verschiedene Strömungsgeschwindigkeiten aufweisen. Die maximale Strömungsgeschwindigkeit in einem femoropoplitealen Bypass liegt bei etwa 90 cm/s, in einem femorotibialen Bypass bei etwa 68 cm/s. Eine *Abnahme der systolischen Spitzengeschwindigkeit* < 45 cm/s wurde als sicherer Hinweis auf einen drohenden Reverschluss gewertet.

Mills et al. (111) konnten ebenfalls an 379 Venenbypässen eine Geschwindigkeit < 45 cm/s als Hinweis auf eine vorgeschaltete > 50%ige Stenose werten. Eine *monophasische Konfiguration* deutet auf eine vor- oder nachgeschaltete Stenose von 50–75% hin. Ein ausgesprochener *Pendelfluss* zeigt eine distale Stenose an (10).

In einer Studie von Sladen et al. (144), in der sowohl die verminderte Strömungsgeschwindigkeit (< 45 cm/s) als auch die erhöhte Geschwindigkeit (> 300 cm/s) zum Stenosenachweis herangezogen wurden, zeigte sich, dass von 15 Stenosen > 80% nur 6 eine poststenotische Strömungsgeschwindigkeit < 45 cm/s aufwiesen.

In einer größeren prospektiven Studie von Gooding et al. (44) konnte die Vorhersage einer verminderten systolischen Spitzengeschwindigkeit < 40 cm/s ebenfalls nur mit einer Sensitivität von 33% bestätigt werden, während die *erhöhte intrastenotische, systolische Spitzengeschwindigkeit* sich als aussagekräftiger Parameter erwies.

Bei Stenosen beobachteten Polak et al. (1990) eine Spitzengeschwindigkeit von 117–225 cm/s. Das *Fehlen eines diastolischen Rückflusses* konnte ebenfalls für die Voraussage einer nachgeschalteten Stenose benutzt werden.

Der Index der *Geschwindigkeit zwischen normalem und stenosiertem Bypass* mit einem Grenzwert von 0,65 konnte in einer Studie von Buth et al. (19) alle Stenosen > 40% diskriminieren.

Auch Taylor et al. (165) fanden den Geschwindigkeitsquotienten PVR am aussagekräftigsten, wobei sie einen Wert > 2,0 als Grenzwert ansetzen.

Treiman et al. (170) untersuchten in einer prospektiven Studie 48 Läsionen an 31 Bypässen. Als Indikation zu therapeutischen Eingriffen wurde eine *PVR* > 2,5, in den meisten Fällen jedoch > 3,0, und eine *Spitzengeschwindigkeit* > 250 cm/s vorausgesetzt. 20–30% aller nachbeobachteten Venenbypässe entwickelten eine Stenose.

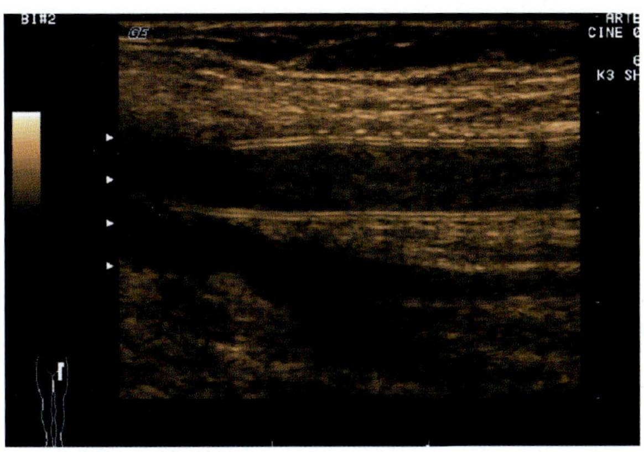

Abb. 17.**41** Ansatz eines femoropoplitealen PTFE-Bypasses im Bereich der Femoralisbifurkation (B-Modus).

Stenoseursachen. Als Ursache der häufigen Bypass-Stenosen wurde das Vorhandensein von Venenklappen und deren Residuen in autologen venösen Bypässen nachgewiesen (171).

Anastomosenaneurysmen. Neben der Diagnose von Stenosen und der Vorhersage drohender Bypassverschlüsse ist die Suche nach Anastomosenaneurysmen und Pseudoaneurysmen am Bypass-Ansatz wichtig. Bei aorto- oder iliakofemoralen Bypässen mit distaler Anastomose auf die A. femoralis communis findet sich bei offener A. iliaca externa häufig eine retrograde Strömung in der A. femoralis communis (Abb. 17.**42**) und A. iliaca externa, die Abstrom zur A. iliaca interna hat. Diese Konstellation ist für die arterielle Versorgung der Organe des kleinen Beckens und die Versorgung der penilen Gefäße sehr günstig.

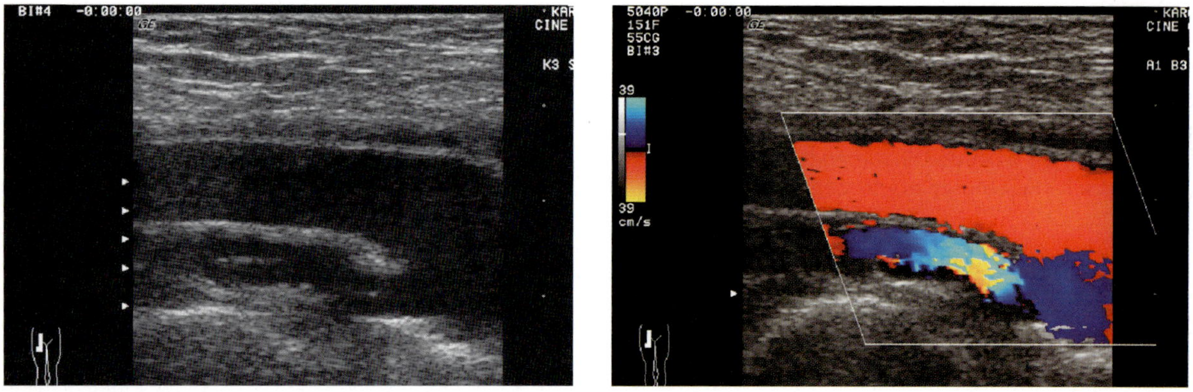

a b

Abb. 17.**42** **a** u. **b** Rechtsseitige Anastomose eines aortobifemoralen Bypasses auf die Aa. femorales communes bei Verschluss der A. iliaca communis beidseits (B-Modus und Farbdoppler-mode). Im B-Bild lässt sich die relativ weite Prothese mit ihrer Anastomose auf die A. femoralis communis gut darstellen (**a**). Im Farbdoppler-mode (**b**) zeigt sich die orthograde Strömung im Bypass und die retrograde Strömung in der originären A. femoralis communis anhand der blauen Farbkodierung.

Stents

Da sich besonders im iliakalen Bereich zunehmend die Platzierung eines Stents durchsetzt, gewinnt die Ultraschallkontrolle des Stentings an Bedeutung. Neben dem transabdominellen Ultraschall kommen im Bereich der peripheren Arterien auch endovaskuläre Ultraschallverfahren zum Einsatz.

Stenoseursachen. Frühe Restenosen sind häufig Folge einer neointimalen Hyperplasie. Stenosen die später als 6 Monate nach der Stentimplantation auftreten, können natürlich auch im Rahmen einer fortschreitenden arteriosklerotischen Grunderkrankung entstehen. Die Stentdurchgängigkeit und der Verdacht auf eine Rezidivstenose innerhalb des Stents sind daher häufige klinische Fragestellungen.

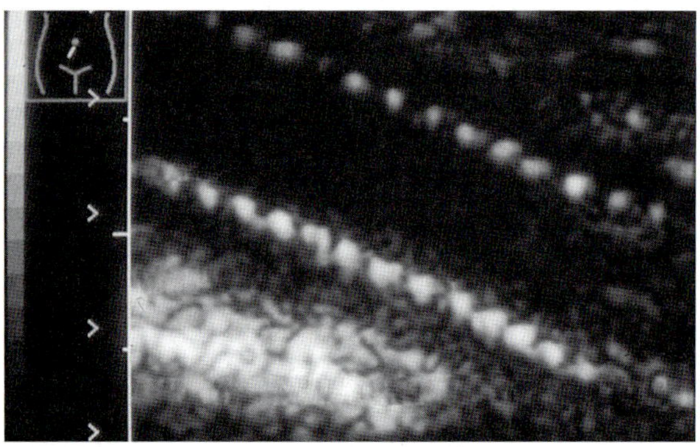

Abb. 17.**43** Sonographischer Längsschnitt durch einen Strecker-Stent in der A. iliaca communis. Anhand des regelmäßigen Reflexmusters ist das Drahtgeflecht im Gefäß gut abzugrenzen.

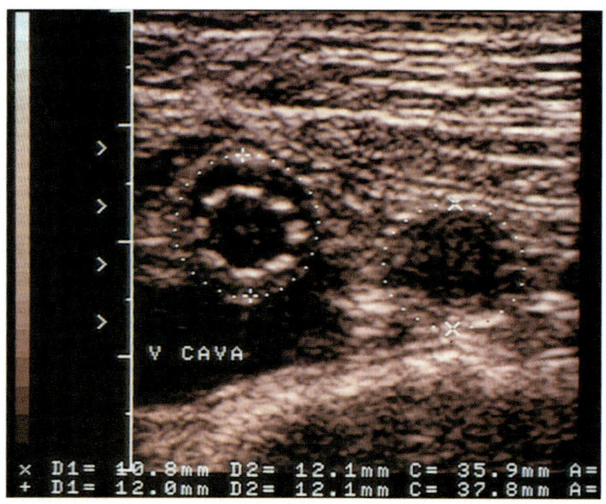

Abb. 17.**44** Sonographischer Transversalschnitt auf Höhe der Iliakalbifurkation. In der rechten A. iliaca communis (ventral der V. cava) ist deutlich der Querschnitt des Stents im Gefäßlumen zu erkennen. Der Durchmesser des Stents ist etwas kleiner als das Arterienlumen, da das arteriosklerotische Material in der ehemaligen Stenoseregion noch als relativ echoarmer Saum zwischen Stent und Gefäßwand liegt.

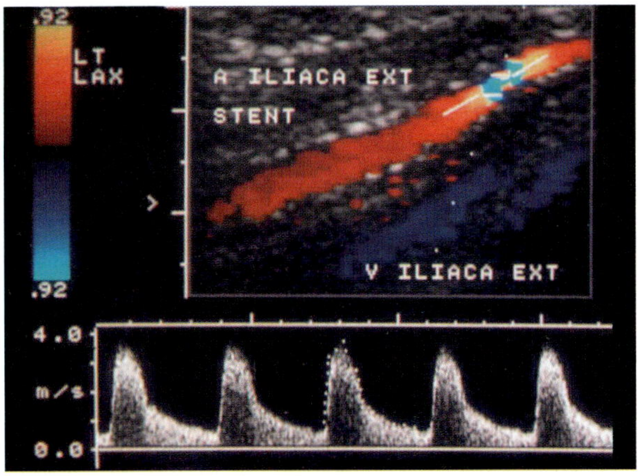

a

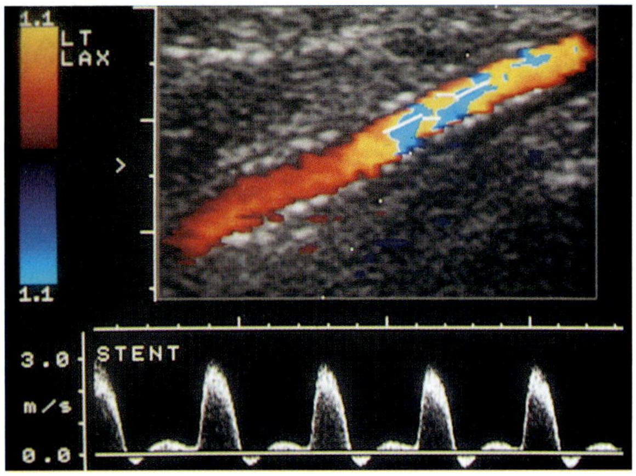

b

Abb. 17.**45 a** u. **b** In-Stent-Re-Stenose einer A. iliaca externa (**a**). Im Follow-up fiel die Restenosierung aufgrund des Alias-Phänomens und des typischen Doppler-Frequenz-Zeit-Spektrums mit monophasischem Flussprofil sowie hoher systolischer und diastolischer Strömungsgeschwindigkeit auf. Nach Angioplastie der In-Stent-Stenose normalisiert sich die Kurvenform des Spektrums (**b**) bei noch persistierender hoher systolischer Strömungsgeschwindigkeit von fast 300 cm/s in der Stenoseregion.

Sonographische Kontrollen. Wie Mitte der neunziger Jahre gezeigt werden konnte, eignet sich die farbkodierte Duplexsonographie auch zur Therapie- und Verlaufskontrolle nach Implantation selbst- oder ballonexpandierbarer Stents (76).

Im B-Bild stellt sich das Maschenwerk ihres Drahtgeflechts exzellent dar (Abb. 17.**43**).

Ebenso können sonographisch die exakte Lage und ausreichende Spreizung des Stents in Beziehung zur regulären Gefäßweite gut dokumentiert (Abb. 17.**44**) und der ungestörte Durchfluss oder die stenotische Einengung quantitativ bestimmt werden (Abb. 17.**45**).

In einer eigenen Studie an 35 Patienten wurden zur Behandlung von Stenosen oder Verschlüssen 49 Strecker-Stents in A. iliaca communis (n = 13), A. iliaca externa (n = 18), A. femoralis superficialis (n = 3) und A. poplitea (n = 1) implantiert. Bei 22 Patienten wurde ein Stent, bei 12 zwei und bei einem Patienten 3 sich überlappende Gefäßstützen verwendet. Nach den Katheterinterventionen sowie in 6-monatlichen Abständen wurde mittels FKDS kontrolliert. Der mittlere Beobachtungszeitraum nach Implantation betrug 12 Monate.
Hierbei waren alle Stents sonographisch darstellbar. Die höchste intrastentale maximale systolische Strömungsgeschwindigkeit (V_{max}) und zeitgemittelte Maximalgeschwindigkeit (TAMX) zeigten in 13 singulären Stents ohne Stenose (154,4 ± 56,1 bzw. 46,4 ± 15,1 cm/s) im Vergleich zu prästental (78,6 ± 37,3 bzw. 21,7 ± 6,5 cm/s) eine mittlere Zunahme um 50,1 bzw. 53%. Der intrastentale PI (5,5 ± 1,5) nahm um 16% zu (prästental: 4,6 ± 0,9). In 8 überlappenden Stents ohne Stenose nahmen V_{max}, TAMX und PI um 27,9, 57,5 und 17% zu:

- von prästental 123,5 ± 41,4 cm/s, 36,3 ± 16,5 cm/s bzw. 4,2 ± 1,7
- auf 171,4 ± 57,2 cm/s, 85,4 ± 37,6 cm/s, bzw. 5,1 ± 1,5 intrastental.

Dies bedeutet, dass in klinisch angiologisch frei durchgängigen Stents mit einer Zunahme der maximalen systolische Strömungsgeschwindigkeit und zeitgemittelten Maximalgeschwindigkeit von 50–57% zu rechnen ist (76).

Abbildung 17.**46** zeigt sonographische und radiologische Befunde einer Komplikation nach Stentimplantation und demonstriert den Wert einer routinemäßigen duplexsonographischen Nachkontrolle auch asymptomatischer Patienten.

Gelegentlich ist farbdopplersonographisch und mittels Frequenzspektrum ein parastentaler Fluss neben dem Stentlumen zu finden. Seine klinische Bedeutung ist im Bereich der Becken- und Beinarteien bisher unklar (Abb. 17. **47**).

Andere Verfahren. Ein anderes Verfahren stellt die intravaskuläre Ultraschallkontrolle nach Stentimplantation dar, die möglicherweise weiter zur Reduzierung der Restenoserate beitragen kann (5), weil ggf. eine exaktere Aufdehnung des Stents und insbesondere der Stentränder erfolgt.

Arko et al. (5) konnten mithilfe dieser Methode in einer retrospektiven Follow-up-Studie zeigen, dass die Gruppe nach Stenting unter endovaskulärer Ultraschallkontrolle keine Restenose aufwies, während bei den Patienten ohne endovaskuläre Ultraschallkontrolle bei 25% eine Restenose auftrat. Die Nachbeobachtungszeit betrug im Mittel 28 Monate (1–4 Jahre) und sollte neointimale Hyperplasien der ersten Monate erfasst haben.

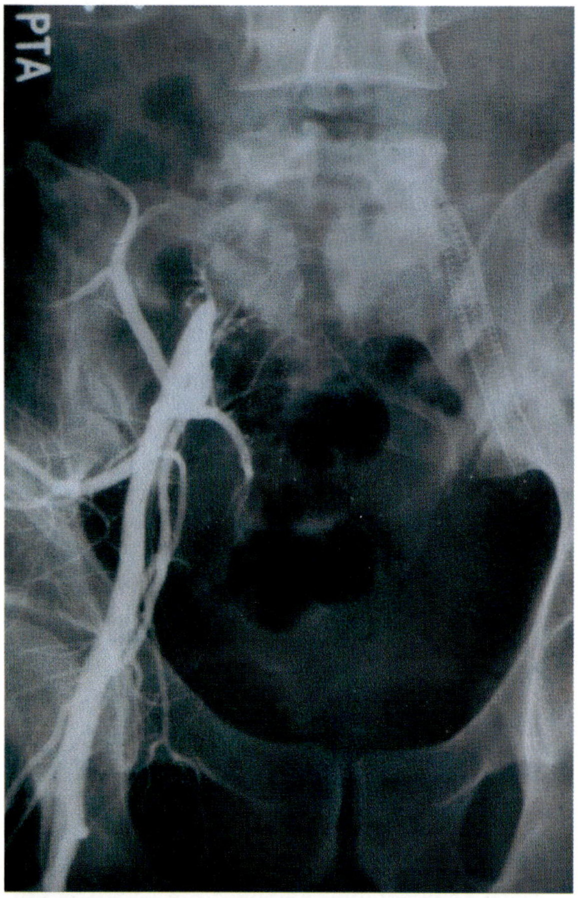

a

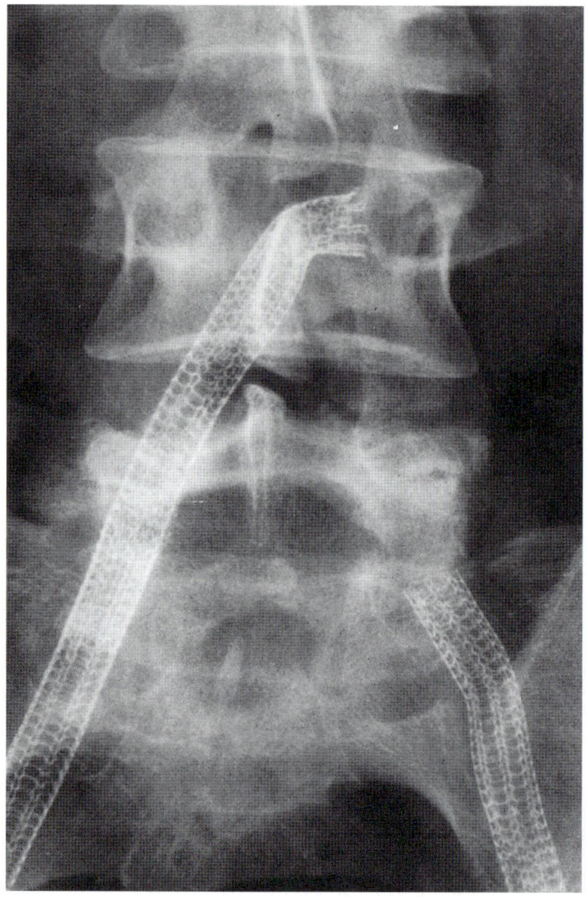

c

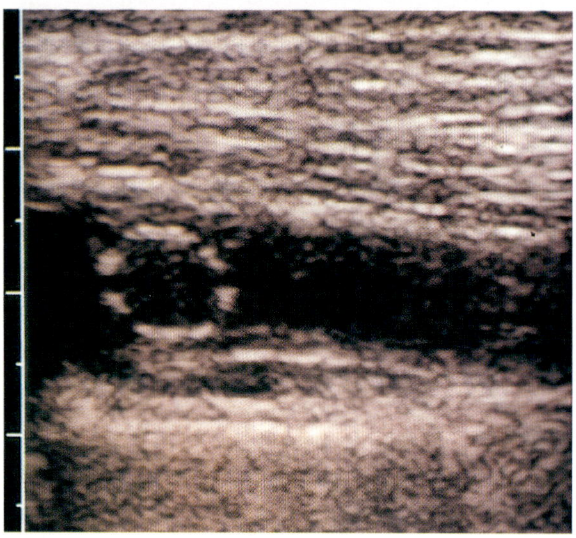

b

Abb. 17.**46 a-c** Angiographische Darstellung eines rechtsseitigen Verschlusses der A. iliaca communis (**a**) bei einem Patienten mit bereits linksseitig implantierten Stent. Während der rechtsseitigen PTA wurde nach primärer alleiniger Ballondilatation aufgrund einer postinterventionellen Dissektion ebenfalls die überlappende Implantation zweier Stents nötig.
In der sonographischen Nachkontrolle des völlig asymptomatischen Patienten nach einem Jahr fiel bei der B-Mode-sonographischen Darstellung der distalen Aorta abdominalis im Längsschnitt der runde Querschnitt eines Iliaca-Stents auf. Der proximale Stentanteil ragte in das Lumen der Aorta abdominalis und war nach links medial disloziert (**b**).
In der daraufhin durchgeführten Röntgenuntersuchung des Abdomens (**c**) bestätigte sich der Befund der Stentdislokalisation im proximalem Segment.

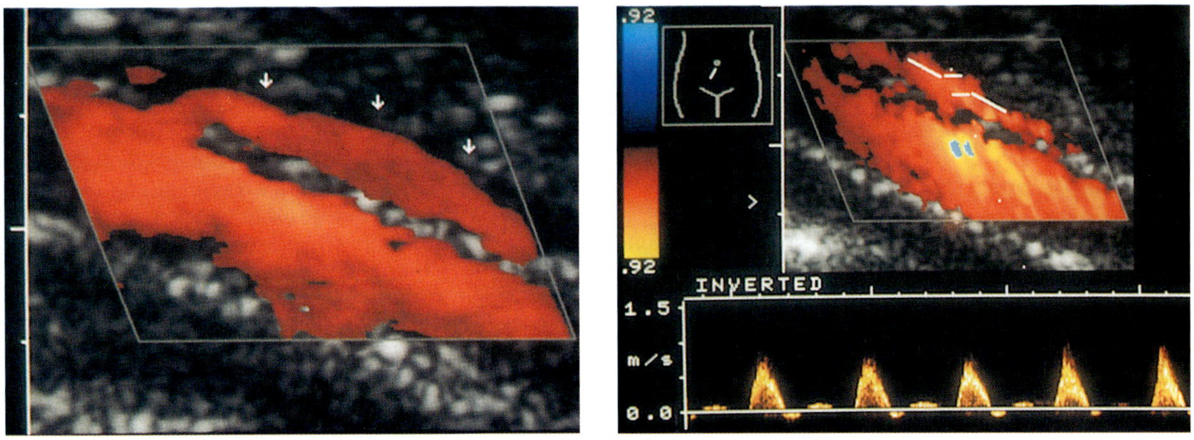

a b

Abb. 17.**47** **a** u. **b** Farbdopplersonographische Darstellung eines Strecker-Stents in der A. iliaca communis (**a**). Deutlich ist der parastentale ventrale Fluss zu erkennen. Das Doppler-Frequenz-Zeit-Spektrum (**b**) zeigt ein normales triphasisches Strömungssignal im parastenalen Fließlumen.

Besondere Befundkonstellationen

Aneurysma spurium

Ursachen. Während in Zeiten kriegerischer Auseinandersetzungen falsche Aneurysmen traumatischer Genese eine häufige Diagnose darstellten, haben sich die Ursachen heute in Richtung iatrogener Gefäßläsionen verschoben (83). Zahlreiche diagnostische und therapeutische Eingriffe mit Punktion der A. femoralis communis haben die Zahl der Pseudoaneurysmen in der Leistenregion erheblich ansteigen lassen. Eine weitere Ursache für ein falsches Aneurysma kann eine Nahtdehiszenz sein, die postoperativ in der Region des Prothesenansatzes auftreten kann.

Häufigkeit. Die Häufigkeit des Aneurysma spurium nach Kathetereingriffen ist in verschiedenen größeren Studien mit der FKDS untersucht worden.

Moll et al. (113) fanden bei 1120 Patienten nach Herzkatheteruntersuchungen in 4% ein Aneurysma spurium. Habscheid und Landwehr (49) wiesen nach diagnostischen Kathetereingriffen in 5% Pseudoaneurysmen nach, während Kresowik et al. (90) nach 144 koronaren Angioplastien 8 Aneurysmen (6%) diagnostizierten.

Werden dagegen symptomatische Patienten nach Katheterinterventionen mit Verdacht auf Femoralisläsion untersucht, liegt die Rate falscher Aneurysmen zwischen 35–43% (48, 147).

In der eigenen Klinik wurden im Jahre 2000 bei 2710 Koronarangiographien mit 1623 Katheterinterventionen (PTCA, Stentimplantation, intravaskulärer Ultraschall, Aortenklappenvalvuloplastien) bei postinterventionell symptomatischen Patienten 50 falsche Aneurysmen farbdopplersonographisch diagnostiziert. Dies entspricht für das Aneurysma spurium einer postinterventionellen Komplikationsrate von 1,85%.

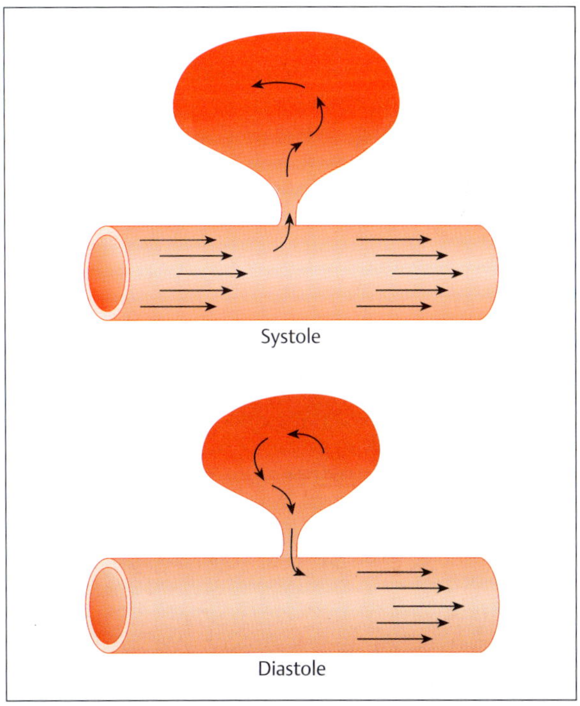

Abb. 17.**48** Strömungsverhältnisse in einem Aneurysma spurium (Schema). Während der Systole kommt es durch den persistierenden Stichkanal zu einem Einstrom in die Aneurysmahöhle, diastolisch wird das Blut durch den Gewebedruck wieder aus der Höhle in das speisende Gefäß herausgepresst.

Hämodynamik. Während der Systole wird das arterielle Blut jetförmig in die Aneurysmahöhle gepresst (Vorwärtsfluss) und fließt in der Diastole wieder in die speisende Arterie zurück (Rückwärtsfluss; 112). Abbildung 17.**48** zeigt in einer Graphik die Strömungsverhältnisse in einem falschen Aneurysma.

Befunde. Im B-Bild ist das Aneurysma spurium als echofreie Raumforderung mit deutlichen systolischen Pulsationen zu erkennen, die besonders gut im M-Modus erfasst werden können (Abb. 17.**49**). Ebenfalls im B-Bild muss auch der Grad der möglicherweise bereits eingetretenen randständigen Thrombosierung beurteilt werden. Zur Abgrenzung zwischen echoarmem Thrombus und durchströmtem Lumen ist die farbkodierte Strömungsdarstellung (Farb-Doppler, Power-Modus) hilfreich. Eine B-Flow-Untersuchung ist hier zwar sehr gut möglich, hat aber bei dieser Indikation gegenüber dem Farb-Doppler-Modus keinen Vorteil.

Mithilfe des Farb-Doppler-Modus lässt sich der Aneurysmahals exakt lokalisieren. Die Pendelströmung lässt sich sehr eindrucksvoll anhand des Vorwärts- und Rückwärtsflusses demonstrieren (Abb. 17.**50**). Im Power-Modus erhält der Untersucher ebenfalls eine gute Vorstellung vom durchströmten Anteil des falschen Aneurysmas (Abb. 17.**51**).

Das Doppler-Frequenz-Zeit-Spektrum, das aus dem Aneurysmahals abgeleitet werden muss, spiegelt den pathognomonischen Pendelfluss mit hohen Strömungsgeschwindigkeiten wider. Der breite, über die gesamte Diastole andauernde Rückflussanteil unterscheidet sich deutlich von dem kurzdauernden Rückfluss (Dip) normaler Arterien (Abb. 17.**52**). Diese für ein Aneurysma spurium typische Strömungskurve wird gegentlich auch als To-and-fro-Zeichen bezeichnet (1).

Findet sich im Aneurysmahals eine hohe diastolische Vorwärtsströmung, so spricht dies für eine gleichzeitig bestehende arteriovenöse Fistel, die aus dem Pseudoaneurysma gespeist wird. In diesen Fällen muss nach der drainierenden Vene gesucht werden, die die unten geschilderte Strömungscharakteristik aufweist.

Bei einer Nahtdehiszenz ist der aneurysmaspeisende Defekt häufig breiter und kann zu großen, pulsierenden Hämatomen führen.

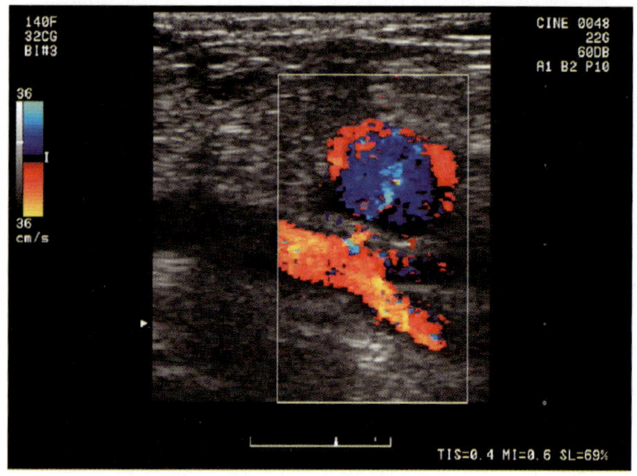

Abb. 17.**50** Aneurysma spurium mit einem kurzen Hals, das von der A. femoralis communis kurz proximal der Femoralisbifurkation ausgeht. In der Aneurysmahöhle ist frühsystolisch der blau kodierte Einstrom zu erkennen, der an der schallkopfnahen Wand (im Bild oben) umschlägt und wieder zurück gewirbelt wird (rot kodiert).

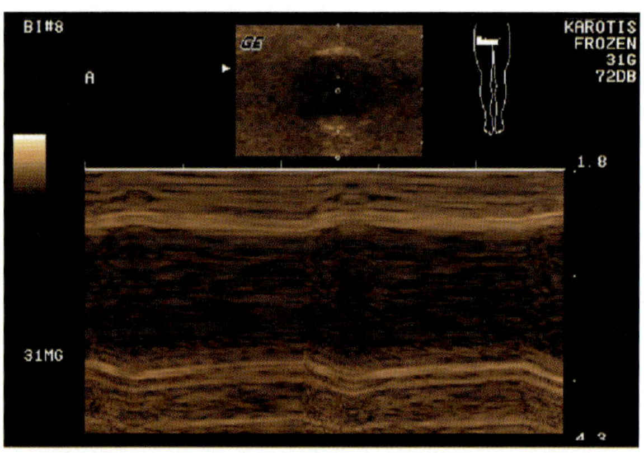

Abb. 17.**49** Darstellung eines falschen Aneurysmas im M-Modus. Deutlich sind die pulssynchronen Pulsationen der blutgefüllten Aneurysmahöhle zu erkennen.

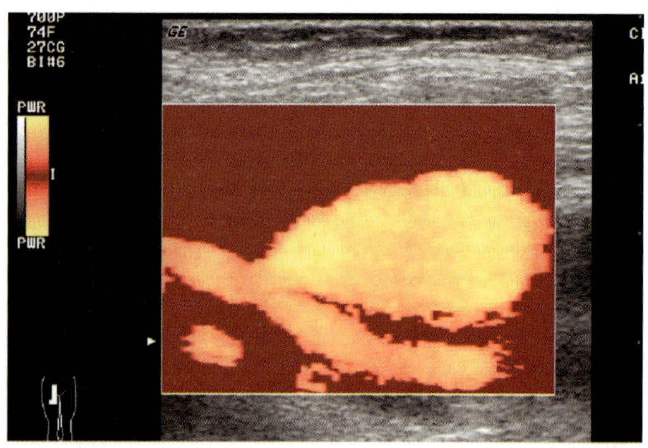

Abb. 17.**51** Größeres Aneurysma spurium mit einem sehr kurzen, aber breiten Hals, das von der A. femoralis communis ausgeht (Power-Modus). Die Strömung in der Arterie und das gesamte durchströmte Lumen des falschen Aneurysmas sind einheitlich gelb kodiert.

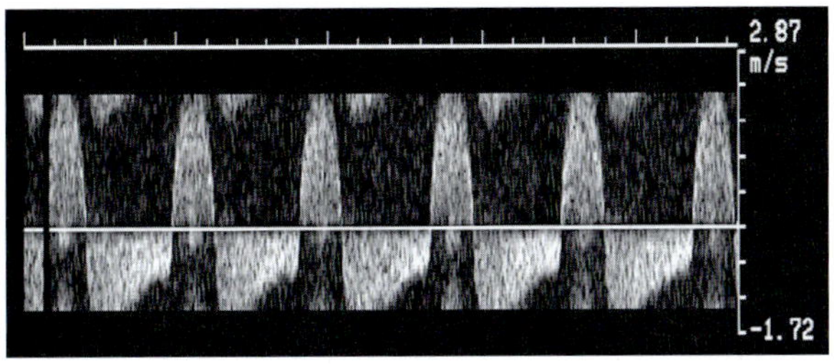

Abb. 17.**52** Doppler-Frequenz-Zeit-Spektrum aus dem Hals eines Aneurysma spurium. Nach oben ist der systolische Einstrom, nach unten der diastolische Ausstrom aus den Aneurysma dargestellt (Pendelströmung).

Kompressionstherapie

Vorgehen. Obwohl Pseudoaneurysmen, besonders diejenigen mit kleinem Volumen, z.T. spontan thrombosieren (90, 128), erhöht abwartendes Verhalten auch unter regelmäßiger Kontrolle die Rupturgefahr (16). Man sollte daher versuchen, das Aneurysma mit dem Duplexschallkopf unter Farb-Doppler-Kontrolle zu komprimieren (Abb. 17.**53**). Hierbei ist es besonders wichtig, den Aneurysmahals vollständig zuzudrücken, damit diese zentrale Stelle komplett thrombosiert. Mit dem Farb-Doppler-Modus wird der Kompressionsdruck kontrolliert. Er ist so zu dosieren, dass der Fistelkanal und die Aneurysmahöhle nicht mehr durchströmt werden. Unmittelbar nach der Kompressionstherapie sollte die Durchgängigkeit der Arterie und der begleitenden Vene geprüft und dokumentiert werden, um deren kompressionsbedingte Thrombosierung auszuschließen.

Erfolgskontrolle. Aus eigener Erfahrung muss der anhaltende Verschluss des Pseudoaneurysmas am nächsten Tag nochmals farbdopplersonographisch kontrolliert werden, da es in seltenen Fällen zu einer Wiedereröffnung kommen kann.

Komplikationen. Eine sehr seltene Komplikation der Kompressionstherapie ist die Ruptur der Aneurysmahöhle. In diesen Fällen ist die sofortige Gefäßnaht meist die einzige Therapie, die die diffuse Blutung stillen kann.

Erfolgsfaktoren. Der Erfolg der farbgelenkten Kompressionstherapie liegt bei etwa 91–95% (34, 145, 30, 51). Diese Ergebnisse entsprechen eigenen Erfahrungen. Weniger Erfolg versprechend ist eine sonographisch gesteuerte Kompression bei

- suffizienter Antikoagulation des Patienten,
- gleichzeitigem Vorliegen einer AV-Fistel,
- sehr großen Aneurysmen,
- auch unter Analgetikamedikation nicht tolerablen Schmerzen während der Kompression.

Neben einer oralen, subkutanen oder intravenösen Therapie mit Antikoagulanzien hat wahrscheinlich auch die Einnahme weiterer Thrombozytenfunktionshemmer (Acetylsalicylsäure, Clopidogrel) Einfluss auf die primäre Erfolgsrate der Kompressionstherapie. In einer Beobachtungssreihe von Dean et al. (27) gelang eine Kompression unter Antikoagulation immerhin noch in 73% der Fälle.

Alternativen. Als Alternative zur Kompressionstherapie können auch

a

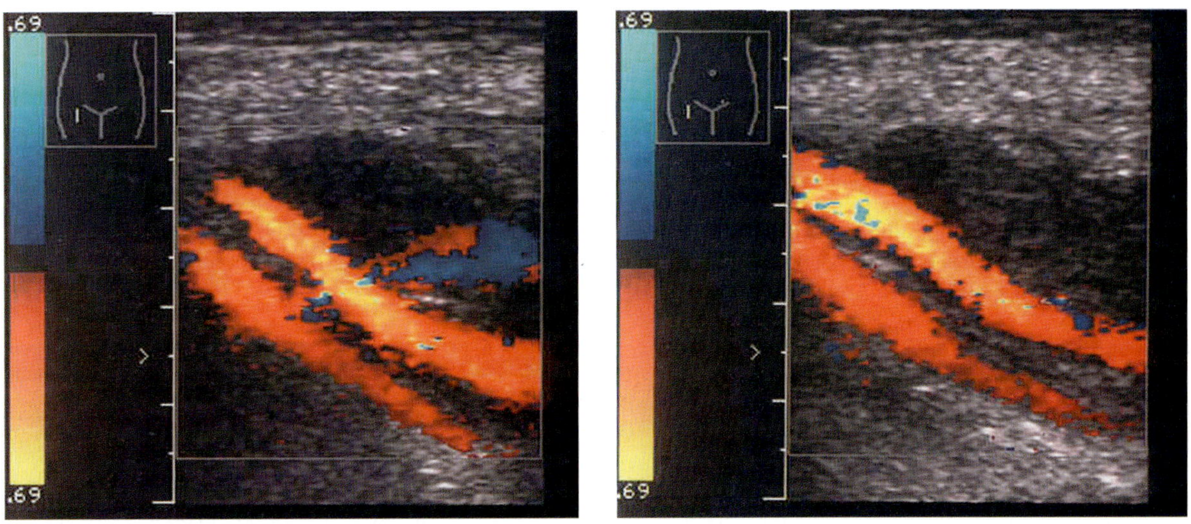

b

Abb. 17.**53 a** u. **b** Relativ seltener Befund eines Aneurysma spurium, das von der rechten A. profunda femoris ausgeht und sich infolge zu weit kaudaler Punktion der Arterie in der Leiste gebildet hat (**a**). Nach 20-minütiger Kompression (**b**) ist die ehemalige Aneurysmahöhle thrombosiert, beide Oberschenkelgefäße sind frei durchgängig.

- eine Injektion mit Kochsalzlösung neben den Aneurysmahals,
- die ultraschallkontrollierte Thrombininjektion in das Pseudoaneurysma

(71, 43, 142, 62, 129) erwogen werden. In einer Studie zur Thrombininjektion thrombosierte das Aneurysma bei 15 von 20 Patienten innerhalb von < 20 s. Bei 4 Aneurysmen wurde eine Zweitinjektion nötig, und nur einmal verlief die Behandlung erfolglos (71). Komplikationen und Reverschlüsse traten in diesem Patientenkollektiv nicht auf, da die schnelle Koagulation ein Ablösen des Thrombus durch den engen Aneurysmahals verhindert und evtl. diffundiertes Thrombin im strömenden Blut schnell durch Dilution und Antikoagulationsfaktoren neutralisiert wird.

Arteriovenöse Fisteln

Unter einer AV-Fistel versteht man eine persistierende Kurzschlussverbindung nach kombinierter Arterien- und Venenverletzung an korrespondierender Stelle (81). Abbildung 17. **54** zeigt wichtige morphologische Varianten traumatischer arteriovenöser Fisteln.

Arteriovenöse Fisteln lassen sich nach ihrer Ätiologie, Morphologie und hämodynamischen Auswirkung unterscheiden. Tabelle 17.**6** zeigt die verschiedenen Einteilungsprinzipien.

Klinik. Klinisch sprechen folgende Befunde für eine AV-Fistel:
- kontinuierliches Gefäßgeräusch mit systolischem Maximum (Maschinengeräusch),
- fühlbares kontinuierliches Schwirren über der Fistel während Systole und Diastole,
- Verschwinden des Schwirrens und des Geräusches bei Kompression der zuführenden Arterie oder der Fistel (positives Auslöschphänomen),
- pulsierende Venen in der Fistelumgebung,
- Erweiterung und Schlängelung der afferenten Arterie (mit oszillographisch nachweisbarer Amplitudenvergrößerung),
- positiver Nicoladoni-Branham-Test (Pulsverlangsamung und Blutdruckanstieg bei Kompression der Fistel oder der zuführenden Arterie).

Venöse Komplikationen. Die Gefahr arteriovenöser Fisteln besteht in den – zwar meist relativ spät auftretenden, dann aber gravierenden – Komplikationen, die Folge der veränderten Hämodynamik sind. Im venösen Schenkel kann dies zu
- Venendistensionen,
- pulsierenden Varizen,
- Hyperthermie,
- Stauungsödem mit Gewebeschädigung und folgendem Ulcus cruris venosum

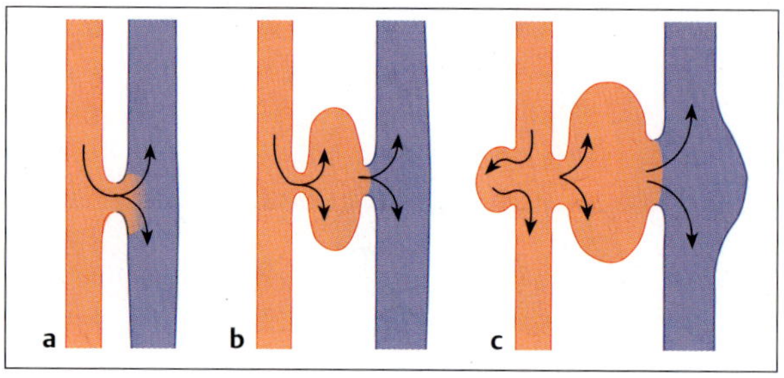

Abb. 17.**54** Morphologische Varianten traumatisch entstandener arteriovenöser Fisteln (Schema). Bei etwa 80% der Verletzungen resultiert eine direkte Kurzschlussverbindung zwischen Arterie und Vene (**a**), die auch als „direkte AV-Fistel" bezeichnet wird. In den übrigen Fällen entsteht zwischen den Gefäßen ein aneurysmatischer Sack, eine „indirekte AV-Fistel" (**b**). Bei längeren Bestehen bilden sich in der Arterie und Vene weitere aneurysmatische Wandaussackungen (**c**).

Tabelle 17.**6** Klassifikation arteriovenöser Fisteln nach ätiologischen, morphologischen und hämodynamischen Kriterien

Ätiologie	
Kongenital (10–15%)	▪ vorwiegend im Kopfbereich ▪ Hämangiome
Erworben (80–90%)	▪ traumatisch - penetrierende Gefäßverletzungen ▪ iatrogen - postinterventionell - postoperativ ▪ spontan - Neoplasmen - Aneurysmaeinbruch ▪ therapeutisch - Dialyseshunt - nach Thrombektomie bei Thrombose
Morphologie	
Singulär	▪ direkte Fistel (80%; Abb. 17.**55**, 17.**56**) ▪ indirekte Fistel - mit Pseudoaneurysma (Abb. 17.**54**) - ohne Pseudoaneurysma (Abb. 17.**54**)
Multipel	
Hämodynamische Auswirkung	
▪ ohne kardiovaskuläre Reaktion	
▪ mit kardiovaskulärer Reaktion - Anstieg der Herzfrequenz - Anstieg des Herzzeitvolumens - Herzinsuffizienz - Venektasien - arterielle Aneurysmen - Längenwachstum der betroffenen Extremität	

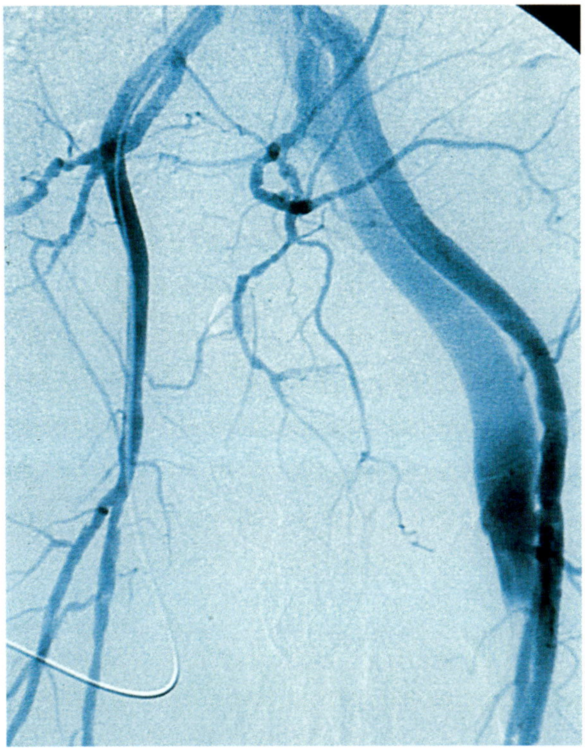

Abb. 17.**55** Angiographische Darstellung einer arteriovenösen Fistel im Bereich der linken Leiste nach Angioplastie einer Nierenarterienstenose. Durch gleichzeitige Punktion der A. und V. femoralis communis ist es zu einer Kurzschlussverbindung zwischen beiden Gefäßen gekommen, die trotz Kompression nach der Angioplastie nicht verschlossen werden konnte. Die Angiographie des arteriellen Schenkels zeigt linksseitig einen Kontrastmittelübertritt in die V. femoralis communis.

Tabelle 17.**7** Lokalisation von 190 traumatischen arteriovenösen Fisteln (nach 176)

Hals- und Kopfarterien (23%)	
A. carotis – Sinus cavernosus	9
A. carotis communis	15
A. carotis interna	8
A. carotis externa	8
A. thyreoidea	2
A. vertebralis	1
Schultergürtel und Arm (26%)	
Truncus brachiocephalicus	1
A. subclavia	17
A. suprascapularis	1
A. axillaris	7
A. brachialis	21
A. cubitalis	1
A. ulnaris	2
Arterien des Körperstamms (2%)	
A. pulmonalis (Ast)	1
Aorta	1
A. iiaca	1
Beinarterien (49%)	
A. femoralis	60
A. poplitea	25
A. tibialis	9

a

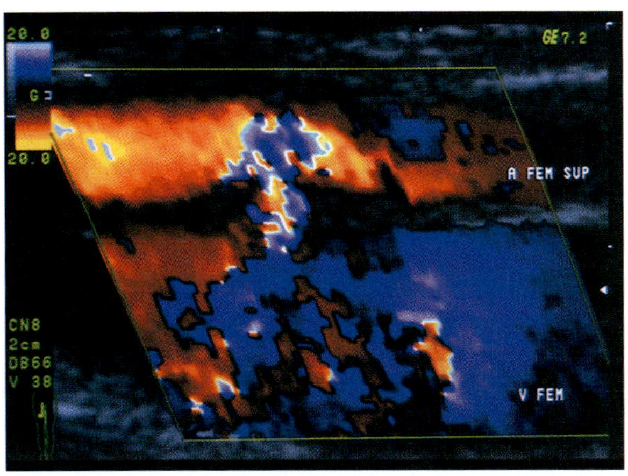

b

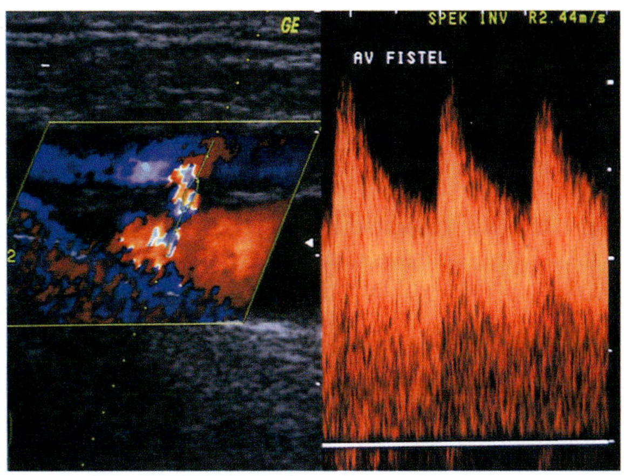

Abb. 17.**56 a** u. **b** Farbdopplersonographische Darstellung einer postinterventionell aufgetretenen arteriovenösen Fistel zwischen der A. femoralis superficialis (A FEM SUP) und der V. femoralis communis (V FEM). Das Alias-Phänomen zeigt die hohen Strömungsgeschwindigkeiten im Fistelkanal (**a**). Das direkt aus dem Fistelkanal abgeleitete Frequenzspektrum beweist die hohe systolische (400 cm/s) und v.a. diastolische Strömungsgeschwindigkeit von 280 cm/s (**b**).

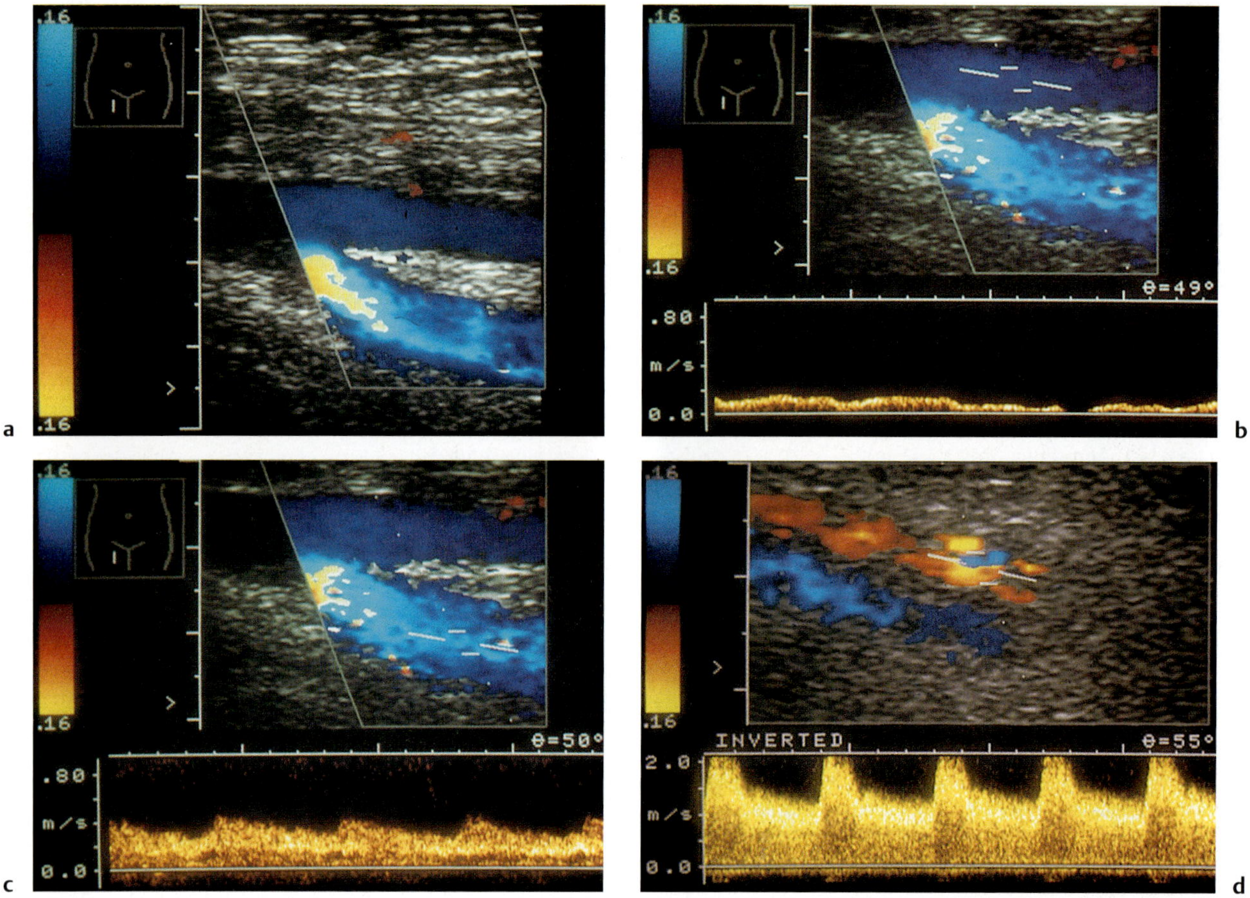

Abb. 17.**57 a-d** Am Zusammenfluss von V. femoralis superficialis und V. profunda femoris zur V. femoralis communis lässt sich anhand des Alias-Phänomens eine hohe Strömungsgeschwindigkeit in der V. profunda femoris erkennen (**a**). In der Frequenzspektrumanalyse zeigen sich eine normale atemmodulierte Strömung in der V. femoralis superficialis (**b**) und eine arteriell pulsatile Strömungsdynamik in der V. profunda femoris (**c**). Das Signal ist hier, im Gegensatz zu Abb. 17.**56 b**, nicht direkt aus der Mündungsregion der Fistel abgeleitet, sondern einige Zentimeter weiter kranial. Wiederum am Aliasing in der A. profunda femoris (**d**) ist die Fistelverbindung zwischen A. und V. profunda femoris erkennbar. Das Doppler-Frequenz-Zeit-Spektrum zeigt ein typisches Fistelsignal mit hoher systolischer und v.a. diastolischer Strömungsgeschwindigkeit bei pathognomonisch niedrigem Widerstandsindex.

führen. Die Folgen der venösen Druckerhöhung sind in der Regel irreversibel.

Arterielle Komplikationen. Im arteriellen Schenkel der AV-Fistel kommt es ebenfalls zu Veränderungen, die durch den erhöhten Blutfluss in der speisenden Arterie verursacht sind:

- Ektasie der zuführenden Arterie mit Aneurysmabildung,
- insuffiziente Perfusion distal der Fistel mit kritischer Ischämie, da das für die Gefäßperipherie vorgesehene Blutvolumen in die Vene drainiert wird,
- konsekutive Gewebeischämie mit Ulcus cruris ischaemicum.

Der rechtzeitigen Diagnose einer AV-Fistel kommt daher große klinische Bedeutung zu, damit etwaige Spätkomplikationen durch eine frühzeitige operative Therapie vermieden werden können. Abbildung 17.**55** zeigt die angiographische Darstellung einer postinterventionell aufgetretenen Fistel zwischen A. und V. femoralis communis.

Ursachen. Für die Ultraschalldiagnostik an den Extremitäten sind die erworbenen AV-Fisteln von besonderer Bedeutung. Die traumatischen Fisteln treten u.a. durch Schuss- oder Messerstichverletzungen auf, während die iatrogenen Fisteln als Operationsfolge entstehen, v.a. nach orthopädischen Operationen (141, 83) und nach Kathetermanipulationen. Tabelle 17.**7** zeigt die Verteilung von 190 traumatisch entstandenen AV-Fisteln. In der Hälfte der Fälle ist die untere Extremität betroffen.

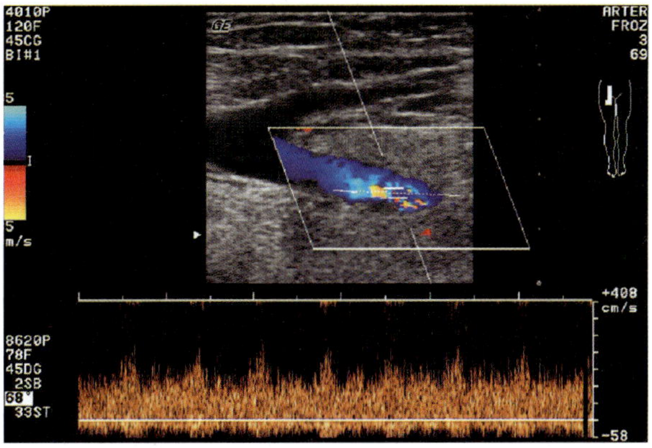

Abb. 17.**58** Doppler-Frequenz-Zeit-Spektrum aus einer V. femoralis communis proximal der Mündung einer arteriovenösen Fistel. Die Strömungsgeschwindigkeit ist deutlich erhöht, das Spektrum ist pulsatil arterialisiert und zeigt massive Turbulenzen, erkennbar an den „ausgefransten" Anteilen der maximalen Strömung.

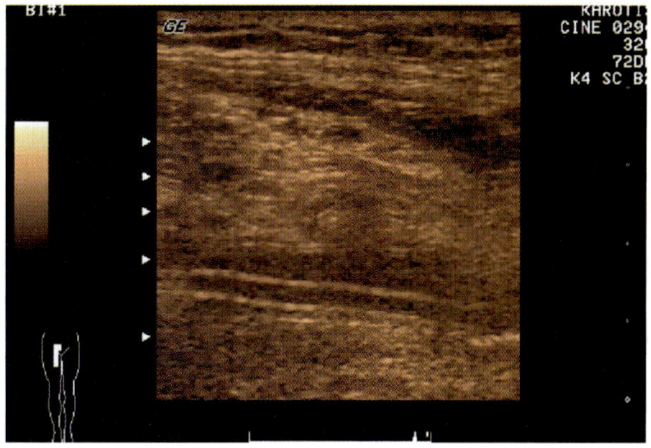

Abb. 17.**60** Sonographische Darstellung einer 8F-Schleuse in der A. femoralis communis. Die arterielle Schleuse ist an der echoreichen Wand im Gefäßlumen zu erkennen.

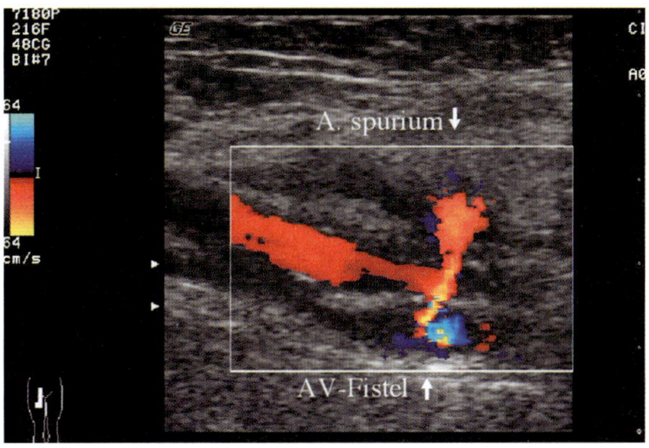

Abb. 17.**59** Postinterventionell entstandene arteriovenöse Fistel im Bereich der rechten Leiste mit gleichzeitiger Entwicklung eines ventral der Arterie gelegenen Aneurysma spuriums.

Obwohl Arbeitsgruppen nach konsekutiver Beobachtung von Patienten nach Herzkatheteruntersuchungen von einer Inzidenz arteriovenöser Fisteln bis zu 20% berichten (147), sollte die Rate bei diagnostischen Koronarangiographien und therapeutischen Dilatationen für die Entstehung eines Aneurysma spuriums oder einer AV-Fistel unter 3% liegen. Allerdings hängt dies nach eigenen Erfahrungen auch von der verwendeten Schleusengröße und der Art der Antikoagulation beziehungsweise einer Therapie mit Thrombozytenfunktionshemmern ab.

Befunde. Die Fistel kann orientierend schon anhand der klinischen Untersuchungsbefunde lokalisiert werden, indem palpatorisch ein Schwirren und auskultatorisch ein auffälliges, kontinuierliches systolisch-diastolisches Geräusch (Maschinengeräusch) über der Kurzschlussverbindung erfasst wird.

Mit der FKDS lässt sich der Fistelkanal häufig direkt erfassen (Abb. 17.**56**). Dort besteht eine sehr hohe Strömung, die sich als Alias-Phänomen darstellt. Ganz typisch sind auch Turbulenzen mit hohen Strömungsgeschwindigkeiten in der aufnehmenden Vene, sodass es hier ebenfalls zu einem Aliasing kommt.

Bei Fisteln zwischen der A. und V. femoralis sind im proximalen arteriellen Segment ein systolischer Geschwindigkeitsanstieg und ein diastolischer Ruhefluss typisch (Strano et al. 1995).

Im venösen Sektor fällt die herzwärts gerichtete, arterialisierte pulsatile Strömung auf (Abb. 17.**57**). Die Bestimmung des Stromzeitvolumens ist in Kenntnis des Beschallungswinkels und des Gefäßdurchmessers errechenbar (s. S. 359). Bei einer Shuntverbindung zwischen einer kleinen Arterie und Vene als Punktionsfolge können die geschilderten hämodynamischen Veränderungen in der zuführenden Arterie fehlen, sodass hier die Diagnose nur über die direkte Fisteldarstellung möglich ist.

Wird das Doppler-Frequenz-Zeit-Spektrum direkt kranial der Einmündung des Fistelkanals aus der Vene abgeleitet, zeigt sich nahezu permanent eine hohe pulsatile und vor allen Dingen turbulente Strömungsgeschwindigkeit, die neben dem ganz typischen akustischen Eindruck an der „ausgefransten" Begrenzung des Frequenzspektrums zu erkennen ist (Abb. 17.**58**).

Abbildung 17.**59** zeigt als Komplikation einer Punktion der A. femoralis superficialis in der rechten Leiste das gleichzeitige Vorliegen eines falschen Aneurysmas und einer AV-Fistel.

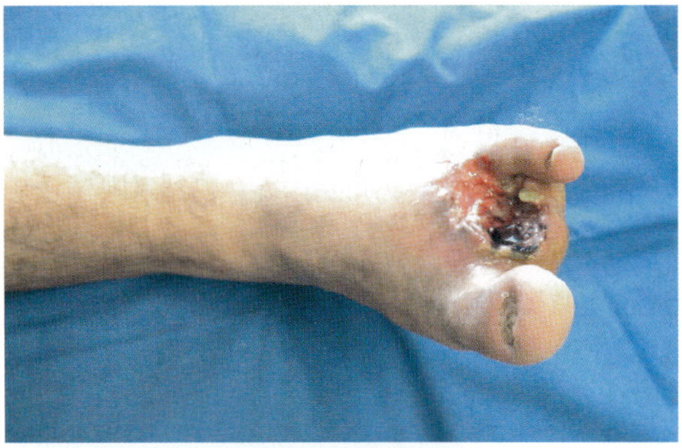

a

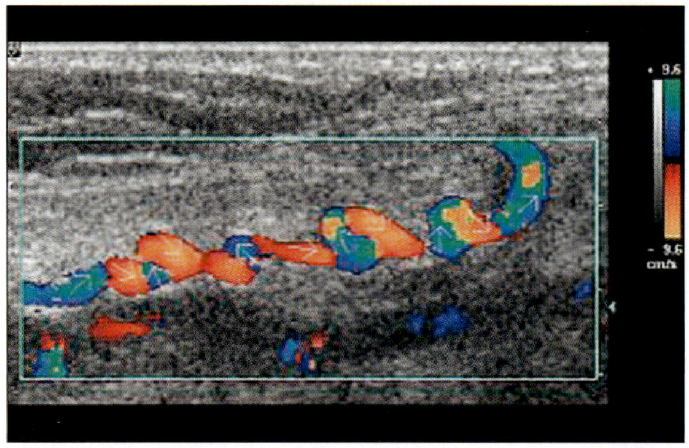

b

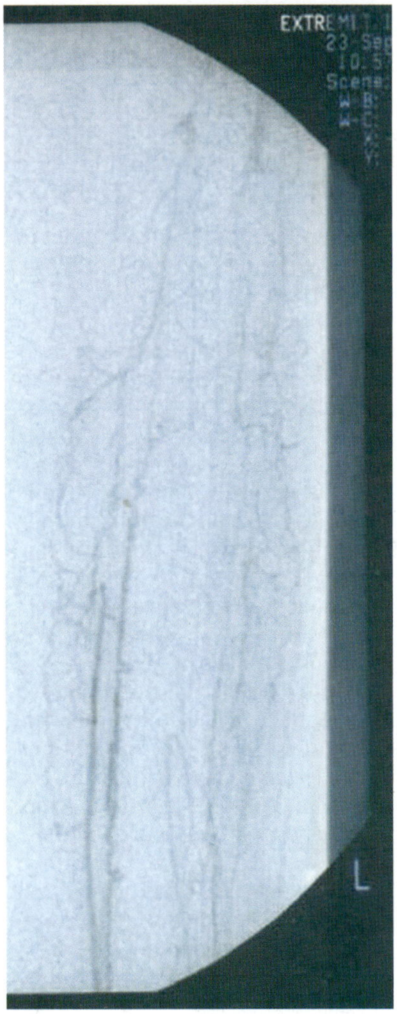

c

Abb. 17.**61 a-c** Großes Ulkus bei einem Patienten mit Thrombangiitis obliterans (**a**), nachdem die Zehen II–IV amputiert werden mussten. In der Farbdopplersonographie stellen sich Korkenzieherkollateralen am Unterschenkel dar (**b**). Die intraarterielle Angiographie zeigte bei offener Becken- und Oberschenkelstrombahn den Verschluss aller 3 Unterschenkelgefäße mit antegrader Kollateralisation (**c**).

Arterielle Schleusen

Nach manchen katheterinterventionellen Maßnahmen verbleiben arterielle Schleusen für bestimmte Zeit in der A. femoralis communis, um auch postinterventionell einen schnellen Zugang zum arteriellen Gefäßsystem zu haben (Abb. 17.**60**).

Nichtarteriosklerotische, stenosierende Arterienerkrankungen

Entzündliche Gefäßerkrankungen

Entzündliche Gefäßerkrankungen im Bereich der großen Becken- und Beinarterien sind zwar insgesamt selten die Ursache für periphere Durchblutungsstörungen, ihre Erkennung ist aber unter differenzialdiagnostischen und -therapeutischen Aspekten von größter Wichtigkeit. Um inhaltliche Wiederholungen zu vermeiden, sei an dieser Stelle auf ausführlichere Erläuterungen im Kapitel 16 hingewiesen.

Befunde. Diagnostisch hat die Duplexsonographie gerade bei entzündlichen Gefäßveränderungen mit hämodynamischer Relevanz den Vorteil, neben wichtigen funktionellen Aussagen wegweisende Informationen hinsichtlich der Wandbeschaffenheit und des perivaskulären Gewebes bieten zu können. Typisch ist für die meisten entzündlichen Gefäßerkrankungen der segmentale Befall ohne Nachweis arteriosklerotischer Wandläsionen, der sich mit morphologisch und funktionell völlig gesunden Arterienabschnitten abwechselt. Im Folgenden werden einige charakteristische Befundmuster bei verschiedenen entzündlichen Gefäßerkrankungen beschrieben.

Thrombangiitis obliterans (Morbus Winiwarter-Buerger)

Befunde. Beim Morbus Buerger der unteren Extremität sind in der Regel vorwiegend die akralen Gefäße betroffen, wenngleich es im Krankheitsverlauf auch zur Beteiligung der großen Extremitätenarterien kommen kann. Typisch sind Korkenzieherkollateralen (Abb. 17.**61**), die sich als schraubenförmig gewundene Blutflüsse innerhalb verschlossener Stammgefäße nachweisen lassen (4). Die Wände der verschlossenen Arterien zeigen keine Auffälligkeiten wie Wandverdickungen, Konturunterbrechungen oder Plaqueeinlagerungen. Der Diameter der meist mit echoarmem thrombotischem Material gefüllten Arterie ist deutlich reduziert. Das nachgeschaltete Gefäßsegment kann wegen des segmentalen Befalls wiederum völlig unauffällig sein. Ein unspezifischer, aber differenzialdiagnostisch hilfreicher Befund ist der gleichzeitige Nachweis thrombotisch-thrombophlebitisch veränderter epi- oder subfaszialer Venen (4). Zu den differenzialdiagnostischen Unterschieden s.a. Kapitel 16.

Takayasu Arteriitis

Wenngleich die Takayasu-Arteriitis vorwiegend die Arterien der oberen Extremitäten befällt, kommt es in etwa 10% auch zu einem Befall der Becken- oder Beinarterien. In 20% sind die Viszeral-, in bis zu 10% die Koronararterien betroffen. Auch ein Befall der Aorta ist möglich. Typische Befunde sind diffus verdickte, das Lumen zunehmend einengende Gefäßwände. Die homogene entzündliche Wandverdickung ist dabei dem Grenzzonenreflex, der in der Regel weiterhin abgrenzbar bleibt, lumenfern angelagert. Der Gefäßdurchmesser ist meist nicht verändert; nicht selten treten allerdings auch postoperativ Aneurysmen auf. In etwa 85% ist mit stenosierenden, in 2% mit dilatierenden und in 13% mit gemischten Gefäßveränderungen zu rechnen. Die Riesenzellarteriitis Typ Horton ist duplexsonographisch nicht von der Takayasu-Arteriitis abzugrenzen.

Entrapment-Syndrom

Als Entrapment-Syndrome bezeichnet man Kompressionssyndrome der A. poplitea, bei der die Arterie intermitterend von außen imprimiert wird und dadurch intermittierende Ischämiesymptome auftreten.

Ursache. Ursache ist eine Malformation der A. poplitea (evtl. auch der V. poplitea) oder der muskulären Strukturen in der Fossa poplitea. Von Letzteren ist v.a. der mediale Gastroknemiuskopf betroffen, insbesondere bei sportlich Aktiven. Während der Muskelkontraktion, v.a. bei Plantarflexion und beim Zehenstand, kommt es dabei zur Gefäßkompression.

Einteilung. Nach Insua et al. (65) lassen sich 4 Typen des Kompressionssyndroms unterscheiden, die auch duplexsonographisch erkannt werden können:

- Typ I: Malformation der A. politea, die medialseitig um den medialen Gastroknemiuskopf verläuft.
- Typ Ia: Malformation des medialen Gastroknemiuskopfes, der weiter lateral und kranial als normal am Femur ansetzt und damit die A. poplitea verlagert, die wiederum medialseitig um den medialen Gastroknemiuskopf verläuft.
- Typ II: Kompression der normal angelegten A. poplitea und ggf. V. poplitea in der Fossa poplitea durch einen abnormal ansetzenden lateralen Ausläufer des medialen Gastroknemiuskopfes.
- Typ IIa: Kompression der normal angelegten A. poplitea und ggf. V. poplitea durch einen abweichend verlaufenden M. plantaris.

Befunde. Duplexsonographisch lassen sich Typ I und Ia daran erkennen, dass die arteriellen und venösen Gefäße in der Kniekehle nicht eng benachbart liegen, sondern zwischen A. poplitea und V. poplitea eine muskuläre Struktur zu sehen ist.

Ferner kann auch eine exzessive Hypertrophie des M. gastroknemius im Sinne eines Entrapmentsyndroms zu einer Claudicatio intermittens führen, wenn die hypertrophierten Muskelköpfe während der Kontraktion eine Kompression der A. poplitea (und ggf. V. poplitea) bewirken.

Kompressionsfolgen. Aufgrund der wiederholten Kompression können sich im Erkrankungsverlauf strukturelle Gefäßwandschäden entwickeln, die u.U. sekundär zu einem Popliteaverschluss, einer poststenotischen Dilatation oder einem Aneurysma führen. Diese Aussackungen mit wandständigem Thrombosesaum bergen wiederum die Gefahr arterioarterieller Embolien in den Unterschenkelarterien. In seltenen Fällen lassen sich hintereinander geschaltete Stenosen durch verschiedene muskuläre Kompressionen nachweisen, die dann zur genauen Operationsplanung einer angiographischen Dokumentation bedürfen.

Provokationsmanöver. Als wegweisend bei der Verdachtsdiagnose eines Entrapment-Syndroms haben sich verschiedene Provokationsmanöver etabliert. Während der Untersuchung sollte man also versuchen, die Arterienkompression zu provozieren und die passagere Stenose oder den Verschluss des Gefäßes entsprechend zu dokumentieren. Dies gelingt

- in Bauchlage während der Plantarflexion gegen einen Widerstand
- oder, aufgrund der stärkeren Kraftentfaltung, noch besser im Zehenstand.

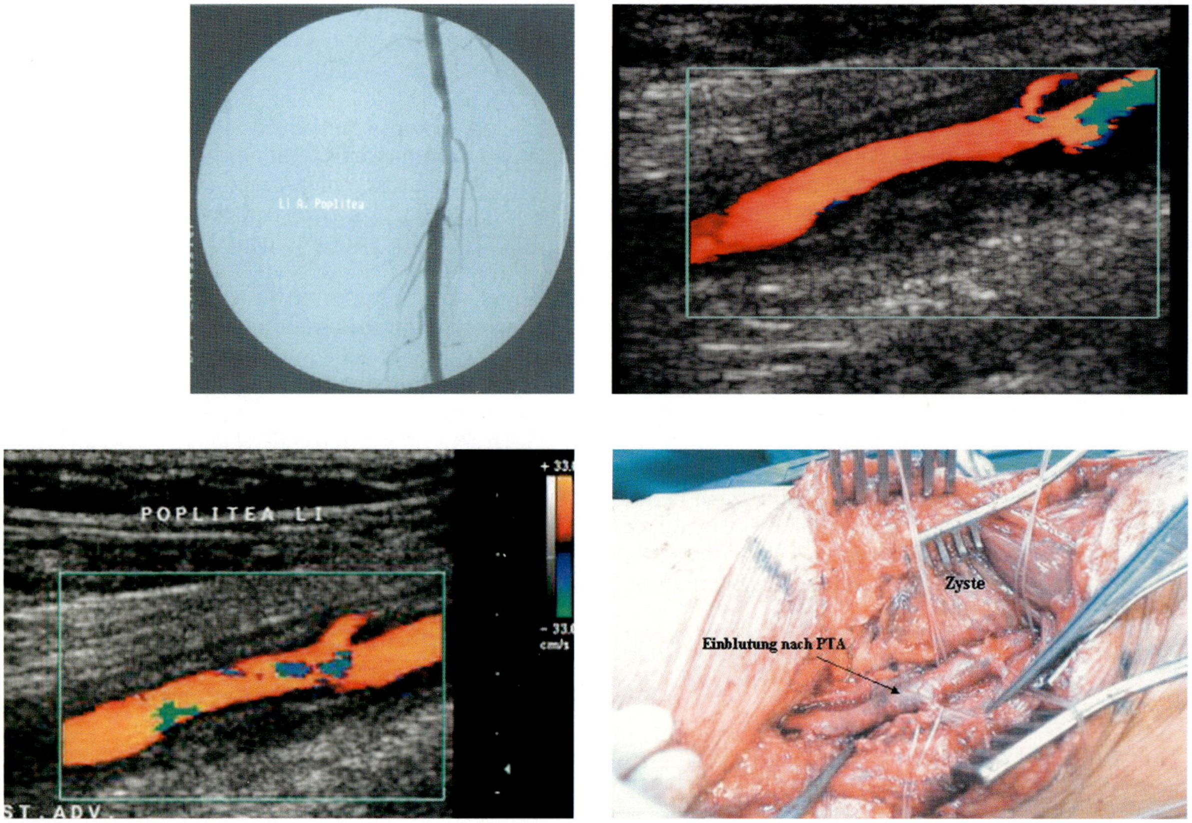

a b c d

Abb. 17.**62 a-d** Angiographischer (**a**) und sonographischer (**b, c**) Befund eines Patienten mit zystischer Adventitiadegeneration im Bereich der linken A. poplitea. Angiographisch sieht man die Impression der Arterie. In Unkenntnis des Befundes wurde zuvor 2-mal eine Angioplastie versucht, die verständlicherweise erfolglos blieb. Im B-Bild zeigt sich eine relativ echoarme homogene Struktur unterhalb der A. poplitea (**b**). Nach sonographisch gesteuerter Punktion ist der Zysteninhalt reduziert (**c**). Aufgrund der rezidivierenden Zystenfüllung nach mehrmaliger PTA wurde der Patient operiert. Der Operationssitus (**d**) zeigt die Zyste sowie eine Einblutung in die Arterienwand infolge 2-maliger Angioplastie. Der Zysteninhalt besteht aus blutig-muzinöser Flüssigkeit.

Zystische Adventitiadegeneration

Die zystische Adventitiadegeneration ist ein seltenes Krankheitsbild, bei dem solitäre oder multiple ein- oder mehrkammerige zystische Strukturen in der Adventitia gelenknaher Arterien diese einengen können (101). In über 90% ist die A. poplitea betroffen (32, 37, 39, 138). Der Füllungszustand der Zysten variiert typischerweise und führt damit zu einer charakteristischen fluktuierenden Symptomatik: Claudicatio-Beschwerden mit beschwerdefreien Intervallen und deutlicher Gehstreckenlimitierung. Besonders bei jüngeren Patienten ohne kardiovaskuläre Risikofaktoren und der geschildeten Symptomatik ist an dieses Krankheitbild zu denken.

Befunde. Im Angiogramm lässt sich typischerweise eine sanduhrförmige Impression der Arterie nachweisen (Abb. 17.**62a**). Bei reduziertem Füllungszustand der Zyste oder komplettem Verschluss ist der angiographische Nachweis jedoch erschwert.

Sonographisch gelingt die Darstellung der mukoiden Degeneration in der Adventitia weitestgehend unabhängig vom Füllungszustand. Sie imponiert als echoärmeres Areal in der Gefäßwand (Abb. 17.**62 b** u. **c**).

Erste therapeutische Option ist die sonographisch gesteuerte Feinnadelpunktion mit Aspiration des Zysteninhalts (138, 148). Scheitert diese Therapie, bleibt die operative Rekonstruktion des erkrankten Gefäßsegments.

Fehlerquellen

Aus didaktischen Gründen werden potenzielle Fallstricke nach patientenspezifischen und technischen Fehlerquellen getrennt aufgelistet. Nicht selten sind natürlich mehrere potenzielle Fehlerquellen bei einer Untersuchung zu beachten.

Patientenspezifische Fehlerquellen

Adipositas. Bei adipösen Patienten kann besonders die komplette Untersuchung der Beckenarterien Probleme bereiten. Sollte es trotz sanften Druckes mit dem Schallkopf nicht gelingen, die gesamte Beckenachse kontinuierlich darzustellen, ist besonders auf indirekte Hinweise zu achten, die ein hämodynamisch relevantes Strombahnhindernis erkennen lassen (z.B. verzögerte systolische Anstiegsgeschwindigkeit, monophasisches Flussprofil).

Meteorismus, Peristaltik. Geblähte (Dickdarm-) Schlingen lassen sich häufig durch kontinuierlich moderat ausgeübten Druck verschieben, sodass die Beckenarterien einer direkten Beschallung zugänglich werden. Bei peristaltischen Wellen, die besonders im Farb-Doppler-Modus, aber auch im gepulsten Doppler-Verfahren starke Artefakte bewirken können, muss eine Phase trägerer Darmtätigkeit abgewartet werden.

Bewegungsartefakte. Bewegungsartefakte lassen sich bei der relativ statischen Untersuchung der Arterien meist vermeiden, da sich die anatomischen Strukturen der peripheren Arterien, anders als bei der Untersuchung der Abdominalgefäße, durch Atemtätigkeit des Patienten kaum verändern.

Herzrhythmusstörungen. Bei Herzrhythmusstörungen, insbesondere bei einer absoluten Arrhythmie, kommt es durch die unterschiedlich lange diastolische Füllungsphase des linken Ventrikels zu unterschiedlich hohen systolischen Maximalgeschwindigkeiten. In diesen Fällen müssen 5–7 Herzzyklen ausgewertet und die maximal gemessenen Geschwindigkeiten gemittelt werden.

Ruheperiode. Eine ausreichende Ruheperiode vor der Untersuchung ist sowohl beim gesunden Patienten als auch in pathologischen Fällen notwendig, da nach körperlicher Belastung die Strömungsgeschwindigkeit ansteigt, der periphere Widerstand abnimmt und die daraus resultierende zunächst physiologische monophasische Doppler-Kurve ein vorgeschaltetes Strombahnhindernis vortäuscht.

Exakte Winkelkorrektur. Die Positionierung des Doppler-Modus im notwendigen Winkel < 60° kann v.a. im Beckenbereich Probleme bereiten, da die Sondenführung schwieriger und nicht so variabel wie an den Extremitäten ist und die Gefäße keinen gestreckten Verlauf zeigen.

Lageanomalien, -varianten. Gravierende Lageanomalien der peripheren Becken- und Beinarterien kommen relativ selten vor. Lediglich in der Abgangsregion der A. profunda femoris und ihrer Äste ist mit einer gewissen Variabilität zu rechnen. Allerdings können die Gefäßbifurkationen in unterschiedlichen Höhen lokalisiert sein.

- Im Bereich der Unterschenkelarterien kann besonders die A. fibularis anlagebedingt Kaliberschwankungen aufweisen. Als sehr kräftiges Gefäß stellt sie sich beim fibularen Versorgungtyp dar; aber auch ein nur rudimentär angelegter Stamm kann bei sehr kräftiger A. tibialis anterior der Normvariabilität entsprechen.
- Bei einem Verschluss der A. femoralis superficialis kann die A. profunda femoris, die dann häufig einen geraderen, gestreckteren Verlauf entlang des Oberschenkels aufweist, als A. femoralis superficialis angesehen und ihre Seitenäste als A. profunda femoris fehlgedeutet werden.
- Schleifenbildungen der Beckenarterien dürfen farbdopplersonographisch nicht als Verschluss fehlgedeutet werden.

Venenüberlagerung. Mit dem gepulsten Doppler-Verfahren sollte es möglich sein, bei den relativ großen Extremitätenarterien das arterielle Strömungssignal getrennt von den venösen Strömungskurven aufzuzeichnen. Sollte dies in seltenen Fällen nicht gelingen, ist aufgrund der unterschiedlichen Strömungsrichtung auch bei gleichzeitiger Erfassung arterieller und venöser Strömungen eine Auswertung des arteriellen Signals möglich.

Technische Fehlerquellen

Beschallungswinkel. Bei der Farbgebung kann der Winkel der vielfachen gepulsten Doppler-Messvolumina nicht an Änderungen des Gefäßverlaufs angepasst werden, sodass unterschiedliche Helligkeiten nicht immer Stenosen anzeigen, sondern auch durch den Wechsel des Einfallswinkels zur Gefäßachse entstehen können.

Farb-Doppler-Parameter. Die Wahl eines ungünstigen Schallkopfes oder einer unzureichenden Sendefrequenz kann die Qualität der Untersuchung erheblich beeinträchtigen. Die der Beschallungstiefe angepasste Sendefrequenz muss daher unbedingt beachtet werden.

Es wird eine mittlere Strömungsgeschwindigkeit farbkodiert, die nur qualitative und semiquantitative Informationen ermöglicht. Beim Wechsel der tatsächlichen Strömungsrichtung relativ zum Schallkopf erfolgt der Farbumschlag über Schwarz mit dunklen Farbtönen. Beim Alias-Phänomen geschieht dies über hohe Frequenzen mit hellen Farbtönen und Weiß.

Bei perivaskulären Farbartefakten handelt es sich um Farbwolken aus vielfarbigen Pixeln, die auf das Gewebe um stenosierte Gefäße projiziert werden. Sie werden gelegentlich als „Konfetti-Effekt" bezeichnet (182). Middelton et al. (109) fanden, dass diese Artefakte mit dem Herzschlag variieren und am prominentesten in der Systole sind. Sie nehmen an, dass turbulente Strömungen die Vibrationen ins perivaskuläre Gewebe weiterleiten und dort zu Doppler-Verschiebungen führen, die in Farbe wiedergegeben werden. Sie beobachteten diese Phänomene vorwiegend bei AV-Fisteln, Stenosen von Hämodialysefisteln sowie Stenosen der Nierenarterien und der Becken- und Beinarterien.

Postoperativer Situs. Unmittelbar nach einer Gefäßoperation kann die direkte Beschallung der Arterien durch bestehende Hämatome – die auch nach einer Gefäßpunktion für eine Angiographie auftreten können – und frische Narben eingeschränkt sein.

Zur Beurteilung der Gefäßsituation nach einem gefäßchirurgischen Eingriff ist die Kenntnis des operativen Procedere (Situs) sehr hilfreich, um den Interventionserfolg beurteilen zu können. Postoperativ kann nicht zwingend eine „normale" Gefäßanatomie vorausgesetzt werden. Dies wird umso wichtiger, je mehr operative Eingriffe in einer Gefäßregion durchgeführt wurden.

Differenzierung filiforme Stenose – Gefäßverschluss. Die schon klinisch schwierige Differenzierung zwischen einer filiformen Stenose und einem kompletten Gefäßverschluss kann duplexsonographisch ebenfalls Schwierigkeiten bereiten, da das filiforme Gefäßlumen der farbdopplersonographischen Darstellung entgehen kann – eine höchstgradige Stenose kann das systolische Strömungsgeräusch vermissen lassen – und alle indirekten Zeichen keine Unterscheidung dieser Differenzialdiagnose erlauben. In dieser Untersuchungssituation ist es wichtig, die Pulsrepetitionsrate

- zum einen auf hohe Strömungsgeschwindigkeiten einzustellen (hohe PRF), um hochfrequente Signale abzuleiten,
- zum anderen auf niedrige Geschwindigkeiten einzustellen (niedrige PRF), um langsame Strömungen, wie sie besonders in langstreckigen Stenosen vorkommen können, zu erfassen.

Bei einem kompletten Gefäßverschluss kann ebenfalls fälschlicherweise eine Stenose angenommen werden, wenn eine Kollaterale im Abgang stenosiert ist und als Hauptgefäß charakterisiert wird.

Bestimmung der Verschlusslänge. Die Verschlusslänge wird unterschätzt, wenn

- proximale oder distale Kollateralen im Verlauf des Gefäßes eine offene Strombahn vortäuschen.

Die Verschlusslänge wird überschätzt, wenn

- im proximalen oder distalen Teil des Verschlusses Plaques durch Schallschatten die Farbe auslöschen und/oder
- die sehr reduzierte postokklusive Strömungsgeschwindigkeit nicht mehr farbkodiert wird.

Echogenität thrombotischen Materials. Thrombotisches Material in Gefäßen kann die gleiche akustische Impedanz wie das Blut haben. Im B-Bild erscheint dann das Gefäß oder das Aneurysma offen. Nur mithilfe des Doppler-Modus sind Stenosen, Verschlüsse oder thrombotische Anteile nachzuweisen. Wichtig ist es, auch auf das Pulsieren der Gefäßwand zu achten.

Wertigkeit der FKDS und Methodenvergleich

In verschiedenen Studien konnte die Validität konventioneller und farbkodierter duplexsonographischer Untersuchungsergebnisse, verglichen mit angiographischen Befunden, belegt werden. Da für sehr viele spezielle Fragestellungen Validitätsangaben aus der Literatur vorliegen, wurden diese schon bei der Beschreibung der entsprechenden Krankheitsbilder erwähnt. Hier werden daher nur relevante Daten für Stenosen und Verschlüsse der unteren Extremitätenarterien aufgegriffen.

Konventionelle Duplexsonographie/FKDS. Der Vergleich der Ergebnisse zwischen konventioneller und farbkodierter Duplexsonographie zeigt insgesamt eine Verbesserung der diagnostischen Validität beim heute standardisierten Einsatz des Farb-Doppler-Modus. Zudem muss berücksichtigt werden, dass die Ergebnisse der Duplexsonographie ohne Farb-Doppler-Modus aufgrund ihres großen untersuchungstechnischen Zeitbedarfs nur in wenigen Zentren wirklich routinemäßig zur kompletten Darstellung der Becken- und Beinarterien genutzt wurden.

Angiographie/MRA. Grundsätzlich steht neben der konventionellen Angiographie mit jodhaltigen Kontrastmitteln auch die Magnetresonanz-Angiographie (MRA) als alternatives bildgebendes Verfahren zur Verfügung. Im Vergleich dieser beiden Methoden besteht noch immer die Tendenz, dass okkludierende Befunde, insbesondere Stenosen, in der MRA in ihrer Ausprägung überschätzt werden.

Hinsichtlich der Validität der MRA im Vergleich mit der konventionellen intraarteriellen Angiographie liegen Daten aus Studien vor, die Mitte der 90iger Jahre publiziert wurden. Im Vergleich zur intraarteriellen Angiographie (Goldstandard) lag die Sensitivität der MRA und der präoperativen konventionellen Angiographie in der Unterscheidung offener und verschlossener Gefäßsegmente bei 83 bzw. 85% (11). Beide Verfahren hatten eine Spezifität von 81%. Für die Erkennung bypassfähiger Gefäßsegmente lag die Sensitivität bei 82 bzw. 77%. Die Spezifität der MRA in dieser Fragestellung lag mit 84% deutlich niedriger als die der präoperativen Angiographie mit 92%.

MRA/Duplexsonographie. In einem frühen direkten Vergleich der MRA mit – konventionell angiographisch kontrollierten – duplexsonographischen Befunden zeigt sich damals die Überlegenheit der Duplexsonographie. Die Übereinstimmung mit angiographischen Befunden lag für die MRA bei 71 bzw. 81%, für die Duplexsonographie bei 93 bzw. 88% (117, 12).

Ausblick. Da es im Bereich der MRA in den letzten Jahren, wie auch in der Duplexsonographie, mit MR-Kontrastmitteln und Hochfeldgeräten zu deutlichen technischen Verbesserungen gekommen ist, kann vermutet werden, dass die Validität beider Verfahren noch gesteigert wurde (60). Limitierend für den routinemäßigen flächendeckenden Einsatz der MRA ist derzeit noch ihre relativ geringe Verfügbarkeit, sodass die farbkodierte Duplexsonographie über lange Zeit ihren überragenden diagnostischen Stellenwert behalten wird.

Stenosen

Mit entsprechender Expertise gelang es schon Mitte der 80er Jahre, Stenosen in Arterien der unteren Extremität anhand typischer pathologischer spektralanalytischer Muster mit einer Sensitivität von 77–98% und einer Spezifität von 81–92% nachzuweisen oder auszuschließen (67).

Vergleichende Studien in den Folgejahren mittels FKDS zeigten eine verlässliche Sensitivität von 87–97% bei einer Spezifität von 95–99% (24).

Zunehmend wird auch die Validität der Duplexsonographie für die einzelnen Gefäßsegmente ermittelt (Tabelle 17.**8**).

Nicolaides et al. (127) erreichten bei alleiniger Untersuchung der aortoiliakalen Etage eine Sensitivität von 86%, während Johnston et al. (69) für den Pulsatilitätsindex eine Sensitivität

Tab. 17.**8** FKDS-Studien zum Nachweis arterieller Stenosen/Verschlüsse

Autor	Untersuchungsmethode	n Bypässe/Segmente (Untersuchungen)	Kriterien (drohender Verschluss)	Sensibilität in %	Spezifität in %
Bandyk et al. (1985; 8)	CW-DS	69 / –	PSV < 45 cm/s	–	–
Bandyk et al. (1988; 10)	Duplex	56 / –	monophasische Doppler-Kurve	–	–
Grigg et al. (1988; 47)	Duplex	75 / –	PVR > 1,5	–	–
Sladen et al. (1989; 144)	FKDS	114 / –	PSV < 45 cm/s PSV > 300 cm/s	–	–
Mills et al. (1990; 111)	Duplex	379 / –	PSV < 45 cm/s	–	–
Polak et al. (1990a; 131)	FKDS	92 / –	PVR > 2,0	95	100
Gooding et al. (1991; 44)	Duplex	92 / 264	PSV < 40 cm/s	33	94
Buth et al. (1991; 19)	FKDS	157 / –	PVR < 0,65 EDV > 20 cm/s Durchmesserreduktion PSV < 45 cm/s	89 91 88 12–16	92 100 99 99
Trattnig et al. (1992; 169)	FKDS	62 / –	Farbaufhellung	92	100
Taylor et al. (1992; 165)	FKDS	74 / –	PSV m 100% PVR > 2,0 PSV < 45 cm/s	– 100 61	– 83 98
Mattos et al. (1993; 107)	FKDS	170 / 462	PSV 100% PVR > 2,0	– –	– –
Idu et al. (1993; 64)	FKDS	201	PVR < 1,0	–	–

PSV = peak systolic velocity, PVR = Peak Velocity Ratio, EDV = enddiastolische Geschwindigkeit

- von 96% ermittelten, wenn kein nachgeschaltetes Strombahnhindernis vorlag,
- von 83%, wenn der femoropopliteale Bereich ebenfalls befallen war.

Der Pulsatilitätsindex ist nach dieser Studie, in der mehrere Indizes verglichen wurden, derjenige mit der besten Trefferquote und einer hohen Spezifität von 98%. Diese guten Ergebnisse konnten in einer Studie von Neuerburg et al. 1989 nicht ganz bestätigt werden. Bei der Untersuchung verschiedener Befundkonstellationen für isolierte Beckenarterienstenosen zeigte sich nur eine Sensitivität von 80%, während diese bei Zweietagenverschlüssen bei 100% lag. Nachgeschaltete Femoralisverschlüsse bei freier Beckenstrombahn konnten nur mit einer Sensitivität von 41% vermutet werden, bei einer Gesamtspezifität von 88%. Bei dieser Studie wurde der Wert von 5 als Grenzwert zwischen normalem und pathologischem Befund eingesetzt.

In einer duplexsonographischen Messreihe der systolischen Maximalfrequenz sowie des Quotienten zwischen der Maximalgeschwindigkeit in der Stenose und der im distalen sowie proximalen Gefäßsegment (Peak Velocity Ratio, PVR) gelang eine Stenosegraduierung zwischen 20 und 90% mit einer Sensitivität von 84–96% und Spezifität von 75–97% (133).

Einschränkend muss jedoch betont werden, dass in dieser Studie eine Auswertung der Angiogramme leider nur in einer Ebene vorgenommen wurde, was ihre Aussagefähigkeit deutlich einschränkt, da immer mehrere Ebenen einer Angiographie angefertigt und ausgewertet werden müssen.

In einer Veröffentlichung von Sacks et al. (136) wurde mithilfe eines Quotienten zwischen der Strömungsgeschwindigkeit 2 cm proximal der Stenose und innerhalb der Stenose (PVR) der Versuch zur Unterscheidung zwischen 50-, 70- und 90%iger Stenose anhand von 558 Segmenten vorgenommen (> 50%: Sensitivität von 71%, > 70%: Sensitivität von 80%, > 90%: 85% Sensitivität bei einer Spezifität von 93–97%).

Verschlüsse

Die Validität duplexsonographischer Verfahren im Nachweis von Becken- und Beinarterienverschlüssen kann nicht ohne den Einfluss einer klinischen Selektion der Patienten beurteilt werden, da aufgrund klinisch angiologischer Untersuchungsverfahren schon mit großer Sicherheit ein Verschluss oder eine höchstgradige Stenose erkannt werden kann. Die zur duplexsonographischen Untersuchung angemeldeten Patienten, bei denen ein Verschluss vermutet wird, stellen daher ein sehr präselektioniertes Patientenkollektiv dar, das eine sinnvolle Bestimmung der Spezifität nicht zulässt. Unter diesen Voraussetzungen wurde in einem derart ausgewählten Kollekiv bei 98 Patienten in einer eigenen Untersuchung eine Sensitivität von 98% ermittelt (78). In früheren Untersuchungen an jeweils 61 Patienten wurde für die Verschlussdiagnostik eine Sensitivität von 81 bzw. 91% angegeben. Die errechnete Spezifität lag, unter den dargelegten Einschränkungen, jeweils bei 99% (24, 98). Bezüglich der ebenfalls sehr exakt bestimmbaren Verschlusslänge wird auf Abbildung 17.**32** verwiesen.

Aneurysma spurium

Die Sensitivität und Spezifität der Duplexsonographie zum Nachweis eines Aneurysma spurium wird mit 94–95% bzw. 94–97% angegeben (25, 56). Die Farbdopplersonographie ist heute zweifelsfrei als Standardverfahren zur Diagnose eines falschen Aneurysmas anzusehen.

Dies gilt auch für die farbduplexsonographische Diagnostik arteriovenöser Fisteln, wenngleich hierzu Daten aus größeren Patientenkollektiven nicht vorliegen.

Literatur

1. Abu-Yousef MM, Wiese JA, Shamma AR. The 'to-and-fro' Sign: Duplex Doppler evidence of femoral artery pseudoaneurysm. Am J Roentgenol. 1988; 150: 632–4.
2. Allard L, Cloutier G, Durand L-G, Roederer GO, Langlois YE. Limitations of ultrasonic duplex scanning for diagnosing lower limb arterial stenoses in the presence of adjacent segment disease. J Vasc Surg. 1994; 19: 650–657.
3. Allard L, Langlois YE, Durand L-G, Roederer GO, Beaudoin M, Cloutier G, Roy P, Robillard P. Computer analysis and pattern recognition of Doppler blood flow spectra for disease classification in the lower limb arteries. Ultrasound Med Biol. 1991; 17: 211–23.
4. Amendt K. Takayasu-Arteriitis. In: Amendt K, Diehm C, eds. Handbuch akrale Durchblutungsstörungen. Epidemiologie, Pathogenese, Diagnostik und Therapie. Heidelberg: Barth; 1998: 153–84.
5. Arko F, Mettauer M, McCollough R, Patterson D, Manning L, Lee S, Buckley CJ. Use of intravascular ultrasound improves long-term clinical outcome in the endovascular management of atherosclerotic aortoiliac occlusive disease. J Vasc Surg. 1998; 27: 614–23.
6. Baker AR, Prytherch DR, Evans Dh, Bell PRF. Doppler ultrasound assessment of the femoropopliteal segment: comparison of different methods using roc curve analysis. Ultrasound Med Biol. 1986; 12: 473–82.
7. Bandyk DF. Monitoring during and after distal arterial reconstruction. In: Bernstein EF, ed. Vascular Diagnosis. St. Louis: Mosby; 1993: 579–87.
8. Bandyk DF, Cato RF, Towne JB. A low flow velocity predicts failure of femoropopliteal and femorotibial bypass grafts. Surgery. 1985; 98: 799–809.
9. Bandyk DF, Mills JL, Gahtan V, Esses GE. Intraoperative duplex scanning of arterial reconstructions: Fate of repaired and unrepaired defects. J Vasc Surg. 1994; 20: 426–33.
10. Bandyk DF, Seabrook GR, Moldenhauer P, Lavin J, Edwards J, Cato R, Towne JB. Hemodynamics of vein graft stenosis. J Vasc Surg. 1988; 8: 688–95.

11. Baum RA, Rutter CM, Sunshine JH, Blebea JS, Blebea J, Carpenter JP, Dickey KW, Quinn SF, Gomes AS, Grist TM, McNeil BJ for the American College of Radiology Rapid Technology Group: Multicenter Trail to evaluate vascular Magnetic Resonance Angiography of the lower extremity. JAMA. 1995; 274: 875–80.
12. Baumgartner I, Maier SE, Koch M, E, Schneider, von Schulthess GK, Bollinger A. Magnetresonanzarteriographie, Duplexsonographie und konventionelle Arteriographie zur Beurteilung der peripheren Verschlusskrankheit. Fortschr Röntgenstr. 1993; 159: 167–73.
13. Baumgartner I, Zwahlen I, Do D-D, Redha F, Mahler F. Color-coded duplex sonography for evaluation of femoro-popliteal restenosis after percutaneous catheter atherectomy and subsequent transluminal balloon angioplasty. Journal of Vascular Investigation. 1996; 2: 125–30.
14. Bernstein EF. Vascular diagnosis. St. Louis: Mosby; 1993.
15. Bommer WJ, Miller L. Real-time two dimensional color-flow Doppler: Enhanced Doppler flow imaging in the diagnosis of cardiovascular disease (abstr) Am J Cardiol. 1982; 49: 944.
16. Buchholz J, Scherf F, Bücker-Nott HJ, Hilgenberg J. Das iatrogene femorale Pseudoaneurysma–eine dringliche Operationsindikation. VASA. 1991; 20: 261–6.
17. Busse R, Hrsg. Kreislaufphysiologie. Stuttgart: Thieme; 1982.
18. Busse R, Wetterer E, Bauer RD, Pasch Th, Summa Y. The genesis of pulse contours of the distal leg arteries in man. Pflügers Arch. 1975; 360: 63–79.
19. Buth J, Disselhoff B, Sommeling C, Stam L. Color-flow duplex criteria for grading stenosis in infrainguinal vein grafts. J Vasc Surg. 1991; 14: 716–28.
20. Calligaro KD, Syrek JR, Dougherty MJ, Rua I, McAffee-Bennett S-, Doerr KJ, Raviola CA, DeLaurentis DA. Selective use of duplex ultrasound to replace preoperative arteriography for failing arterial vein grafts. J Vasc Surg. 1998; 27: 89–95.
21. Cluley SR, Brener BJ, Hollier L, Schoenfeld R, Novick A, Vilkomerson D, Ferrara-Ryan M, Parsonnet V. Transcutaneous ultrasonography can be used to guideand monitor balloon angioplasty. J Vasc Surg. 1993; 17: 23–31.
22. Cobet U, Scharf R, Klemenz A, Millner R, Blumenstein G, Wiegand E. Rechnergestütztes, richtungssensitives Ultraschall-Doppler-System zur quantitativen Blutflusscharakterisierung in Arterien. Z Klin Med. 1986; 41: 523–7.
23. Coleman SS, Anson BJ. Arterial patterns in the hand based upon a study of 650 specimens. Surg Gynecol Obstet. 1961; 113: 409–24.
24. Cossmann, DV, Ellison JE, Wagner WH, et al. Comparison of contrast arteriography to arterial mapping with color-flow duplex imaging in the lower extremities. J Vasc Surg. 1989; 10: 522–529.
25. Coughlin BF, Paushter DM. Peripheral Pseudoaneurysms: Evaluation with Duplex US. Radiology. 1988; 168: 339–42.
26. Crawford ES, Hess KR. Abdominal aortic aneurysm. N Engl J Med. 1989; 321: 1040–2.
27. Dean SM, Olin JW, Piedmonte M, Grubb M, Young JR. Ultrasound-guided compression closure of postcatheterization pseudoaneurysms during concurrent anticoagulation: A review of seventy-seven patients. J Vasc Surg. 1996; 23: 28–35.
28. deSmet AAEA, Ermers EJM, Kitslaar PJEHM. Duplex velocity characteristics of aortoiliac stenoses. J Vasc Surg. 1996; 23: 628–636.
29. deSmet, AAEA, Visser K, Kitslaar PJEHM. Duplex scanning for grading aortoiliac obstructive disease and guiding treatment. Eur J Vasc Surg. 1994; 8: 711–5.
30. Do DD, Zehnder T, Mahler F. Farbkodierte Duplexsonographie bei iatrogenen Aneurysmata spuria in der Leiste. Dtsch med Wschr. 1993; 118: 656–60.
31. Dousset V, Grenier N, Douws C, PSenuita, Sassouste G, Ada L, Potaux L. Hemodialysis grafts: Color Doppler flow imaging correlated with digital subtraction angiography and functional status. Radiology. 1991; 181: 89–94.
32. Dunant JH, Eugenidis N. Cystic degneration of the popliteal artery. VASA. 1973; 2: 156–9.
33. Eichlisberger R, Frauchiger B, Schmitt H, Jäger K. Aneurysma spurium nach arterieller Katheterisierung: Diagnose und Verlaufskontrolle. Ultraschall in Med. 1992; 13: 54–8.
34. Fellmeth BD, Roberts AC, Bookstein JJ, Freischlag JA, Forsythe JR, Buckner NK, Hye RJ. Postangiographic femoral artery injuries: Nonsurgical repair with US-guided compression. Radiology. 1991; 178: 671–5.
35. Fields WS, Maslenikov V, Meyer JS, Hass WK, Remington RD, Macdonald M. Joint study of extrakranial arterial occlusion. J Am Med Ass. 1970; 211: 1993–2003.
36. FitzGerald DE, Carr J. Peripheral arterial disease: Assessment by arteriography and alternative noninvasive measurements. Am J Roentgenol. 1977; 128: 385–8.
37. Flanigan DP, Burnham SJ, Goodreau JJ, et al. Summery of cases of adventitial cystic disease of the popliteal artery. Ann Surg. 1979; 189: 165.
38. Flanigan DP, Gray B, Schuler JJ, Schwartz JA, Post KW. Correlation of Doppler-derived high thigh pressure and intra-arterial pressure in the assessment of aorto-iliac occlusive disease. Br J Surg. 1981; 68: 423–5.
39. Flückiger F, Steiner H, Rabl H, Waltner F. Zystische Adventitia-Degeneration der A. poplitea: Sonographische Sicherung der Diagnose. Ultraschall in Med. 1991; 12: 84–7.
40. Fobbe F, Wolf KJ. Erste klinische Erfahrungen mit der Angiodynographie. Fortschr Röntgenstr. 1988; 148: 259–64.
41. Fronek A. Noninvasive diagnostics in vascular disease. New York: McGraw-Hill; 1989: 310p.
42. Fronek A, Coel M, Bernstein EF. Quantitative ultrasonographic studies of lower extremity flow velocities in health and diasease. Circulation. 1976; 53: 957–60.
43. Gehling G, Werner D, Schmidt A, Ludwig J, Daniel WG. POP–Perkutane Okklusion von Pseudoaneurysmen der A. femoralis: ein neues minimalinvasives Verfahren. VASA. 1999; 55 (Suppl.): 96.
44. Gooding GAW, Perez S, Rapp JH, Krupski WC. Lower-extremity vascular grafts placed for peripheral vascular disease: Prospective evaluation with duplex Doppler sonography. Radiology. 1991; 180: 379–86.
45. Gosling RG, King Dh. Continuous wave ultrasound as an alternative and complement to X-rays in vascular examinations. In: Reneman R, ed. Cardiovascular Applications of Ultrasound. North-Holland, Amsterdam 1974.
46. Gosling RG, King Dh. Processing arterial Doppler signals for clinical data. In: Vlieger et al. Handbook of Clinical Ultrasound. New York: Wiley; 1978.
47. Grigg MJ, Nicolaides AN, Wolfe JHN. Detection and grading of femorodistal vein graft stenoses: Duplex velocity measurements compared with angiography. J Vasc Surg. 1988; 8: 661–6.
48. Gross-Fengels W, Beyer D, Lorenz R, Kristen R. Darstellung iatrogener Aneurysmen und AV-Fisteln der unteren Extemität IV-DSA und Sonographie. Röntgen-Bl. 1987; 40: 131–6.
49. Habscheid W, Landwehr P. Das Aneursyma spurium der A. femoralis nach Herzkatheteruntersuchung: eine prospektive Sonographiestudie. Z Kardiol. 1989; 78: 573–7.
50. Hafferl A. Lehrbuch der topographischen Anatomie. Berlin: Springer; 1969.

51. Hajarizadeh H, LaRosa CR, Cardullo P, Rohrer MJ, Cutler BS. Ultrasound-guided compression of iatrogenic femoral pseudoaneurysm failure, recurrence, and long-term results. J Vasc Surg. 1995; 22: 425–33.
52. Hartmann I. Dissertationsschrift, Aachen; 2001.
53. Hass WK, Fields WS, North RR, Kricheff II, Chase NE, Bauer RB. Joint study of extrakranial arterial occlusion. II. Arteriography, techniques, sites and complications. J Am Med Ass. 1968; 203: 961–8.
54. Hatsukami TS, Primozich J, Zierler RE, Strandness DE jr. Color Doppler characteristics in normal lower extremity arteries. Ultrasound Med Biol. 1992; 18: 167–72.
55. Heberer G, Rau G, Schoop W (Hrsg.). Angiologie. Grundlagen, Klinik und Praxis. Stuttgart: Thieme; 1974.
56. Helvie MA, Rubin JM, Silver TM, Kresowik TF. The distinction between femoral artery pseudoaneurysms and other causes of groin masses: Value of duplex Doppler-Sonography. Am J Roentgenol. 1988; 150: 1177–80.
57. Henderson J, Chambers J, Jeddy TA, Chamberlain J, Whittingham TA. Serial investigation of balloon angioplasty induced changes in the superficial femoral artery using colour duplexultrasonography. Br J Radiol. 1994; 67: 546–51.
58. Hennerici M, Neuerburg-Heusler D. Vascular diagnosis with ultrasound. Clinical references with case studies. Stuttgart: Thieme; 1998.
59. Hepp W, Pallua N. Das Anastomosenaneurysma der Leiste: Chirurgische Therapie und Ergebnisse. In: Sandmann W, Kniemeyer HW Kolvenbach R, eds. Aneurysmen der grossen Arterien. Diagnostik und Therapie. Bern: Huber; 1991.
60. Ho KYJAM, Leiner T, De Haan MW, Kessels AGH, Kitslaar PJEM, van Engelshoven JMA. Peripheral vascular tree stenosis: Evaluation with moving-bed infusion-tracking MR Angiography. Radiology. 1998; 206: 683–92.
61. Hosten N, Puls R, Sahimbas O, Balzer J, Urbank A, Felix R. Farb-Doppler-Sonographie bei der peripheren arteriellen Verschlusskrankheit: Kontinuierliche Applikation eines Signalverstärkers. Fortschr Röntgenstr. 1998; 169: 495–498.
62. Hughes MJ, et al. Treatment of iatrogenic femoral artery pseudoaneurysm using ultrasound-guided injection of thrombin. Clin Radiol. 2000; 10: 749–51.
63. Humphries KN, Hames TK, Smith SWJ, Va Cannon, Chant ADB. Quantitative assessment of the common femoral to popliteal arterial segment using continuous wave Doppler ultrasound. Ultrasound Med Biol. 1980; 6: 99–105.
64. Idu MM, Blankenstein JD, de Gier P, Truyen E, Buth J. Impact of a color-flow duplex surveillance program on infrainguinal vein graft patency: A five-year experience. J Vasc Surg. 1993; 17: 42–53.
65. Insua JA, Young JR, Humphries AW. Popliteal artery entrapment syndrome. Arch Surg. 1970; 101: 771–5.
66. Jäger KA, Landmann J (Hrsg.). Praxis der angiologischen Diagnostik. Stufendiagnostik und rationelles Vorgehen bei arterieller und venöser Durchblutungsstörung. Berlin: Springer; 1994.
67. Jäger KA, Phillips DJ, Martin RL, et al. Noninvasive mapping of lower limb arterial lesions. Ultrasound Med Biol. 1985; 11: 515–521 .
68. Johns JP, Pupa LE, St Bailey R. Spontaneous thrombosis of iatrogenic femoral artery pseudoaneurysms: Documentation with color Doppler an two-dimensional ultrasonography. J Vasc Surg. 1991; 14: 24–9.
69. Johnston KW, Kassam M, Koers J, Sc Cobbold R, MacHattie D. Comparative study of four methods for quantifying Doppler ultrasound waveforms from the femoral artery. Ultrasound Med Biol. 1984; 10: 1–12.
70. Johnston KW, Kassam M, Cobbold RSC. Relationship between Doppler pulsatility index and direct femoral pressure measurements in the diagnosis of aortoiliac occlusive disease. Ultrasound Med Biol. 1983; 9: 271–281.
71. Kang St S, Labropoulos N, Mansour A, Baker WH. Percutaneous ultrasound guided thrombin injection: A new method for treating postcatheterization femoral pseudoaneurysms. J Vasc Surg. 1998; 27: 1032–8.
72. Karasch Th. Duplexsonographie bei peripherer arterieller Verschlusskrankheit. VASA. 1995; 45 (Suppl.): 27.
73. Karasch Th. Ergometrie bei peripherer arterieller Verschlusskrankheit. In: Löllgen H, E Erdman (Hrsg.) Ergometrie. Belastungsuntersuchungen in Klinik und Praxis. Berlin: Springer; 2000a. 301–308.
74. Karasch Th. Neue Entwicklungen in der farbkodierten Duplexsonographie. Ultraschall in Med. 2000b; 21: Suppl. 1, 25.
75. Karasch Th. Strömungsdarstellung im B-Bild. Die B-Flow-Technologie. Med Klinik. 2001; 96 (Abstract-Band I): 92.
76. Karasch Th, Gray Valdes K, Dohmann-Scheurle C, Strauss A, Roth F-J, Rieger H. Farbkodierte Duplexsonographie arterieller Strecker-Stents. VASA. 1995; 45 (Suppl.): 100.
77. Karasch Th, Rieger H. Zur Problematik des Therapiekonzeptes beim Poplitea-Aneurysma. In: Imig H, Schröder A (Hrsg.): Varizen, Poplitea-Aneurysmen. Darmstadt: Steinkopff; 1995: 97–102.
78. Karasch Th, Rieser R, Grün B, Strauss AL, Neuerburg-Heusler D, Roth F-J, Rieger H. Bestimmung der Verschlusslänge in Extremitätenarterien. Farbduplexsonographie versus Angiographie. Ultraschall in Med. 1993; 14: 247–254.
79. Karasch Th, Rieser R, Neuerburg-Heusler D. Bestimmung der Verschlusslänge und -lokalisation in Extremitätenarterien: Farbduplexsonographie versus Angiographie. VASA. 1991b; 33 (Suppl.): 295–6.
80. Karasch Th, Rieser R, Neuerburg-Heusler D. Validität der farbduplexsonographischen Bestimmung der Verschlusslänge und -lokalisation in der A. femoralis superficialis. Ultraschall Klin Prax. 1991a; 6: 130.
81. Karasch Th, Rieser R, Neuerburg-Heusler D, Roth F-J. Vena-saphena-magna-Varikose als Leitsymptom einer iatrogenen arteriovenösen Fistel. Dtsch med Wschr. 1991c; 116: 1871–4.
82. Karasch Th, Roth F-J, Rieger H. Koarktation der Aorta abdominalis. Dtsch med Wschr. 1996; 121: 159–163.
83. Karasch Th, Schmidt R, Neuerburg-Heusler D. Aneurysma spurium mit arteriovenöser Fistel nach operativer Patella-alta-Korrektur. Ultraschall Klin Prax. 1990a; 5: 198.
84. Karasch Th, Veit J, F Hermann, D Neuerburg-Heusler. Duplexsonographische Messungen der maximalen und mittleren Strömungsgeschwindigkeit im interapparativen und interindividuellen Vergleich am Modell der Arteria poplitea. VASA, Suppl. 1990b; 32: 167–171.
85. Kathrein H, König P, Weimann S, Judmaier G, Dittrich P. Nicht-invasive morphologische und funktionelle Beurteilung arteriovenöser Fisteln von Dialysepatienten mit der Duplexsonographie. Ultraschall in Med. 1989; 10: 33–40.
86. Katzenschlager R, Ahmadi A, Atteneder M, Ugurluoglu A, Koppensteiner R, Minar E, Stümpflen A, Ehringer H. Colour duplexsonography guide local lysis of occlusions in the femoro-popliteal region. Int Angiol. 1999.
87. Katzenschlager R, Ahmadi A, Minar E, Koppensteiner R, Th Maca, Pikesch K, Stümpflen AA, Ugurluoglu A, Ehringer H. Femoropopliteal artery: Initial and 6-month results of color duplex US- guided percutaneous transluminal angioplasty. Radiology. 1996; 199: 331–4.
88. Kohler TR, Nance DR, Cramer MM, Vandenburghe N, Strandness DE jr. Duplex scanning for diagnosis of aortoiliac and femoropopliteal disease: a prospective study. Circulation. 1987a; 76: 1074–80.

89. Kohler TR, Nicholls StC, Zierler RE, Beach KW, Schubart PJ, Strandness DE jr. Assessment of pressure gradient by Doppler ultrasound: Experimental and clinical observations. J Vasc Surg. 1987b; 6: 460–469.
90. Kresowik TF, Khoury MD, Miller BV, Winniford MD, Shamma AR, Sharp WJ, Blecha MB, Corson JD. A prospective study of the incidence and natural history of femoral vascular complications after percutaneous transluminal coronary angioplasty. J Vasc Surg. 1991; 13: 328–36.
91. Kröger K, Buss C, Rezing-Köhler K, Santosa F, Rudofsky G. Segmental manifestation of peripheral atherosclerosis and its association to risk factors. VASA. 2000; 29: 199–203.
92. Landwehr P, Lackner K. Farbkodierte Duplexsonographie vor und nach PTA der Arterien der unteren Extremität. Fortschr Röntgenstr. 1990; 152: 35–41.
93. Langholz J, Stolke O, Heidrich H, Ch Behrendt, Blank B, Feáler B. Farbkodierte Duplexsonographie von Unterschenkelarterien Darstellbarkeit in Zuordnung zu Fontainestadien. VASA. 1991; 33 (Suppl.): 209.
94. Langsfeld M, Nepute J, Hershey FB, et al. The use of deep duplex scanning to predict hemodynamically significant aortoiliac stenoses. J Vasc Surg. 1988; 7: 395–399.
95. Larch E, Ahmadi R, Koppensteiner R, Minar E, Schnürer G, Stümpflen A, Ehringer H. Farbkodierte Duplexsonographie (FD) zur Beurteilung der Unterschenkelarterien (US) bei peripherer arterieller Verschlusskrankheit. VASA. 1993; 41 (Suppl.): 14.
96. Larch E, Minar E, Ahmadi R, Schnürer G, Schneider B, Stümpflen A, Ehringer H. Value of color duplex sonography for evaluation of tibioperoneal arteries in patients with femoropopliteal obstruction: A prospective comparison with anterograde intraarterial digital subtraction angiography. J Vasc Surg. 1997; 25: 629–36.
97. Lawrence PF, Lorenzo-Rivero S, Lyon JL. The incidence of iliac, femoral, and popliteal artery aneurysms in hospitalized patients. J Vasc Surg. 1995; 22: 409–16.
98. Legemate DA, Teeuwen C, Hoeneveld H, Ackerstaff RGA, Eikelboom BC. Spectral analysis criteris in duplex scanning ofaortoiliac and femoropopliteal arterial disease. Ultrasound Med Biol. 1991; 17: 769–76.
99. Legemate DA, Teeuwen C, Hoeneveld H, Eikelboom BC. How can the assessment of the hemodynamic significance of aortoiliac arterial stenosis by duplex scanning be improved? A comparative study with intraarterial pressure measurement. J Vasc Surg. 1993; 17: 676–684.
100. Leng GC, Whyman MR, Donnan PT, Ruckley CV, Gillespie I, Fowkes GR, Allan PL. Accuracy and reproducibility of duplex ultrasonography in grading femoropopliteal stenoses. J Vasc Surg. 1993; 17: 510–7.
101. Leu HJ, Bollinger A, Pouliadis G, Brunner U, Soyka P. Pathologie, Klinik, Radiologie und Chirurgie der zystischen Adventitia-Degeneration peripherer Blutgefäße. VASA. 1977; 6: 94–9.
102. Loeprecht H, Bruijnen H. Femoro-popliteale Aneurysmen. In: Sandmann W, Kniemeyer HW, Kolvenbach R (Hrsg.). Aneurysmen der grossen Arterien. Diagnostik und Therapie. Bern: Huber; 1991.
103. Ludwig M, Strauss A, Stein H, Horz R, Koop H, Ch Arning, Spengel F, Weber W. Leitlinien zur Qualitätssicherung in der Ultraschalldiagnostik der Gefäße. Ultraschall in Med. 1998; 19: M96–M101.
104. Luska G, Risch U, Pellengahr M, v Boetticher H. Farbcodierte doppler-sonographishe Untersuchungen zur Morphologie und Hämodynamik der Arterien des Beckens und der Beine bei gesunden Probanden. Fortschr Röntgenstr. 1990; 153: 246–51.
105. Luzsa G. Röntgenanatomie des Gefäßsystems. Budapest: Akadémiai Kiadó; 1972.
106. Lynch TG, Hobson RW, Wright CB, Garcia G, Lind R, Heintz S, Hart L. Interpretation of Doppler segmental pressures in peripheral vascular occlusive disease. Arch Surg. 1984; 119: 465–7.
107. Mattos M, van Bemmelen PS, Hodgson KJ, Ramsey DE, Barkmeier LD, Sumner DS. Does correction of stenoses identified with color duplex scanning improve infrainguinal graft patency? J Vasc Surg. 1993; 17: 54–66.
108. Mewissen MW, Kinney EV, Bandyk DF, Reifsnyder T, Seabrook GR, Lipchik EO, Towne JB. The role of duplex scanning versus angiography in predicting outcome after balloon angioplasty in the femoropopliteal artery. J Vasc Surg. 1992; 15: 860–6.
109. Middelton WD, Erickson S, Melson GL. Perivascular color artifact: Pathologic significance and appearance on color Doppler US images. Radiology. 1989a; 171: 647–52.
110. Middelton WD, Picus DD, Marx MV, Melson GL. Color Doppler sonography of hemodialysis vascular access: Comparison with angiography. Am J Radiol. 1989b; 152: 633–9.
111. Mills JL, Harris EJ, Taylor LM, Beckett WC, Porter JM. The importance of routine surveillance of distal bypass grafts with duplex scanning: A study of 379 reversed vein grafts. J Vasc Surg. 1990; 12: 379–89.
112. Mitchell DG, Needleman L, Bezzi M, et al. Femoral artery pseudoaneurysm: Diagnosis with conventional duplex an color Doppler US. Radiology. 1987; 165: 687–90.
113. Moll R, Habscheid W, Landwehr P. Häufigkeit des Aneurysma spurium der A. femoralis nach Herzkatheteruntersuchung und PTA. Fortschr Röntgenstr. 1991; 154: 23–7.
114. Moneta GL, Yeager RA, Antonovic R, Hall LD, Caster JD, Cummings CA, Porter JM. Accuracy of lower extremity arterial duplex mapping. J Vasc Surg. 1992; 15: 275–84.
115. Moneta GL, Yeager RA, Lee RW, Porter JM. Noninvasive localization of arterial occlusive disease: A comparison of segmental Doppler pressures and arterial duplex mapping. J Vasc Surg. 1993; 17: 578–582.
116. Mönig SP, Walter M, Sorgatz S, Erasmi H. True infrapopliteal artery aneurysms: Report of two cases and literature review. J Vasc Surg. 1996; 24: 276–8.
117. Mulligan SA, Matsuda T, Lanzer P, et al. Peripheral arterial occlusive disease: Prospective comparison of MR Angiography and color duplex US with conventional angiography. Radiology. 1991; 178: 695–700.
118. Murphy TP, Dorfman GS, Segall M, Carney WI jr. Iatrogenic arterial dissection: Treatment by percutaneous transluminal angioplasty. Cardiovasc. Intervent Radiol. 1991; 14: 302–306.
119. Neuerburg-Heusler D, Hennerici M. Gefäßdignostik mit Ultraschall. Lehrbuch und Altas. 3. Auflage. Stuttgart: Thieme; 1999.
120. Neuerburg-Heusler D, Karasch Th. Aktuelle Bedeutung der Ultraschalldiagnostik. VASA. 1999 (Suppl.); 55: 5.
121. Neuerburg-Heusler D, Karasch Th. Farbkodierte Duplexsonographie–Erweiterung der gefäßdiagnostischen Möglichkeiten? In: Maurer PC; Dörrler J, v. Sommoggy S (Hrsg.). Gefäßchirurgie im Fortschritt. Neuentwicklungen, Kontroversen, Grenzen, Perspektiven. Stuttgart: Thieme; 1991: 2–13.
122. Neuerburg-Heusler D, Karasch Th. Farbkodierte Duplexsonographie der Extremitätenarterien–Möglichkeiten in Diagnostik und Therapiekontrolle. VASA. 1990; 32 (Suppl.): 113–21.
123. Neuerburg-Heusler D, Karasch Th. Farbkodierte Duplexsonographie der Extremitätenarterien – Möglichkeiten in Diagnostik und Therapiekontrolle. VASA, Suppl. 1991; 32: 113–121.

124. Neuerburg-Heusler D, Karasch Th. Stenosegradbestimmung in peripheren Arterien. Hämodynamische und sonographische Grundlagen. VASA. 1996; 25: 109–113.
125. Neuerburg-Heusler D, Schoop W. Ultraschall-Doppler-Diagnostik in der Angiologie. Hippokrates. 1978; 49: 231–46.
126. Neuerburg-Heusler D, Voigt Th, Roth FJ. Doppler-Sonographie der Leistenarterie. In: Breddin K (Hrsg.). Thrombose und Atherogenese. Pathophysiologie und Therapie der arteriellen Verschlusskrankheit. Bein-Beckenvenen-Thrombose. Baden-Baden: Witzstrock; 1981.
127. Nicolaides AN, Gordon-Smith IC, Dayandas J, Eastcott HHG. The value of Doppler blood velocity tracings in the detection of aortoiliac disease in patients with intermittent claudication. Surgery. 1976; 80: 774–8.
128. Paulson EK, Hertzberg BS, Paine SS, Carroll BA. Femoral artery pseudoaneurysms: Value of color Doppler-sonography in predicting which ones will thrombose without treatment. Am J Radiol. 1992; 159: 1077–81.
129. Pezullo JA, Dupuy DE, Cronan JJ. Percutaneous injection of thrombin for the treatment of pseudoaneurysms after catheterization. Am J Roentg. 2000; 175: 1035–40.
130. Phillips DJ, Beach W, Primozich J, Strandness DE jr. Should results of ultrasound Doppler studies be reported in units of frequency or velocity? Ultrasound Med Biol. 1989; 15: 205–212.
131. Polak JF, Donaldson MC, Dobkin GR, Mannick JA, O'Leary Dh. Early detection of saphenous vein arterial bypass graft stenosis by color-assisted duplex sonography: A prospective study. Am J Radiol. 1990a; 154: 857–61.
132. Polak JF, Karmel MI, Mannick JA, Dh O'Leary, Donaldson MC, Whittemore AD. Determination of the extent of lower-extremity peripheral arterial disease with color-assisted duplex sonography: Comparison with angiography. Am J Roentgenol. 1990b; 155: 1085–9.
133. Ranke C, Creutzig A, Alexander K. Duplex scanning of the peripheral arteries: Correlation of the peak velocity ratio with angiographic diameter reduction. Ultrasound Med Biol. 1992; 18: 433–440.
134. Rieger H. Pathophysiologische Aspekte der arteriellen Verschlusskrankheit. Klinikarzt. 1984; 13: 323–34.
135. Ruland O, Borkenhagen N, Prien Th. Der Doppler-Hohlhand-Test. Ultraschall in Med. 1988; 9: 63–6.
136. Sacks D, Robinson ML, Marinelli DL, Perlmutter GS. Peripheral arterial Doppler ultrasonography: Diagnostic criteria. J Ultrasound Med. 1992; 11: 95–103.
137. Sacks D, Robinson ML, Summers TA, Marinelli DL. The value of duplex sonography after peripheral artery angioplasty in predicting subacute restenosis. Am J Radiol. 1994; 162: 179–83.
138. Schäberle W, Eisele R. Die sonographische Diagnostik, Verlaufsform und Therapie der cystischen Adventitiadegeneration. Ultraschall in Med. 1996; 17: 131–7.
139. Scharf R, Cobet U, Millner R. Die Wertigkeit von Ultraschall-Doppler-Pulskurven-Parametern bei der Beurteilung stenotischer Arterienerkrankungen. Ultraschall in Med. 1988: 67–71.
140. Schmitz-Rixen Th, Horsch S, Erasmi H, Schmidt R, Pichlmaier H. Die arterio-venöse Fistel als Hilfsmittel zur Revaskularisation der Unterschenkelarterien. Akt Chir. 1986; 21: 46–51.
141. Seifert H, Jäger K, Mona D, Segantini P, Bollinger A. Arteriovenöse Fistel und Aneurysma spurium nach arthroskopischer Meniskektomie. VASA. 1987; 16: 389–92.
142. Sievert H, Baser A, Pfeil W, Fach A, Scherer D, Spies H, Rubel C, Huljic P. Die Behandlung des iatrogenen Aneurysma spurium der A. femoralis durch direkte Thrombininjektion. Dtsch Med Wschr. 2000; 125: 822–5.
143. Skidmore R, Woodcock JP. Physiological interpretation of Doppler-shift waveforms. II. Validation of the Laplace transform method for characterisation of the common femoral blood-velocity/time waveform. Ultrasound Med Biol. 1980; 6: 219–25.
144. Sladen JG, Reid JDS, Cooperberg PL, Harrison PB, Maxwell TM, Riggs D, Sanders MOL. Color flow duplex screening of infrainguinal grafts combining low- and high-velocity criteria. Am J Surg. 1989; 158: 107–12.
145. Sorrell KA, Freinberg RL, Wheeler JR, Gregory RT, SoSnyder, Gayle RG, Parent NF. Color-Flow duplex-directed manual occlusion of femoral false aneuryms. J Vasc Surg. 1993; 17: 571–7.
146. Spijkerboer AM, Nass PC, de Valois JC, Eikelboom BC, Th Overtoom TC, Beck FJA, Moll FL. Iliac artery stenoses after percutaneous transluminal angioplasty: Follow-up with duplex ultrasonography. J Vasc Surg. 1996; 23: 691–7.
147. Steinkamp HJ, Jochens R, Zendel W, Zwicker C, Hepp W, Felix R. Katheterbedingte Femoralgefäßläsionen: Diagnose mittels B-Mode-Sonographie, Doppler-Sonographie und Farb-Doppler-Sonographie. Ultraschall in Med. 1992; 13: 221–7.
148. Stiegler H, Baumann G, Harder T. Prospektiver Verlauf von 35 Patienten mit 46 Popliteaaneurysmata. VASA. 2000; 56 (Suppl.): 59.
149. Stiegler H, Mendler G, Baumann G: Prospective Study of 36 Patients with 46 popliteal aneurysms with nonsurgical treatment. VASA 2002 in press.
150. Strandness DE jr. Duplex scanning for diagnosis of peripheral arterial disease. Herz. 1988; 13: 372–7.
151. Strano A, Pinto A, Alletto G. Congenital arteriovenous fistulas of the limbs: Pathophysiological and diagnostic aspects. In: Blov St, Loose DA, Weber J, eds. Vascular malformations. Reinbek: Einhorn-Presse; 1989: 66p.
152. Strauss AL, Karasch Th, Roth F-J. Accuracy of duplex scanning in the prediction of pressure gradients across peripheral artery stenosis. Bildgebung. 1993; 60: 294–6.
153. Strauss AL, Karasch Th, Sandor D, Brocai DRC, Neuerburg-Heusler D, Roth F-J. Normwerte und Grenzwerte zur farbduplexsonographischen Diagnostik von Becken- und Beinarterienstenosen. Ultraschall Klin Prax. 1993; 8: 195.
154. Strauss AL, Roth F-J, Lutter EEM, Dohmann-Scheurle C, Karasch Th, Rieger H. Determinanten der Langzeitergebnisse der iliakalen und femoropoplitealen Ballon-Angioplastie. VASA. 1995; 45 (Suppl.): 59.
155. Strauss AL, Roth F-J, Rieger H. Noninvasive Assessment of pressure gradients acros iliac artery stenoses: Duplex and catheter correlative study. J Ultrasound Med. 1993; 12: 17–22.
156. Strauss AL, Sandor D, Karasch Th, Roth F-J, Brocai DRC. Vergleich der Farbduplexsonographie mit der arteriellen Angiographie. Bildgebung/Imaging. 1994; (Suppl. 2): 35.
157. Strauss AL, Sandor D, Karasch Th, Roth F-J, Brocai DRC, Neuerburg-Heusler D, Rieger H. Wertigkeit der Farbduplexsonographie in der arteriellen Gefäßdiagnostik. VASA. 1993; 41 (Suppl.): 15.
158. Strauss AL, Schäberle W, Rieger H, Neuerburg-Heusler D, Roth F-J, Schoop W. Duplexsonographische Untersuchungen der A. profunda femoris. Z Kardiol. 1989; 78: 567–572.
159. Strauss AL, Schäberle W, Rieger H, Roth F-J. Use of duplex scanning in the diagnosis of arteria profunda femoris stenosis. J Vasc Surg. 1991; 13: 698–704.
160. Strauss AL, Scheffler A, Rieger H. Doppler-sonographische Bestimmung des Druckabfalls über peripheren Modell-Arterienstenosen. VASA. 1990; 19: 207–11.

161. Strauss AL, Weber G, Karasch Th, Roth F-J, Rieger H. Quantifizierung hämodynamisch wirksamer Arterienstenosen mit der Farbduplex-Sonographie. In: Ludwig M, Straub H, Arning Ch (Hrsg.). Doppler-/Duplex-Sonographie in der Intensivmedizin. Bonn: Kagerer; 1995: 18–24.
162. Sukkar I, Pappadakis K, Reilly D, Grigg M, Christopolous D, Salmasi A-M, Nicolaides A. Quantitative assessment of aortoiliac disease by ultrasound Doppler spectral analysis. J Cardiovasc Techn. 1990; 9: 213–26.
163. Sumner DS. Evaluation of noninvasive testing procedures: data analysis and interpretation. In: Bernstein EF (Ed.). Vascular Diagnosis. St. Louis: Mosby; 1993. 39–63.
164. Taute B-M, Podhaisky H. Quantitative Sonographie peripherer arteriovenöser Malformationen. Ultraschall in Med. 1998; 19: 275–9.
165. Taylor PR, Tyrrell MR, Crofton M, Bassan B, Grigg M, Wolfe JHN, Mansfield AO, Niocolaides AN. Colour folw imaging in the detection of femoro-distal graft and native arters stenosis: Improved criteria. Eur J Vasc Surg. 1992; 6: 232–6.
166. Thiele BL, Bandyk DF, Zierler RE, Strandness DE jr. A systematic approach to the assessment of aortoiliac disease. Arch Surg. 1983; 118: 477–481.
167. Thompsen MM, Smith J, Naylor AR, Nasim A, Sayers RD, Boyle JR, Thompsen J, Tinkler K, Evans D, Smith G, Bell PRF. Microembolization during endovascular and conventional aneursym repair. J Vasc Surg. 1997; 25: 179–86.
168. Tordoir JHM, de Bruin HG, Hoeneveld H, Eikelboom BC, Kitslaar PJEHM. Duplex ultrasound scanning in the assessment of arteriovenous fistulas created for hemodialysis access: Comparison with digital subtraction angiography. J Vasc Surg. 1989; 10: 122–8.
169. Trattnig S, Maier A, Th Sautner, Schwaighofer B, Breitenseher M, Karnel F. Vena-saphena-Bypass-Stenosen, Frühdiagnose mittels farbkodierter Doppler-Sonographie. Ultraschall in Med. 1992; 13: 67–70.
170. Treiman GS, Lawrence PF, Galt SW, Kraiss LW. Revision of reversed infrainguinal bypass grafts without preoperative arteriography. J Vasc Surg. 1997; 26: 1020–8.
171. Tullis MJ, Primozich J, Strandness DE jr. Detection of „functional" valves in reversed saphenous vein bypass grafts: Identification with duplex ultrasonography. J Vasc Surg. 1997; 25: 522–7.
172. Ultraschall in Med. 19:. 1998; M96–M101.
173. Varga ZA, Locke-Edmunds JC, Baird RN and the Joint Vascular Research Group: A multicenter study of popliteal aneurysms. J Vasc Surg. 1994; 20: 171–7.
173a. VASA. 1999; 28: 135–139.
174. Vogelberg KH, Helbig G, Stork W. Doppler sonographic examination of reaktive hyperemia in the diagnosis of peripheral vascular disease. Klin Wochenschr. 1988; 66: 970–5.
175. Vollmar J. Rekonstruktive Chirurgie der Arterien. Stuttgart: Thieme 1996.
176. Vollmar J. Traumatische arteriovenöse Fisteln; Erfahrungsbericht über 190 Fälle. Zbl Chir. 1964; 89: 1930.
177. Walton L, Martin TRP, Collins M. Prospective assessment of the aorto-iliac segment by visual interpretation of frequency analysed Doppler waveforms–comparison with arteriography. Ultrasound Med Biol. 1984; 10: 27–32.
178. Wells PNT. Instrumentation including color flow mapping. In: Taylor KJW, Burns PN, Wells PNT (eds). Clinical Application of Doppler Ultrasound. New York: Raven press; 1988: 26–45.
179. Wenz W, Beduhn D. Extremitätenangiographie. Berlin: Springer; 1976.
180. Weskott H-P. B-Flow – Eine neue Methode zur Blutflussdetektion. Ultraschall in Med. 2000; 21: 59–65.
181. Whyman MR, Hoskins PR, Leng GC, et al. Accuracy and reproducibility of duplex ultrasound imaging in a phantom model of femoral artery stenosis. J Vasc Surg. 1993; 17: 524–530.
182. Widder B. Bedeutung technischer Kenngrößen der farbkodierten Duplexsonographie für Gefäßuntersuchungen. Ultraschall in Med. 1993; 14: 231–9.
183. Widder B, von Reutern G-M, Neuerburg-Heusler D. Morphologische und dopplersonographische Kriterien zur Bestimmung von Stenosierungsgraden an der A. carotis interna. Ultraschall. 1986; 7: 70–5.
184. Windeck P, Labs K-H, Jäger KA. How usefull are acceleration- and decerleration-baseded Doppler indices? A trial on patients with percutaneous transluminal angioplasty. Ultrasound Med Biol. 1992; 18: 525–34.
185. Wittenberg G, Landwehr P, Moll R, Tschammler A, Buschmann B, Krahe Th. Interobserver-Variabilität von Dialyseshuntflussmessungen mit der farbkodierten Duplexsonographie. Fortschr Röntgenstr. 1993; 159: 375–8.
186. Wuppermann Th, Capell F, Dittrich O, Evers E-J, Müller W, Naumann E. Becken- und Beinarterien. In: Wuppermann Th. Ultraschallkurs Gefäße. München: Urban & Fischer, 2000. 211–234.

18 Venen des Halses und der oberen Extremität

H. Stiegler

Allgemeine Bemerkungen

Mit Zunahme der intensivmedizinischen Therapie und Katheterdiagnostik ist in den letzten 20 Jahren ein Anstieg der Häufigkeit venöser Thrombosen im Schulter-/Armbereich von 1–2% auf rund 5% aller venösen Thrombosen erkennbar (2). Neben Patienten mit zentralen Venenkathetern sind es v.a. Malignompatienten, die eine Subklaviathrombose erleiden. Nach einer kürzlich veröffentlichten Studie waren die Thrombosen dagegen in nur 11% idiopathischer Natur (2, 5). In dieser Gruppe überwiegt bei Rechtshändern mit Thrombose par effort die rechte Schulterregion.

Wenngleich asymptomatische und symptomatische Lungenembolien mit einer Häufigkeit zwischen 20 und 30% (5) beschrieben werden, ist die klinische Relevanz embolischer Ereignisse im Vergleich zu Thrombosen der unteren Extremität eher von nachgeordneter Bedeutung.

Normale Anatomie und häufige Varianten

Tiefe Armvenen. Die meist paarig angelegten tiefen Venen des Unterarmes (Vv. radialis, ulnaris, interosseae anteriores und posteriores) münden in der Ellenbeuge in die distalen Anteile der paarigen V. brachialis, welche weiter proximal wie die V. axillaris und die V. subclavia unpaar verläuft. Die V. axillaris reicht vom Unterrand des M. pectoralis major bis zur Klavikula und ist meist mit einer Venenklappe besetzt.

Auf dem Weg nach proximal passieren die Vv. axillaris und subclavia 3 anatomische Engstellen, die in Abhängigkeit von der Armhaltung hämodynamisch wirksam werden können. Dies sind die Engstelle

- zwischen Klavikula und erster Rippe,
- zwischen M. scalenus anterior, M. subclavius und der ersten Rippe,
- zwischen M. pectoralis minor und dem Processus coracoideus.

Die V. subclavia geht am Zusammenfluss mit der V. jugularis interna hinter dem rechten bzw. linken Sternoklavikulargelenk, der Arterie aufliegend, in die rechte bzw. linke V. brachiocephalica über. Hier findet sich regelmäßig eine Venenklappe im so genannten Angulus venosus. Als Normvariante verlaufen die V. axillaris und V. subclavia in ca. 1% gedoppelt.

Halsvenen. Die V. jugularis interna führt den größten Teil des Blutes aus den Hirnvenen und dem Sinus durae matris. Sie verlässt das Schädelinnere durch das Foramen jugulare. Von hier verläuft sie lateral der A. carotis interna bzw. communis und vereinigt sich hinter dem Sternoklavikulargelenk mit der V. subclavia. Abbildung 18.**1** veranschaulicht die anatomische Lage der tiefen und oberflächlichen Schulter- und Armvenen sowie die physiologischen Engen.

Oberflächliche Armvenen. Als relevante oberflächliche Venen verläuft die V. cephalica am Oberarm im Sulcus bicipitalis lateralis und mündet infraklavikulär, die Faszie durchbohrend, in der so genannten Morenheim-Grube in die V. subclavia. Die V. basilica zieht i.d.R. als kräftiges Gefäß im Sulcus bicipitalis me-

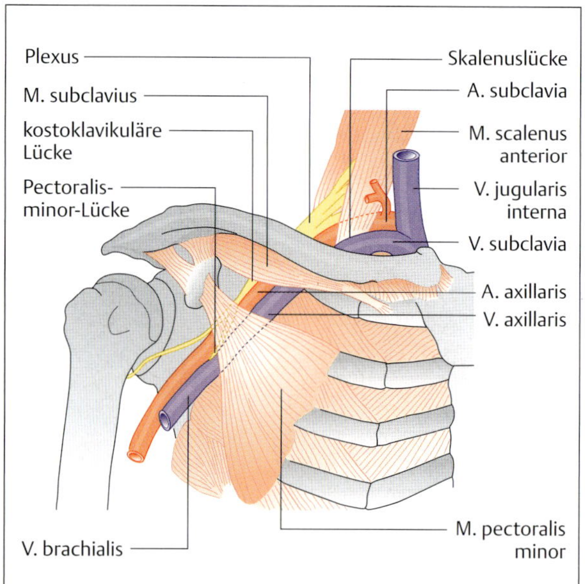

Abb. 18.**1** Verlauf der tiefen Schulter- und Armvenen sowie der physiologischen Engen.

dialis bis zur Mitte des Oberarmes, durchbohrt die Fascia brachii und mündet meist in die mediale V. brachialis ein.

Untersuchungstechnik und Normalbefunde

Inspektion und Palpation

Der Ultraschalluntersuchung muss immer eine klinische Untersuchung bei freiem Oberkörper am stehenden oder sitzenden Patienten vorangehen. Im Seitenvergleich werden Hals, Schulter und Arme auf Asymmetrie, Umfangsdifferenzen, oberflächliche Venenzeichnung und Hautverfärbungen einschließlich Hämangiome untersucht. Palpatorisch sind Hauttemperatur und -beschaffenheit vergleichend zu prüfen. Einseitig prominente Hand- und Unterarmvenen bei horizontal gehobenen Armen können ebenso wie eine vermehrte Venenzeichnung im Schulterbereich Hinweise auf eine Abflussstörung sein.

Untersuchungsablauf

Schallkopf. Während sich zur sonographischen Darstellung des oberflächlichen Venensystems einschließlich der tiefen Arm- und Halsvenen ein Linear-Schallkopf mit einer Sendefrequenz von 5–10 MHz eignet, kann bei muskulösen Patienten für die Darstellung der V. axillaris ein 3- bis 5-MHz-Sektor-Schallkopf notwendig sein. Als Messbereich empfiehlt sich eine Strömungsgeschwindigkeit von 10–12 cm/s, bei einer Pulsrepetitionsfrequenz um 1000 Hz.

Patientenlagerung. Die Untersuchung der Schulter- und Armvenen kann sowohl am sitzenden als auch am liegenden Patienten durchgeführt werden. Im Liegen

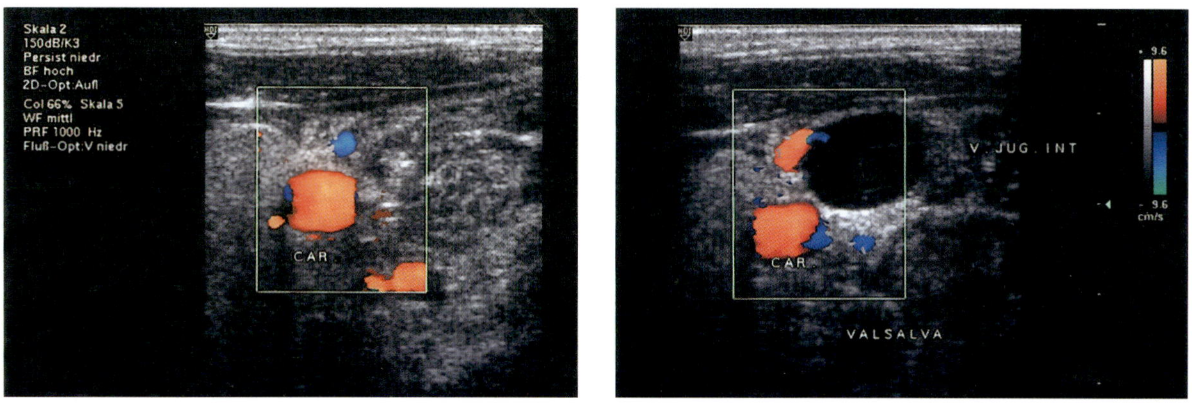

a b

Abb. 18.2 **a** u. **b** Schmales Lumen der V. jugularis interna bei Spontanatmung (**a**), weites Venenlumen unter Valsalva-Pressversuch (**b**).

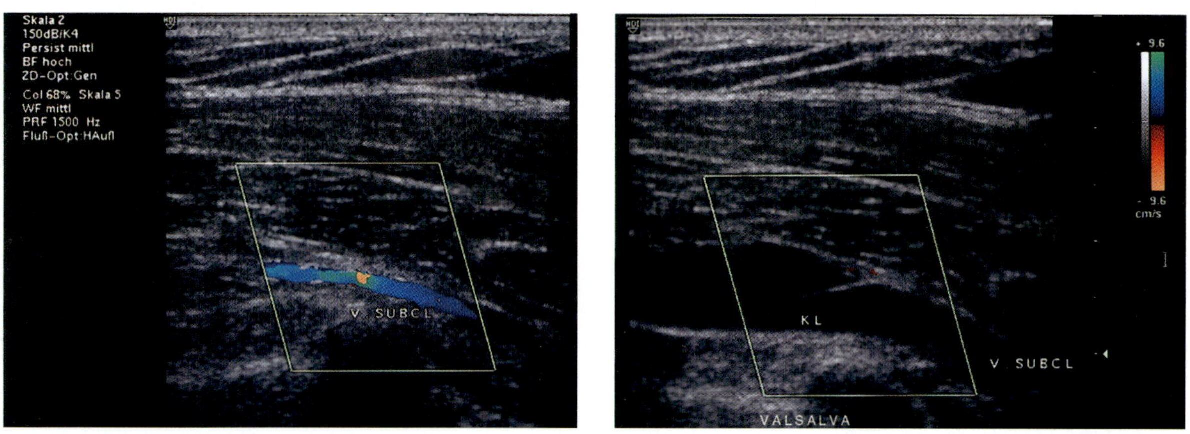

a b

Abb. 18.3 **a** u. **b** Lumen der V. subclavia bei Spontanatmung (**a**). Weites Lumen und Darstellung einer Venenklappe während des Valsalva-Pressversuchs (**b**).

sind die stammnahen Venen (V. jugularis interna, V. subclavia) spontan besser gefüllt.

Untersuchung: V. jugularis interna. Im Seitenvergleich folgt die Darstellung der V. jugularis interna. Man verschiebt dazu den Linear-Schallkopf kontinuierlich und ohne Druck im Querschnitt von der Hals- bis zur Schädelbasis und beurteilt dabei die atemabhängigen und kardial bedingten Lumenschwankungen des Gefäßes. Ist das Gefäß nicht darstellbar oder nur als schmaler Spalt zu erkennen, v.a. bei oberflächlicher Atmung, wird die Untersuchung während eines Valsalva-Pressversuchs fortgesetzt. Dabei verdoppelt sich das Lumen der V. jugularis interna im Vergleich zur medial verlaufenden A. carotis communis (Abb. 18.**2**).

Nicht selten sind unmittelbar kranial des Kostoklavikulargelenks die zarten Segel der Venenklappe im Angulus venosus zu erkennen. Die V. jugularis interna lässt sich durch leichten Sondendruck komprimieren und damit eine Thrombose ausschließen.

Untersuchung: V. subclavia, V. brachiocephalica. Wegen der anatomischen Enge ist die Darstellung der V. subclavia etwas schwieriger und gelingt mit einer druckfreien Längsschnittdarstellung supraklavikulär. Ähnlich wie im Angulus venosus können sich auch hier Venenklappen darstellen (Abb. 18.**3**).

Die V. subclavia ist bis zur Einmündung der V. jugularis interna zu verfolgen, während sich der Übergang zur V. axillaris durch den Schallschatten der Klavikula der direkten Beschallung entzieht.

Befunde. Durch Zuschalten der Farbe ist die Atemmodulation der venösen Strömung erkennbar und man sieht, dass sie von den venösen Stromverhältnissen der V. femoralis abweicht: Bei Inspiration übt der negative intrathorakale Druck einen Sog auf die großen thoraxnahen Venen aus. Dieser führt zu einer kurzfristigen, herzwärts gerichteten Strömungsbeschleunigung, begleitet von einer geringen Lumenreduktion. Hierdurch erklärt sich auch die initiale, zentripetale Strömung beim Valsalva-Pressversuch, die während der Pressphase gegen Null geht und beim Ausatmen wieder herzwärts gerichtet ist.

Im Längsschnitt folgen die Farb-Doppler-Darstellung und die Einblendung des gepulsten Dopplers. Dabei ist der optimale Beschallungswinkel zu beachten (Abb. 18.**4**).

Wegen der eingeschränkten bzw. fehlenden Kompressionsmöglichkeit der V. subclavia bzw. der V. brachiocephalica müssen die Flusssignale der V. subclavia infra- und supraklavikulär abgeleitet und seitenvergleichend beurteilt werden.

Die V. brachiocephalica kann mit einem Sektor-Schallkopf (3–5 MHz) unter gleichzeitiger Einblendung der Farbe und Ableitung des gepulsten Dopplers dargestellt werden. Anschließend wird im Querschnitt die

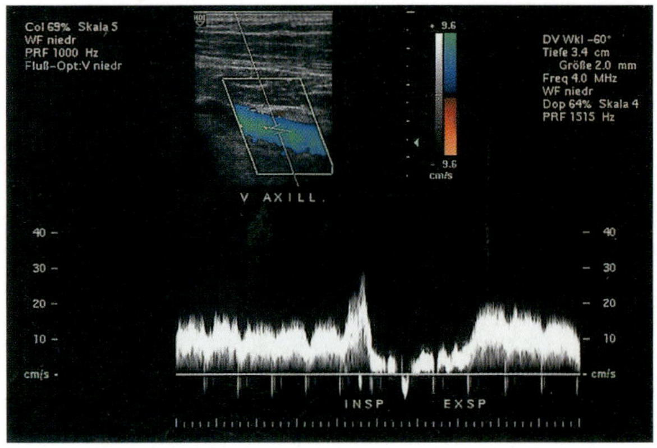

Abb. 18.**4** Strömungsverhalten in der V. axillaris bei abdominellem Atmungstyp. Der Fluss nimmt zu Beginn der tiefen Inspiration kurz zu (thorakaler Saugeffekt), danach ist er reduziert; kurzer retrograder Fluss sowie Flussbeschleunigung während der Exspiration.

medial der Arterie liegende V. axillaris unmittelbar infraklavikulär zur Darstellung gebracht. Im Normalfall lässt sich die V. subclavia und weiter nach distal die V. axillaris durch leichte Kompression zum Verschwinden bringen.

Untersuchung und Befunde: Tiefe Armvenen. Durch kontinuierliches Verschieben der Sonde über Axilla und Innenseite des Oberarmes bis zur Ellenbeuge – und bei besonderer Fragestellung bis in Höhe des Handgelenks – lassen sich die tiefen Venen durch leichte Kompression zum Ausschluss einer tiefen Thrombose wegdrücken. Am Übergang von der V. brachialis zur V. axillaris zeigt sich häufig ein Kalibersprung, der durch den i.d.R. unpaaren Verlauf der V. axillaris und die Einmündung einer meist kräftigen V. basilica zustande kommt.

Zur Ableitung der venösen Flusssignale positioniert man die Sonde im Längsschnitt auf der V. axillaris bzw. brachialis und schaltet in den Farbmodus um. Bei sehr schwachen Flusssignalen lassen sich im PW-Doppler durch die Kompression des Unterarmes so genannte A-Sounds (Augmented Sounds) ableiten und im Seitenvergleich registrieren.

Untersuchung und Befunde: Oberflächliche Armvenen. Die bei Thrombophlebitis, peripher liegendem Venenkatheter oder zur Planung eines Dialyseshunts wichtige Darstellung der oberflächlichen Venen (V. basilica und V. cephalica) erfolgt am sitzenden oder liegenden Patienten (mit angehobenem Oberkörper) und abduziertem Arm. Am Unterarm beginnend, untersucht man die Gefäße den Oberarm entlang bis zur Einmündung in das tiefe Venensystem unter gleichzeitig intermittierender leichter Kompression. Wegen ihrer oberflächlichen Lage empfiehlt sich neben der

Verwendung eines hochauflösenden 8–12-MHz-Schallkopfes der Gebrauch einer Wasservorlaufstrecke, zumindest aber ausreichend Kontaktgel.

Zeitaufwand. Der Zeitaufwand für eine komplette Abklärung der oberflächlichen und tiefen Venen der Schulter-/Armregion im Seitenvergleich beträgt für die reine Untersuchung mit Dokumentation ca. 15–20 min.

Dokumentation

Normalbefund. Für die Dokumentation eines Normalbefundes empfiehlt sich die Darstellung

- der V. jugularis interna beidseits im Querschnitt in Höhe des kaudalen Halsdrittels und in Atemmittellage,
- der V. subclavia und V. axillaris im Längsschnitt unmittelbar infraklavikulär mit gleichzeitiger Ableitung des atemmodulierten Doppler-Spektrums.

Frische Thrombose. Im Falle einer venösen Thrombose ist die Ausdehnung genau zu beschreiben, ggf. durch eine kleine Skizze zu ergänzen und mittels Hauttinte zu markieren. Hierdurch lässt sich eine Befundprogression besser erfassen.

Verschluss. Bei komplettem Verschluss empfehlen sich die Darstellung im Querschnitt mit der begleitenden Arterie sowie die Dokumentation der V.-cephalica-Einmündung im Längsschnitt und Farbmodus (Abb. 18.**5**).

Ältere Thrombose. Ist eine ältere Venenthrombose mit Zeichen der Rekanalisierung zu dokumentieren, empfehlen sich

- vergleichende Aufnahmen mit und ohne Kompression im Querschnitt,
- die Ableitung des venösen Flusses in Farbe mit eingeblendetem Duplexspektrum im Längsschnitt.

Ein Seitenvergleich ist für die Beurteilung des venösen Abstroms unerlässlich.

Phlebitis. Bei einer Phlebitis ist die Einmündung der betroffenen Vene in das tiefe Venensystem im Längsschnitt zu dokumentieren.

Thrombosen der tiefen Schulter- und Armvenen

Ursachen. Thrombosen dieser Lokalisation sind die häufigste Komplikation von Verweilkathetern (Abb. 18.**6**). Sie entstehen abhängig vom venösen Zugang, von Katheterlumen, -material und -typ sowie der Katheterliegedauer und medikamentösen Prophylaxe und können mit einer Häufigkeit bis über 70% nachgewiesen werden (2).

Eine gleichzeitige Beteiligung der V. jugularis interna findet sich je nach Patientengut in 20–60% (5, 1). Während auch die Karzinomerkrankung eine Hauptursache der Armvenenthrombose darstellt, finden sich in 11 bis über 30% keine spezifischen Ursachen (5, 3). In die Gruppe der idiopathischen Thrombosen wird das so genannte Paget-von-Schroetter-Syndrom subsummiert, ebenso wie die Patienten, bei denen die Thrombose nach Belastung des Schultergürtels aufgetreten ist (Thrombose par effort). Hier darf von einer pathogenetischen Bedeutung der physiologischen Engen im Schultergürtelbereich ausgegangen werden.

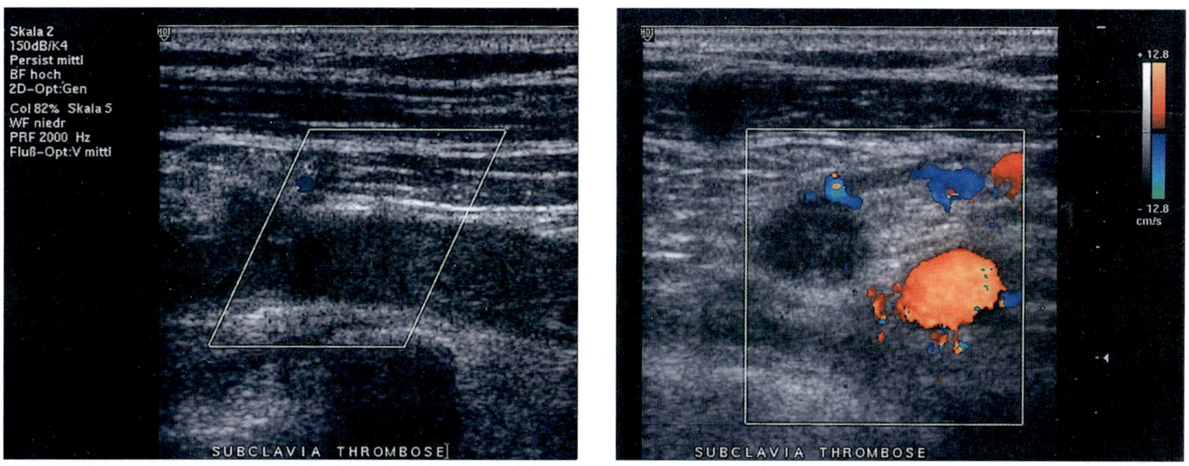

a b

Abb. 18.**5** **a** u. **b** Akute Thrombose der V. subclavia mit komplettem Verschluss des Gefäßes (**a**; Längsschnitt). Im Querschnitt (**b**) ist das im Vergleich zur Arterie erweiterte Venenlumen zu erkennen. Die Mündung der V. cephalica ist ebenfalls verschlossen.

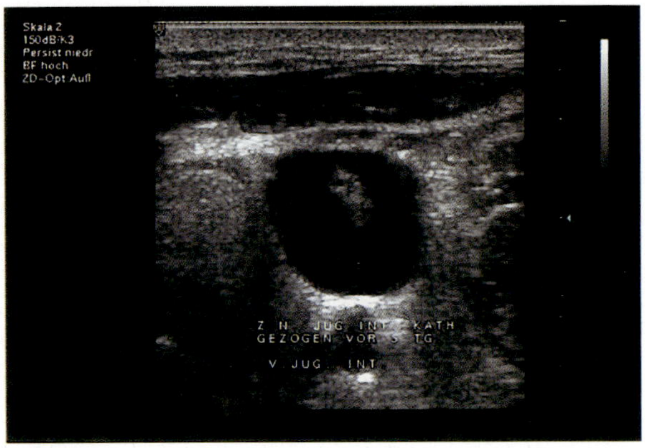

Abb. 18.**6** Wandständiger, beweglicher Thrombus in der V. jugularis, 5 Tage nach Entfernen eines Jugularis-Katheters.

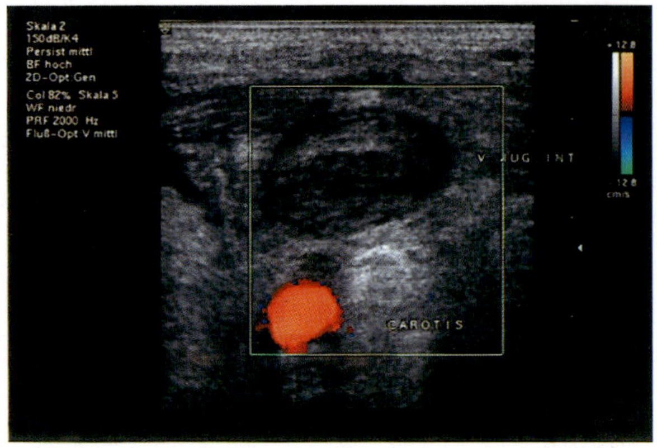

Abb. 18.**7** Akute Thrombose der V. jugularis interna unter leichtem Sondendruck. Das Venenlumen ist homogen echoarm ausgekleidet.

Lokalisation. In einem konsekutiven Patientengut mit Armvenenthrombose überwog in 2/3 der Fälle der Verschluss der V. subclavia/V. axillaris; lediglich in 1/3 der Fälle war die V. jugularis interna mit betroffen (5).

Klinik und Diagnostik. Die Duplexuntersuchung erlaubt nicht nur die Frühdiagnose, sondern ist ebenfalls geeignet, therapeutische Maßnahmen am Thrombus zu kontrollieren. Darüber hinaus können orientierende Voruntersuchungen auf Intensivstationen frustrane Punktionsversuche verhindern und somit die Komplikationsrate senken.

Während die klinischen Zeichen einer akuten Schulter- und Armvenenthrombose mit Schwellung, Schmerz, Spannungsgefühl, Zyanose relativ eindeutig den V.a. einen venösen Gefäßverschluss zulassen, kann die subakute Entwicklung diagnostische Schwierigkeiten bereiten. Sie ist oft nur bei genauer klinischer Untersuchung am subkutanen Kollateralkreislauf erkennbar.

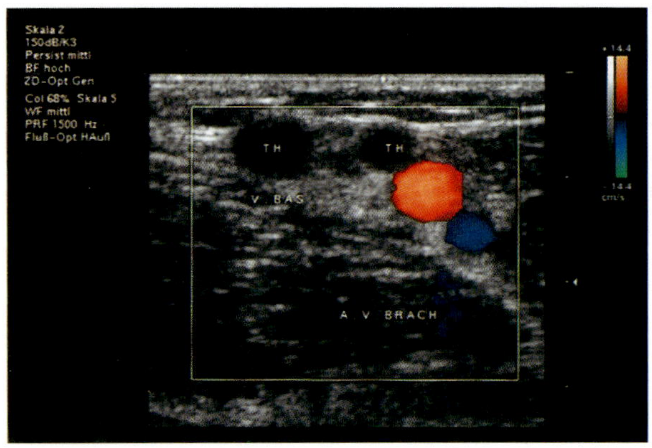

Abb. 18.**8** Thrombose eines Schenkels der V. brachialis sowie der V. basilica. Der Verschluss ist an der fehlenden Komprimierbarkeit und am fehlenden venösen Fluss in der Farbkodierung erkennbar (kontinuierliches Verschieben der Linearsonde im Querschnitt).

Sonographie. Im B-Bild ist die fehlende Komprimierbarkeit das entscheidende direkte Thrombosekriterium (Abb. 18.**7**). Daneben zeigen sich eine Querschnittszunahme und Binnenreflexe, die je nach Beschaffenheit des Thrombus echoarm oder echoreich sein können. Die betroffene Vene wird dabei im Querschnitt kontinuierlich unter leichter Kompression im Verlauf (Abb. 18.**8**) untersucht und, wenn möglich, das proximale und distale Ende der Thrombose dargestellt. Ein randständiger Fluss lässt sich im Farbmodus unter peripherer Kompression anhand des Flusssignals und des umflossenen Thrombus nachweisen.

Der direkte Thrombosenachweis gelingt in den proximalen Anteilen der V. subclavia sowie in beiden Vv. brachiocephalicae nur eingeschränkt. Ist er mittels 3-MHz-Sektor-Schallkopf vom Jugulum aus nicht möglich, so ist man auf die indirekten Zeichen der V. axillaris angewiesen. Dies sind

- Aufhebung einer atemabhängigen venösen Strömung mit stark reduziertem bis fehlendem Spontanfluss,
- Lumenerweiterung bei erhaltener Komprimierbarkeit,

Ein weiterer Hinweis ist ein meist atemunabhängiger Spontanfluss (S-Sound) in den oberflächlichen Venen von Oberarm, Schulter und Hals. Dieser Kollateralfluss ist sowohl im Farbmodus als auch im PW-Doppler unter Verwendung einer Wasservorlaufstrecke darzustellen. Die duplexsonographischen Kriterien der akuten tiefen Thrombose sind in Tabelle 18.**1** zusammengefasst.

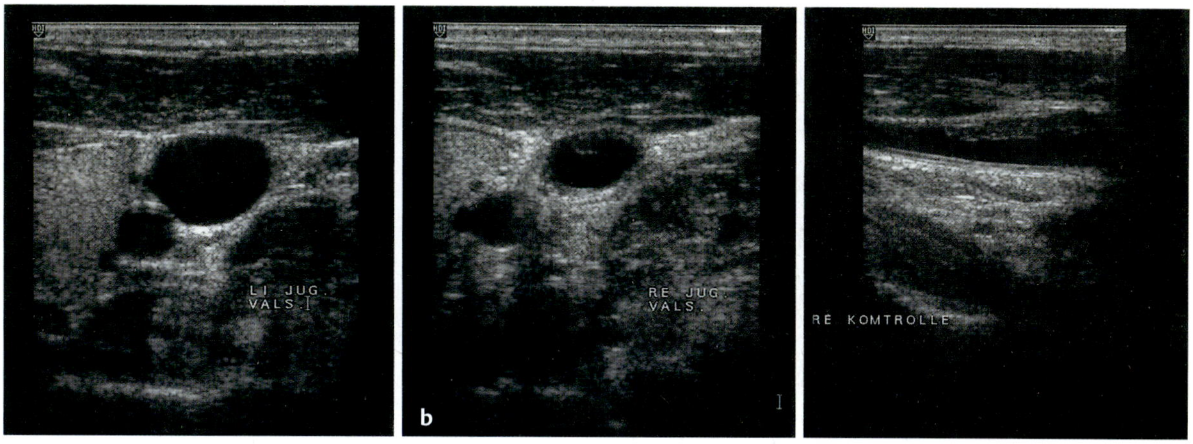

a b c

Abb. 18.**9 a–c** Normal weites Lumen der V. jugularis interna im Valsalva-Pressversuch (**a**) mit im Vergleich reduziertem Lumen der rechten V. jugularis (**b**) bei Zustand nach alter, rekanalisierter Thrombose. Im Längsschnitt stellt sich thrombotisches Restmaterial dar (**c**).

Tabelle 18.**1** Duplexsonographische Kriterien der akuten tiefen Venenthrombose

- fehlende Komprimierbarkeit
- Zunahme des Gefäßlumens
- Darstellung von Binnenreflexen (echoarm bis echoreich)
- fehlende Atemabhängigkeit des Gefäßlumens
- fehlendes Doppler-Signal bei komplettem Verschluss
- hoher, atemunabhängiger Kollateralfluss in subkutanen Venen

Um die Echogenität der Thrombose beurteilen zu können, sollte man die Grauskala so einstellen, dass sich die begleitende Arterie möglichst echofrei darstellt.

Verlaufs- und Therapiekontrolle. Die FKDS eignet sich ebenfalls für die Verlaufsdiagnostik nach abgelaufener Armvenenthrombose; sei es der Spontanverlauf unter Antikoagulanzientherapie, die Therapiekontrolle während und nach einer Thrombolysebehandlung oder der Zustand nach einem gefäßchirurgischen Eingriff.

Hölzenbein et al. (1991) konnten im 3-Jahres-Follow-up keinen signifikanten Unterschied im Beschwerdebild unter den 3 oben aufgeführten Therapiemaßnahmen feststellen. Dabei waren 45% der Patienten beschwerdefrei, und 12–18% wiesen ein postthrombotisches Syndrom Stadium III auf.

Duplexsonographische Zeichen einer abgelaufenen Armvenenthrombose sind

- eine nur partielle Komprimierbarkeit der Vene,
- die verbreiterte, z.T. echoreiche Venenwand mit reduzierter Dehnung im Valsalva-Pressversuch (Abb. 18.**9**),
- ein im Seitenvergleich reduziertes Venenlumen,
- der doppler- und farbduplexsonographische Nachweis einer Klappeninsuffizienz,
- der im Seitenvergleich erhöhte Kollateralfluss oberflächlicher Venen (S-Sound).

Phlebitis (oberflächliche Venenentzündung)

Ursachen. Entzündungen der oberflächlichen Armvenen sind meist iatrogen verursacht. Die Injektion endothelschädigender Medikamente (Abb. 18.**10**) oder die Katheterbehandlung führt zur Irritation der Venenwand mit sekundär sich entwickelnder Thrombose. Die

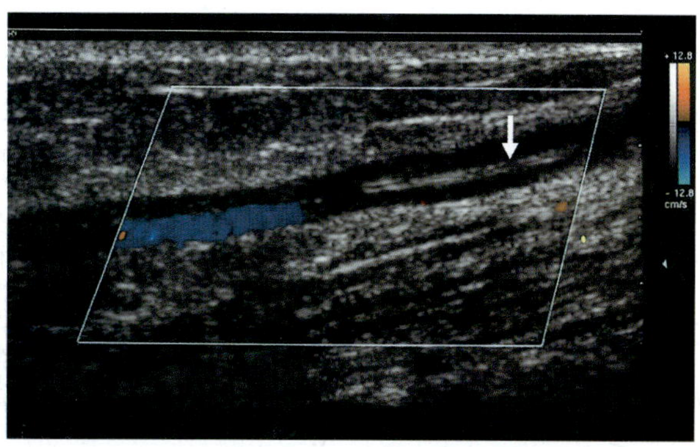

Abb. 18.**10** Zustand nach versehentlicher peripherer Injektion eines hochkonzentrierten Antibiotikums. Die Venenwände sind erheblich ödematös geschwollen (im Bild rechts), sodass die Wandinnenflächen einander direkt anliegen (Pfeil).

Phlebitis kann jedoch in seltenen Fällen auch Ausdruck einer Systemerkrankung sein und bei Vaskulitis, Morbus Behçet, Kollagenosen, Thrombangiitis obliterans und Neoplasien auftreten.

Befunde. Die Diagnose lässt sich klinisch mit hinreichender Sicherheit stellen und durch die Kompressionssonographie bestätigen. Je nach Akuität findet sich analog zu den tiefen Venen ein erweitertes, nichtkomprimierbares Gefäß, meist gepaart mit erheblichem lokalem Druckschmerz. Die Duplexsonographie vermag zusätzlich die exakte Ausdehnung der Thrombophlebitis anzugeben und ein Einwachsen der Thrombose in das tiefe Venensystem sicher zu erkennen.

Wertigkeit der FKDS und Methodenvergleich

Während die Diagnose einer Schulter- und Armvenenthrombose nach den klinischen Zeichen mit einer Trefferquote von unter 50% anzugeben ist, weist die CW-Doppler-Sonographie eine Sensitivität von 81% und eine Spezifität von 77% auf. Die Kompressionssonographie dagegen besitzt bei frischen, die FKDS auch bei älteren Thrombosen eine der Phlebographie entsprechende Sensitivität von 96–100% bei einer Spezifität von 93% (4; Tabelle 18.**2**).

Unsicherheiten bestehen bei den thoraxnahen, schwierig zu beschallenden Venen, wenn eine nichtverschließende Thrombose vorliegt.

Tabelle 18.**2** Diagnostische Treffsicherheit verschiedener Ultraschallmethoden im Vergleich zur Phlebographie bei der tiefen Armvenenthrombose (nach 4)

	Kompressions-sonographie	Farbduplex-sonographie	CW-Doppler
Sensitivität	96%	100%	81%
Spezifität	93,5%	93%	77%
Treff-sicherheit	94,8%	97%	79%

CT, Phlebographie. Zur Beurteilung der herznahen Venen empfiehlt sich die CT. Während die Phlebographie nach wie vor als Goldstandard gilt, sind wegen der physiologischen Engen im Schultergürtelbereich auch aus eigener Erfahrung falsch positive Befunde immer wieder beschrieben worden. Mangels Vergleichsmöglichkeiten hat eine Validierung der Methode weder für die tiefen Venen der oberen Extremität noch für die der unteren stattgefunden.

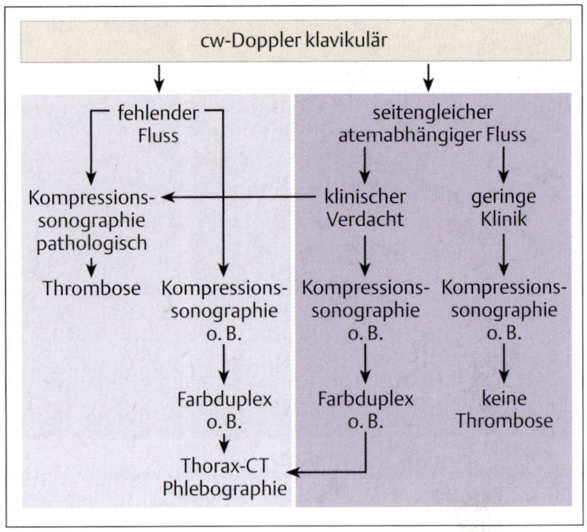

Abb. 18.**11** Flussdiagramm für die Abklärung einer Armvenenthrombose.

Vorteile der Duplexsonographie. Gegenüber der Phlebographie besitzt die Duplexsonographie diagnostische Vorteile in der Abklärung phlebitischer Gefäßverschlüsse sowie der Differenzialdiagnose des unklaren Armödems, da komprimierende Weichteilprozesse, Hämatome und Gelenkergüsse sicher erfassbar sind.

Fazit. Aufgrund unterschiedlicher Treffsicherheiten der zur Verfügung stehenden Untersuchungsmethoden zur Abklärung einer Schulter- und Armvenenthrombose empfiehlt sich das in Abbildung 18.**11** angegebene Vorgehen. Nicht nur die Aussagekraft der Duplexsonographie ist ganz entscheidend von der Erfahrung des Untersuchers abhängig; insbesondere auch die Phlebographie sollte als invasive Methode und nur bei gezielter Fragestellung von einem erfahrenen Radiologen vorgenommen werden.

Literatur

1. Kröger K, Gocke C, Hinrichs A, Rudowsky G. Association of Subclavian and Internal Jugular Vein Thrombosis. Angiology 1998; 49: 189–190.
2. Lersch C, Paschalidis M, Theiss W. Tiefe Venenthrombosen durch zentral-venöse Katheter. VASA. 1999; 28: 71–78.
3. Martin M, Brors G. V.-subclavia-Thrombose: Epidemiologische Daten zur PHLEKO-Studie. Vasa. 1995; 24: 120–125.
4. Prandoni P, Polistena P, Bernardi E, et al. Upper Extremity Deep Vein Thrombosis. Arch Intern Med. 1997; 157: 57–62.
5. Savage KJ, Wells PS, Schulz V, Goudie D, Morrow B, Cruickshank M, Kovacs MJ. Outpatient Use of Low Molecular Weight Heparin (Dalteparin) for the Treatment of Deep Vein Thrombosis of the Upper Extremity. Thromb haemost. 1999; 82: 1008–1010.

19 Oberflächliches und tiefes Venensystem der unteren Extremität

H. Stiegler

Oberflächliche Venen – Allgemeine Bemerkungen

Mit einer Häufigkeit von 25–50% stellt die Varikose in den westlichen Industriestaaten eine Volkskrankheit dar. Nach der 3. Baseler Studie litten 57% der Männer und 68% der Frauen im mittleren Alter unter einer Varikose (38).

Diese Ergebnisse konnten im Wesentlichen durch die Tübinger Studie bestätigt werden, wonach über 5 Millionen Bundesbürger in den damaligen Grenzen der Bundesrepublik unter einer fortgeschrittenen chronischen venösen Insuffizienz litten und fast eine Million ein Ulcus cruris hatten (5).

Nach Studien der WHO erkranken Frauen 2–4 x häufiger an einer Varikose (28), wobei neben Erbfaktoren eine klare Altersabhängigkeit besteht. So konnte May eine Stammvenenvarikose bei 25-Jährigen in 16% und bei 55-Jährigen in 64% nachweisen (25). Inwieweit die physiologische Reduktion der Venenklappen auf ca. 20% des ursprünglichen Bestandes im Laufe des Lebens dazu beiträgt (10), ist unklar. Auch der Zusammenhang zwischen der bereits in jungen Jahren auftretenden Phlebosklerose, einer fibrösen Degeneration der Venenwand, und der Entwicklung einer Varikose konnte nicht gefunden werden; Erstere tritt allenfalls als Spätfolge vermehrt auf (22). Bei der Häufigkeit des Krankheitsbildes und den sich daraus ergebenden therapeutischen Konsequenzen (Verödungstherapie, gefäßchirurgischer Eingriff) wird seit Jahren nach einer aussagefähigen und nicht belastenden Untersuchungsmethode gesucht. Mit der Farbduplexsonographie (FKDS) steht erstmals ein solches Verfahren zur Verfügung, das in bestimmten Fragestellungen (Darstellung insuffizienter Vv. perforantes) zum Goldstandard geworden ist.

Oberflächliche Venen – Anatomie und Varianten

Das Venensystem der unteren Extremität lässt sich in die subfaszialen, die transfaszialen und die epifaszialen Venen einteilen (Tabelle 19.**1**). Dem oberflächlichen Venensystem werden die trans- und epifaszialen Venen zugeordnet.

Tabelle 19.**1** Einteilung des Venensystems der unteren Extremität

subfasziale Venen
▪ Leitvenen: Unterschenkelvenen, V. poplitea, V. femoralis
▪ Muskelvenen: Soleusvenen, Gastroknemiusgruppe, V. profunda femoris
transfasziale Venen
▪ Vv. perforantes
epifasziale Venen
▪ V. saphena magna, V. saphena parva, Seitenäste beider Stammvenen ▪ subkutane bzw. intradermale Venen (pathologisch erweitert als retikuläre bzw. Besenreiservarizen)

Epifasziale Stammvenen: V. saphena magna

Verlauf. Die V. saphena magna („Magna") ist am Unterschenkel zweigeteilt und nimmt als hintere (dorsal des Knöchels) und vordere Bogenvenen das Blut der medialen Fußregion auf. Beide Schenkel vereinigen sich knapp unterhalb des Kniegelenks. Begleitet vom N. sartorius zieht der Hauptstamm der V. saphena magna an der Oberschenkelinnenseite zur Leiste und mündet im so genannten Venenstern (Confluens venosus subinguinalis) über die Krosse in die V. femoralis. Auf dem Weg zur Leiste nimmt sie in unterschiedlicher Höhe auf

- die Äste der V. accessoria lateralis (über die Oberschenkelvorderseite zur Magna ziehend),
- die V. accessoria medialis (von der Rückseite des Oberschenkels kommend).

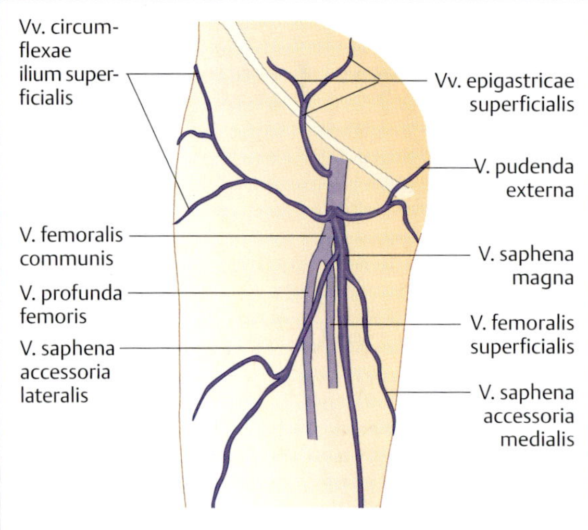

Abb. 19.**1** Schema des Venensternes.

Varianten. Variationen der V. saphena magna im Bereich des Oberschenkels sind relativ häufig. In knapp 30% ist das Gefäß doppelt oder mehrfach angelegt, wobei meist untereinander Verbindungen bestehen (19). Auch in der Mündungsregion der Magna kommen Variationen vor, die als tiefe und seltener als hohe Einmündung beschrieben werden.

Für die Entwicklung eines Varizen-Rezidivs sind besonders die unterschiedlichen Zuflüsse des Venensterns von Bedeutung, die aus Ästen der V. pudenda externa, V. epigastrica superficialis, V. circumflexa ilium und nicht zuletzt der akzessorischen Magnaäste bestehen (Abb. 19.**1**).

V. saphena parva

Verlauf und Varianten. Die V. saphena parva („Parva") hat ihren Ursprung am lateralen Fußrücken und verläuft hinter dem Malleolus lateralis zur Rückfläche des Unterschenkels. Während die V. saphena magna ausschließlich epifaszial verläuft, tritt die V. saphena parva mit erheblicher Variation durch die Fascia cruris. In einem Drittel der Fälle geschieht dies in der Regio poplitea, in mehr als 50% variabel auf der Strecke bis Unterschenkelmitte. Hierbei verläuft sie häufig in einer Fasziendopplung (11).

Die V. saphena parva zeichnet sich durch eine große Mündungsvariation aus. Nach Kluess (18) und May (37) mündet sie in 80% am kranialen Rand der Fossa poplitea. Während die Ergebnisse von May auf phlebographischen Untersuchungen basieren, konnte Kluess dies erstmals mit der FKDS an 210 Extremitäten beschreiben.

Verbindungen. Nach May (37) ließ sich in 40% der Fälle keine Verbindung zwischen der V. saphena parva und der V. poplitea nachweisen. In diesem Falle liegt eine V. femoropoplitea vor, die entweder weiter proximal in die V. femoralis superficialis mündet oder eine Verbindung mit dem V.-profunda-femoris-System eingeht. Darüber hinaus bestehen Verbindungen zur V. saphena magna, wobei die für das Varikosesyndrom wichtige Giacomini-Anastomose besonders erwähnt sei. Es handelt sich um eine Verbindung zur V. saphena accessoria medialis. Auch im Unterschenkel findet man regelhaft Anastomosen zwischen dem Magna- und Parvagebiet.

Venenklappen. Nach Hach (11) weisen die V. saphena magna 10 (7–20) und die V. saphena parva 8 (5–15) Taschenklappen auf, die meist als Bikuspidalklappen angeordnet sind.

Transfasziale Venen: Perforansvenen

Diese dem transfaszialen Venensystem zuzuordnenden Gefäße stellen die Verbindung zwischen dem oberflächlichen und tiefen Venensystem dar und durchbohren dazu die trennende Faszie. Nach Schäfer (33) lassen sich durchschnittlich pro Bein 150 Vv. perforantes darstellen (Oberschenkel 60, Fossa poplitea 8, Unterschenkel 55, Fuß 28). Etwa 60 von ihnen (40%) sind primär dem Saphena-System zuzuordnen und großlumig. Die Perforansvenen können paarig angelegt sein und sind im Ober- und Unterschenkelbereich stets von einer Arterie begleitet (Abb. 19.**7**). Lediglich im Bereich des Fußes wird die Faszie ausschließlich von einer Vene (Kuster-Vene) perforiert. Nach Pirner (29) weisen alle Vv. perforantes mit Ausnahme der Kuster-Venen Klappen auf, meist kurz vor der Einmündung in das tiefe System; sie befinden sich also stets im intrafaszialen Anteil der Perforansvene (Abb. 19.**2**).

Benennung. Auf Empfehlung von May und Nissl werden die chirurgisch wichtigen Vv. perforantes nach den Namen ihrer Erstbeschreiber benannt und sind in Abbildung 19.**3** zusammengefasst. Klinisch bedeutsam sind hierbei besonders die Cockett-Perforansvenen I–III, welche die hintere Bogenvene der V. saphena magna drainieren. In den phlebographischen Arbeiten werden die entlang der vorderen Bogenvene duplexsonographisch nachweisbaren Perforansvenen kaum erwähnt; wir bezeichnen sie als Schienbein-Perforansvenen.

Funktion und Drainagewege. Eine suffiziente Perforansvene erlaubt – mit Ausnahme der Kuster-Perforansvenen des Fußes – ausschließlich eine Strömung vom oberflächlichen in das tiefe Venensystem. Die auf

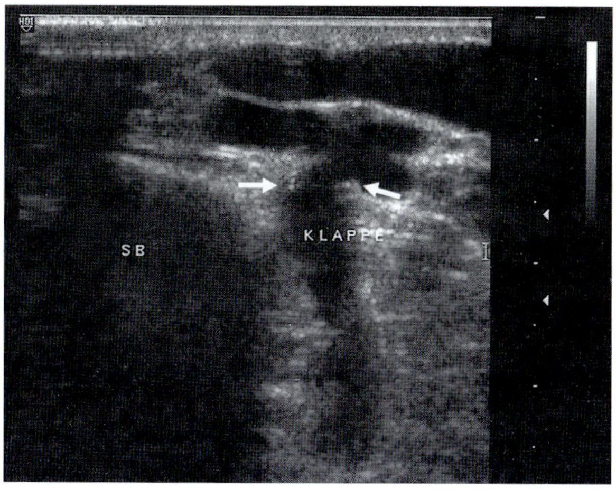

a

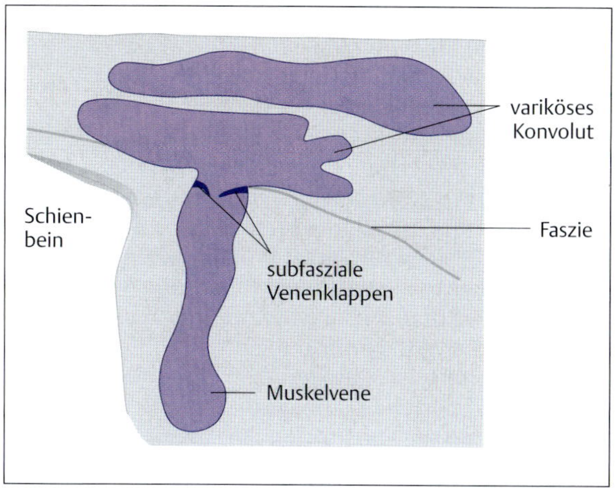

b

Abb. 19.**2 a** u. **b** Schienbeinperforator mit subfaszialer Venenklappe im B-Modus (**a**) und Schema (**b**).

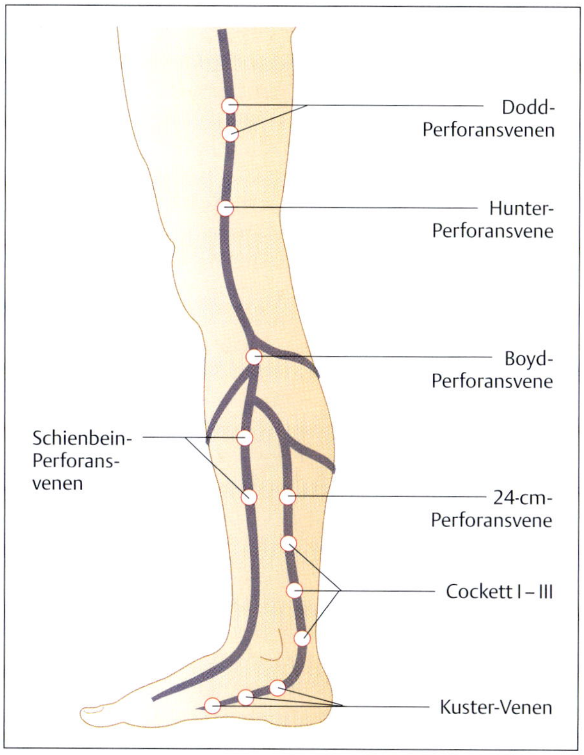

Abb. 19.**3** Verteilung der Perforansvenen im V.-saphena-magna-Gebiet am medialen Ober- und Unterschenkel (modifiziert nach [37]).

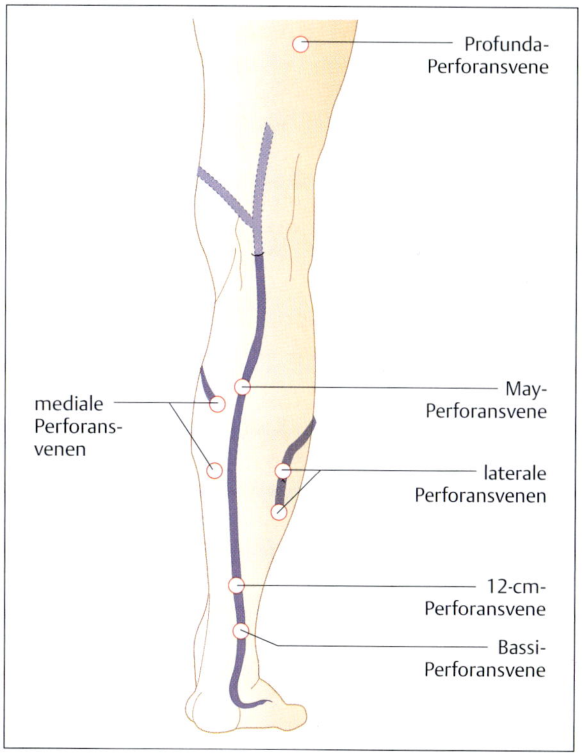

Abb. 19.**4** Verteilung der Perforansvenen im V.-saphena-parva-Gebiet an der Wade sowie einer dorsolateral gelegenen Profunda-Perforansvene des Oberschenkels.
Die Perforansvenen der Stammvenen können in ihrer Lokalisation und Anzahl erheblich variieren (modifiziert nach [37]).

der hinteren Bogenvene liegenden Perforansvenen drainieren in die tiefen tibialen Leitvenen, die der vorderen Bogenvene z.T. in tiefer liegende Muskelvenen; die Boyd-Gruppe drainiert in die hintere tibiale Leitvenen-Gruppe, während die in Höhe des Adduktorenkanals nachzuweisende Hunter-Perforansvene und die proximal davon gelegene Dodd-Perforansgruppe in die V. femoralis superficialis münden (Abb. 19.**3**).

Im Parvagebiet drainiert die distal gelegene Bassi-Perforansvene in die tiefe Fibularisgruppe, ebenso wie die 12 cm-Perforansvene, während sowohl im Soleus- als auch im Gastroknemiuspunkt (May-Perforansvene) die Verbindungen zu den gleichnamigen tiefen Muskelvenen bestehen (Abb. 19.**4**).

Schließlich lassen sich an der Oberschenkelrückseite Perforansvenen zur V. profunda femoris nachweisen, die jedoch nach May eher als V. communicantes zu bezeichnen sind, da sie keine Faszie durchdringen.

Oberflächliche Venen — Untersuchungstechnik, Normalbefunde, Dokumentation

Inspektion. Es empfiehlt sich, die Untersuchung am stehenden Patienten durchzuführen. Dabei sollte er bei völlig entkleideter unterer Körperhälfte auf der Liege stehen und sich langsam um seine Achse drehen. Nur so ist es möglich, bereits klinisch die verschiedenen Varizentypen zu differenzieren, das Ausmaß und die Lokalisation möglicher Perforansvenen zu erkennen und auch differenzialdiagnostische Überlegungen (Baker-Zyste, Fußdeformitäten, arterielle Durchblutungsstörungen) einfließen zu lassen.

Schallköpfe. Zur sonographischen Darstellung des oberflächlichen Venensystems empfiehlt sich ein Linear-Schallkopf mit einer Sendefrequenz von 5–10 MHz, einer Farb-Doppler-Empfindlichkeit von 10–12 cm/s und einer Pulsrepetitionsfrequenz (PRF) um 1000 Hz.

Zeitbedarf. Der Zeitaufwand für die duplexsonographische Vorbereitung eines Patienten für einen operativen Eingriff im Rahmen der Varizenchirurgie beträgt je Bein beim „varikösen Vollbild“ (Parva- und Magnavarikose) 15–20 min und umfasst die Markierung aller relevanten Perforansinsuffizienzen einschließlich Magna- und Parvamündung sowie die Beurteilung des tiefen Venensystems.

Ultraschalluntersuchung: V. saphena magna

B-Bild. Zur Untersuchung der V. saphena magna sind die Beine des stehenden Patienten leicht außenrotiert. Man setzt die Ultraschallsonde im Transversalschnitt in Höhe des Leistenbandes auf. Um Form und Lage des oberflächlichen Venensystems zu beurteilen, wird zuerst der Verlauf der V. saphena magna im B-Bild entlang der medialen Ober- und Unterschenkelseite dargestellt. Durch die gute Venenfüllung am stehenden Patienten lassen sich sehr schnell Gefäßdoppelungen, Seitenäste, relevante Perforansvenen und schließlich variköse Veränderungen erfassen.

Farb-Doppler. Die in älteren Ultraschallgeräten simultane Darstellung von Grauwert- und Farbbildern auf 2 getrennten Bildschirmen war sehr vorteilhaft, da die farbbedingte Artefaktbildung — bei der für venöse Flüsse erforderlichen hohen Empfindlichkeit des Farb-Dopplers — Schwierigkeiten beim Erkennen von Gefäßabgängen bereitet. Deshalb empfiehlt es sich, in einem zweiten Untersuchungsgang durch Einblenden eines nicht zu groß gewählten Farbfensters im Transversalschnitt durch ständige Kompression und Dekompression des Fußes bzw. distalen Unterschenkels die Funktionstüchtigkeit des Klappenapparates zu prüfen.

Schnitt-, Schallkopfführung, Befunde. Im Transversalschnitt lässt sich das Gefäß zügig und ohne störende seitliche Abweichung im Verlauf darstellen; er ist der Längsschnittuntersuchung eindeutig überlegen. Über das Farbsignal ist außerdem bei richtiger Einstellung (niedrige PRF, niedriger Wandfilter) eine relevante Klappeninsuffizienz stets zu erkennen und erfordert lediglich bei grenzwertigen Befunden die Kontrolle der Flussrichtung während Kompression oder Dekompression im Längsschnitt. Letztere ist allerdings wegen des länger darzustellenden Venensegments zumindest bei den Stammvenen für die Dokumentation dem Querschnitt vorzuziehen. Ein Reflux von mehr als einer halben Sekunde ist dabei als pathologisch anzusehen. Um segmentale Klappeninsuffizienzen nicht zu übersehen, sollte die „Verschiebegeschwindigkeit“ des Schallkopfes dem Kompressionsmanöver angepasst sein. Schließlich wird die Untersuchung der Klappenfunktion durch die Beschallung der V. saphena magna im Längsschnitt unter gleichzeitiger Durchführung eines Valsalva-Pressversuches komplettiert.

Perforansvenen. Die Klappenfunktion der Perforansvenen wird ebenfalls im Transversalschnitt unter gleichzeitiger Kompression bzw. Dekompression der unmittelbar distal davon gelegenen Venenregion überprüft. Normalerweise ist nach der Kompression ein anhaltender Fluss in Richtung tiefes Venensystem nach-

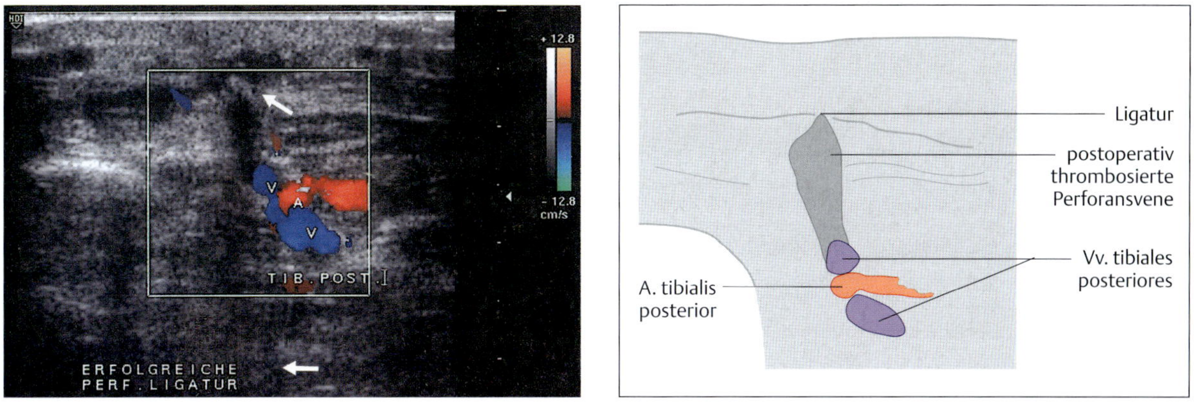

a b

Abb. 19.**5** **a** u. **b** Fehlender venöser Fluss in einer erfolgreich unterbundenen Perforansvene (**a**). Der Pfeil markiert die Ligationsstelle mit echoarmer, thrombosierter Perforansvene. Die Verhältnisse sind in **b** graphisch dargestellt.

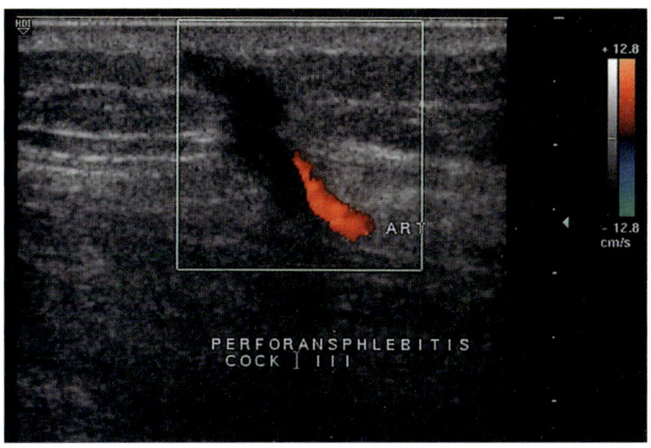

Abb. 19.**6** Fehlender Fluss bei Perforansphlebitis. Zu sehen ist eine verbreiterte, durch echoarmes Material verschlossene Cockett-III-Perforansvene mit begleitender Arterie (rot).

zuweisen. Ein Wechsel der Strömungsrichtungen während Kompression bzw. Dekompression zeichnet eine insuffiziente V. perforans aus. Ist kein venöser Fluss erfassbar, kann

- es sich um einen Zustand nach erfolgreicher Ligatur handeln (Abb. 19.**5**),
- eine akute Perforansphlebitis (Abb. 19.**6**) vorliegen,
- ein Kompressions- bzw. Dekompressionsmanöver distal der zu untersuchenden Perforansvene unzureichend sein.

Im Idealfall lässt sich die Perforansvene im Unterschenkel als paarig angelegtes Gefäß mit einer zugehörigen Arterie nachweisen (Abb. 19.**7**). Eine begleitende Phlebitis wird durch Kompression der betroffenen epifaszialen Vene ausgeschlossen: Fehlende Komprimierbarkeit beweist eine bereits abgelaufene Phlebitis, während die akuten Entzündungszeichen, der lokale Berührungsschmerz und die meist echogene Aufweitung des Gefäßes Aussagen über das Alter der Thrombophlebitis zulassen.

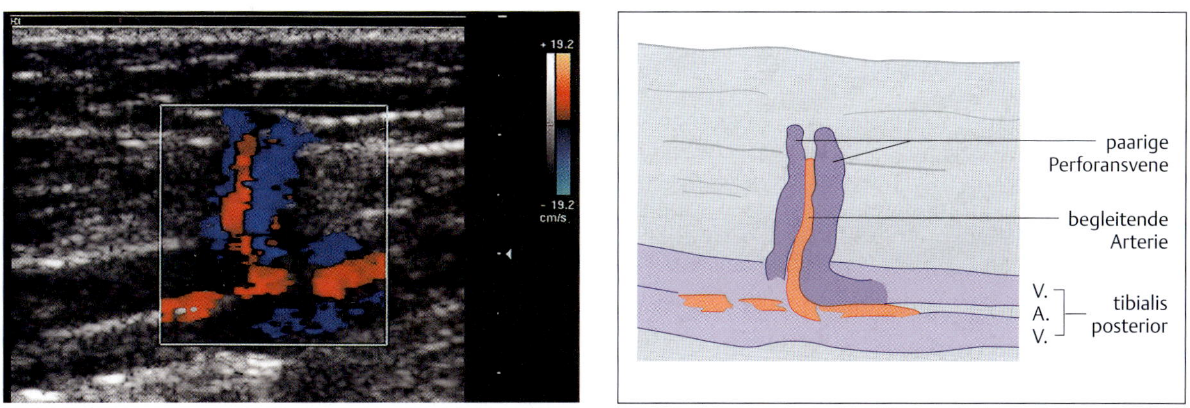

a b

Abb. 19.**7** **a** u. **b** Normalbefund einer doppelläufigen Perforansvene mit zentraler Arterie in der FKDS (**a**) und als Schema (**b**).

Präoperative Untersuchung. Die V. saphena magna kann beim kreislauflabilen oder bewegungseingeschränkten Patienten mit der Frage nach Transplantierbarkeit im Rahmen eines kardiochirurgischen Eingriffs mit großer Zuverlässigkeit auch im Liegen dargestellt werden. Hierzu wird sie im Quer- und Längsschnitt unter kontinuierlicher Kompression bzw. Dekompression des medialen Unterschenkels auf Klappenfunktion, Lumenweite bzw. phlebitische Residuen hin untersucht. Ist die Darstellung schwierig (z.B. schlanke Patienten, kühle Umgebungstemperaturen), empfiehlt es sich, die in jedem Falle erkennbare Mündungsstelle in der Leiste aufzusuchen und die V. saphena magna dann im kontinuierlichen Verlauf nach distal zu verfolgen. Aus unserer Erfahrung ließ sich die Vene entgegen anderer Lehrbuchmeinungen in der oben beschriebenen Vorgehensweise in jedem Falle bis auf Kniegelenksniveau hinsichtlich Funktion und Anatomie beurteilen.

Ultraschalluntersuchung: V. saphena parva

Vorgehen. Für die Untersuchung der V. saphena parva dreht der Patient dem Untersucher den Rücken zu, und es folgt ebenfalls in stehender Position zuerst die B-Bild-Untersuchung der Parva im Transversalschnitt. Die Sonde wird im distalen Drittel des Oberschenkels aufgesetzt, um

- möglichst proximale Einmündungen in das tiefe Venensystem zu erfassen,
- anatomische Variationen wie eine V. femoropoplitea, eine Giacomini-Anastomose oder eine weit lateral mündende variköse Parvamündung nicht zu übersehen.

Die V. saphena parva wird schließlich kontinuierlich in ihrem Verlauf bis zur Knöchelregion beschallt. Die Funktion der Venenklappen klärt man wie an der V. saphena magna durch ständiges Komprimieren und Dekomprimieren der Fußsohle bzw. des distalen Unterschenkels ab, wobei im Gegensatz zu Letzterer anstelle des Valsalva-Pressversuchs die proximale Kompression hilfreich sein kann.

Zur Erfassung aller relevanten Perforansvenen im Unterschenkel und wegen der häufig anzutreffenden Anastomosen zwischen Magna- und Parvagebiet sollte stets die gesamte Zirkumferenz des Beines entsprechend der Schallkopfbreite, unterhalb des Kniegelenks beginnend über die gesamte Unterschenkellänge beschallt werden.

Präoperative Untersuchung. Zur Vorbereitung eines venenchirurgischen Eingriffs empfiehlt es sich, den Patienten in der oben beschriebenen stehenden Position zu untersuchen und die duplexsonographisch

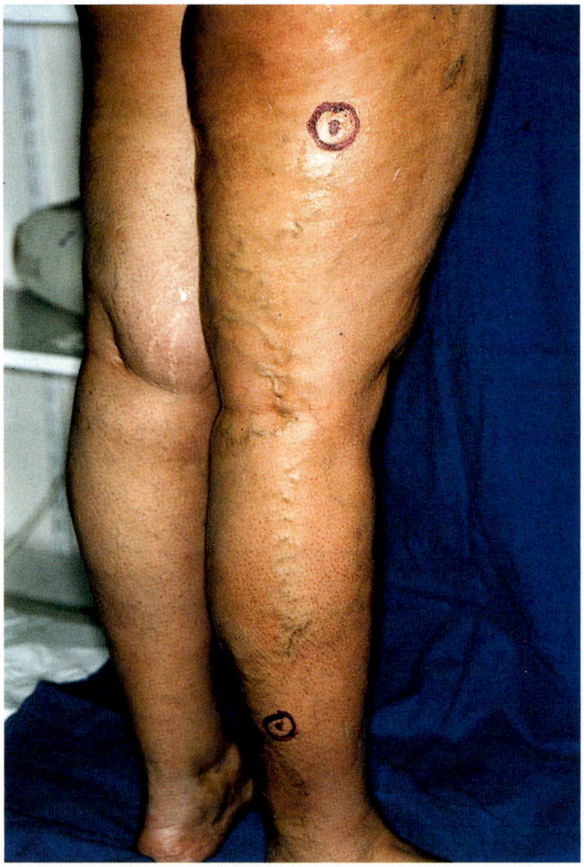

Abb. 19.**8** Markierter proximaler und distaler Insuffizienzpunkt einer Seitenastvarikose vom Profundatyp.

relevanten Perforansvenen mit Hauttinte zu markieren (Abb. 19.**8**). Nach einer eigenen Untersuchung können in liegender Position bis zu 50% der im Stehen markierten Perforansvenen nicht oder deutlich schlechter erkannt werden. Nicht erkannt werden vornehmlich im Stehen schmale, insuffiziente Vv. perforantes, während ausgeprägt insuffiziente Perforansvenen ohne Informationsverlust auch im Liegen dargestellt werden können. Die im Stehen häufig lateral einmündende insuffiziente V. saphena parva stellt sich in Bauchlage in über 75% der Fälle um mehr als 1 cm weiter medial dar, sodass bei einer Parvainsuffizienz ihre Mündung im Liegen aufgesucht und markiert werden sollte. Dies umso mehr, da die Ligatur ebenfalls in Bauchlage erfolgt.

Dokumentation

Normalbefund. Für den Normalbefund der Stammvene genügen

- die Darstellung der Magna- und Parvamündung im Längsschnitt,

- jeweils ein Befund von Oberschenkel- bzw. Wadenmitte mit simultaner Einblendung des Doppler-Signals nach Kompression bzw. Dekompression distal der Sonde.

Unerlässlich ist die exakte schriftliche Dokumentation über die Funktion der Mündungsklappen sowie der Klappen im Verlauf der Stammvenen und ihrer möglichen Seitenäste. Auch sollte stets eine Perforansveneninsuffizienz ausgeschlossen werden, vor allen Dingen dann, wenn lokale Beschwerden dies differenzialdiagnostisch fordern.

Thrombophlebitis. Liegt eine Thrombophlebitis vor, sind zwingend der Mündungsbereich der Stammvenen darzustellen und der Ausschluss bzw. Nachweis einer in die tiefe Vene reichende Varikophlebitis zu führen. Ferner empfiehlt sich, das Lumen der betroffenen Vene an ihrer breitesten Stelle im Querschnitt zu dokumentieren. Ebenfalls zu dokumentieren sind phlebitisch verschlossene Perforansvenen. Der schriftliche Befund muss die exakte Höhe des proximalen Thrombuskopfes in Zentimetern von der jeweiligen Mündungsstelle angeben. Bei Befall der Mündungsstelle ist die Länge der im tiefen Venensystem nachzuweisenden Thrombose anzugeben, da dies eine entscheidende Information für den Gefäßchirurgen darstellt. Ferner sollten die Gesamtausdehnung der phlebitisch veränderten Stammvene angegeben und nicht zuletzt auch eine tiefe Beinvenenthrombose ausgeschlossen werden (in ca. 25% der Fälle nachweisbar; 15).

Präoperative Dokumentation. Für die Vorbereitung zum venenchirurgischen Eingriff sind die Mündungen der Stammvenen im Längsschnitt darzustellen, unter gleichzeitiger Angabe des Doppler-Hämotachygramms. Aus diesem sollte der Beweis für eine bestehende Klappeninsuffizienz eindeutig zu entnehmen sein. Des Weiteren empfiehlt sich die Darstellung eines varikösen Segments der V. saphena magna bzw. parva in Höhe Oberschenkel- bzw. Unterschenkelmitte sowie je eines insuffizienten Perforators aus dem betreffenden Stromgebiet.

Schriftliche Dokumentation. Diese umfasst

- die Beurteilung des tiefen Venensystems,
- den Ausschluss phlebitischer Veränderungen der oberflächlichen Venen,
- die exakte Beschreibung des proximalen und distalen Insuffizienzpunktes (s.u.; Abb. 19.**8**).

Bewährt hat sich hier die nachstehende Einteilung der Stammvenenvarikose in die Stadien I–IV nach Hach (Abb. 19.**10**), die im Wesentlichen den ebenfalls von Hach eingeführten Rezirkulationskreisen I–IV entsprechen. Die Beurteilung nach kompensierten bzw. dekompensierten Rezirkulationskreisen erlaubt die hämodynamische Betrachtungsweise und somit individuelle Aussagen über die Prognose (Tabelle 19.**2**) der vorliegenden Varikose (s.u.).

Tabelle 19.**2** Auswirkung der unterschiedlichen Rezirkulationsläufe (nach Hach)

Rezirkulationskreis	Dekompensation	chronisches venöses Syndrom
I	nie	fehlt
II	sehr spät	kaum
III	nach 1–2 Jahrzehnten	leicht bis schwer
IV	sofort	sehr schwer

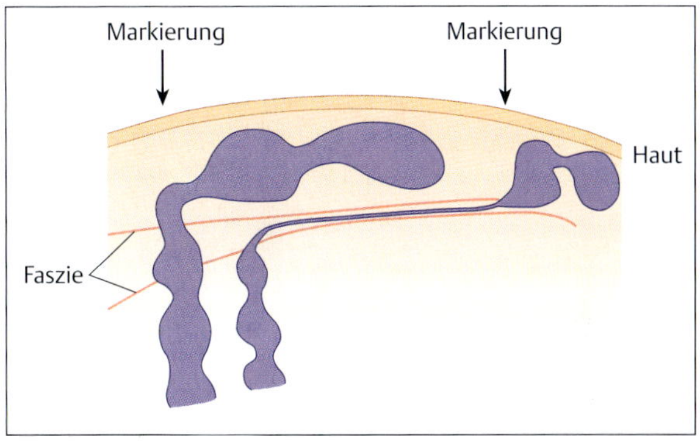

Abb. 19.**9** Korrekte Markierung der Fasziendurchtritte für den Chirurgen.

Dokumentiert werden auch die mit Hauttinte markierten insuffizienten Vv. perforantes. Die Kreismarkierung sollte sich dabei unmittelbar über der Durchtrittsstelle durch die Faszie befinden, entsprechend der Schemazeichnung in Abbildung 19.**9**. Relevante Seitenäste werden mittels Strichmarkierung aufgemalt und in der Befundung schriftlich erwähnt. Wie bereits erwähnt, weist die Mündung der insuffizienten V. saphena parva eine lageabhängige Variation ihres Übertritts in die tiefe Vene auf (30).

Oberflächliche Venen – Varikose

Besenreiservarizen. Die Varikose kann nach Tabelle 19.**1** bezogen auf die Faszie unterschiedliche Gefäßregionen betreffen und schlägt sich in der leichtesten, epifaszial gelegenen Form als Besenreiser oder Pinselfiguren nieder. Diese kutanen Mikrovarizen können im Bereich insuffizienter Vv. perforantes zu finden sein und treten gehäuft als Epiphänomen einer Stammvenenvarikose auf. Die Diagnose wird klinisch gestellt. Mittels Duplexsonographie muss eine be-

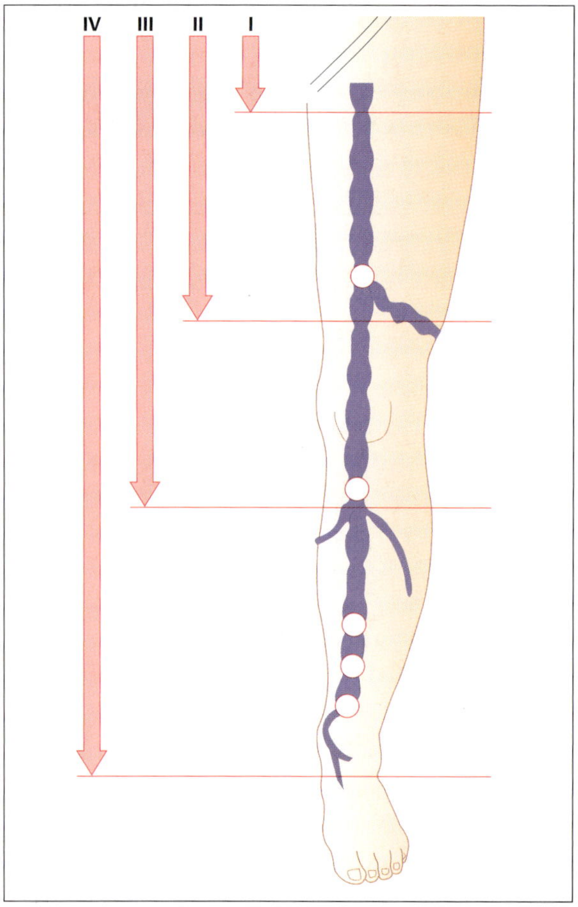

Abb. 19.**10** Stadieneinteilung der Stammvenenvarikose der V. saphena magna nach Hach.

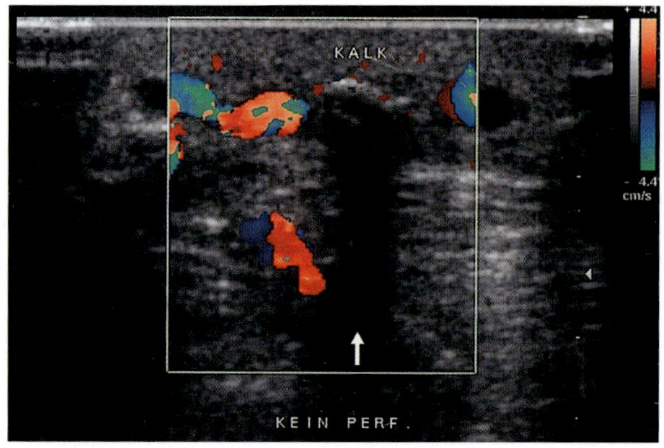

Abb. 19.**11** Ausgeprägte, chronisch venöse Insuffizienz mit Kalkeinlagerungen. Der Pfeil markiert den Schallschatten, der im B-Bild eine Perforansvene vortäuschen kann.

gleitende oder verursachende Stamm-/Seitenast- oder Perforansvarikose ausgeschlossen werden. Gleiches gilt für die ebenfalls primär kosmetisch störende retikuläre Varikose.

Typeneinteilung. Die Stammvenenvarikose, erstellt nach phlebographischen Kriterien, wird in eine komplette bzw. inkomplette Varikose sowohl der V. saphena magna als auch der V. saphena parva eingeteilt. Bei der *kompletten* Form ist stets die Mündungsklappe insuffizient, unabhängig von der Länge des insuffizienten Anteils der dazugehörigen Stammvene. Nach Hach (Abb. 19.**10**) werden für die V. saphena magna 4 Stadien definiert:

- Das Stadium I betrifft als Zufallsbefund nur den Mündungsbereich.
- Das Stadium II reicht bis handbreit oberhalb des Kniegelenks und findet ebenso wie das Stadium III (bis handbreit unterhalb des Knieglenks reichend) ihre Fortsetzung in insuffizienten Seitenästen.
- Das Stadium IV bildet das Vollbild einer Stammvenenvarikose und zeichnet sich bei Befall der hinteren Bogenvene in nahezu 100% der Fälle durch Zeichen der chronischen venösen Insuffizienz aus (Stauungsflecken, Pigmenteinlagerungen, Ödembildung; 11). In Extremfällen lassen sich duplexsonographisch Verkalkungen in Höhe der medialen Knöchelregion nachweisen (Abb. 19.**11**).

Von einer *inkompletten* Stammvarikose spricht man, wenn der Mündungsabschnitt intakt ist. Nach Hach findet sich die inkomplette Stammvarikose der V. saphena magna

- am häufigsten als Seitenasttyp, über die V. saphena accessoria lateralis,
- gefolgt vom Perforanstyp, über die Dodd-Perforansgruppe (Abb. 19.**12**),
- sowie als dorsaler Typ über die V. femoropoplitea.

Rezirkulationskreise. Weitaus hilfreicher, da die Hämodynamik erfassend, ist die von Hach (9) beschriebene Einteilung in die Rezirkulationskreise I bis IV (Tabelle 19.**2**). Diese Einteilung fordert die Beschreibung des proximalen und distalen Insuffizienzpunktes (Abb. 19.**8**). Dieser kann bezüglich des tiefen Venensystems in Abhängigkeit von der Ausprägung nach unterschiedlich langer Zeit von einem kompensierten in ein dekompensiertes Stadium übergehen.

Magna-Stammvarikose: Befunde. Die FKDS erlaubt eine exakte Beschreibung der Flussverhältnisse im Mündungsbereich und so die Differenzierung zwischen kompletter und inkompletter Varikose.

- Beim Rezirkulationskreis I lassen sich sowohl die Mündung als auch der Verlauf der V. saphena accessoria lateralis verlässlich darstellen und der distale Insuffizienzpunkt im Unterschenkel exakt lokalisieren.

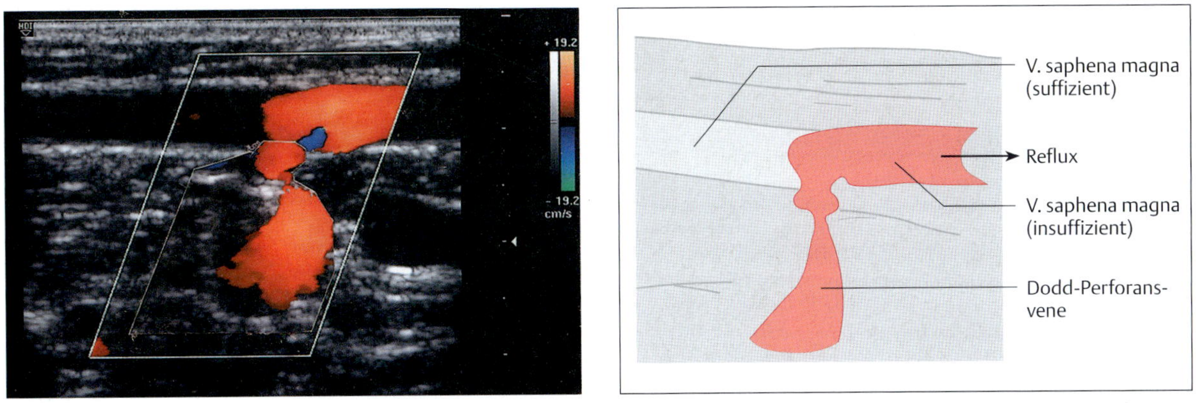

Abb. 19.**12 a** u. **b** Inkomplette Stammvarikose vom Profundatyp. Im Valsalva-Pressversuch bewegt sich der Fluss bei proximal suffizienter (fehlender Fluss) und distal insuffizienter V. saphena magna auf die Sonde zu (rot; **a**).
Inkomplette Stammvarikose vom Perforanstyp in graphischer Darstellung (**b**).

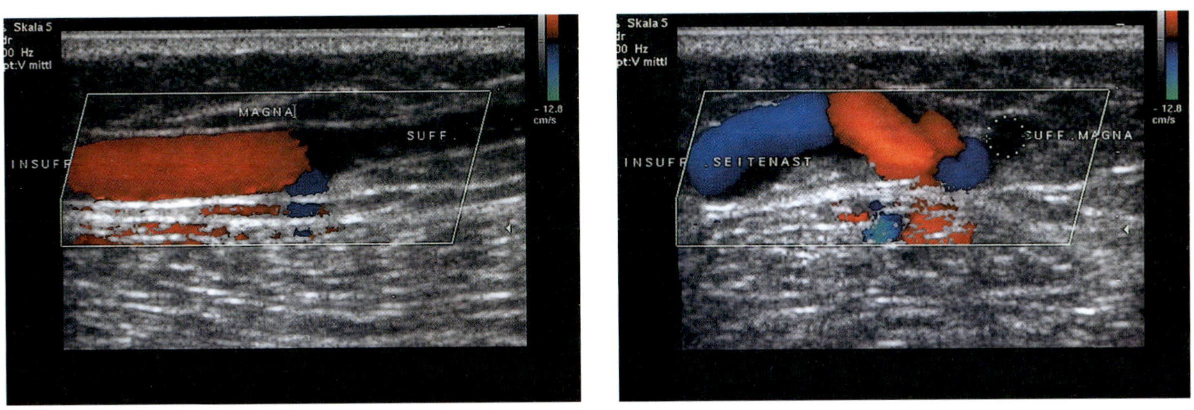

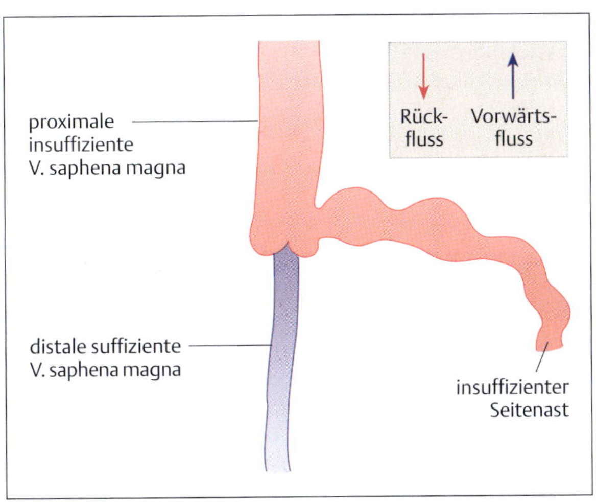

Abb. 19.**13 a–c** Übergang von einer kompletten Magnainsuffizienz in eine Seitenastvarikose (Rezirkulationskreis II) im Längs- und Querschnitt (**a**, **b**). Der Kreis markiert den distalen suffizienten und normal kalibrigen Abschnitt der V. saphena magna. Unmittelbar proximal davon mündet der erweiterte und insuffiziente Seitenast. Graphische Darstellung der in **a** und **b** festgehaltenen Flussverhältnisse (**c**).

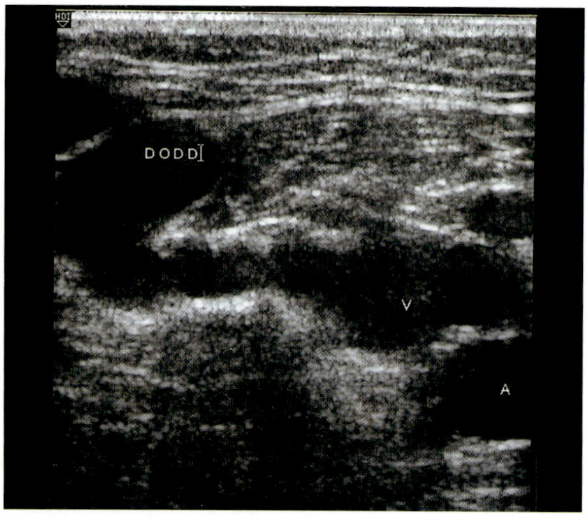

a

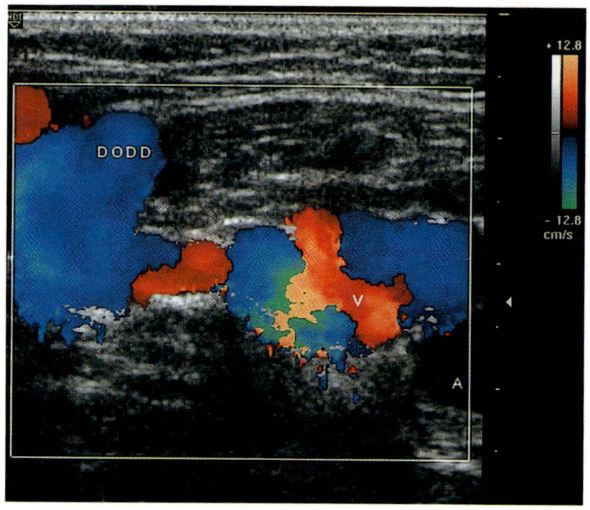

b

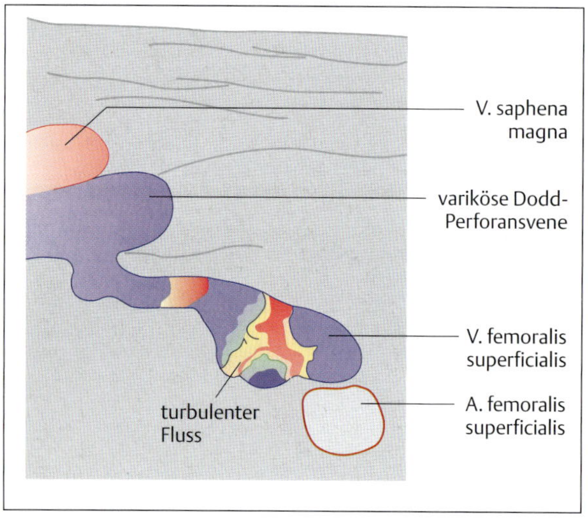

c

Abb. 19.**14 a–c** Sakkulär erweiterter Dodd-Perforator im B-Bild und in der FKDS mit turbulentem Flussprofil der tiefen Mündungsstelle (**a, b**). Graphische Darstellung der Verhältnisse (**c**).

- Beim Rezirkulationskreis II ist der insuffiziente Anteil der V. saphena magna (bis proximal des Kniegelenks reichend), ebenso wie Beginn und Verlauf der Seitenastvarikose darstellbar.
- In gleicher Weise lassen sich die Rezirkulationskreise III und IV entsprechend der oben genannten Stadien I–IV nach Hach beschreiben.

Abbildung 19.**13a/b** zeigt den Übergang einer kompletten Magnainsuffizienz in eine ausgeprägte Seitenastvarikose im Sinne eines Rezirkulationskreises II mit proximal weitem und insuffizientem Magnaanteil und suffizientem bzw. schmalem Magnaverlauf distal des Seitenastabgangs. Die Schemazeichnung in Abbildung 19.**13c** verdeutlicht dies noch. In gleicher Weise lässt sich die in Abbildung 19.**14** gezeigte Seitenastvarikose vom Perforanstyp mit sakkulär erweiterter Dodd-Perforansvene sowohl im B-Bild als auch in der FKDS diagnostizieren.

Weitaus seltener kann die V. saphena accessoria medialis als Seitenastvarikose von Bedeutung sein, vor allen Dingen dann, wenn sie über die so genannte Giacomini-Anastomose mit der V. femoropoplitea verbunden ist. Während die Giacomini-Vene (40) bei isolierter Magnavarikose sehr selten ist (< 1%), ist sie bei kombinierter Magna- und Parvavarikose in mehr als 50% der Fälle nachzuweisen und bei Nichtbeachtung häufig Ursache für ein Varizenrezidiv.

Parva-Stammvarikose. Die Stammvarikose der V. saphena parva, die nach Hach im Vergleich zur Magna wesentlich seltener anzutreffen ist (Parva versus Magna = 1:6), lässt sich in die Stadien I–III nach Hach einteilen, wobei

- das Stadium I die Mündungsebene betrifft,
- das Stadium II bis zur Unterschenkelmitte reicht,
- das Stadium III den gesamten Stamm bis zum Außenknöchel umfasst.

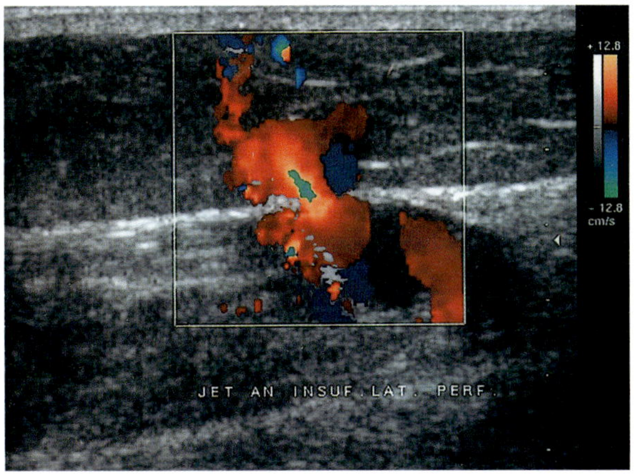

Abb. 19.**15** Insuffiziente Perforansvene mit jetartiger Auswärtsströmung.

In ganz ähnlicher Weise verteilen sich die oben beschriebenen Rezirkulationskreisläufe I–III der V. saphena parva. Je nach Ausprägung der Parvainsuffizienz weicht – wie bereits gesagt – die Mündungsregion beim stehenden Patienten nach lateral ab; sie ist beim liegenden Patienten nahezu regelmäßig um mehr als 1 cm medial davon zu finden.

Beteiligung tiefer Venen. Nur in 15% der Fälle betrifft die Parvainsuffizienz nach einer Studie von Brunner (14) ausschließlich das Gebiet der Stammvene. Weitaus häufiger (85%) lässt sich mittels Pressphlebographie und FKDS eine begleitende Insuffizienz der femoropoplitealen Achse des tiefen Venensystems nachweisen. Die z.T. jetartige Auswärtsströmung des Blutes (Abb. 19.**15**) bei insuffizienten Vv. perforantes ist eine Quelle für progrediente Hautläsionen infolge gestörter dermaler Drainagefunktion. Diese Leckstellen bei primärer Stammvarikose sollten deshalb – auch wegen der erhöhten Rezidivgefahr – gezielt ausgeschaltet werden.

Diagnostische Probleme. Schwierigkeiten in der Darstellung insuffizienter Vv. perforantes ergeben sich

- bei schwerer Induration einschließlich Verkalkungen des subkutanen Gewebes,
- bei Patienten, die aufgrund orthostatischer Dysregulation während der Untersuchung kollabieren.

Ansonsten stellt die FKDS in der Hand des geübten Untersuchers die Methode der Wahl zur Darstellung insuffizienter Vv. perforantes dar und ist zur Angabe der Stadieneinteilung nach Hach der Phlebographie als gleichwertig anzusehen.

Oberflächliche Venen – Rezidivvarikose, Thrombophlebitis

Rezidivvarikose

Ursachen der Rezidivvarikose der V. saphena magna sind nach Hach

- die Ausbildung eines inguinalen Varizenbeetes,
- ein langer Saphenastumpf,
- die Rezidivvarikose vom Perforanstyp,
- der Zustand nach unsachgemäßer Ligatur der Krosse bei fehlender Stammresektion.

Sie lassen sich mit der FKDS verifizieren und dem Gefäßchirurgen durch Hautmarkierung der proximalen Leckstelle und häufig nachzuweisenden insuffizienten Vv. perforantes im Unterschenkel verlässlich darstellen. Die Rezidivvarikose der V. saphena parva entsteht meist durch eine fehlerhafte Unterbindung der Parvamündung, die wegen der häufigen Mündungsvarianten selbst dem erfahrenen Gefäßchirurgen Mühe bereiten kann. Bislang galt hier die Pressphlebographie als diagnostische Methode der Wahl. Die in unserer Arbeit duplexsonographisch markierten 22 Mündungsstellen der V. saphena parva entsprachen in jedem Fall dem chirurgischen Befund (34).

Thrombophlebitis

Ursachen. Mit Ausnahme der Phlebitis saltans beim Morbus Buerger oder bei seltenen Vaskulitiden stellt die Thrombophlebitis eine Komplikation der Varikose dar.

> Mit zunehmender Nähe des proximalen Anteils der Varikophlebitis zur Mündung in das tiefe Venensystem steigt die Gefahr einer Lungenembolie.

So wurden an einem unselektionierten Patientengut mit Thrombophlebitis in bis zu 25% der Fälle meist asymptomatische Lungenembolien nachgewiesen. Letztlich bleibt unklar, ob die Lungenembolien Folge der Phlebitis oder einer begleitenden tiefen Beinvenenthrombose waren, denn in immerhin 23% der Fälle ließ sich bei Vorliegen einer Thrombophlebitis auch eine Thrombose nachweisen, meist im Bereich der Unterschenkelvenen (15; Abb. 19.**16**).

Befunde. Neben der typischen Klinik ist das Gefäß bei florider Thrombophlebitis in der FKDS erheblich aufgeweitet. Im Lumen finden sich z.T. echogene Binnenechos (Abb. 19.**17**), die Gefäßwand und das perivaskuläre Gewebe sind ödematös verbreitert, und bei

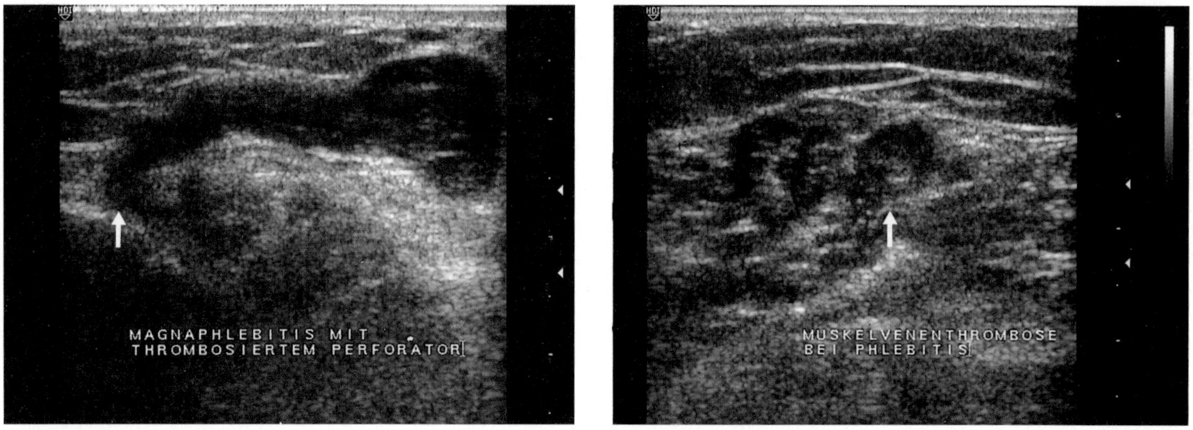

Abb. 19.**16** **a** u. **b** Magnaphlebitis mit thrombotischem Verschluss eines Schienbeinperforators (**a**) und einer begleitenden Muskelvenenthrombose (**b**).

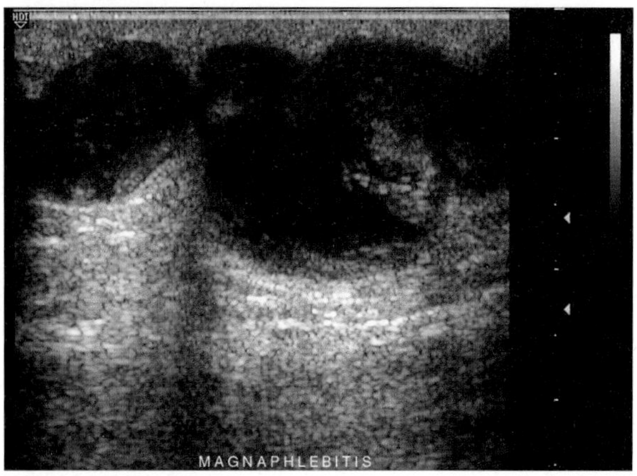

Abb. 19.**17** Floride Varikophlebitis mit inhomogener Auftreibung des Gefäßes.

komplettem Verschluss fehlt die Farbdarstellung im Gefäßlumen. Beweisend ist allerdings erst die fehlende Komprimierbarkeit des betroffenen Venensegments, denn auch langsam fließendes Blut in sakkulären Venen führt über einen „Sedimentationseffekt" der Blutzellen zur echogenen Füllung einer Vene. Diese Sedimentation („Sludge") kann durch geringe Kompression des distalen Venensegments kurzfristig zum Verschwinden gebracht werden (Abb. 19.**18**).

Im Rahmen eines Erysipels oder eines infizierten Ulkus kann es, wenn auch selten, zur Ausbildung einer eitrigen Phlebitis kommen. Die entscheidenden Hinweise hierauf gibt primär der klinische Befund. Sonographisch sollte in diesem Zusammenhang auf Gewebseinschmelzungen (echoarme, paravaskuläre Bezirke) geachtet werden.

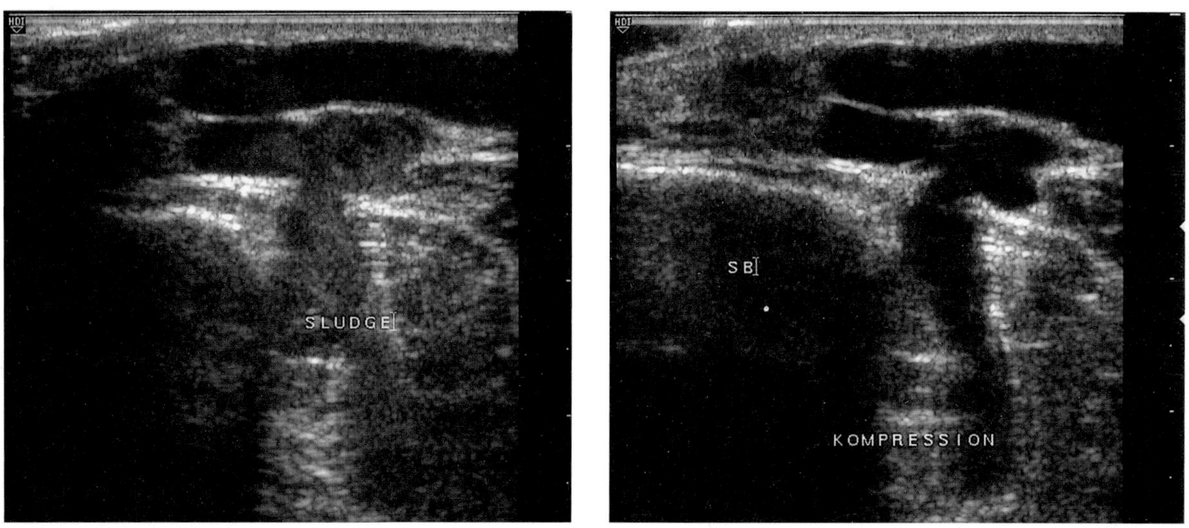

Abb. 19.**18** **a** u. **b** „Sedimentationseffekt" durch langsam fließendes Blut (Vortäuschung einer Phlebitis, **a**), der sich durch leichte Kompression (**b**) schnell zum Verschwinden bringen lässt.

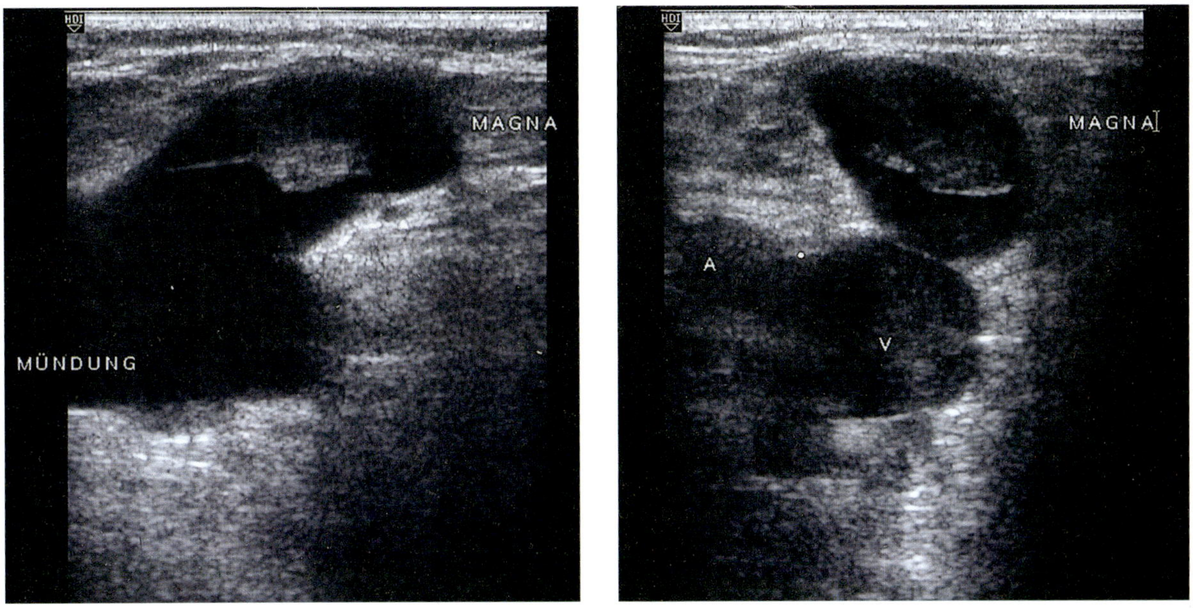

Abb. 19.**19 a** u. **b** Bis zur Mündungsklappe reichende Phlebitis der V. saphena magna.

Das duplexsonographische Bild nach abgelaufener Phlebitis zeigt eine Insuffizienz der betroffenen Venenklappen, z.T. fadenförmige, echoreiche Binnenstrukturen, die Aufhebung der Venenwand, ein meist nur partiell komprimierbares Venenlumen und bei entsprechend langem Verlauf, wenn auch selten, die Einlagerung von Kalk mit Schallschatten.

Untersuchungsumfang. Neben der Ausdehnung der Varikophlebitis sollte duplexsonographisch auch der Mündungsbereich der betroffenen Vene exakt dargestellt werden (Abb. 19.**19**), da dies ganz wesentlich das chirurgische Vorgehen bestimmt. In gleicher Weise muss eine begleitende tiefe Unterschenkelvenenthrombose ausgeschlossen werden. Anhaltspunkt hierfür kann der phlebitische Verschluss einer insuffizienten Perforansvene sein.

Bei einer Unterschenkelphlebitis ist die Kompressionssonographie wegen der z.T. erheblichen Berührungsschmerzen im Akutstadium u.U. unmöglich. In diesem Falle lässt sich eine begleitende Thrombose nur phlebographisch ausschließen.

Oberflächliche Venen – Wertigkeit der FKDS und Methodenvergleich

Zur Abklärung der Varikose stehen neben der unerlässlichen klinischen Untersuchung als *nichtinvasive* Techniken im Wesentlichen die Plethysmographie, die CW-Doppler-Sonographie und die Duplexsonographie zur Verfügung. Als *invasive* Methoden kommen die Phlebographie (meist als aszendierende Pressphlebographie nach Hach) und die Varikographie zum Einsatz.

Plethysmographie. Die Plethysmographie ist zur differenzierten Planung einer Varizen-Operation ungeeignet, da sie keine Aussage über die Morphologie des oberflächlichen Venensystems zulässt (2). Dies unterstreicht die globale Aussage der Methode über die Hämodynamik des oberflächlichen und tiefen Venensystems. In Ergänzung zur Phlebographie wird sie zu gutachterlichen Aussagen herangezogen.

CW-Doppler. Mit der CW-Doppler-Methode lässt sich eine sichere Aussage über die Klappenfunktion der Stammvenen treffen. Allerdings versagt sie bei der räumlichen Zuordnung von gedoppelten Venenverläufen, der Darstellung von Gefäßabgängen oder der exakten Bestimmung der Parvamündung. Auch die Darstellung der Perforansvenen gelingt nach Wienert (39) nur ungenügend.

Phlebographie versus Duplexsonographie. Der aszendierenden Pressphlebographie ist es zu verdanken, dass die primäre Varikose in wissenschaftlich reproduzierbarer Form abgeklärt werden konnte und somit zur Entdeckung einer Reihe neuer Krankheitsbilder und Entwicklung spezifischer Operationsverfahren beitrug. Der entscheidende Vorteil der Phlebographien liegt in der guten Übersicht und somit Dokumentation des oberflächlichen Venensystems. Sie sind, ebenso wie die Doppler- und Duplexsonographie, sehr untersucherabhängig.

In der von uns durchgeführten Vergleichsstudie Phlebographie versus Duplexsonographie für die Darstellung insuffizienter Perforansvenen war ⅓ der mitgebrachten Phlebogramme völlig unzureichend (34).

Während die Phlebographie eine globale morphologische Information über das oberflächliche Venensystem liefert, sind im Vergleich zur Duplexsonographie die Aussagen über hämodynamische Eigenschaften einer Varikose deutlich eingeschränkt (2). Ferner lassen sich duplexsonographisch Aussagen über paravaskuläre Strukturen oder Veränderungen machen, die v.a. bei differenzialdiagnostischen Fragestellungen weiterhelfen: Abszess oder Phlebitis? Sakkuläre Parvamündung oder Baker-Zyste?

Daneben erhöht die Duplexsonographie die diagnostische Sicherheit in der Abklärung von Thrombosen in sog. phlebographieblinden Bereichen, wie tiefen Muskelvenen oder Phlebitiden von Perforansvenen (Abb. 19.**19**).

Die über Jahre geführte Diskussion nach der zuverlässigsten Untersuchungsmethode zur Darstellung insuffizienter Vv. perforantes zeigt nach Wienert (39) eine Trefferquote

- für die Palpation zwischen 30 und 60%,
- für die Ultraschall-Doppler-Untersuchung zwischen 55 und 90%,
- für die Thermographie zwischen 40 und 90%,
- für die Phlebographie zwischen 40 und 70%.

Tabelle 19.**3** Verteilung der duplexsonographisch dargestellten Vv. perforantes mit Angabe der falsch positiven Befunde in Abhängigkeit von der jeweiligen Stammvene

	gesamt	falsch positiv
Magnagebiet		
Dodd-Perforansvene	14	3 (21%)
Boyd-Perforansvene	28	4 (14%)
24 cm/Schienbein-Perforansvene	79	4 (5%)
Cockett III	77	0 (0%)
Cockett II	43	0 (0%)
Cockett I	5	1 (20%)
Parvagebiet		
Gastroknemius-Perforansvene	22	0 (0%)
Soleus-Perforansvene	19	0 (0%)
laterale Perforansvene	32	0 (0%)
Bassi-Perforansvene	8	1 (13%)
Andere	7	1 (14%)
gesamt	**334**	**14 (4,2%)**

Somit war bis zu Beginn der 80er-Jahre die gründliche intraoperative Suche die konkurrenzlos beste Methode (Wuppermann) zur Auffindung insuffizienter Vv. perforantes.

Tabelle 19.**4** Phlebographisch darstellbare, duplexsonographisch markierte insuffiziente Vv. perforantes in Abhängigkeit von der Aufnahmequalität

Phlebographie mit ...	**... guter Aufnahmequalität**		**... schlechter Aufnahmequalität**	
Magnagebiet	**gesamt**	**falsch negativ**	**gesamt**	**falsch negativ**
Dodd-Perforansvene	7	4 (57%)	2	2 (100%)
Boyd-Perforansvene	8	0 (0%)	3	3 (100%)
24 cm/Schienbein-Perforansvene	16	5 (31%)	14	11 (79%)
Cockett III	22	3 (14%)	15	12 (80%)
Cockett II	15	6 (40%)	4	2 (50%)
Cockett I	1	1 (100%)	–	–
Parvagebiet	**gesamt**	**falsch negativ**	**gesamt**	**falsch negativ**
Gastroknemius-Perforansvene	7	3 (43%)	4	4 (100%)
Soleus-Perforansvene	2	2 (100%)	1	1 (100%)
laterale Perforansvene	9	5 (55%)	7	7 (100%)
Bassi-Perforansvene	4	3 (75%)	–	–
gesamt	**91**	**32 (35%)**	**50**	**42 (84%)**

Nach einer eigenen Studie (34) konnten wir erstmals für die FKDS (Tabelle 19.**3**) eine im Vergleich zur Phlebographie signifikant bessere Sensitivität für die Darstellung insuffizienter Vv. perforantes finden (96% versus 65%), wobei dies ausschließlich die Aussagekraft einer technisch gut durchgeführten Phlebographie betrug. Die von den zuweisenden Ärzten veranlassten Phlebogramme lagen ausschließlich dem Gefäßchirurgen zur Beurteilung ihrer Güte und zum unmittelbar operativen Vergleich mit den in unserer Abteilung erstellten duplexsonographischen Untersuchungen vor. Bei technisch schlechter Phlebographie wurden nur 16% der duplexsonographisch markierten insuffizienten Vv. perforantes gefunden (Tabelle 19.**4**). Die Interpretation einer weiteren von uns durchgeführten Studie an stehenden und liegenden Patienten lässt Zweifel an der chirurgischen Aussagekraft bezüglich markierter, aber intraoperativ nicht auffindbarer Perforansvenen zu. Mehr als ⅓ der im Stehen duplexsonographisch nachweisbaren Perforansvenen waren in liegender Position deutlich schlechter oder nicht darstellbar, also unter den Verhältnissen, wie sie der Chirurg vorfindet.

Fazit. Zusammenfassend zeichnet sich die FKDS in der Hand des erfahrenen Untersuchers durch eine hohe Sensitivität und Spezifität in der Beurteilung des oberflächlichen Venensystems aus. Sie gestattet die genaue Beschreibung des proximalen und distalen Insuffizienzpunktes, die Differenzierung der unterschiedlichen Venen im Bereich der Mündung von V. saphena magna und parva und stellt die Methode der Wahl zur präoperativen Markierung insuffizienter Vv. perforantes dar. Durch die exakte Beschreibung von Normvarianten des oberflächlichen Venensystems einschließlich der Ursachenklärung bei Rezidivvarikose, lässt sich ein präzises präoperatives Mapping erstellen. Die Ausdehnung einer Varikophlebitis ist mittels Duplexsonographie exakt zu bestimmen, ebenso wie die Beurteilung der Mündungsregion. Damit liefert die Methode entscheidende Hinweise für das therapeutische Vorgehen.

Tiefes Venensystem — Allgemeine Bemerkungen

Nach Herzinfarkt und Schlaganfall ist die tiefe Venenthrombose die dritthäufigste, akut auftretende kardiovaskuläre Erkrankung. Etwa 95% der tiefen Thrombosen entwickeln sich in der V. cava inferior und den Becken-/Beinvenen, wobei die aszendierende Thrombose mit 85% im Vergleich zur deszendierenden Thrombose am häufigsten ist (12). Die Inzidenz der tiefen Beinvenenthrombose liegt nach einer skandinavischen Studie bei 1 Fall pro 1000 Einwohner und Jahr und ist nach einer eigenen Studie zum Zeitpunkt der Diagnosestellung mit einer Lungenembolierate von 60% behaftet (17, 25).

Die Akutsterblichkeit infolge fulminanter Lungenembolien bei Patienten ohne angemessene Antikoagulation beträgt bis zu 25%. 10–15 Jahre nach der Thrombose leiden 40–60% der Betroffenen an den unterschiedlichen Stadien eines postthrombotischen Syndroms. Darüber hinaus entwickelt ca. jeder zehnte Patient in Abhängigkeit von der Thromboseausdehnung ein Ulcus cruris (3).

Mit der Duplexsonographie steht eine Methode zur Verfügung, die in der Beurteilung einer akuten Thrombose oder Rezidivthrombose, wie auch eines postthrombotischen Syndroms eine der Phlebographie zumindest vergleichbare, in manchen Fällen überlegene Treffsicherheit aufweist. Als nichtinvasives kostengünstiges diagnostisches Verfahren ist die Duplexsonographie auch am Krankenbett durchführbar und in der Hand des erfahrenen Untersuchers von hoher diagnostischer Relevanz.

Tiefes Venensystem — Anatomie und Varianten

Die subfaszial gelegenen Venenstämme des Beines gliedern sich in die tiefen Leitvenen und die regionalen Muskelvenen des Unter- und Oberschenkels.

Venen des Unterschenkels

Die tiefen Fußvenen drainieren direkt in die tiefen Leitvenen des Unterschenkels und stehen über klappenlose Brückenvenen (Kuster-Perforansvenen) mit dem oberflächlichen Venennetz des Fußes in Verbindung. Sie ermöglichen eine der Wadenmuskelpumpe vorgeschaltete Drucksaugpumpe (19).

Leitvenen. Die Leitvenen des Unterschenkels sind meist paarig angelegt, folgen den gleichnamigen Arterien und vereinigen sich variabel unterhalb (ca. 46%), in Höhe (9%) bzw. oberhalb des Kniegelenks (42%) zur V. poplitea. In 2% geht die doppelläufige V. poplitea in eine doppelläufige V. femoralis über (19).

Die Vv. tibiales anteriores treten in charakteristischem Bogen mit der gleichnamigen Arterie durch die Membrana interossea (Abb. 19.**20**). Neben einer breitkalibrigen Perforansverbindung zur vorderen Bogenvene lassen sich besonders bei insuffizienter V. saphena accessoria lateralis insuffiziente Vv. perforantes zu den Vv. tibiales anteriores nachweisen.

Die Vv. fibulares sind nach Aufnahme der Soleusmuskelvenen häufig spindelförmig aufgetrieben und unterscheiden sich hierdurch im Querschnitt bereits von den Vv. tibiales posteriores (Abb. 19.**21**). Letztere

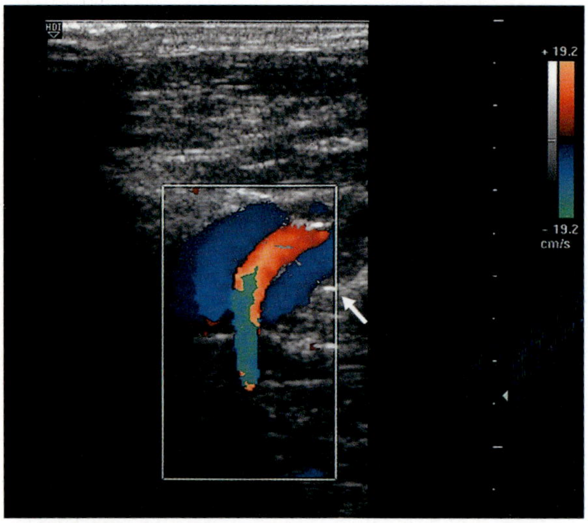

Abb. 19.**20** Darstellung der paarig angelegten V. tibialis anterior mit gleichnamiger Arterie beim Durchtritt durch die Membrana interossea (= Pfeil).

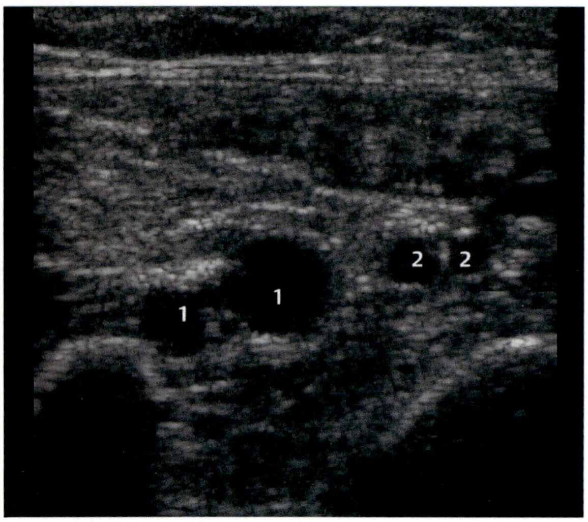

Abb. 19.**21** Vergleichende Darstellung der Vv. fibulares (= 1) und der Vv. tibiales posteriores (= 2).

nehmen neben Ästen der Soleusmuskelvenen über die relevanten Perforansvenen des Unterschenkels Blut aus der hinteren Bogenvene der V. saphena magna auf. Hierdurch erklärt sich die wichtige Rolle der hinteren tibialen Leitvenengruppe für die Entwicklung einer chronischen venösen Insuffizienz.

Venen der Wadenmuskelpumpe. Die paarig angelegten klappenlosen Soleusvenen bilden zusammen mit den Gastroknemiusvenen den wesentlichen Teil der Wadenmuskelpumpe (19). Beide Venengruppen stehen

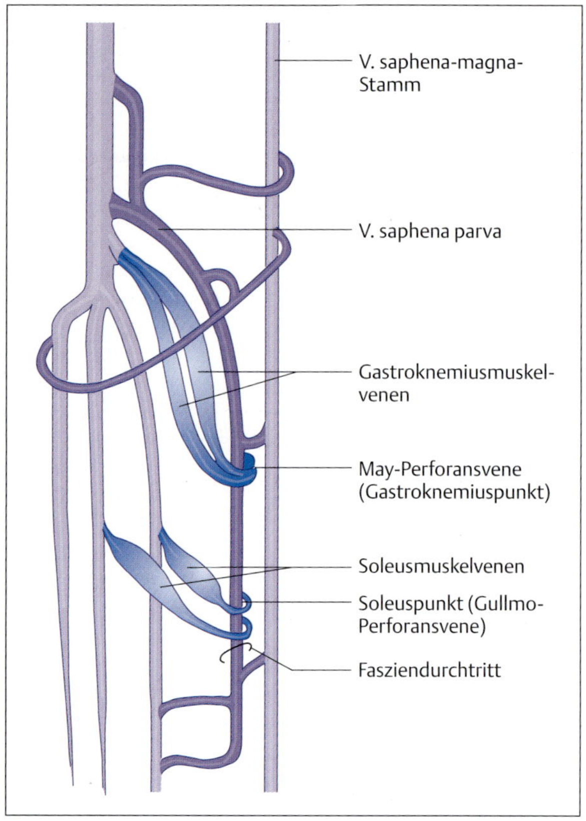

Abb. 19.**22** Die relevanten Venen der Wadenmuskelpumpe und ihre Verbindungen zum oberflächlichen und tiefen Venensystem (Schema, modifiziert nach [37]).

über Vv. perforantes mit den epifaszialen Venen in Verbindung (Soleus- und Gastroknemiuspunkt; Abb. 19.**22**). Wegen ihrer besonderen Anatomie (Schlängelung in Erschlaffung, klappenloser Venensinus der Soleusvenen, Knickstenosen im Mündungsbereich bei abgewinkeltem Knie) sind sie ein wichtiger Wegbereiter für die Entwicklung einer Wadenvenenthrombose. Für die chirurgische Sanierung nicht unerheblich ist eine in $^1/_3$ der Fälle gemeinsame Mündung von V. saphena parva und den Gastroknemiusvenen.

Venen des Oberschenkels

Die V. femoralis superficialis ist in 21% doppelt angelegt, in knapp 14% drei- und mehrfach, wobei diese Anlagevarianten meist nur segmental auftreten und selten den gesamten Verlauf der V. femoralis betreffen. Deutlich seltener ist eine von der V. poplitea zur V. profunda femoris ziehende tiefe Femoralisanastomose mit im Vergleich zur normal verlaufenden V. femoralis breiterem Gefäßlumen (37; Abb. 19.**23**).

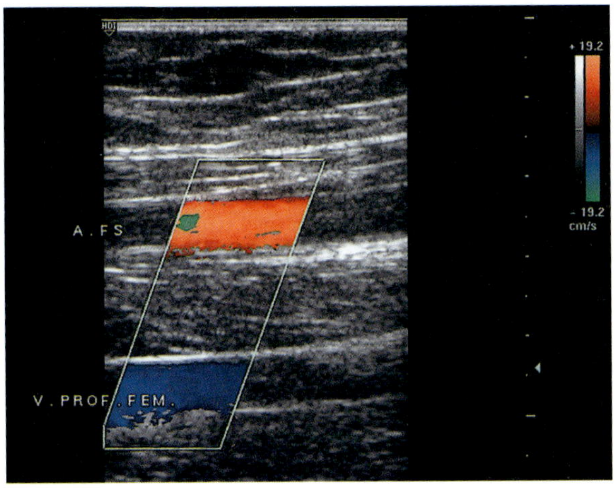

Abb. 19.**23** Hypoplasie der V. femoralis superficialis in der FKDS. Tief liegende, großlumige Verbindung zwischen V. poplitea und V. profunda femoris. Oberflächennah liegt die A. femoralis superficialis (A. FS).

Verlauf. Im so genannten Adduktorenkanal, einer schlitzförmigen Öffnung zwischen den Ansätzen des M. adductor magnus, wird die V. poplitea zur V. femoralis. Während die V. poplitea von medial nach posterolateral um die gleichnamige Arterie zieht, stellt sich die V. femoralis

- im Adduktorenkanal medial der Arterie,
- im Verlauf des Oberschenkels dorsal,
- im Bereich der Leiste medial der gleichnamigen Arterie dar.

Venenstern. 2–7 cm unterhalb des Leistenbandes münden, nur wenige Zentimeter versetzt, die V. profunda femoris und der Stamm der V. saphena magna in die V. femoralis superficialis. Kranial der Einmündung der V. profunda femoris spricht man von der V. femoralis communis. Der so genannte Venenstern wird durch die Vv. circumflexae laterales femorales und mediales femorales komplettiert. Letztere münden entweder direkt in die V. profunda femoris oder in die V. femoralis communis.

Venen des Beckens

Als wichtige Kollateralen bei Abflussstörungen im kleinen Becken können Äste der V. obturatoria und pudendalis mit der V. saphena magna anastomosieren.

Kranial des Lig. inguinale geht die V. femoralis communis in die V. iliaca externa über. Auf der Innenseite des Leistenbandes münden von lateral die Vv. circumflexae ileum profundae, von medial Äste der V. obturatoria und von der Bauchwand die Vv. epigastricae inferiores. Ventral des Iliosakralgelenks vereinigen sich die Vv. iliacae externa und interna zur V. iliaca communis. In Höhe des 5. Lendenwirbels vereinigen sich die rechte und linke V. iliaca communis zur V. cava inferior. In die Vv. iliacae communes münden die Vv. lumbales ascendentes der jeweiligen Seite (Abb.19.**24**).

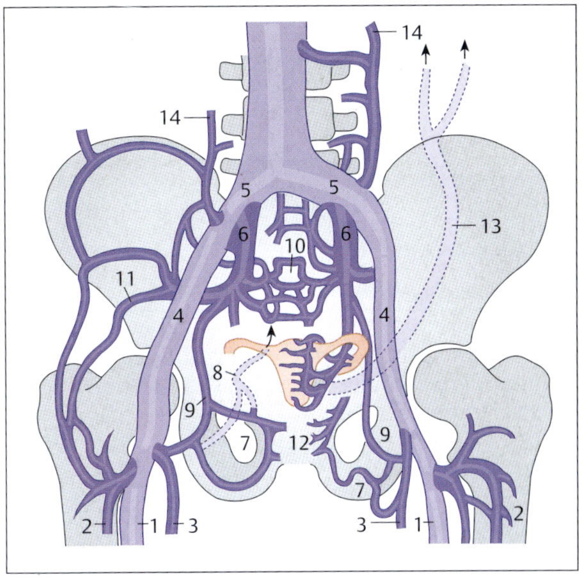

Abb. 19.**24** Beckenvenen in der Übersicht (Schema, modifiziert nach [37]).
1 = V. femoralis, 2 = V. profunda femoris,
3 = V. saphena magna, 4 = V. iliaca externa,
5 = V. iliaca communis, 6 = V. iliaca interna,
7 = Vv. pubicae et pudendales, 8 = Vv. epigastricae,
9 = V. obturatoria, 10 = Plexus sacralis, 11 = Vv. gluteales inferior et superior, 12 = Plexus uterinus et ovaricus,
13 = V. testicularis/ovarica, 14 = V. lumbalis ascendens.

Besonderheiten. Die um einige Zentimeter längere linke V. iliaca communis weist aufgrund ihrer Entwicklungsgeschichte einige Besonderheiten auf. Je nach Ausprägung des Promontoriums, findet sich ein gestreckter Gefäßverlauf, der im kranialen Anteil von der rechten A. iliaca communis überkreuzt wird. Bei 22% der Erwachsenen fanden sich in einem Sektionsgut unterschiedlich ausgeprägte Lumeneinengungen, die die Linksdominanz der Becken-Beinvenen-Thrombose erklären. Die Venenwandveränderungen reichen dabei von einer hämodynamisch nicht wirksamen Wandverdickung bis zu einer membranösen Knopflochstenose (37).

Venenklappen

Bei den Venenklappen handelt es sich um paarig angelegte Taschenklappen („Bikuspidalklappen“), die nach Hach lokalisationsabhängig in unterschiedlicher Anzahl anzutreffen sind (Tabelle 19.**5**). Vereinzelt finden sie sich auch in den Beckenvenen; hier bevor-

Tabelle 19.5 Anzahl der Beinvenenklappen (nach Hach)

V. femoralis superficialis	4 (1–9)
V. poplitea	2 (1–5)
V. tibialis posterior	10 (7–20)
V. tibialis anterior	10 (9–12)
V. fibularis	10 (6–12)
V. saphena magna	10 (7–20)
V. saphena parva	8 (5–15)

zugt in der V. iliaca externa (bis zu 24%), während in der V. femoralis communis eine Taschenklappe bis zu 60% nachzuweisen ist (37).

Tiefes Venensystem — Untersuchungstechnik, Normalbefunde, Dokumentation

Klinische Untersuchung. Der duplexsonographischen Untersuchung der tiefen Beinvenen geht eine eingehende klinische Untersuchung voraus. Dabei lassen sich die wichtigen Differenzialdiagnosen der tiefen Thrombose aufgrund von Anamnese und Inspektion bzw. Palpation erfassen, z.B.

- das primäre und sekundäre Lymphödem sowie das Lipödem,
- die traumatischen Ursachen einer Beinschwellung wie Hämatom und rupturierte Baker-Zyste,
- das Erysipel.

Schallköpfe und Einstellung. Die Wahl des Schallkopfes hängt von der Untersuchungsregion und den individuellen Gegebenheiten ab. Bei ausgeprägter Adipositas oder nach Trauma mit erheblicher Beinschwellung empfiehlt sich ein 2,5–3,5-MHz-Sektorscanner (Abdomenschallkopf). Dieser Schallkopf ist auch für die Untersuchung der V. cava und der Beckenregion erforderlich. Die tiefen Ober- und Unterschenkelvenen lassen sich unter Normalbedingungen mit einem 5-MHz-Linearscanner beurteilen.

Zur Darstellung der tiefen Venen in der FKDS sind Pulsrepetitionsfrequenzen um 1000 Hz bei einer Strömungsempfindlichkeit von 10 cm/s zu empfehlen. Um eine möglichst einheitliche Bilddokumentation zu gewährleisten, sollte der venöse Fluss stets blau kodiert sein und die Strömungsrichtung kaudal-kranial von der rechten zur linken Bildseite verlaufen. Die meist tief liegenden Beckenvenen lassen sich durch das wahlweise Einblenden des winkelunabhängigen Power-Doppler-Verfahrens in der Kurvatur des kleinen Beckens besser darstellen. Für eine weitgehend artefaktfreie Darstellung empfiehlt es sich, das Schallfenster möglichst klein zu wählen; hierdurch erreicht man auch einen schnelleren Bildaufbau.

Patientenlagerung und -vorbereitung. Die Untersuchungsposition des Patienten ist im Wesentlichen von der interessierenden Gefäßregion abhängig.

- Beckenvenen: V. cava inferior, V. iliaca und V. femoralis communis, profunda und superficialis werden in Rückenlage bei leicht angehobenem Oberkörper untersucht. Eine volle Harnblase ist zur Beurteilung der Beckenvenen ungünstig (laterale Lage der Gefäße, geringe Kompressionstoleranz des Schallkopfes, Vortäuschung eines Beckenvenenverschlusses durch Kompression; eigener Fall).
- Oberschenkel: Für die sichere Darstellung der V. femoralis, v.a. im Adduktorenkanal, empfiehlt sich eine leichte Außenrotation des Beines. Die V. poplitea wird — wenn möglich — in Bauchlage untersucht, dabei sollten die Sprunggelenke durch eine Rolle leicht unterpolstert sein. Bei immobilen Patienten kann die V. poplitea auch in Rückenlage durch Anheben des Beines (Assistenz) oder Anwinkeln des Kniegelenks dargestellt werden.
- Unterschenkel: Die Leitvenen des Unterschenkels und die Muskelvenen werden im Sitzen an den frei hängenden Beinen untersucht. Hierdurch lassen sich auch die distalen Anteile der V. poplitea sicher beurteilen.

Um eine lückenlose Darstellung des tiefen Venensystems zu gewährleisten, sollte in jeder Position eine möglichst kraniale und distale Beschallung der Gefäße erfolgen, sodass durch Überlappung der Untersuchungsregionen auch kurzstreckige Thrombosen erfasst werden können.

Untersuchungsablauf: Beckenvenen. Die Beurteilung des tiefen Venensystems beginnt mit der Darstellung der V. iliaca im Längsschnitt und Seitenvergleich, wobei durch geeignete Wahl der Farbempfindlichkeit sowohl der Übergang in die V. cava inferior als auch der Zufluss aus der V. iliaca interna darstellbar sind. Normalerweise zeigt sich ein atemvariabler Fluss mit Strömungsbeschleunigung bei Exspiration und Flussreduktion bei Inspiration. Je nach Atemtiefe kommt es u.U. zu einem inspiratorischen Flussstopp. Vor Zuschalten der Farbe empfiehlt sich die Beurteilung der Beckenvene im B-Bild. Hierdurch lassen sich nichtverschließende, echogene Thromben erkennen und durch Aussparung in der Farbkodierung bestätigen (Abb. 19.**25**). Eine Kompression der V. iliaca gelingt streckenweise nur bei schlanken Patienten und kann in Einzelfällen hilfreich sein.

Untersuchungsablauf: Beinvenen. Zur weiteren Beurteilung des tiefen Venensystems schließt sich die Kompressionssonographie an. Dazu wird der Schallkopf im Querschnitt kontinuierlich von der Leiste bis in den distalen Unterschenkel verschoben; immer unter Berück-

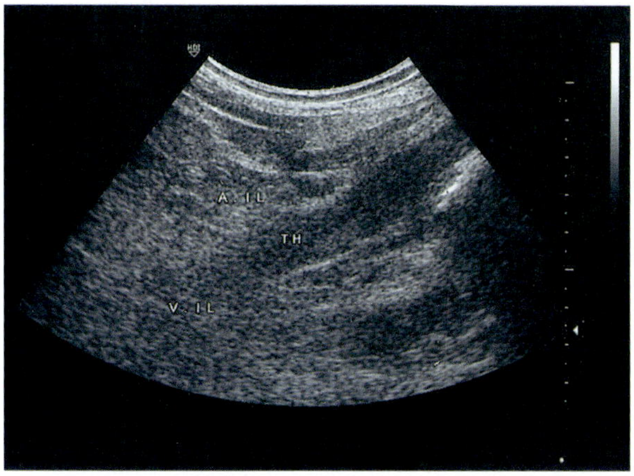

a

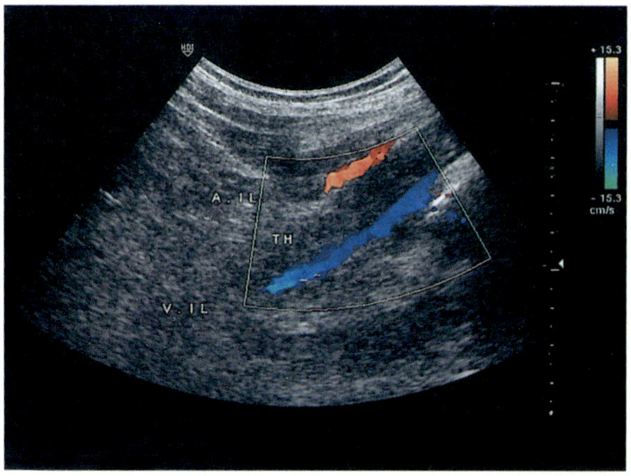

b

Abb. 19.**25 a** u. **b** Teilthrombose der V. iliaca mit V.a. kompletten Verschluss im B-Bild (**a**) und darstellbarem Randfluss im Farbmodus (**b**) (A. IL = A. iliaca, V. IL = V. iliaca).

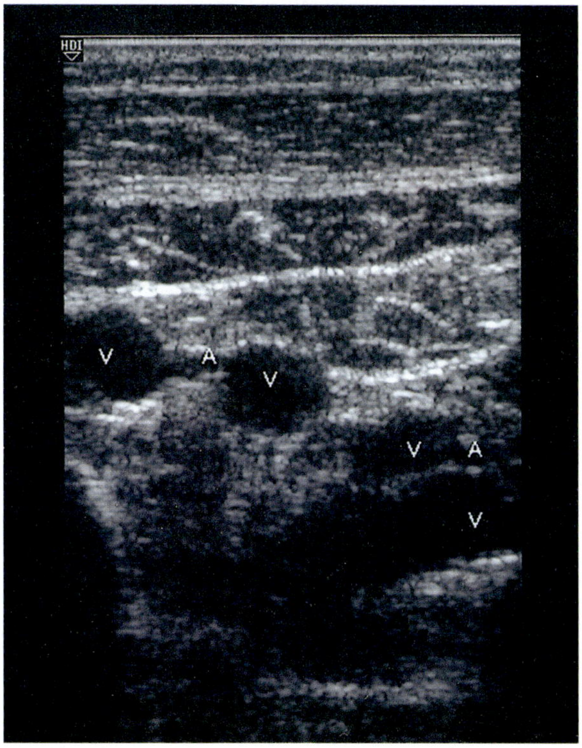

a

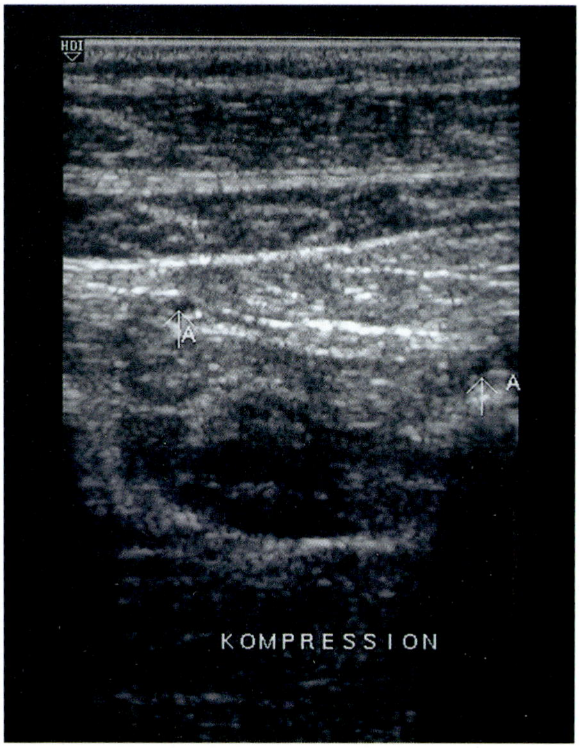

b

Abb. 19.**26 a** u. **b** Normalbefund der tiefen Unterschenkelvenen ohne (**a**) und mit (**b**) Kompression im B-Modus. Die Venen (= V) sind komplett komprimierbar (sitzender Patient mit hängenden Beinen). Die Unterschenkelarterien stellen sich ebenfalls dar (= A).

sichtigung der optimalen Untersuchungsposition (Abb. 19.**26**). Um möglichst kurzstreckige Thrombosen zu erfassen, geschieht dies zentimeterweise und ohne Farbeinstellung (schneller Bildaufbau; Abb. 19.**27**). Eine komplette Kompression der Vene schließt eine Thrombose aus. Zum Ausschluss falsch positiver Befunde sind unbedingt die anatomische Lage zur begleitenden Arterie und die angrenzenden Strukturen zu beachten. Bei einer sagittalen, die benachbarte Knochenstruktur nicht berücksichtigenden Kompressionsrichtung kann durch ein verbleibendes Restlumen eine Thrombose vorgetäuscht werden. Dies gilt v.a. für die V. femoralis im Adduktorenkanal und die Vv. fibulares im Verlauf des Unterschenkels.

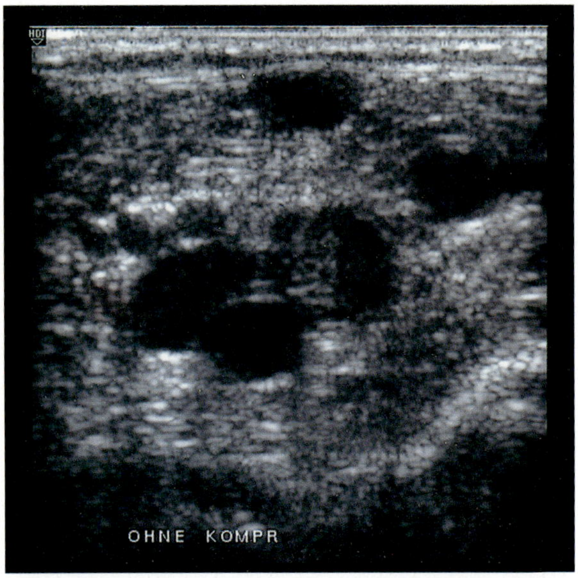

a

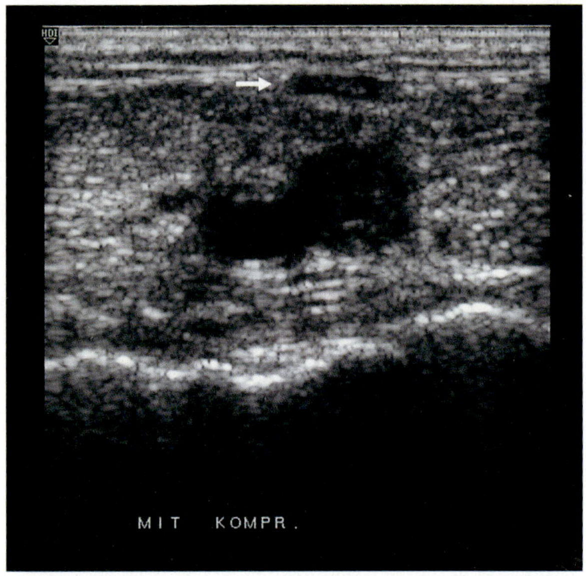

b

Abb. 19.**27 a** u. **b** Darstellung einer kurzstreckigen Popliteathrombose.
a Ohne Kompression stellt sich eine doppelläufige V. poplitea dar.
b Unter Kompression ist der verschließende Thrombus erkennbar. Ferner weist die nicht komplett komprimierbare Parva (Pfeil) auf einen phlebitischen Zustand hin.

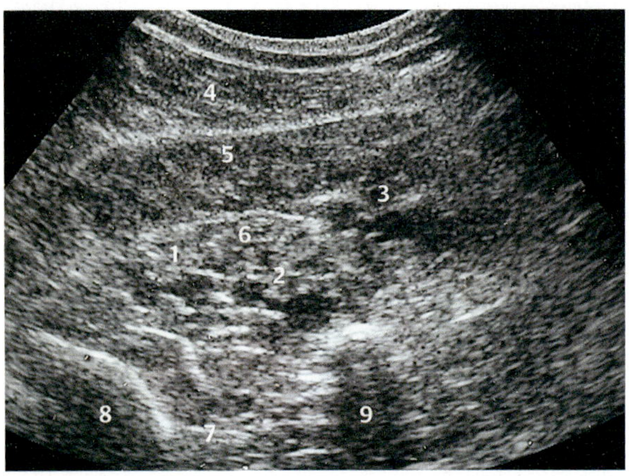

a

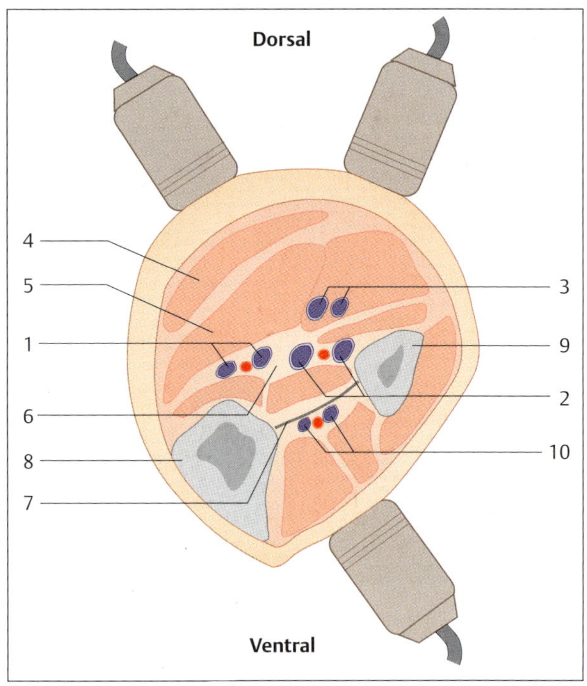

b

Abb. 19.**28 a** u. **b** Ultraschallschnitt durch den Unterschenkel in Wadenmitte von dorsal (**a**).
1 = A./Vv. tibiales posteriores, 2 = A/Vv. fibulares, 3 = Soleusvenen, 4 = M. gastrocnemius, 5 = M. soleus, 6 = Fettgewebe, 7 = Membrana interossea, 8 = Tibia, 9 = Fibula.
Schematische Darstellung des Unterschenkels mit Angabe der Sondenposition zum Ausschluss einer tiefen Unterschenkelvenenthrombose (**b**). 10 = A./Vv. tibiales anteriores, 1–9 wie in **a**.

Im Sitzen sind die tiefen Unterschenkelleitvenen und ihre muskulären Seitenäste optimal gefüllt. Ferner lässt sich der Unterschenkel in der gesamten Zirkumferenz (Abb. 19.**28**) von proximal nach distal beschallen. Hierin liegt der Schlüssel zu einer der Phlebographie entsprechenden Sensitivität und Spezifität sowie einer darüber hinausgehenden Beurteilung der so genannten phlebographieblinden Bereiche wie Muskel- (einschließlich V. profunda femoris) oder Perforansvenen.

Flussdarstellung. Zur Darstellung der venösen Blutströmung im Längsschnitt wählt man einen Winkel

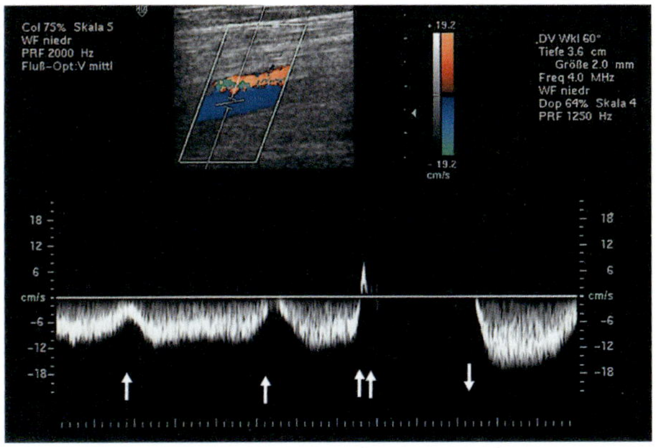

Abb. 19.**29** Atemvariabler Fluss der V. femoralis mit Flussstopp bei tiefer Inspiration (= Pfeil), kurzzeitigem Reflux (Klappenschluss) im Valsalva-Pressversuch (= Doppelpfeil) und verstärktem Einstrom bei Exspiration.

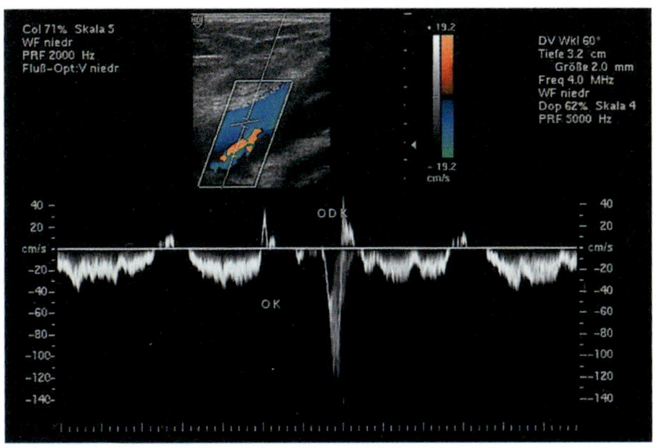

Abb. 19.**30** Atemvariabler Fluss in der V. poplitea, kurzer Reflux bei Oberschenkelkompression (= OK) und verstärkter Rückfluss bei Oberschenkeldekompression (= ODK).

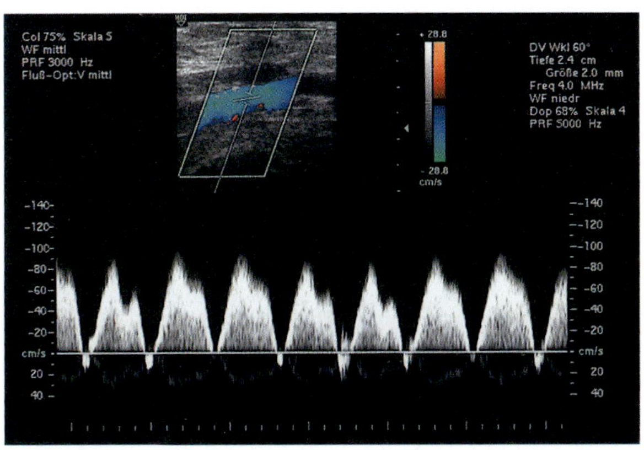

Abb. 19.**31** Spontaner Fluss in der V. femoralis communis bei rechtsherzinsuffizientem Patienten. Modulierung des venösen Rückstroms durch Übertragung der Vorhofaktionen.

< 60° und bei der Farbeinstellung ein Schallfenster < 1/3 der Bildbreite, in dem die atemabhängige Variation des Flusses erfasst wird. Durch gleichzeitiges Einblenden des gepulsten Dopplers finden sich in Abhängigkeit von der Atemtiefe

- ein spätinspiratorischer Flussstopp,
- eine herzwärts verstärkte Strömung während der Exspiration.

Diese so genannten S-Sounds (Spontaneous Sounds) werden durch die A-Sounds (Augmented Sounds) ergänzt, die sich durch Atemmanöver (forcierte Atmung, Valsalva-Pressatmung; Abb. 19.**29**) und manuelle Maßnahmen (distale/proximale Kompression und Dekompression; Abb. 19.**30** u. 19.**31**) provozieren lassen.

Zeitbedarf. Der Zeitaufwand für die reine doppler- und duplexsonographische Untersuchung des tiefen Venensystems erfordert für den erfahrenen Untersucher einschließlich Dokumentation 20 min. Die Untersuchung hat dabei stets im Seitenvergleich zu erfolgen. Für die klinische Untersuchung, das An- und Ausziehen des Patienten, das Gespräch und die Befunderhebung einschließlich Diktat sind nochmals 10 min zu veranschlagen, sodass insgesamt ein Zeitbedarf von 30 min anzusetzen ist. Dieser wird jedoch bei komplexen Fragestellungen, z.B. venösen Dysplasien, deutlich überschritten und kann nach Expertenschätzung der DEGUM bis zu 70 min betragen.

Dokumentation

Normalbefund. Die Dokumentation des Normalbefundes beim Ausschluss einer tiefen Venenthrombose umfasst die Darstellung

- der V. femoralis communis im Querschnitt mit und ohne Kompression,
- der V. poplitea in Höhe des Kniegelenkspaltes in gleicher Weise.

Thrombose. Bei einer tiefen Thrombose sind stets das proximale Thromboseende und bei einer flottierenden Thrombose der bewegliche Anteil im Längsschnitt darzustellen (Abb. 19.**32**). Liegt eine 4-Etagen-Thrombose vor, sollte sie folgendermaßen erfasst werden:

- die verschlossene V. iliaca im Längsschnitt,
- die V. femoralis communis im Querschnitt,
- die V. femoralis superficialis in Oberschenkelmitte im Querschnitt,
- die V. poplitea in Kniegelenkshöhe im Querschnitt,
- die Unterschenkelvenen in Höhe der größten Ausprägung jeweils im Querschnitt.

Die Befunde werden dabei mit und ohne Kompression dokumentiert. Zur Verlaufsbeobachtung empfiehlt es

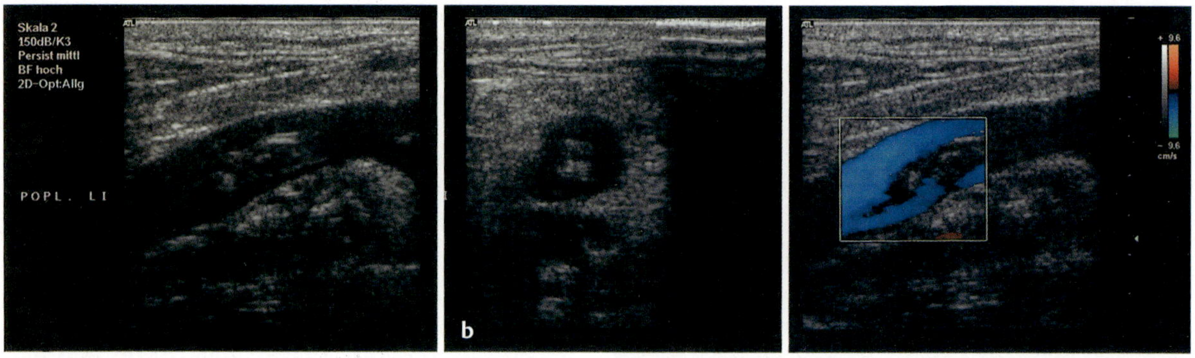

a b c

Abb. 19.**32 a–c**
Flottierende Thrombose im Längs- (**a**) und Querschnitt (**b**) mit zentraler farblicher Aussparung in der FKDS (**c**).

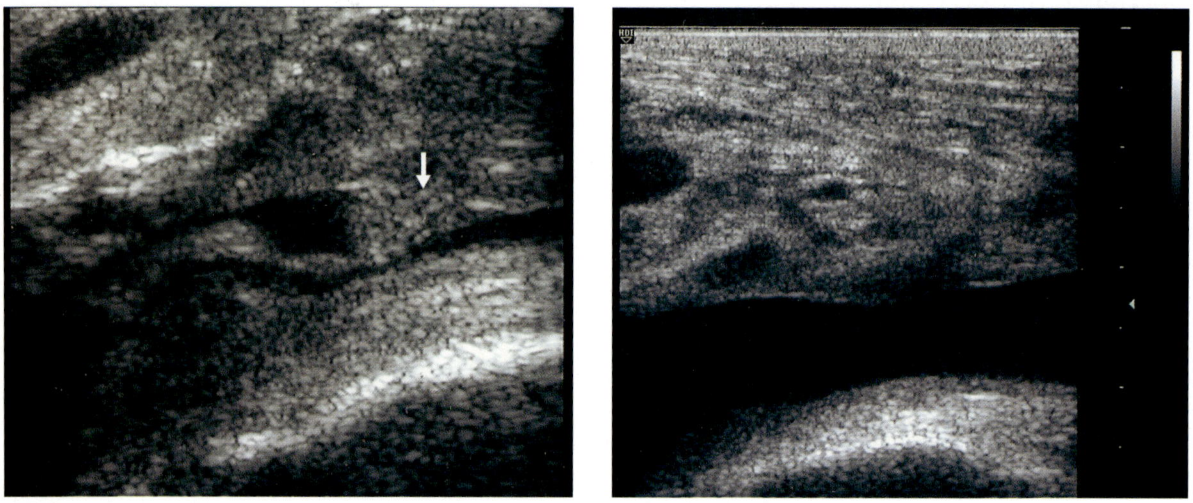

a b

Abb. 19.**33 a** u. **b** Verlaufsbeobachtung einer flottierenden Thrombose in der linken Leiste nach Ziehen eines Sheldon-Katheters.
a Flottierender, echogener Thrombus mit thrombotischem Stiel im Bereich der Einstichstelle (Pfeil).
b Kontrolluntersuchung nach 9 Tagen mit glatter Venenwand bei Zustand nach spontaner Lyse der thrombotischen Anteile. Zurück bleibt eine verdickte Venenwand mit nichtwirksamer Pellotierung der V. femoralis communis.

sich, das proximale Thromboseende mit Hauttinte zu markieren (Abb. 19.**33**).

Umspülte oder teilrekanalisierte Thromben werden durch zusätzliches Einblenden des Farbmodus im Längs- und im Querschnitt dargestellt. Im Falle älterer Thrombosen ist durch Anwendung der oben genannten Provokationsmanöver eine Klappeninsuffizienz nachzuweisen. Hierzu muss man im Längsschnitt auf einen optimalen Beschallungswinkel achten. Auch hier empfiehlt sich eine etagenweise Dokumentation der Klappenfunktion, ergänzt durch eine genaue Befundbeschreibung, evtl. mit Skizze.

Tiefes Venensystem — Erkrankungen der Becken- und Beinvenen

Venöse Thrombose

Diagnostische Kriterien. Die duplexsonographischen Kriterien der Armvenenthrombose gelten in gleicher Weise für die tiefen Becken-/Beinvenenthrombosen und sind in Tabelle 18.**1** zusammengefasst. Während in der Thrombosediagnostik duplexsonographisch die Beurteilung der Venenwand, der perivaskulären Strukturen und der Hämodynamik gelingt, ebbte die anfängliche Begeisterung über die sonographische Altersbestimmung venöser Thrombosen aufgrund stark divergierender Ergebnisse ab (6, 35).

Anamnestisch frische Thrombosen wiesen in unserer Untersuchung eine echoreiche Binnenstruktur auf (35), im Gegensatz zu den von Fobbe (6) untersuchten frischen Thrombosen, die häufig homogen und echoarm waren. Schließlich konnte in einer weiteren Studie (32) keine signifikante Korrelation zwischen Thrombosealter und Echogenität gefunden werden.

Aus der klinischen Erfahrung weisen frisch thrombosierte Venen häufig einen über den Faktor 1,5–2 hinausgehenden Durchmesser im Vergleich zur begleitenden Arterie auf, wobei der Patient nicht selten einen lokalen Kompressionsschmerz bei der Untersuchung angibt.

Risikoabschätzung. Die Häufigkeit von beidseits nachzuweisenden Thrombosen in nahezu ⅔ der obduzierten Patienten unterstreicht die Wichtigkeit einer gründlichen, seitenvergleichenden Untersuchung (13). Auch die in 23% nachzuweisende tiefe Beinvenenthrombose bei primär diagnostizierter Phlebitis erfordert stets die konsequente Mituntersuchung der tiefen Beinvenen (15).

Duplexsonographisch lassen sich bewegliche Thrombusteile sicher erfassen.

In einer von uns durchgeführten Studie wies gut ⅓ von 53 Patienten mit frischer Becken-/Beinvenenthrombose einen flottierenden Thrombuskopf auf. Bei Patienten mit frei beweglichem Thrombusende war die Lungenembolierate im Vergleich zur Gruppe mit nicht flottierender Thrombose signifikant höher (70% gegenüber 36%; 36). Der duplexsonographische Spontanverlauf zeigte nach 8 Tagen eine 50%ige „Verschwinderate" der flottierenden Thrombose, nach 21 Tagen waren 90% der ursprünglich flottierenden Thromboseanteile nicht mehr nachweisbar. In einer weiteren Studie zum Spontanverlauf der flottierenden Thrombose konnten wir zeigen, dass die initiale Embolierate durch eine PTT-wirksame Heparinisierung von 54% auf 11% gesenkt wird (5 von 46 Patienten), wobei es sich ausschließlich um asymptomatische Embolien im Beobachtungszeitraum handelte.

Langzeitbeobachtung. Neben der Risikoabschätzung einer Beinvenenthrombose eignet sich die Duplexsonographie in idealer Weise für die Langzeitbeobachtung und hier v.a. für die Diagnostik einer Rethrombose, des Thrombuswachstums und neuer Thrombosen.

Während in den phlebographischen Therapiestudien der Thrombose meist nur das symptomatische Rezidivereignis erfasst wurde, weisen die duplexsonographischen Kontrollen weitaus höhere Inzidenzen im 1-Jahres-Follow-up auf. 30% der Patienten waren von einer Progression der Thrombose betroffen, 31% von einer Rethrombose, und in 6% konnte eine neue Thrombose im Verlauf eines Jahres nachgewiesen werden (26).

Phlegmasia coerulea dolens

Eine die Extremität bedrohende Sonderform der tiefen Beinvenenthrombose ist die Phlegmasia coerulea dolens. Sie kann im Rahmen einer heparininduzierten Thrombopenie Typ II, als paraneoplastische Komplikation oder im Rahmen einer hämatologischen Erkrankung auftreten. Neben den klinischen Zeichen eines massiven Ödems (Hyperfiltration) und peripherer Nekrosen findet sich duplexsonographisch ein kompletter Verschluss des gesamten venösen Beinquerschnitts mit konsekutiver Widerstandserhöhung im arteriellen Schenkel. Sowohl die oberflächlichen als auch die tiefen Venen lassen sich nicht komprimieren, und in der zuführenden Arterie findet sich ein Pendelfluss mit fehlendem Nettoeinstrom (Abb. 19.**34**).

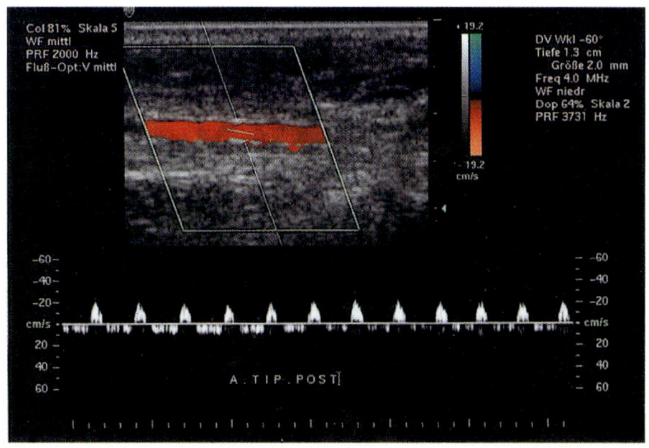

Abb. 19.**34** Phlegmasia coerulea dolens bei heparininduzierter Thrombopenie, Nekrose des Vorfußes und fehlendem Nettoeinstrom in der A. tibialis posterior.

Postthrombotisches Syndrom

Die FKDS eignet sich in idealer Weise, Funktionsdefekte einzelner Venenklappen aufzudecken. Selbst punktförmige Leckagen einer Klappe können, wie Abbildung 19.**35** zeigt, dargestellt werden.

Für die Kompensation des postthrombotischen Syndroms spielen die Vorgänge der Rekanalisation und Kollateralisierung eine wichtige Rolle.

So fand Franzeck in einer 12-Jahres-Follow-up-Studie bei Patienten mit ausschließlicher Unterschenkelvenenthrombose in 85% einen Normalbefund, der selbst bei Patienten mit einer Mehretagenthrombose noch in mehr als der Hälfte der Fälle ebenfalls vorlag (7). In 24% konnte eine Rethrombose nachgewiesen werden.

Die Duplexsonographie scheint der Phlebographie im Erkennen der Rezidivthrombose überlegen zu sein (24).

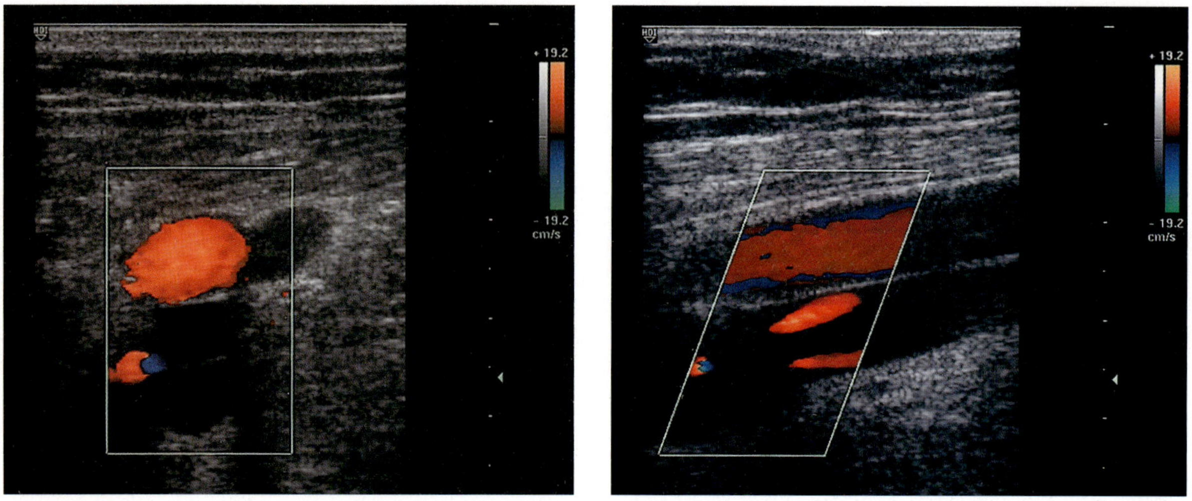

Abb. 19.**35** **a** u. **b** Punktförmige Leckage einer V.-femoralis-Venenklappe im Quer- (**a**) und Längsschnitt (**b**) mit jetartigem Reflux während des Valsalva-Pressversuchs.

Tabelle 19.**6** Venöser Reflux des tiefen und oberflächlichen Venensystems in Abhängigkeit vom Schweregrad der chronischen venösen Insuffizienz (CVI; 23)

Schweregrad der CVI	oberflächliches Venensystem	tiefes Venensystem	Kombination aus oberflächlichem und tiefem Venensystem
unkomplizierte Varikose	55%	2%	18%
Lipodermatosklerose	39%	7%	34%
abgeheiltes venöses Ulkus	38%	8%	48%

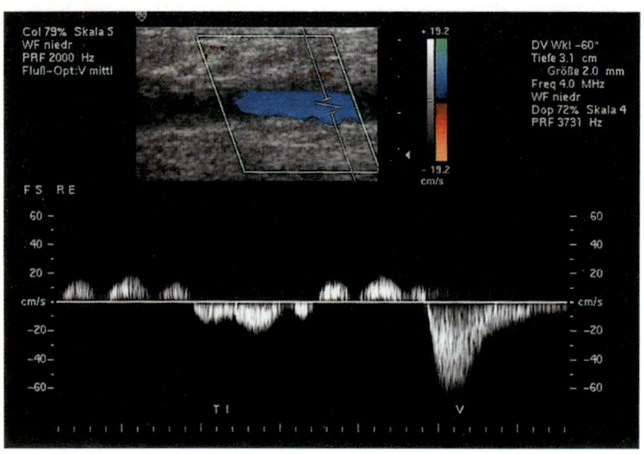

Abb. 19.**36** Klappeninsuffizienz im Doppler-Modus mit einem Reflux > 1 s bei tiefer Inspiration (TI) sowie einem relevantem abschwellendem Reflux im Valsalva-Pressversuch (V).

Bedeutung der Klappeninsuffizienz. Durch die nichtinvasive FKDS wurde es möglich, die Änderung der Klappenfunktion bei Zustand nach tiefer Beinvenenthrombose in Abhängigkeit von der Zeit darzustellen. So war bereits eine Woche nach stattgehabter Thrombose in 17% eine sich entwickelnde Klappeninsuffizienz nachzuweisen, nach einem Monat bzw. einem Jahr in 40 bzw. 69% (24). Betrachtet man die Klappenfunktion des oberflächlichen und tiefen Venensystems in Abhängigkeit vom Schweregrad der chronischen venösen Insuffizienz, so lassen sich die in Tabelle 19.**6** dargestellten Häufigkeiten duplexsonographisch verifizieren (27). Ein pathologischer Reflux liegt dann vor, wenn unter den bekannten Provokationsmanövern ein Rückfluss von > 0,5 s nachzuweisen ist. Dabei zeigt eine relevante Klappeninsuffizienz meist einen anhaltenden, d.h. über mehrere Sekunden nachweisbaren venösen Rückstrom (31; Abb. 19.**36**–19.**38**).

Diagnostik. Wegen eines durch manuelle Kompression/Dekompression bzw. während des Valsalva-Pressversuchs erheblich variierenden Refluxes empfiehlt sich der Manschetten-Test, der sich durch eine gute Reduzierbarkeit auszeichnet. Hierbei legt man am stehenden Patienten eine 15 cm breite Blutdruckmanschette in Wadenmitte an, bläst sie für 10 s auf 100 mm Hg auf und entlüftet dann sehr rasch. Zuvor wird die Linearsonde in Längsschnitt über der V. poplitea positioniert und die Refluxgeschwindigkeit mit entsprechender Winkelkorrektur registriert. Das Refluxausmaß lässt sich in 3 Gruppen unterteilen:

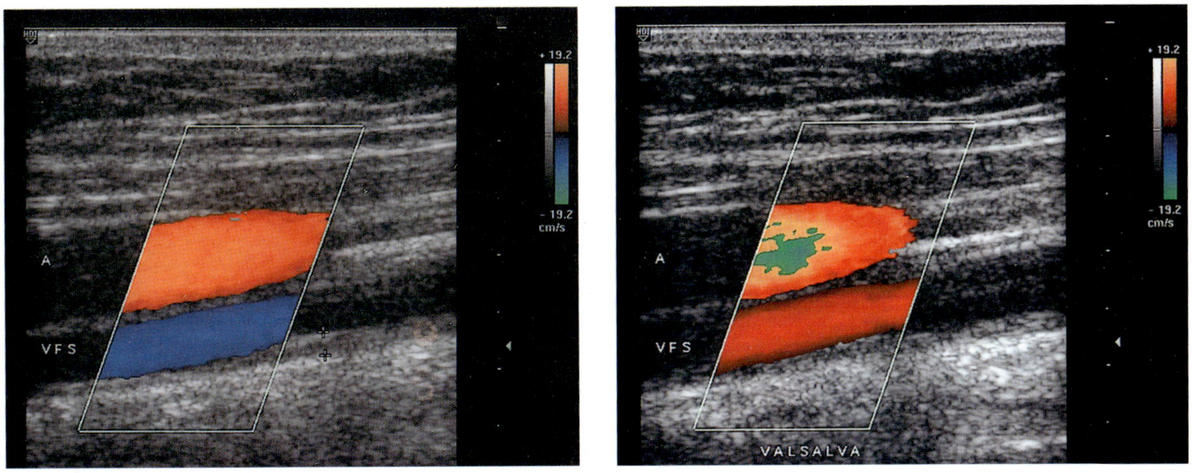

a b

Abb. 19.**37 a** u. **b** Insuffiziente V. femoralis superficialis im Farbmodus mit orthogradem Fluss (**a**) und anhaltendem Reflux während des Valsalva-Pressversuchs (**b**). Zu erkennen ist auch eine deutlich verdickte Venenwand bei Zustand nach rekanalisierter Thrombose (Wanddicke 0,2 cm).

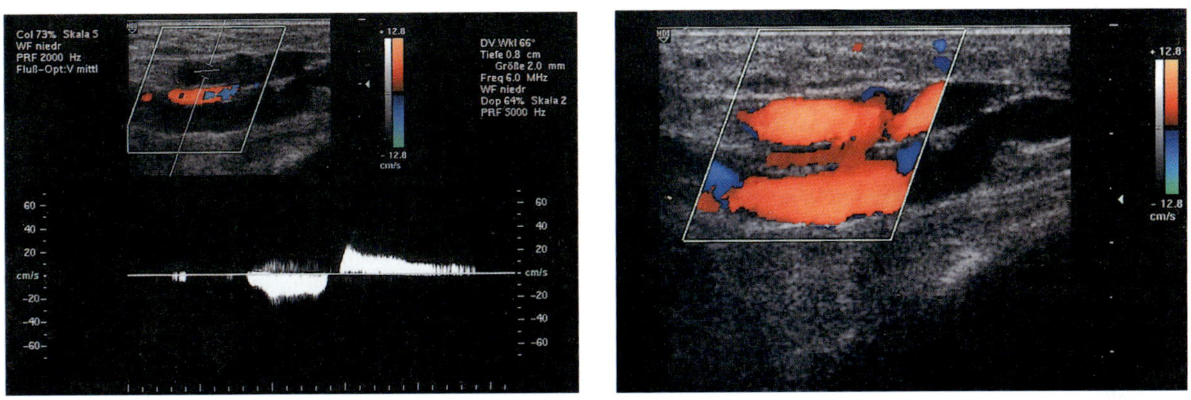

a b

Abb. 19.**38 a** u. **b** Insuffiziente Vv. tibiales posteriores mit Darstellung der Klappeninsuffizienz im Doppler- und Farbmodus.
a Orthograder Fluss und Reflux während der Kompression/Dekompression des Fußes.
b Reflux während der Fußdekompression bei postthrombotisch erweiterten tiefen Leitvenen.

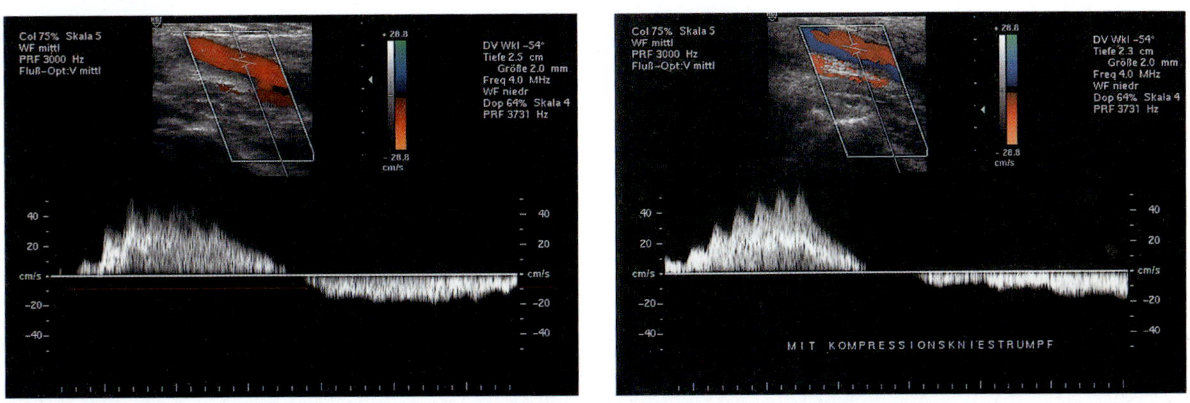

a b

Abb. 19.**39 a** u. **b** Bestimmung des venösen Refluxes mittels Manschettentest ohne (**a**) und mit (**b**) Kompressionsstrumpf. Ohne Kompressionsstrumpf zeigt sich ein relativ schnelles Ansteigen der Refluxgeschwindigkeit auf 20 cm/s (ca. 2 s nach Manschettendekompression), während in **b** der Wert 4 s nach Manschettedekompression erreicht wird. Dieser Befund spricht für eine unzureichende Kompressionsbehandlung (Kompressionsstrumpf älter als 9 Monate).

- geringer Reflux: maximale Refluxgeschwindigkeit < 10 cm/s,
- mittelgradiger Reflux: Refluxgeschwindigkeit zwischen 10 und 30 cm/s,
- ausgeprägter Reflux: Refluxgeschwindigkeit > 30 cm/s.

Sowohl die Refluxgeschwindigkeit als auch eine Refluxdauer von mehr als 2 s lassen prognostische Aussagen über die Entwicklung eines postthrombotischen Syndroms zu (4). Darüber hinaus lassen sich auch Aussagen zur Wirksamkeit eines Kompressionsstrumpfes machen (Abb. 19.**39**)

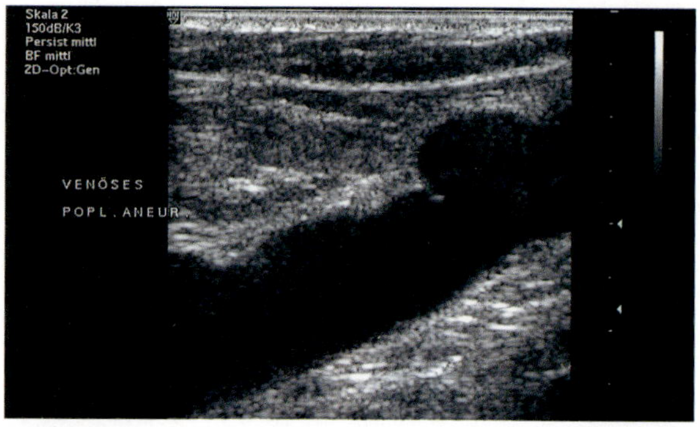

Abb. 19.**40** Trunkuläre venöse Fehlbildung in Form eines Aneurysmas der V. poplitea.

Venöse Fehlbildungen

Einteilung. Venöse Angiodysplasien sind wesentlich häufiger als arterielle und betreffen im Wesentlichen die untere Extremität. Sie lassen sich in die große Gruppe der *trunkulären*, d.h. die venösen Leitgefäße betreffenden Veränderungen, und in die *extratrunkulären* venösen Fehlbildungen einteilen. Letztere sind von den Leitvenen entfernt in den Weichteilen oder der Muskulatur lokalisiert.

Trunkuläre Fehlbildungen. Neben der sehr seltenen Aplasie bzw. Hypoplasie der tiefen Venen umfassen sie die Doppelung der V. axillaris und V. subclavia, und weitaus häufiger die der V. femoralis und poplitea aufgrund nicht eingetretener Rückbildung embryonal doppelt angelegter Venen. Als weitere trunkuläre venöse Fehlbildungen kommen Aneurysmen der tiefen Venen vor (Abb. 19.**40**), die klinisch häufig als Tumor imponieren. Ferner finden sich sehr selten komplexe Angiodysplasien (meist kombiniert trunkulär und extratrunkulär) mit oder ohne AV-Fistel, z.B. das Parkes-Weber-Syndrom bzw. das Klippel-Trénaunay-Syndrom.

Diagnostik und Befunde. AV-Shunts sind an einem erhöhten, z.T. pulsatilen venösen Rückfluss und an einem erhöhten diastolischen Fluss in den Arterien zu erkennen. Das Shuntvolumen in der zuführenden Arterie sollte dabei bestimmt werden.

Die Kompressionssonographie erlaubt den Thrombusnachweis in venösen Fehlbildungen, während mit der FKDS deren Ausdehnung mit zu- und abführendem venösem Gefäß darzustellen und ggf. präoperativ auf der Haut zu markieren ist. Die wichtigsten Ultraschallkriterien der venösen Dysplasie sind

- ein plötzlicher Kalibersprung einer Vene,
- die fehlende Darstellung einer tiefen Vene im Seitenvergleich bei kompensatorisch erweiterter oberflächlicher Vene,

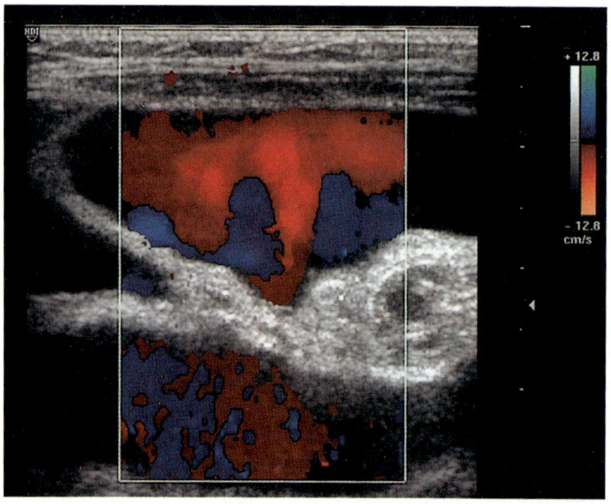

a

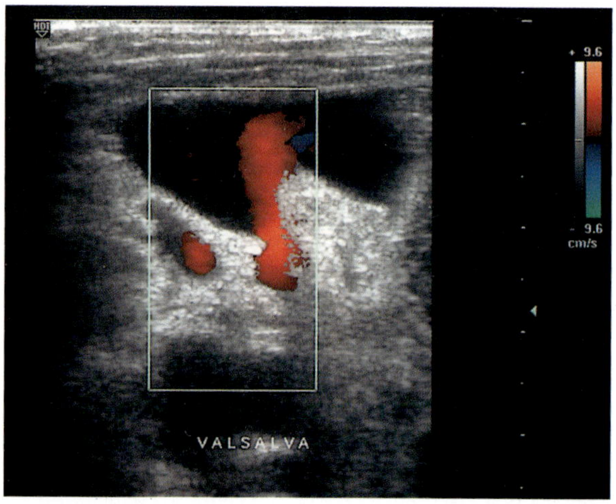

b

Abb. 19.**41** **a** u. **b** Wabenförmige Durchsetzung von Ober- und Unterschenkel mit großen, kavernösen Angiomen.
a Venöser Fluss, der durch Wadenkompression auslösbar ist.
b Reflux während des Valsalva-Pressversuchs bei einem Kind mit schwerem Klippel-Trenaunay-Syndrom.

- ein pulsatiler venöser Fluss bei erhöhtem diastolischem Fluss in der gleichseitigen Arterie,
- eine wabenartige Durchsetzung der Muskulatur mit buntem Farbmuster bei distaler Kompression (Abb. 19.**41**).

Tiefes Venensystem — Wertigkeit der FKDS und Methodenvergleich

Differenzialdiagnose „tiefe Beinvenenthrombose"

Die wesentlichen differenzialdiagnostischen Erkrankungen, die eine tiefe Beinvenenthrombose vortäuschen können, sind in Tabelle 19.**7** zusammengefasst.

Krankheitsbilder wie das Dependency-Syndrom, primäres und sekundäres Lymphödem, Lipödem und Erysipel lassen sich weitgehend klinisch diagnostizieren. Dennoch sollte stets eine begleitende Thrombose ausgeschlossen werden. Duplexsonographisch sicher zu erfassen sind komprimierende Prozesse wie Tumoren im Bereich der Becken-/Beinvenen, Aneurysmen der A. poplitea, umschriebene Muskelhämatome, nichtrupturierte (Abb. 19.**42**) und rupturierte (Abb. 19.**43**) Baker-Zysten sowie, unterstützend zur Klinik, ein ausgeprägter Lymphstau (Abb. 19.**44**). Das chronisch rezidivierende Kompartmentsyndrom lässt sich durch die typische Klinik, den erhöhten intrafaszialen Druck und bei Druckwerten > 70 mm Hg durch eine während der Diastole intermittierende Arterienkompression nachweisen. Eine Darstellung der tiefen Unterschenkelvenen gelingt bei den hohen Druckwerten nicht.

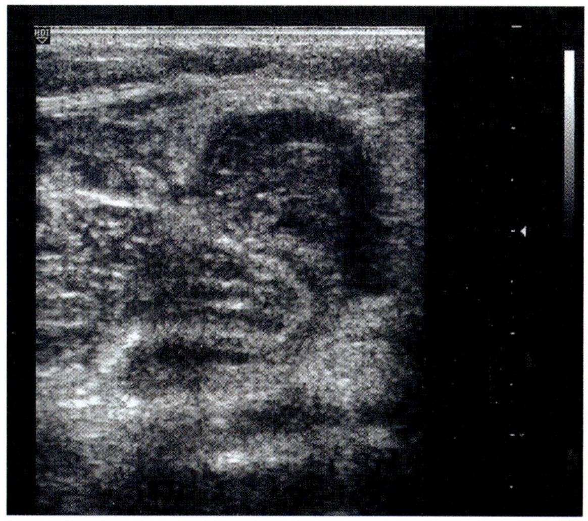

Abb. 19.**42** Nichtrupturierte Baker-Zyste mit echogenem Synoviainhalt bei einem Patienten mit langjähriger Arthroseanamnese.

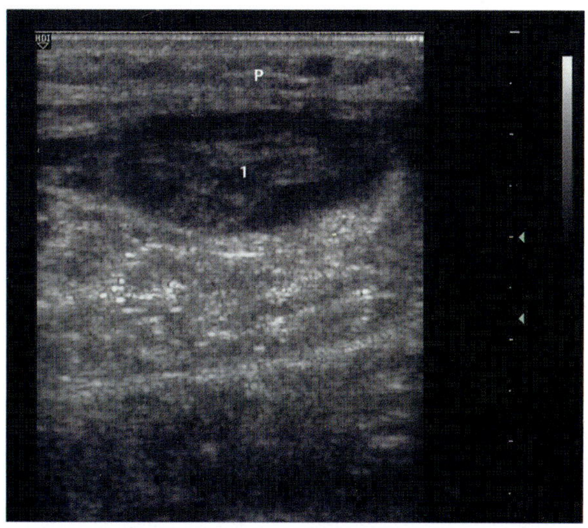

Abb. 19.**43** Schwellung des Unterschenkels nach schmerzloser Ruptur einer anamnestisch vorbestehenden Baker-Zyste (1 = echogener Zysteninhalt in Wadenmitte, p = V. saphena parva).

Tabelle 19.**7** Differenzialdiagnosen der akuten tiefen Bein-/Beckenvenenthrombose

- posttraumatische Schwellung
- Kompression von außen
  - Tumor
  - Aneurysma der A. poplitea
  - Muskelhämatom, z.B. bei Sportverletzungen oder Muskelfaserriss
  - chronisch rezidivierendes Kompartmentsyndrom
  - Baker-Zyste (nichtrupturiert, rupturiert)
  - einengende Bandagen
- Insuffizienz der Muskelpumpe bei Paresen (Dependency-Syndrom)
- primäres und sekundäres Lymphödem
- Lipödem
- akute Dermatitis atrophicans
- Erysipel
- AV-Fistel
- Ödeme unklarer Genese

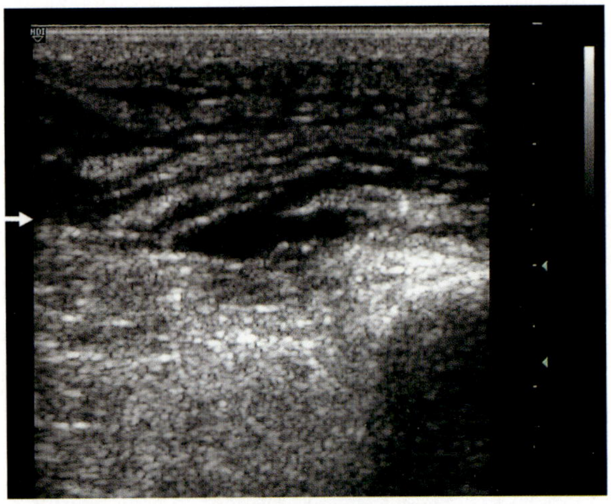

Abb. 19.**44** Pathologisch erweiterte Lymphspalten bei einem Patienten mit ausgeprägtem Unterschenkelerysipel.

Vergleich mit anderen Methoden

Thrombosediagnostik. Die bereits Anfang der 80er Jahre aufgestellten B-Bild-Sonographiekriterien der akuten tiefen Beinvenenthrombose haben sich in Deutschland v.a. durch die Arbeiten von Habscheid (8) durchgesetzt und mit einer Sensitivität > 90% bei fast 100%iger Spezifität eine der Phlebographie entsprechende Treffsicherheit erreicht. Wie aus den Tabellen 19.**8** bis 19.**11** (16) zu ersehen, konnte durch den Einsatz der konventionellen Duplexsonographie und später der FKDS eine im Trend höhere Sensitivität und Spezifität im Vergleich zur B-Bild-Sonographie erzielt werden. Selbst die Unterschenkelvenen sind bei richtiger Untersuchungstechnik und Lagerung des Patienten mit einer der Phlebographie entsprechenden Validität zu erkennen. Darüber hinaus bietet die Duplexsonographie Vorteile in den sog. phlebographieblinden Bereichen, wie z.B.

- bei der Darstellung der V. profunda femoris,
- beim Nachweis einer Muskelvenenthrombose im Unterschenkel,
- in der Erfassung thrombotischer Verschlüsse von mehrfach angelegten tiefen Venen,
- bei der Beurteilung einwachsender Thrombosen aus Vv. perforantes und mündungsnahen Phlebitiden der großen Stammvenen,
- bei der Beurteilung der Venenwand,
- bei der Erfassung differenzialdiagnostischer Erkrankungen im Rahmen der Thrombosediagnostik.

Problembereiche. Nach wie vor unbefriedigend sind die Ergebnisse bei Screeninguntersuchungen von Hochrisiko-Patienten im Anschluss an einen neuro-/unfallchirurgischen Eingriff, bei denen nach asympto-

Tabelle 19.**8** Validität der B-Bild-Sonographie gegenüber der Phlebographie in der Diagnostik der tiefen Becken-/Beinvenenthrombose (nach 16)

Erstautor	Jahr	Patienten/Phlebographien (n/n)	Thrombosen (n)	Sensitivität (%)	Spezifität (%)
Habscheid	1988	146/146	127	94	97
O'Leary	1988	53/ 50	25	88	96
Rollins	1988	63/ 46	35	87	98
Lensing	1989	220/220	77	91	99
Habscheid	1990	238/301	153	96	100
Herzog	1991	113/101	57	88	98

Tabelle 19.**9** Validität der konventionellen Duplexsonographie gegenüber der Phlebographie in der Diagnostik der tiefen Becken-/Beinvenenthrombose (nach 16)

Erstautor	Jahr	Patienten/Phlebographien (n/n)	Thrombosen (n)	Sensitivität (%)	Spezifität (%)
Vogel	1987	54/ 54	25	91–94	100
Barnes	1989	78/309	14	86	97
Killewich	1989	47/ 50	38	92	92
de Valois	1990	180/101	61	92	90
Wright	1990	87/ 71	34	91	95
Comerota	1990	103/ 72	44	96	93

Tabelle 19.**10** Validität der FKDS gegenüber der Phlebographie in der Diagnostik der tiefen Becken-/Beinvenenthrombose (nach 16)

Erstautor	Jahr	Patienten/Phlebographien (n/n)	Thrombosen (n)	Sensitivität (%)	Spezifität (%)
Fobbe	1989	103/129	58	96	97
Fürst	1990	75/102	39	95	99
Grosser	1990	180/180	154	94	99
Langholz	1991	116/116	65	100	94
van Gemmeren	1991	114/141	74	96	97
Schweizer	1993	78/ 70	70	98	100

Tabelle 19.**11** Validität der B-Bild-Sonographie und FKDS in der Diagnostik der Unterschenkelvenenthrombose im Vergleich zur Phlebographie (nach 16)

Erstautor	Jahr	Patienten (n)	Sensitivität (%)	Spezifität (%)
B-Bild-Sonographie				
Krings	1990	100	92,9	95,8
Habscheid	1990	301	97	99
Yucel	1991	45	88	96
Farbduplexsonographie				
Fobbe	1989	121	100	100
Grosser	1991	325	93–100	99–100
Langholz	1991	98	89	91
Schönhofer	1992	134	96,3	98

matischen Thrombosen gesucht wird. Für die proximale Venenthrombose wird eine Sensitivität bzw. Spezifität von 60 bzw. 96% beschrieben, während diese im Unterschenkelbereich mit 33 und 91% im Vergleich zur Phlebographie angegeben werden (21, 20, 41). Bei internistischen Patienten wird der Kompressionssonographie als Screeningmethode einer asymptomatischen Beinvenenthrombose eine verlässliche Genauigkeit zugeschrieben (1a). Eine Erklärung für diese unzureichende Treffsicherheit asymptomatischer Thrombosen dürfte v.a. in der Immobilität der Patienten und der somit unzureichenden Zugänglichkeit der Extremität für die Ultraschalluntersuchung in diesem speziellen Patientengut sein. Ferner behindern operationsbedingte Ödeme bzw. Hämatome die Beurteilbarkeit der tiefen Venen. Nicht geklärt ist hier letztlich die Treffsicherheit der Phlebographie, die ebenso wie die Duplexsonographie von Untersuchungsbedingungen und Untersucher abhängig ist.

Rezidivthrombose. In der Beurteilung einer Rezidivthrombose, die phlebographisch schwer zu dokumentieren ist (24), konnte die Duplexsonographie an 150 Extremitäten bei jedem 7. Patienten ein Vorteil gegenüber der Phlebographie herausgearbeitet werden.

Klappeninsuffizienz. Vergleichende Studien zwischen FKDS und deszendierender Phlebographie zur Diagnose insuffizienter Venenklappen liegen nur vereinzelt vor und sind trotz der Festlegung der Phlebographie als „Goldstandard" mit Vorbehalt zu übernehmen. So wurde für die V. femoralis superficialis, V. profunda femoris und V. poplitea ebenso wie für V. saphena magna und parva eine Treffsicherheit von 70–90% für die FKDS festgestellt, während diese im Bereich der Unterschenkelvenen mit 55–60% deutlich ungünstiger bewertet wurde. Auch hier steht eine Validierung der Pressphlebographie aus; so wird von 5 Patienten mit klinisch eindeutiger Klappeninsuffizienz berichtet, die zwar duplexsonographisch diagnostiziert, phlebographisch aber nicht erkannt worden war (23).

Fehlerquellen der FKDS

Mit der Verbreitung der FKDS und den fehlenden Kontrollen durch Spezialambulanzen nimmt die Zahl der falsch positiven Befunde und der sich daraus ergebenden unnötigen Nachfolgeuntersuchungen zu. Die in Tabelle 19.**12** zusammengefassten Fehlerquellen sollen helfen, mögliche Fallstricke zu erkennen und

Tabelle 19.**12** Fehlerquellen in der Farbduplexsonographie

geräteabhängige Fehlerquellen	
Schallkopf	▪ Sendefrequenz der Eindringtiefe anpassen
Doppler-/Farb-Modus	▪ fehlende Darstellbarkeit bei ungünstigem Winkel ▪ zu geringe Farbempfindlichkeit (hohe PRF) ▪ Artefaktüberlagerung (zu niedrige PRF, zu großes Farbfenster mit langsamem Bildaufbau)
patientenabhängige Fehlerquellen	
Adipositas	▪ schwierige Darstellung im Becken-/Oberschenkelbereich
muskelstarke Waden	▪ Linearkopf häufig unzureichend
schwere Mediasklerose	▪ Schallschatten entlang der verkalkten Ober-/Unterschenkelarterien
Lymphödeme	▪ schlechte Schallpenetration
spezifische Fehlerquellen (→ falsch positive Ergebnisse)	
▪ hoher venöser Druck: durch externe Kompression hoher Sondenandruck erforderlich (z.B. durch Tumor, Schwangerschaft), echogene Binnenstruktur durch Sludge ▪ nichtkomprimierbare echoarme Strukturen, z.B. Hämatome, Baker-Zysten, Tumor, Aneurysmen ▪ thorakaler Atemtyp: reduzierte Atemvariabilität des venösen Flusses täuscht eine Beckenvenenthrombose vor ▪ ungenügende Kompression (tangential an knöchernen Strukturen „vorbei")	
spezifische Fehlerquellen (→ falsch negative Ergebnisse)	
▪ kurzstreckige Thrombosen ▪ langstreckige Venenkompression im Unterschenkel (Kompartmentsyndrom, schweres Lymphödem) ▪ nichtokkludierende Thromben, besonders im Beckenbereich ▪ unzureichende Überlappung der Untersuchungszonen (z.B. Leiste, Adduktorenkanal)	

durch ständiges Hinterfragen eine kritische Distanz zu den eigenen Befunden zu bekommen.

Problembereiche. Mit den neuen Farbduplexgeräten und den variablen Schallköpfen sollten geräteabhängige Fehlbefunde keine Bedeutung mehr haben. Weitaus schwieriger sind patientenbedingte Probleme wie Adipositas und muskelstarke Waden, ebenso wie ein ausgeprägtes Lymphödem.

Mit einem leistungsstarken 2–3-MHz-Sektorschallkopf lassen sich kräftige Oberschenkel und Waden sicher beurteilen, während bei der Untersuchung im Beckenbereich neben der direkten Beschallung auch die indirekten Zeichen des Venenflusses in den distalen Abschnitten in die Beurteilung eingehen. Die spezifischen Fehlerquellen umfassen falsch positive und falsch negative Befunde.

Falsch positive Befunde. Diese können entstehen, wenn durch hohen intravasalen Druck die Kompression schwierig wird, insbesondere bei druckempfindlichen Patienten. Komprimierende Prozesse im kleinen Becken, auch die Schwangerschaft, können so eine fehlende Komprimierbarkeit, d.h. eine venöse Thrombose vortäuschen; vor allen Dingen dann, wenn durch Flussreduktion echogene Binnenstrukturen („Sludge") auftreten. Umschriebene Hämatome oder Tumoren täuschen besonders im Unterschenkelbereich eine Muskelvenenthrombose vor, die letztlich nur aus dem Verlauf, d.h. dem Nachweis einer Verbindung zum Venensystem, richtig erkannt werden kann. Auch die erwähnte tangentiale Kompression (an den knöchernen Strukturen vorbei) kann als unvollständige Kompression der Vene fehlgedeutet werden und zumindest den V.a. eine teilweise verschließende Thrombose zulassen. Hier ist durch die wiederholte Kompression mit unterschiedlicher Sondenrichtung ein sicherer Thromboseausschluss möglich.

Falsch negative Befunde. Die Befunde sind u.U. falsch negativ, wenn kurzstreckige Thrombosen durch großzügige Kompressionsintervalle übersehen werden und besonders im Adduktorenkanal nicht auf eine ausreichende Überlappung der Untersuchungszonen geachtet wird. Nichtokkludierende Thromben im Beckenbereich können durch Zuschalten der Farbe dargestellt werden, während eine Beurteilung der Venen bei langstreckiger Kompression im Rahmen eines Kompartmentsyndroms nicht möglich ist. Hier versagen allerdings auch alle anderen bildgebenden Verfahren, sodass das venöse System erst nach Rückgang des intrafaszialen Druckes beurteilt werden kann.

Unter Berücksichtigung der bekannten Fehlerquellen und der Würdigung differenzialdiagnostischer Untersuchungsergebnisse ist das Flussdiagramm in Abb. 19.**45** für das diagnostische Vorgehen beim V.a. eine Becken-/Beinvenenthrombose zu empfehlen.

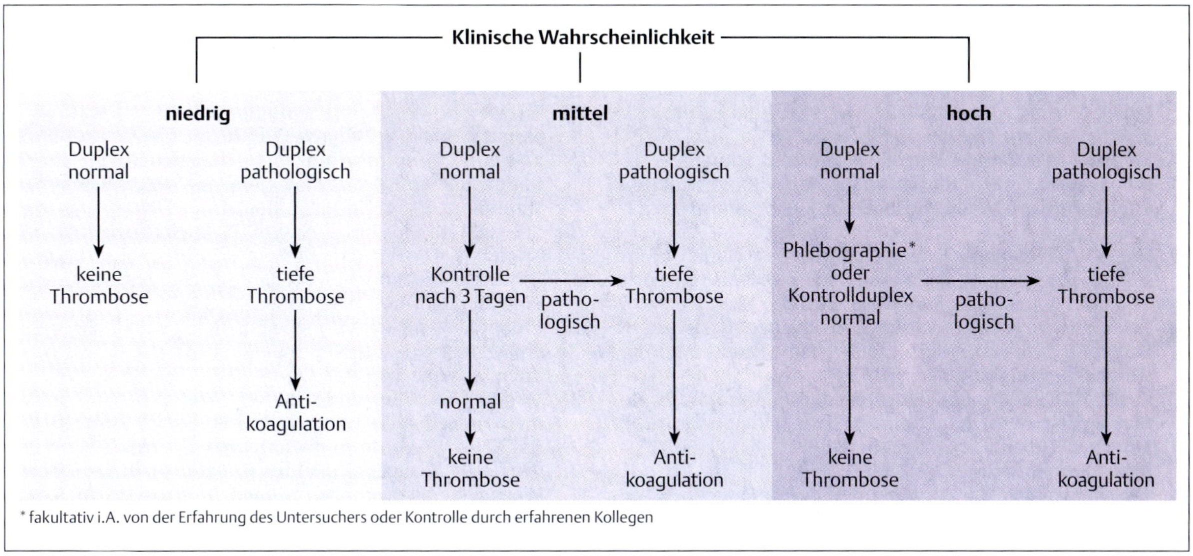

Abb. 19.**45** Flussdiagramm zur Abklärung einer Becken-/Beinvenenthrombose.

Literatur

1. Belcaro G. Evaluation of reccurent deep venous thrombosis using colour duplex scanning – comparison with venography. VASA. 1992; 21: 22–6.

1a. Bressolette L, Nonent M, Oger E, Garcia JF, Larroche P, Guias B, Scarabin PY, Mottier D. Diagnostic accuracy of compression ultrasonography for the detection of asymptomatic venous thrombosis in medical patients – the TADEUS project. Thromb Haemost. 2001; 86: 529–33.

2. Eichlisberger R, Frauchiger B, Jäger KA. Diagnostisches Vorgehen bei Varikose. In: Jäger KA, Landmann J (Hrsg). Praxis der angiologischen Diagnostik. Springer; 1994: 200–16.

3. Eichlisberger R, Frauchinger B, Widmer M, Widmer L, Jäger K. Spätfolgen der tiefen Venenthrombose. Ein 13-Jahres-Follow-up von 223 Patienten. VASA. 1994; 23: 234–43.

4. Evers EJ, Wuppermann T. Die Charakterisierung des postthrombotischen Refluxes mittels farbkodierter Duplexsonographie. VASA. 1997; 26: 190–3.

5. Fischer H. Venenleiden. Tübinger Studie. München: Urban & Schwarzenberg; 1981.

6. Fobbe F, Ruhnke-Trautmann M, van Gemmeren D, Hartmann CA, Kanja U, Wolf KJ. Altersbestimmung venöser Thromben im Ultraschall. Fortschr Röntgenstr. 1991; 155: 344–8.

7. Franzeck U, Schalch I, Jäger K, Schneider E, Grimm J, Bollinger A. Prospective 12-year follow-up study of clinical and hemodynamic sequelae after deep vein thrombosis in low-risk patients. Circulation. 1996; 93: 74–9.

8. Habscheid W, Wilhelm T. Diagnostik der tiefen Beinvenenthrombose durch Real-Time-Sonographie. Dtsch Med Wochenschr. 1998; 113: 586–91.

9. Hach W, Hach-Wunderle V. Die Rezirkulationskreise der primären Varikose. Berlin: Springer; 1994: 27–30.

10. Hach W, Hach-Wunderle V. Phlebographie der Bein- und Beckenvenen. Konstanz: Schnetztor; 1996: 42.

11. Hach W. Phlebographie der Bein- und Beckenvenen. Konstanz: Schnetztor; 1985.

12. Hach W, Hach-Wunderle V. Diagnostik der tiefen Bein- und Beckenvenenthrombose durch Phlebographie und Duplexsonographie. In: Hach-Wunderle V, Theiss W (Hrsg.). Die Venenthrombose. Berlin: Springer; 1998: 3–14.

13. Havig Ö. Deep Vein Thrombosis and pulmonary embolism. An autopsy study with multiple regression analysis of possible risk factors. Acta chir scan. 1977; 478 (Suppl.) ???.

14. Hauser M, Brunner U. Neue pathophysiologische und funktionelle Gesichtspunkte zur Insuffizienz der V.saphena parva. VASA. 1993; 22: 338–41.

15. Jorgensen J, Hanel H, Morgan A, Hunt J. Incidence of deep venous thrombosis in patients with superficially thrombophlebitis of the lower limbs. J Vasc Surg. 1993; 18: 70–3.

16. Karasch Th. Fallstricke der farbkodierten Duplexsonographie in der Diagnostik der Venenthrombose. VASA. 1998; 53 (Suppl.): 27–33.

17. Kierkegaard A. Incidence of Acute Deep Venous Thromboses in two Districts. Phlebographic study. Acta chir scand. 1980; 146: 267–9.

18. Kluess HG, Rabe E, Mulkens P, Gallenkempen G, Kreysel MW. Die Mündungsregion der V.saphena parva – farbduplexsonographische Beurteilung an 210 Extremitäten. VASA. 1996; 47 (Suppl.): 74–5.

19. Kubik S. Anatomie der Beinvenen. In: Wuppermann T (Hrsg). Varizen, Ulcus cruris und Thrombose. Berlin: Springer; 1986.

20. Lausen I, Jensen R, Wille-Jorgensen P, Jorgensen L, Rasmussen M, Lyng K, Andersen M, Raaschou H. Colour doppler flow imaging ultrasonography versus venography as screening method for asymptomatic postoperative deep venous thrombosis. Eur J Radiol. 1995; 20: 200–4.

21. Lensing AW, Doris CI, McGrath FP, et al. A comparison of compression ultrasound with colour doppler ultrasound for the diagnosis of symptomless postoperative deep vein thrombosis. Arch Intern Med. 1997; 157: 765–76.

22. Leu HJ, Vogt M, Pfrunder H, Odermatt B. Phlebosclerosis: Disorder or Disease? VASA. 1991; 20: 230–6.

23. Magnusson M, Kälebo P, Lukes P, Sivertsson R, BRisberg. Colour doppler ultrasound in diagnosing venous insufficiency. A comparison to descending phlebography. Eur J Vasc Endovasc Surg. 1995; 9: 437–43.

24. Markel A, Manzo R, Bergelin R, Strandness E. Valvular reflux after deep vein thrombosis: Incidence and time of occurrence. J Vasc Surg. 1992; 15: 377–84.
25. May R. Varikose. In: Hornbostel H, Kaufmann W, Siegenthaler W (Hrsg.). Innere Medizin in Praxis und Klinik. Bd.1, 3. Aufl. Stuttgart: Thieme; 1984.
26. Meissner M H, Caps M, Bergelin R, Manzo R, Strandness DE. Propagation, rethrombosis and new thrombus formation after acute deep venous thrombosis. J Vasc Surg. 1995; 22: 558–67.
27. Myers KA, Ziegenbein F, Zeng G, Matthews P. Duplex ultrasonography scanning for chronic venous disease: patterns of venous reflux. J Vasc Surg. 1995; 21: 603–12.
28. Netzer CO. Die primäre Varikose. In: Ehringer H, Fischer H, Netzer CO, Schmutzler R, Zeitler E (Hrsg.). Venöse Abflussstörungen. Stuttgart: Enke; 1979.
29. Pirner F. Die Klappenverhältnisse der Vv.perforantes. In: May R, Partsch H, Staubesand J (Hrsg.). Vv. perforantes. München: Urban & Schwarzenberg, 1981: 46–8.
30. Rabe E. Vv. perforantes. VASOMED. 1997; 2: 92–7.
31. van Ramshorst B, van Bemmelen PS, Hoeneveld H, Eikelboom BC. The development of valvular incompetence after deep vein thrombosis: a follow up study with duplex scanning. J Vasc Surg. 1994; 20: 1059–66.
32. Richter G, Böhm S, Görg C, Schwerk W. Verlaufsuntersuchungen zur Echogenität venöser Gerinnungsthromben. Ultraschall Klin Prax. 1992; 7: 69–73.
33. Schäfer K. Verlauf, Fasziendurchtritte und Einbau der Vv.perforantes. In: May R., Partsch H, Staubesand J (Hrsg.). Vv. perforantes. München: Urban & Schwarzenberg; 1981: 37–45.
34. Stiegler H, Rotter G, Standl R, Mosavi S, van Kooten HJ, Weichenhain B, Baumann G. Wertigkeit der Farbduplexsonographie in der Diagnose insuffizienter Vv. perforantes. VASA. 1994; 23: 109–13.
35. Stiegler H, Weichenhain B, Chatzopulos D, Mathies R, Standl R, Standl E, Mehnert H. Untersuchungen zur Häufigkeit und Symptomatologie der Lungenembolie in Abhängigkeit von der Lokalisation der tiefen Beinvenenthrombose. VASA. 1991; 20: 119–24.
36. Stiegler H, Mosavi S, Standl R, Weichenhain B, van Kooten HJ. Die flottierende Bein/Beckenvenenthrombose: Duplexsonographische Venenuntersuchungen zur Lungenembolierate. VASA. 1992, Suppl. 35: 94–5.
37. Weber J, May R. Funktionelle Phlebologie. Phlebographie, Funktionstest, interventionelle Radiologie. Stuttgart: Thieme; 1990: 36–7.
38. Widmer LK. Venenkrankheiten, Häufigkeit und sozialmedizinische Bedeutung. Basler Studie III. Bern: Huber; 1978.
39. Wienert V. Diagnostik der insuffizienten Perforansvenen – Wertigkeit der Methoden. München: Urban & Schwarzenberg; 1981: 203–8.
40. Zierau UTH, Küllmer A, Künkel HP. Stripping der Giacominivene – pathophysiologische Notwendigkeit oder phlebochirurgische Spielerei? VASA 2. 1996; 25: 142–7.
41. Zierler BK. Screening for acute DVT: optimal utilization of the vascular diagnostic laboratory. Semin Vasc Surg. 2001; 14: 206–14.

20 Vaskuläre Malformationen

P. Urban

Einleitung

Obwohl die rasche technische Entwicklung in der Ultraschalldiagnostik dazu geführt hat, dass die farbkodierte Duplexsonographie (FKDS) zu einem unverzichtbaren Bestandteil der Gefäßdiagnostik geworden ist, sind umfassende Darstellungen zur Beurteilung Vaskulärer Malformationen bislang nicht verfügbar. Dies verwundert umso mehr, als kongenitale Gefäßfehlbildungen mit einer Inzidenz von 1,2% (22) bis 1,5% (7, 23) in der Normalbevölkerung auftreten und damit – im Gegensatz zu auch in neueren Veröffentlichungen (8) zu findenden Äußerungen – durchaus nicht zu den seltenen Erkrankungen zählen. Mehrere Gründe sind hierbei als Ursache denkbar:

- Das Interesse an den speziellen Fragestellungen in der Diagnostik und Therapie der Malformationen wächst erst langsam, sodass sich auch in praxisorientierten Standardwerken die Beschäftigung mit dieser Krankheitsgruppe auf die kurze Erwähnung von mit Eigennamen belegten Syndromen beschränkt (13).
- Traditionell waren und sind die mit großer Erfahrung ausgestatteten Diagnostiker und Therapeuten Vaskulärer Malformationen oft interventionelle Radiologen, sodass die überwiegende Beschäftigung mit den konventionellen Schnittbildtechniken näher lag und die Duplexsonographie nur kurz textlich erwähnt wurde (10, 29).
- Darüber hinaus finden Diagnostik und Therapie der Gefäßfehlbildungen meist in spezialisierten Zentren statt, sodass außerhalb dieser Abteilungen die vergleichende Darstellung bei fehlenden Fallzahlen erschwert ist.

Neuere Veröffentlichungen berichten meist von Erfahrungen mit der Duplexsonographie bei einzelnen Krankheitsbildern (5, 7, 23, 21), überwiegend in der Überwachung eines therapeutischen Procederes oder in postoperativen Verlaufskontrollen (12, 30, 6, 15, 19). Daneben finden sich Case Reports (9, 2).

Definition

Vaskuläre Malformationen sind stets angeborene, d.h. bei Geburt bereits angelegte Gefäßfehlbildungen, wobei die klinisch erkennbaren Veränderungen zunächst diskret sein können. Es kommt entweder zu einer progredienten Zunahme der pathologischen Erscheinungsbilder, oder die Fehlbildung manifestiert sich nach einer unterschiedlich langen Latenzzeit erst in späteren Lebensjahren. Auslösende Momente sind hierbei oft lokale Traumen, Operationen im gefäßveränderten Areal oder hormonelle Umstellungen wie Pubertät und insbesondere Schwangerschaft. Spontanregressionen sind nicht bekannt.

Insbesondere im Säuglings- und Kleinkindalter kommt es bei umschriebenen Gefäßfehlbildungen aufgrund der manchmal ähnlichen Erscheinungsform häufig zu Verwechslungen mit Hämangiomen. Hierbei handelt es sich jedoch um stets benigne, endothelial proliferierende Tumoren, also nicht um Gefäß*fehl*-, sondern um Gefäß*neu*bildungen, denen eine primäre Sprossung von Blutgefäßen oder ihrer Wandelemente zugrunde liegt (18). Klinisch steht in der Proliferationsphase ein infiltrierendes, teilweise auch destruierendes Wachstum im Mittelpunkt, jedoch können sich Hämangiome spontan zurückbilden. Dabei hinterlassen sie in der Regressionsphase u.U. unterschiedlich ausgeprägte Residuen (16). Die Notwendigkeit, Vaskuläre Malformationen von den Hämangiomen abzugrenzen, begründet sich im unterschiedlichen Procedere hinsichtlich der geeigneten Therapie sowie des Therapiezeitpunktes.

Klassifikation

Wie Mulliken in seinem Standardwerk über Hämangiome und Vaskuläre Malformationen feststellt, „ist die Nomenklatur das größte Hindernis zu unserem Verständnis und der Handhabung vaskulärer Läsionen" (14).

Tatsächlich ist die interdisziplinäre Verständigung über die z.T. komplexen Krankheitsbilder durch die Vielzahl von synonym verwendeten Begriffen und das Nebeneinander verschiedener historisch gewachsener Konzepte erschwert. Eine umfassende Übersicht findet sich bei Weber (28). Daneben halten sich, trotz zwischenzeitlich auf vielfältige Weise diagnostisch gewonnener neuer Erkenntnisse, die nach den Eigennamen der Erstbeschreiber benannten Syndrome. Am bekanntesten sind hier das Klippel-Trénaunay-Syndrom (11) sowie das nach F. Parkes Weber benannte Syndrom (26). Verschiedene Autoren vertreten die Meinung, diese nach deskriptiv klinischen Kriterien entstandenen Begriffe sollten verlassen werden (4, 29), um auf der Grundlage funktioneller und diagnostischer Befunde die unterschiedlichen Manifestationen der Malformationen zu erfassen.

Hamburger Klassifikation. Mit dieser Zielsetzung wurde 1988 die sog. „Hamburger Klassifikation" entwickelt (3, 4), die sich in der praktischen Anwendung bewährt hat (19) und sich zunehmend verbreitet (20, 24). Hierbei werden die Malformationen in 5 Hauptgruppen unterteilt:
- vorwiegend arterielle Läsionen,
- vorwiegend durch AV-Shunts gekennzeichnete Läsionen,
- vorwiegend venöse Läsionen,
- vorwiegend lymphatische Läsionen,
- kombinierte Läsionen.

Eine weitere Unterteilung erfolgt bei morphologischer Verschiedenheit entsprechend dem embryonalen Ursprung in *trunkuläre* und *extratrunkuläre* Formen, die ebenfalls kombiniert auftreten können. Trunkuläre Formen werden als Dysembryoplasien differenzierter Hauptgefäße beschrieben, während extratrunkuläre Formen aus Resten des primitiven kapillären Netzwerkes hervorgehen.

Trunkuläre Malformationen. Trunkuläre Malformationen ohne Shunts sind:
- Aplasie, Hypoplasie oder Obstruktion: Das Gefäß proximal und/oder distal der Stenose kann aneurysmatisch dilatiert sein. Die Kollateralgefäße sind dilatiert und geschlängelt. Histologisch findet man eine Hypo- oder Hyperplasie der Gefäßwände.
- Dilatation: Diese kann diffus (Dolichomegaarterie, Phlebektasie, Lymphektasie) oder lokalisiert (Aneurysma) sein. Auch hier ist die Gefäßwand ggf. verdünnt oder verdickt, lange Venensegmente sind oftmals avalvulär.

Die trunkulären AV-Malformationen können tiefe AV-Shunts (direkte Verbindung der arteriellen und venösen Gefäßstämme) oder oberflächliche AV-Shunts (Verbindung zwischen arteriellen Ästen und superfiziellen Venenstämmen) aufweisen.

Kombinierte trunkuläre Malformationen zeigen alle möglichen Kombinationen von arteriellen und venösen Läsionen oder Kombinationen aus Dysplasien der Blut- und Lymphgefäße.

Extratrunkuläre Malformationen. Diese Fehlbildungen können mit und ohne Shunts auftreten und zeigen dabei ein infiltratives oder expansives Wachstum.
- Infiltrative Form: Hierbei handelt es sich meist um arteriovenöse, seltener um rein venöse Malformationen. Die Gefäßareale können diffus oder lokalisiert sein. Histologisch findet man inmitten des infiltrierten Gewebes schwer veränderte, dysplastische Gefäße, öfter mit direkten AV-Kommunikationen (Nidus-Theorie).
- Limitierte Form: Sie besteht aus ektatischen und geschlängelten Gefäßen mit AV-Verbindungen oder aus kavernösen/spongiösen Räumen ohne AV-Shunts, die dennoch ein expansives Wachstum aufweisen können. In kombinierten Malformationen finden sich dysplastische Blut- und Lymphgefäße.

Untersuchungsziele, -technik und Dokumentation

Untersuchungsziele

Eine verwertbare Diagnostik angeborener Gefäßfehler muss 4 Teilaspekte ausreichend abklären (25):
- Den Typ der Malformation. Neben prognostischen Aussagen ist diese Feststellung insbesondere für die weitere Diagnostik- und Therapieplanung wichtig.
- Die anatomische Lokalisation. Hier gilt entsprechend das oben Angeführte; darüber hinaus ist eine Festlegung entscheidend zur Verständigung mit anderen involvierten Kollegen.
- Die qualitative und quantitative Veränderung der Hämodynamik. Hier sind u.a. Stealphänomene sowie Veränderungen des peripheren Widerstands (AV-Verbindungen) von Interesse.
- Die sekundären Effekte der Malformation. Häufig finden sich Infiltrationen von Organen, Gelenken und Weichteilen mit bereits bestehenden oder zu erwartenden Funktionsstörungen. Dies ist z.B. auch für gutachterliche Fragestellungen wichtig.

Schallköpfe, Ankopplung

Schallköpfe. Aufgrund der besseren räumlichen Auflösung verwenden wir im Routinebetrieb einen Linear-Schallkopf von 7,5 MHz, dessen Eindringtiefe für die meisten Untersuchungen ausreicht und der insbesondere in der Detektion kleinerer Gefäße Vorteile bietet. In einzelnen Abschnitten von Oberschenkel- und Leistenregion ist ein 5-MHz-Linear-Schallkopf erforderlich, für die Darstellung tiefer Läsionen der Glutealregion sowie der abdominellen Gefäße ein 3,5-

MHz-Sektor-Schallkopf. Bei besonderen Fragestellungen im Oberflächenbereich erlaubt ein 13,5-MHz-Linear-Schallkopf eine ausgezeichnete Nahauflösung und Darstellung auch feinster Vaskularisationen mit sehr geringen Flüssen.

Vorlaufstrecke/Gel. Um Reibungsartefakte an der Oberfläche zu vermeiden, insbesondere aber zur Minimierung des Druckes durch den Schallkopf, verwenden wir eine dicke Schicht von Ultraschallgel, in die der Schallkopf ohne Kompression und ohne Hautkontakt angekoppelt wird. So lassen sich auch oberflächliche Venen darstellen, die sonst leicht komprimiert würden. Die Verwendung handelsüblicher konfektionierter Vorlaufstrecken erscheint uns aus den gleichen Gründen obsolet.

Geräteeinstellung

Sendeleistung. Prinzipiell sollten Ultraschalluntersuchungen im Hinblick auf die theoretisch möglichen biologischen Wirkungen für die kürzest mögliche Zeitdauer und mit der niedrigsten Sendeleistung, die noch diagnostisch verwertbare Bilder liefert, durchgeführt werden (ALARA-Prinzip: as low as reasonably achievable). Dies zu befolgen, hat jedoch bei der Untersuchung von vaskulären Fehlbildungen große Nachteile, da hier häufig Gefäßgebiete mit stark unterschiedlichen, und insbesondere auch langsamen Strömungsgeschwindigkeiten innerhalb eines Darstellungsbereiches liegen. Die jeweilige Anpassung der gerade noch ausreichenden Sendeleistung verlängert ihrerseits die Untersuchungszeit inadäquat. Aus dieser Erfahrung sind wir in der Praxis dazu übergegangen, insbesondere bei langsam perfundierten venösen Malformationen und in deren Differenzialdiagnostik zu den lymphatischen Fehlbildungen, durchgehend die maximale Sendeleistung einzustellen, um hierdurch von vornherein unter optimalen Bedingungen kurze Untersuchungszeiten zu realisieren.

Farb-Doppler-Verstärkung. Die Einstellung der Farb-Doppler-Verstärkung (Gain) erfolgt in Analogie zur Untersuchung normaler Gefäße so, dass eine Farbkodierung lediglich innerhalb des Gefäßlumens bei noch erkennbaren Wandstrukturen vorliegt. Bei unserem System (Siemens Sonoline Elegra) hat sich hierbei ein Wert von 60dB im Routinebetrieb bewährt.

Pulsrepetitionsfrequenz. In der Darstellung normaler Gefäße wird die Pulsrepetitionsfrequenz (PRF) üblicherweise so eingestellt, dass in geraden Gefäßabschnitten keine Alias-Effekte auftreten (1), wodurch Stenosen bereits allein am Farbumschlag erkennbar werden. In der Darstellung von vaskulären Malformationen zeigt sich jedoch, dass die häufig niedrigen Flüsse, besonders in überwiegend venösen Malformationen, hierbei nicht detektiert werden können. Dies führt dann häufig zu einer Unterbewertung des Befundausmaßes oder, bei unterlassener Kompression, zu einer Fehlinterpretation als Thrombose. Wir sind daher im Routinebetrieb dazu übergegangen, die PRF bewusst „falsch niedrig" einzustellen, um unter Inkaufnahme „bunter Bilder" auch geringe Flüsse noch farbkodiert darstellen zu können. Hierbei haben sich Werte < 1000 Hz bewährt. Eine weitere Reduktion unter 600 Hz ist nicht sinnvoll, da dann die Bildaufbaurate zu langsam wird.

Zur Detektion von AV-Shunts sollte die PRF so weit angehoben werden, dass die langsamen venösen Flüsse kaum noch farbkodiert werden. Hierbei demarkieren sich dann die Shunts als kleine umschriebene Farbwolken oder umschriebene Einstromphänomene.

Wandfilter. Ebenfalls im Sinne einer Detektierbarkeit auch sehr langsamer Flüsse wählen wir eine niedrige Einstellung der Wandfilter und verzichten auf eine Flash-Unterdrückung. Diese Form der Einstellung erfordert etwas Gewöhnung und eine ruhige Schallkopfführung möglichst ohne direkte Reibung auf der Hautoberfläche.

Selbst unter der hier beschriebenen sensitiven Einstellung des Gerätes sind in überwiegend venösen Fehlbildungen mit lakunären Gefäßektasien häufig keine spontanen Farbkodierungen detektierbar. Dies ändert sich, wenn durch manuelle Kompression/Dekompression (dynamische Bildableitung) in der Umgebung oder direkt mit dem Schallkopf über dem untersuchten Zielgebiet die Flussgeschwindigkeit in den Gefäßen kurzfristig erhöht wird. Unter analogem Vorgehen lassen sich so auch bei trunkulären Malformationen Pendelflüsse in avalvulären Gefäßen nachweisen.

Lagerung

Eine für alle Lokalisationen und Modifikationen Vaskulärer Malformationen festgelegte Untersuchungstechnik gibt es nicht. Die weitaus größte Zahl der Untersuchungen wird sicherlich am liegenden Patienten durchgeführt, was auch meist zur Dokumentation der Befunde ausreicht.

Aspekte der Positionswahl. Gerade bei überwiegend venösen Malformationen der unteren Extremitäten sowie bei distalen lakunären Venektasien sind jedoch zusätzliche Untersuchungen im Stehen oder in halbaufrechten Stellungen auf dem Kipptisch günstig, um Lumenänderungen und Flussmodifikationen bei Lagewechsel dokumentieren zu können. Vaskuläre Malformationen im Kopf-Hals-Bereich weisen in der Mehrzahl größere venöse Komponenten auf; sie lassen sich daher in Kopftieflage leichter darstellen und eindrucksvoller dokumentieren.

In jedem Fall sollte der Untersucher die anamnestischen Angaben des Patienten berücksichtigen und versuchen, eine Untersuchungsposition zu finden, in der die Malformation den größten Schwellungszustand erreicht bzw. für den Patienten subjektiv symptomatisch wird.

Beispielsweise sollte also eine überwiegend venöse Malformation im Bereich der Scapula nicht der Einfachheit halber in Bauchlage des Patienten untersucht werden, da diese hierbei weitestgehend leerlaufen wird und somit ein völlig falscher Eindruck der quantitativen Ausdehnung entstehen kann.

Obwohl die Feststellung banal erscheint, ergeben sich nicht selten Differenzen zwischen FKDS und radiologischen Schnittbildtechniken aufgrund der Tatsache, dass Letztere nahezu immer in Rückenlage durchgeführt werden.

Letztlich ist die Kreativität des Untersuchers gefordert, um in aktiver Kooperation mit dem Betroffenen das bestmögliche Untersuchungsergebnis zu erarbeiten. So war bei einer Patientin erst beim gleichzeitigen Kaugummi-Kauen das Ballonieren einer Vaskulären Malformation über eine Art Ventilmechanismus im Bereich des M. masseter nachweisbar.

In der Befunddokumentation sollte man alle von der passiven Rückenlage abweichenden Positionen genau vermerken, um bei Folgeuntersuchungen, insbesondere auch in der postinterventionellen Verlaufskontrolle, gleiche Bedingungen herstellen zu können.

Untersuchungsgang

Fallstricke. Wie bei anderen Ultraschalluntersuchungen auch, läuft der unerfahrene Untersucher Gefahr, sich bei der FKDS einer Vaskulären Malformation auf ein interessantes Detail zu konzentrieren und darüber weitere wichtige Befunde unberücksichtigt zu lassen.

So kann das genaue Herausarbeiten eines AV-Shunts mit Verbindung zu einer lakunären Venektasie am Unterschenkel davon ablenken, dass neben einer einfach angelegten V. tibialis anterior weitere subfasziale Venen nicht vorhanden sind und gezielt nach zusätzlichen pathologischen Venen (Marginalvene) gesucht werden sollte.

Vorgehen. Nach unserer Erfahrung ist es daher erforderlich, sich zunächst einen orientierenden Überblick der vorliegenden Pathologie zu verschaffen. Es sollten erst die großen Leitvenen und -arterien auf Vorhandensein und Normalität überprüft werden, bevor man sich der Malformation intensiver zuwendet.

Vorgeschaltete Untersuchungen. Nach eigenen Erfahrungen hat es sich in der Praxis als außerordentlich hilfreich erwiesen, vor einer FKDS die orientierende Infrarot-Thermographie der interessierenden Körperregion durchzuführen. Diese Methode liefert innerhalb weniger Sekunden wichtige Informationen über die zu erwartende Art der Malformation. So stellen sich umschriebene, überwiegend venöse oder lymphatische Läsionen als kühle Bezirke dar, während überwärmte Areale auf Hypervaskularisationen hinweisen und stets das Augenmerk auf arterielle Beteiligungen richten sollten.

Seitenvergleich

Aufgrund der ausgesprochenen Normvarianz insbesondere im Bereich der Extremitätenvenen sollte zumindest bei nicht eindeutig pathologischen Befunden immer mit der Gegenseite verglichen werden. Dies ist auch wichtig, da Vaskuläre Malformationen gehäuft in Regionen auftreten, in denen bereits physiologischerweise besondere Gegebenheiten vorliegen. Beispiele sind

- die klappenlosen plantaren Perforansvenen,
- Venenäste des M. vastus medialis am distalen Oberschenkel, die oft Verbindungen zwischen dem oberflächlichen und tiefen Femoralvenensystem herstellen,
- die strickleiterförmigen Begleitäste der distalen V. femoralis superficialis im Adduktorenkanal, die als embryonales Gefäßnetz aufgefasst werden (27).

Darüber hinaus ist der Vergleich mit der gesunden Gegenseite in der Dokumentation aller Weichteilveränderungen sinnvoll, da ihre Darstellung in Bezug auf die Echogenität stark von der Geräteeinstellung mitbestimmt wird.

Dokumentation

Neben dem Fehlbildungstyp (s.o.) sind zu dokumentieren:

- die anatomische Ausdehnung, möglichst in Relation zu eindeutig identifizierbaren Strukturen,
- die Verbindung der Malformation zu normalen Gefäßstrukturen (z.B.: „Durchsetzung des unteren Drittels des M. vastus medialis", „AV-Shunt am medialen Unterschenkel 11 cm unterhalb des Kniegelenkspaltes", „Infiltration des unteren Poles der Glandula parotis", „Einmündung der pathologischen Vene in die V. saphena magna 7 cm unterhalb der Krosse").

Da es sich bei der FKDS in der bildlichen Dokumentation fast ausschließlich um Befundausschnitte handelt, kann nur so eine Zuordnung zu in anderen Darstellungstechniken erhobenen Befunden erfolgen. Darüber hinaus trägt eine derartig eindeutige Festlegung entscheidend zur Steigerung der Akzeptanz der Methode bei Kollegen bei, die selbst die FKDS nicht anwenden.

Kontrastmitteluntersuchung. Insbesondere bei ausgedehnten trunkulären Malformationen ist nach einer FKDS und vor einer gefäßchirurgischen Operation fast immer eine Kontrastmitteldarstellung erforderlich. Hierbei ist für den nachuntersuchenden Kollegen von Bedeutung, ob eine Kontrastierung der Malformation über das normale Gefäßsystem zu erwarten, oder ob hierfür eine Direktpunktion eines malformierten Gefäßes vorzunehmen ist. Darüber hinaus sollten Angaben über Gefäßlumina und Flussgeschwindigkeiten vorliegen, um den Untersuchungsgang und die erforderliche Kontrastmittelmenge abschätzen zu können.

Die alleinige Angabe, dass ein AV-Shunt besteht, reicht nicht aus, um eine Arteriographie zu initiieren. Der Untersucher muss den Befund gewichten und, ggf. in Absprache mit dem Radiologen, entscheiden, ob hier eine therapeutische Relevanz vorliegt. Sehr kleine Shunts sind z.B. angiographisch nicht ausreichend darzustellen und damit nicht embolisierbar. Hier besteht als ideale therapeutische Option die interstitielle Nd:YAG-Laserkoagulation (17).

Typische Befunde in der FKDS

Klinische Befunde. Das Erscheinungsbild Vaskulärer Malformationen ist vielgestaltig und von der jeweils betroffenen Körperregion sowie der Art der beteiligten Gefäße abhängig. Auffällig ist zumeist eine bläulich durch die Haut schimmernde Weichteilschwellung, am Kopf mit zentrofazialer Akzentuierung, wobei die Region des M. masseter, die Zunge, der Pharynx, der weiche Gaumen, die Lippen und das Unterlid typische Prädilektionsorte darstellen (19).
Im Bereich der Extremitäten bestehen neben den oberflächlich erkennbaren Gefäßveränderungen häufig

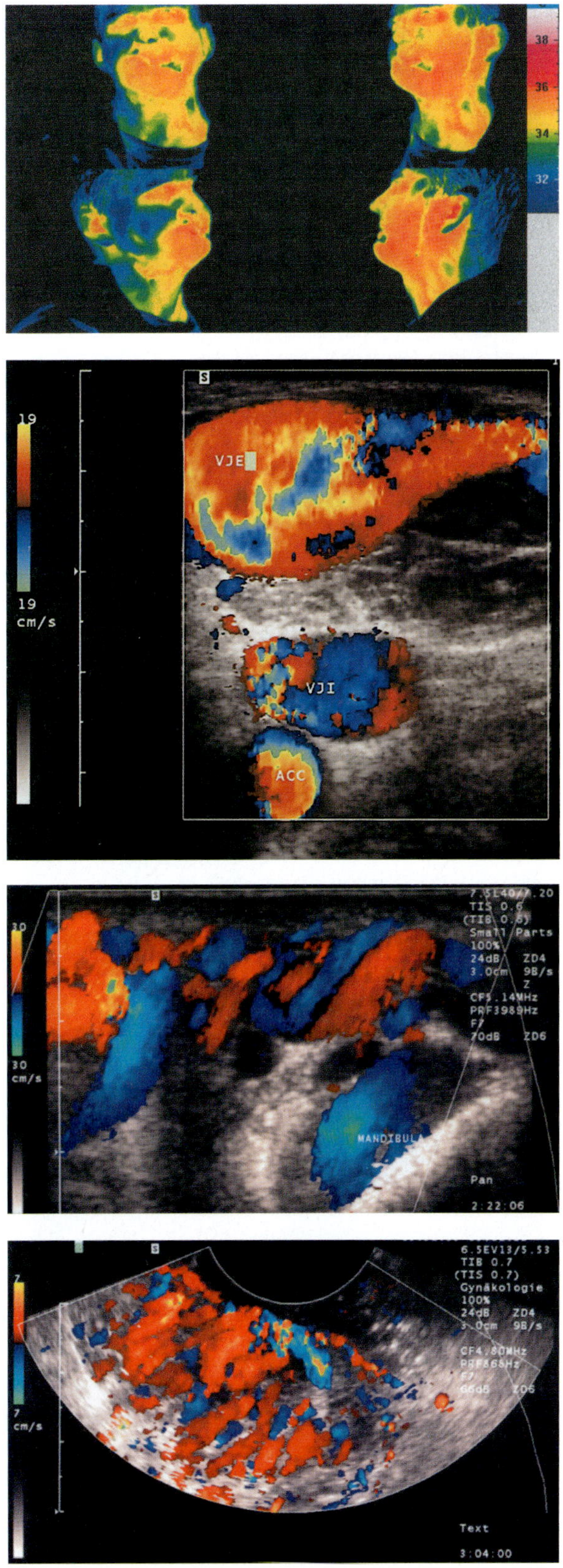

Abb. 20.**1 a–d** Angioma racemosum.
a In der Infrarot-Thermographie zeigt sich eine deutliche Überwärmung der linken Seite, am Kinn nach rechts übergreifend. Im Zentrum der linken Wange sieht man ein strichförmiges Artefakt durch einen kühlenden Schweißtropfen mit „Rinnsal".
b In der FKDS deutliche Erweiterung der V. jugularis externa bei arteriellem Einstrom über kleine AV-Shunts. VJE = V. jugularis externa, VJI = V. jugularis interna, ACC = A. carotis communis.
c Typisches Gefäßmuster mit Kinking und Coiling bei hohen arteriellen Flüssen; hier oberhalb der Mandibula.
d Ausgedehnte arterielle Hypervaskularisationen im Bereich des weichen Gaumens (Ableitung mit Vaginal-Schallkopf).

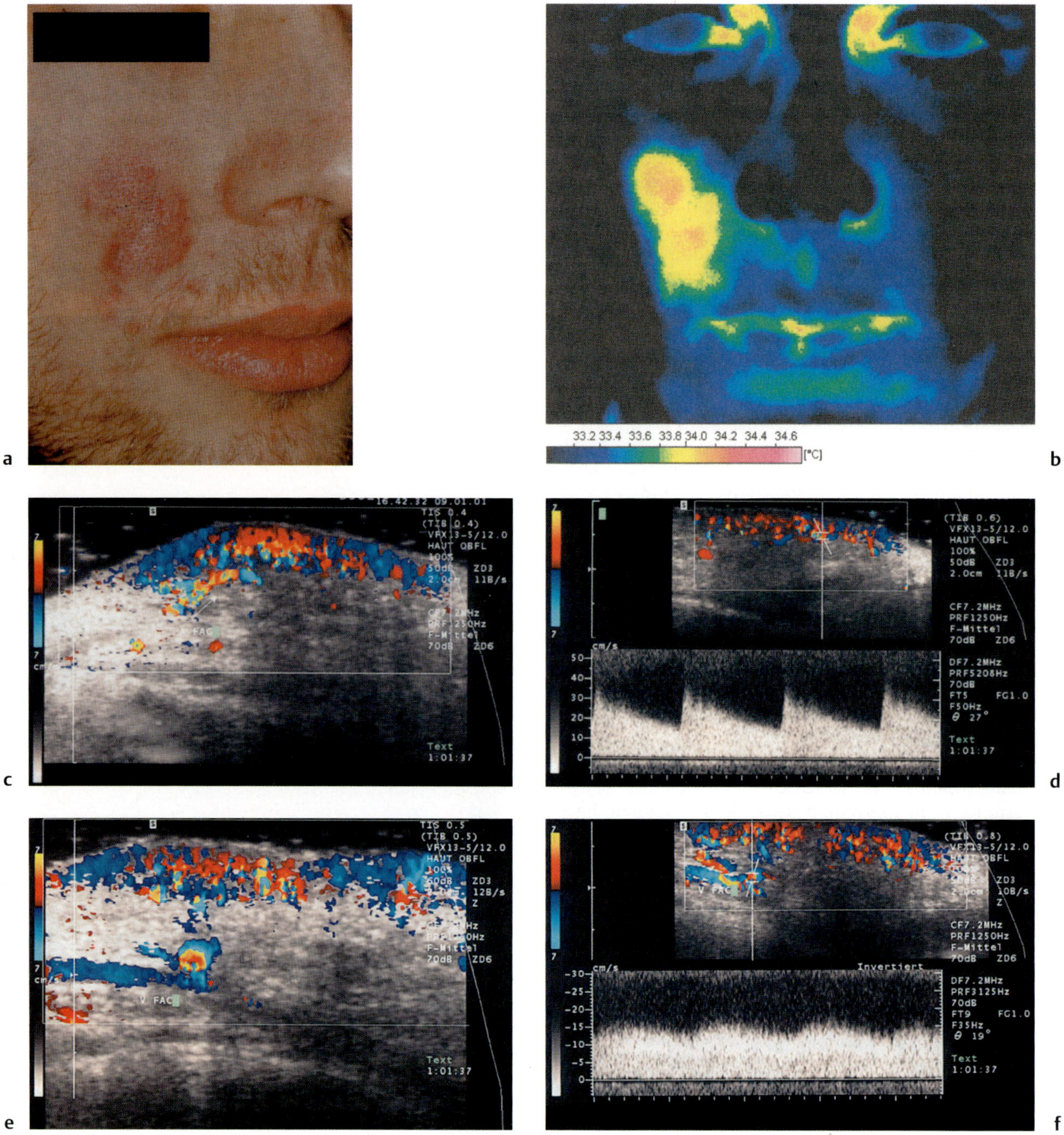

Abb. 20.**2 a–f** AV-Shunts mit multiplen Zuflüssen aus der A. facialis.

a Inspektorisch fällt eine umschriebene fleckförmige Rötung in einem leicht erhabenen Bereich mit vergröbertem Hautrelief auf.

b In der Thermographie demarkiert sich ein „hot spot".

c Mit 13,5 MHz lässt sich in der FKDS ein flächig kutan und subkutan ausgebreitetes Gefäßpolster mit multiplen Zuflüssen aus der A. facialis darstellen.

d Der Doppler-Befund mit Ableitung aus dem arteriellen Feeder zeigt das typische Flussmuster mit hohem diastolischen Anteil.

e Auch die venöse Komponente mit Drainage in die V. facialis ist in der FKDS darstellbar.

f Die Flusskurve aus einer drainierenden Vene weist noch ein deutlich arterialisiertes Muster auf.

gleichzeitig Anomalien der tiefen Leitgefäße. Augenfällig sind oft Weichteilschwellungen und Gewebevermehrungen, teilweise in Kombination mit Gefäßnaevi unterschiedlicher Tönung. Daneben finden sich Längen- und Umfangsdifferenzen der betroffenen Extremitäten – sowohl als Plus- als auch als Minusvarianten – sodass hier auch von angioosteohypo- bzw. hypertrophen Syndromen gesprochen wird.

Anhand typischer Fallbeispiele folgt die Darstellung charakteristischer Befunde bei den unterschiedlichen Formen der Vaskulären Malformationen.

Vorwiegend arterielle Läsionen

Fall 1 (Abb. 20.**1** s. S. 487). 38-jähriger Patient mit einem Angioma racemosum (erstmals von Virchow 1863 verwandte Bezeichnung) des linken Gesichtes und Halses. Charakteristisch für diese Erkrankung ist das infiltrative Wachstum dicht stehender arterieller Gefäße mit ausgeprägtem Kinking und Coiling.

Vorwiegend durch AV-Shunts gekennzeichnete Läsionen

Fall 2 (Abb. 20.**2** s. S. 488). 25-jähriger Patient mit seit Jahren langsam zunehmender, teilweise brennend schmerzhafter Schwellung im Bereich der rechten Wange. Ein früher erlittenes Trauma ist nicht erinnerlich.

Fall 3 (Abb. 20.**3** s. S. 490 oben). 28-jährige Patientin mit zunehmendem Spannungsgefühl am ventralen Oberschenkel oberhalb des Kniegelenks. Die klinische Symptomatik setzte am Ende der Pubertät ein, jetzt bestehen die Schmerzen überwiegend in den frühen Morgenstunden nach längerer Ruhe, weniger unter Belastung. Klinisch findet sich bei unauffälliger Haut eine leichte Schwellung im Bereich des distalen medialen Oberschenkels, bei im Seitenvergleich deutlicher Überwärmung.

Fall 4 (Abb. 20.**4** s. S. 490 unten). Während bei der Patientin in Fall 3 die Doppler-Spektren der großen Arterien regelrecht konfiguriert sind und somit zumindest zum großen Teil noch inaktive *hypo*dyname AV-Shunts vorliegen müssen, zeigen diese den typischen Befund von Veränderungen in den vorgeschalteten zuführenden Arterien bei distal gelegenen *hyper*dynamen Shunts.

Fall 5 (Abb. 20.**5** s. S. 491 oben). 12-jähriger Junge mit rezidivierenden Spontanschmerzen und Druckschmerz im Bereich der rechten Wade, passageren Schwellungen und Entzündungszeichen. Oberflächlich nur geringe Venektasien, insbesondere dorsolateral, leichte Umfangsvermehrung, keine Beinlängendifferenz; im Seitenvergleich leichte Überwärmung.

Vorwiegend venöse Läsionen

Fall 6 (Abb. 20.**6** s. S. 491 unten). 15-jähriges Mädchen mit ausgedehnter Malformation des Halses und Gesichtes rechts. Anamnestisch werden frühere Sklerosierungsversuche angegeben, jetzt zunehmende Schwellungsneigung im Liegen und unter Belastung.

Fall 7 (Abb. 20.**7** s. S. 492 oben). 15-jähriger Junge mit seit Geburt bestehender Malformation der rechten oberen Extremität, von der Hand bis auf die laterale Thoraxwand übergehend. Bei abgesenktem Arm kommt es zu einer schmerzhaften Schwellung durch Füllung ausgedehnter Venektasien, die bei Anheben des Armes leerlaufen. Die grobe Kraft ist bei atropher Muskulatur vermindert.

Fall 8 (Abb. 20.**8** s. S. 492 unten). 6 Monate alter Junge mit bereits bei Geburt bestehender, monströser Malformation im Bereich der linken Schulter unter Einbeziehung des Halses und oberen Thorax. Phasenweise intensivpflichtige Zustände bei erheblicher Gerinnungsproblematik im Sinne eines Kasabach-Merritt-Syndroms.

Fall 9 (Abb. 20.**9** s. S. 493). 8-jähriges Mädchen mit einer komplexen Angiodysplasie vom „Typ Klippel-Trénaunay“ mit großflächigem, blassen Naevus flammeus des linken Beines und der Hüfte. Im Seitenvergleich ist der Beinumfang vermehrt, bei einer Verlängerung um 3,5 cm und gleichzeitiger Überwärmung.

Vorwiegend lymphatische Läsionen

Fall 10 (Abb. 20.**10** s. S. 494 oben). 2 Monate alter Säugling mit bereits pränatal bekanntem Lymphangiom der Kopf-Hals-Region.

Fall 11 (Abb. 20.**11** s. S. 494 unten). 10 Wochen alter Säugling mit monströsem Lymphangiom des linken Thorax und Abdomens ohne intrathorakale oder intraabdominale Beteiligung. Der Befund war bereits im frühen pränatalen Ultraschall aufgefallen, sodass die Mutter per Sectio caesarea entbunden wurde. Im Gegensatz zu der unter Fall 8 vorgestellten, großen venösen Malformation traten hier keine Gerinnungsprobleme auf.

Kombinierte Läsionen

Fall 12 (Abb. 20.**12** s. S. 495). 15-jähriges Mädchen mit einer Malformation im Bereich der rechten Hüfte, die bei Geburt weniger deutlich demarkiert gewesen war, dann aber proportional wuchs. Außer der optischen Komponente bislang keine subjektive Beschwerden.

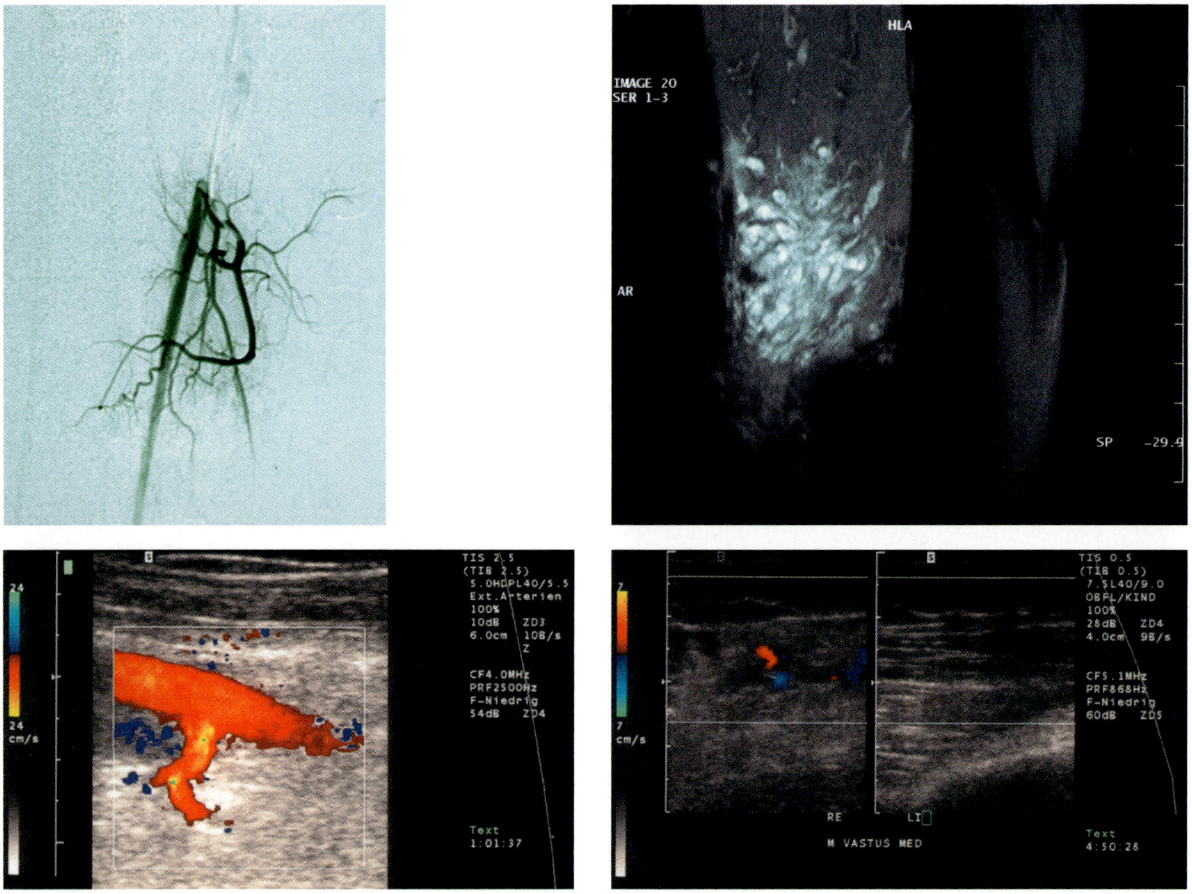

Abb. 20.**3 a–d** AV-Malformation mit Feeder aus der A. femoralis superficialis.
a Angiographisch lässt sich ein Feeder aus der A. femoralis superficialis darstellen.
b Das MRT zeigt, dass der distale M. vastus medialis völlig mit Gefäßen durchsetzt ist.
c In der FKDS lässt sich der Abgang der pathologischen versorgenden Arterie aus der A. femoralis superficialis darstellen.
d Beim Vergleich mit der gesunden Gegenseite in korrespondierender Lokalisation wird das Ausmaß der muskulären Destruktion deutlich: Im betroffenen Areal ist die lamelläre Muskelfiederung völlig aufgehoben.

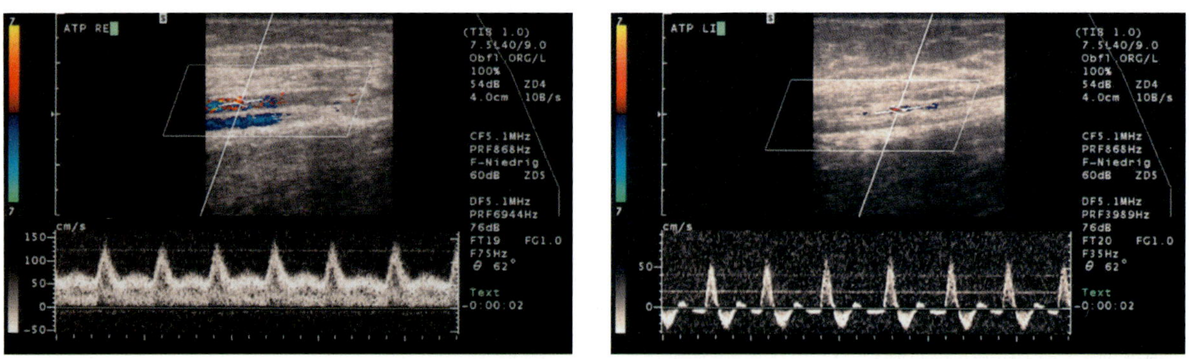

Abb. 20.**4 a** u. **b** Veränderungen bei einem hyperdynamen Shunt (Seitenvergleich).
a Bei einer AV-Malformation in der Umgebung des rechten oberen Sprunggelenks zeigt das Doppler-Spektrum der A. tibialis posterior eine Flussbeschleunigung bei deutlich pathologisch hohem diastolischen Fluss.
b Auf der Gegenseite ist das Flussprofil normal. Als weiterer Befund im Seitenvergleich findet sich rechts eine lumenbetonte, stärker perfundierte begleitende Vene.

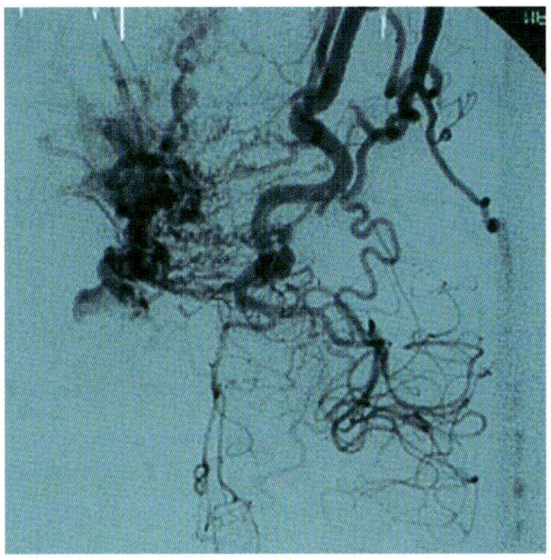
a

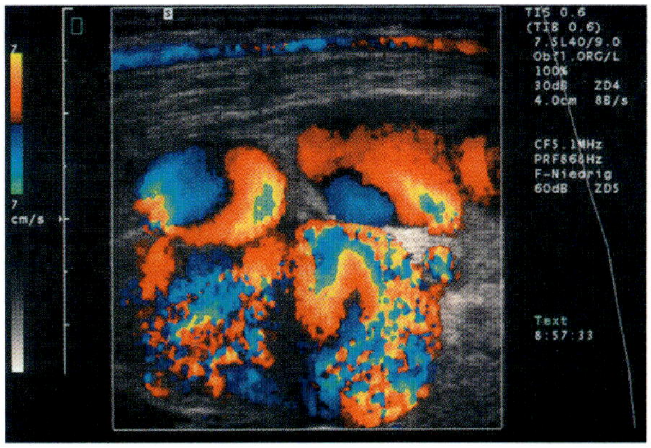
b

Abb. 20.**5 a** u. **b** AV-Shunt aus der A. tibialis posterior mit großen Venektasien.

a Die Arteriographie zeigt multiple irreguläre Arterien, die aus der A. tibialis posterior entspringen, mit früher Anfärbung großlumiger Gefäßektasien.

b In der FKDS sind im Bereich des M. gastrocnemius turbulente Flüsse in großen Venektasien zu sehen, umgeben von pathologisch veränderten Muskelpartien. Daneben zeigt sich eine klappenlose epifasciale Vene (oberer Bildrand).

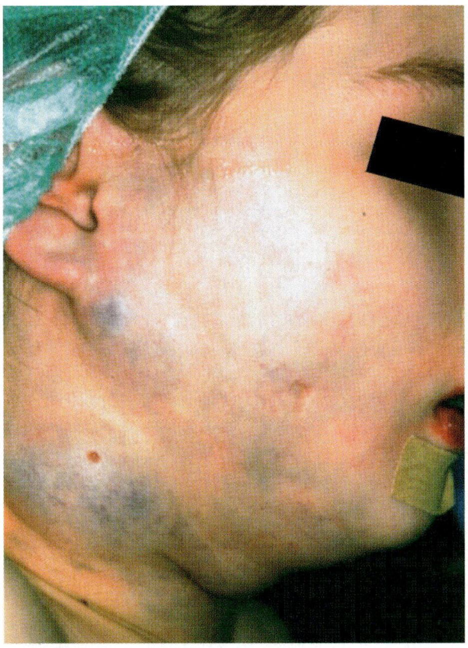
a

Abb. 20.**6 a–c** Große venöse Ektasien im Bereich der V. jugularis.

a Bei der Inspektion fallen livide, weich-elastische Vorwölbungen zervikal und infraaurikulär auf, an der Wange außerdem eine atrophe Narbe bei Z.n. Sklerosierungsversuch.

b Im Querschnitt (FKDS) zeigt sich eine massiv dilatierte V. jugularis externa, medial hiervon große subkutane Venektasien.
VJE = V. jugularis externa, VJI = V. jugularis interna,
ACC = A. carotis communis.

c Nachweis einer direkten größeren Verbindung zwischen V. jugularis externa und benachbarten subkutanen Gefäßektasien; unter distaler Kompression lassen sich Einstromphänomene nach peripher verdeutlichen.

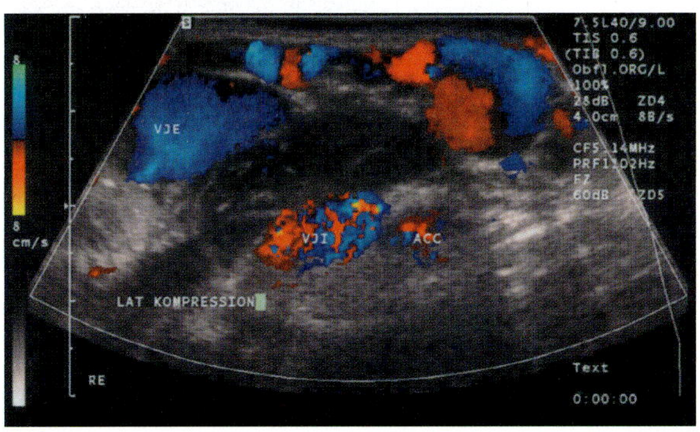

b

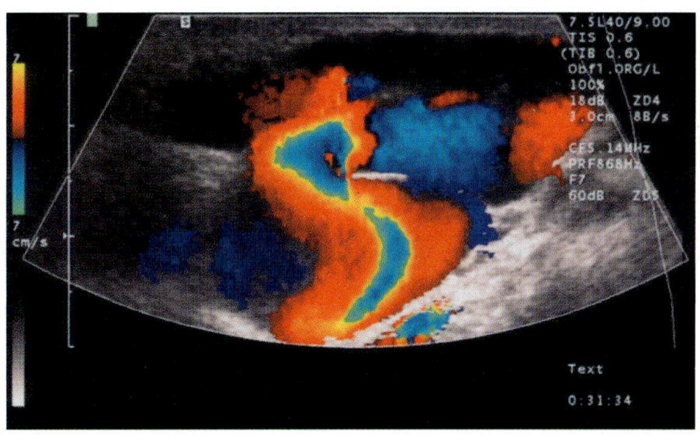
c

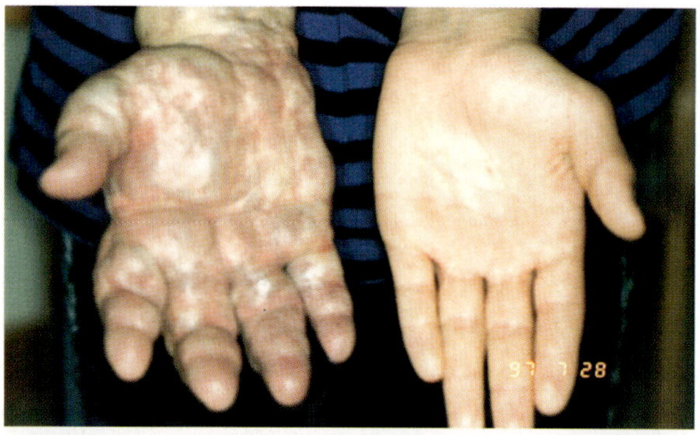

a

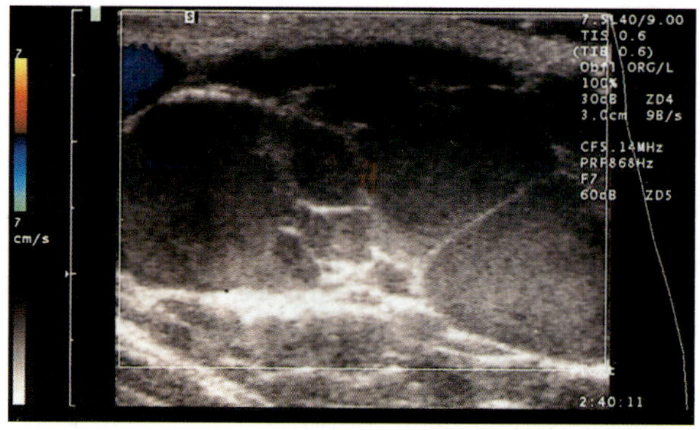

b

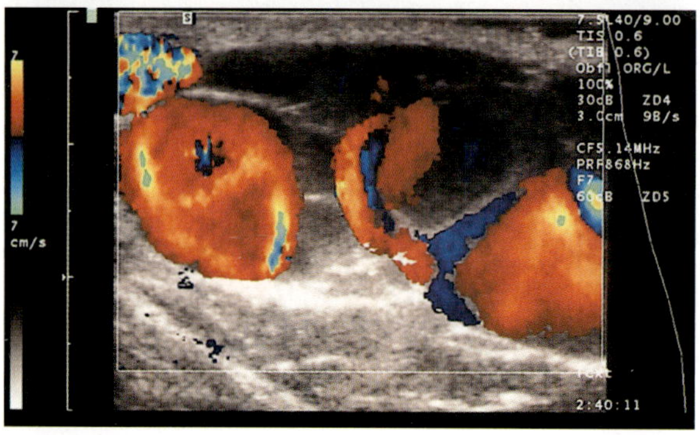

c

Abb. 20.7 **a–c** Große venöse Ektasien am Unterarm.

a Die vergleichende Aufnahme beider Hände zeigt rechts neben der Volumenvermehrung die livide Verfärbung.

b Im Bereich des Unterarms sieht man große, zunächst zystisch subseptiert erscheinende Venektasien mit Echoverdichtung durch aggregierte Blutbestandteile (trotz der fast vollständigen Stase ist das Ausmaß spontaner Thrombosierungen bei diesen Formen relativ gering).

c Unter distaler Kompression lassen sich die provozierten Flüsse farbkodiert darstellen und die Verbindungen zwischen den lakunären Venektasien verdeutlichen.

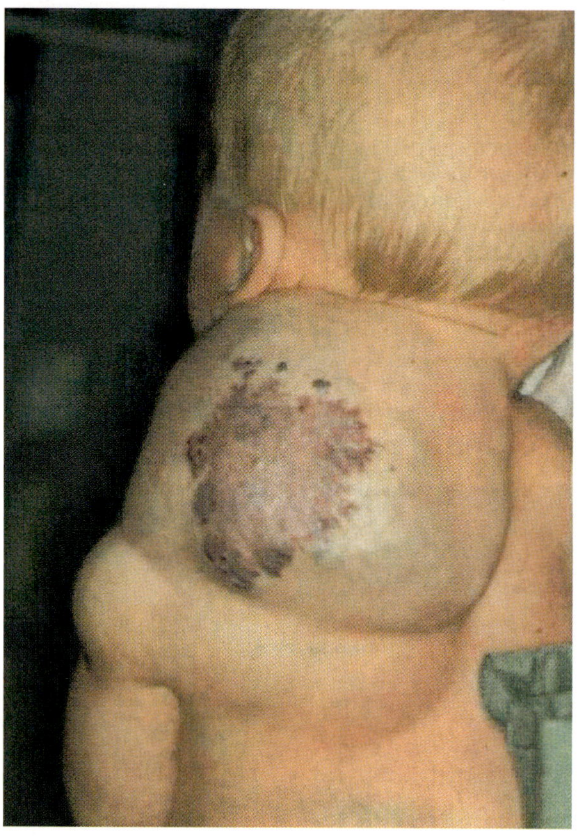

a

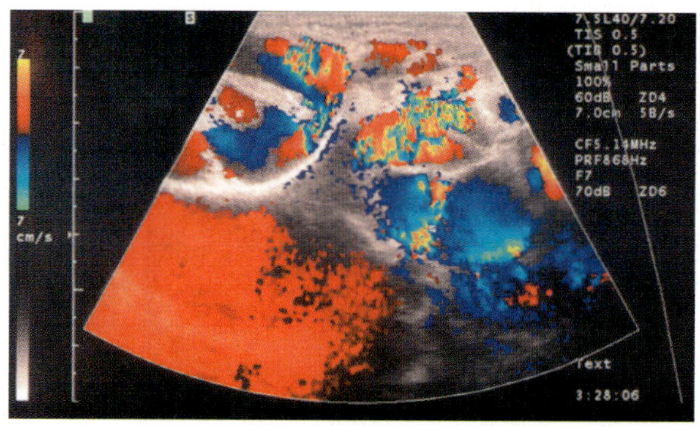

b

Abb. 20.8 **a** u. **b** Venöse Malformation im Schulterbereich.

a Neben der subkutanen Ausdehnung sieht man auch die partielle Infiltration der Haut. Hier kam es unter der gestörten Gerinnung zu Blutungskomplikationen.

b Als differenzialdiagnostisches Kriterium in der Abgrenzung zum Lymphangiom lassen sich in den Gefäßlakunen unter distanter Kompression regelmäßig gerichtete Flusssignale auslösen. Die Gefäßräume weisen Durchmesser bis zu 7 cm auf.

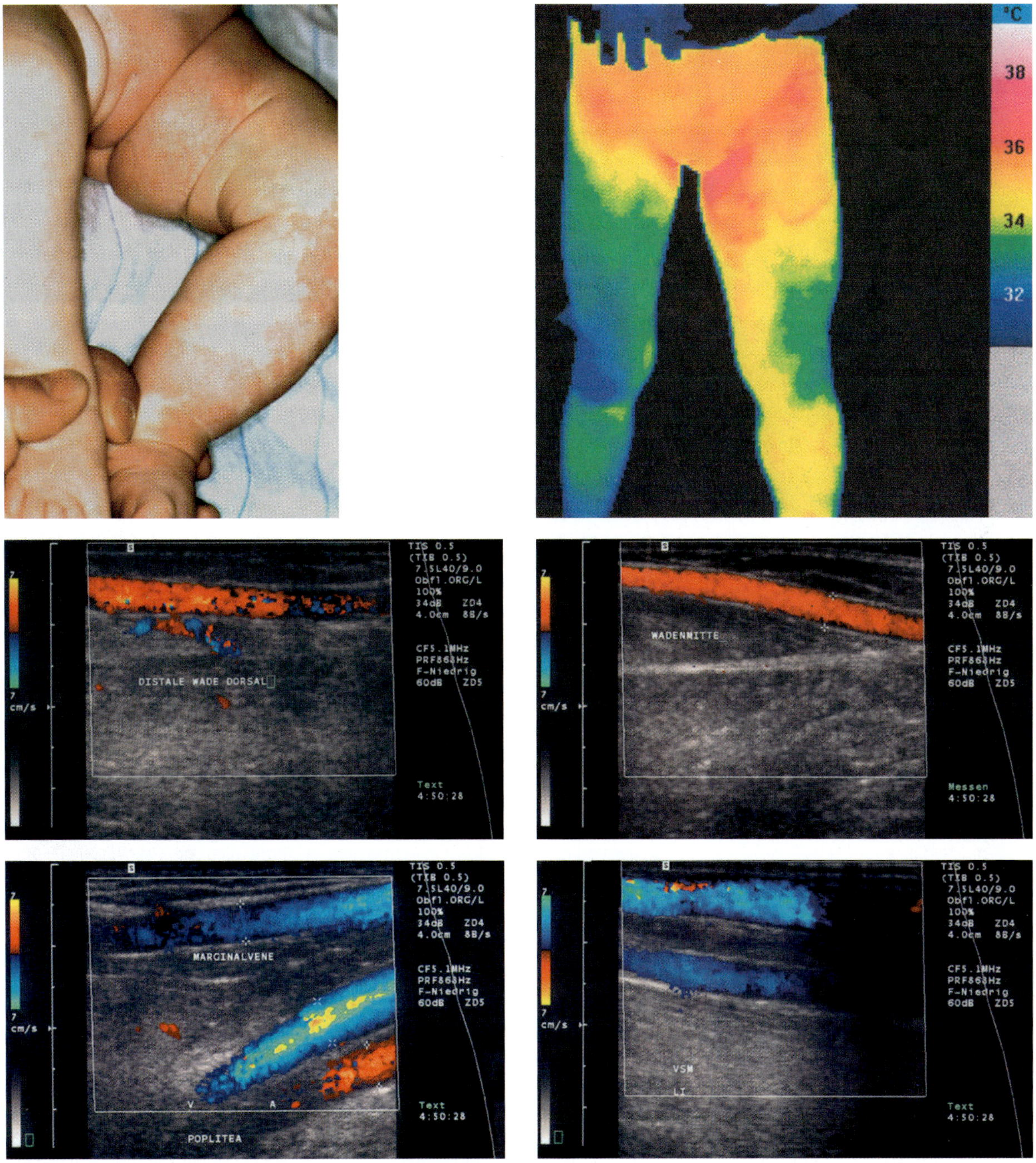

Abb. 20.**9 a–f** Komplexe Angiodysplasie vom Typ Klippel-Trénaunay.

a Bereits bei Geburt vorhandener, fleckiger Naevus flammeus des linken Beines; weitere Seitendifferenzen bestanden zu diesem Zeitpunkt nicht.

b In der Thermographie sieht man eine deutliche Überwärmung des linken Beines im Bereich des Unter- und medialen Oberschenkels in der Region der V. saphena magna.

c Eine irreguläre, soweit erkennbar klappenlose Vene lässt sich ab der distalen, dorsalen Wade in der FKDS darstellen.

d In Wadenmitte verläuft die irreguläre Vene nach medial.

e In Höhe des Kniegelenks lässt sie sich gemeinsam mit A. und V. poplitea darstellen.

f Die irreguläre Vene setzt sich in der V. saphena magna fort. Damit handelt es sich um eine Marginalvene des Drainagetyps I nach Weber. VSM = V. saphena magna.

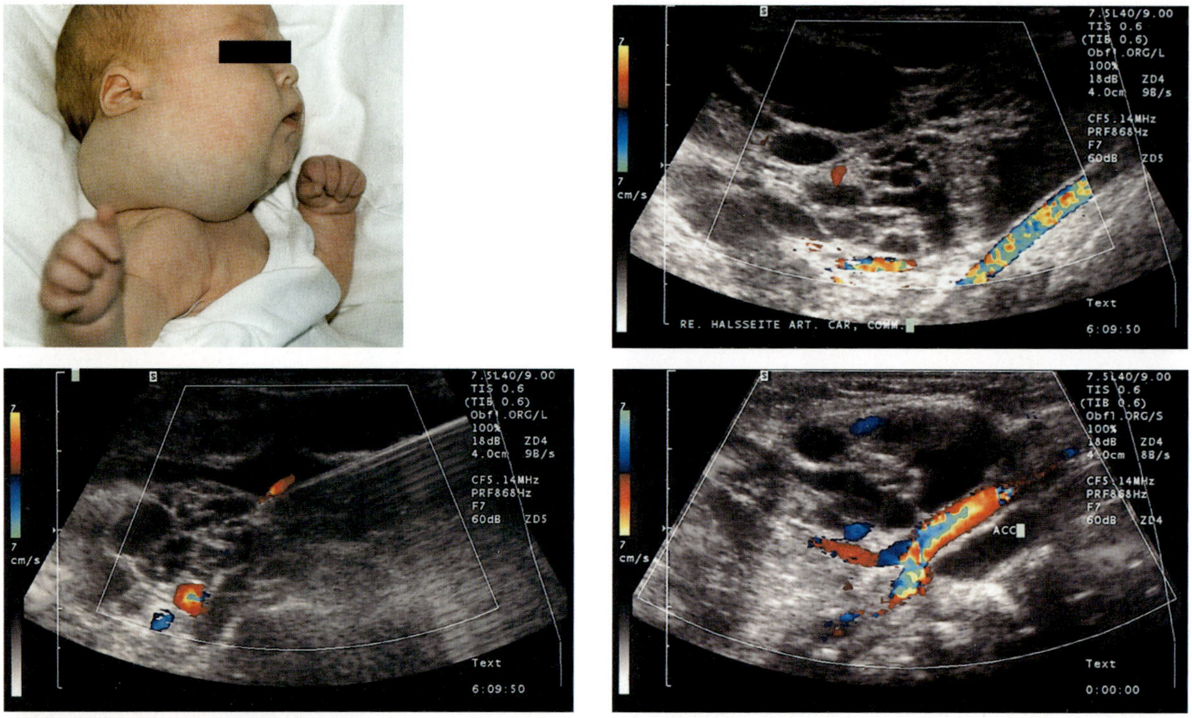

a b c d

Abb. 20.**10 a–d** Lymphangiom in der Kopf-Hals-Region.

a Typisch für die großzystische Variante des Lymphangioms ist bei erkennbarer Hautvenenzeichnung der leicht bläuliche Schimmer. Dies führt gelegentlich zu Verwechslungen mit venösen Malformationen.

b In direkter Nachbarschaft zur A. carotis communis zeigt sich die wabige Struktur des Lymphangioms mit einzelnen größeren Lymphzysten.

c FKDS-geführte interstitielle Laserkoagulation. Hier: In kritischer Lokalisation gezielte Überwachung des Punktionsvorgangs mit Wiederholungsechos an der Punktionsnadel.

d In der Verlaufskontrolle vor einem erneuten Eingriff sieht man die deutliche Volumenminderung des Lymphangioms an gleicher Stelle. Einzelne Zysten bestehen fort.

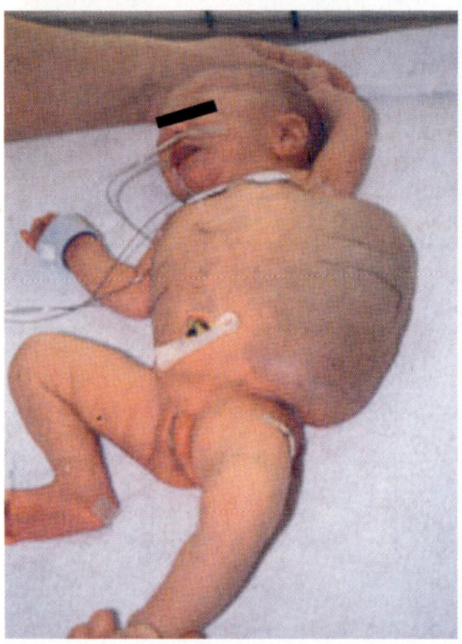

a

Abb. 20.**11 a–c** Ausgedehntes Lymphangiom an Thorax und Abdomen.

a Klinisches Bild wenige Tage nach Geburt.

b In der Übersichtssonographie wird der wabige Charakter des Lymphangioms deutlich. In dieser Untersuchung konnte eine intrathorakale/intraabdominelle Beteiligung ausgeschlossen werden.

c Zystenwände mit quer angeschnittenen Blutgefäßen. In den Zysten befinden sich sedimentierte Flüssigkeitsbestandteile.

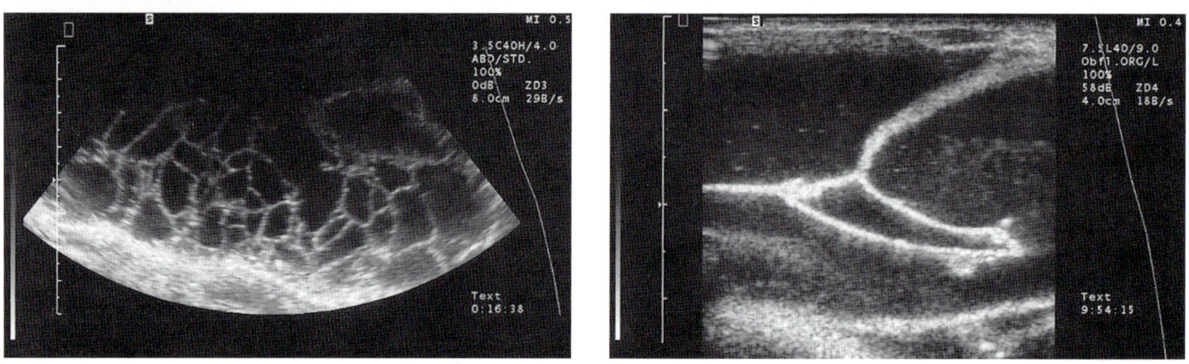

b c

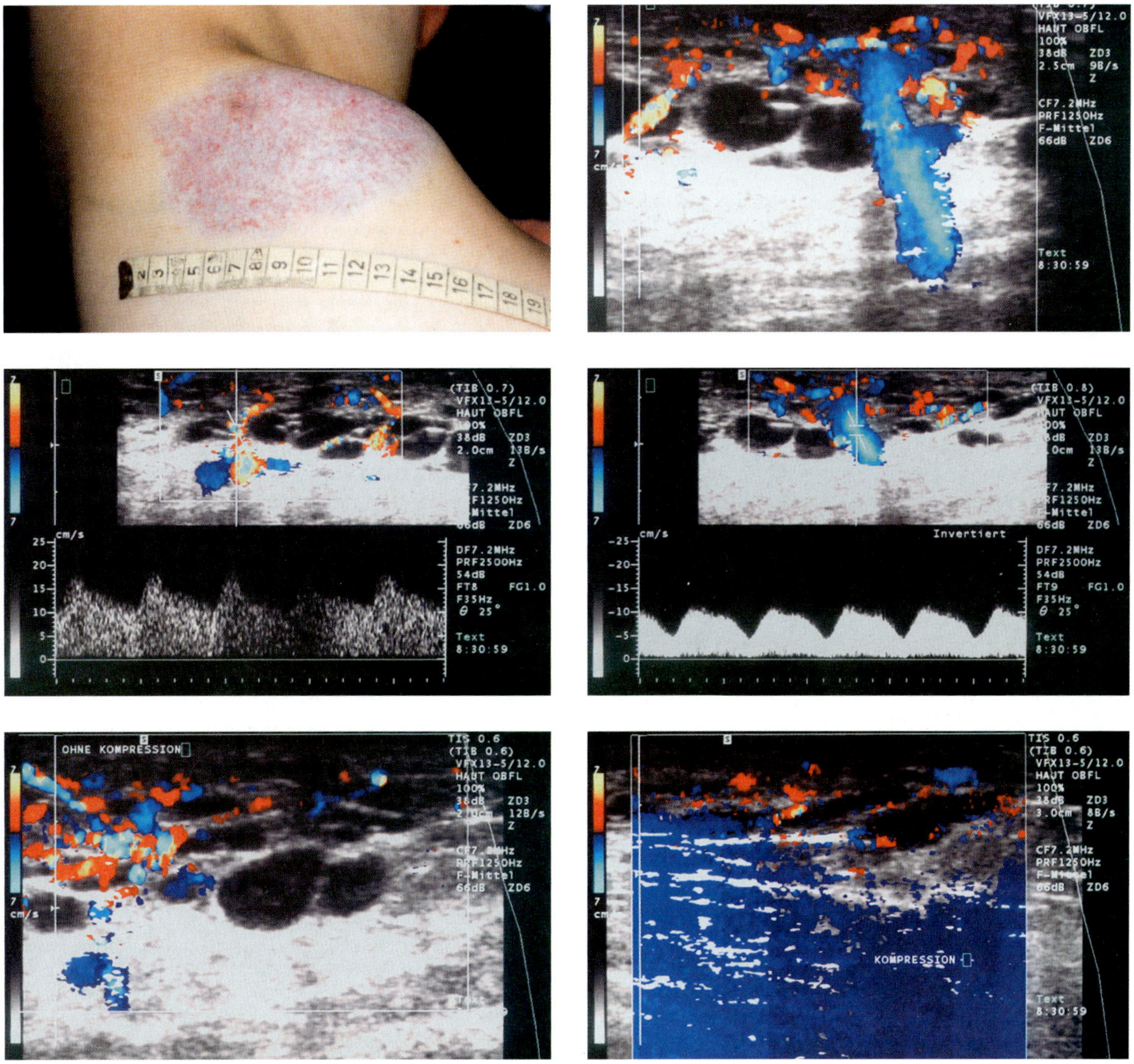

Abb. 20.**12 a–f** Kombinierte Läsion mit Lymphzysten und AV-Shunt.
a Klinisch fällt ein Areal fleckförmig depigmentierter Haut mit retikulären Teleangiektasien auf, das nicht über das Hautniveau erhaben ist. Palpatorisch imponieren kleinknotige Indurationen.
b In der FKDS zeigen sich im basalen subkutanen Fett dicht benachbarte Lymphzysten, daneben pathologisch kräftig ausgebildete Arterien und größere Drainagevenen.
c In den Doppler-Ableitungen sieht man arteriell einen pathologisch hohen diastolischen Fluss.
d Bei für eine periphere Vene pathologisch ausgeprägter Pulsatilität müssen hier AV-Shunts angenommen werden.

Durch Kompressionsmanöver mit dem Schallkopf lässt sich beweisen, dass es sich bei den basalen Formationen tatsächlich um Lymphzysten und nicht um venöse Ektasien handelt: Ohne Kompression sind sie rundlich konfiguriert (**e**) und lassen sich unter Kompression (**f**) zwar abflachen, jedoch nicht völlig entleeren. Außerdem weisen sie in der FKDS keine Farbkodierung auf.

Probleme und Wertigkeit der FKDS

Probleme der FKDS

Voraussetzungen des Untersuchers. Neben der bekanntermaßen starken Untersucherabhängigkeit der Methode erfordert die korrekte Beurteilung Vaskulärer Malformationen ein Verständnis der zugrunde liegenden Pathologie. Es genügt daher nicht, einzelne Gefäßveränderungen zu beschreiben, sondern diese müssen in einen Gesamtzusammenhang gebracht und im Verhältnis zum übrigen Gefäßsystem interpretiert werden. Darüber hinaus muss der Untersucher über die verschiedenen Behandlungsmöglichkeiten (Lasertherapie, Embolisation und Sklerosierung, Gefäßchirurgie) informiert sein, um eine Vorstellung zu haben, welche Informationen für den Therapeuten von Bedeutung sind.

Dokumentation. Da im Gegensatz zu anderen bildgebenden Verfahren die dokumentierten Befunde stets nur Ausschnitte darstellen und selten funktionelle Aussagen abbilden, kommt der abschließenden Befundbeschreibung eine überragende Bedeutung zu. Während z.B. die Bilder einer Angiographie zumeist auch ohne weitere Informationen interpretiert werden können, sind klare Erläuterungen zum Verständnis dokumentierter FKDS-Befunde unerlässlich. Der große Vorteil der dynamischen Untersuchungsmöglichkeit ist damit auch ein entscheidender Nachteil, da mit dem Untersuchungsende alle Informationen verloren sind, die nicht eindeutig im Bild festgehalten und/oder beschrieben sind. Auch neuere, von der Industrie angebotene Panoramabild-Verfahren, wie z.B. SieScape, haben hieran nichts ändern können.

Stellenwert der FKDS

Vorteile. Aufgrund der ubiquitären Verbreitung der Methode bei stetig verbesserter Gerätetechnik sollte die Sonographie, möglichst mit FKDS, stets am Anfang einer diagnostischen Kaskade zur exakten Beschreibung einer vaskulären Malformation stehen. Häufig ist bereits allein durch diese schnell und einfach durchzuführende, nebenwirkungsfreie Untersuchung eine eindeutige Typisierung der vaskulären Läsion möglich, zumindest können jedoch stets weitere, ergänzende Untersuchungsmethoden gezielt festgelegt werden. Daneben lassen sich auch die umgebenden Weichteilstrukturen in ausreichendem Maße beurteilen und damit die Frage nach der Umgebungsinfiltration beantworten.

Präoperative Maßnahmen. Selbstverständlich ist vor volumenreduzierenden operativen Maßnahmen eine weitere Diagnostik in Form von MRT oder CT zur Feinbeurteilung und Organabgrenzung erforderlich, insbesondere im Kopf-Hals-Bereich. Vor jeder gefäßchirurgischen Maßnahme, aber auch vor Embolisationen und Sklerosierungsbehandlungen müssen Arteriographien, Phlebographien und ggf. gezielte Darstellungen im Sinne von Varikographien erfolgen. Die Festlegung jedoch, in welcher Reihenfolge, Ausdehnung und Lokalisation dies geschehen soll, bestimmt die vorgeschaltete FKDS.

Fazit. Damit kommt dem Ultraschall nicht nur eine Steuerungsfunktion als Screeningmethode zu, sondern die gezielten Vorinformationen verbessern auch entscheidend die Aussagequalität der weiterführenden Diagnostik. Berichte über ungezielte chirurgische Eröffnungen ausgedehnter Vaskulärer Malformationen – selbst ohne vorherige FKDS – unter der klinischen Annahme z.B. einer Zyste, eines Lymphknotens oder eines Abszesses, sollten in jedem Fall der Vergangenheit angehören.

Literatur

1. Arning C. Farbkodierte Duplexsonographie der hirnversorgenden Arterien. Stuttgart: Thieme; 1996; 17p.
2. Arning C. Arteriovenous fistula of the jugular vein: detection and follow-up with color-coded duplex ultrasound. Vasa. 1998; 27: 183–186.
3. Belov S. Classification, terminology and nosology of congenital vascular defects. In: Belov S, Loose DA, Weber J. Vascular Malformations. Periodica Angiologica Band 16. Reinbek: Einhorn-Presse; 1989: 25–28.
4. Belov S. Geschichte, Epidemiologie und Klassifikation angeborener Gefäßfehler. In: Loose DA, Weber J. Angeborene Gefäßfehlbildungen. Periodica Angiologica Band 21. Lüneburg: Nordlanddruck; 1997; 17–24.
5. Berry SA, Peterson C, Mize W, et al. Klippel-Trenaunay syndrome. Am J Med Genet. 1998; 79: 319–326.
6. Bradley JP, Zide BM, Berenstein A, Longaker MT. Large arteriovenous malformations of the face: aesthetic results with recurrence control. Plast Reconstr Surg. 1999; 103: 351–361.
7. Eifert S, Villavicencio JL, Kao TC, Taute BM, Rich NM. Prevalence of deep venous anomalies in congenital vascular malformations of venous predominance. J Vasc Surg. 2000; 31: 462–471
8. Fobbe F. Krankheiten mit pathologischer Anatomie und Befunde in der FKDS. In: Wolf KJ, Fobbe F. Farbkodierte Duplexsonographie. Stuttgart: Thieme; 1993; 126p.
9. Juan C, Huang G, Chin S, et al. Color and duplex Doppler sonography of hemangiopericytoma. J Clin Ultrasound. 2001; 29: 51–55.
10. Justich E. Neue bildgebende Verfahren. In: Weber J, May R. Funktionelle Phlebologie. Stuttgart: Thieme; 1990; 91p.
11. Klippel M, Trenaunay P. Du naevus variqueux osteohypertrophique. Arch Gen Med. 1900; 3: 641.

12. Lee BB, Kim DI, Huh S, et al. New experiences with absolute ethanol sclerotherapy in the management of a complex form of congenital venous malformation. J Vasc Surg. 2001; 33: 764–772.
13. Mörl H, Menges HW. Gefäßkrankheiten in der Praxis. 6.Auflage. Weinheim: Chapman & Hall; 1996; 438–439.
14. Mulliken JB, Young AE. Vascular Birthmarks. Philadelphia: Saunders; 1988. 24p.
15. Offergeld C, Schellong SM, Daniel WG, Huttenbrink KB. Value of colorcoded duplex ultrasound in interstitial laser therapy of hemangiomas and vascular malformations. Larygorhinootologie. 1998; 77: 342–346.
16. Philipp C, Poetke M, Berlien HP. Klinik und Klassifikation angeborener Gefäßerkrankungen. Pädiat Prax. 1993; 46: 75–83.
17. Philipp C, Poetke M, Berlien HP. Lasertherapie angeborener Gefäßfehlbildungen. In: Loose DA, Weber J. Angeborene Gefäßfehlbildungen. Periodica Angiologica Band 21. Lüneburg: Nordlanddruck; 1997; 179–201.
18. Poetke M, Philipp C, Mack M, Berlien HP. Hämangiom oder vaskuläre Malformation? Kinderarzt. 1997; 28: 1233–1242.
19. Poetke M, Bültmann O, Urban P, Berlien HP. Vaskuläre Malformationen im Kindes- und Erwachsenenalter: Therapie mit dem Nd:YAG-Laser. Vasomed. 1998; 10: 338–347.
20. Rutherford RB. Congenital vascular malformations. Diagnostic evaluation. Semin Vasc Surg. 1993; 6: 225.
21. Schuknecht BF, Schauble B, Pangalu A, Valavanis A. Colorcoded duplex ultrasonography of extracranial vascular lesions. Radiologe. 1996; 36: 1–11.
22. Tasnadi G. Clinical examinations of venous dysplasias in infant and childhood. PhD Thesis. Budapest; 1977.
23. Taute BM, Podhaisky H. Quantitative sonography of peripheral arteriovenous malformations. Ultraschall Med. 1998; 19: 275–279
24. Trout HH, Feinberg RL. Vascular anomalies and acquired arteriovenous fistulas. In: Dean RH, Yao JST, Brewster DC, eds. Current diagnosis and treatment in vascular surgery. Norwalk: Appleton & Lange; 1995.
25. Vaghi M. Apparative Diagnostik der angeborenen Gefäßfehler. In: Loose DA, Weber J. Angeborene Gefäßfehlbildungen. Periodica Angiologica Band 21. Lüneburg: Nordlanddruck; 1997; 122–126.
26. Weber FP. Angioma formation in connection with hypertrophy of limbs and hemihypertrophy. Brit J Dermatol. 1907; 19: 231.
27. Weber J, May R. Funktionelle Phlebologie. Stuttgart: Thieme; 1990(a); 15–63.
28. Weber J, May R. Funktionelle Phlebologie. Stuttgart: Thieme; 1990(b); 295–313.
29. Weber J. Angeborene Gefäßfehlbildungen – diagnostisches Konzept und interventionelle Therapie. In: Rabe E, Gerlach HE. Praktische Phlebologie. Stuttgart: Thieme; 2000; 120–121.
30. Yamaki T, Nozaki M, Sasaki K. Color duplex-guided sclerotherapy for the treatment of venous malformations. Dermatol Surg. 2000; 26: 323–328.

21 Tumorvaskularisation

S. Delorme

Allgemeine Bemerkungen

Die Vaskularisation ist ein wichtiges Kriterium bei der Charakterisierung von Tumoren mithilfe bildgebender Verfahren wie der Angiographie, der Computertomographie (CT) oder der Magnetresonanztomographie (MRT). Die Doppler-Sonographie wird seit Beginn der 80er-Jahre mit großem Interesse bei Tumoren eingesetzt, hat sich aber – anders als die zuvor genannten Verfahren – als methodisch überaus schwierig erwiesen.

Bedeutung der Tumorvaskularisation. Wichtigster Beweggrund, die Tumorvaskularisation zu erfassen, sind eine erleichterte Detektion maligner Läsionen, z.B. mit der CT des Gehirns, sowie eine verbesserte Differenzialdiagnose. Darüber hinaus hat sich aber gezeigt, dass auch Prognose sowie Chemo- und Radiosensitivität eng mit dem angiogenetischen Potenzial eines Tumors zusammenhängen, und dass es unter einer Therapie zu charakteristischen Veränderungen der Durchblutung kommt.

„Durchblutung" versus „Vaskularisation". Der Begriff „Durchblutung" in einem Tumor bezeichnet zunächst den Volumenfluss (in Volumen pro Zeiteinheit) und im engeren Sinn den nutritiven Blutfluss. Mit keiner Methode ist es derzeit möglich, diese Durchblutung in einem Gewebevolumen in vivo zu messen. Die einzige Ausnahme stellt das normale Gehirn dar, weil intravenös applizierte Kontrastmittel in der CT oder MRT bei intakter Blut-Hirn-Schranke den intravasalen Raum nicht verlassen.

In der Doppler-Sonographie entstammt das Signal wohl ausschließlich dem Intravasalraum. Jedoch sind aus kapillären und präkapillären Gefäßen keine verwertbaren Signale zu gewinnen; es werden lediglich vorgeschaltete, größerkalibrige Abschnitte und vermutlich auch Shunts erfasst. Aus diesen Gründen sollte im Zusammenhang mit bildgebenden Verfahren eher von „Vaskularisation" als von „Durchblutung" gesprochen werden. Den Begriff „Perfusion" sollte man in diesem Zusammenhang vermeiden. Seine Bedeutung ist im herrschenden Sprachgebrauch nicht ganz einheitlich: Teils ist Blutfluss, nutritiver Blutfluss, interstitieller Wasser- und Substrataustausch, oder aber auch die dopplersonographische Phänomenologie gemeint.

Pathophysiologische Grundlagen

Tumorangiogenese, Tumordurchblutung und Substratfluss

Tumorangiogenese. Im Initialstadium besteht ein Tumor aus einem avaskulären Zellklon, in dem der interstitielle Stoffaustausch lediglich durch Diffusion erfolgt. Ohne hinzukommende Blutversorgung erreicht dieser Tumor maximal ein Gewicht von etwa einem Milligramm, bei dem sich ein Gleichgewicht zwischen Zelluntergang und Zellneubildung einstellt.

Tumoren sind grundsätzlich nicht in der Lage, selbst Blutgefäße zu bilden – von gefäßeigenen Tumoren einmal abgesehen (1). Die Tumorgefäße bestehen zunächst aus eingeschlossenen, dann aber neu aussprossenden Mikrogefäßen. Diese de-novo-Ausbildung ist auf lokal produzierte angiogenetische Faktoren zurückzuführen. Ausgangspunkt sind vermutlich Venolen, aus denen sich Endothelzellsprossen ausstülpen, die in einem zweiten Schritt ein Lumen erhalten und über kapillarenähnliche Gebilde Anschluss an den arteriellen Schenkel erhalten.

Abnormität der Tumorgefäße. Je nach hierarchischer Ordnung der beteiligten Gefäße kommt es zu AV-Shunts, aber auch zu multiplen venovenösen Querverbindungen, sodass einzelne Regionen des Tumors von Venen nicht nur drainiert sondern auch versorgt werden (2).

Eine Reihe weiterer struktureller Tumorgefäßabnormitäten sind beschrieben (3):

- Kaliberschwankungen mit kolbenförmig aufgetriebenen Segmenten,
- Elongation und korkenzieherartige Windung,
- Ausbildung von nichthierarchischen Gefäßnetzen, Gefäßringen und großlumigen Blutlakunen („Sinusoiden").

Die normale, präkapilläre Architektur zeichnet sich u.a. dadurch aus, dass bei einer (stets dichotomen) Aufzweigung die Tochtergefäße sowohl kürzer als auch dünner sind als die Gefäße der vorigen Generation. Bei Tumorgefäßen ist diese Regel aufgehoben. Hinzu kommt noch ein primitiver Wandaufbau: Grundsätzlich fehlt eine Muskularis (außer bei den im Tumor eingeschlossenen, präexistenten Arteriolen). Oft aber findet sich auch ein lückenhaftes Endothel, im Extremfall ein blutführender Hohlraum mit direktem Blut-Tumor-Kontakt.

Es leuchtet ein, dass diese Merkmale umso ausgeprägter sind, je weniger die strukturelle Ausreifung mit der Angioneogenese Schritt halten kann: Die Gefäßarchitektur hochdifferenzierter Tumoren kann der im normalen Gewebe durchaus nahe kommen. Anaplastische Tumoren mit überstürzter Angiogenese hingegen zeigen oft ein Netz aus feinsten, irregulären, gefäßähnlichen Gebilden ohne erkennbare, ausgereifte Elemente.

Durchblutungsstörungen. Die genannten strukturellen Abnormitäten bedingen eine Vielzahl funktioneller Durchblutungstörungen (2):

- Die transkapilläre Permeabilität ist v.a. infolge des fehlerhaften Wandaufbaus bis auf das 8fache erhöht, z.T. so weit, dass eine Extravasation von Erythrozyten möglich ist. Hierbei kommt es zur Hämokonzentration und Erhöhung des viskositätsbedingten Flusswiderstands. Unabhängig von strukturellen Gefäßwanddefekten wird beschrieben, dass für die erhöhte Permeabilität zusätzlich die Aktivierung von vesikovakuolären Organellen verantwortlich ist, welche v.a. durch den Vascular Endothelial Growth Factor erfolgt (VEGF; 4).
- Bei vielen gefäßreichen Tumoren sind der Gefäßquerschnitt erhöht und der globale, periphere Flusswiderstand entsprechend erniedrigt. Dennoch bewirken Lumenirregularitäten mit ihrem Wechsel aus weit- und englumigen Abschnitten lokal einen erhöhten Widerstand.
- Innerhalb eines Tumors findet sich oft ein erhöhter interstitieller Druck; bei menschlichen Tumoren bis 50 mm Hg (verglichen mit atmosphärischen Drucken in normalem Gewebe). Dies ist nicht nur Folge des „Wachstumsdruckes“, z.B. gegen eine derbe Kapsel, sondern eher Folge der vermehrten Extravasation (s.o.) in Verbindung mit der mangelnden lymphatischen Drainage. Zusätzlich ist der Anteil des interstitiellen Raums etwa 3- bis 5-mal so groß wie im normalen Gewebe.
- Wenn sich AV-Shunts ausbilden, fließt ein Teil des Blutes am kapillären Bett vorbei. Trotz eines global niedrigen Flusswiderstands und hohen Blutflusses ist die lokale Blutversorgung dann vermindert. Im Rahmen einer intraarteriellen Chemotherapie bei Kopf-Hals-Tumoren wurde z.B. die Shuntfraktion auf 8–43% geschätzt. Venovenöse Shunts führen zu einem sehr langsamen Fluss und zur lokalen Hypoxie.

Intratumoraler Blutfluss. Die rheologischen Auswirkungen sind innerhalb eines Tumors äußerst verschieden und auch zeitlich inkonstant. So kann es in einzelnen Tumorabschnitten zur vorübergehenden Stase kommen, während andere Bereiche unvermindert durchströmt werden. Schätzungen gehen dahin, dass tumorabhängig zu einem gegebenen Zeitpunkt nur 20–80% der vorhandenen Tumorgefäße tatsächlich durchströmt werden.

Berücksichtigt man hinzukommende lokale Faktoren wie den stark variierenden interkapillären Abstand oder Gefäßokklusion durch invadierende Tumorzellen, ist es nicht verwunderlich, dass Gefäßdichte und Blutfluss sich nicht nur von Tumor zu Tumor (bis zum Faktor 100), sondern auch innerhalb derselben Läsion lokal (bis zum Faktor 55) stark variieren können (2), und dass die Kenntnis des globalen Blutflusses und Flusswiderstands keineswegs eine sichere Vorhersage der lokalen Sauerstoffversorgung erlaubt.

Angiogenetische Faktoren. Eine Reihe angiogenetischer Faktoren ist inzwischen identifiziert worden. Es zeichnet sich dabei ab, dass in vielen Tumoren ein komplexes Wechselspiel von angiogenetischen und antiangiogenetischen Faktoren besteht, welches nicht nur das lokale Tumorwachstum, sondern auf humoralem Weg auch Wachstum und Regression von Fernmetastasen beeinflusst (S. 500). Angiogenetische Faktoren werden

- durch den Tumor selbst gebildet oder
- auf Stimulation durch den Tumor von Wirtszellen produziert oder
- aus der extrazellulären Matrix mobilisiert (1, 5).

Wenige Faktoren wurden bisher identifiziert, die deren Produktion anregen.

Angiogenetische Faktoren werden bei Hypoxie aus Makrophagen freigesetzt (6). Bei einem Defekt im Tumor-Suppressorgen p 53 besteht ein Mangel am antiangiogenetischen Faktor Thrombospondin-1 (7). Regelhaft sind angiogenetische Faktoren im Serum von Patienten mit Tumoren nachweisbar, so z.B. Basic Fibroblast Growth Factor (bFGF) bei Kindern mit Hirntumoren oder Männern mit Prostatakarzinom (8, 9).

Therapieansprechen

Wenn auch die oben beschriebenen Faktoren potenziell den Substratfluss lokal und zeitlich reduzieren können, bleibt ein erhaltener Blutfluss notwendige Bedingung für eine ausreichende Oxygenierung und für einen Transport von Chemotherapeutika an den Wirkort.

Die radiosensibilisierende Wirkung des Sauerstoffs wird v.a. der Bildung freier Sauerstoffradikale unter Photonenbestrahlung zugeschrieben. Vielfach besteht allerdings der Einwand, dass der Einfluss der lokalen Oxygenierung auf die Radiosensibilität überschätzt worden ist. Tatsächlich berichtet Vaupel, dass eine Absenkung des Sauerstoff-Partialdruckes von 100 auf 0,1 mm Hg nur zu einer um den Faktor 2,8 verminderten Radiosensitivität führt.

Der mediane Partialdruck in malignen Tumoren liegt zwischen 5 und 20 mm Hg (2). Diese Werte wurden allerdings mit einer Eppendorf-Sonde gemessen und geben damit vergleichsweise „makroskopische" Verhältnisse wieder. Die zelluläre Ebene ist einer In-vivo-Messung nur schwer zugänglich.

Artdiagnose

Die Beurteilung der Tumorvaskularisation gehört in der CT und MRT zur Routine, z.B. um Leberhämangiome oder die fokale noduläre Hyperplasie von malignen Läsionen zu unterscheiden. Die Angiographie gestattet es besser als alle anderen Verfahren, die Gefäßarchitektur und -morphologie zu beurteilen. Die Darstellung eines AV-Shunts in der Angiographie kann pathognomonisch sein, z.B. bei Glioblastomen. Dennoch ist der klinische Einsatz der Angiographie in der Differenzialdiagnose zugunsten von Schnittbildverfahren und der bildgeführten Biopsie zurückgegangen.

Gegenwärtig gehen die Bemühungen dahin, die Tumorvaskularisation mit Methoden zu erfassen, die nichtinvasiv sind und sich entweder durch größere technische Flexibilität (z.B. MRT) oder durch geringe Kosten und breite Verfügbarkeit auszeichnen (z.B. Doppler-Sonographie).

Metastasierung

Die Fähigkeit zur Angioneogenese ist notwendige Voraussetzung dafür, dass ein Tumor über das klinisch inapparente Stadium hinauswächst (10). Darüber hinaus scheint das angiogenetische Potenzial die Aggressivität des Tumorleidens mit zu bestimmen. Bei Patienten mit hochgradig vaskularisierten Tumoren treten signifikant häufiger und früher Fernmetastasen auf als bei Patienten mit gefäßärmeren Läsionen, und dies unabhängig von anderen Risikofaktoren (10–20). Die plausibelste Erklärung ist, dass das angiogenetische Potenzial eines Tumors dazu beiträgt, dass Mikrometastasen über ein klinisch inapparentes Stadium hinaus wachsen (10).

Vaskularisation und Prognose. Gegenwärtig gehen Hypothesen zum Zusammenhang zwischen Prognose und Vaskularisation dahin, dass Primärtumor und Fernmetastasen einem komplexen Zusammenspiel aus stimulierenden (Tumor-Angiogenese-Faktoren, TAF) und inhibierenden Substanzen unterliegen (Antiangiogenese-Faktoren). Im einfachsten Fall produzieren Fernmetastasen diese Faktoren in ähnlichem Maße wie der Primärtumor und sind dabei bei vergleichbarem angiogenetischem Potenzial autark. Vermutlich aber kommt es ebenso vor, dass Metastasen die Fähigkeit zur Produktion stimulierender oder inhibierender Faktoren verlieren und damit auch von der Regulation durch den Primärtumor auf humoralem Weg abhängen, sowohl durch angiogenetische als auch antiangiogenetische Faktoren. Möglicherweise liegt hierin ein Schlüssel zu bislang nicht erklärten klinischen Verläufen, wie z.B. rascher Generalisation nach Entfernung eines zunächst nicht sonderlich aggressiv wachsenden Primärtumors. Ebenso erstaunlich sind Beobachtungen z.B. bei metastasierten Nierenkarzinomen, dass es nach Entfernung des Primärtumors zu einer Regression von klinisch bereits manifesten Fernmetastasen kommt (5).

Die angiogenetische Potenz von Tumorzellen scheint innerhalb einer Läsion nicht einheitlich zu sein; mitunter ist nur eine kleine Zellfraktion in der Lage, Angioneogenese zu stimulieren, damit aber das Wachstum der gesamten Läsion zu ermöglichen. Es ist bislang ungeklärt, was die Aktivierung oder Deaktivierung dieser Fraktion bewirkt; wahrscheinlich ist aber, dass sie auch nach längerer Latenz wieder aktiviert werden kann.

Therapiemonitoring

Veränderungen der Tumorgefäße unter Chemotherapie sind nur unzureichend untersucht. Fest steht nur, dass sie nach erfolgreicher Behandlung mitsamt dem Tumor weitgehend verschwunden sind.

Strahleninduzierte Veränderungen sind wesentlich besser bekannt. Unter akutem Bestrahlungseinfluss kommt es zu einem Anstieg der transkapillären Permeabilität, nicht zuletzt infolge Histamin- und Serotoninfreisetzung (21). Späte Effekte sind Gefäßobliterationen durch dosisabhängige Schädigung von Endothel und Basalmembran (22, 23), schließlich ein Rückgang der Gefäßdichte (24). Ob diese Veränderungen ein Epiphänomen darstellen oder zum Therapieerfolg beitragen, wird kontrovers diskutiert (25, 26).

Methodik

Nach ersten optimistischen Berichten, nach denen mithilfe der Doppler-Sonographie eine nahezu überlappungsfreie Unterscheidung benigner und maligner Läsionen der Brust möglich sei (27), ist heute klar, dass Doppler-Signale nicht nur in bösartigen, sondern auch in gutartigen Tumoren nachweisbar sind (28–37).

CW-Doppler, Duplex-Sonographie. Die ersten Doppler-Sonographien von Tumorgefäßen wurden mit CW-Sonden bei Mammakarzinomen durchgeführt (28, 38, 39). Die Duplex-Sonographie erfolgt unter B-Bild-Führung mit einer gepulsten Sonde. Dieses Verfahren gewährleistet im Gegensatz zum CW-Doppler, dass die abgeleiteten Signale auch sicher dem Tumor entstammen. Mit beiden Verfahren ist die intratumorale Gefäßdarstellung äußerst mühsam und zeitaufwändig.

FKDS. Vor diesem Hintergrund stellt die FKDS eine wesentliche Hilfe dar. Indem Blutfluss im Bild farbig kodiert wird, ist es dem Untersucher erstmals möglich, ein Gefäß rasch zu finden und das Messvolumen des gepulsten Spektral-Dopplers gezielt zu platzieren. Außerdem ist die Verlaufsrichtung auch solcher Gefäße ohne weiteres zu erkennen, deren Lumen im B-Bild nicht darstellbar ist. Somit können statt der Doppler-Shifts winkelkorrigierte Flussgeschwindigkeiten gemessen werden; eine hinreichend lange, nichtgekrümmte Gefäßstrecke vorausgesetzt.

Tatsächlich beschränkt sich in der Mehrzahl der Arbeiten seit etwa 1990 die Rolle des Farb-Dopplers darauf, den Untersucher bei der Gefäßlokalisation und der Winkelkorrektur zu unterstützen. Für die Diagnostik oder Auswertung werden letztlich dennoch Kriterien der Spektral-Doppler-Sonographie herangezogen, die schließlich eine objektivierbare Messung ermöglichen.

FKDS versus Spektral-Doppler. Im Gegensatz zur Spektral-Doppler-Sonographie gibt der Farb-Doppler ein „globales" Bild der in einem Schnitt erfassten Gefäße wieder. Eine Objektivierung des Farb-Doppler-Befundes ist aber ungleich schwieriger und erfordert computergestützte Auswertungsmethoden (32, 33, 40–42). Mit solchen Methoden sind Fehlerquellen wie Doppler-Winkel, Aliasing, Interpolationsalgorithmen im Ultraschallgerät sowie räumliche Inhomogenitäten der Gefäßarchitektur im Tumor zu berücksichtigen. Vorteil dieser Verfahren ist, dass sich der Einfluss des Untersuchers auf die Aufnahme des zu analysierenden Schnittbildes beschränkt. Die Spektralanalyse ist physikalisch wohl präziser, aber auf wenige, willkürlich ausgewählte Gefäße beschränkt. Es ist fraglich, ob solche Messungen für einen Tumor repräsentativ sind.

Geräte, Kontrastmittel. Mit heute handelsüblichen Spitzenmodellen beträgt die B-Bild-Sendefrequenz bis zu 15 MHz, die Doppler-Sendefrequenz bis zu 13 MHz. Im Handel befinden sich intravenös injizierbare Ultraschallkontrastmittel, zumeist auf Galaktose- oder Perfluorkarbonbasis, mit deren Hilfe auch kleine Gefäße darstellbar sind, die in Nativtechnik der Detektion entgehen. Gleichwohl ist die kapilläre Strombahn weiterhin nicht darstellbar. Dies ist nicht ausschließlich ein technisches Problem: Unter klinischen Bedingungen sind Flussgeschwindigkeiten von 1 cm/s und darunter schwer nachweisbar, weil die unvermeidliche Bewegung des Gewebes bei entsprechend empfindlicher Geräteeinstellung zu Artefakten führt. In eigenen Untersuchungen an murinen Experimentaltumoren wie in Untersuchungen von Burns an der Kaninchenniere erwies sich, dass der Durchmesser mindestens ca. 100 µm betragen muss, damit ein Gefäß farbdopplersonographisch nachweisbar ist – auch bei Einsatz modernster Geräte und Injektion hoher Dosen von Ultraschallkontrastmitteln (43, 44).

Pathologische Befunde

Ergebnisse zur Differenzialdiagnostik

In Tumoren finden sich häufig nur niedrigvolumige Blutflüsse und langsame Flussgeschwindigkeiten. Entsprechend sind höherfrequente Sonden erforderlich (i.d.R. mit 7–15 MHz Sendefrequenz). Die vorliegenden Berichte beschränken sich weitgehend auf oberflächennahe Läsionen. Unzählige Arbeiten und Kongressberichte beziehen sich auf das Mammakarzinom; eine begrenze Anzahl auf reaktive und neoplastische Veränderungen der Lymphknoten.

Mammakarzinom. Übereinstimmend wird berichtet, dass bei der Mehrzahl der Mammakarzinome (Abb. 21.**1**) und nur bei einer geringeren Anzahl von gutartigen Befunden (Fibroadenomen, Mastopathie, entzündliche Veränderungen) Doppler-Signale nachweisbar sind (Abb. 21.**2**). Die Flussgeschwindigkeiten bzw. Frequenzshifts bei malignen Befunden sind außerdem signifikant höher (28–39).

Differenzialdiagnostische Problematik. Mit rechnergestützten Bildanalyse-Verfahren zeigt sich, dass die Dichte der erfassten Gefäße in Karzinomen höher ist, und dass die im Bild enthaltenen Farben höhere Flussgeschwindigkeiten kodieren (32, 33). Dennoch weichen die in der Literatur angegebenen Sensitivitäten und Spezifitäten beträchtlich voneinander ab (Tabelle 21.**1**). Dies hängt v.a. damit zusammen, dass nicht nur verschiedene Geräte und Techniken verwendet wurden, sondern auch keine einheitlichen Kriterien der Benignität und Malignität existieren. Diese Kriterien sind z.B.

- die Nachweisbarkeit bzw. das Fehlen von Doppler-Signalen,
- Doppler-Shifts,
- Widerstandsindizes,
- Parameter aus der bildgestützten Farbduplexquantifizierung.

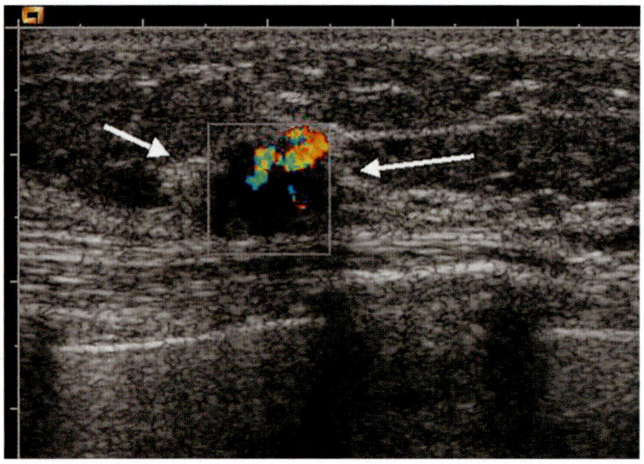

Abb. 21.**1** Duktal-invasives Mammakarzinom von 1,3 cm Durchmesser (= Pfeile) in der FKDS. Neben typischen Zeichen eines malignen Tumors (unscharfe, irreguläre Begrenzung, echodichter Randsaum) zeigt der Tumor mehrere angeschnittene Gefäße.

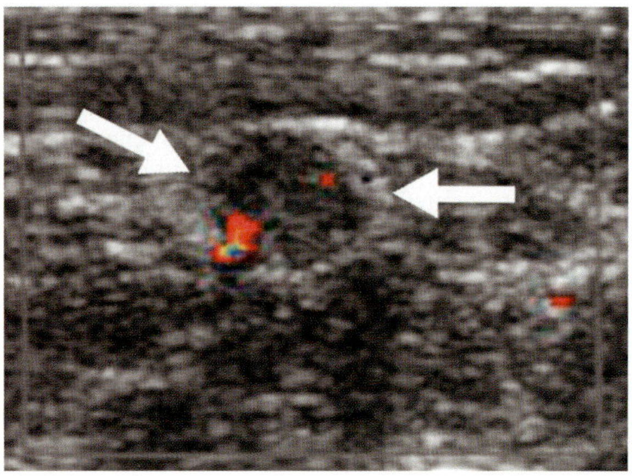

Abb. 21.**2** Kleiner runder scharf begrenzter Mammatumor von ca. 1 cm Durchmesser (= Pfeile) bei einer 30-jährigen Frau. Mit der FKDS ist ein einzelnes peripheres Gefäß nachweisbar. Weitere, sehr kleine Farbflecken sind vermutlich durch Rauschen bedingt und entsprechen keinen Gefäßen. Die ultraschallgeführte Stanzbiopsie ergab hier ein Fibroadenom (nach [72]; mit freundlicher Genehmigung des Springer Verlages, Heidelberg).

Man muss davon ausgehen, dass bis zu 10% der malignen Befunde keine oder nur wenige Doppler-Signale zeigen. Der Benignitätsbeweis ist mit der Duplexsonographie darum nicht zu erbringen. Ebenso spricht der Nachweis von – v.a. schwachen – Doppler-Signalen nicht notwendigerweise für ein Karzinom.

Die Einschätzung eines Befundes fordert dem Untersucher viel Erfahrung ab und hat letztlich eine geringe Spezifität (s.u.). Ob quantitative Analyseverfahren zur Unterstützung der Diagnose auf Akzeptanz treffen werden, muss die Zukunft erweisen.

Widerstands- oder Pulsatilitätsindizes. Ob zwischen Karzinomen und benignen Prozessen hinsichtlich intratumoraler Widerstands- oder Pulsatilitätsindizes Unterschiede bestehen, wird kontrovers diskutiert; dies hängt sicher auch davon ab, um welchen Tumor es sich handelt. Was Mammatumoren betrifft, sind nach einzelnen Berichten die Werte bei Karzinomen höher (45), möglicherweise als Folge eines erhöhten interstitiellen Druckes, nach anderen Arbeiten niedriger (46). Es herrscht jedoch die Auffassung vor, dass kein Unterschied zu benignen Prozessen erkennbar ist (28, 32, 47).

Ein erniedrigter peripherer Flusswiderstand in der mit einem Karzinom erkrankten Brust (also nicht zwangsläufig im Tumor selbst) ist als Kriterium zur Unterscheidung von benignen Prozessen beschrieben worden (48). Von anderen Gruppen wurde dieser Ansatz jedoch nicht weiter verfolgt. Insgesamt ist davon auszugehen, dass diese Parameter bei Mammatumoren keine Hilfe in der Differenzialdiagnostik darstellen.

Lymphknotenmetastasen. Bei Lymphknoten wird übereinstimmend berichtet, dass in metastatisch befallenen Knoten höhere Widerstands- und Pulsatilitätsindizes (RI von 0,8 oder PI von 1,6 und darüber) gemessen wurden als bei reaktiven bzw. entzündlichen Veränderungen (49–51). Dies ist vermutlich Folge des erhöhten interstitiellen Druckes. Hinsichtlich der Sensitivität dieses Kriteriums divergieren die Ergebnisse (Tabelle 21.**2**). Nach anfänglich sehr ermutigenden Berichten stellt sich jedoch heraus, dass eine beträchtliche Anzahl von Lymphknotenmetastasen einen normalen peripheren Flusswiderstand aufzuweisen scheint. Bedenkt man, dass die ersten Arbeiten an größtenteils palpablen Lymphknoten mit Querdurchmessern von mehr als einem Zentimeter durchgeführt wurden, ist dies nicht erstaunlich. Bei solchen Läsionen fällt die Diagnose jedoch bereits allein aufgrund der B-Bild-Morphologie nicht schwer (Abb. 21.**3**).

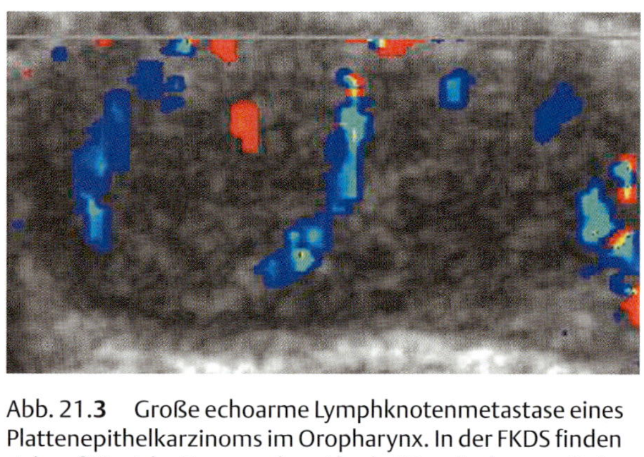

Abb. 21.**3** Große echoarme Lymphknotenmetastase eines Plattenepithelkarzinoms im Oropharynx. In der FKDS finden sich gefäßreiche Zonen neben Abschnitten, in denen mit der Doppler-Technik kein Gefäß nachzuweisen ist.

Tabelle 21.**1** Übersicht über Doppler-Studien bei Mammatumoren: Methoden, Kriterien und Leistungsfähigkeit (nach 72)

Autor	Jahr	Methode	Frequenz	Kriterium	n	Sensitivität (%)	Spezifität (%)
Burns et al. (82)	1982	CW-Doppler	10 MHz	akustische Klangeigenschaft	404	73–96, je nach Grad der Abnormalität	73–96, je nach Grad der Abnormalität
Srivastava et al. (39)	1988	CW-Doppler	10 MHz	systolische Maximalfrequenz	105	k.A. (zu große Überlappung	
Schoenberger et al. (27)	1988	Duplex-Doppler	5 MHz	positiver oder negativer Gefäßnachweis	38	100	100
Britton et al. (73)	1990	Duplex-Doppler	7,5 MHz	positiver oder negativer Gefäßnachweis	50	91	89
Cosgrove et al. (30)	1990	Farb-Doppler	5 MHz	positiver oder negativer Gefäßnachweis	59	95	97
Dixon et al. (74)	1992	Farb-Doppler	5 MHz	positiver oder negativer Gefäßnachweis	53	78	100
Sohn et al. (48)	1992	CW-Duplex- und Farb-Doppler	k.A.	RI in der erkrankten Brust mehr als 20% geringer als auf der gesunden Seite	83	96	100
Cosgrove et al. (29)	1093	Farb-Doppler	5 MHz	positiver oder negativer Gefäßnachweis	210	98	98
Delorme et al. (75)	1993	Farb-Doppler	5 MHz	positiver oder negativer Gefäßnachweis	37 (nur Ca)	89	entfällt
Huber et al. (32)	1994	Farb-Doppler	5 MHz	Flächenanteil farbiger Pixel, (computergestützte Bildanalyse)	57	64–92 (je nach Kriterium)	78–91 (je nach Kriterium)
		Duplex-Doppler	5 MHz	maximale systolische Strömungsgeschwindigkeit	55	60	70

Tabelle 21.**2** Doppler-Sonographie von Lymphknoten: Kriterien und Ergebnisse (nach [72])

Quelle	Zahl der Tumoren*	Kriterium	Sensitivität (%)	Spezifität (%)
(51)	220	„partieller Perfusionsausfall"	23	100
Idem	117/220	RI > 0,9	45	100
(76)	51/63	RI > 0,75	96	96
(77)	32	RI < 0,6	81	–
(50)	122/169	PI > 1,6	93	93
Idem	169**	PI > 1,6	76	82

*ggf. Zahl der für das Kriterium auswertbaren Lymphknoten/Gesamtzahl der Lymphknoten. Dies ist darauf zurückzuführen, dass bei einem Teil der Lymphknoten keine Signale ableitbar waren.
** Neuberechnung von Sensitivität und Spezifität unter Zugrundelegung aller Läsionen

Vorteile der FKDS. Eine gewisse Hilfe stellt die FKDS dennoch dar, wobei die Kriterien erneut sehr subjektiver Natur und deshalb schwer zu greifen sind. Dies betrifft die Anordnung und Architektur der Gefäße.

Einen Sonderfall stellen hypervaskuläre Metastasen neuroendokriner Tumoren dar, z.B. des medullären Schilddrüsenkarzinoms. Hier findet man in nur wenige Millimeter messenden Herden bereits reichlich Flusssignale. Auch der Glomustumor im Gabelbereich zwischen A. carotis externa und interna zeichnet sich durch eine starke Vaskularisation im Unterschied zu zervikalen Lymphknoten aus.

Im Abdomen ist die Untersuchung von Tumorgefäßen ungleich schwieriger. Trotz zahlreicher Publikationen, die über eine verbesserte Differenzialdiagnose von Leberherden mithilfe der Doppler-Sonographie berichten – insbesondere unter Einsatz von Ultraschallkontrastmitteln –, hat sich die Methode in der Routine noch nicht durchsetzen können. Gleichwohl ist sie in Nativtechnik, wenn sie auf dem Gerät verfügbar ist, ohne wesentlichen Zeit- oder Kostenaufwand durchzuführen. Allerdings sind die Ergebnisse zur Differenzialdiagnostik umschriebener Leberläsionen bislang enttäuschend ausgefallen.

Ultraschallkontrastmittel in der Leberdiagnostik. Von der konventionellen FKDS ist grundsätzlich die Erfassung stimulierter akustischer Emissionen (SAE) mithilfe des Farb-Dopplers zu unterscheiden. Bei diesen handelt es sich um Schallimpulse, die emittiert werden, wenn Mikrobläschen aufgrund der Anregung durch einen eingesandten Schallimpuls in Schwingungen geraten und bersten. Die emittierten Impulse können wiederum im Farb-Doppler-Modus registriert und im Bild farbig kodiert werden (52). SAE können auch mit einer Form des Tissue Harmonic Imaging, der sog. Puls-Inversions-Technik, detektiert und als Grauwerte kodiert werden (s. Kapitel 13). Die Darstellung von SAE bei der Lebersonographie wird mit großem Interesse verfolgt, weil sich gezeigt hat, dass ein Teil dieser Ultraschallkontrastmittel, insbesondere jener auf Galaktosebasis, eine leberspezifische Spätphase hat (53). Die normale Leber erscheint bei der Untersuchung farbig oder hell kodiert, und umschriebene Läsionen heben sich als ausgesparte Farbe (bei Verwendung der Puls-Inversions-Technik als echoarme Läsion) ab. Eine ähnliches Bild ist bei Verwendung von Kontrastmitteln zu erwarten, die nach einer Blutpool-Phase im retikulohistiozytären System phagozytiert werden und mehrere Tage nach Injektion persistieren. Die Erfahrungen mit dem Late Phase Imaging der Leber im Ultraschall sind allerdings noch gering, und es befinden sich erst wenige Geräte auf dem Markt, mit denen solche Untersuchungen praktikabel durchführbar sind. Sinnvolle Indikation ist zurzeit z.B. die präoperative Darstellung von Kolonkarzinom-Metastasen sowie die Abgrenzung von untypischen fokalen Minderverfettungen von echoarmen Metastasen.

Flussmessungen in der Leberdiagnostik. In einem weiteren Ansatz sind vergleichende Messungen in Pfortader und Leberarterie zum Nachweis einer Lebermetastasierung evaluiert worden (54). Man nimmt an, dass Lebermetastasen über einen noch unbekannten Mechanismus zu einer Umverteilung der Blutversorgung zugunsten des arteriellen Zuflusses führen, die bereits in zentralen Gefäßen detektierbar ist. Die Autoren berichten nicht nur über eine ungewöhnlich hohe Spezifität des Ansatzes, sondern auch, dass anhand des Verhältnisses zwischen arteriellem und portalem Blutfluss sogar eine erst im weiteren Verlauf manifeste Metastasierung mit hoher Zuverlässigkeit vorhergesagt werden konnte. Problematisch ist hierbei v.a., dass unter Berücksichtigung von Querschnittsflächen der untersuchten Gefäße Flussvolumina untersucht wurden – eine Kalkulation, deren Unzuverlässigkeit bereits in den Anfängen der Duplexsonographie dokumentiert worden ist. Zudem wurde in diesen Studien das arterielle Flussvolumen nicht in der A. hepatica propria, sondern in der A. hepatica communis bestimmt, also noch vor dem Abgang der A. gastroduodenalis. Zuletzt ist zu sagen, dass dieser Ansatz – wohl nicht zuletzt aufgrund der schwierigen methodischen Durchführung – außerhalb der hauptsächlich damit befassten Arbeitsgruppe nur selten verfolgt worden ist. Gleichwohl bleibt der pathophysiologische Ansatz sehr interessant und verdient in jedem Fall eine Validierung mit einer weiteren Methode, z.B. der Magnetresonanztomographie. Dies steht derzeit noch aus.

Ergebnisse zur Krankheitsprognose und zum Therapiemonitoring

In einer kleineren Studie wurde am Mammakarzinom ein Zusammenhang zwischen dem Farb-Doppler-Befund und bekannten Risikofaktoren beschrieben (N-Status, S-Phase, KI 67, Rezeptorstatus; 55). Diese Arbeit beruhte allerdings nur auf deskriptiven Kriterien; auch das tatsächliche Überleben der Patientinnen wurde nicht untersucht. Bei Patienten mit fortgeschrittenen Plattenepithelkarzinomen des Kopf-Hals-Bereichs unter simultaner Radiochemotherapie konnte allerdings mithilfe eines computergestützten Quantifizierungsverfahrens gezeigt werden, dass bei einer hohen Gefäßdichte in der FKDS Fernmetastasen früher auftraten (Abb. 21.**4**) und die Patienten früher verstarben (56). Ein Zusammenhang mit dem Auftreten lokoregionärer Rezidive war nicht erkennbar; auch ließ sich anhand des Doppler-Befundes das initiale Ansprechen auf die Therapie nicht vorhersagen.

Chemotherapie. Es liegen verschiedene Arbeiten vor, die über einen Rückgang der Doppler-Signale im Verlauf einer Chemotherapie berichten (57–60). So konnte bei Mammakarzinomen unter neoadjuvanter Chemo-

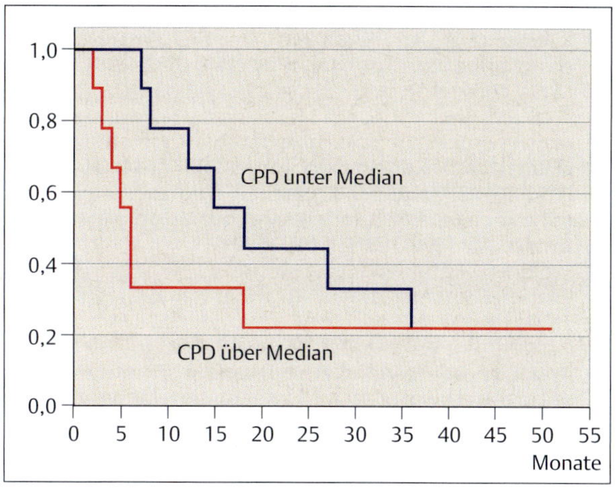

Abb. 21.**4** Kaplan-Meier-Kurve für den Nachweis hämatogener Fernmetastasen bei 15 aus einer Kohorte von 25 Patienten. Bei allen lag ein Plattenephithelkarzinom des Kopf-Hals-Bereiches im Statium IV nach simultaner, akzelerierter und hyperfraktionierter Radiochemotherapie vor. Die FKDS-Befunde wurden anhand des Flächenanteils farbiger Pixel (CPD = Color Pixel Density) im Schnitt durch einen befallenen Lymphknoten quantifiziert.
Die Kohorte wurde in 2 Gruppen getrennt, und die Zuteilung hing jeweils davon ab, ob die CPD über oder unter dem Median lag. Es zeigte sich, dass bei Patienten mit einer hohen CPD Fernmetastasen im Median nach 6 Monaten auftraten, bei einer niedrigen CPD erst nach 18 Monaten (nach 56).

therapie gezeigt werden, dass in 77% der Behandlungszyklen eine Übereinstimmung zwischen der Vaskularität und der Tumorgröße dahingehend bestand, dass bei einem Größenrückgang auch die erkennbaren Doppler-Signale abnahmen. In 40% gingen die Änderungen in der FKDS dem klinischen Ansprechen und dem Größenrückgang im B-Bild etwa um 4 Wochen voraus (61).

In unserem Zentrum fand sich bei den oben beschriebenen Patienten mit Kopf-Hals-Tumoren, dass unter der Radiochemotherapie in Lymphknotenmetastasen die von der Flussgeschwindigkeit abhängigen Parameter abnahmen, die ermittelte Gefäßdichte aber nicht (unveröffentlichte Ergebnisse). Insgesamt bleibt Therapiemonitoring mit der FKDS ein Ansatz, der weiter verfolgt werden sollte, damit diese Ergebnisse interpretiert werden können.

Generell ist die Vaskularisation ein wichtiger Parameter beim Monitoring aller neuen, insbesondere experimentellen Therapien, der neben morphologischen und metabolischen Größen beobachtet werden sollte. Eigene Untersuchungen wurden bei Morris-Hepatomen der Ratte durchgeführt, die durch Transfektion mit einem für die Herpes-Simplex-Virus-Thymidinkinase kodierenden Suizidgen gegenüber Ganciclovir — einer sonst rein antiviralen Substanz — sensibilisiert worden waren. Im Vergleich mit einem Ganciclovir-resistenten Wildtyp zeigte sich, dass unter systemischer Behandlung mit Ganciclovir beim genetisch modifizierten Tumor die Dichte der farbduplexsonographisch nachweisbaren Gefäße und die kodierten Flussgeschwindigkeiten signifikant abnahmen. Beim Wildtyp stiegen beide Parameter an. Interessant ist hierbei, dass sich dabei die Tumorgröße nicht wesentlich veränderte (62).

Antiangiogenetische Substanzen. Substanzen, die die Angiogenese hemmen oder spezifisch Tumorgefäße angreifen, haben in Experimenten eine teilweise komplette Tumorrückbildung bewirken können (9, 63–65). Bei einer systemischen, antiangiogenetischen Therapie ist voraussichtlich nur mit wenigen unerwünschten Wirkungen zu rechnen, denn bei Erwachsenen tritt eine passagere Angiogenese nur selten auf, z.B. im Verlauf der Wundheilung. Eine konstant gesteigerte Angioneogenese findet man hingegen nur bei Tumoren oder, in geringerem Ausmaß, bei chronisch entzündlichen Erkrankungen, z.B. der rheumatoiden Arthritis (5). Es liegen bereits einzelne Berichte vor: Beim Menschen ist α-Interferon erfolgreich bei lebensbedrohlichen Hämangiomen im Kindesalter eingesetzt worden (66, 67). Suramin wird in der Therapie des metastasierten Prostatakarzinoms erprobt (68), Thalidomid beim multiplen Myelom. Da diese Substanzen in den kommenden Jahren vermehrt klinisch getestet werden dürften, werden bildgebende Verfahren, einschließlich des Farb-Dopplers, zur Überwachung des Therapieerfolgs wichtig sein.

Wertigkeit der FKDS und Methodenvergleich

Die Beurteilung der Tumorvaskularisation mithilfe bildgebender Verfahren ist nicht neu. Neben der Angiographie, CT und MRT ist die FKDS eher der Novize.

CT, MRT. In der Diagnostik zerebraler Tumoren stellt die Störung der Blut-Hirn-Schranke die Grundlage für Erkennung und Differenzialdiagnose von Läsionen mit der CT oder der MRT dar. Die Differenzialdiagnose umschriebener Leberveränderungen mit der CT oder MRT beruht ebenfalls auf charakeristischen Bildern, die durch die Gefäßanatomie und die Hämodynamik bedingt sind. So beruht z.B. das typische Irisblendenphänomen eines Hämangioms in der CT nach Injektion von iodhaltigem Kontrastmittel auf der sehr langsamen Flussgeschwindigkeit in den bluthaltigen Räumen.

FKDS. Verglichen mit diesen etablierten Verfahren hat die FKDS als zusätzliches diagnostisches Verfahren bei der Differenzialdiagnose von Leberläsionen eher enttäuscht. Ultraschallkontrastmittel ermöglichen zwar die Darstellung von Gefäßen auch tiefer in der Leber liegender Läsionen; ob diese Substanzen aber dazu beitragen, die Diagnose mit hinreichender Sicherheit stellen zu können, bleibt noch umstritten. Das Late Phase Imaging zur Detektion von kleinen Lebermetastasen wird jedoch sicher Bedeutung erlangen. Insgesamt bleibt das Einsatzspektrum von Ultraschallkontrastmitteln in der onkologischen Diagnostik bislang – nicht zuletzt auch wegen des hohen Preises – weit hinter den ursprünglichen Erwartungen zurück.

Ausblick. Die Methode mit dem größten Potenzial zur quantitativen Charakterisierung der Tumorvaskularisation ist unbestreitbar die MRT. Anders als die FKDS ist sie nicht durch einen problematischen Zugang limitiert, und sie erlaubt zusätzlich eine zumindest abschätzende Beurteilung der Gefäßpermeabilität. In der Differenzialdiagnose von Mammatumoren hat sich dies als überaus wichtiges Kriterium erwiesen (69–71).

Im Vergleich hiermit ist der Stand der Duplexsonographie eher problematisch. Zu wenig ist geklärt, wie die Befunde pathophysiologisch einzuordnen sind. Die Methode ist noch auf oberflächliche Läsionen beschränkt, und die Befundquantifizierung ist schwierig.

Die Methode zeichnet sich aber von anderen Verfahren wie der MRT durch ihr rein intravasales Substrat und ihre enorme Auflösung aus und ist deshalb nicht einfach durch diese zu ersetzen. Wir haben in den vergangenen Jahren ungeahnte technische Verbesserungen hinsichtlich der Sensitivität und Auflösung gesehen; computergestützte Quantifizierungsverfahren stehen mancherorts zur Verfügung und könnten, wie teilweise angekündigt, von den Herstellern künftig in den Geräten implementiert werden. Man darf angesichts dieser ungebrochenen Innovationskraft die künftigen Entwicklungen mit Spannung abwarten.

Literatur

1. Folkman J. The role of angiogenesis in tumor growth. Semin Cancer Biol. 1992; 3: 65–71.
2. Vaupel P. Blood flow, ogygenation, tissue pH distribution, and bioenergetic status of tumors. Berlin: Ernst Schering Research Foundation; 1994.
3. Less JR, Skalak TC, Sevick EM, Jain RK. Microvascular architecture in a mammary karzinoma: branching patterns and vessel dimensions. Cancer Res. 1991; 51: 265–273.
4. Dvorak HF, Brown LF, Detmar M, Dvorak AM. Vascular permeability factor/vascular endothelial growth factor, microvascular hyperpermeability, and angiogenesis. Am J Pathol. 1995; 146: 1029–1039.
5. Folkman J. Angiogenesis in cancer, vascular, rheumatoid and other disease. Nature Med. 1995; 1: 27–31.
6. Knighton DR, Hunt TK, Scheuenstuhl H, Halliday BJ, Werb Z, Banda MJ. Oxygen tension regulates the expression of angiogenesis factor by macrophages. Science. 1983; 221: 1283–1285.
7. Dameron KM, Volpert OV, Tainsky MA, Bouck N. Control of angiogenesis in fibroblasts by p53 regulation of thrombospondin-1. Science. 1994; 265: 1582–1584.
8. Li VW, Folkerth RD, Watanabe H, Yu C, Rupnick M, Barnes P, Scott RM, Black PM, Sallan SE, Folkman J. Microvessel count and cerebrospinal fluid basic fibroblast growth factor in children with brain tumours. Lancet. 1994; 344: 82–86.
9. O'Reilly MS, Holmgren L, Chen C, Folkman J. Angiostatin induces and sustains dormancy of human primary tumors in mice. Nat Med. 1996; 2: 689–692.
10. Weidner NR. Tumor angiogenesis: review of current applications in tumor prognostication. Semin Diagn Pathol. 1993; 10: 302–313.
11. Gasparini G, Weidner NR, Maluta S, Pozza F, Boracchi P, Mezzetti M, Testolin A, Bevilacqua P. Intratumoral microvessel density and p53 protein: correlation with metastasis in head-and-neck squamous-cell karzinoma. Int J Cancer. 1993; 55: 739–744.
12. Gasparini G, Weidner NR, Bevilacqua P, et al. Tumor microvessel density, p53 expression, tumor size, and peritumoral lymphatic vessel invasion are relevant prognostic markers in node-negative breast karzinoma. J Clin Oncol. 1994; 12: 454–466.
13. Jaeger TM, Weidner NR, Chew K, et al. Tumor angiogenesis correlates with lymph node metastases in invasive bladder cancer. J Urol. 1995; 154: 69–71.
14. Leedy DA, Trune DR, Kronz JD, Weidner NR, Cohen JI. Tumor angiogenesis, the p53 antigen, and cervical metastasis in squamous karzinoma of the tongue. Otolaryngol Head Neck Surg. 1994; 111: 417–422.
15. Roychowdhury DF, Tseng A, Jr., Fu KK, Weinburg V, Weidner NR. New prognostic factors in nasopharyngeal karzinoma. Tumor angiogenesis and C-erbB2 expression. Cancer. 1996; 77: 1419–1426.
16. Weidner NR, Folkman J, Pozza F, et al. Tumor angiogenesis: a new significant and independent prognostic indicator in early-stage breast karzinoma. J Natl Cancer Inst. 1992; 84: 1875–1887.
17. Weidner NR, Carroll PR, Flax J, Blumenfeld W, Folkman J. Tumor angiogenesis correlates with metastasis in invasive prostate carcinoma. Am J Pathol. 1993; 143: 401–409.
18. Weidner NR, Gasparini G. Determination of epidermal growth factor receptor provides additional prognostic information to measuring tumor angiogenesis in breast karzinoma patients. Breast Cancer Res Treat. 1994; 29: 97–107.
19. Weidner NR. Prognostic factors in breast karzinoma. Curr Opin Obstet Gynecol. 1995; 7: 4–9.
20. Weidner NR und Folkman J. Tumoral vascularity as a prognostic factor in cancer. Important Adv Oncol. 1996; 167–190.
21. Baker DG und Krochak RJ. The response of the microvascular system to radiation: a review. Cancer Invest. 1989; 7: 287–294.
22. Narayan K und Spiropoulos A. The radioresponsiveness of normal and tumour microvasculature. Australas Radiol. 1990; 34: 312–316
23. Zywietz F. Vascular and cellular damage in a murine tumour during fractionated treatment with radiation and hyperthermia. Strahlenther Onkol. 1990; 166: 493–501.
24. Dimitrievich GS, Fischer Dzoga K, Griem ML. Radiosensitivity of vascular tissue. I. Differenzial radiosensitivity of capillaries: a quantitative in vivo study. Radiat Res. 1984; 99: 511–535.
25. Denekamp J. Limited role of vasculature-mediated injury in tumor response to radiotherapy. J Natl Cancer Inst. 1993; 85: 935–937.

26. Budach W, Taghian A, Freeman J, Gioioso D, Suit HD. Impact of stromal sensitivity on radiation response of tumors. J Natl Cancer Inst. 1993; 85: 988–993.
27. Schoenberger SG, Sutherland CM, Robinson AE. Breast neoplasms: duplex sonographic imaging as an adjunct in diagnosis. Radiology. 1988; 168: 665–668.
28. Burns PN, Halliwell M, Wells PNT, Webb AJ. Ultrasonic Doppler studies of the breast. Ultrasound Med Biol. 1982; 8: 127–143.
29. Cosgrove DO, Kedar RP, Bamber JC, et al. Breast diseases: Color Doppler US in differenzial diagnosis. Radiology. 1993; 189: 99–104.
30. Cosgrove DO, Bamber JC, Davey JB, McKinna JA, Sinnet HD. Color Doppler signals from breast tumors. Radiology. 1990; 176: 175–180.
31. Delorme S, Huber S, Albert B, et al. Farbdopplersonographie bei Mammatumoren: Quantifizierung durch computergestützte Verfahren. Tumordiagn u Ther. 1995; 16: 180–186.
32. Huber S, Delorme S, Knopp MV, et al. Breast tumors: computer-assisted quantitative assessment with color Doppler US. Radiology. 1994; 192: 797–801.
33. Kedar RP, Cosgrove DO, Bamber JC, Bell DS. Automated quantification of color Doppler signals: a preliminary study in breast tumors. Radiology. 1995; 197: 39–43.
34. Madjar H, Sauerbrei W, Prompeler HJ, Wolfarth R, Gufler H. Color Doppler and duplex flow analysis for classification of breast lesions. Gynecol Oncol. 1997; 64: 392–403.
35. Madjar H, Prömpeler H, Sauerbrei W, Wolfarth R, Pfleiderer A. Color Doppler flow criteria of breast lesions. Ultrasound Med Biol. 1994; 20: 849–858.
36. Raza S und Baum JK. Solid breast lesions: evaluation with power Doppler US. Radiology. 1997; 203: 164–168.
37. Sahin Akyar G und Sumer H. Color Doppler ultrasound and spectral analysis of tumor vessels in the differenzial diagnosis of solid breast masses. Invest Radiol. 1996; 31: 72–79.
38. Madjar H, Münch S, Sauerbrei W, Bauer M, Schillinger H. Differenzierte Mammadiagnostik durch CW-Doppler-Ultraschall. Radiologe. 1990; 30: 193–197.
39. Srivastava A, Webster DJT, Woodcock JP, Shrotria S, Mansel RE, Hughes LE. Role of Doppler ultrasound flowmetry in the diagnosis of breast lumps. Br J Surg. 1988; 75: 851–853.
40. Delorme S, Weisser G, Zuna I, et al. Quantitative characterization of color Doppler images: reproducibility, accuracy and limitations. J Clin Ultrasound. 1995; 23: 537–550.
41. Fein M, Delorme S, Weisser G, Zuna I, van Kaick G. Quantification of color Doppler for the evaluation of tissue vascularisation. Ultrasound Med Biol. 1995; 21: 1013–1019.
42. Bell DS, Bamber JC, Eckersley RJ. Segmentation and analysis of colour Doppler images of tumour vasculature. Ultrasound Med Biol. 1995; 21: 635–647.
43. Burns PN, Powers JE, Hope Simpson D, et al. Harmonic power-Modus Doppler using microbubble contrast agents: an improved method for small vessel flow imaging. Proc IEEE UFFC. 1994; 1547–1550.
44. Delorme S, Peschke P, Zuna I, van Kaick G. Sensitivity of color Doppler sonography: an experimental approach. Ultrasound Med Biol. 1999; 25: 541–547.
45. Madjar H, Prömpeler HJ, Sauerbrei W, Mundinger A, Pfleiderer A. Differenzial diagnosis of breast lesions by color Doppler. Ultrasound Obstet Gynecol. 1995; 6: 199–204.
46. Sohn C, Grischke EM, Wallwiener D, Kaufmann M, von Fournier D, Bastert G. Die sonographische Durchblutungsdiagnostik gut- und bösartiger Brusttumoren. Geburtshilfe Frauenheilkd. 1992; 52: 397–403.
47. Fournier D, Dreyer JL, Hessler C, Motateanu M, Chapuis L. Color Doppler sonography in breast diseases. Is the so-called tumoral flow specific? Imaging. 1993; 60 (Suppl.2): 52 (Abstract).
48. Sohn C, Stolz W, Grischke EM, Wallwiener D, Bastert G, von Fournier D. Die dopplersonographische Untersuchung von Mammatumoren mithilfe der Farbdopplersonographie, der Duplexsonographie und des CW-Doppler-S. Zentralbl Gynäkol. 1992; 114: 249–253.
59. Steinkamp HJ, Mäurer J, Cornehl M, Knobber D, Hettwer H, Felix R. Recurrent cervical lymphadenopathy: differenzial diagnosis with color-duplex sonography. Eur Arch Otorhinolaryngeol. 1994; 251: 404–409.
50. Steinkamp HJ, Rausch M, Mäurer J, Hosten N, Schedel H, Langer R, Felix R. Farbkodierte Duplexsonographie in der Differenzialdiagnostik zervikaler Lymphknotenvergrösserungen. Fortschr Röntgenstr. 1994; 161: 226–232.
51. Tschammler A, Gunzer U, Reinhart E, et al. Dignitätsbeurteilung vergrösserter Lymphknoten durch qualitative und semiquantitative Auswertung der Lymphknotenperfusion mit der farbkodierten Duplexsonographie. Fortschr Röntgenstr. 1991; 154: 414–418.
52. Blomley MJ, Albrecht T, Cosgrove DO, et al. Improved imaging of liver metastases with stimulated acoustic emission in the late phase of enhancement with the US contrast agent SH U 508A: early experience. Radiology. 1999; 210: 409–416.
53. Harvey CJ, Blomley MJ, Eckersley RJ, Heckemann RA, Butler BJ, Cosgrove DO. Pulse-inversion-Modus imaging of liver specific microbubbles: improved detection of subcentimetre metastases. Lancet. 2000; 355: 807–808.
54. Leen E, Angerson WJ, Wotherspoon H, Moule B, Cook TG, McArdle CS. Detection of colorectal liver metastases: comparison of laparotomy, CT, US, and Doppler perfusion index and evaluation of postoperative follow-up results. Radiology. 1995; 195: 113–116.
55. Sohn C, Bastert G. Die Ultraschall-Blutflussmessung in malignen Tumoren ist ein möglicher, neuer Prognosefaktor. Gynäkol Geburtshilfliche Rundsch. 1995; 35 (Suppl.1): 98–102.
56. Delorme S, Dietz A, Rudat V, Zuna I, Bahner ML, van Kaick G. Prognostic significance of colour Doppler findings in head and neck tumours. Ultrasound Med Biol. 1997; 23: 1311–1317.
57. Lamer S, Sigal R, Lassau N, et al. Radiologic assessment of intranodal vascularity in head and neck squamous cell karzinoma. Correlation with histologic vascular density. Invest Radiol. 1996; 31: 673–679.
58. Hata T, Hata K, Senoh D, et al. Doppler ultrasound assessment of tumor vascularity in gynecologic disorders. J Ultrasound Med. 1989; 8: 309–314.
59. van der Woude HJ, Bloem JL, Schipper J, et al. Changes in tumor perfusion induced by chemotherapy in bone sarcomas: color Doppler flow imaging compared with contrast- enhanced MR imaging and three-phase bone scintigraphy. Radiology. 1994; 191: 421–431.
60. Van Campenhout I und Patriquin H. Malignant microvasculature in abdominal tumors in children: detection with Doppler US. Radiology. 1992; 183: 445–448.
61. Kedar RP, Cosgrove DO, Smith IE, Mansi JL, Bamber JC. Breast karzinoma: measurement of tumor response to primary medical therapy with color Doppler flow imaging. Radiology. 1994; 190: 825–830.
62. Delorme S, Haberkorn U, Kinscherf R, Zuna I, Bahner ML, van Kaick G. Changes of tumor vascularity during gene therapy monitored with color Doppler US. Ultrasound Med Biol (im Druck).

63. Denekamp J. Review article: angiogenesis, neovascular proliferation and vascular pathophysiology as targets for cancer therapy. Br J Radiol. 1993; 66: 181–196.
64. Passe TJ, Bluemke DA, Siegelman SS. Tumor angiogenesis: tutorial on implications for imaging. Radiology. 1997; 203: 593–600.
65. O'Reilly MS, Boehm T, Shing Y, et al. Endostatin: an endogenous inhibitor of angiogenesis and tumor growth. Cell. 1997; 88: 277–285.
66. Brem H und Folkman J. Analysis of experimental antiangiogenic therapy. J Pediatr Surg. 1993; 28: 445–450.
67. White CW, Sondheimer HM, Crouch EC, Wilson H, Fan LL. Treatment of pulmonary hemangiomatosis with recombinant interferon alfa-2a. N Engl J Med. 1989; 320: 1197–1200.
68. Myers C, Cooper M, Stein C, et al. Suramin: a novel growth factor antagonist with activity in hormone-refractory metastatic prostate cancer [see comments]. J Clin Oncol. 1992; 10: 881–889.
69. Delorme S und Knopp MV. Noninvasive vascular imaging: Tumor vascularisation. Eur Radiol. 1998; 8: 517–527.
70. Hoffmann U, Brix G, Knopp MV, Hess T, Lorenz WJ. Pharmacokinetic mapping of the breast: a new method for dynamic MR mammography. Magn Reson Med. 1995; 33: 506–514.
71. Knopp MV, Hoffmann U, Brix G, Hawighorst H, Junkermann H, van Kaick G. Schnelle MR-Kontrastmitteldynamik zur Charakterisierung von Tumoren. Radiologe. 1995; 35: 964–972.
72. Delorme S. Beurteilung der Tumorvaskularisation mit der Doppler-Sonographie. Radiologe. 1998; 38: 335–343.
73. Britton PD und Coulden RA. The use of duplex Doppler ultrasound in the diagnosis of breast cancer. Clin Radiol. 1990; 42: 399–401.
74. Dixon JM, Walsh J, Paterson D, Chetty U. Colour Doppler ultrasonography studies of benign and malignant breast lesions. Br J Surg. 1992; 79: 259–260.
75. Delorme S, Anton HW, Knopp MV, et al. Breast cancer: assessment of vascularity by color Doppler. Eur Radiol. 1993; 3: 253–257.
76. Schreiber J, Mann W, Lieb W. Farbduplexsonographische Messung der Lymphknotenperfusion: Ein Beitrag zur Diagnostik der zervikalen Metastasierung. Laryng Rhinol Otol. 1993; 72: 187–192.
77. Chang DB, Yuan A, Yu CJ, Luh KT, Kuo SH, Yang PC. Differentiation of benign and malignant cervical lymph nodes with color Doppler sonography. Am J Roentgenol. 1994; 162: 965–968.

22 Glossar und Abkürzungen

P.-M. Klews

Akustische Emission: breitbandige akustische Signale, die durch den Bläschenkollaps freigesetzt und als Doppler-Shiftsignale empfangen werden (mosaikartige Farbkodierung); s.a. LOC. Kann auch im THI-, PII- und CHA-Modus entstehen (s. dort).

Alias, Aliasing, Alias-Phänomen: Doppler-Verschiebungen oberhalb der Nyquist-Grenzen (= halbe Pulswiederholfrequenz) werden um ein ganzzahliges Vielfaches der Pulswiederholfrequenz falsch dargestellt. Der Fluss scheint bei hohen Geschwindigkeiten in die falsche Richtung zu fließen.

A-Modus-Gerät: Ultraschallgerät, das die Amplituden der Ultraschallechos als Funktion der Echolaufzeit bzw. des Abstands der echogebenden Struktur vom Schallkopf darstellt. Das Bild ähnelt den Kurven auf einem Oszillographen: An den Grenzflächen mit großem Impedanzunterschied ergibt sich eine hohe (großer Ausschlag), an den Grenzflächen mit niedrigem Impedanzunterschied eine niedrige Amplitude (kleiner Ausschlag).

Amplitudendarstellung: bei der Doppler-Frequenzanalyse; s. Frequenzanalyse.

Amplituden-Doppler: s. FKDS-Intensitätsdarstellung.

Annular-Array-Schallkopf: mechanischer Sektorschallkopf mit konzentrisch angeordneten ringförmigen Piezoelementen.

Apertur: Größe der Piezostrecke, die zum Senden der Pulse bzw. zum Empfang der Echos benutzt wird.

Apodization: Methode zur Unterdrückung von Schallnebenkeulen durch unterschiedliche Wichtung der Signale an den einzelnen Elementen einer Sende- und/oder Empfangsgruppe von Piezoelementen. Durch die Apodization verbreitert sich die Schallhauptkeule ein wenig.

Arbeitsfaktor, Duty Factor: Quotient aus Pulsdauer und zeitlichem Pulsabstand.

Arrival Time: Zeitintervall in der Time Intensity Curve (s. dort) bis zum Eintreffen des Kontrastmittels.

Auflösung: s. Ortsauflösung, Frequenzauflösung, Zeitauflösung.

AVK (pAVK): (periphere) arterielle Verschlusskrankheit.

Axialauflösung: Ortsauflösung in Richtung der Schallwellen-Abstrahlrichtung (bietet die beste Auflösung).

Bandbreite: Ein Schallpuls besitzt im Gegensatz zu einer kontinuierlichen Welle (CW-Doppler) nicht nur eine Frequenz, sondern besteht aus vielen Frequenzen um eine Mittenfrequenz herum. Die Bandbreite ist gleich der Differenz zwischen der oberen und unteren Grenzfrequenz. Als Grenzfrequenzen werden üblicherweise die Frequenzen oberhalb bzw. unterhalb der Mittenfrequenz gewählt, deren Amplituden die Hälfte der Amplitude der Mittenfrequenz betragen. Je kürzer die zeitliche Länge eines Pulses, desto größer, und je länger ein Puls, desto geringer ist seine (Frequenz-) Bandbreite: Die Bandbreite ist der Kehrwert der zeitlichen Pulslänge.

Baseline Shift: s. Nulllinienverschiebung.

B-Bild: s. „B-Modus".

Beam Steering: elektronisch gesteuerte Strahlablenkung beim Linear-Array-Schallkopf. Die gleiche Methode der Strahlablenkung wird auch beim Phased-Array-Schallkopf angewandt.

Beugung: Abweichung von einer geradlinigen Ausbreitung der Welle an Hindernissen.

B-Flow: Firmenbezeichnung. B steht dabei für Brightness (s. B-Bild). Es handelt sich um die Grauwertdarstellung des fließenden Blutes in einer digitalen Subtraktionstechnik (vergleichbar den Bildern der Röntgen-DSA, Aussage des Marketings); Patent GE. Mit anderer Technik wird der Blutfluss im B-Bild auch bei Siemens- (SieFlow) oder Toshiba-Geräten (DyFlow) dargestellt.

Bildrate, Bildfolge, Bildwiederholfrequenz: Anzahl der vom Ultraschallgerät erzeugten Bilder pro Sekunde.

Bildspeicher: digitaler Speicher (RAM), in dem die digitalen Grauwerte eines Bildes Pixel für Pixel abgelegt werden.

Biphasischer Fluss: Blutfluß in Arterien mit hohem Widerstand mit Auslenkung der Amplitude auf die andere Seite der Nulllinie hinaus.

B-Modus, B-Modus-Bild, B-Modus-Darstellung: 2D-Grauwert-Ultraschallbild (B für Brightness = Helligkeit). Die Helligkeiten der einzelnen Bildpunkte im Schnittbild entsprechen den Echosignalhöhen (Echoamplituden) an diesem Ort.

Brechung: Ablenkung der Schallausbreitung beim Grenzübergang zweier Medien.

Brechungsindex: Verhältnis der Schallgeschwindigkeiten zweier Medien.

Breitbandtechnologie: Kunstwort aus dem Marketing, welches keine technische Bedeutung besitzt (s. Bandbreite).

C-AEI, Color based Acoustic Emission Imaging: SAE wird auf der Basis des CDI zum bildgebenden Prinzip.

CDI, Color Doppler Imaging: = FKDS.

CHA, Coded Harmonic Angio: Firmenbezeichnung für ein Verfahren, bei dem die Sendefrequenz digital kodiert ist. Mehrere Pulse werden in einem bekannten zeitlichen Abstand zueinander abgegeben. Ihre Echos werden empfangsseitig voneinander subtrahiert. Als Bildinformation bleiben die harmonischen Frequenzen der kontrastverstärkten Echos im fließenden Blut. Dadurch wird die Hintergrundinformation des Gewebes eliminiert.

Color Flow Mapping, CFM: s. farbkodierte Duplexsonographie.

Contrast Harmonic Imaging: Die Luftbläschen des Kontrastmittels werden in eine Resonanzschwingung gebracht. Hierdurch entstehen sog. harmonische Frequenzen. Unter der Annahme, dass Ultraschallkontrastmittel sich nur im Intravasalraum verteilen, können die harmonischen Frequenzen nur aus den Gefäßlumina kommen. Bei gleicher Frequenz sind die harmonischen Doppler-Frequenzen energiereicher als die fundamentalen Shiftsignale (daher die Bezeichnung „Signalverstärker" für Ultraschallkontrastmittel). So werden Farbartefakte durch mitbewegendes Gewebe vermieden.

CT: Computertomographie.

Curved-Array-Schallkopf, CA: Schallkopf mit einer gekrümmten Oberfläche durch die bogenförmige Anordnung nebeneinander liegender Piezoelemente. Das Bildfeld kann grob als trapezförmig bezeichnet werden.

CW-Doppler, Continuous Wave Doppler: Gerät (Verfahren) zur Messung der Frequenz- (Phasen-) Verschiebungen bzw. Wellenlängenänderungen einer kontinuierlich emittierten und empfangenen Schallwelle. Das Verfahren besitzt keine Axialauflösung für den Ort, aus dem ein Doppler-Signal gewonnen wird. CW-Doppler-Verfahren besitzen keine physikalische Obergrenze (Nyquist-Frequenz) für eine eindeutige Bestimmung der Doppler-Frequenzverschiebung.

Demodulation: Methode zur Eliminierung der Trägerwelle (in MHz), um die eigentliche Information zu erhalten (Doppler-Signal in der Ultraschalltechnik, Musik beim Radio).

Doppler-Effekt, Doppler-Verschiebung, Doppler-Shift: Frequenz- (Phasen-) Verschiebungen bzw. Wellenlängenänderungen eines Signals, bedingt durch die Relativbewegung von Sender (Streuer, Reflektor) und Beobachter (Schallkopf) zueinander. Die Höhe der Frequenzverschiebung ist proportional zur beobachteten Geschwindigkeit.

Doppler-Formel: $F_D = (2F_0 \ v \cos\alpha)/c$; mit F_D = gemessene Frequenzverschiebung, F_0 = Referenzfrequenz des Schallkopfes, v = Geschwindigkeit des gemessenen Objektes, α = Winkel zwischen der Ausbreitungsrichtung der Schallwelle und der Bewegungsrichtung des gemessenen Objekts, c = Schallausbreitungsgeschwindigkeit im Gewebe.

Doppler-Frequenzspektrum: zeitlich fortlaufende Darstellung (nur in der Medizin) nach Frequenz (Geschwindigkeit) und Amplitude der fortlaufenden Spektralanalyseergebnisse von Doppler-Signalen.

Doppler-Information: akustisch ausgegebene, über die Frequenzanalyse angezeigte oder anderweitige Angabe der ermittelten Doppler-Verschiebung des Ultraschallsignals.

Doppler-Referenzfrequenz: Transmit- und Demodulationsfrequenz des Hochfrequenzsignals für die Doppler-Spektralanalyse; Frequenz, die in der Doppler-Formel als F_0 bezeichnet wird. Diese Frequenz entspricht meist nicht der natürlichen Resonanz- (Mitten-) Frequenz des Schallkopfes, sondern wird im Allgemeinen durch Multipulsanregung erzeugt.

Doppler-Schallrichtung: Richtung der Schallausbreitung im Gewebe.

Doppler-Sendefrequenz: Mittenfrequenz des ausgesandten Ultraschallsignals für die Doppler-Spektralanalyse.

Doppler-Signale: Doppler-verschobene Anteile der Echosignale (= Frequenz- und Phasenverschiebung).

Doppler-Tor, Doppler-Messvolumen, Doppler-Gatter: Bereich des Bildfeldes, aus dem das auszuwertende Doppler-Signal stammt. Bei den meisten Geräten kann die Größe und Position dieses Bereichs verändert werden. Damit es nicht zur Überlagerung mit anderen Gefäßen kommt, sollte das Volumen möglichst klein sein.

Doppler-Winkel: Winkel zwischen der Ausbreitungsrichtung der Schallwelle und der Bewegungsrichtung des gemessenen Objekts (z.B. Erythrozyt).

Dreiphasiger Fluss: s. Triphasischer Fluss.

Druck: Kraft pro Fläche (Pascal = Pa = kg/m^2).

DSA, Digitale Subtraktions-Angiographie:
i.v.-DSA = intravenöse Gabe des Kontrastmittels,
i.a.-DSA = intraarterielle Gabe des Kontrastmittels.

Duplexsonographie, Duplexscan: Allgemein ist die gleichzeitige Durchführung zweier Verfahren gemeint (B- und M-Modus, B-Modus und Farbkodierung, usw.), im Besonderen meint man das Ultraschallverfahren, bei dem mit einem Schallkopf sowohl ein B-Bild (Erfassung der Weichteilstrukturen) als auch ein Doppler-Spektrum (Erfassung von Bewegung) gewonnen werden kann; dabei wird die Information über die Bewegung außerhalb des B-Bildes als Kurvenzug (Spektrum) dargestellt.

Dynamik: Verhältnis zwischen dem stärksten noch auswertbaren und schwächsten noch erkennbaren Ultraschallsignal. Maßeinheit ist dB.

Dynamische Apertur: Die Empfangsapertur wird kontinuierlich über die gesamte Bildtiefe verändert, wodurch man den Einfluss der Schallnebenkeulen auf das Bild verringert.

Dynamische Fokussierung: Der Empfangsfokus wird kontinuierlich über die gesamte Bildtiefe verändert, sodass die empfangenen Echos immer fokussiert sind.

EBT, Electron Beam Tomography, Elektronenstrahlcomputertomographie: neuestes CT-Verfahren mit einer Datenakquisitionszeit im Millisekundenbereich.

Echtzeit, Real-Time: Alle Prozesse in einem Ultraschallgerät laufen so schnell ab, dass der Anwender hiervon nichts bemerkt, also mit nur sehr geringer Zeitverzögerung.

Eindeutiger Geschwindigkeitsbereich: Durch Aliasing (Nyquist-Grenze) ist der Eindeutigkeitsbereich (= auswertbarer Geschwindigkeitsbereich) aller gepulster Doppler-Systeme eingeschränkt. Geschwindigkeiten (Doppler-Frequenz-Verschiebungen) außerhalb des Eindeutigkeitsbereichs können nicht mehr eindeutig einer Geschwindigkeit (Doppler-Frequenz-Verschiebung) zugewiesen werden.

Einstrahlwinkel: Winkel, unter dem die Ultraschallsignale auf eine interessierende Struktur (z.B. auf ein Gefäß) treffen. Der Einstrahlwinkel liegt stets zwischen 0° und 90°. Bei 0° ist der Fluss parallel zur Schallausbreitungsrichtung gerichtet, bei 90° senkrecht dazu. Nach der Doppler-Formel (s. dort) kann für diese Bedingung keine Frequenzverschiebung gemessen werden.

Empfangsverstärkung: elektronische Verstärkung der empfangenen Echosignale. Die Empfangsverstärkung ist von der Bildtiefe abhängig. Signale, die von weit vom Schallkopf entfernt liegenden Strukturen kommen, werden höher verstärkt als Signale von schallkopfnahen Grenzflächen. Durch die Empfangsverstärkung erreicht man eine gleichmäßige Darstellung der Strukturen, unabhängig von ihrer Lokalisation.

Enhancement: (Signal-) Verstärkung.

Farb-Doppler: Begriff für die farbkodierte (Doppler)-Phasen- und -Frequenzanalyse. Die Frequenzanteile werden dabei nicht in Grauwerten, sondern in verschiedenen Farben dargestellt. Fälschlicherweise wird der Begriff auch synonym für die farbkodierte Duplexsonographie benutzt.

Farbkodierte Duplexsonographie (FKDS), Farbduplex, Color Flow Mapping (CFM): Methode zur simultanen Darstellung von Weichteilstrukturen und Blut- oder Gewebebewegung. Die Information über die Bewegung wird dem Grauwertbild (= Weichteilstrukturen) farbig unterlegt. Wird eine Bewegung erfasst, so wird an dieser Stelle nur der Farb- und nicht der Grauwert dargestellt. Mehrere Methoden sind im Gebrauch: Die Geschwindigkeitsdarstellung, die Intensitätsdarstellung und der Gewebs-Doppler.

FKDS-Geschwindigkeitsdarstellung: Methode zur simultanen Darstellung von Weichteilstrukturen und Blutfluss. Die Information über die Bewegung wird dem Grauwertbild (= Weichteilstrukturen) farbig unterlegt (s. Farbkodierte Duplexsonographie). Meist werden die

Farben Rot und Blau verwendet, wobei jede Farbe eine Bewegungsrichtung in Bezug auf den Schallkopf festlegt. Die Farbhelligkeit gibt die Höhe der Frequenzverschiebung wieder. Eine langsame Blutströmung in Richtung auf den Schallkopf kann z.B. in einem dunklen Blau und eine schnelle Blutströmung vom Schallkopf weg in einem hellen Rot erscheinen.

FKDS-Intensitätsdarstellung, Power-Doppler, Amplituden-Doppler: Methode zur simultanen Darstellung von Weichteilstrukturen und der Intensität des dopplerverschobenen Blutflusssignals. Die Information über die Bewegung wird dem Grauwertbild (= Weichteilstrukturen) farbig unterlegt (s. farbkodierte Duplexsonographie). Meist werden Rot-Orange-Töne verwendet. Die Helligkeit der Farbe gibt die Intensität des dopplerverschobenen Signals wieder. Das Verfahren ist winkelabhängig, wie alle Doppler-Verfahren. Da der Wert und die Richtung der Doppler-Verschiebungen nicht dargestellt werden, ist die Winkelabhängigkeit erst bei Winkeln nahe 90° deutlich erkennbar und Aliasing wird sichtbar. Teilweise wird auch die Flussrichtung (vom Schallkopf weg – zum Schallkopf hin) in Rot- und Blautönen mit angegeben. Die Farbhelligkeit kennzeichnet aber weiterhin die lokale Signalintensität. Bei der richtungsdiskriminierenden Art des Verfahrens fällt die Winkelabhängigkeit wieder stärker ins Gewicht, Aliasing wird wieder sichtbar.

FFT, Fast Fourier Transformation: numerischer Algorithmus zur Berechnung der Amplituden von (Doppler-) Frequenzkomponenten eines periodischen (Doppler-) Signals.

Flussseparation: nach Stenosen oder im Bereich von Gefäßaufzweigungen nachweisbare unterschiedliche Strömungsgeschwindigkeiten und -richtungen. Sie zeichnen sich durch hohe Geschwindigkeitsgradienten und Scherraten aus.

Fokusabstand: Abstand Schallkopfoberfläche – Fokusebene in der Ausbreitungsrichtung des Schalls.

Fokusbereich: s. Fokuslänge.

Fokusebene: Ebene senkrecht zur Ausbreitungsrichtung des Schalls, in der der Fokus liegt.

Fokuslänge: Bildtiefenbereich um den Fokus herum, in dem die Querschnittsfläche des Schallfeldes bestimmte Grenzwerte nicht überschreitet (im Allgemeinen das 4fache der Querschnittsfläche in der Fokusebene).

Freeze-Modus: Gerätezustand, bei dem alle Echtzeitfunktionen gestoppt sind.

Frequenz: Anzahl der Ereignisse (Schwingungen) pro Zeiteinheit. Die Maßeinheit ist Hertz = Hz = 1/s.

Frequenzanalyse, Spektralanalyse: Zerlegung der (Doppler-) Signale in ihre einzelnen (harmonischen) Frequenzkomponenten mit den zugehörigen Amplituden (analog dem Prisma bei der Spektralzerlegung des Lichts).

Frequenzauflösung: Bei der Doppler-Frequenzanalyse handelt es sich um den kleinsten Betrag der Doppler-Verschiebung, der noch detektiert werden kann. Sie ist bei der Fourier-Analyse gleich der Pulswiederholfrequenz geteilt durch die Anzahl der Messungen.

Gain: s. Tiefenausgleich.

Gewebs-Doppler, Tissue Doppler Imaging: Methode zur Darstellung von Gewebsbewegungen. Die Information über die Bewegung wird farbig kodiert. Wird eine Bewegung gemessen, so wird an dieser Stelle nur der Farb- und nicht der Grauwert dargestellt. Meist werden die Farben Rot und Blau verwendet, wobei jede Farbe eine Bewegungsrichtung in Bezug auf den Schallkopf festlegt. Die Farbhelligkeit gibt die Höhe der Frequenzverschiebung wieder. Eine langsame Gewebsbewegung in Richtung Schallkopf kann z.B. in einem dunklen Blau, eine schnelle Bewegung vom Schallkopf weg in einem hellen Rot kodiert werden.

Grauwertbild: s. B-Modus.

Grauwerte, Graustufen: Die analogen Echoamplituden werden in digitale Werte übersetzt (A/D-Wandlung). Diese digitalen Werte sind den Helligkeitswerten des auf dem Monitor dargestellten Bildes proportional.

Grenzfläche: Berührungsfläche zweier Medien unterschiedlicher Impedanz.

Harmonic Imaging, Second Harmonic Imaging: Auswertung der Doppler-Frequenzverschiebungen mit der 1. Harmonischen (Oberwelle) der Grundfrequenz als Referenzfrequenz (im Amerikanischen 2nd harmonic) und nicht mit der transmittierten Mittenfrequenz. Da die Signalamplituden der 1. Oberwelle bei der Blutflussdarstellung im Allgemeinen so klein sind, dass man sie nicht auflösen kann, werden häufig Ultraschallkontrastmittel zur Verbesserung der Streueigenschaften injiziert.

Harmonische Frequenzen: ganzzahliges Vielfaches einer Grundfrequenz. Beispiel: Grundfrequenz = 2 MHz, 2. harmonische Frequenz = 4 MHz, 3. harmonische Frequenz = 6 MHz usw. Die Summe an harmonischen Frequenzen entspricht in der Musik den Obertönen von Musikinstrumenten.

HITS, High Intensity Transient Signals: schmales Frequenzband mit hoher Amplitude im Doppler-Spektrum nach definierten Kriterien.

Hochpassfilter, Wandfilter: Frequenzfilter, der nur Frequenzen oberhalb einer bestimmten Grenzfrequenz durchlässt. Er dient der Eliminierung niederfrequenter Störungen, wie z.B. der durch die Gefäßwandbewegung verursachten Frequenzverschiebungen im Doppler-Signal.

HPRF-Doppler, High Pulse Repitition Frequency: Erhöhung der Pulswiederholfrequenz oberhalb des eindeutig auswertbaren Doppler-Frequenz-Messbereiches, dadurch erweiterter Doppler-Messbereich unter Verlust der örtlich eindeutigen Zuordnung.

IEC 1157: internationale Richtlinie zur Bestimmung und Angabe der Ultraschall-Feldparameter. Die Richtlinie wurde von der International Electrotechnical Commission herausgegeben.

Impedanz, Wellenwiderstand (Schall): mathematisch das Produkt aus der materialabhängigen Schallausbreitungsgeschwindigkeit und der spezifischen Dichte. Die Impedanz ist eine Materialkonstante und kennzeichnet den Übergangswiderstand von einem Medium zum anderen. Je größer der Impedanzunterschied an einer Grenzfläche ist, umso größer ist der Anteil der reflektierten oder gestreuten Energie.

Intensität: Die Schallintensität entspricht der Energie (Energiefluss der Schallstrahlung), die durch eine Einheitsfläche senkrecht zur Ausbreitungsrichtung pro Zeiteinheit (1 s) hindurchfließt. (Die Leistung ist gleich der Energie pro Zeiteinheit, und somit ist die Intensität gleich der Leistung pro Fläche.) Eine gebräuchliche Einheit ist Milliwatt pro Quadratzentimeter (mW/cm²). Der maximale Momentanwert der Ultraschallintensität beträgt

$$I_{Momentan} = \frac{P^2}{\varrho c}$$

mit P = Schalldruck, ϱ = Dichte und c = Schallgeschwindigkeit im Medium. Bei den unterschiedlichen Intensitätsdefinitionen wird über unterschiedliche Zeiträume und Flächen gemittelt bzw. nicht gemittelt:

- I_M: Intensität des Schallpulses, zeitlich über eine halbe Wellenlänge gemittelt (pulse half-cycle),
- I_{SAPA} (spatial average – pulse average): mittlere Schallintensität des Pulses gemittelt über die Pulsquerschnittfläche,
- I_{SATA} (spatial average – temporal average): über die Pulsquerschnittfläche gemittelte zeitlich mittlere Schallintensität,
- I_{SATP} (spatial average – temporal peak): zeitlicher Maximalwert der mittleren Schallintensität, bezogen auf die Pulsquerschnittfläche,
- I_{SPPA} (spatial peak – pulse average): räumlicher Spitzenwert der mittleren Schallintensität der Ultraschallpulse,
- I_{SPTA} (spatial peak – temporal average): räumlicher Spitzenwert der mittleren Schallintensität über die gesamte Beschallungszeit eines Scans,
- I_{SPTP} (spatial peak – temporal peak): räumlicher Spitzenwert des zeitlichen Maximalwertes der Schallintensität.

Intensitäts-Doppler: s. FKDS-Intensitätsdarstellung.

Intermittent Delay Imaging, auch: Transient Imaging: Erzeugung von Ultraschall-Einzelbildern nach wählbaren Schallpausen. Mit dieser Technik soll sichergestellt werden, dass während des schallfreien Intervalls die ROI wieder mit Ultraschallkontrastmitteln beladen wird. Durch die für das nächste Bild gesendete Schallenergie werden die Bläschen wieder zerstört, es entsteht ein SAE-Effekt. Einige Hersteller koppeln die Bildentstehung mit einem wählbaren Zeitpunkt des EKG (EKG-Triggering). Statt Einzelbilder werden nach einem schallfreien Intervall auch bis zu 4 Bilder abgegeben.

Kavitation: Gasbläschenbildung durch die Einwirkung von Ultraschallpulsen.

Konfettizeichen: im Bereich hochgradiger Stenosen durch Bewegungsartefakte hervorgerufene mehrfarbige Punkte außerhalb des Gefäßes.

Kontrastmittel: Kleine Luftbläschen werden in die Blutbahn injiziert, die die Ultraschallpulse wesentlich stärker streuen als Erythrozyten. Dadurch ist die Signalintensität der aus den Gefäßen zurückkommenden Echos deutlich erhöht.

Lateralauflösung: Ortsauflösung in einer Ebene senkrecht zur Abstrahlrichtung des Schalls. Man meint im Allgemeinen die Richtung parallel zum Schallkopf in Scanrichtung (Bildebene). In der Richtung senkrecht zur Bildebene bezeichnet man die Lateralauflösung als Schichtdickenauflösung.

Linear-Array-Schallkopf, LA: Schallkopf mit einer geraden Anordnung nebeneinander liegender Piezoelemente. Das Bildfeld ist rechteckig.

LOC-Phänomen, Loss of Correlation: mögliche Erklärung für den mosaikartigen Farbartefakt, der als SAE bezeichnet wird: der Versuch, eine Geschwindigkeit zu definieren, scheitert, da die Bläschen bereits mit den ersten 1–3 Pulsen zerstört werden.

Longitudinalwellen (Schall): Wellenausbreitung, bei der die Teilchen parallel zur Ausbreitungsrichtung der Wellen schwingen.

Marker, Cursor: Zeichen (Messkreuz) im Bild, das für Messzwecke oder als Zeiger verwandt werden kann.

Messvolumen: Beim PW-Doppler werden nur Echos, die aus einem vom Anwender festgesetzten Bereich kommen, der Doppler-Auswertung unterzogen.

MI, mechanischer Index: Umrechnung des negativen Spitzendruckes und dessen Darstellung als dimensionslose Größe am Monitor gemäß ODS (s. dort). Je höher der MI, desto größer ist das Potenzial zur Entstehung von Kavitationen. Dieser Wert charakterisiert also die mechanisch wirksame Schallenergiemenge. Sie ändert sich mit der Eindringtiefe und hängt von der Fokussierung ab. Der Wert im CDI- und THI-Modus ist deutlich höher als für das fundamentale B-Bild.

Mittenfrequenz: Frequenz im Schallpulsspektrum, die in der Mitte zwischen der oberen und unteren Grenzfrequenz liegt. Als Grenzfrequenzen werden im Allgemeinen die Frequenzen genommen, deren Amplituden nur halb so groß sind wie die größte Amplitude im Frequenzspektrum des Pulses. Häufig ist es die Frequenz oder in der Nähe der Frequenz mit der größten Amplitude.

M-Modus, M-Modus-Bild, M-Modus-Darstellung, TM-Modus, TM-Modus-Bild: Grauwert-Ultraschall-Abbildungsverfahren (Time-Motion-Modus), bei dem das zeitliche Verhalten von Gewebsstrukturen längs einer ausgewählten Ultraschalllinie als Funktion der Zeit dargestellt wird. Die Helligkeiten der einzelnen Bildpunkte im Bild entsprechen den Echosignalhöhen an diesem Ort zu einem bestimmten Zeitpunkt. Die Auftragung erfolgt längs der Abszisse als Zeitachse. Die Ordinate ist die Skala für die Bildtiefe. Das Verfahren wird v.a. in der Echokardiographie verwendet.

Möwenschreiphänomen: harmonisches Frequenzband im Spektrum bei höchsten Strömungsgeschwindigkeiten, bedingt durch Vibrationen der Gefäßwände.

MRA: Magnetresonanz-Angiographie.

MRT: Magnetresonanztomographie.

MTI-Filter: Filter zur Eliminierung der stationären Signalanteile bei der FKDS.

Multifrequenz-Schallköpfe: Dies ist ein Kunstwort aus dem Marketing, welches keine technische Bedeutung besitzt. Ein Schallkopf oder genauer die Piezoelemente des Schallkopfes besitzen eine bestimmte Resonanzfrequenz als Mittenfrequenz. Ein Ultraschallpuls besteht aus vielen einzelnen Frequenzen. Je kürzer der Puls, desto breitbandiger (siehe Bandbreite) ist er. Durch Multipulsanregung kann man die Mittenfrequenz (siehe dort) eines Pulses fast beliebig verschieben. Der Puls wird durch eine Multipulsanregung schmalbandiger und somit zeitlich länger als bei Einzelpulsanregung. Die beste Ortsauflösung erreicht man mit dem kürzesten Puls. Dessen Mittenfrequenz ist gleich der bauartbedingten Resonanzfrequenz der Piezoelemente.

Natürliche Resonanzfrequenz: s. Resonanzfrequenz.

(Schall-) Nebenkeulen, Seitenkeulen, Nebenmaxima: Schalldruckmaxima neben dem Hauptmaximum des Schallfeldes.

Nennfrequenz: vom Hersteller oder Vertreiber angegebene Frequenz des Schallkopfes. Schallköpfe besitzen zwangsläufig Fertigungstoleranzen und emittieren Schallwellen mit einer bestimmten (Mitten-)Frequenz, die in der Nähe der Nennfrequenz liegen soll. Zur Vereinfachung wird z.B. ein Schallkopf mit einer wahren Mittenfrequenz von 3,4 MHz mit der Nennfrequenz 3,5 MHz bezeichnet.

Nulllinie, Baseline: Linie bei der Doppler-Darstellung, die dem unverschobenen Signal entspricht. Diese Linie wird im Allgemeinen als Zeitachse verwandt.

Nulllinienverschiebung, Baseline Shift, Zero Point Shift: Verschiebung der Nulllinie nach oben und unten, um den aliasingfreien Bereich in einer Richtung zu vergrößern. In der anderen Richtung wird der Bereich um den gleichen Betrag verkleinert.

Nyquist-Grenze: Frequenz, ab der die Doppler-Verschiebungen nicht mehr eindeutig bestimmbar sind (s. Aliasing). Sie ist gleich der halben Pulswiederholfrequenz.

ODS: Der „Standard for Real-Time Display of Thermal and Mechanical Acoustic Output Indices on Diagnostic Ultrasound Equipment", kurz ODS, ist eine US-amerikanische Richtlinie zur Anzeige der Ultraschall-Sendeleistung und ihre vermutete Einwirkung auf Gewebe. Es müssen die dimensionslosen Indizes MI, TIS, TIB und TIC (s. jeweils dort) mindestens in den Stufen 0,6 – 0,8 – 1 – 2 – 3 – usw. am Monitor des Ultraschallgeräts angezeigt werden. Je höher der Wert, desto größer ist das Potenzial für eine Gewebeschädigung.

Ortsauflösung: kleinster Abstand zweier Punkte, die im Bild noch als 2 Punkte erkannt werden.

Pendelfluss: Wechsel der Strömungsrichtung im Herzzyklus (z.B. beim Subclavian-Steal-Syndrom).

PET: Positronenemissionstomographie.

Phase: momentaner Schwingungszustand.

Phased-Array-Schallkopf, PA: Schallkopf mit einer geraden Anordnung nebeneinander liegender Piezoelemente. Das Bildfeld ist sektorförmig. Die Schallpulse werden durch die zeitlich unterschiedliche Ansteuerung der einzelnen Piezoelemente einer Gruppe abgelenkt, die gemeinsam einen Schallpuls aussenden.

PI: Pulsatilitätsindex.

Piezoelement: kleinste Einheit im Schallkopf, die bei mechanischer Deformierung (Auftreffen von Schallwellen auf den Schallkopf) die mechanische Energie in elektrische Signale und umgekehrt elektrische Signale in mechanische Energie umwandelt (Aussenden von Schallwellen).

Pixel, Picture Element: Bildpunkt.

Preprocessing: Signalverarbeitungsschritte vor der Abspeicherung in einem Bildspeicher, die nach Einfrieren des Bildes („freeze") nicht mehr durchführbar sind. Viele Preprocessing-Funktionen können aber auch digital im Postprocessing durchgeführt (emuliert) werden.

Postprocessing: Signalverarbeitungsschritte nach der Abspeicherung der Signale in einem Bildspeicher.

Pourcelot-Index: s. Widerstandsindex.

Power-Doppler: s. FKDS-Intensitätsdarstellung.

PRF: s. Pulsrepetitionsfrequenz.

PTA: perkutane transluminale Angioplastie, Ballondilatation.

Pulsabstand (zeitlich): Kehrwert der Pulsrepetitionsfrequenz.

Pulsatilitätsindex (PI): vom Doppler-Winkel unabhängige Messung des peripheren Flusswiderstands = der „Pulsatilität". Berechnung: maximale systolische Frequenzverschiebung minus minimale diastolische Frequenzverschiebung dividiert durch die mittlere Frequenzverschiebung über den gesamten Herzzyklus.

Pulsdauer: zeitliche Länge eines Pulses (abhängig von der Höhe der zugelassenen Amplitude).

Pulse Inversion Doppler: Durch einen niedrigen MI und eine spezielle PII-Technik soll es gelingen, unter Vermeidung der Bläschenzerstörung kontinuierlich den Kontrastmittelzu- und abstrom zu beobachten, z.B. aus der Leber.

Pulse Inversion Imaging, PII, Phase Inversion Imaging: Subtraktionsverfahren zweier nacheinander ins Gewebe ausgesandter Pulse, deren Polarität sich zueinander invers verhält. Nur die nach Subtraktion beider Echos verbleibenden harmonischen Frequenzen werden für den Bildaufbau genutzt.

Pulsrepetitionsfrequenz, PRF, Pulswiederholfrequenz: Frequenz, mit der einzelne Ultraschallpulse vom Schallkopf ausgesandt werden. Kehrwert der PRF ist der zeitliche Sendepulsabstand. Die PRF ist bei Wahrung der Eindeutigkeit eine Funktion der gewünschten Abbildungstiefe.

PW-Doppler, Puls-Doppler-Verfahren: Frequenz-(Phasen-) Verschiebungen bzw. Wellenlängenänderungen eines Schallpulses (Pulsed Wave) aufgrund des Doppler-Effekts. Da zeitlich kurze Schallpulse vom Schallkopf ausgesandt werden, kann mit diesem Verfahren ein Doppler-Signal aus einem definierten Ort gewonnen werden. Puls-Doppler-Verfahren besitzen eine Obergrenze (Nyquist-Frequenz) für die Eindeutigkeit, mit der die Doppler-Frequenzverschiebung bestimmt werden kann. Die niedrigste Frequenz ist gleich der Pulswiederholfrequenz dividiert durch die Anzahl der Messungen pro Zeitspektrum (Punkte FFT).

Quadratur-Demodulation: spezielle Methode zur Eliminierung der Trägerwelle (in MHz), um eine richtungsabhängige Doppler-Information zu gewinnen.

Real-Time: s. Echtzeit.

Referenzfrequenz: s. Doppler-Referenzfrequenz.

Reflexion: Änderung der Ausbreitungsrichtung an der Grenze zweier Medien (Einfallswinkel = Reflexionswinkel), wobei das reflektierte Signal im jeweiligen Medium bleibt. Die Grenzfläche ist größer als die Wellenlänge des Schalls.

Resistance-Index, RI: s. Widerstandsindex.

Resonanzfrequenz (Natürliche Resonanzfrequenz): Frequenz, mit der ein Objekt schwingt, wenn man es kurz anregt und dann frei schwingen lässt. Dies ist die optimale Abbildungsfrequenz für einen Schallkopf, bei der die beste Ortsauflösung bei höchster Empfindlichkeit erzielt wird.

RI: Widerstandsindex, Pourcelot-Index, Resistance-Index.

Richtungskanäle: Doppler-Signale werden getrennt gemäß der Blutflussrichtung vom Schallkopf weg oder zum Schallkopf hin über 2 unterschiedliche Signalwege ausgewertet und zur Darstellung gebracht.

ROI: Region of Interest.

SAE, SAE-Phänomen, Stimulated Acoustic Emission, stimulierte akustische Emission: Das Zerplatzen der Kontrastmittelbläschen bei hoher Schallsendeleistung erzeugt einen Gewebekontrast.

Scan: Ultraschall-Bilddurchlauf, der aus den einzelnen Ultraschalllinien besteht und bei dem sämtliche Ultraschalllinien einmal nacheinander ausgewertet werden.

Scanconverter: elektronische Baugruppe, die bei Sektor- und Konvex-Schallköpfen die Polarkoordinaten in kartesische Koordinaten transformiert. Vielfach wird „umgangssprachlich" der Bildspeicher dem Scanconverter zugeordnet.

Scankorrelation: zeitlich gewichtete Bildmittelungsmethode.

Scanrichtung: Richtung, in der sich das Ultraschallbild Linie für Linie aufbaut.

Schalldruck: Durch Kompression und Dekompression des beschallten Mediums entstehen maximal positive und negative Spitzendrucke. Der maximale negative Spitzendruck ist für das Platzen eines Bläschens verantwortlich.

Schallfeld: der vom Schall erfüllte Raum.

Schallgeschwindigkeit: Die Ausbreitungsgeschwindigkeit des Schalls ist materialabhängig und differiert je nach Gewebeart und von Mensch zu Mensch innerhalb eines Geschwindigkeitsbereichs von ca. ± 10% um den Wert von 1540 m/s. Bei medizinischen Ultraschallgeräten wird von einer konstanten Schallausbreitungsgeschwindigkeit von 1540 m/s ausgegangen.

Schallkopf: Teil eines Ultraschallsystems, von dem der Schall emittiert und die Echos empfangen werden. An den einzelnen Piezoelementen im Schallkopf erfolgt eine Umwandlung der elektrischen Signale in akustische (Druck-) Signale und umgekehrt.

Schallleistung, Sendeleistung, Schallsendeleistung: von der Schallwelle pro Zeiteinheit (s) übertragene Energie.

Schallwelle: Ausbreitung periodischer mechanischer Schwingungen. Teilchen werden zu Schwingungen um ihre Ruhelage angeregt. Der lokale Druck (Dichte) ändert sich periodisch. Die Welle transportiert Energie und Impuls. Im Gewebe treten im Wesentlichen nur Longitudinalwellen auf.

Schichtdickenauflösung: „laterale" Ortsauflösung in Richtung quer zum Schallkopf und somit senkrecht zur Scanrichtung (Bildebene).

Second Harmonic Imaging: Durch Reflexion an den Luftbläschen kommt es zur Verstärkung aller rückgestreuten Echofrequenzen. Da der Schallkopf auch Frequenzen abgibt, die um ein ganzzahliges Vielfaches höher sind als die Grundfrequenz (= bislang ausgewertete Sendefrequenz), werden diese durch das Kontrastmittel verstärkten (sog. harmonischen) Frequenzen detektierbar.

Sektorscanner, Sektorschallkopf: elektronischer oder mechanischer Schallkopf, dessen Bildfeld einem Kreissektor (Kreisausschnitt) entspricht.

Sendefrequenz: Mittenfrequenz des ausgesandten Ultraschallsignals. Diese Frequenz muss nicht gleich der natürlichen Mittenfrequenz (der Piezoelemente) des Schallkopfes sein. Durch Multipulsanregung kann ein Schallkopf einen Puls mit fast jeder beliebigen Frequenz als Mittenfrequenz emittieren.

Signalverarbeitung: Die mithilfe des Ultraschalls gewonnenen Bilder sind von der Art der Datenakquisition und der Bildverarbeitung abhängig. Die gesamte Kette vom Empfang der Schallechos bis zur Darstellung auf dem Monitor besteht aus aneinander gereihten Signalveränderungen. Zu den bekanntesten Signalveränderungen (Signalverarbeitungsschritten) gehören z.B. die Kantenanhebung (Enhancement) und die Bildglättung.

Spektrum: aufgetragene Amplituden der einzelnen Frequenzanteile eines (Doppler-) Signals. In der Medizin betrachtet man viele zeitlich nacheinander folgende (Doppler-) Spektren, um das zeitliche Spektralverhalten zu erfassen. Der gesamte zeitliche Verlauf dieser Spektren wird in der Medizin kurz (Doppler-) Spektrum genannt.

Spektrale Anteile: die einzelnen Frequenzen mit ihren Amplituden bei der Frequenzanalyse.

Spiral-CT: Computertomographie mit kontinuierlicher (spiralförmiger) Datenakquisition eines vorgegebenen Volumens.

Strahlformer (Empfang), Beam Former, Empfangsfokussierung: Teil eines Ultraschallgerätes, in dem die von den Piezoelementen empfangenen Signale zeitlich so verzögert werden, dass die Signale, die von einem bestimmten Punkt im Bildfeld stammen, zeitlich auch korrekt summiert werden. Auf dieser Platine oder diesen Platinen ist die Empfangsfokussierung realisiert. „Voll" digitale Geräte und „analoge" Geräte unterscheiden sich im Prinzip nur darin, dass diese Baugruppen die Signale analog verzögern oder die Signale in einem RAM abspeichern und dann zeitrichtig aufrufen.

Streuung: diffuse Reflexion, Brechung und Beugung an Strukturen (Grenzflächen, Inhomogenitäten), die kleiner als die Wellenlänge sind.

Strömungsrichtung: Blutflussrichtung relativ zur Ausbreitungsrichtung des Schalls. Doppler-Systeme messen nur die Geschwindigkeitskomponente der Blutströmung parallel zur Ausbreitungsrichtung des Schalls. Somit sind Flüsse senkrecht zur Schallausbreitung – d.h. parallel zum Schallkopf (cos 90° in der Doppler-Formel) – nicht detektierbar.

T-AEI, Tissue based Acoustic Emission Imaging: SAE wird im THI-Modus zum bildgebenden Prinzip (Grauwertbild der Bläschenverteilung bzw. des Blutpools).

TCCS, Transcranial Color Coded Sonography: s. TFKDS.

TCD, Transkraniale Doppler-Sonographie: gepulstes Doppler-System zur tiefenselektiven Untersuchung der intrazerebralen Gefäße. Das System liefert nur die Information zur Blutbewegung (ohne morphologische Daten).

TCS, Transkraniale Sonographie: Methode zur Erfassung der intrakranialen Morphologie (= Grauwertsonographie der intrakranialen Strukturen).

Temperaturerhöhung: Die unvermeidliche Absorption von Schallenergie im Gewebe kann dort zu einer Temperaturerhöhung führen.

TFKDS, transkraniale farbkodierte Duplexsonographie: farbkodiertes Duplexsonographiesystem zur Erfassung der intrakranialen Strukturen.

TGC: s. Tiefenausgleich.

THI, Tissue Harmonic Imaging: Grauwertbild, das sich aus der im Gewebe (Tissue) entstehenden doppelten Sendefrequenz (harmonische Frequenz) generiert. Die Sendeleistung im THI ist höher als im fundamentalen B-Bild. Der MI-Wert liegt – geräteabhängig – fast immer über 1,2. Die Verformung der Schallwelle beim Gewebedurchgang führt zu ihrer Aufsteilung, wobei harmonische Vielfache der Grundfrequenz entstehen. Diese können entweder durch Unterdrückung der Grundfrequenz als Second Harmonic Imaging oder durch Subtraktion zweier invertierter Pulse durch das Phasen- oder Pulsinversionsverfahren extrahiert werden. Dieses Verfahren entwickelt seine größte Wirkung in mittlerer und großer Tiefe. Das Second-Harmonic-Imaging-Verfahren wird auf die B-Bild-Darstellung angewandt.

TI, thermischer Index: Der TI ist gemäß ODS (s. dort) als $TI = W_0/W_{deg}$ definiert, wobei gilt: W_0 = Ultraschall-Sendeleistung in Watt, W_{deg} = Ultraschall-Sendeleistung in Watt, die eine mögliche Temperaturerhöhung von 1 °C erzeugen kann.

TIB, Bone Thermal Index: Der TIB-Index wird gemäß ODS (s. dort) in dem Fall angezeigt, in dem der Schall zuerst eine kurze Strecke durch weiches Gewebe zurücklegt, um dann auf kalzifizierten Knochen im Transmitfokus zu treffen. Dies ist bei Untersuchungen des Feten im 2. oder 3. Trimenon der Fall. Der Index ist eine dimensionslose Größe und soll auf eine mögliche Erwärmung des Gewebes hinweisen.

TIC, Cranial Bone Thermal Index: Der TIC-Index wird gemäß ODS (s. dort) in dem Fall angezeigt, in dem ein kalzifizierter Knochen nahe der Körperoberfläche und somit nahe dem Schallkopf liegt. Dies ist bei transkranialen Untersuchungen von Erwachsenen der Fall. Der Index ist eine dimensionslose Größe und soll auf eine mögliche Erwärmung des Gewebes hinweisen.

Tiefenauflösung: axiale Ortsauflösung.

Tiefenausgleich, TGC = Time Gain Compensation, DGC = Depth Gain Compensation: bildtiefenabhängige elektronische Verstärkung der empfangenen Echosignale, nachdem diese im Schallkopf in elektrische Signale umgewandelt wurden.

Time Intensity Curve, TIC: Nach Gabe eines Ultraschallkontrastmittels wird die Signalverstärkung über die Zeit berechnet und graphisch wiedergegeben.

Time to Peak Enhancement: Zeitintervall in der Time Intensity Curve bis zum maximalen Kontrastmitteleffekt.

TIPSS, TIPS: transjugulärer intrahepatischer portosystemischer Shunt.

TIS, Soft Tissue Thermal Index: Der TIS-Index kennzeichnet gemäß ODS (s. dort) eine mögliche Temperaturerhöhung in weichem Gewebe. Diesen Index wendet man bei allen Untersuchungen an, bei denen kein Knochen beschallt wird. Dies ist bei der Ultraschalldiagnostik der übliche Fall.

TOF-Technik: Time-of-Flight-Technik.

Transversalwellen (Schall): Wellenausbreitung, bei der die Teilchen senkrecht zur Ausbreitungsrichtung der Wellen schwingen.

Triplex: „Gleichzeitige" Erzeugung von Doppler-Spektrum (Frequenzanalyse) und FKDS-Bild.

Triphasischer Fluss: normaler Blutfluss in den peripheren (elastischen) Arterien in Ruhe: Wegen des hohen peripheren Flusswiderstandes kommt es am Ende der Systole zu einer kurzzeitigen Flussumkehr mit anschließendem diastolischen Vorwärtsfluß.

Übersprechdämpfung: Trennung der beiden Richtungskanäle, sodass von dem Signal im einen Kanal möglichst wenig im anderen wahrgenommen werden kann; ähnlich der Kanaltrennung beim Stereoradio.

Ultraschallkontrastmittel: s. Kontrastmittel.

Ultraschallsignalverstärker: s. Kontrastmittel.

Videodensitometrie: Flächenmessung der Farbverteilung und -intensität in einer ROI.

Wandfilter: vom Anwender einstellbarer Hochpassfilter (s. dort).

Washout Time: Zeit vom maximalen Enhancement bis zum Ende des Kontrastmitteleffekts.

Wellenlänge: Abstand zweier gleichartiger Erregungszustände, z.B. bei der Schallwellenausbreitung. Die Wellenlänge ist der Quotient aus der Schallausbreitungsgeschwindigkeit und der Frequenz (z.B. für einen 5-MHz-Schallkopf = 0,3 mm).

Wellenwiderstand: s. Impedanz.

Widerstandsindex, Pourcelot-Index, Resistance-Index, RI: vom Doppler-Winkel unabhängige Messung des peripheren Flusswiderstands = der „Pulsatilität". Berechnung: maximale systolische Frequenzverschiebung minus minimale diastolische Frequenzverschiebung dividiert durch die maximale systolische Frequenzverschiebung. Für einen antegraden diastolischen Fluss ergeben sich damit Werte < 1, für einen retrograden diastolischen Fluss sind die Werte > 1.

Zeitauflösung: kleinster zeitlicher Abstand zweier Ereignisse, der noch gemessen werden kann. Bei der Doppler-Frequenzanalyse meint man hiermit die Zeit, die zur Erzeugung eines Doppler-Spektrums benötigt wird. Sie ist gleich dem Produkt aus dem zeitlichen Pulsabstand und der Anzahl der verwandten Puls-Echo-Zyklen pro Spektrum. Bei modernen Systemen begrenzt die digitale Signalanalyse die Zeitauflösung nicht.

2-d-½-Array: Schallkopf, der aus einer 3-reihigen Piezostrecke besteht. Die beiden äußeren Piezostrecken sind jeweils nur halb so breit wie die mittlere. Die äußeren Elemente werden nahe beim Schallkopf beim Echoempfang und beim Senden des Pulses abgeschaltet. Hierdurch ist die Apertur auch in der Schichtdickenrichtung in 2 Größen variabel.

Zweikanalige akustische Wiedergabe: Die Doppler-Signale werden gemäß der Blutflussrichtung – vom Schallkopf weg oder zum Schallkopf hin – getrennt über 2 unterschiedliche Lautsprecher in Stereo wiedergegeben.

Sachverzeichnis

B

C

D

I

J

K

L

Q

R

S

T

U

V